Perspective

薬剤学

薬学の次世代教育をめざす

〔第3版〕

九州大学大学院薬学研究院教授

大戸茂弘

編著

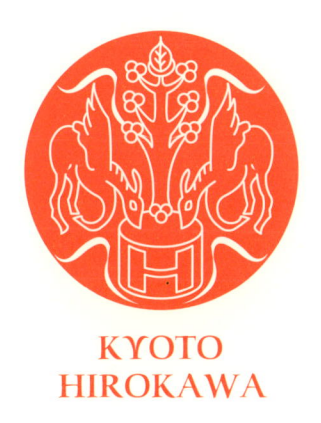

KYOTO
HIROKAWA

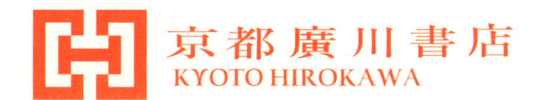

京都廣川書店
KYOTO HIROKAWA

執筆者・分担

家 入 一 郎	九州大学大学院薬学研究院　教授
	3章(3·10)，5章(5·5)
猪 田 宏 美	岡山大学病院薬剤部　薬剤主任
	4章(4·1，4·2，4·3，4·4，4·5，4·6)
牛 島 健太郎	山陽小野田市立山口東京理科大学薬学部　教授
	3章(3·8，3·9，3·10)
内 田 享 弘	武庫川女子大学薬学部　教授
	5章(5·3)
江 角 悟	岡山大学病院薬剤部　薬剤主任
	4章(4·1，4·2，4·3，4·4，4·5，4·6)
大 戸 茂 弘	九州大学大学院薬学研究院　教授
	1章，2章(2·1·3)，3章(3·11)，5章(5·1，5·2)
小 川 建 志	元第一薬科大学　教授
	2章(2·1·1，2·1·2，2·2，2·3，2·4)
河 崎 陽 一	岡山大学病院薬剤部　薬剤主任
	4章(4·1，4·2，4·3，4·4，4·5，4·6)
黒 田 智	岡山大学病院薬剤部　薬剤主任
	4章(4·1，4·2，4·3，4·4，4·5，4·6)
小 沼 利 光	岡山大学病院薬剤部　薬剤主任
	4章(4·1，4·2，4·3，4·4，4·5，4·6)
小 柳 悟	九州大学大学院薬学研究院　教授
	3章(3·1，3·2，3·3，3·4，3·5，3·6，3·7)，5章(5·6)
千 堂 年 昭	岡山大学病院薬剤部　教授　薬剤部長
	4章(4·1，4·2，4·3，4·4，4·5，4·6)
名 和 秀 起	岡山大学病院薬剤部　副薬剤部長
	4章(4·1，4·2，4·3，4·4，4·5，4·6)
西 原 茂 樹	岡山大学病院薬剤部　薬剤主任
	4章(4·1，4·2，4·3，4·4，4·5，4·6)
松 永 直 哉	九州大学大学院薬学研究院　准教授
	2章(2·20)
山 下 親 正	東京理科大学薬学部　教授
	2章(2·9〜2·19，2·21)
湯 川 栄 二	元第一薬科大学　教授
	2章(2·5，2·6，2·7，2·8)，5章(5·4)
吉 田 都	武庫川女子大学薬学部　准教授
	5章(5·3)
吉 山 友 二	北里大学薬学部　教授
	4章(4·6·4，4·7)

序　文

　ヒトゲノムおよびプロテオミクスに関する研究の進展は，生命科学に関係するあらゆる分野に大きな改革をもたらすと考えられており，それは『薬剤学』領域においてもすでに顕著にみられる．例えば『薬剤学』領域の「薬物動態学」の分野においても，"薬の代謝の個人差の原因の1つである薬物代謝酵素"について，また"薬の吸収・分布・排泄に関与する生体膜透過に介在する種々のトランスポーター"について，それぞれの構造や役割が分子レベルで明らかにされつつある．そしてこれらの薬物動態学（研究）の進展は医療現場にもフィードバックされ，研究者や薬剤師は，患者への薬物治療の薬物血中濃度モニタリング（TDM）への応用や薬物送達システム（DDS）の開発の進展に役立てている．

　これまで日本の薬学部では，薬の研究と生産，そして医療の3分野で活躍する人材を育成してきた．この伝統と上述の展望を考慮すると，今後は今まで以上に"創薬科学"と"医療薬学"を高い教育次元で両立させ，互いに刺激しあって発展することが求められる．このため薬学部は平成18年度より，"創薬科学"に対応した4年制教育システムと，"医療薬学"への対応を充実させるために導入された6年制教育システムを併せもつという，他学部の6年制教育システムにはない特徴をもった学部へと変貌を遂げたのである．

　この薬学部独自の教育システムに則り勉強をするうえで，『薬剤学』は要の1つの学問領域であるだけでなく，両者をより深く結び付けることができる唯一の【総合学問】であるといっても過言ではない．このような『薬剤学』の現状と進歩を，薬学部・薬科大学に学ぶ学生が理解し，将来に渡って活躍することを祈念して，新たな薬学の次世代教育を目指した本書を企画した．

　本書は次の3つの特徴をもつことで，学習へのモチベーションを高め，ひいては学習内容の理解を深めることを目指した．

　第1に，『薬剤学』は【総合学問】であるという見地より，幅広い学問領域（物理薬剤学，生物薬剤学，医療薬剤学，薬剤学的研究）を本書に内包し，そのすべてを1冊にまとめ関連づけることにより系統的に『薬剤学』が理解できるよう配慮した．例えば1章では，創薬・育薬における『薬剤学』の意義について，『薬剤学』を駆使した医薬品の最新の開発例を示し，それを題材に2章：物理薬剤学，3章：生物薬剤学，4章：臨床薬剤学が互いに如何に関わっているかを紹介した．一方，2～4章の各章内においても基礎から応用まで網羅するように工夫し，例えば主に4章：臨床薬剤学で学ぶ学習内容であっても，2章：物理薬剤学，3章：生物薬剤学の各章にも記載することで，前倒しで関連づけて（将来役立つことを意識させながら）学習できるようにした．

　第2に，薬学部の2コース制の教育システム（4年制，6年制の併設）に対応できる書籍である．各大学の実状に合わせ，"医療薬剤"を志向する場合は4章：臨床薬剤学を，一方"創薬科学"を志向する場合は5章：薬剤学的研究を，両者のバランスを取りながら指導できるよう配慮

した．例えば5章では，薬剤学的研究について6事例を紹介しているが，これは2〜4章で学んだ物理薬剤学，生物薬剤学，臨床薬剤学を総合的にとらえ，薬剤学的研究を如何に展開すべきかの具体例として示し，学生諸氏にとっての"創薬科学"および"医療薬学"の研究活動への道標になるようにした．

第3に，考え方の理解に重点を置いた．そのため，書籍中には図・表を多用するだけでなく，項目間の連携をとりやすくし，学習効果を高め，理解力の UP を図った．本書は，500枚以上の図版を収載することで，文章説明を補い理解しやすくした．また知識のみを必要とする情報の羅列は省略し，最後に表でまとめるなどの工夫をした．

なお，書籍を読むだけでは理解が得にくい領域（反応速度論，薬物速度論演習等）の学習には，次の演習書を参考図書として紹介するので，別途購読頂き理解を深めて頂きたい．

・荻原琢男他，パザパ薬学演習シリーズ⑤「物理薬剤学・製剤学演習 第2版」，京都廣川書店
・灘井雅行編著，パザパ薬学演習シリーズ⑥「薬物速度論演習」，京都廣川書店

本書は，薬学生にとって必要とされる薬剤学の知識を効率よく修得できることを目指しているが，改良すべき点などのご意見やご指摘を頂ければ幸いである．著者一同，本書の発刊にあたり，薬学生諸君に真に役立つものとなることを切に望んでやまない．

最後に本書の刊行を推進し，御高配をいただいた京都廣川書店社長廣川重男氏，ならびに出版に終始携わっていただき，そして細部にわたって読みやすく編集していただいた田中英知氏，編集部の皆様に心から感謝申し上げます．

2019年3月

大　戸　茂　弘

目 次

1. 創薬・育薬における薬剤学の意義 ……………………………………………… 1

2. 物理薬剤学 ……………………………………………………………………… 29

5. 薬剤学的研究

本書で使用されている薬物動態パラメーター

AUC	：血中薬物濃度時間曲線下面積	F_g	：消化管から門脈への移行率
$AUMC$	：Area Under the Moment Curve	F_h	：肝バイオアベイラビリティ
C	：血中薬物濃度	f_b	：血中における薬物の非結合型分率
C_0	：時間 0 における血中薬物濃度（初濃度）	f_T	：組織注における薬物の非結合型分率
C_b	：血液中薬物濃度	GFR	：糸球体ろ過速度
C_{max}	：最高血中薬物濃度	J	：膜間における透過速度
C_a	：動脈血中薬物濃度	k_0	：0 次の薬物注入速度
C_{mv}	：静脈血中薬物濃度	k_a	：一次の吸収速度定数
C_T	：組織中薬物濃度	k_{el}	：一次の消失速度定数
C_f	：非結合型薬物濃度	k_u	：一次の尿中排泄速度定数
C_i	：細胞内薬物濃度	K_p	：血液 − 組織間の分配係数
C_e	：細胞外薬物濃度	K_m	：ミカエリス定数
C_{in}	：流入液中の薬物濃度	MRT	：平均滞留時間
C_{out}	：流出液中の薬物濃度	q	：組織での濃縮度
$C_{ss,\,max}$	：定常状態における最高血中薬物濃度（反復投与時）	VRT	：平均滞留時間（MRT）の分散
$C_{ss,\,av}$	：定常状態における平均血中薬物濃度（反復投与時）	V_d	：見かけの分布容積
		V_{dss}	：定常状態における見かけの分布容積
$C_{ss,\,min}$	：定常状態における最低血中薬物濃度（反復投与時）	V_{max}	：最大消失速度
		V_i	：細胞内液の体積
CL	：クリアランス	V_e	：細胞外液の体積
CL_{tot}	：全身クリアランス	T_{max}	：最高血中濃度到達時間
CL_{org}	：組織クリアランス	$T_{ss,\,max}$	：定常状態における最高血中濃度到達時間
CL_{int}	：固有クリアランス		
CL_h	：肝クリアランス	τ	：投与間隔
CL_r	：腎クリアランス	X	：体内薬物量
$CL_{h,\,int}$	：肝固有クリアランス	X_u	：尿中薬物排泄量
D	：投与量	X_u^{∞}	：尿中排泄薬物の総量
E	：抽出率	X_a	：吸収コンパートメント内の薬物量
F	：バイオアベイラビリティ	X_c	：体循環コンパートメント内の薬物量
F_{oral}	：経口投与時のバイオアベイラビリティ		
F_a	：吸収率	X_p	：末梢コンパートメント内の薬物量

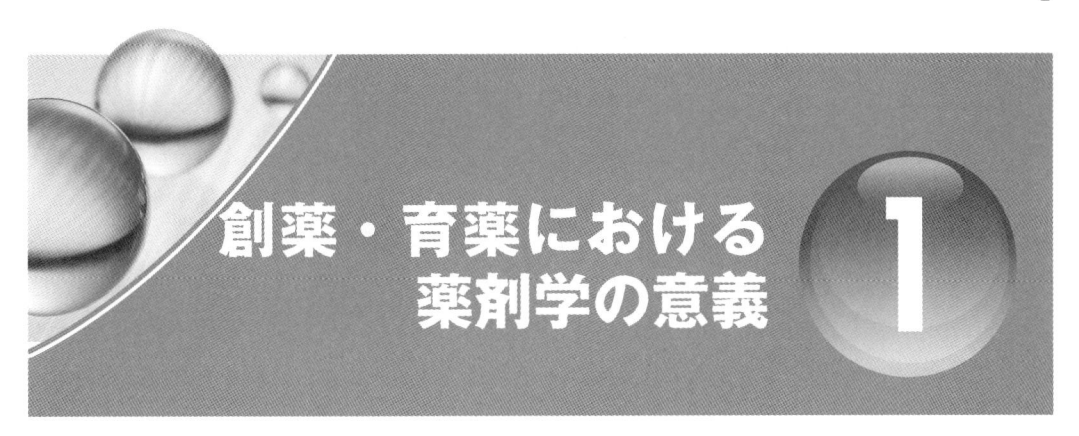

創薬・育薬における薬剤学の意義 1

　薬剤学は，薬物を種々の部位から投与するために，製剤的工夫を凝らし，体内での薬の動きを科学的に制御する手法を構築するための学問である．効果の増強や副作用の軽減を目的として，薬物の投与経路を工夫することも薬剤学の重要な役割である．投与経路を変更した場合，身体の中での薬の動き方が変化したり，また適用部位に適した剤形に形を工夫しなければならない．同一の投与経路であっても，剤形により身体の中での薬の動き方を変えることができる．そのため効果の増強や副作用の軽減を目的として，薬物の剤形を工夫することも薬剤学の重要な役割である．これにより，薬物の吸収改善，放出の制御，標的指向化などによる分布の制御が可能となる．これらを実践するうえで，薬物の物理化学的性質，薬物の生体の生理機能との相互作用，医療現場での個々の患者の病状や生理機能の変化に応じたテーラーメード医療を指向した投薬設計の構築などを考慮しなければならない．その目的で，物理薬剤学，生物薬剤学，臨床薬剤学の側面から，薬剤学を体系的に学ばなければならない．薬物の物理化学的性質を理解することが，薬物の動態を制御することにつながり，医療現場でのテーラーメード医療に貢献できる．個々の領域は分断することなく，密接に関連があるため，相互の関連を意識して理解することが重要である．本章では，まず薬剤学とは何か，薬剤学の理論的背景とは何か，創薬・医薬品開発における薬剤学の役割，育薬・医薬品適正使用における薬剤学の役割について紹介する．その後，最近開発された医薬品の中から，特に薬剤学を駆使した医薬品を紹介する．

1・1 薬剤学，物理薬剤学，生物薬剤学，臨床薬剤学とは

　薬剤学とは，生理活性を有する物質をヒトの病気の予防・診断・治療に適用する方法を研究する学問であり，薬物治療に資するために，未加工の原薬を加工し利用するための，より効果的な方法について研究する薬学の一分野である．すなわち，薬物に剤形を施し薬剤として設計，製造，輸送，保存，調剤，投与し患者の体内の標的部位に到達するまでの各過程について取り扱う学問である．その主な目的は，ヒトにおける医薬品の有効性や安全性を確保するため薬物の剤形を工夫して，最も好ましい形状の医薬品にすること，またそれが最も適正に使用されるよう対処することである．したがって，薬剤学は，医薬品の有効性，安全性および有用性（利便性を含む）を

高める目的で，生体に医薬品を適用するための方法論を構築する学問ともいえる．

　患者に投与した薬物が治療効果を発現するためには，患者の体内における標的部位に，一定範囲内の濃度で，一定の時間存在する必要がある．しかし，臨床上，薬理活性物質を標的部位に直接注入することは，現実的ではない．何らかの最適な方法により，体内に取り込ませ，身体の生理機能に依存して，薬物を標的部位に到達させることで，薬物治療を実践する．また，投与した薬物そのものまたは薬物に由来する物質が有害な作用を発揮する場合，その作用の強さは一般に有害な作用と関連した標的部位における濃度に依存する．したがって最適な薬物治療を実践するためには，患者の QOL と医療における利便性や経済性を考慮しながら，個々の薬物について，個々の患者の各標的部位における薬物濃度の経時的変化を予測し，適切に制御する必要性がある．これを満たすための手段，方法について研究する学問が薬剤学である．

　薬剤学はその対象により**製剤学**，**物理薬剤学**（製剤学のための物理化学的な基礎であり，製剤学の一分野とされることもある），**生物薬剤学**（薬物動態学を含む），**臨床薬剤学**（調剤学を含む）に分類される．

　物理薬剤学は薬剤を物理化学的な側面から研究する薬剤学の一分野である．薬剤の品質の向上，維持，または適切な体内動態を示すような薬剤の設計，製造に寄与する物理化学的な知識を扱う．製剤学は薬剤を製造する方法を研究する薬剤学の一分野である．

　生物薬剤学は薬剤を生物学的な側面から研究する薬剤学の一分野であり，薬物動態学を内包する．薬物が患者に投与された後，その薬物と代謝物の体内の濃度と経時的変化そして，体外への排出経路，排出量と経時的変化を特に薬物体内動態と呼ぶ．薬物の体内動態の記述，説明，予測，制御について研究する薬剤学の一分野が薬物動態学である．体内動態を一般的なモデルで説明，予測するうえで，身体の生理機能と薬物が起こす 4 つのプロセスは，薬物が体内へ入る過程（吸収），体内の各組織に移行する過程（分布），代謝酵素により薬物が別の物質に変換される過程（代謝），尿などを介して体外に放出される過程（排泄）である．

　臨床薬剤学は，薬物治療および薬剤師の実務について研究する薬剤学の一分野である．薬剤の取り扱いや保存だけでなく，処方せんの理解と監査，薬剤についての情報の取り扱い，患者への服薬指導を含む．

1·1·1　薬剤学の理論的背景

　薬剤学の主な目的は，薬物の体内での動きを制御することである．投与経路により剤形をいかに工夫するか，投与経路や剤形を工夫することにより薬物の動きを制御し，最適な投薬設計を構築することである．そこで，投与経路・適用部位，投与経路・適用部位と薬の動き，投与経路・適用部位と血中濃度推移について紹介する．

（1）投与経路・適用部位

　薬は種々の投与経路で体内に送達される（図1·1）．投与経路は，薬物を体内に送り込むため

の方法と経路を示す．与えられた物質は，体内に適用された場所からその作用が発現する特定の部位へと送達されなければならない．投与経路は，薬の身体の中での動き，吸収，分布，代謝，排泄といった薬物動態に影響を及ぼす．局所投与は，直接作用が期待される部位に与えられ，局所的な効果を示す．経腸投与（主に経口投与）は，消化器系を通して与えられ，全身で効果を示す．非経口投与は，消化器系以外の経路で吸収され，全身で効果を示す．具体的には，1. 経口投与する製剤，2. 口腔内に適用する製剤，3. 注射により投与する製剤，4. 透析に用いる製剤，5. 気管支・肺に適用する製剤，6. 眼に投与する製剤，7. 耳に投与する製剤，8. 鼻に適用する製剤，9. 直腸に適用する製剤，10. 腟に適用する製剤，11. 皮膚等に適用する製剤，などがある．各投与経路にはそれぞれ固有の目的やメリット，デメリットがある．

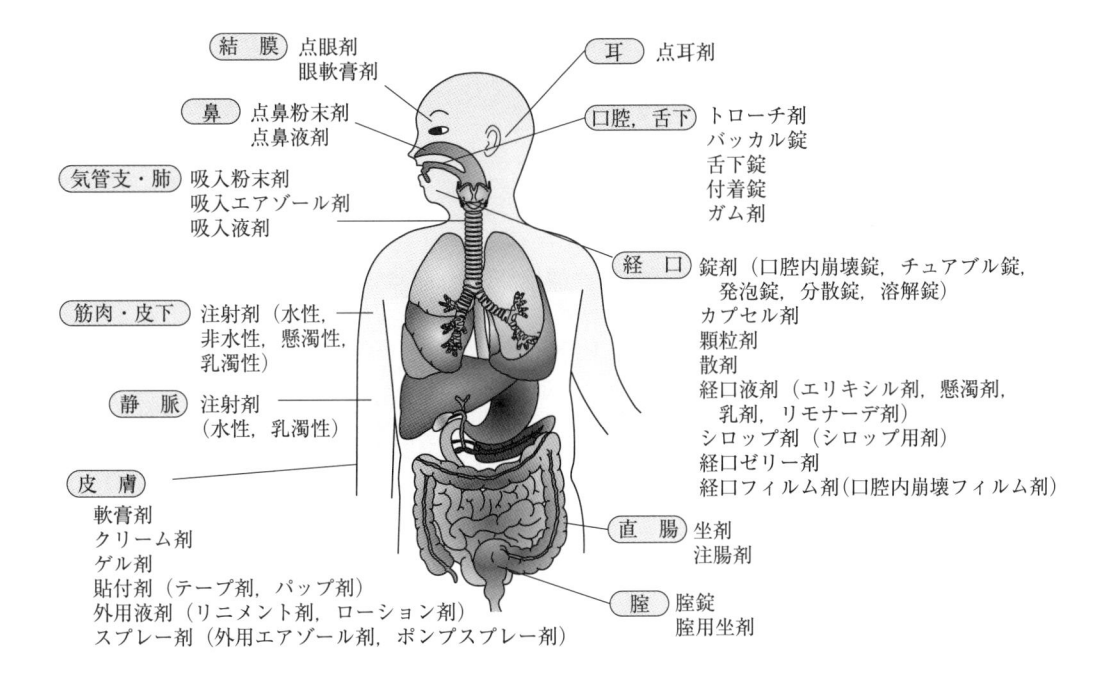

図1・1　剤形と投与部位

(2) 投与経路・適用部位と薬の動き

　薬物は種々の投与経路で生体に投与される．投与後吸収された薬物は，血液の流れにのって各臓器に分布し，肝臓での代謝や尿中への排泄により生体から消失する（図1・2）[1]．薬物の治療効果は，薬物が生体内の作用部位に送達されることにより発現する．望ましい治療効果を得るには，薬物を吸収させ，作用発現部位に選択的かつ望ましい濃度を一定時間維持する必要がある．薬物動態学の理論に基づき，時間−濃度推移を科学的に制御することが重要である．

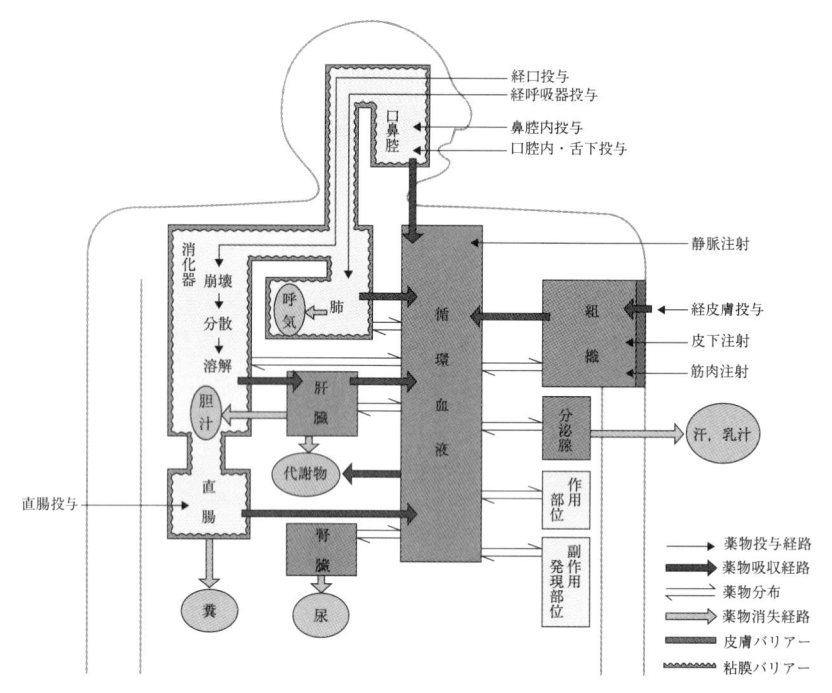

図1・2 投与経路・適用部位と薬の動き[1]

(3) 投与経路・適用部位と血中濃度推移

薬物の治療効果や副作用は，投与後の血中濃度により規定される（図1・3）[1]．血中濃度は各薬物固有の**治療域**（最低薬効発現濃度と最低毒性発現濃度の間）に維持されることが望ましい．しかしながら，通常製剤の投与では，治療域内に血中濃度を維持できる時間は限られており，投与量によっては，必要な薬理効果が得られなかったり副作用が発現する．コントロールドリリースは，投与形態を工夫

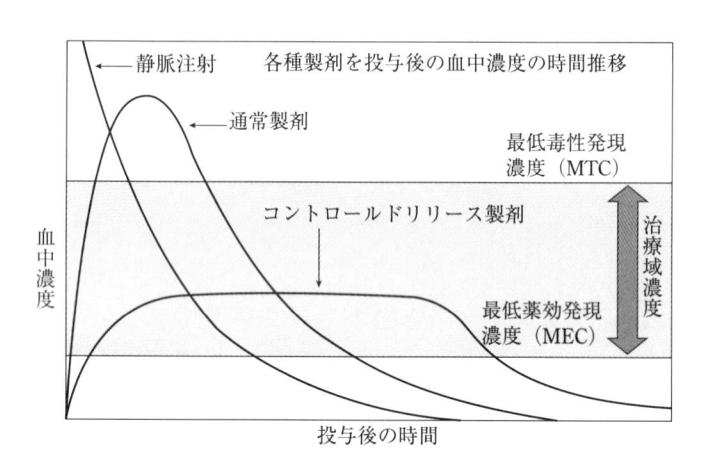

図1・3 投与経路・適用部位と血中濃度推移[1]

し薬物を生体に適切な速度で供給することにより，血中濃度と時間の関係を最適なパターンに制御する方法である．一方，血中濃度を単に一定に保つだけでなく，生体リズムなど生体の多様なパターンにあわせて設定することも試みられている．

1・1・2　医薬品開発（薬の発見と剤形開発）の歴史

18世紀末まで薬は天然物起源であった．19世紀になると，天然物から抽出単離された有効成分が化学物質として取り扱われるようになった．さらに化学合成により多くの薬物が創製されるようになり，20世紀中頃には医薬品開発が急速に活気を帯びた．現在ではバイオテクノロジーで生産されるタンパク製剤，抗体医薬品，遺伝子製剤が治療の実現の鍵をにぎると考えられている．

18世紀末まで薬はガレヌス製剤と総称される丸剤や軟膏などの古典的製剤が用いられてきた．一方，19世紀中頃に，現在も繁用されている剤形の大部分（錠剤，カプセル剤など）が開発され，20世紀の医薬品開発を支える基盤となった．1970年頃，薬物投与に関する新しい考え方として登場した**薬物送達システム**（**DDS**：drug delivery system）は，既存の薬物の限界を克服する方法として貢献している（図1・4）[1]．

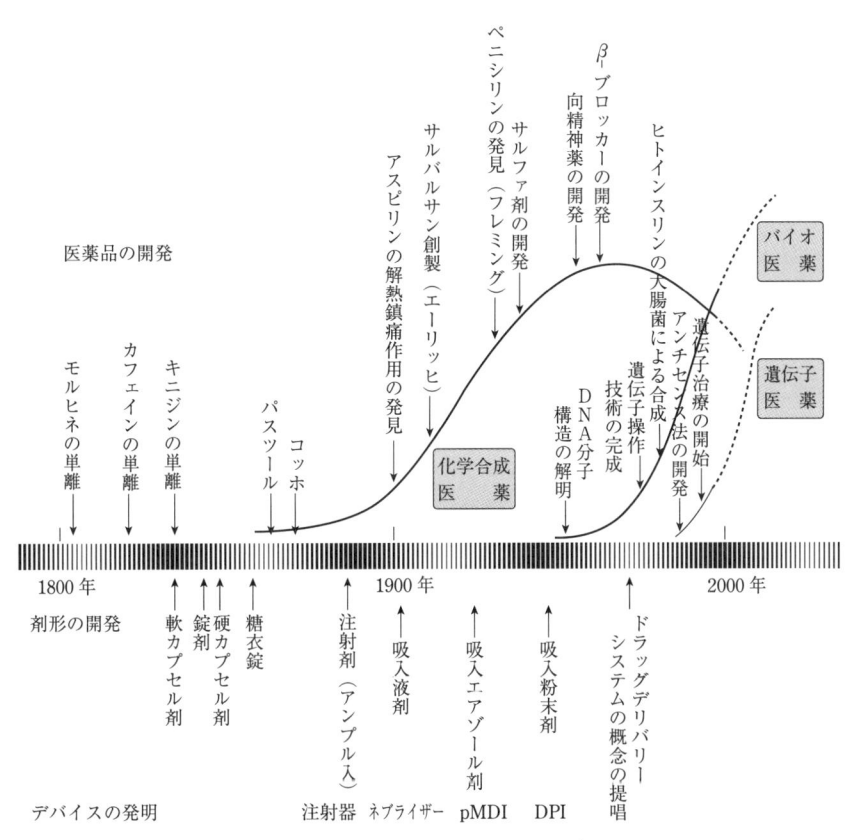

図1・4　医薬品開発の歴史 [1]

1·1·3　医薬品開発の流れ

　創薬の過程は，化合物のスクリーニング，非臨床試験，臨床試験，製造販売承認申請，市販後安全性調査からなる（表1·1）．薬の候補のうち，およそ10数万分の1の確率で，薬として厚生労働省から製造，販売が認められる．その期間は10数年といわれており，薬の候補として選ばれた物質は，厳密な動物試験や臨床試験により，有効性と安全性が科学的に証明される．また，国の厳しい審査の後，承認された薬は，一般臨床の現場で患者に使用されながらさらに情報が集められ，より有効かつ安全に使用されるようになる．

　創薬はまず合成，培養，抽出などによる化合物群のライブラリを作成あるいは標的分子の探索により化合物を見つけ出し，生化学，薬理的実験に基づくスクリーニングにかけられる．さらに，最適な化合物にするために化合物の修飾が行われる．

　開発を決定した化合物について，薬効薬理・薬物動態，安全性薬理，一般毒性，特殊毒性などの各試験が実施される．この非臨床試験のうち，安全性薬理，一般毒性，特殊毒性試験を実施する場合はGLP（医薬品の安全性に関する非臨床試験の実施の基準）に基づいて実施される．ここで開発を決定した化合物について治験届出を提出し，臨床試験に入る．

　臨床試験は第Ⅰ相，第Ⅱ相，第Ⅲ相と段階的に進められる．この臨床試験はGCP（医薬品の臨床試験の実施の基準）に基づいて実施され，この間に化合物の物理的・化学的研究および製剤開発が実施される．

　臨床試験の結果を基に，厚生労働省に承認申請の手続きを行う．承認申請資料は審査センターにおいてチーム審査され，専門委員の意見を踏まえ，審査報告書が作成される．その結果が厚生労働大臣の諮問機関である薬事・食品衛生審査会の部会および薬事分科会を経て厚生労働大臣から製造の承認が与えられる．

　ここで初めて化合物が薬剤となり，新薬が発売される．発売された新薬はGPSP（医薬品製造販売後調査・試験の実施の基準）およびGVP（医薬品，医薬部外品，化粧品及び医療機器の製造販売後安全管理に関する基準）に基づき，市販後調査が実施され，定期的に安全性定期報告が必要であり，また再審査が実施され，その後，再評価制度により監視される．

表1·1　医薬品開発の流れ

1.　新規物質の探索・創製
　　　　↓
2.　物理化学的性状の研究
　　　　↓
3.　スクリーニングテスト（2〜3年）
　　in vitro 試験，動物実験
　　物理化学的特性，薬効薬理，一般薬理，作用機序などの検討
　　ランダムスクリーニングテスト・・・酵素や受容体に対する作用など
　　二次スクリーニングテスト・・・新規医薬品候補から特定の薬理作用をもつものを選別

↓

4. 非臨床試験（3〜5年）

薬物動態試験, 効力を裏づける薬理試験, 副次的薬理試験, 製剤化試験

＜GLP 対応＞

安全性薬理試験

一般毒性試験：単回投与試験（急性毒性, LD_{50} 測定）

反復投与試験（慢性毒性測定）

特殊毒性試験：生殖・発生毒性試験（3期に分けて試験を行う）

遺伝毒性試験（*in vitro*, *in vivo*）

がん原性試験

↓

5. 臨床試験（治験）（3〜7年）

＜GCP 対応＞

第Ⅰ相試験：少数の健常者（安全性, 評価, 薬物動態・代謝・相互作用）

第Ⅱ相試験：少数の患者（有効性, 安全性）

第Ⅲ相試験：多数の患者（比較試験：二重盲検法・ダブルダミー法）

↓

6. 承認・許可申請

↓

7. 製造承認

＜GMP 対応＞

バリデーションなど. 医薬品製造業者が品質に関する情報を評価・分析（届出必要なし）

↓

8. 薬価基準収載

↓

9. 販売

↓

10. 市販後調査（PMS）

＜GPSP 対応＞

市販直後調査（販売開始から6か月）, 使用成績調査（有効性・安全性）

特別調査（小児・高齢者・妊婦などに対する調査, 販売開始後6か月間）

再審査, 再評価, 副作用・感染症報告制度

【医薬品開発に必要な基準】

GLP：医薬品の安全性に関する非臨床試験の実施の基準

GCP：医薬品の臨床試験の実施の基準

GMP：医薬品の製造管理及び品質管理に関する基準

GPSP：医薬品製造販売後調査及び試験の実施の基準

GVP：医薬品, 医薬部外品, 化粧品及び医療機器の製造販売後安全管理の基準

1・1・4 創薬・医薬品開発における薬剤学の役割 （表1・2, 表1・3, 表1・4）

創薬とは医学, 生物工学および薬学において薬剤を発見したり設計したりするプロセスのことである. これまでの多くの薬剤は, 伝統治療薬（生薬）の有効成分を同定し発見されたものであ

る．今日における創薬アプローチは病理学的側面や分子生物学的側面から疾病の原因を解明することで，それを標的とした薬剤を発見する手法である．創薬のプロセスは，候補化合物の同定，合成，特徴づけ，薬効のスクリーニングおよびアッセイの順に進展する．これらの試験で有効性，安全性，有用性を有する化合物を見出すと，前臨床試験の医薬品開発プロセスに進む．医薬品関連の科学技術の発展にもかかわらず，創薬は長期間を要し，新薬発見の成功率は低い．創薬に恩恵をもたらす可能性を秘めたヒトゲノム情報は治療標的分子の発見につながるものと思われる．

　まず，創薬ターゲットを探索する目的で，最新の研究動向・成果からどのような疾患，薬効メカニズムを対象とするかを決定する．

　次に，創薬ターゲットを確定する目的で，実際に疾患モデル動物などを用い，標的の妥当性を検証する．この段階では，薬物の吸収，分布，代謝，排泄などを駆使した臨床へのスケールアップはなされない．

　次に，探索スクリーニングをする．標的に作用する化合物群を創出するプロセスである．状況によっては，研究途上で脱落する可能性もあるので，多数の化合物を合成し，スクリーニングを行う．最近では，高速自動合成スクリーニングシステム（HTS）やバーチャルスクリーニングの導入により，自動・省力化と短期に多種化合物創製能力の向上が図られている．製薬会社が保有

表1・2　医薬品開発と試験内容

・基礎調査（開発対象医薬品の対象疾患，既知の研究成果などを調査する）
・物質創製研究（目標とする新規化合物を考案し，合成などの手段で製造する）
・スクリーニングテスト（多くの化合物の中から有効かつ安全な候補薬物を選別する）
・非臨床試験
　①理化学試験（分析法，製剤化などと関連した物理的化学的性質を調査する）
　②毒性試験（安全性，副作用などの可能性を幅広く調査する）
　③薬理試験（作用機序，効果，作用強度について調査する）
　④吸収・分布・代謝・排泄試験（体内での薬の動きを調査する）
・薬剤学的研究（投与経路，剤形・処方について検討する）
・非臨床試験の評価（既存の医薬品に比べてメリットがあるか）
・治験計画の届出　（安全性に問題はないか，臨床試験を実施する意義はあるか）
・臨床試験
　①第Ⅰ相試験
　（臨床薬理試験：少数の健康成人で安全性や薬物動態を調査する）
　②第Ⅱ相試験
　（探索的試験：比較的少数の患者で安全性と有効性を調査する）
　③第Ⅲ相試験
　（検証的試験：多数の患者で既存薬と比較して，有効性・安全性を確認する）
・臨床試験および非臨床試験の評価（従来の医薬品に比べて，どのようなメリットがあるか）
・新医薬品の承認申請

する多数の化合物ライブラリの中から，新薬の元となる化合物を探索する．このように，薬の構造にこだわらず，すべての化合物について作用を調べるやり方を「ランダムスクリーニング」という．

　次に，化合物ライブラリの中で最も活性があり，扱いやすい化合物，「リード化合物」を特定する．その後，リード化合物に手を加え，より活性が高く，安全で，取り扱いやすい化合物をつくる．

　次に，リード化合物を最適化する目的で，創製された多数の化合物の中から，薬効，薬効持続性，投与経路・回数，溶解性など，多面的な視点から，より薬として適切な化合物群を絞り込んでいく．短期に多種の化合物を手にすることが容易になったことで，このプロセスの重要性が増している．

　ランダムスクリーニングの開発コストや期間を大幅に圧縮できると期待されるインシリコ創薬は，医薬品の開発初期段階で，コンピュータ上で新薬候補化合物を選別・設計する手法である．

表1・3　医薬品開発における製剤研究の役割

　・創製研究

＜スクリーニング＞

　・原薬の物理的・化学的物性に関する研究

　　分析方法，溶解性，pK_a，安定性，結晶形，粒度

＜非臨床試験＞

　・原薬の生物学的性質に関する研究

　　分析方法，吸収部位，吸収速度，体内分布，排泄，生物学的半減期

　・プレフォーミュレーション研究

　　添加剤との相互作用，物理的変化，化学的変化，吸収性の変化

＜臨床第Ⅰ相試験から臨床第Ⅱ相試験＞

　・製剤化研究

　　製剤学的特性

　　物理的・化学的特性（溶出性，安定性）

　　生物学的特性（吸収性，患者の生理的要因）

　　官能的特性（服用しやすさ）

　　製造法（製造方法・機種）

　　変動要因（原料物性，製造条件）

＜臨床第Ⅱ相試験中から臨床第Ⅲ相試験＞

　・工業化研究

　　スケールアップ（製造設備，条件）

　　原料物性の規格化（主薬，添加剤）

　　バリデーション（重要工程，管理項目）

＜承認申請＞

表 1・4　予備処方検討における検討項目例

物理薬剤学的検討

1. 薬物定量法

2. 物理化学的性質
   融点，溶解度，溶解速度，分配係数，pK_a，粒子径，粒度分布，結晶多形，昇華性，吸湿性，比容，濡れ，接触角，圧縮性

3. 安定性
   溶液（溶媒，pH，光，酸素，温度），固体（温度，湿度，光），配合性

生物薬剤学的検討

1. 生体試料中薬物定量法

2. 生物学的利用能
   投与経路，投与量と血中濃度，尿中排泄，生物学的半減期，吸収部位，吸収機構，タンパク結合，血球移行，組織分布，腸肝循環，初回通過効果，代謝物，代謝経路，排泄率，排泄経路

3. 生物学的利用能に及ぼす影響
   薬物の塩，溶媒和物，粒子径，結晶多形，食事，反復投与，消化管移動速度，動物種，性，年齢，病態

1・1・5　育薬・医薬品適正使用における薬剤学の役割

　新しい薬を開発するための基礎研究，臨床試験等，医薬品が発売されるまでの研究開発の過程を創薬という．この過程で有効性と安全性が確保された薬が製造承認を受けて医薬品として市販される．しかし，医薬品の適正な使用を怠れば予期しない有害作用をもたらす．また，創薬の段階では未知の効果や副作用が市販後に明らかになる場合も少なくない．そこで，既に市販された医薬品について，患者背景，使用方法，効果および副作用等を調査・評価し，有効で安全な使い方に関する情報を蓄積することが重要である．こうした考え方に基づいて，薬をより使いやすく有効性および安全性の高いものに育てていく取り組みを**育薬**という．

　その基盤となるのが市販後調査であり，製薬企業は医療従事者らの協力を得ながら製造販売後の医薬品の使用実態を把握して情報を収集する．その蓄積情報が医療現場にフィードバックされることで薬の長所が活かされ，欠点が補填される．例えば，患者の要望に応じた次のような取り組みが挙げられる．貼りやすい，剥がれにくいなどといった貼付薬の使用感を改善する，口腔内崩壊錠，ゼリー状製剤など高齢者や嚥下障害のある患者にも服用しやすいよう製剤に工夫を施す．研究や使用実績などのエビデンスをもとに適応症を拡大する，新たな相互作用が見つかったためそれらの情報を周知徹底する，などである．その中で薬剤師は，服薬指導や医薬品安全管理などの薬剤業務において育薬の重要な一役を担っている．服薬指導に関しては，患者が薬の使用目的や用法用量などを理解することで治療効果をより高め，誤使用防止等の安全性を確保する．医薬

品安全管理に関しては，医薬品による事故防止対策，適正使用の推進のための情報提供などを実施する．これらのエビデンスを構築していくうえで，薬剤学のアプローチが大きく貢献している．

　医薬品はその使い方によって，有効性だけではなく副作用が現れるため適正に使用されなければならない．そのため，製薬企業は信頼性の高い医薬品情報を提供することが義務づけられている．また，医療機関において，これらの医薬品情報が効果的に活用されることによって適正使用が推進される．**医薬品適正使用**とは，的確な診断に基づき，患者の症候にかなった最適の薬剤，剤形と適切な用法・用量が決定され，これに基づき調剤されること，ついで患者に薬剤についての説明が十分理解され，正確に使用された後，その効果や副作用が評価され，処方にフィードバックされるという一連のサイクルの実現である．

 薬剤学を駆使した新薬事例：ケーススタディ

最近の医薬品の中から，薬剤学を駆使した製剤の具体例を示す．

1・2・1　剤形と投与設計

＜持効性抗精神病剤，リスパダール コンスタ®筋注用，ヤンセンファーマ＞

　統合失調症は，長期にわたる維持療法が必要な慢性の精神疾患である．その治療においては急性期の早期治療だけでなく，維持治療期における精神症状の再発，再燃防止と患者の QOL 向上が重要である．継続した薬物治療が再発や再燃に関与しているため，患者の主体的な治療参加（アドヒアランス）が重要である．リスペリドンは，強力なドパミン D_2 受容体拮抗作用とセロトニン 5-HT_2 受容体拮抗作用を有する非定型抗精神病薬である[2]．その作用機序から統合失調症における陽性症状に優れた改善効果を有するとともに，陰性症状にも効果を示す．日本では，「リスパダール®」の錠剤，細粒剤，内用液，口腔内崩壊錠が臨床で使用されていた．「リスパダール コンスタ®」は，統合失調症を適応とする「リスパダール®」の持効性注射剤である．国内の臨床試験で，幻覚，妄想などの精神症状に対して，経口リスペリドンに劣らない有効性と安全性が確認された．持効性注射剤は，確実に薬剤を送達できるため，統合失調症の患者の社会復帰，治療継続，アドヒアランスの向上および高い治療満足度の点から有意義かつ新たな選択肢となりうる．

　製剤の特徴と薬物動態に関して，本剤は，生体内分解性ポリマー（d, l-ラクチド–グリコリド共重合体（75：25））を用いて極小の球状製剤（**マイクロスフェア**）にリスペリドンを封入した製剤である．専用懸濁用液で懸濁後に臀部筋肉内に投与すると，リスペリドンを含むマイクロスフェアが徐々に放出されるように設計されている（図 1・5，図 1・6）[2]．

　2 週間に 1 回の投与で効果を持続できる．なお，本剤は初回投与 3 週間後に血中濃度が上昇し始めるので，初回投与後 3 週間は経口抗精神病薬の併用などが必要となる．すなわち，本剤はキ

ット製品であり，リスペリドンのマイクロスフェアが入っているバイアル，専用懸濁液 2 mL シリンジ，アダプター，廃棄用カバーつき注射針（20 G）がパックされている．本剤は投与約 3 週間後にポリマーが崩壊し始め，リスペリドンが循環血液中に放出される．リスペリドンの放出が始まると，4〜6 週間で C_{max} に達し，約 8 週間放出が続く（図 1・7）[2]．

　日本人統合失調症患者を対象に，本剤 25，37.5 または 50 mg を 2 週間ごとに合計 6 回（10 週間）臀部筋肉内に反復投与したときの血漿中薬物濃度推移は，いずれの用量においても投与後 6 週（投与 4 回目）までに定常状態に達し，用量相関性が認められた．また，リスペリドンの経口剤または本剤を反復投与した際の活性成分（未変化体＋主活性代謝物）の血中薬物濃度をシミュレーションした報告によると，本剤投与時には経口剤と比較して血中濃度のピークとトラフの差が小さく，安定した濃度推移を示す（図 1・8）[3]．

　投与方法としては，本剤は 2〜8 ℃で遮光保存するが，調製前に室温に戻し，アダプターを用いてバイアルとシリンジを接続し，シリンジ内の懸濁液をバイアルに注入し，シリンジを接続した状態でバイアルを振とうする[4]．溶液懸濁後は速やかにバイアルからシリンジに懸濁液を全量吸引し，シリンジとバイアルをはずしてから注射針をシリンジに接続し，中臀筋内に投与する．投与部位は，注射部位反応を予防するために毎回左右交互とする．

　本剤の初回投与後 3 週間は，血中薬物濃度が十分な濃度に達しない（図 1・7）[2]．したがって，効果発現までの間，それまで内服していた抗精神病薬を併用する必要がある．一方，定型抗精神病薬持効性注射剤から切り替える場合には，定型抗精神病薬持効性注射剤投与の代わりに本剤を投与する．なお，過去にリスペリドンの経口剤を服用した経験がない場合，リスペリドン経口剤を内服し忍容性を確認した後に，本剤投与を開始する．さらに，本剤は必ず 25 mg から投与を開始し，必要に応じて増量を検討する[5]．

　臨床効果に関して，統合失調症患者 198 例を対象に国内で実施したリスペリドン錠に対する非盲検非劣性試験において，本剤またはリスペリドン錠を 24 週間投与した時の最終評価時における陽性・陰性症状評価尺度（PANSS）総スコアのベースラインからの変化量を比較検討した．本剤投与群とリスペリドン錠投与群との間で，同様な治療効果が認められた．また，臨床全般印象度を指標とした改善度評価において，「軽度改善」以上の改善率は本剤投与群で 53.7%，リスペリドン錠投与群で 45.1%であった[6]．さらに，長期投与試験において，本剤により精神症状に対する効果が 48 週間安定して維持された．有害事象の発現率は，24 週間の比較試験より増加を認めず，忍容性は良好であった[7]．

　海外において，統合失調症患者 370 例を対象とした本剤またはプラセボ注射剤投与による 12 週間の二重盲検比較試験において，最終評価時における PANSS 総スコアのベースラインからの変化量は，プラセボ注射剤投与群に対し，本剤群で有意な改善が認められた[8]．また，本剤に切り替え後の 2 年間長期観察試験（757 例）における再発率は，前治療薬と比較して，本剤投与により再発率が低下することが示された（図 1・9）[9]．

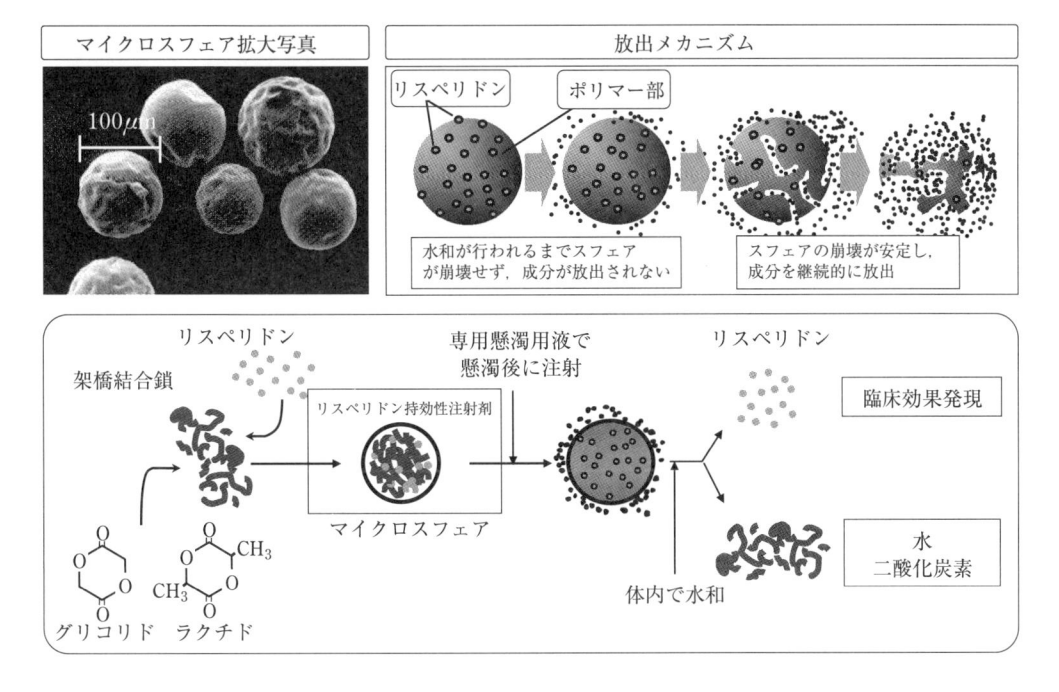

図1・5 リスペリドンマイクロスフェアの効果持続メカニズム [2]

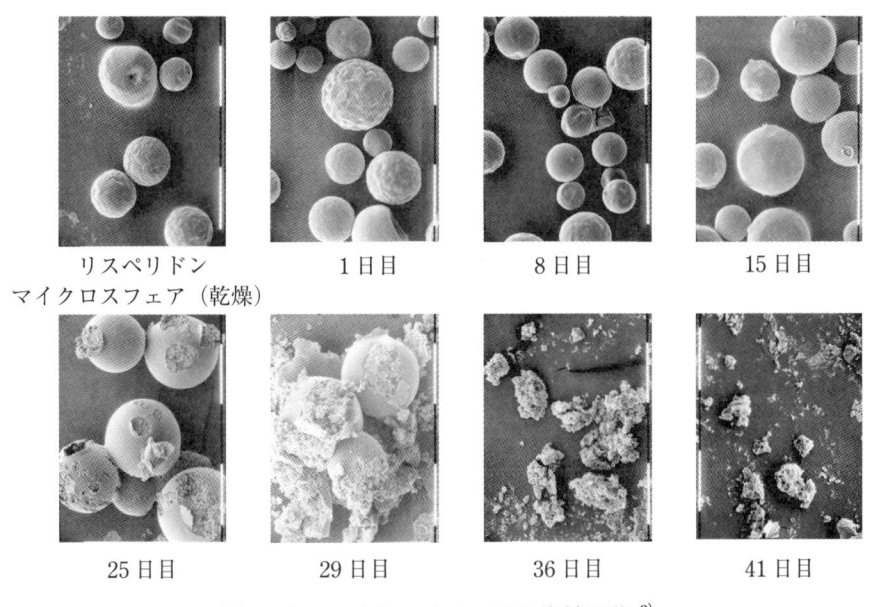

図1・6 マイクロスフェアの崩壊画像 [2]

統合失調症患者に本剤を単回筋肉内投与したときの血漿中薬物濃度は，極めて低い濃度を投与後3週間維持した後，投与後3〜4週で上昇し，4〜6週で C_{max} に到達（メインピーク）した．その後，投与7週以降から低下し，約8週後には定量下限未満となる推移を示した．本剤単回投与時の個体変動は活性成分の C_{max} および AUC で24〜48%（変動係数）であった．また，本剤の放出プロファイルから予測できない血中濃度推移（ラグタイムにおける一過性の高値またはメインピーク後の上昇）を示す症例が認められた．

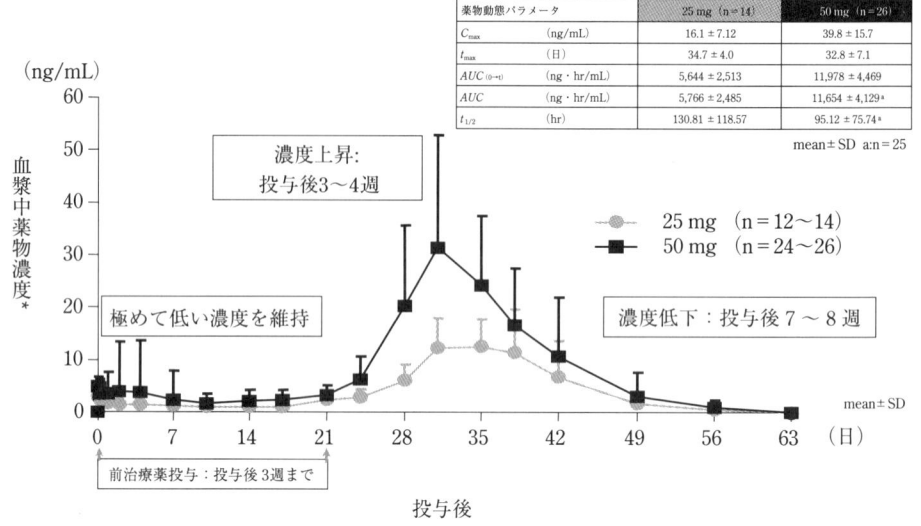

薬物動態パラメータ		25 mg (n=14)	50 mg (n=26)
C_{max}	(ng/mL)	16.1 ± 7.12	39.8 ± 15.7
t_{max}	(日)	34.7 ± 4.0	32.8 ± 7.1
$AUC_{(0→t)}$	(ng・hr/mL)	5,644 ± 2,513	11,978 ± 4,469
AUC	(ng・hr/mL)	5,766 ± 2,485	11,654 ± 4,129a
$t_{1/2}$	(hr)	130.81 ± 118.57	95.12 ± 75.74a

mean± SD a:n=25

*：活性成分（リスペリドン＋9-ヒドロキシリスペリドン）

図1・7　リスペリドン持効性注射剤の薬物動態＜単回投与＞（海外データ）[2]

試験方法：リスペリドン経口剤もしくはリスペリドン持効性注射剤を投与し，薬物動態パラメータを反復投与法にモデル化し，活性成分（リスペリドン＋9-ヒドロキシリスペリドン）の定常状態をシミュレーションした．
試験対象：健康成人男性12例（リスペリドン経口剤投与），統合失調症もしくは統合失調感情障害（DMS-Ⅳ）と診断された男性26例（リスペリドン持効性注射剤投与）．
投与量：リスペリドン経口剤（4 mg/日），リスペリドン持効性注射剤（50 mg/2週）．

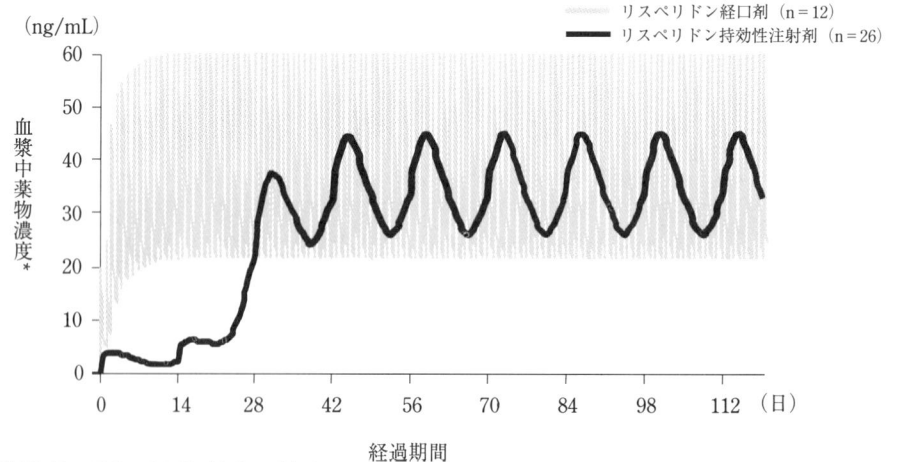

リスペリドン経口剤 （n=12）
リスペリドン持効性注射剤 （n=26）

*：活性成分（リスペリドン＋9-ヒドロキシリスペリドン）

図1・8　リスペリドン持効性注射剤とリスペリドン経口剤の薬物動態（海外データ）[3]

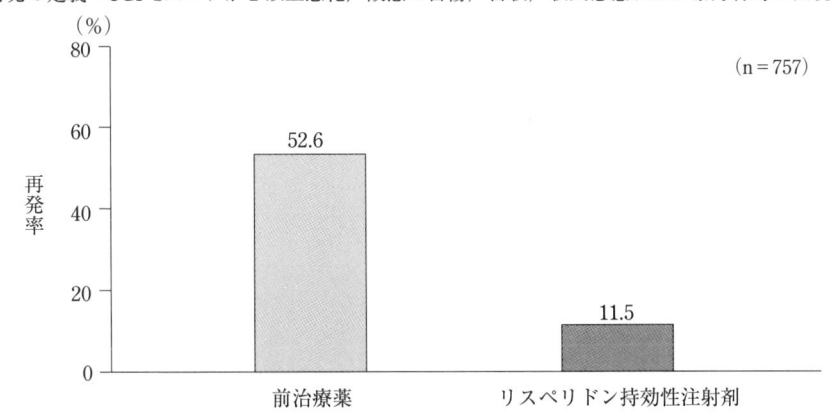

試験方法 ：長期的観察試験（スペイン）
試験対象 ：統合失調症または統合失調感情障害の患者757例
試験期間 ：投与前２年間〜投与後後最長２年間
再発の定義：CGI-Sスコアが２以上悪化，故意の自傷，自殺，殺人念慮および暴力行為の出現

（リスペリドン持効性注射剤を投与する前最短12か月間（レトロスペクティブ）と投与開始最長２年間
（プロスペクティブ）のデータを比較しアウトカムを評価するインターナショナル試験）

図1・9　リスペリドン持効性注射剤と前治療薬の再発率(海外データ：e-STAR（the electronic Schizophrenia Treatment Adherence Registry)) [9]

1・2・2　プロドラッグ

＜長時間作用型のノイラミニダーゼ阻害剤，イナビル®吸入粉末剤（laninamivir のプロドラッグ体，抗インフルエンザウイルス薬 CS-8958），第一三共＞

　本剤は，laninamivir の**プロドラッグ**体であり長時間作用型のノイラミニダーゼ阻害剤「純国産ノイラミニダーゼ阻害剤」である（図1・10）[10]．標的器官である気道や肺に長時間貯留し，効果を発揮するようデザインされた化合物であり，laninamivir に直鎖アルキルエステルが付加されている．本剤は吸入投与によりインフルエンザウイルスの増殖の場と考えられる気道等へ分布し，抗インフルエンザウイルス作用を示す．これまでの臨床試験で，成人，小児の A 型または B 型のインフルエンザウイルスに感染した患者を対象に，１回の投与で治療効果が認められる．また非臨床試験で，新型インフルエンザ（H1N1）および強毒型鳥インフルエンザ（H5N1）に対する効果が確認されており，将来のインフルエンザ治療に広く貢献するものと思われる．

　マウスに ^{14}C-CS-8958 あるいは ^{14}C-laninamivir を経鼻投与し，投与後 24 時間の組織中放射能分布を全身オートラジオグラフィーにより評価された．その結果，CS-8958 投与では肺や気管に特に高い放射能が認められたのに対し，laninamivir 投与では放射能の残存はわずかであった．また CS-8958 投与による残存放射能のほとんどは laninamivir であった．すなわち，経鼻投与した CS-8958 は速やかに消失するとともに，活性体へ変換し，生じた活性体はゆっくりと消失する特長を有している（図1・11）[10]．

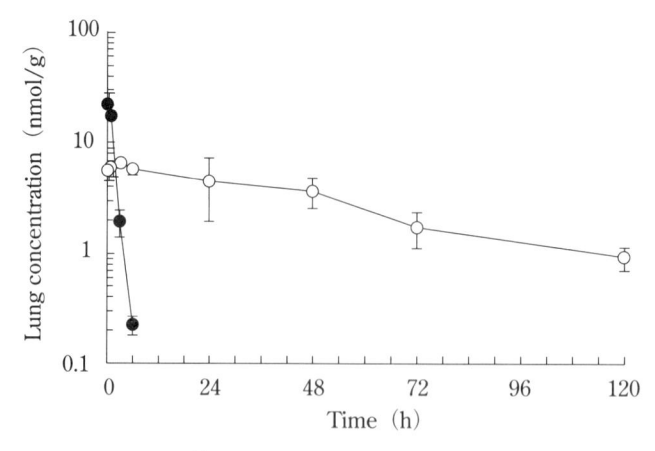

CS-8958 は laninamivir のプロドラッグ体で標的器官に長時間貯留し効果を発揮するようデザインされた化合物であり，laninamivir に直鎖アルキルエステルが付加されている．

図 1・10　laninamivir および CS-8958 の化学構造式 [10]

マウスに ^{14}C-CS-8958（○）あるいは ^{14}C-laninamivir（●）を経鼻投与し，投与後 24 時間の組織中放射能分布を全身ラジオグラフィーにより評価した．

図 1・11　マウスにおける CS-8958 および laninamivir 単回投与後の肺内濃度の時間推移 [10]

1・2・3　リポソーム製剤

＜抗悪性腫瘍剤，ドキシル®注，ドキソルビシン塩酸塩リポソーム注射剤，ヤンセンファーマン＞

　卵巣がんは自覚症状が乏しいことから，早期発見が困難であり，予後不良の腫瘍の1つである．また，その罹患患者数は年々増加傾向にあり，同様に死亡者数も増加している．加えて，罹患患者の年齢が他のがん腫と比較して低く，ピーク罹患年齢は 50〜54 歳といわれている．そのため再発の可能性が比較的高く再発した際に使用できる薬剤も少ない．

　ドキソルビシン自体は，1967 年に *Streptomyces peucetius var. caesius* の培養ろ液中から単離されたアントラサイクリン系抗腫瘍性抗生物質であり，抗がん剤として長い歴史をもつ．ドキソルビシン塩酸塩リポソーム注射剤（PLD：pegylated liposomal doxorubicin）は，わが国では，2003 年から再発卵巣がんに対する第Ⅰ相試験が実施され，第Ⅱ相試験を経て，2007 年 1 月に「がん化学療法後に増悪した卵巣がん」の効能追加を申請し，2009 年 4 月に承認された[11]．

　製剤の特徴として，「ドキシル®注 20 mg」は，MPEG-DSPE（*N*-(carbonyl-methoxypolyethylene glycol2000)-1, 2-distearoyl-sn-glycero-3-phosphoethanolamine sodium salt）で修飾された脂質二重層にドキソルビシン塩酸塩を封入した **STEALTH（ステルス）リポソーム製剤**である（図 1・12，図 1・13）[12]．

　ドキソルビシンの腫瘍組織内滞留時間を延長させ，腫瘍組織内濃度を高めることで有効性を改善し，さらに血漿中の遊離ドキソルビシン濃度を抑えることによって，骨髄抑制や脱毛，心毒性等の主要な副作用を軽減するよう設計されている（図 1・14，図 1・15）[13,14]．すなわち，直径が約 100 nm の本剤は，正常組織の血管に侵入できないが，透過性が高まった腫瘍組織の血管に侵入できるため，腫瘍組織では本剤が高濃度に存在し，効率的に抗腫瘍効果が発揮される（**EPR効果：enhanced permeability and retention**）．固形腫瘍の周辺には，高分子物質の停滞性の亢進が認められる．これは腫瘍血管の新生，血管透過性の亢進，およびリンパ回収系の欠如によりもたらされる現象であり，細網内皮系（RES：reticulo-endothelial system）でマクロファージに貪食されることから逃れて血液中を循環する．PLD は，EPR 効果によりパッシブターゲティングが可能となり，ドキソルビシンの腫瘍組織内濃度が上昇することで，より選択的な抗腫瘍効果が期待される．

　ドキソルビシンをステルスリポソーム化することにより，血液中でより除去されにくく，腫瘍周囲に集積しやすいという特性を有した製剤となった．hydrogenated soy phosphatidylcholine（水素添加大豆ホスファチジルコリン）の脂質二重膜によって形成されているリポソームは，内部にドキソルビシンを入れ，表面が MPEG-DSPE というポリエチレングリコールで修飾されており，リポソームの外側に水和層を形成する．通常リポソームは，生体適合性が高く，表面に血漿中のタンパク質などが付着することにより，細網内皮系（RES）でマクロファージに貪食され，血中より速やかに除去されるが，水和層の形成により RES で除去されにくくなり，血中半減期が著しく延長する．このような機序により，心毒性などの副作用が軽減できる（図 1・16，図 1・17）[15]．

　臨床的には，再発卵巣がんに対する奏効率は 8.7～21.9 % であり，ゲムシタビンやトポテカンとの比較を行った 3 種類の第Ⅲ相試験でも，これらの抗がん剤の効果と同等の効果が認められた[16,17,18]．また，プラチナ感受性の再発卵巣がんに対して，パクリタキセル-カルボプラチン療法よりもカルボプラチン-PLD 併用群の方が PFS（progression free survival, 無増悪期間）において少なくとも劣らないという第Ⅲ相試験の結果も発表されており，今後の動向が注目されている．

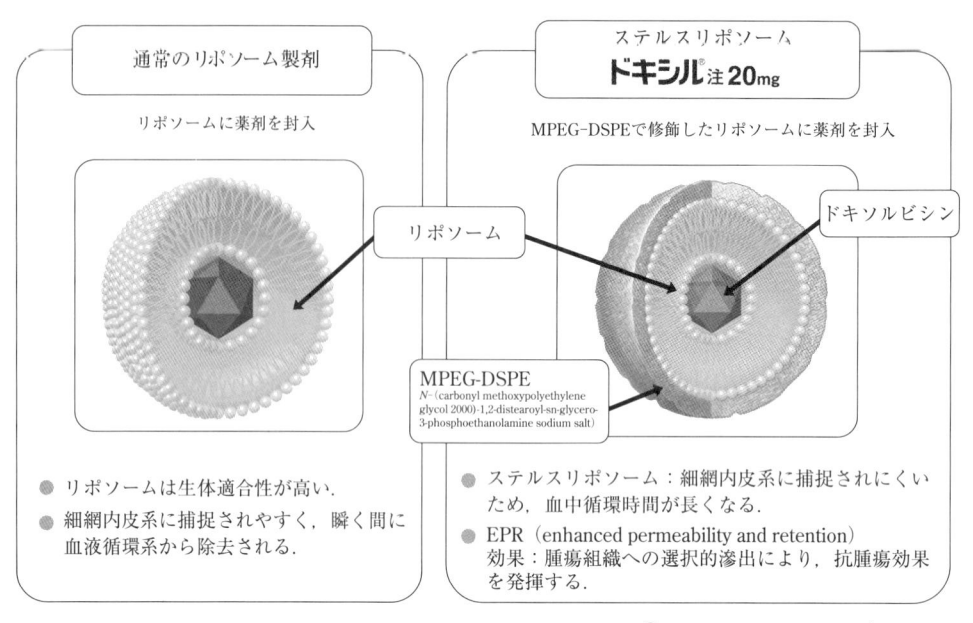

図1・12 リポソーマルドキソルビシン（ドキシル®）注の構造的特徴 [12]

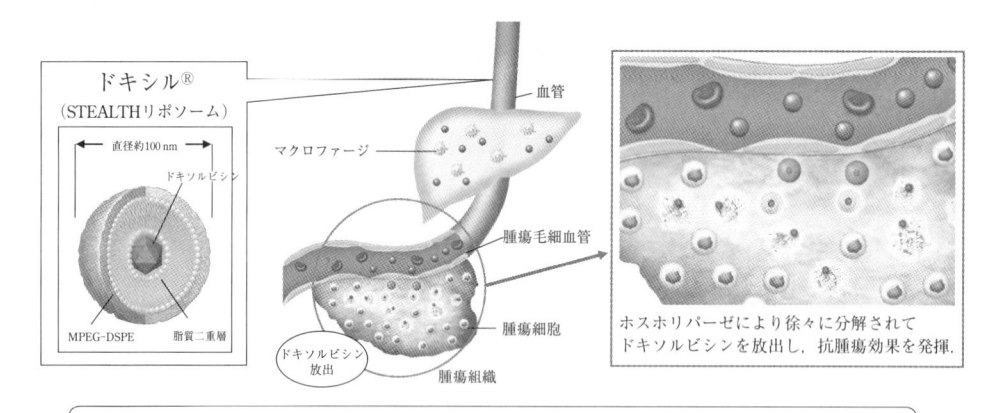

図1・13 EPR 効果：腫瘍組織での滞留時間延長 [12]

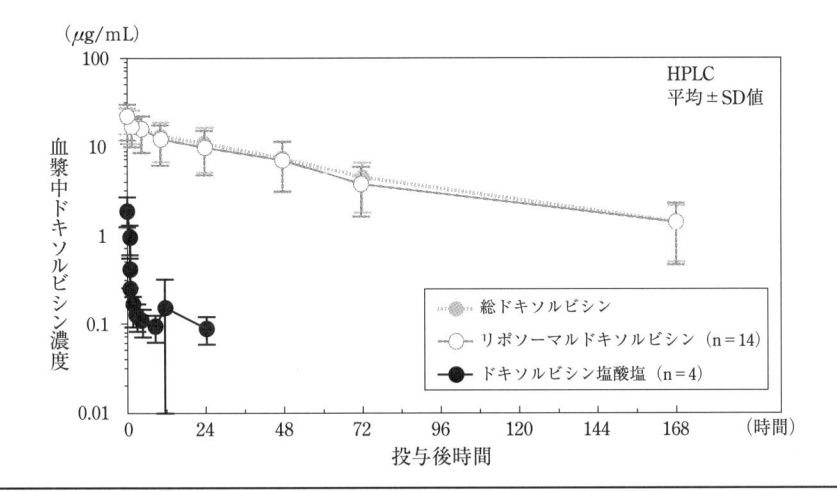

【対象】 各種固形がん患者 16 例［卵巣がん 3 例, 乳がん 6 例, 非小細胞肺がん 3 例, 中皮腫 2 例, 軟部組織肉腫 1 例, 膵がん 1 例］

【方法】 等量のリポソーマルドキソルビシンとドキソルビシン塩酸塩を静脈内投与後, 血漿中のドキソルビシン濃度を測定
○ リポソーマルドキソルビシン（n＝14）：50 mg/m² ● ドキソルビシン塩酸塩（n＝4）：50 mg/m²

図 1・14 血漿中のドキソルビシン濃度の推移[13]

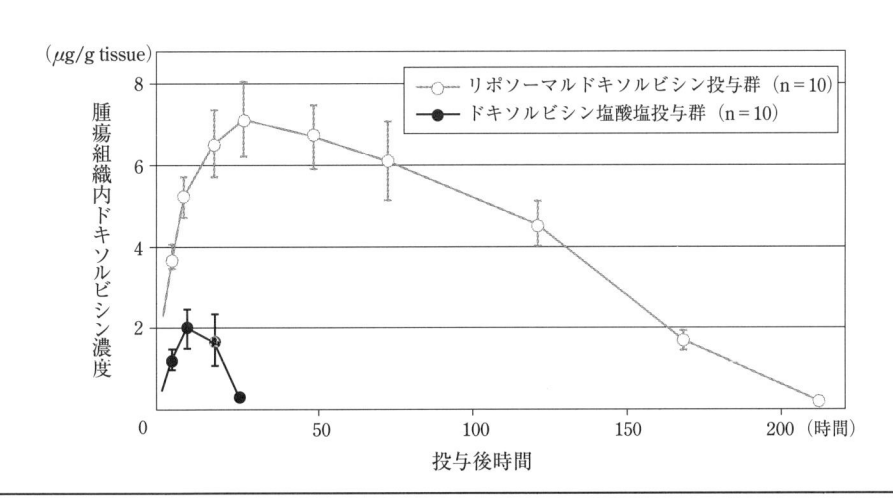

【対象】 ヒト前立腺がん由来 PC-3 細胞移植後 30 日の Swiss ヌードマウス（n＝20）

【方法】 等量のリポソーマルドキソルビシンおよびドキソルビシン塩酸塩を単回静脈投与し, 腫瘍組織内のドキソルビシン濃度を測定
○リポソーマルドキソルビシン（n＝10）：9 mg/kg ●ドキソルビシン塩酸塩（n＝10）：9 mg/kg

図 1・15 ドキソルビシンの腫瘍組織内滞留時間[14]

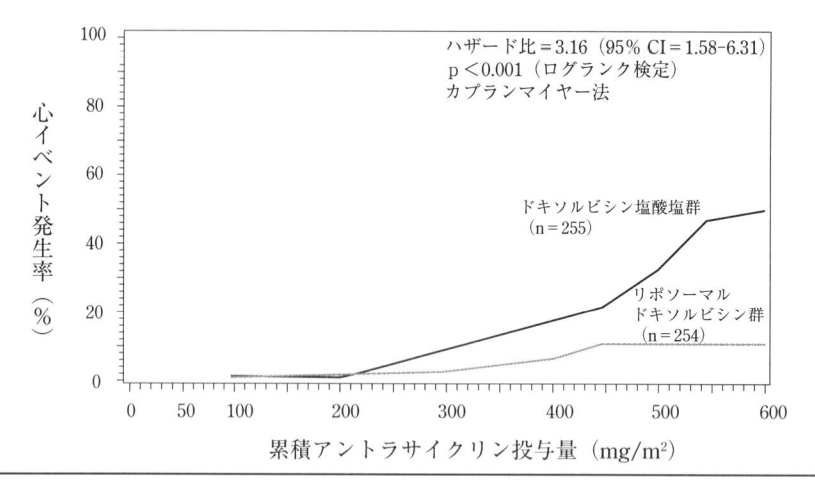

【対象】　正常心機能を有する転移性乳がん患者 509 例
【方法】　リポソーマルドキソルビシン投与群（n＝254）とドキソルビシン投与群（n＝255）の累積アントラサイ
　　　　クリン投与量と心イベントの発生率を比較
　　　　リポソーマルドキソルビシン（n＝254）：50 mg/m², 4 週毎
　　　　ドキソルビシン塩酸塩（n＝255）：60 mg/m², 3 週毎

図 1・16　リポソーマルドキソルビシンとドキソルビシン塩酸塩の心イベント発生率 [15)]

	リポソーマルドキソルビシン （n＝254）		ドキソルビシン塩酸塩 （n＝255）	
	All Grade	Grade 3以上	All Grade	Grade 3
手足症候群	123 例 （48%）	42 例 （17%）	5 例 （2%）	0 例 （0%）
悪心	94 例 （37%）	8 例 （3%）	136 例 （53%）	12 例 （5%）
粘膜炎	59 例 （23%）	10 例 （4%）	33 例 （13%）	5 例 （2%）
口内炎	55 例 （22%）	12 例 （5%）	38 例 （15%）	4 例 （2%）
脱毛	51 例 （20%）	0 例 （0%）	169 例 （66%）	0 例 （0%）
嘔吐	48 例 （19%）	2 例 （<1%）	78 例 （31%）	11 例 （4%）
全身倦怠感	31 例 （12%）	2 例 （<1%）	40 例 （16%）	4 例 （2%）
食欲不振	27 例 （11%）	3 例 （1%）	26 例 （10%）	1 例 （<1%）
無力症	26 例 （10%）	3 例 （1%）	32 例 （13%）	3 例 （1%）
発疹	25 例 （10%）	6 例 （2%）	4 例 （2%）	0 例 （0%）

注：リポソーマルドキソルビシン投与群において，全体の10%以上に認められた有害事象

【対象】　正常心機能を有する転移性乳がん患者 509 例
【方法】　リポソーマルドキソルビシン投与群（n＝254）とドキソルビシン塩酸塩投与群（n＝255）の有害事象
　　　　を比較
　　　　　リポソーマルドキソルビシン：50 mg/m², 4 週毎　　　ドキソルビシン塩酸塩：60 mg/m², 3 週毎

図 1・17　リポソーマルドキソルビシンとドキソルビシン塩酸塩の有害事象 ［非血液毒性］ [15)]

1・2・4　粒子径と吸入器具の工夫

＜喘息治療薬，モメタゾンフランカルボン酸エステルとフォルモテロールフマル酸塩の固定用量での合剤，経肺投与器具，MSD＞

　米国において，喘息および慢性閉塞性肺疾患（COPD）の治療薬であるモメタゾンフランカルボン酸エステル（MF）とフォルモテロールフマル酸塩の固定用量での合剤が承認された．本合剤は，吸入コルチコステロイド薬アズマネックス®（モメタゾンフランカルボン酸エステル吸入用散剤）の有効成分を長時間作用型 β_2 作動薬 FORADIL®（フォルモテロールフマル酸塩吸入用散剤）とともに，1つの定量吸入器で投与する．

　気管支喘息治療の中心をなす吸入ステロイド薬として，モメタゾンが使用可能となった．そのため，抗炎症効果や吸入される薬剤粒子径の観点のみならず，その薬効に大きく影響する吸入器具の性質の観点からも，吸入時の取り扱いが簡便と考えられ，喘息の管理に大いに寄与すると期待される[19]．

　薬力学的特性としては，主成分である MF の糖質コルチコイド受容体との結合能は，デキサメタゾンを 100 とした場合 2,900 であり，既存の吸入ステロイド薬の中で最も高い[20,21]．

　薬剤学的特性としては，アズマネックス®ツイストヘラー®の粒度分布により算出した平均粒子径は約 2 μm であり，既存のドライパウダー製剤の中では最も小さい平均粒子径であり，かつ肺内送達率は約 40％ を示している（図 1・18）[22]．

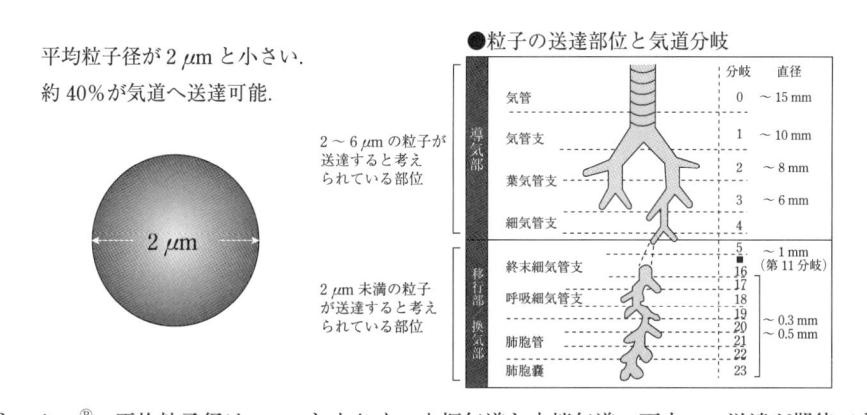

アズマネックス®の平均粒子径は 2 μm と小さく，中枢気道と末梢気道の両方への送達が期待できる．

図 1・18　平均粒子径と送達部位の関係[22]

　デバイス的特性として，アズマネックス®のデバイスは，**ツイストヘラー®**と呼ばれるもので，キャップをはずすと同時に，一定用量の薬剤が充塡されるため，2ステップのみで吸入操作が可能となる（図 1・19）．ドーズカウンターが 1 回ごとに作動し，薬剤の残量回数を確認でき，残量回数が 0 になると，ロックアウトシステムが作動して空打ちの心配はない．また，吸気流速が約 30 L/min の低流速でもデバイスからの放出量はほぼ 100％ であることから，吸気流速の低下し

た患者にも安定した薬剤投与が期待できる（図1・20）[22].

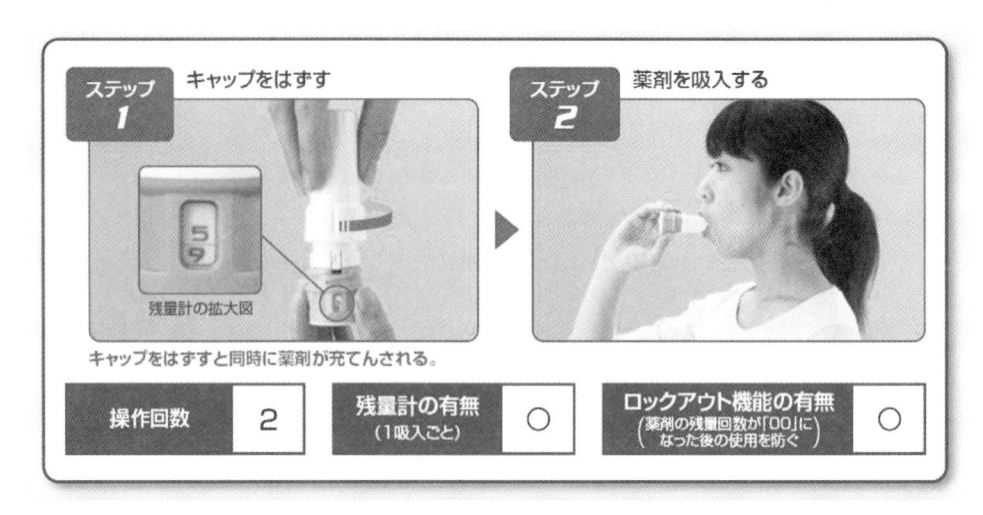

アズマネックス®ツイストヘラー®は操作回数が少なく，吸入が簡単.

図1・19　アズマネックス®ツイストヘラー®の特徴 [19]

　薬効評価としては，気管支喘息患者を対象に，最大呼吸流量（PEF）の変化量を指標に治療評価を行ったところ，既存の治療薬と比較して，同程度以上の効果が認められ，副作用についても大きな問題はなかった[23,24].

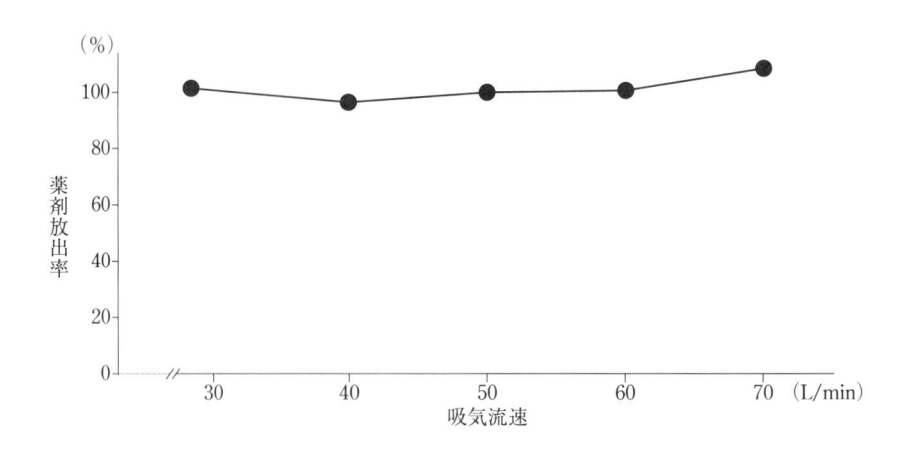

方　法　インピンジャーに吸入器を固定後，吸気流速28.3〜70.0 L/分で吸引した．薬剤を回収・分析し，高速液体クロマトグラフィーを使用し，表示量に対する薬剤放出率を算出した．試験は1噴霧ごとに200 µg を放出する10個の吸入器で各120回ずつ行った.

アズマネックス®ツイストヘラー®は吸気流速にかかわらず，薬剤が安定して放出される.

図1・20　吸入器からの薬剤放出率に対する吸気流速の影響（*in vitro*，海外データ） [22]

1・2・5 中心静脈栄養（TPN）用キット製剤

＜5種類の微量元素を配合した高カロリー輸液用糖・電解質・アミノ酸・総合ビタミン・微量元素液「エルネオパ®1号輸液」と「エルネオパ®2号輸液」，ワンプッシュで混合調製を瞬時かつ無菌的に行うことができる製剤，大塚製薬工場＞

　輸液領域では，新薬と称されている製品の大部分は，製剤技術的な工夫を背景とした配合成分の改良やキット化による利便性の向上などによるものである．重炭酸リンゲル液の商品化や中心静脈栄養輸液製剤と総合ビタミン剤の一剤化，末梢静脈栄養輸液製剤へのビタミン B_1 配合など，キット化による製品改良が行われてきた．輸液領域のトピックスとして，一剤中に微量栄養素であるビタミンと微量元素を配合した**中心静脈栄養（TPN）用キット製剤**「エルネオパ®1号輸液，同2号輸液」が発売された（図1・21，図1・22，図1・23，図1・24）[25～29]．

　本剤は，世界で初めて5種類の微量元素を配合した高カロリー輸液である．経口・経腸管栄養補給が不能または不十分で，経中心静脈栄養に頼らざるを得ない場合の高カロリー輸液療法に必要なブドウ糖，電解質，アミノ酸，ビタミンおよび微量元素（亜鉛，鉄，銅，マンガン，ヨウ素）をバランスよく補給できる．また，ダブルバッグの上室内に小室V（ビタミン液），小室T（微量元素液）を設けた，4室からなる世界初のキット製剤（クワッドバッグ）であり，ワンプッシュで混合調製を瞬時かつ無菌的に行うことができる（図1・21，図1・22，図1・24）[25, 28]．

ブドウ糖，電解質，アミノ酸，ビタミンおよび微量元素を一剤化することで，微量元素やビタミンの投与忘れ，混合調製時の衛生管理などリスクの軽減に貢献できる．簡易なキット製剤により，微量元素やビタミンの混合調製を行う必要がないため，入院治療だけではなく在宅中心静脈栄養にも適している．特にガスバリア性に優れたバッグを開発し，混合後のビタミン類の安定化を図っている（図1・23）[29]．医療現場での有効性や安全性も検証されている．

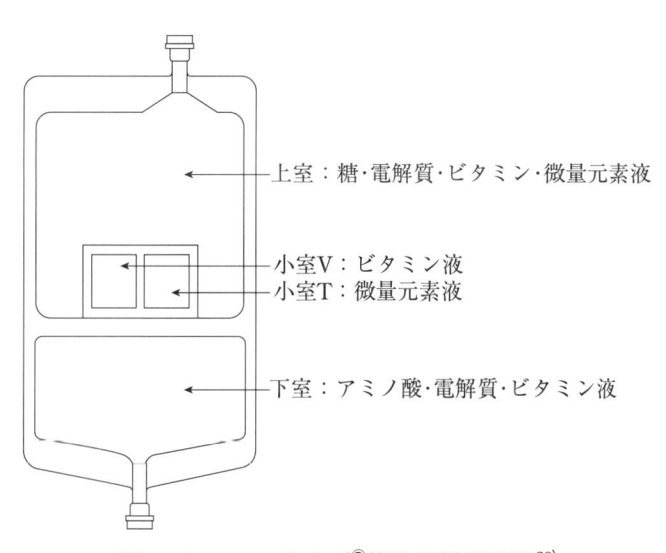

上室：糖・電解質・ビタミン・微量元素液

小室V：ビタミン液
小室T：微量元素液

下室：アミノ酸・電解質・ビタミン液

図1・21　エルネオパ®輸液の製剤形態[28]

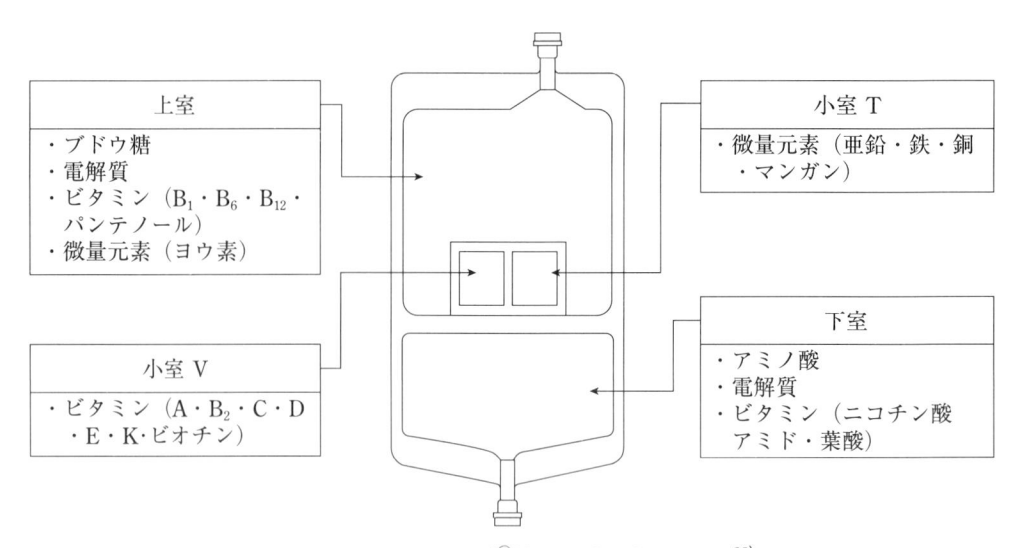

図1・22 エルネオパ®輸液の成分振り分け [28]

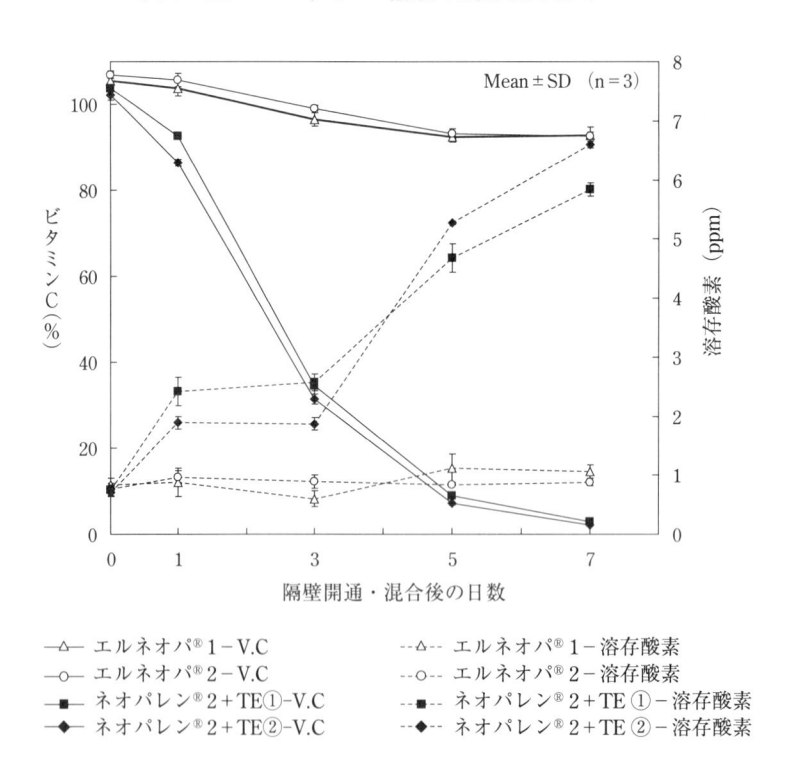

図1・23 微量元素存在下の高カロリー輸液中のビタミンCと溶存酸素の推移（室温遮光保存） [29]

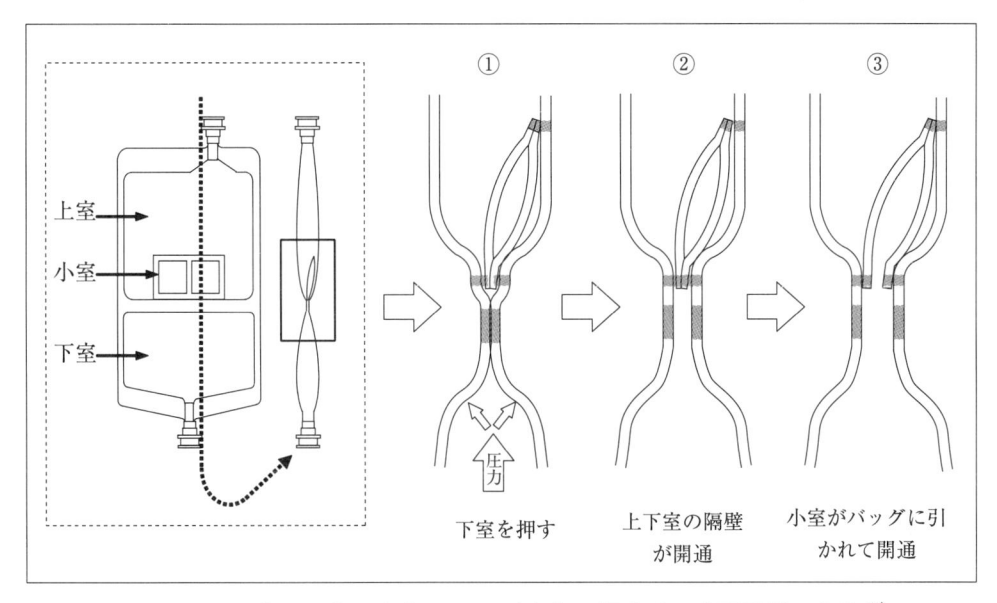

図1・24 上室，下室，小室 V および小室 T 混合時の容器形態の変化[28)]

1・2・6 その他の製剤の紹介

＜がん疼痛治療薬，オキシコンチン®TR（オキシコドン），塩野義製薬＞

　2017年12月8日，がん疼痛治療薬オキシコドン塩酸塩が薬価収載と同時に発売された．適応は「中等度から高度の疼痛を伴う各種がんにおける鎮痛」で，1日10～80 mgを2回に分割して投与する[30)]．また，オキシコドン製剤（配合製剤を除く）としては2003年7月から徐放製剤，2007年2月から速放製剤，2012年5月から注射製剤が臨床使用されている．オキシコンチン®TRは既存の徐放製剤を製剤学的に改良した製剤である．日本では，「医療上の必要性の高い未承認薬・適応外薬検討会議」で乱用防止機能を備えたオキシコンチン®TR錠に対して高い評価がなされたことで，今回の承認に至った．オキシコンチン®TR錠は消化管内で水分を吸収すると膨潤し，ゲル化により短時間での溶解が困難となり，徐々にオキシコドンが溶出する徐放機構を備えている．また，既存の製剤に比較して粉末まで砕くことが困難な錠剤である．米国などではオピオイド鎮痛薬が普及した結果，誤用・乱用が増加して大きな社会問題となっている．錠剤をハンマーなどで砕いて粉末状にし，それを水に溶解させて注射するといった乱用が後を絶たない．2013年以降，米食品医薬品局（FDA）は乱用防止特性を有する薬剤の使用を推奨し，従来のオピオイド鎮痛薬から切り替えるよう勧めている．空腹時における既存製剤との生物学的同等性が確認されているものの，高脂肪食を摂取した後の投与ではオキシコドンの血中濃度上昇が認められている．このため，既存製剤から本製剤への食後投与切り替えには，副作用の発現に十分な注意が必要である．また，服用に関しては錠剤を割ったり，砕いたり，あるいは噛み砕くと徐放機構が発揮されず，血中オキシコドン濃度が必要以上に高くなる危険性に十分留意し，服薬

指導を行わなければならない.

＜慢性腎不全用剤，クレメジン®速崩錠，クレハ＞

2017 年 8 月 15 日に製造販売承認を取得した慢性腎不全用剤「クレメジン®速崩錠 500 mg」について，2017 年 12 月 8 日に薬価基準に収載され，2018 年 1 月 16 日に発売された[31]. クレメジン®は，クレハが開発した高純度の多孔質炭素からなる球形微粒状の経口吸着薬で，慢性腎不全における尿毒症毒素を消化管内で吸着し，生体内に吸収されずに便とともに排泄されることで，慢性腎不全保存期における尿毒症症状の改善や，透析導入に至るまでの期間を延長する世界で初めての慢性腎不全用剤である. クレメジン®は，1991 年にカプセル剤を発売，2000 年には細粒剤をラインナップに加え，長期間，慢性腎不全の患者に貢献してきた. クレメジン®速崩錠 500 mg は，服薬ボリュームを大きくすることなく，また，少量の水で速やかに崩壊しながらも口腔内での拡散を抑えることで，患者の服用感が改善し，服薬アドヒアランス（患者が，積極的に治療方針の決定に参加し，その決定に従って治療を受けること）の向上につながる.

＜カルニチン欠乏症治療薬，エルカルチン®，大塚製薬＞

「エルカルチン®」の新しい剤形として，レボカルニチンのフリー体（FF:free form）を用いた「エルカルチン®（R）FF 内用液 10 %分包 5 mL，同分包 10 mL」（アルミスティック分包品），「エルカルチン®（R）FF 静注 1000 mg シリンジ」（リスクマネジメントの観点から，より安全・簡便に投与できるプレフィルドシリンジ（薬剤が充填された製剤））の 3 製剤が発売された[32]. カルニチン欠乏症は，先天性代謝異常症，肝硬変や経管栄養などの後天的医学的原因，透析やバルプロ酸投与など医原性の原因により体内のカルニチンが低下する疾患である. 新製剤により医療現場での利便性の向上に貢献できる. レボカルニチン製剤の新しい剤形として，「エルカルチン®（R）FF 内用液 10 %分包 5 mL，同分包 10 mL」，「エルカルチン®（R）FF 静注 1000 mg シリンジ」の 3 製剤が，カルニチン欠乏症の効能・効果で 2017 年 11 月 29 日に薬価収載された. エルカルチン®FF 内用液分包は 12 月 4 日，エルカルチン®FF 静注シリンジは 12 月 20 日にそれぞれ発売された. カルニチンは，長鎖脂肪酸をエネルギーに変える際に必要不可欠な体内物質であり，食事（肉類，乳製品など）からの摂取と肝臓，腎臓等での生合成により供給される. 細胞内のカルニチンが欠乏すると，カルニチンのはたらきが不十分となり，肝臓，脳，骨格筋，心筋などの臓器で様々な代謝異常が生じる. さらに重篤なカルニチン欠乏症では，低血糖による昏睡や高アンモニア血症による脳症，心筋症など生命に関わる症状を引き起こすことがある. 「エルカルチン®（R）錠」を 1990 年に「プロピオン酸血症およびメチルマロン酸血症におけるレボカルニチン欠之の改善」の効能・効果で発売し，その後学会等の要望で公知申請（医薬品の有効性や安全性が医学薬学上公知であるとして，臨床試験の全部または一部を新たに実施することなく行う承認申請）により 2011 年に「カルニチン欠乏症」への適応および用法・用量の変更を行った.

＜関節リウマチ治療剤，エンブレル®皮下注，ファイザー＞

関節リウマチ治療剤エンブレル®の新剤形「エンブレル®皮下注50 mgペン1.0 mL」を2013年6月10日に発売した．本剤は，3月22日に厚生労働省より製造販売承認を取得し，5月31日に薬価収載された．「エンブレル®皮下注50 mgペン1.0 mL」は，従来の「エンブレル®皮下注50 mgシリンジ1.0 mL」と同じ組成の薬液が充塡されているペン型の注射剤である[33]．メリットとして，ペンの最上部にあるボタンをワンクリックするだけで簡単に投与できる．注射針がペンの中に隠れており，注射時に針を見ずに投与でき，針への恐怖心による精神的負担の軽減にもつながる．投与後の針刺し防止機能がついており，感染症等のリスクの軽減も見込まれる．従来のシリンジ製剤に比べ投与が簡便であるため，医療機関での患者へのトレーニング時間や自己注射時の手間の軽減に貢献できる．関節に痛みや腫れの症状がある関節リウマチ患者にとってより扱いやすく，簡便な治療剤である．自己注射による治療を躊躇していた患者にとって，ペン型の注射剤の登場がよりよい治療につながる．関節リウマチは，長期にわたり治療を必要とすることから，患者の精神的，身体的な負担を軽減しながら，治療を継続することが重要である．本50 mgペン製剤は，ワンクリックで簡単かつ安全に投与できるため，自己注射が従来より簡便になり，より多くのリウマチ患者へ新たな治療オプションを提供できる．

＜統合失調症治療剤，エビリファイ®，大塚製薬＞

エビリファイ®の新剤形であるアリピプラゾール持続性注射剤は，統合失調症の維持療法において，持続性注射製剤として初めてのドパミン・パーシャル・アゴニストである[34]．米国神経精神薬理学会で発表したアリピプラゾール持続性注射剤の臨床試験において重要な再発率や安全性が錠剤と同様の成績であり，欧州EMAが申請を受理した．統合失調症の患者は，世界で2,400万人いると推定されている．この患者は，再発を繰り返さないよう疾患や薬剤の長期にわたる管理が重要である．欧州医薬品庁に提出したアリピプラゾール持続性注射剤の欧州における医薬品販売承認申請は，EMAで受理された．申請を行ったアリピプラゾール持続性注射剤の適応症は，成人の統合失調症における維持治療である．アリピプラゾール持続性注射剤は，統合失調症の多くの患者に，エビリファイ®を長期に服薬することで再発を抑えるメリットを，月1回投与の薬剤で同じように提供できる．アリピプラゾール持続性注射剤は，経口エビリファイ®の特徴である安全性と有効性のプロファイルを兼ね備え，薬を飲み続けることが困難である患者に適した剤形である．

＜参考文献＞
1）堀了平監修（1997）改訂　図解　夢の薬剤DDS，じほう
2）リスパダール コンスタ®筋注用インタビューフォーム，ヤンセンファーマ
3）Mannaert E., *et al.*（2005）*Encephale.*, 31, p.609-615
4）谷間哲也ほか（2009）精神科看護，36，p.40-47
5）Marder SR., *et al.*（2003）*J Clin Psychiatry.*, 64 suppl 16, p.41-46

6）上島国利ほか（2009）臨床精神薬理，12，p.1199-1222
7）上島国利ほか（2009）臨床精神薬理，12，p.1223-1244
8）Kane JM., *et al. Am J Psychiatry.*, 160, p.1125-1132
9）Olivares JM., *et al.*（2008）*Appl Health Econ Health Policy.*, 6, p.41-53
10）Koyama K., *et al.*（2009）*Antimicrob Agents Chemother.*, 53（11）, p.4845-4851
11）ドキシル®注，インタビューフォーム，ヤンセンファーマ
12）金尾義治（2002）化学と薬学の教室，146，p.42-51
13）Gabizon A., *et al.*（1994）*Cancer Research.*, 15（54）, p.987-992
14）Vaage J., *et al,*（1994）*Cancer.*, 73, p.1478-1484
15）O'Brien ME., *et al,*（2004）*Ann Oncol.*, 15（3）, p.440-449
16）Gordon AN., *et al.*（2007）*J Clin Oncol.*, 19, p.3312-3322
17）Mutch DG., *et al.*（2007）*J Clin Oncol.*, 25, p.2811-2818
18）Ferrandina G., *et al.*（2008）*J Clin Oncol.*, 26, p.890-896
19）インタビューフォーム，「モメタゾンフランカルボン酸エステルとフォルモテロールフマル酸塩の固定用量での合剤」，「吸入コルチコステロイド薬アズマネックス®（モメタゾンフランカルボン酸エステル吸入用散剤）の有効成分を長時間作用型 β_2 作動薬 FORADIL®（フォルモテロールフマル酸塩吸入用散剤）」
20）D'Urzo A（2007）*Expart Opin Pharmacother.*, 8（16）, p.2871-2884
21）Martin RJ（2002）*Allergy Clin Immunol.*, 109, S447-460
22）Yang TT., *et al.*（2001）*J Aerosol Med.*, 14, p.487-494
23）宮本昭正ほか（2009）アレルギー・免疫，16（5）, p.716-731
24）Bousquet J., *et al.*（2000）*Eur Respir J.*, 16, p.808-816
25）エルネオパ®，インタビューフォーム，大塚製薬工場
26）大塚製薬工場 web サイト
27）エルネオパ®輸液添付文書
28）有田重明（2010）広島県病院薬剤師会誌，45（2）, p.69-74
29）松原肇ほか（2010）医療薬学，36（1）, p.10-17
30）オキシコドン（オキシコンチン®TR）インタビューフォーム，添付文書，塩野義製薬
31）クレメジン®速崩錠，インタビューフォーム，添付文書，クレハ
32）エルカルチン®，インタビューフォーム，添付文書，大塚製薬
33）エンブレル®皮下注，インタビューフォーム，添付文書，ファイザー
34）エビリファイ®，インタビューフォーム，添付文書，大塚製薬

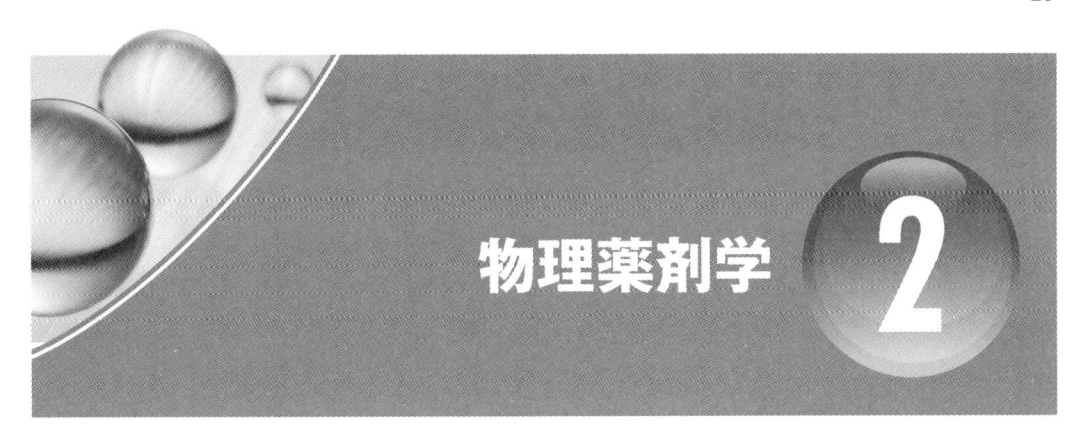

物理薬剤学 2

2·1 物理薬剤学の基礎

　何かが変化するときには必ずエネルギーの移動があるとする熱力学の基本的なことを知っておくことは，薬剤的・製剤的現象を理解することに役立つ．フリーズドライ製剤の原理は，相図に求めることができる．このことは気相・液相・固相の3相の平衡状態における諸現象を相図から読むことの大切さを示している．

2·1·1　熱力学の基礎

　物体の全エネルギーは，物体全体の運動エネルギーおよび物体を構成する分子の運動エネルギーと分子間相互作用のポテンシャルエネルギーの和である内部エネルギーで表す．熱力学は，状態が変化したときの内部エネルギーの変化を説明する．状態の変化には，分子の集合体物質の物理的変化や化学的変化がある．

　このように熱力学では，個々の物質の変化ではなく，分子の集合体の変化を捉えるので，まずこの集合体を熱力学的に分類しておく．解析の対象とする集合体を**系** system と呼び，通常，図2·1のように4つに分類する．ただし，(c) の断熱系は (b) 閉鎖系の特殊なものと考えられる．これらの系は有限と考えられ，境界を有する．境界の外側を**外界** surrounding と呼ぶ．

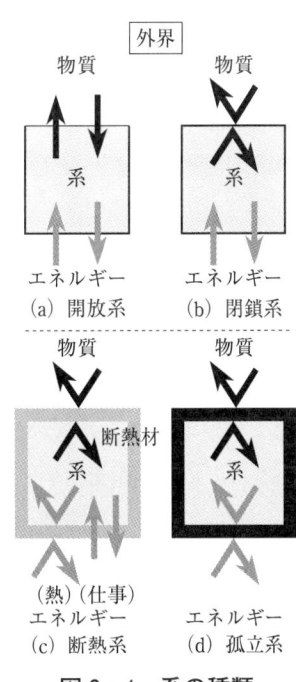

図2·1　系の種類

(1) 自由エネルギー

ギブズエネルギー Gibbs energy

$$G = H - T \cdot S$$

　G はギブズエネルギー，H はエンタルピー，S はエントロピーと呼ばれる熱力学関数であり，

T は**熱力学温度** thermodynamic temperature である．

　次にエネルギーを考える．ある系が有するエネルギーには，自由に利用できるエネルギーと自由には利用できないエネルギーがある．系の状態，例えば，三態と呼ばれる固体・液体・気体という状態を決めるために必要なエネルギーは利用できないエネルギーである．H は総エネルギーに相当し，自由には使えないエネルギー $T \cdot S$ を引いたエネルギーが自由に使えるエネルギー G である．薬剤学では，一定圧力，つまり大気圧下での諸現象の変化を扱うので，この式が基本になる（一定容積での自由エネルギーを扱う場合は，ヘルムホルツエネルギーが定義される）．熱力学では温度は，熱力学温度（絶対温度とも呼ばれるが，SI 単位では熱力学温度である）を使い，単位記号は K で**ケルビン** kelvin と呼ぶ．

(2) 熱力学第一法則とエンタルピー

1) エンタルピー enthalpy

$$H \equiv U + p \cdot V \qquad (2 \cdot 1)$$

で定義され，定圧変化において系に出入りする熱量を表す．

　U は**内部エネルギー** internal energy，p は圧力，V は体積である．

　内部エネルギーは，次のように考える．

2) 熱力学第一法則

　孤立系では，どのような変化が生じても，エネルギーは新たに生じたり，消滅したりはせず，その総和は常に一定であるという**エネルギー保存の法則** law of conservation of energy が成立し，系の内部エネルギーの変化量 ΔU は，熱量の変化量 q と仕事の変化量 w の和で表す．

$$\Delta U = q + w \qquad (2 \cdot 2)$$

エネルギーが系に流入する場合を正，系から出るときを負の値とする．

　q と w の 2 つの変化量は，どのような経路をたどるかによって値が変わることから Δ の記号を付けない．このような関数を経路関数という．一方，たどった経路に関係なく系の値が決まる内部エネルギー U には Δ の記号を付ける．このような関数を状態関数といい，系の状態によって決まるので状態量ともいう．

　一般的に仕事は体積変化によって行う．系が行う仕事を体積変化のみに限ると，いま，一定圧力下の変化を考えているので，$w = -p \cdot \Delta V$ で表され，

$$\Delta U = q - p \cdot \Delta V \qquad (2 \cdot 3)$$

が成立する．p は系に加わる圧力，ΔV は仕事の前後の系の体積の変化量である．この式は，ある系に熱量 q を与えると，外界に w だけの仕事をし，残りを内部エネルギーとして蓄えることを意味している．

（2・1）式と（2・3）式から

$$\Delta H = \Delta U + p \cdot \Delta V = q \tag{2・4}$$

が導かれる.

3）定圧熱容量 heat capacity at constant pressure **と定容熱容量** heat capacity at constant volume

系の温度を 1℃ 上げるのに必要な熱量を**熱容量** heat capacity といい，通常は 1 モルあたりで表現する.

定圧変化では，（2・4）式から定圧熱容量 C_p は

$$C_p = \left(\frac{\partial H}{\partial T}\right)_p \tag{2・5}$$

定容変化では，（2・3）式の第 2 項がゼロであるので，$\Delta U = q$ となり，定容熱容量 C_V は

$$C_V = \left(\frac{\partial U}{\partial T}\right)_V \tag{2・6}$$

このことから，比熱（あるいは比熱容量：物質の単位質量あたりの熱容量）を測定すれば，エンタルピーが直接求まる.

熱力学第一法則は，内部エネルギー，熱，仕事の関係を説明しており，それぞれには互換性がある.

（3）熱力学第二法則とエントロピー

1）熱力学第二法則

熱力学第二法則には 2 つの重要な記述がある.

① 循環過程によって，高温の物体から低温の物体へ熱を移すことなしに，熱を仕事に変換することは不可能である.

② ある量の仕事を熱に変換することなしに，低温の熱源から高温の熱源へ熱を移すことは不可能である.

熱力学第二法則は種々の表現がなされるが，本質は自然の変化（自発変化と表現される）が起こる方向性を記述したものである.

2）エントロピー

状態の変化が，熱の移動だけでは説明できないことから，新たな概念として**エントロピー** entropy を導入する.

熱力学温度 T で熱量 q の出入りによって状態が変化する前と後のエントロピーの変化量は

$$\Delta S = \frac{q}{T} \tag{2・7}$$

このエントロピーを使って熱力学第二法則を表現すると，

「**孤立系のエントロピーは，自発変化の間増加する**」

となり，ある系と外界との全エントロピーを S_{total} とすると，

$$\Delta S_{\text{total}} > 0 \qquad (2\cdot8)$$

熱力学的に不可逆な過程は，自発的なのでエントロピーの増加を伴うことになる．可逆過程においては，この値はゼロである．

　温度が T_1 から T_2 に変化するときのエントロピー変化を定圧下で示すと，

$$\Delta S = \int_{T_1}^{T_2} \frac{C_p}{T}\, \mathrm{d}T = C_p \ln \frac{T_2}{T_1} \qquad (2\cdot9)$$

C_p は定圧比熱容量で，エントロピーは温度の上昇とともに増加する．

3）エントロピーと無秩序さ

　エントロピーの定義式を変形すると，$q = T\cdot\Delta S$ となる．熱を加えても温度は一定で状態が変化する相転移のような場合，加えられた熱は系のエントロピーの変化に費やされる．熱を使って系の秩序状態を変化させていると考えられ，例えば氷から水への変化では，秩序性の高い結晶からランダムな状態である液体に変化している．すべての氷が水に変わるまで 0℃ であるので，加えられた熱によって秩序状態から無秩序状態に変化したことになる．よって，

「**エントロピーは，無秩序の指標である**」

といえる．

（4）熱力学第三法則

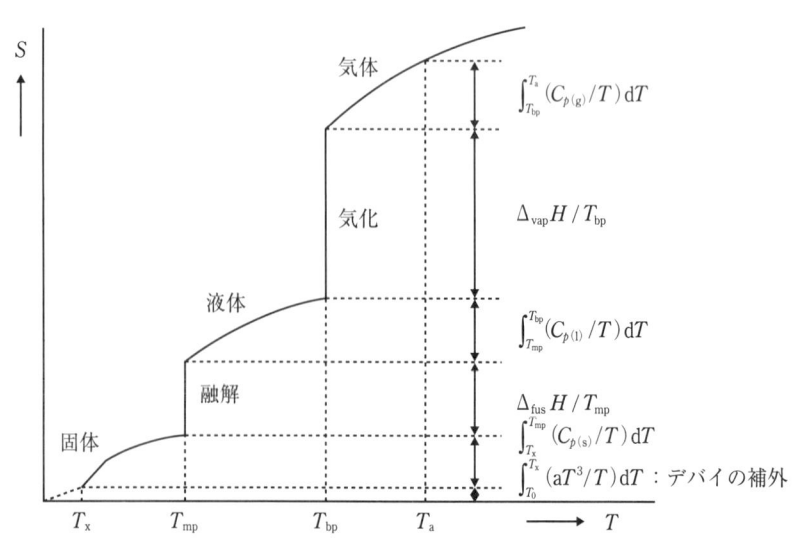

図2・2　エントロピーの絶対値

熱力学第三法則は,

「純物質の完全結晶の熱力学温度ゼロ度（0 K）のとき，エントロピーはゼロである」

と表現され，エントロピーは絶対値を求めることができることを示す．エントロピーと温度の関係は，図2・2のように表される．

(5) 自由エネルギーと自発的変化の方向

定圧下で，温度一定の場合の自由エネルギー変化は，

$$\Delta G = \Delta H - T \cdot \Delta S \tag{2・10}$$

で表され，自発的変化の方向性は，

- ・$\Delta G < 0$（G が減少する方向）のとき，その反応は自発的に進行する．
- ・$\Delta G > 0$（G が増大する方向）のとき，自発的に進行できるのはその逆反応である．
- ・$\Delta G = 0$（G が変化しない）のとき，その反応は可逆的に進行するか，正逆反応が釣り合った状態にある．

で決まり，表2・1のようにまとめられる．

表2・1　H, S, G の値と自発過程
$$\Delta G = \Delta H - T \cdot \Delta S$$

エンタルピー H	エントロピー S	自由エネルギー G	反応
発熱反応（$\Delta H < 0$）	$\Delta S > 0$	$\Delta G < 0$	自発的に起こる反応
	$\Delta S < 0$	低温で[*1] $\Delta G < 0$	自発的に起こる反応
		高温で[*2] $\Delta G > 0$	自発的に起こらない反応
吸熱反応（$\Delta H > 0$）	$\Delta S > 0$	低温で[*1] $\Delta G > 0$	自発的に起こらない反応
		高温で[*2] $\Delta G < 0$	自発的に起こる反応
	$\Delta S < 0$	$\Delta G > 0$	自発的に起こらない反応

*1：$|\Delta H| > |T \cdot \Delta S|$ の条件を満たす．
*2：$|\Delta H| < |T \cdot \Delta S|$ の条件を満たす．

(6) 相とギブズエネルギー（ギブズエネルギーの温度依存性と圧力依存性）

閉鎖系で系が行う仕事は体積変化のみとすると

$$dG = V \cdot dp - S \cdot dT \tag{2・11}$$

が得られ，G の変化が p と T の変化に比例することを示している．圧力一定のとき，$dp = 0$ であるので，$dG = -S \cdot dT$ となり，偏微分記号を用いると，

$$\left(\frac{\partial G}{\partial T} \right)_p = -S \tag{2・12}$$

となる. S は正であるのでギブズエネルギーは, 温度の上昇に伴って減少することになる. 一般に,

S(固体)$<S$(液体)$<S$(気体)

であるので, 温度に対する G の減少量は気体で最も大きくなる.

温度一定のとき, $dT = 0$ であるので,

$$\left(\frac{\partial G}{\partial p}\right)_T = V \tag{2・13}$$

気体では, p を増すにつれて V が徐々に小さくなり, G の p に対する増加量は減少する. 一方, 液体や固体の V は, その状態内ではほぼ一定で, 水を除けば一般に

V(気体)$>V$(液体)$>V$(固体)

であるので, G の圧力に対する増加量は小さくなる. G は, 気体では $\ln p$ に比例し, 液体と固体では p に比例する. したがって, 図2・3では気体は曲線で, 液体と固体では直線で表される.

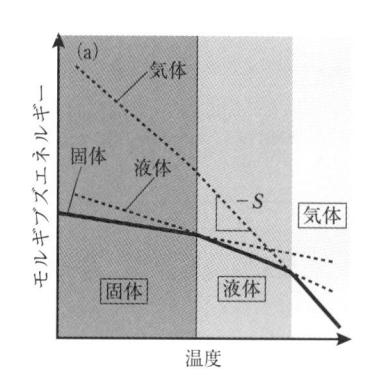 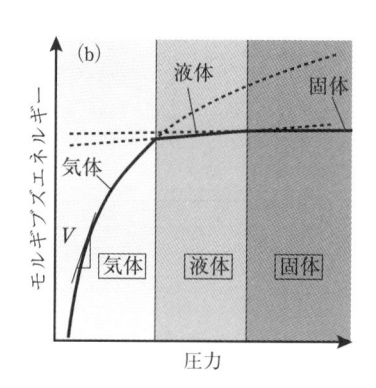

2状態が共存している境界領域で2つの線が交わり, このとき2つの状態のギブスエネルギーが等しいことがわかる.
(a) 直線の傾きはエントロピーを表す. (b) 線の傾きは体積を表す.

図2・3 ギブズエネルギーの (a) 温度依存性と (b) 圧力依存性

(7) 化学ポテンシャル

化学ポテンシャルは, 1モルあたりのギブズエネルギーである.

溶液のような均一な混合系の変化では, 系の各成分の物質量 (モル) に依存する. このような変化を扱う場合には1モルあたりのギブズエネルギーを扱う必要がある.

均一な混合系で着目する成分 i の物質量を n_i, i とは異なる成分 j (i $\neq$ j と表記する) の物質量を n_j とするとき, **化学ポテンシャル** chemical potential μ_i を次式で定義する.

$$\mu_i \equiv \left(\frac{\partial G}{\partial n_i}\right)_{T,p,n_j(j\neq i)} \tag{2・14}$$

系全体のギブズエネルギーは, 定温定圧下で

$$dG = \sum_i \mu_i dn_i \qquad (2 \cdot 15)$$

となり，化学ポテンシャルは部分モルギブズエネルギーであると表現される.

2・1・2　相平衡と相図

(1) 相と相転移

　物質は，温度や圧力を変えると，通常，気体，液体，固体のいずれかの状態をとり，このことを物質の三態という. これらのそれぞれの内部領域はどの部分も同じ性質を示す.

　相 phase は，内部領域が化学的にも物理的にも均一で，他から区別できるものをいう. 三態に対しては気相，液相，固相という.

　相転移 phase transition は，物質がある相から別の相に変わることをいい，エネルギーの出入りを伴う.

　相転移点 phase transition point は，相転移が起こる温度であり，相が変わり始めてから完全に相が変わるまで温度は保たれる. 一定の圧力では，純物質は物質固有の温度で相転移を起こす.

吸熱過程	発熱過程
融点 melting point：固体が液体に変わる温度	**凝固点** freezing point：液体が固体に変わる温度
沸点 boiling point：液体が気体に変わる温度	**凝縮点** condensation point：気体が液体に変わる温度
昇華点 sublimation point：固体から直接気体に変わる，あるいは逆の場合の温度	

　純物質の液相，気相は一般には1つであるが，固相，特に有機化合物の固相では複数存在することが多く，**結晶多形** polymorphism という. この多形間でも相転移が起こり，この温度を転移点という.

結晶多形の相転移：固形製剤では，吸収性・化学的安定性において慎重に検討すべき重要な要素である.

(2) 相図

　一成分系（純物質）では，温度や圧力によって状態が変化する. 二成分系以上（混合物，溶液など）では，温度や圧力に加えて成分組成によっても状態が変化する. C 個の成分で P 個の相からなる不均一系の平衡状態では，各相でのそれぞれの成分の化学ポテンシャルは等しい. ギブズは状態を決定する変数の数について次式を提唱した.

　ギブズの相図 Gibbs's phase rule

$$F = C - P + 2 \qquad (2 \cdot 16)$$

F は**自由度** degree of freedom の数で，平衡状態にある相の数を変化させずに独立に変えることができる示強性変数の数と定義される．示強性変数とは，温度，圧力，モル分率など，系の量に関係なく，相に特徴的な変数をいう．

(3) 一成分系の相図

圧力や温度を変化させたときに，ある物質が存在しうる相を示したものが**相図** phase diagram である．一成分系の場合の代表的な2つの物質について示す．境界線は2つの相の平衡状態を示すので，**状態図** state diagram ともいう．

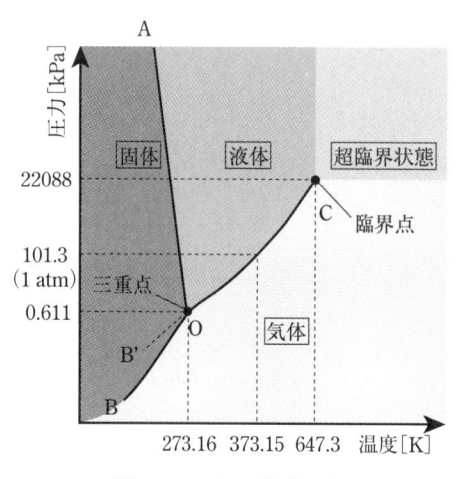

図2・4　水の状態図[*]　　　　図2・5　二酸化炭素の状態図[*]

それぞれ2つの
状態が共存できる.

曲線 AO：**融解曲線** fusion curve
曲線 BO：**昇華曲線** sublimation curve
曲線 CO：**蒸発曲線** evaporation curve，**蒸気圧曲線** vapor pressure curve
O 点：**三重点** triple point 固相，液相，気相の3つの状態が共存できる．自由度は0である．物質固有の値をもつ．
C 点：**臨界点** critical point 気体-液体では，相変化できない点が存在する．この状態を**超臨界状態** supercritical state という．
曲線 B'O：**過冷却曲線** super cooling curve 凝固点を超えても液体のまま存在する準安定液相を過冷却という．
[*]　わかりやすくするために図のスケールは誇張している．また二酸化炭素の三重点温度はデータにばらつきがあるために丸めた値を示している．

水（図2・4）と二酸化炭素（図2・5）の2つの相図では AO 曲線の傾きが異なる．この差異は，一般には，液体の体積 > 固体の体積であるのに対し，H_2O では，液体が固体になると体積が増し，密度が小さくなることに起因している．

三重点以下では固体物質が液体になることなく直接気体になる．このことを水溶液に利用したのが凍結乾燥（フリーズドライ）法であり，熱に対して不安定な水溶液や生体試料の性質や機能を損なうことなく保存するのに用いられる．二酸化炭素の三重点は，1 atm より上にあるので，

大気圧下では液相は存在しない．また，臨界点が比較的低い圧力と温度にあることから，超臨界状態をつくりやすい利点があり，**超臨界流体** supercritical fluid として活用される．

(4) 二成分系の蒸気圧平衡と蒸気圧降下

　成分 A と B を含む理想溶液では，**ラウールの法則** Raoult's law が成立する．

　各成分の蒸気分圧は，その物質の分率に比例し，比例定数は純物質の蒸気圧である．各成分の蒸気分圧の和は溶液の蒸気圧である．図2・6 (a) のように直線で表せる．しかしながら，非理想溶液では，分率に応じた各成分間の相互作用を考えなければならないので，直線からずれた曲線になる（図2・6 (b)）．各成分が異なる相互作用力をもち，異なる成分間の相互作用が同一成分間の相互作用より弱いと，蒸気圧は正のずれを示し，異なる成分間の相互作用の方が強いと負のずれを示す．

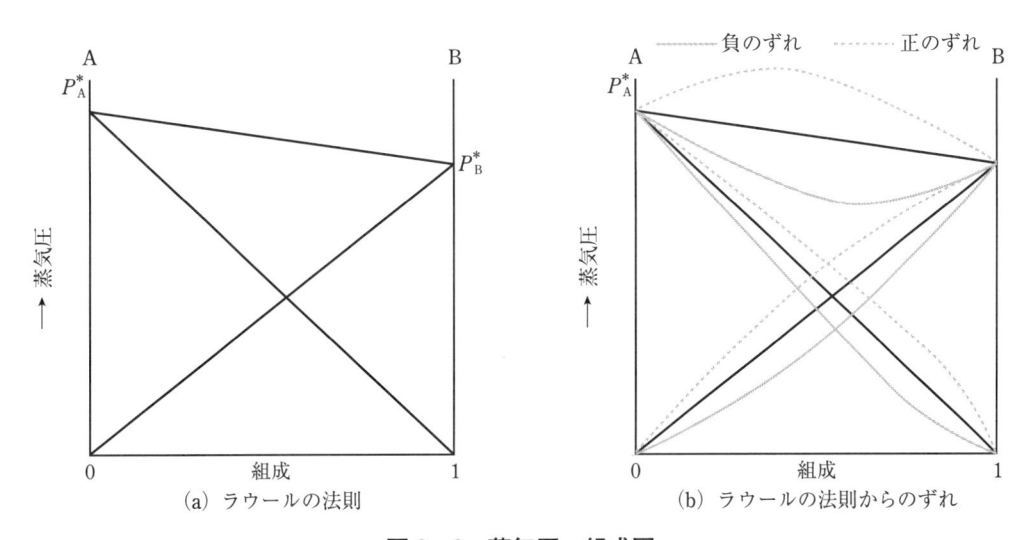

図2・6　蒸気圧－組成図

(5) 二成分系の液相－気相平衡

　図2・7に，圧力一定あるいは温度一定のとき，二成分の比率（分率）の変化によって取りうる状態を示す．当然ながら，2つの相図は左右が逆になっている．この図の場合は，物質 B が揮発性である．気相線と液相線に囲まれた領域では，溶液と蒸気が共存することを示す．図2・7 (a) で，B の組成が x_1（A は $(1-x_1)$ の組成をもつ）の溶液が温度 T_1 になると蒸発が始まり，そのとき得られる蒸気の組成は B が x_2, A は $(1-x_2)$ である．この蒸気を冷却し，液化させた後，再び温度を上げると T_2 で蒸発が始まり，B の組成が x_3 の蒸気が得られる．このように蒸留をくり返すことにより，純粋な揮発性の物質を分離することができる．これが**分留** fraction distillation の原理である．

　各成分が液体中で混和しやすい傾向が強い場合，ラウールの法則からのずれは負になり，温度－組成の相図は図2・8 (a) のようになる．極値を**共沸点** azeotrope point といい，蒸気の組成と

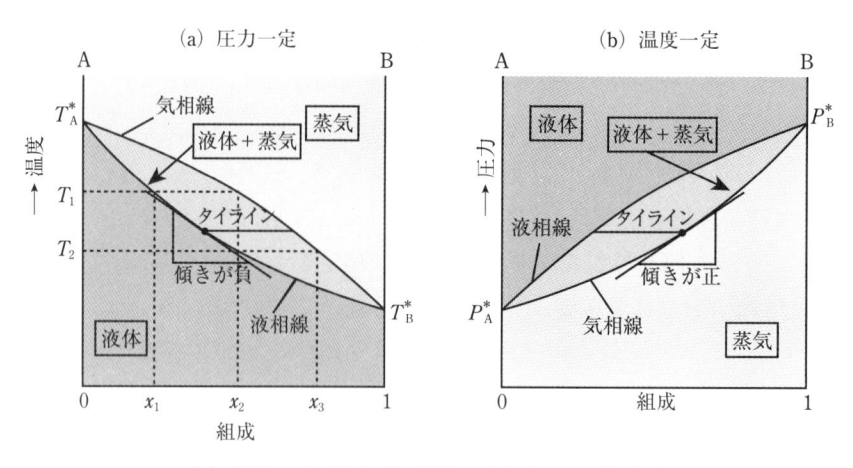

(a) 温度－組成図（沸点図），(b) 圧力－組成図
T_A^*：液体 A の沸点，T_B^*：液体 B の沸点
P_A^*：液体 A の蒸気圧，P_B^*：液体 B の蒸気圧

図 2・7　簡単な液相－気相平衡図

溶液の組成が同じになる．共沸組成という．このような性質のある溶液を蒸留するときは，溶液の組成が共沸組成より大きい場合と小さい場合で得られるものが異なる．図 2・8（b）の場合は，ラウールの法則からのずれが正の場合であり，蒸留によって得られるものは共沸組成の混合物である．**共沸混合物** azeotrope という．このような例にエタノール－水系があり，分留によって得られるものは 96％ のエタノールである．この組成のものが局方エタノールや市販試薬となっている．

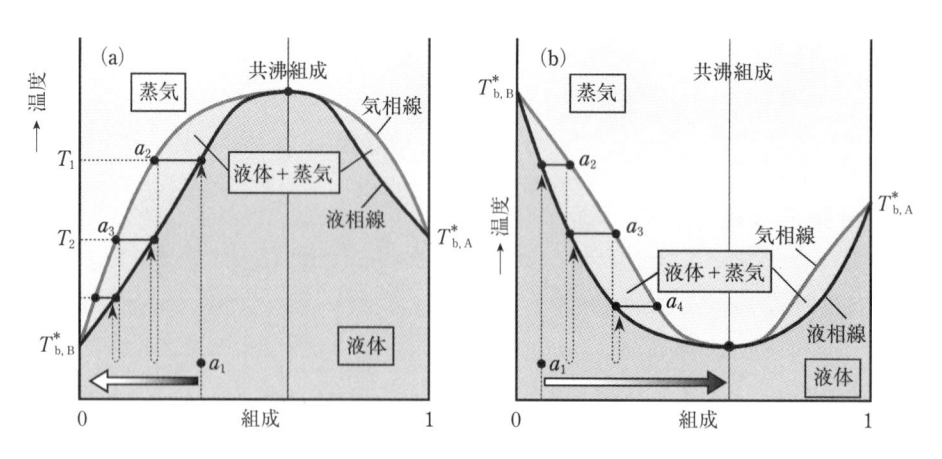

図 2・8　共沸混合物と分留

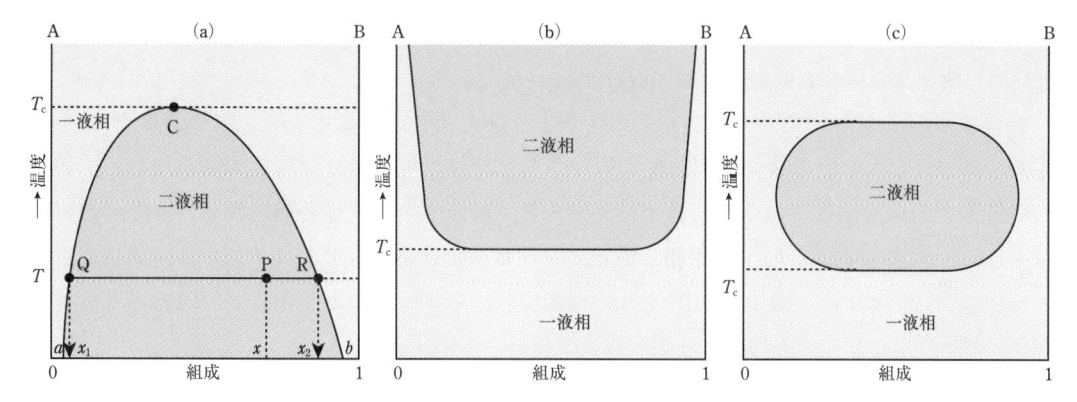

(a) 上部に溶解臨界点をもつ相互溶解度曲線　(b) 下部に溶解臨界点をもつ相互溶解度曲線
(c) 閉鎖した相互溶解度曲線（上部と下部に溶解臨界点をもつ）

図2・9　部分混和性二成分系溶液の相互溶解性を示す状態図

(6) 二成分系の液相－液相平衡

　気相が存在しない平衡状態においては，圧力の影響が大きくはないので，一般的には大気圧下で考える.

　二成分がともに液体で，お互いがある程度混和しあう（相互溶解）系を考える. 固体が出現しない温度範囲での成分組成との関係を図2・9に示す.

　T_c は**臨界溶解温度** critical solution temperature といい，図2・9 (a) ではこの温度以上で，図2・9 (b) ではこの温度以下で任意の割合で混ざり合う. 図2・9 (c) では T_c が2つ存在する場合で，温度が高いときと温度が低いときに任意の割合で混ざり合うことができる.

　(a) の場合，物質Bの組成がxである溶液は，温度tでは溶液Q（Bの組成x_1）と溶液R（Bの組成x_2）との2相に分離する. 直線QRを**タイライン（連結線）** tie line といい，2相の物質量の比（あるいは質量比）が，タイラインの線分比によって与えられる. 直線PQ：直線PR＝溶液Rの量：溶液Qの量の関係がある（てこの規則）. これらの関係は，(b)，(c)，あるいは先に述べた液相－気相平衡でも同様であり，ある温度でのタイラインの両端の状態の2相に分離し，タイラインの線分比にてこの規則を適用すると2相の量比が求まる.

(7) 二成分系の固相－液相平衡

1) 液相で混じりあい，固相で混じりあわない二成分系

　図2・10の T_A，T_B はそれぞれ物質AとBの融点

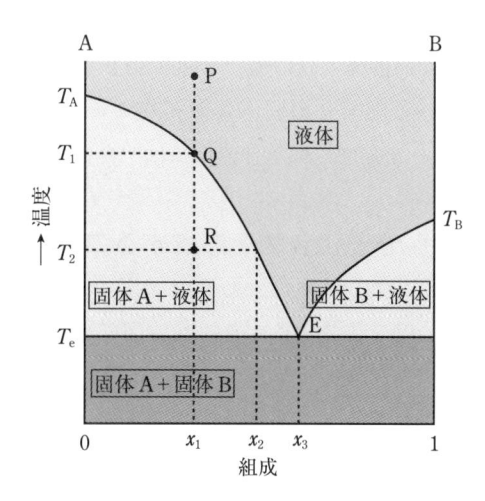

液相で混じり合い，固相で混じり合わない二成分系.

図2・10　二成分系の融点図

である．点 E では，液体，固体 A および固体 B が共存する．この温度 T_e を**共融点** eutectic point といい，析出する固体を**共融混合物** eutectic mixture という．

物質 B の組成が x_1 である混合物は，P 点では物質 A と B の液体である．この液体を T_1 まで冷却する（Q 点）と固体 A が析出し始める．さらに冷却していくと固体 A の量が増し，溶液中の物質 B の組成も増していく．T_2 まで冷却すると，溶液中の物質 B の組成は x_2（物質 A の組成は $(1 - x_2)$）となる．このとき固相と液相の量比は，R 点を通るタイラインから，固相：液相 $=(x_2 - x_1):x_1$ となる．固体 A ＋固体 B の領域では，系は固相のみであるが，固体 A と固体 B が混じりあうことなく，不均一な 2 相で存在する．

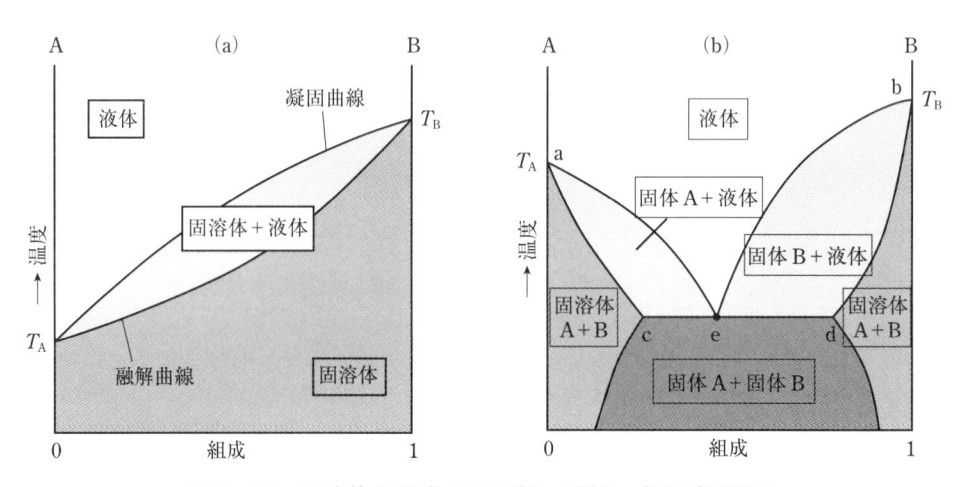

図 2・11　固溶体を形成する固相−液相二成分系状態図

2) 固溶体を形成する場合

ある成分が他の成分のなかに均一に溶け込んだ固体のことを**固溶体** solid solution という．固相が固溶体のみの場合（図 2・11 (a)）と不均一系の固相と均一系の固溶体が存在する複雑系（図 2・11 (b)）を示す．固溶体の例には，合金がある．

(8) 分子化合物を形成する二成分系

図 2・12 は物質 A と B が一定の比率で固体の分子化合物を生成するときの状態図であり，極大点 M を境に，固体 A と分子化合物 AB および分子化合物 AB と固体 B との状態図を融合した形をしている．M 点では，溶液の組成と分子化合物の組成が等しいことからこの点での温度を**調和融点** congruent melting point という．

アニリン−フェノールの系，安息香酸ナトリウム−

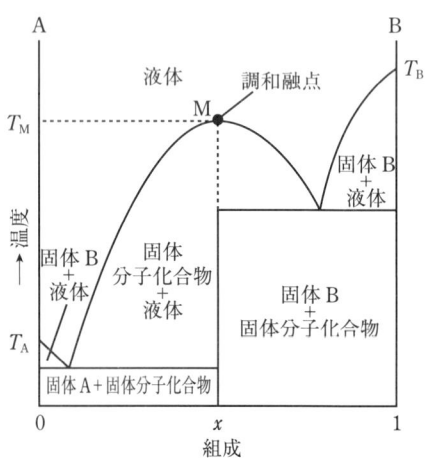

**図 2・12　分子化合物を形成する
二成分系状態図**

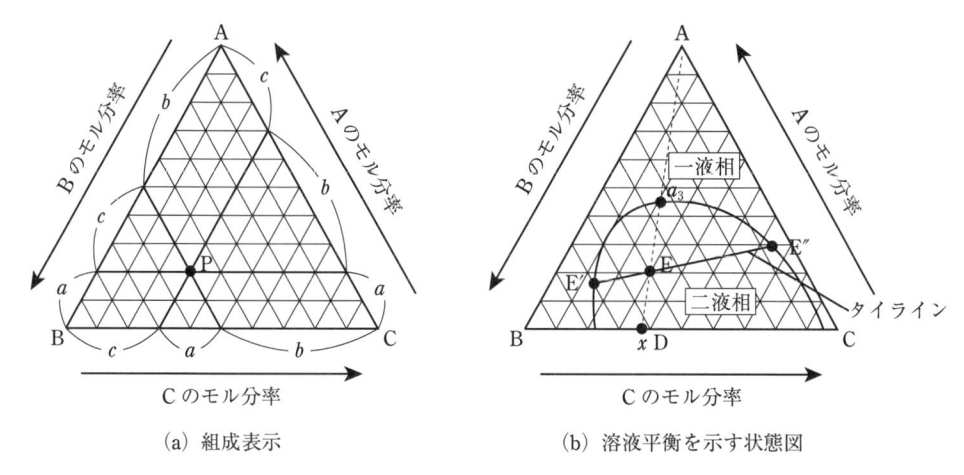

図2・13　三成分系の組成表示と状態図

（a）組成表示　　　　　　　　（b）溶液平衡を示す状態図

カフェインの系，ベンゾフェノン－ジフェニルアミンの系などはモル比1：1の安定な分子化合物を形成する．

（9）三成分系の平衡

　三成分の混合系が均一な場合の自由度は $F = 3 - 1 + 2 = 4$ となり，定温定圧下では，二成分の組成を決めれば，状態が決まる．図2・13（a）のような三角形座標を用いる．三角形の各頂点はその成分の分率が100％を表し，対辺は頂点成分の分率が0％を表している．点Pでは，物質Aのモル分率 a，物質Bのモル分率 b，物質Cのモル分率 c の混合系である．モル分率の総和は $a + b + c = 1$ である．

　一対の液体が部分的にしか溶解しないために液相が2相に分離する三成分系の相図の例を図2・13（b）に示す．物質Aが多いときは，三成分が完全に混じりあった均一系であるが，物質Aが少なくなると一般には2相に分離した不均一系となる．タイラインはE′E″であり，辺BCと平行にはならない．A：イソプロパノール，B：サリチル酸メチル，C：水の組合せやA：酢酸，B：クロロホルム，C：水の組合せなどがある．

2・1・3　反応速度

　反応速度とは，反応の進行に伴い生成物または原料の濃度が増減する速度をいい，単位時間あたりの減少もしくは増加した物質の濃度で表される．医薬品の安定性を求めるために医薬品の分解速度が重要である．医薬品の分解反応速度は一般に次式で示される．

$$反応速度 = -\frac{dC}{dt} = k \cdot C^n$$

k：反応速度定数
C：医薬品濃度
n：反応次数

　n は反応次数で，$n = 0，1，2$ の場合をそれぞれ **0次反応，1次反応，2次反応**という．これ

らの 0，1，2 次反応式は，医薬品の分解反応を考えるための基本となる単純な反応（**単反応**）である．しかし，多くの反応は**複合反応**と呼ばれ，**不可逆反応**，**可逆反応**（平衡反応），**連続反応**（逐次反応），**併発反応**（平行反応）などがある．

(1) 常用対数と自然対数

$a^B = A \rightleftarrows \log_a A = B$　（a：底　　B：対数　　A：真数）

常用対数　$a = 10$（一般的に省略）　　　　　$\log_{10} A = \log A$

自然対数　$a = e = 2.718$　　　　　　　　　$\log_e A = \ln A$

両者の関係　　　　　　　　　　　　　　　　$\log A \times 2.303 = \ln A$

(2) 反応次数と濃度推移

　下のグラフは，分解速度が 0 次，1 次，2 次反応に従い，いずれも初濃度が同じで，$t_{1/2}$ も 2 時間と同じ場合である．

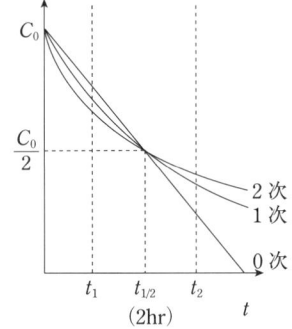

t_1 における残存率の比較

　0 次＞1 次＞2 次

t_2 における残存率の比較

　2 次＞1 次＞0 次

　上のグラフの一定時間ごとの変化を表すと，次のようなデータとなる．

0 次反応　$C_0 \xrightarrow{\;t_{1/2} = 2hr\;} \dfrac{1}{2}C_0 \xrightarrow{\;2hr\;} 0$

1 次反応　$C_0 \xrightarrow{\;t_{1/2} = 2hr\;} \dfrac{1}{2}C_0 \xrightarrow{\;2hr\;} \dfrac{1}{4}C_0 \xrightarrow{\;2hr\;} \dfrac{1}{8}C_0 \xrightarrow{\;2hr\;} \dfrac{1}{16}C_0 \cdots$

2 次反応　$C_0 \xrightarrow{\;t_{1/2} = 2hr\;} \dfrac{1}{2}C_0 \xrightarrow{\;2hr\;} \dfrac{1}{3}C_0 \xrightarrow{\;2hr\;} \dfrac{1}{4}C_0 \xrightarrow{\;2hr\;} \dfrac{1}{5}C_0 \cdots$

(3) 反応速度式

1）1 次反応

　1 次反応では，薬物の分解速度はそのときの薬物濃度に比例し，薬物濃度減少とともに分解速度は徐々に低下する．これを数式化すると次のようになる．

$$\frac{dC}{dt} = -kC \tag{2・17}$$

これを解くと，

$$\frac{1}{C}\mathrm{d}C = -k \cdot \mathrm{d}t \qquad \int \frac{1}{C}\mathrm{d}C = -k \cdot \int \mathrm{d}t$$

$t = 0$ のとき t_0，C_0 とする．また，$1/C$ の積分は $\ln C$ である．定積分すると，

$$\int_{C_0}^{C} \frac{1}{C}\mathrm{d}C = -k \int_{t_0}^{t}\mathrm{d}t \quad \left[\ln C\right]_{C_0}^{C} = -k\left[t\right]_{t_0}^{t} \quad \ln C - \ln C_0 = -k \cdot t \quad \ln \frac{C}{C_0} = -k \cdot t$$

これより

$$C = C_0 \cdot \mathrm{e}^{-k \cdot t} \tag{2・18}$$

$$\ln C = \ln C_0 - k \cdot t \tag{2・19}$$

$\ln C = 2.303 \log C$ より式 2・19 は，

$$\log C = -\frac{k \cdot t}{2.303} + \log C_0 \tag{2・20}$$

式 2・18 の t に時間を，C_0 に初濃度を入れて計算するとその時間における薬物濃度が求まる．

2）0 次反応

0 次反応の反応速度は，薬物濃度に依存せず一定であるので，

$$\frac{\mathrm{d}C}{\mathrm{d}t} = -kC^0 \tag{2・21}$$

すなわち，

$$\frac{\mathrm{d}C}{\mathrm{d}t} = -k \tag{2・22}$$

濃度が時間の関数となるように解くと，

$$\mathrm{d}C = -k \cdot \mathrm{d}t$$

$$C = -k \cdot t + C_0 \tag{2・23}$$

ここで k の単位は濃度/時間であり，1 次反応の 1/時間とは異なる．0 次反応では，時間に対して直線的に薬物が減少する．

3）2 次反応

2 次反応による分解は，分解反応が薬物の 2 分子複合体を中間体とするような場合に生じる．分解速度は薬物濃度の 2 乗に比例する．

$$\frac{\mathrm{d}C}{\mathrm{d}t} = -kC^2$$

$$\frac{1}{C} = k \cdot t + \frac{1}{C_0} \tag{2・24}$$

$$C = \frac{1}{k \cdot t + \dfrac{1}{C_0}} \tag{2・25}$$

2 次反応の速度定数は上式より，1/（濃度×時間）となる．式（2・24）より，2 次反応は，濃

度の逆数が時間に対して直線となる関係がある.

反応の次式	0次反応	1次反応	2次反応
微分速度式 $-\dfrac{dC}{dt}$	k_0	$k_1 C$	$k_2 C^2$
積分速度式	$C = -k_0 \cdot t + C_0$	$\ln C = -k_1 \cdot t + \ln C_0$ $\log C = -\dfrac{k_1 \cdot t}{2.303} + \log C_0$	$\dfrac{1}{C} = k_2 \cdot t + \dfrac{1}{C_0}$
積分速度式に伴うグラフ	C に対して傾き k_0 の直線（減少）	$\ln C$ に対して傾き $-k_1$ の直線（減少）	$\dfrac{1}{C}$ に対して傾き k_2 の直線（増加）
k の単位	濃度・時間$^{-1}$	時間$^{-1}$	濃度$^{-1}$・時間$^{-1}$
半減期 $t_{1/2}$	$\dfrac{C_0}{2k_0}$	$\dfrac{\ln 2}{k_1} = \dfrac{0.693}{k_1}$	$\dfrac{1}{C_0 k_2}$
$t_{1/2}$ と C_0 の関係のグラフ	C_0 に対して増加する直線	C_0 に対して一定	C_0 に対して減少する曲線

（4）複合反応

　薬物が分解するとき，複合反応として可逆反応，連続反応，併発反応がある．なお，本項では，これら複合反応の個々のステップは1次反応で説明できることを前提とした.

1）可逆反応（平衡反応）

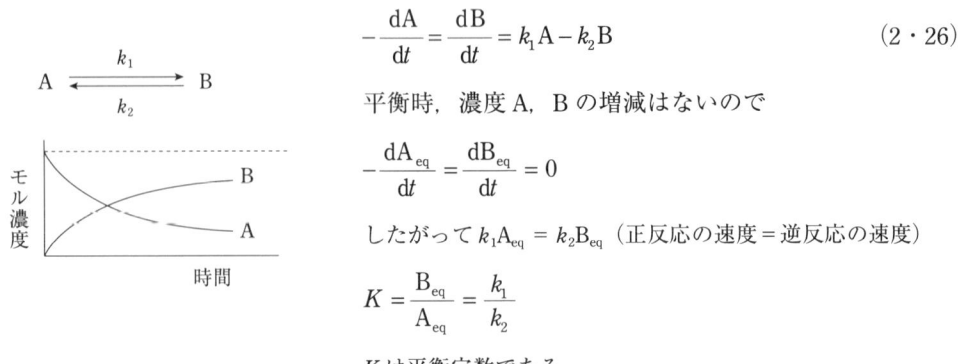

$$-\frac{dA}{dt} = \frac{dB}{dt} = k_1 A - k_2 B \tag{2・26}$$

平衡時，濃度 A，B の増減はないので

$$-\frac{dA_{eq}}{dt} = \frac{dB_{eq}}{dt} = 0$$

したがって $k_1 A_{eq} = k_2 B_{eq}$（正反応の速度＝逆反応の速度）

$$K = \frac{B_{eq}}{A_{eq}} = \frac{k_1}{k_2}$$

K は平衡定数である.

　平衡状態では，ルシャトリエの法則が成り立つ．すなわち可逆反応において A → B の反応が

吸熱反応であった場合，熱を加えて温度を高くすると，その影響（熱）を減少させるように吸熱反応方向に反応が進み，B の濃度が上昇する．A → B が発熱反応の場合 温度上昇で B の濃度が減少する．

2）連続反応（逐次反応）

$$A \xrightarrow{k_1} B \xrightarrow{k_2} C$$

$$\frac{dA}{dt} = -k_1 A \tag{2・27}$$

モル濃度 — 時間（A，B，C）

$$\frac{dB}{dt} = k_1 A - k_2 B \tag{2・28}$$

$$\frac{dC}{dt} = k_2 B \tag{2・29}$$

全体の反応速度は，k_1, k_2 を比べたとき，値の小さい方に支配される．B の生成濃度は極大値 B_{max} をもつ．

3）併発反応（平行反応）

$$A \xrightarrow{k_1} B \quad A \xrightarrow{k_2} C$$

$$\frac{dA}{dt} = -k_1 A - k_2 A = -(k_1 + k_2) A = -k A \tag{2・30}$$

$$A = A_0 e^{-k \cdot t}$$

全体の反応速度 $k = k_1 + k_2$

A の半減期 $t_{1/2} = \dfrac{0.693}{k} = \dfrac{0.693}{k_1 + k_2}$

モル濃度 — 時間（B，C，A）

$$\frac{dB}{dt} = k_1 A = k_1 A_0 e^{-k \cdot t} \qquad B = \frac{k_1}{k} A_0 (1 - e^{-k \cdot t}) \tag{2・31}$$

$$\frac{dC}{dt} = k_2 A = k_2 A_0 e^{-k \cdot t} \qquad C = \frac{k_2}{k} A_0 (1 - e^{-k \cdot t}) \tag{2・32}$$

$$\frac{B}{C} = \frac{k_1}{k_2} \qquad B : C = k_1 : k_2 \tag{2・33}$$

生成物 B，C の濃度は，各々の速度定数（k_1, k_2）に比例する．

2·2 溶液の性質

2·2·1 溶液の定義

溶液 solution は，2つ以上の物質からなる均一な液相をいい，ある液体に他の液体，または個体，気体を溶解した混合物である．**溶媒** solvent は，もとになる液体（量的に多い液体）をいい，**溶質** solute は，溶解した物質をいう．

通常，溶質と溶媒分子は熱運動によって無秩序（ランダム random）に混合している．溶質は分子とは限らず，イオンや自己組織化したミセルやベシクルなども含まれる．本節では分子およびイオンの溶液を，2・3節では界面活性剤の溶液，2・4節では分散系の溶液を扱う．

水が溶媒の場合は，単に溶液と呼ばれることが多い．また，水は重要な溶媒である．

有機反応の多くは有機溶媒中で行われるが，生物化学的な反応のほとんどは，水の中あるいは細胞の周りの水気の多い媒質と膜の間で行われ，水は重要な溶媒である．溶液は，一般的には溶媒の名前で呼ばれ，溶媒がエタノールの場合はエタノール溶液，水の場合は水溶液などである．しかし，薬剤領域を含めて日常的には水を溶媒とすることが多いので，水溶液の場合は単に溶液と呼ばれることが多い．薬局方では，通則で，「溶質名の次に溶液と記載し，特に溶媒名を示さないものは水溶液を示す」とあり，サリチルアルデヒドのエタノール溶液のように記載する（溶媒：エタノール，溶質：サリチルアルデヒド）のが基本であるが，水溶液の場合は，チオシアン酸カリウム溶液と記載する（溶媒：水，溶質：チオシアン酸カリウム）．

2·2·2 濃度の表現

濃度 concentration は，混合物において，注目している物質の組成，特に一定量の溶液に含まれる溶質の量を表す．濃度には様々な表現法がある．表2・2に示す．

モル濃度は容量濃度であり，質量モル濃度と区別すべきであるが，通常の取り扱いでは同じであるとすることが多い．ppm や ppb は単に比率を表す表記法であり，濃度を表現しているとは限らず，表2・2に示すように質量あるいは体積と明記すべきである．薬局方では，ppm，ppb は質量を表すとし，容量の場合は，vol ppm と表記して区別している．

モル濃度 c には温度依存性があるが，質量モル濃度にはないことに注意が必要である．これはモル濃度が，$\dfrac{n \cdot \rho}{m}$

$$c = \frac{n}{m/\rho}$$ （n は物質量 mol，m は質量 g，ρ は密度 g/mL である）

$m = \rho \times 体積$

$n = \rho \times 体積 \div 分子量$

で表され，密度に温度依存性があるからである．

表 2・2 溶液濃度の表現法

記述法	記号	内容
モル濃度　amount concentration	c	溶液 1 L 中の溶質の物質量
	mol/L	（定義は溶液 1 m³ 中の溶質の物質量）
質量モル濃度　molality	m	溶媒 1 kg 中の溶質の物質量
	mol/kg	
モル分率　mole fraction	x	各成分の総物質量に対する各成分の割合（$n_B / \sum_i n_i,\ 0 \leq n_B \leq 1$）
質量分率　mass fraction	w	各成分の総質量に対する各成分の割合
体積分率　volume fraction	ϕ	各成分の総体積に対する各成分の割合（混合前の液体の体積の割合）
質量百分率　percent by weight	%，w/w%	溶液 100 g 中の溶質の質量（g）
質量百万分率　part per million by weight	ppm	溶液 1 kg 中の溶質の質量（mg）
質量十億分率　part per billion by weight	ppb	溶液 1 kg 中の溶質の質量（μg）
体積百分率　percent by volume	vol%	溶液 100 mL 中の溶質の体積（mL）
体積百万分率　part per million by volume	vol ppm	溶液 1 L 中の溶質の体積（μL）
質量対容量百分率　percent weight in volume	w/v%	溶液 100 mL 中の溶質の質量（g）
オスモル濃度　osmolarity	Osm	1 Osm は溶液 1 L 中のアボガドロ数（6.022×10^{23}/mol）に等しい個数の分子およびイオンなどの粒子が存在する濃度
当量濃度　equivalent concentration	Eq/L	電解質輸液などのイオン濃度を表現するのに用いる．溶液 1 L 中の溶質の当量　ただし，当量＝物質量（mol）×電荷数

2・2・3 溶媒の分類

溶液は溶媒の違いにより，水溶液と非水溶液に大別される．水は，その特殊な性質から，気体，液体，固体の多くを溶解する能力が大きく，また溶質に対し，酸または塩基としての挙動を示すなど，溶媒としての有用性が高く，他の溶媒と区別される．製剤においても，注射剤，液剤，点

眼剤などの重要な溶媒である.

　溶解現象は，溶媒分子と溶質分子との相互作用により，$\Delta G < 0$ のときに起こるので，それぞれの化学的性質が溶解に影響を与える．このことから，極性溶媒と無極性溶媒に分けることや表 2・3 のように溶媒にプロトン供与能あるいはプロトン受容能の有無により分類する.

　極性分子とは，1 つの分子中に正と負の電荷の中心をもつ分子で，双極子モーメントをもつ.

表 2・3　溶媒の分類 (1)

溶媒の種類	性　質	例
両性溶媒 amphiprotic	プロトン供与性−受容性の両性であり，酸性も塩基性も示す.	水，アルコール類
非プロトン性 aprotic	プロトン供与性−受容性を示さず，中性である.	アセトニトリル，四塩化炭素，アセトン，クロロホルム，ジメチルスルホキシド，炭化水素類
プロトン受容性 protophilic	プロトンに親和性があり，塩基性を示す.	ピリジン，1,4-ジオキサン,
プロトン供与性 protogenic	プロトンを放出し，酸性を示す.	塩酸，硫酸，ギ酸，酢酸など

極性溶媒 polar solvent と無極性溶媒 nonpolar solvent

　溶媒の多くは水を除けば有機化合物である．有機化合物は，異種原子により構成されるためにそれぞれの原子が核外電子を引き付ける程度を表す**電気陰性度** electronegativity の差による電荷の偏りによって**極性** polarity が生じる．一般に極性は，**誘電率** dielectric constant を指標にするが，**双極子モーメント** dipole moment，**分極率** polarizabirity などによっても評価される．極性と無極性の境界は，明確ではない．表 2・4 に一例を示す．**極性溶媒は塩類や極性物質に，無極性溶媒**

表 2・4　溶媒の分類 (2)

極性溶媒		準極性溶媒		無極性溶媒	
溶　媒	誘電率 20℃	溶　媒	誘電率 20℃	溶　媒	誘電率 20℃
水	80.2	エチルアルコール	25.3	エチルエーテル	4.3
ジメチルスルホキシド	47.2	アセトン	21.0	ベンゼン	2.3
グリセリン	46.5	n-プロパノール	20.8	1,4-ジオキサン	2.2
メチルアルコール	33.0	ベンジルアルコール	11.9*	四塩化炭素	2.2
		酢酸エチル	6.1	n-ヘキサン	1.9
		クロロホルム	4.8	植物油	2〜4

（＊30℃）

は無極性物質に対して強い溶解性を示し，「似たものどうしに溶ける」と表現される．この溶解性を加味して，エタノールやアセトンなど，無極性と極性の液体を混和させる仲介溶媒を半極性溶媒（準極性溶媒）と呼ぶこともある．

2・2・4 溶液の種類

(1) 理想溶液と実在の溶液

異分子の混合成分の大きさや形，ポテンシャルの深さが異ならない（分子間力が同じ）系による溶液を**理想溶液** ideal solution という．混合したときに，単に希釈されるだけで，熱の出入りがなく，溶液の体積やその他の性質に加成性が成り立つ．全組成領域でラウールの法則が成立する．ベンゼン－トルエン，ベンゼン－塩化エチレンはほぼ理想溶液の性質を示す．

実在の溶液では，溶質がイオンであったり，分子の大きさが異なったり，あるいは分子間にはたらく相互作用によって理想状態の性質からずれる（2・1・2(4)参照）．

(2) 希薄溶液

溶質の濃度が十分に希薄である場合，溶質分子は完全に溶媒分子に囲まれている状況とも考えられる．この状態では，混合時の熱変化や体積変化がゼロである理想溶液とは異なるが，溶質分子間の相互作用は無視できる．このことは溶質分子が一様な環境から出て行く傾向の強さ（蒸気圧）がそのモル分率に比例することになり，溶質の蒸気分圧 p_B とモル分率 x_B との間には直線関係が成立（図2・14）する．

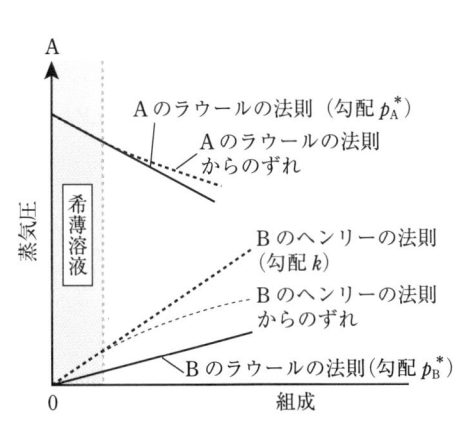

図2・14 ラウールの法則とヘンリーの法則

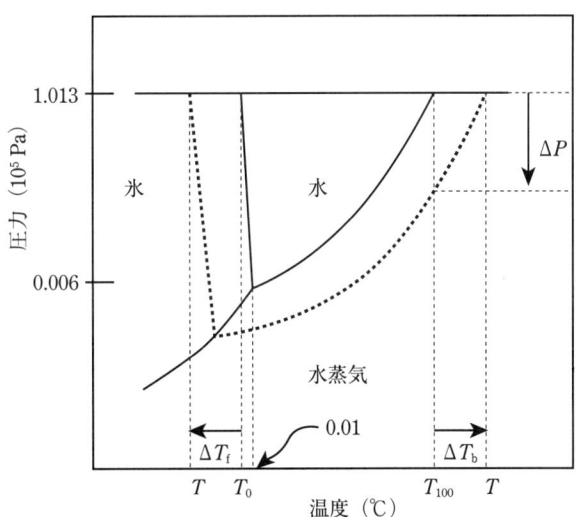

―――：水の PT 曲線；‥‥‥‥：希薄溶液の PT 曲線
1.013×10^5 Pa $= 760$ mmHg $= 1$ 気圧

図2・15 水の蒸気圧降下，沸点上昇，氷点降下
（目盛は任意）

ヘンリーの法則 Henry's law ：$p_B = k \cdot x_B$ (2・34)

k はヘンリーの定数といい，溶質分子の蒸気圧とは異なる．

また，希薄溶液においては，溶媒に対してラウールの法則が，溶質に対してはヘンリーの法則が成立する．

ほとんどの溶液は十分に希薄になると近似的に理想溶液に従う．**理想希薄溶液** ideal dilute solution という．

(3) 希薄溶液の束一性

束一的性質 colligative property

溶媒の種類が同じであれば，溶質の種類や組成に関係なく，溶けている溶質粒子（分子やイオンなど）の数のみに依存する性質をいい．蒸気圧降下，凝固点降下，沸点上昇，浸透圧がある．

束一性は，溶質が存在するために溶媒の化学ポテンシャルが低下することにより生じる．

1) 蒸気圧降下 vapor pressure lowering

蒸気圧降下度 Δp は，溶質の質量モル濃度 m_B に比例する．

$$\Delta p = \frac{p_A{}^* \cdot M_A}{1,000} \cdot m_B \tag{2・35}$$

$p_A{}^*$ は純溶媒の蒸気圧，M_A は溶媒の分子量である．

不揮発性の溶質 B が希薄に溶解した条件では，溶媒 A の蒸気分圧 p_A はラウールの法則に従う．

$$p_A = p_A{}^* \cdot x_A \tag{2・36}$$

$$p_A = p_A{}^* \cdot (1 - x_B) \tag{2・37}$$

x_A は溶媒 A のモル分率，x_B は溶質 B のモル分率である．蒸気圧降下 Δp は（2・37）式から，

$$\Delta p = p_A{}^* - p_A = p_A{}^* \cdot x_B \tag{2・38}$$

で表される．溶質 n_B モル，溶媒 n_A モルで混合したとすると，$n_A \gg n_B$ であるので，

$$\Delta p = p_A{}^* \cdot \frac{n_B}{n_A + n_B} = p_A{}^* \cdot \frac{n_B}{n_A} = p_A{}^* \cdot \frac{M_A \cdot W_B}{M_B \cdot W_A} \tag{2・39}$$

M は分子量，W は質量である．溶質を質量モル濃度で表せば，（2・35）式となる．

2) 沸点上昇 boiling point elevation

沸点上昇度 ΔT_b は，溶質の質量モル濃度 m_B に比例する．

$$\Delta T_b = K_b \cdot m_B \tag{2・40}$$

K_b は**沸点上昇定数** ebullioscopic constant で，溶媒に固有な値である．

沸点は，物質の蒸気圧が外圧と等しくなる温度であり，溶液においても溶液の蒸気圧がその溶液にかかる外圧と蒸気圧が等しくなる温度である．したがって，水を例として図 2・15 に示したように，沸点上昇 ΔT_b は蒸気圧降下 Δp と比例関係にある．

$$\frac{\Delta T_b}{\Delta p} = k \qquad (k \text{ は定数}) \tag{2・41}$$

$$\Delta T_b = k \cdot \Delta p = \frac{k \cdot p_A{}^* \cdot M_A}{1{,}000} \cdot m_B \tag{2・42}$$

$k \cdot p_A{}^* \cdot M_A/1{,}000 = K_b$ とおくと，この値は溶媒のみに関係する値となる．水の場合 $K_b = 0.51$ である．

3) 凝固点降下 freezing point depression

凝固点降下度 ΔT_f は，溶質の質量モル濃度 m_B に比例する．

$$\Delta T_f = K_f \cdot m_B \tag{2・43}$$

K_f は**凝固点降下定数** cryoscopic constant で，溶媒に固有な値である．

沸点上昇の場合と同様に考えると，凝固点降下度 ΔT_f は，Δp と比例関係にあり，

$$\frac{\Delta T_f}{\Delta p} = k \qquad (k \text{ は定数}) \tag{2・44}$$

で示される．水の場合，$K_f = 1.86$ である．

(4) 電解質溶液と非電解質溶液

溶液は，溶質の性質によって**電解質溶液** electrolyte solution と**非電解質溶液** nonelectrolyte solution とに分けられる．

非電解質：水に溶解してもイオンを生じないので電流を通さず，溶液の束一性はほぼ規則正しい．

電 解 質：溶液中でイオンを生じ，電流を通す．塩などの電解質を溶かした溶液，もしくはイオンを含む溶液を電解質溶液という．イオンへの解離度合によって，強電解質と弱電解質に分けられる．

　　　　　強電解質：希薄水溶液では，ほぼ完全にイオンに解離する．

　　　　　弱電解質：水溶液中で解離してイオンの状態にあるものと非解離の状態にあるものとが平衡状態にある．

電解質溶液では，解離および強電解質のイオン間相互作用に起因して，電解質溶液の束一性は非電解質理想溶液からかなりずれる．

電解質溶液の凝固点降下度

$$\Delta T_f = i \cdot K_f \cdot m \tag{2・45}$$

i は**ファントホッフ係数** van't Hoff coefficient といい，電解質溶液では $i > 1$ である．

電解質の場合は，解離による粒子数の増加により $i > 1$ となり，非電解質では $i = 1$ である．

弱電解質溶液における pH とイオン形，分子形（非解離形）の関係は，**Henderson-Hasselbalch の式**で示される．

弱電解質の水溶液におけるイオン形と分子形の比率は pH によって変化する．

$$弱酸：pH = pK_a + \log \frac{[イオン形]}{[分子形]} \tag{2・46}$$

$$弱塩基：pH = pK_a + \log \frac{[分子形]}{[イオン形]} \tag{2・47}$$

$pK_a = -\log K_a$ であり，K_a は**酸解離定数** acidity constant である．塩基性物質に対しても酸性物質と同様に定義される．［分子形］，［イオン形］はそれぞれ分子形，イオン形のモル濃度を表す．

pH に対する分子形とイオン形の比率の変化は図 2・16 のようになる．

医薬品の多くは，弱電解質であり，体液自体も電解質溶液であるので，電解質溶液について理解することは重要である．

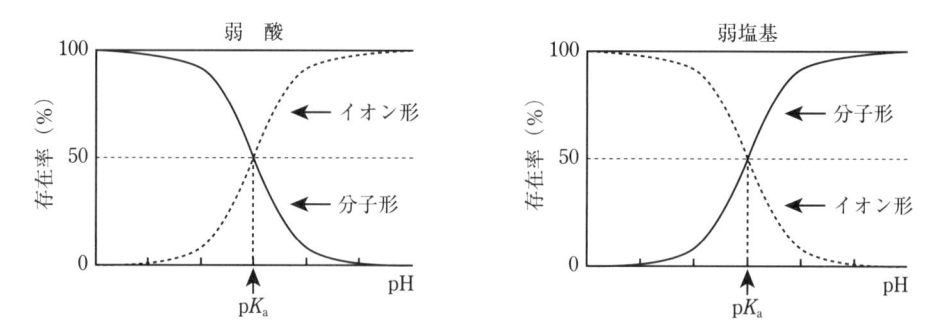

図 2・16 **弱電解質における溶液の pH と分子形，イオン形の割合**

（5）緩衝液

溶液中に存在して少量の酸やアルカリが加えられたとき pH の変化を抑えようとする化合物や混合物を緩衝剤といい，その作用を緩衝作用という．弱酸 HA は解離して共役塩基 A^- を，弱塩基 B は共役酸 BH^+ を生成するが，弱酸とその共役塩基や弱塩基とその共役酸は緩衝作用を示し，溶液を**緩衝液** buffer solution という．

$$緩衝液の pH：pH = pK_a + \log \frac{c_S}{c_{AH}} \tag{2・48}$$

c_{AH} は弱酸の濃度，c_S はその弱酸の塩の濃度を表す．

上記の式は，Henderson-Hasselbalch の式から導かれたものであり，弱酸とその塩が共存するときは弱酸の解離は無視できる．この式は，酸と塩の濃度比を適当に調整することで任意の pH 溶液が得られることを示す．

(6) 高分子溶液

溶質が高分子である溶液を**高分子溶液** polymer solution という．この溶液の性質は低分子物質の溶液とは異なることが多く，分子コロイドとして 2・4 節で述べるコロイド溶液に分類される．特徴ある流動性が製剤に利用される

2・2・5 浸透圧

(1) 浸透現象とファントホッフの式

溶媒分子のみを透過し，溶質分子を透過できない膜を**半透膜** semipermeable membrane という．セルロース膜や多くの動物性あるいは植物性の膜は，水を透過するが，より大きな分子量をもつ物質は透過できない．このような膜で溶液と純溶媒とを隔てて放置すると，溶媒が溶液側へ自然に流れ込む**浸透** osmosis という現象が起こる．この流れは，溶媒分子の化学ポテンシャルが膜の両側で同じ値になるまで続く．この化学ポテンシャルの差は，溶液と溶媒の蒸気圧の差によるもので，膜の性質によらず，温度一定であれば溶質の濃度のみに依存する．

浸透圧 osmotic pressure は束一的性質の 1 つである．

$$\Pi = c \cdot R \cdot T \tag{2・49}$$

Π は浸透圧，R は気体定数，T は熱力学温度（絶対温度），c は溶質のモル濃度である．ファントホッフは希薄溶液中で浸透圧 Π が $\Pi \cdot V = n \cdot R \cdot T$ に従うことを示した．ここで $c = n/V$（n：溶質物質量，V：溶液体積）である．

なお，(2・49) 式は，電解質にまで拡張して，

$$\Pi = i \cdot c \cdot R \cdot T \tag{2・50}$$

i はファントホッフ係数である．(2・49) 式や (2・50) 式で求められる浸透圧の単位は，通常，Pa である．

(2) 等張溶液

浸透圧が血漿や涙液などの体液と等しいことを**等張** isotonic という．溶液の浸透圧が血清の浸透圧より低い場合，低張液といい，このような溶液の中に血清を入れると溶血が起こる．浸透圧が高い場合は，高張液という．注射液や点眼液では，眼や注射部位あるいは血管に対する刺激を和らげるために**等張化** adjusting tonicity が重要となる．

等張化を論ずる場合には，浸透圧の単位はオスモル濃度を使うのが通常である．日本薬局方では，容量オスモル濃度を採用している．通例，mOsm（ミリオスモル）の単位を用いる．

血清の浸透圧濃度は，280〜295 mOsm である．血清の凝固点降下度は 0.52〜0.58℃ であることから，(2・43) 式より，

$$0.52 = 1.86 \times m_B$$

$$m_B = 280 \text{ mmol}／1 \text{ kg の 水} ≒ 280 \text{ mmol}／\text{L}$$
$$(\text{mOsm})$$

実用的には，質量モル濃度はモル濃度に等しいとみなす．

生理食塩液（0.900 g/100 mL，0.9 w/v％食塩水溶液）のオスモル濃度は 286 mOsm であり，等張である．また，5 w/v％ブドウ糖水溶液も等張溶液である．

2・2・6 溶解度

(1) 溶解現象

溶質分子が溶媒分子の中に入り込んで溶液をつくる．この過程を**溶解** dissolution といい，通常，拡散律速による溶解モデル図 2・17 によって説明される．

溶解の難易は，溶質分子と溶媒分子との極性の類似性と溶質分子間，溶媒分子間，溶質-溶媒分子間の親和性により決まる．溶質分子と溶媒分子の極性が類似しており，溶質分子間と溶媒分子間の親和力よりも溶質-溶媒分子間の親和力が大きいほど溶解しやすく，逆の場合は溶解しにくい．

熱力学的には，溶解は溶液をつくることによって自由エネルギーが減少する場合に自然に起こる．溶解が

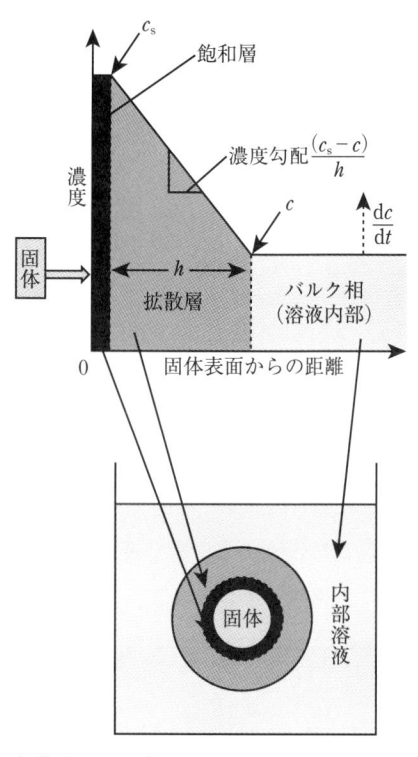

溶質分子が固体から溶解すると固体-液体界面では，飽和状態が形成される．このとき液体内部との間に濃度差が生じるために，Fick の拡散法則にしたがって溶質分子は溶液内部へと移動する．

図 2・17 拡散律速による固体の溶解モデル

進み，純粋な溶質固体の化学ポテンシャルと溶液の化学ポテンシャルが等しくなるとき，自由エネルギー変化はゼロになり，溶解過程は平衡状態になる．つまり，溶質が溶液になる溶解速度と溶液から溶質が析出する速度が等しくなる．一定圧力で，ある温度で，このように平衡状態で固体の溶質と溶解した溶質が共存する溶液を**飽和溶液** saturated solution という．このときの溶質濃度を**溶解度 solubility** といい，**一定温度一定圧力で物質に固有の値である**．

溶質が飽和状態に満たない溶液を**不飽和溶液** unsaturated solution，飽和状態以上に溶解して存在する場合もあり，**過飽和溶液** supersaturated solution という．

日本薬局方で定義する「溶解性」は物質の溶媒への溶解のしやすさを表すもので，溶解度と溶解速度に関わる概念である．

表2・5 日本薬局方における溶解性の区分

用　語	溶質 1 g または 1 mL を溶かすに要する溶媒量	
極めて溶けやすい		1 mL 未満
溶けやすい	1 mL 以上	10 mL 未満
やや溶けやすい	10 mL 以上	30 mL 未満
やや溶けにくい	30 mL 以上	100 mL 未満
溶けにくい	100 mL 以上	1,000 mL 未満
極めて溶けにくい	1,000 mL 以上	10,000 mL 未満
ほとんど溶けない	10,000 mL 以上	

気体の溶解度は温度と圧力によって変化するが，液体や固体の溶解度は温度によって変化するものの圧力による変化は小さい．

(2) 溶解度と温度の関係

理想溶液の溶解度と温度の関係は，溶質の融解熱と融点によって決まり，溶媒の種類に無関係である．しかし非理想溶液の場合は，溶質と溶媒間に種々の相互作用がはたらく，一般式として次式が成り立つ．

溶解度と熱力学温度の関係（ファントホッフ式）　$\ln s = -\dfrac{\Delta_{sol}H}{R \cdot T} + C$ 　　　　(2・51)

s は溶質の溶解度，$\Delta_{sol}H$ は溶解熱，R は気体定数，T は熱力学温度，C は定数である．

通常，固体は温度の上昇により溶解度が増加する．多くの物質の溶解過程が吸熱反応（$\Delta_{sol}H > 0$）であることによる．一方，溶解過程が発熱反応のために，温度が低いほど溶解度が増すものがある．融雪剤として利用される．

定性的には次のようなことがいえる．

　・ある固体の溶解度は温度が上昇すれば増加する．
　・融点がほぼ同じ固体間では，融解熱が大きなものほど溶けにくい．
　・融解熱がほぼ同じ固体間では，融点が高いほど溶けにくい．

(3) 弱電解質の溶解度

弱電解質は水中でその一部が解離し，分子形の物質とイオン形の物質が共存する溶液となるが，個々の濃度を測定することはできない．

弱電解質の溶解度：$s = [分子形] + [イオン形]$ 　　　　(2・52)

弱電解質の溶解度は pH によって変化する．分子形の溶解度は pH によって変化しないので，分子形の溶解度を s_0 とすると，

$$弱酸性物質の溶解度：s = s_0 \cdot (1 + 10^{\mathrm{pH} - pK_a}) \tag{2・53}$$

$$弱塩基性物質の溶解度：s = s_0 \cdot (1 + 10^{pK_a - \mathrm{pH}}) \tag{2・54}$$

と表される．ただし，pK_a は酸解離定数であり，塩基性物質の場合は共役酸の解離定数である．

(4) 難溶性電解質の溶解度

水に難溶性の電解質では，飽和溶液のイオン強度が小さく，各イオンの活量係数は 1 にほぼ等しくなる．溶解度は，ある温度でその物質特有の**溶解度積** solubility product K_s で示される．

AgCl などのように難溶性電解質を MX で表すとき，K_s と s の関係は次のようになる．

$$MX \rightleftarrows M^+ + X^-$$

$$K_s = [M^+] \cdot [X^-]$$

$$s = \sqrt{K_s} \tag{2・55}$$

Ag_2CrO_4 などのように M_2X で表される難溶性物質の場合（MX_2 の場合も同様に考えると s は同じ式になる）

$$M_2X \rightleftarrows 2M^+ + X^{2-}$$

$$K_s = [M^+]^2 \cdot [X^{2-}]$$

$$s = \sqrt[3]{\frac{K_s}{4}} \tag{2・56}$$

このような難溶性塩の溶液に，共通のイオンをもつ塩が添加されると平衡が変化する．例えば，塩化銀水溶液に塩化ナトリウムを加えると，塩素イオンが増加し，$[Ag^+] \cdot [Cl^-] > K_s$ となり，続いて $[Ag^+] \cdot [Cl^-] = K_s$ となるまで AgCl が沈殿する．このように共通イオンの添加により，一般的には，難溶性塩の溶解度は減少する．**共通イオン効果** common ion effect という．一方，溶液中に沈殿とは無関係なイオンが多量に存在すると溶解度が増加することを**異種イオン効果** diverse ion effect あるいは**塩効果** salt effect という．

(5) 分配

水とベンゼンのように互いに混じりあわない，またはわずかしか混じりあわない液体混合物に物質を溶解すると，平衡状態では，物質は 2 つの相の溶解度に対応した比率で分配する．ある一定温度において平衡状態にある溶質濃度の比は一定であり，溶媒に特有の値をもつ．この比を**分配係数** partition coefficient，あるいは distribution coefficient という．分配係数は，理想的には，溶質濃度や分配相の液量に無関係である．脂溶性の指標として，通常は，水または緩衝液相濃度 c_w と有機相濃度 c_o（n-オクタノール，クロロホルム，ヘプタンなど）間の分配係数 K が用いられ，

次式で表す.

$$K = \frac{c_\mathrm{o}}{c_\mathrm{w}} \tag{2・57}$$

(6) 弱電解質の分配

多くの薬物は，カルボキシ基やアミノ基を有する弱電解質である．水中では，pH に依存して解離し，通常，水相−油相（有機相）間では，分子形のみが油相に移動する．

安息香酸の水相−油相間の分配

真の分配係数 ： $K = \dfrac{[\mathrm{HA}]_\mathrm{o}}{[\mathrm{HA}]_\mathrm{w}}$ $[\mathrm{HA}]_\mathrm{o}$ および $[\mathrm{HA}]_\mathrm{w}$ は油相および水相中の濃度

水相中での解離定数 ： $K_\mathrm{a} = \dfrac{[\mathrm{H}^+]_\mathrm{w} \cdot [\mathrm{A}^-]_\mathrm{w}}{[\mathrm{HA}]_\mathrm{w}}$

みかけの分配係数 ： $K_\mathrm{obs} = \dfrac{[\mathrm{HA}]_\mathrm{o}}{[\mathrm{HA}]_\mathrm{w} + [\mathrm{A}^-]_\mathrm{w}} = \dfrac{K \cdot [\mathrm{H}^+]}{[\mathrm{H}^+] + K_\mathrm{a}} = \dfrac{K}{1 + 10^{(\mathrm{pH}-\mathrm{p}K_\mathrm{a})}}$ \hfill (2・58)

弱酸のみかけの分配係数は溶液の pH が高くなると減少する．

一方，薬物の大部分が分子形で存在する pH に調整し，薬物濃度を高くすると油相では会合体を形成するようになる．安息香酸を例に，水相−油相間の平衡状態を図2・18に示す．

いま，油相において大部分が n 分子で会合しているとすると

$$n \cdot \mathrm{X} \underset{}{\overset{K_\mathrm{f}}{\rightleftharpoons}} \mathrm{X}_n$$

生成定数 ： $K_\mathrm{f} = \dfrac{[\mathrm{X}_n]_\mathrm{o}}{[\mathrm{X}]_\mathrm{o}{}^n}$

添え字 o は油相を意味する．

分配係数 ： $K = \dfrac{[\mathrm{X}]_\mathrm{o}}{c_\mathrm{w}}$ \hfill (2・59)

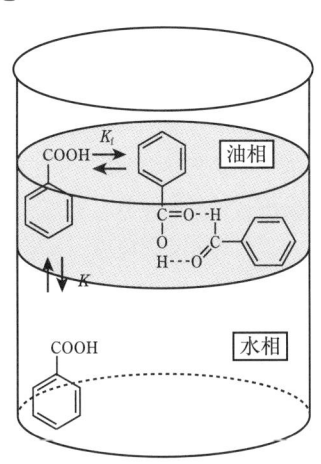

分配の法則は会合していない分子 X について成立する．c_w は水相中濃度で，水相中では単分子の分子形のみで存在する．油相中の濃度 c_o は $n \cdot [\mathrm{X}_n]_\mathrm{o}$ に等しい．これらの関係から

$$\frac{c_\mathrm{o}}{c_\mathrm{w}{}^n} = n \cdot K_\mathrm{f} \cdot K^n \quad （一定） \tag{2・60}$$

図2・18 濃度が高い場合の水相−油相間における安息香酸の分配

が得られる．つまり，水相と油相の濃度比は一定値を示さない．

2·3 界面現象と界面活性剤

物質に三態があり，複数の相が不均一に混合あるいは隣接して共存する場合，気相−固相，気相−液相，液相−固相，液相−液相，固相−固相の間に境界ができる．この境界を**界面** interface といい，エネルギー的に内部領域とは異なっている領域である．気体の熱運動エネルギーは液体，固体に比べて大きいために気相−気相では，界面を形成しない．一般的には，気相−固相，気相−液相の界面を**表面** surface という．

表 2·6　界面の分類

界面	界面のタイプ	例
気−気	界面は存在しない	
気−液	液体表面	大気中の水
気−固	固体表面	机の面
液−液	液−液界面	乳濁液
液−固	液−固界面	懸濁液
固−固	固−固界面	接している粉末粒子

界面と相の内部では分子の物理的・化学的性質が著しく異なっており，**界面現象** interfacial phenomenon といわれる．製剤の中で，懸濁剤，乳剤やエアゾール剤などは界面をもつ不安定な系であり，界面現象を制御する工夫がなされている．錠剤からの薬物の放出には，錠剤表面がぬれ，液が粒子間の間隙に浸透して，錠剤が小さくなることが必要であるが，これらは界面現象である．エマルションの形成とその安定性および懸濁液の媒質の分散などにも影響を与える．また，生体組織は多くの界面を有する不均一系から成り立っており，界面特性は生体膜を通しての分子の透過や肺の効率的な機能に重要な役割を果たしている．このように界面現象の理解は，製剤の開発，調製および生命現象を理解するために重要である．

2·3·1　表面張力と表面エネルギー

界面にある分子と相の内部にある分子とでは，周りの分子との分子間凝集力（分子間相互作用）が異なる．均一系の相の内部の分子は，周りの分子から均等な凝集力を受ける．しかし，界面にある分子は，上方にある分子と下方にある分子とが異なるために一般には凝集力が均一ではなくなる．説明を簡単にするために，ここでは純液体の表面について考える．

表面分子は過剰な自由エネルギーをもつ．

図 2·19 に示すように，液体表面にある分子は一部が気体分子と接しており，一方，液体内部

の分子はすべて液体分子と接している．気体密度は
液体密度に比べて小さい．つまり分子間距離が大き
い．分子間にはたらく凝集力は距離に依存し，距離
が長くなると急速に小さくなる．分子間にはたらく
凝集力は引力であり，相内部の分子は周りの分子す
べてと緊密に接してエネルギー的に安定化している
が，表面の分子は気相との分子の凝集力が無視でき
るほどに小さいために，安定化の程度が小さくなる．
分子のもつ自由エネルギーは表面の方が内部よりも
大きくなり，表面分子は相対的に不安定な状態にある．

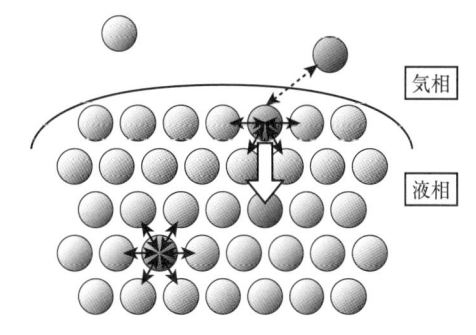

図 2・19　分子間相互作用と表面張力

表面張力 surface tension は，表面分子が内部分子からの引力の作用により，常に引っ張られて
いるために表面積を小さくしようとはたらく力である．

表面張力は，単位長さあたりの力　$\mathrm{N\,m^{-1}}$ であり，通常は，$\mathrm{mN\,m^{-1}}$ で表される．

表面張力は，単位面積あたりの過剰エネルギー　$\mathrm{J\,m^{-2}}$ でも表される．

界面においても同様なことがいえるが，一般に界面エネルギーは表面エネルギーよりも小さく，
したがって界面張力は表面張力よりも小さい．

2・3・2　界面吸着と表面張力

界面領域では吸着 adsorption **がある．**

均一相が二成分以上の溶液はその内部領域では溶媒と溶質の組成がどこでも均一であるが，界
面領域では溶液内部とエネルギー状態が異なるために溶質と溶媒の組成が同じにならないことが
多い．このような界面現象を**吸着**という．吸着量が相内濃度よりも大きいとき**正の吸着** positive
adsorption，逆の場合を負の吸着 negative adsorption という．$\partial\gamma/\partial C$ は，溶質の濃度変化に対す
る表面張力の変化を示す．つまり，この変化曲線でのある濃度 C における接線の傾きを表す．
図 2・20 に溶液の表面張力と溶質濃度との関係を示す．

溶質濃度と表面張力の関係は，**ギブズの吸着等温式** Gibbs' adsorption isotherm で表される．

$$\Gamma = -\frac{C}{R\cdot T}\cdot\left(\frac{\partial\gamma}{\partial C}\right)_{T,p} = -\frac{1}{R\cdot T}\cdot\left(\frac{\partial\gamma}{\partial\ln C}\right)_{T,p} \tag{2・61}$$

Γ：単位面積あたりの溶質の吸着量 adsorption amount，γ：表面張力，C：溶質濃度，
R：気体定数，T：熱力学温度

Ⅰ型のものには砂糖や無機電解質があり，その濃度の増加とともに水の表面張力をわずかに増
加させる．（2・61）式からわかるように吸着量が減少するので負の吸着である．糖類やイオンは
溶液内部の方が**水和** hydration によって安定化されるためであり，**界面不活性物質** surface inac-
tive substance という．Ⅱ型やⅢ型のように溶質濃度の増加とともに表面張力が減少するものを
界面活性な物質 surface active substance という．特にⅢ型のように低濃度で急激に表面張力が低

下し，ある濃度以上ではほぼ一定となる物質を**界面活性剤**
surfactant，あるいは surface active agent という．アルコ
ールや脂肪酸など一般の有機化合物はⅡ型を示す．

2·3·3　界面活性剤の分類

(1)　界面活性剤の基本構造

　界面活性剤は，**両親媒性物質** amphipathic compound
である．界面活性剤は1つの分子内に水に親和性のある
親水性の部位と水に反発して油によくなじむ親油性（疎
水性）の部位が共有結合で結ばれた構造をしている．こ
のような構造を両親媒性 amphipathic property という．

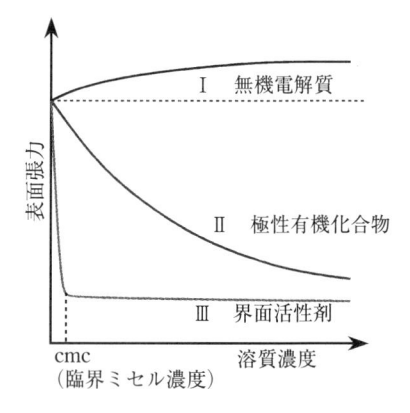

**図2・20　溶液の表面張力と溶質
濃度の関係**

親油性の部位は通常，長鎖の炭化水素で，一般的には炭素数が8から18ぐらいである．

　界面活性剤は親水基の性質によって分類される．親水基が負に荷電するものがアニオン性，正
に荷電するものがカチオン性，正負の両方を有するものが両性，非電離性のものが非イオン性界
面活性剤である．分類を表2・7に示す．

(2)　アニオン性界面活性剤 anionic surfactant

　アニオン性界面活性剤は，界面活性剤の中で最も広く使用され，起泡性，洗浄性，乳化性，湿
潤に優れる．R-COOM の構造を有する石けん類は，M^+ の種類により，アルカリ石けん，金属石
けん，有機塩石けんに分類される．アルカリ石けんは脂肪酸の Na 塩，K 塩である．金属石けん
は油中で使用され，また製剤において，ステアリン酸カルシウムやステアリン酸マグネシウムは
滑沢剤として，モノステアリン酸アルミニウムは賦形剤や懸濁化剤として使用される．高級アル
コールの硫酸エステル塩は水への溶解性や洗浄性に優れる中性洗剤である．アルキルベンゼンス
ルホン酸塩も硫酸エステル塩に比べて水溶性や耐硬水性に劣るものの，エステルでないために加
水分解に対して安定であり，洗浄剤として使われる．特にアルキル基が直鎖のものは環境中で微
生物に分解されやすい．生体成分であるコール酸ナトリウムやデオキシコール酸ナトリウムの胆
汁酸塩は脂質やタンパク質の溶解性を高めて消化吸収にはたらく．

(3)　カチオン性界面活性剤 cationic surfactant

　4級アンモニウムイオンやピリジニウムイオン構造を有し，逆性石けんともいわれるが，乳化
作用や洗浄作用はアニオン性界面活性剤に比べると弱い．ベンザルコニウム塩化物やベンゼトニ
ウム塩化物などの4級アンモニウム塩は殺菌消毒剤，点眼剤の保存剤として使われる．

(4)　両性界面活性剤 zwitterionic surfactant

　アニオン性残基とカチオン性残基を分子内に有する．レシチンは，グリセロールのリン酸エス

表 2・7　界面活性剤の分類と用途

分　類		構造・例
イオン性界面活性剤	アニオン性	**脂肪酸塩** R——C(=O)—O^-M^+ 　薬用石けん（$M^+ = Na^+$，K^+ など） 　金属石けん（$M^+ = Mg^{2+}$，Al^{3+} など）
		硫酸エステル塩 R——O—S(=O)(=O)—O^-Na^+　　　例：ラウリル硫酸ナトリウム（SLS） $R = C_9H_{19}$　$(-OSO_3{}^-Na^+)$
		スルホン酸塩　　例：アルキルベンゼンスルホン酸ナトリウム R——⟨ベンゼン環⟩—$SO_3{}^-Na^+$ 　　R ＝ 直鎖型アルキル（LAS） 　　R ＝ 分岐型アルキル（ABS）
	カチオン性	**4 級アンモニウム塩** R——N^+(CH_3)(CH_3)—CH_2—⟨ベンゼン環⟩　Cl^- 　　例：ベンザルコニウム塩化物 　　　　（逆性石けん）
	両性	**ベタイン** R——（グリセロリン脂質構造）——O—P(=O)(O^-)—O—CH_2CH_2—N^+(CH_3)$_3$ R—— 　　例：レシチン（卵や大豆に含有）
非イオン性界面活性剤	多価アルコール脂肪酸エステル系	**高級脂肪酸エステル** R——C(=O)—O—CH$_2$CH(OH)—CH$_2$OH　　(HO—CH$_2$—CH(OH)—CH$_2$—OH　グリセリン) $R = C_{13}H_{27}$ 例：グリセリンモノステアレート
		ソルビタン脂肪酸エステル（Span） R——C(=O)—O—（ソルビタン環構造） $R = C_7H_{15}$　　（HO—…—ソルビタン） 例：Span 20（ソルビタンモノラウレート）
	ポリオキシエチレン系	**ポリオキシエチレンアルキルエーテル（Brij）** （アルキル鎖）—O—CH$_2$—(O—CH$_2$CH$_2$)$_n$—O—OH ポリエチレングリコール（PEG） 例：ラウロマクロゴール
		ポリオキシエチレンソルビタン脂肪酸エステル（Tween） R——C(=O)—O—CH$_2$—CH（O-PEG）—（ソルビタン環） $R = C_7H_{15}$　PEG-O　O-PEG 　　例：Tween20 　　　（ポリソルベート 20）

テル型のアニオン部分と4級アンモニウム塩型のカチオン部分をもつ天然の両性界面活性剤で，食品，坐剤，乳濁性注射剤の乳化剤として使われる．卵黄や大豆油に含まれる．また生体膜の主要な構成成分でもあることから，静注用脂肪乳剤やリピッドマイクロスフェアの乳化剤あるいはリポソームの原料など安全性が高い素材として臨床応用されている．ラウリルジヒドロキシエチルベタインやステアリルジメチルベタインは，酸性からアルカリ性までの水溶液への溶解度がよく，起泡性や洗浄力に優れる．刺激性も低く，シャンプーに使われる．

(5) 非イオン性界面活性剤 nonionic surfactant

多価アルコール脂肪酸エステル型とポリオキシエチレン型がある．イオン性界面活性剤でみられる極性基間の静電的反発がないためにミセルを形成しやすく，一般に cmc は小さい．このためクラフト点は通常観察されない．また一般に皮膚刺激性は弱い．

1) 多価アルコール脂肪酸エステル型

ステアリン酸グリセリンエステル系，ソルビタン（アンヒドロソルビトール）脂肪酸エステル（Span）系，ショ糖脂肪酸エステル系がある．Span は D-グルコースを還元して得られる D-ソルビトールの脂肪酸エステルがエステル化するときに分子内脱水したものである．アルキル鎖の種類によって，Span 20（ラウリン酸エステル），Span 80（オレイン酸エステル）などと呼ばれる．Span の溶解度は低く，単独で用いられることは少ないが，水溶性の高い界面活性剤と配合することで高い乳化力が得られる．日本薬局方には，Span 83 のソルビタンセスキオレイン酸エステルが収載されており乳化剤や溶解補助剤として使用される．食品添加物公定書にも収載されている．

モノステアリン酸グリセリンも日本薬局方，食品添加物公定書に収載されており，弱い界面活性作用をもつことから他の界面活性剤または石けんと併用されてローション，クリームなどの外用の懸濁に使われ，また内用医薬品や食品の調製に利用される．

ショ糖脂肪酸エステル系は水溶性の低毒性界面活性剤として食品添加物等に使用されている．近年は脂溶性のものも開発されている．

2) ポリオキシエチレン型

ソルビトールおよびソルビタン脂肪酸エステルの分子中にある遊離の OH 基にポリオキシエチレン基を付加したものが Tween（ポリオキシエチレンソルビタン脂肪酸エステル）であり，Span 同様に脂肪酸残基の種類によって番号を付けて呼ばれる．日本薬局方収載のポリソルベート 80 は Tween 80 と類似組成をもつ．

ポリオキシエチレングリコール系は日本薬局方ではマクロゴールの名称で，その重合度等が異なる 400，1500，4000，6000，20000 が収載されている．他にもポリオキシエチレンアルコールであるラウロマクロゴールが収載されている．

ポリオキシエチレン型の親水性は，鎖中のエーテル酸素との水素結合によるものである．

2・3・4　界面活性剤溶液の性質

(1)　ミセル形成

　界面活性剤の水溶液では，表面に単分子層 monolayer をつくり，一定濃度以上でミセル micelle をつくる.

　一方，負の吸着では図2・21 のように内部の濃度が高い.

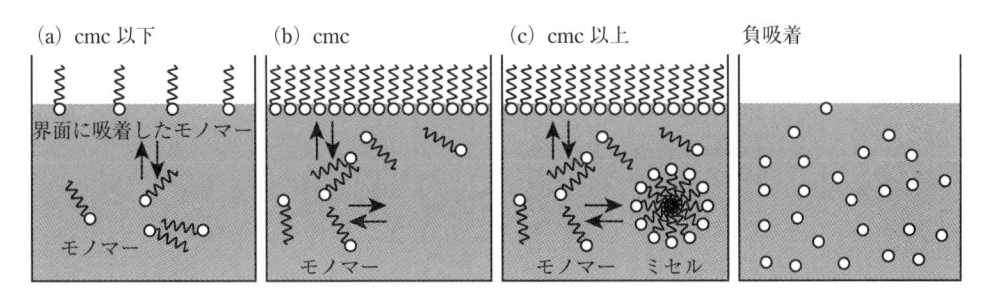

図2・21　界面活性剤の吸着とミセル形成

　界面活性剤は，分子中に親水基と疎水基（親油基）を有する構造的特徴のために，低濃度では溶液表面に吸着して疎水基が水から逃れるように空気中に向いた形で単分子層を形成し，表面吸着が飽和に達すると液体内部で疎水基どうしが凝集した会合体であるミセルを形成し始める（図2・21）. これ以上溶質濃度を増しても表面張力はほぼ一定となる.

　臨界ミセル濃度 critical micelle concentration (cmc)

　ミセルを形成し始める溶質濃度をいう. 溶液の物理化学的性質は cmc 前後で大きく変化する（図2・23）.

　ミセルは 50～100 分子が親水基を外側に向け疎水基を内側にした球状または棒状の会合体である（図2・22）. ミセルを形成すると界面活性剤濃度が増加してもほとんどがミセル形成に使われるために溶液中の単分子状態の分子の濃度はほぼ一定である. 浸透圧は cmc までは単量体濃度に依存して増大するが，cmc 以上の濃度ではほとんど変化しない（図2・23）. イオン性界

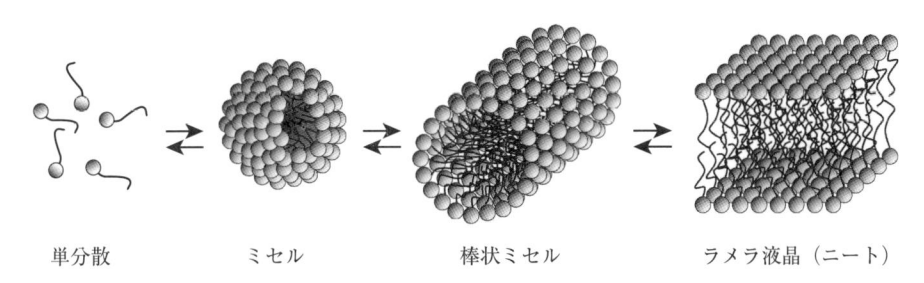

単分散　　　　　ミセル　　　　　棒状ミセル　　　　ラメラ液晶（ニート）

濃度の増加につれて自己組織体の共存する種類や状態が異なる.

図2・22　ミセルの会合体変化

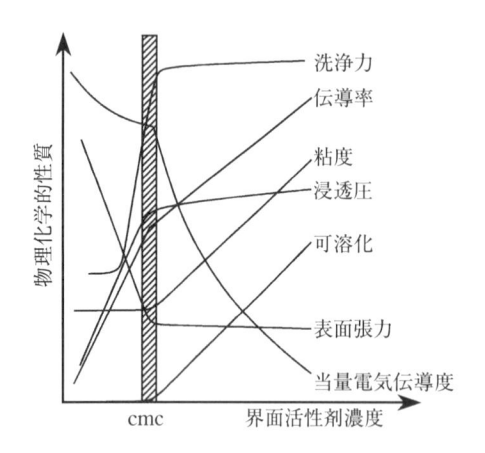

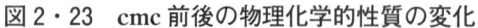

図2・23 cmc前後の物理化学的性質の変化

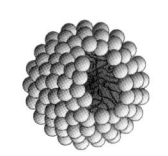 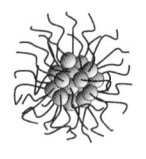

(a) ミセル　　　　　　　(b) 逆ミセル

正ミセルは通常，ミセルと呼ばれる.

図2・24　ミセル，逆ミセルの模式図

面活性剤の当量電気伝導度は cmc 付近から低下し始める. これは cmc までは単量体による電気伝導であるが，ミセル表面では電荷密度が高いために対イオンが強く引き付けられ，電荷の遮蔽が生じることによる. 可溶化は水に難溶な物質がミセルの存在によってみかけ上溶解したようにみえる現象で，難溶性物質がミセル内に取り込まれることにより可溶化量が増大する.

　ミセルは種々の形のものが考えられ，cmc 付近の薄い溶液においては界面活性剤分子が数個から数十個会合したようなものである. 高濃度においては全体が層状または立体状に配列したものとなり，界面活性剤分子は疎水基の末端が向かい合った2分子膜を形成している. この薄膜がボール状の小胞体構造をとったものを**リポソーム** liposome または**ベシクル** vesicle という.

　　非イオン性界面活性剤の cmc は，一般にはイオン性界面活性剤より小さい.

　cmc は一定温度で，疎水基のアルキル鎖 n の炭素数に依存する. n が増加するほど小さくなる.

$$\log(\mathrm{cmc}) = a - b \cdot n$$

　　　　定数 a，b は親水基構造に依存するが，a は 1.70，b は多くのイオン性界面活性剤で約 0.3，非イオン性の界面活性剤で約 0.5 である.

　　　無機塩の添加は，cmc に影響する.

　界面活性剤は非極性溶媒中でもミセルを形成する. 水中とは逆に，極性基を中央に集め，外側に親油基を配向させた**逆ミセル** reverse micelle を形成する（図2・24）.

(2) クラフト点

　イオン性界面活性剤では，ある温度を超えると溶解度が急激に増加する.

　　この温度を**クラフト点** Krafft point といい，**界面活性剤に固有の値である.**

　クラフト点における溶解度は，その温度での cmc に等しい.

　単鎖の一端に1つの親水基をもつ単純構造では，**疎水基の炭素数が増すと親油性が増してクラ**

フト点は高くなる.

クラフト点以下の温度では，溶液および水和固体として存在していたものが，クラフト点以上の温度では液体となり，さらにミセルを形成して溶解度が増加する現象による．ゆえに，クラフト点は水和している固体界面活性剤の融点である．非イオン性界面活性剤では，通常はクラフト点が観測されない．

（3） 曇点

非イオン性界面活性剤には，温度を上げると白濁する現象がある．この温度を**曇点** cloud point という．曇点は，**界面活性剤固有の値をもち，炭素鎖長が増加すると低下する．**

曇点は，非イオン性界面活性剤の**水に対する溶解度と比例関係にあり，親水性の尺度になる．**

非イオン性界面活性剤は，融点が低く常温では液体のものが多く，ミセルとなって融解する．この溶液の温度を上げると，界面活性剤と水和水との弱い水素結合が切れて，水分子の脱水和が起こり，親水性－親油性の釣り合いが変化する．界面活性剤は，ミセル状に溶解できなくなり，相分離して白濁する．温度を下げれば，また溶解して透明になる．

2・3・5 界面活性剤の作用と HLB

（1） **HLB** hydrophile–lipophile balance

HLB 値（親水性－親油性バランス）は，親水性が高い界面活性剤ほど大きく，もっとも親油性が高い界面活性剤は 0（ゼロ）である．図 2・25 に HLB の値と作用の関係を示す．

両親媒性である界面活性剤が有する多様な性質を利用した用途を考え，理解するのに親水性と親油性のバランスの定量的な尺度は有用である．HLB 値（表 2・8）は，種々の化学構造を有する界面活性剤の親水性と親油性の強さの類似性から経験的に求めたもので，いろいろな計算法が提唱されている．

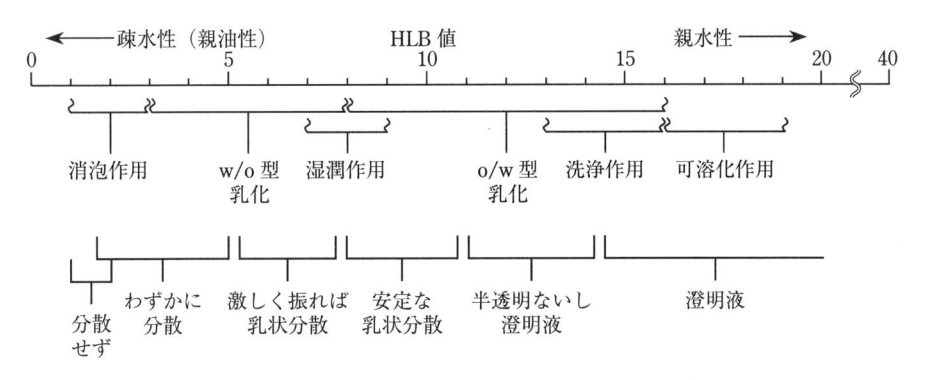

図 2・25　HLB 値に基づく界面活性剤の用途

表2・8　界面活性剤の HLB 値

界　面　活　性　剤		HLB
ソルビタントリオレート	sorbitan trioleate	1.8
ソルビタントリステアレート	sorbitan tristearate	2.1
ソルビタンモノオレート	sorbitan monooleate	4.3
ソルビタンモノステアレート	sorbitan monostearate	9.6
ソルビタンモノパルミテート	sorbitan monopalmitate	6.7
ソルビタンモノラウレート	sorbitan monolaurate	8.6
ポリオキシエチレンソルビタンモノステアレート	polyoxyethylene sorbitan monostearate	9.6
ポリオキシエチレンソルビタンモノオレート	polyoxyethylene sorbitan monooleate	10.0
ポリオキシエチレンソルビタントリステアレート	polyoxyethylene sorbitan tristearate	10.5
ポリオキシエチレンソルビタントリオレート	polyoxyethylene sorbitan trioleate	11.0
ポリオキシエチレンソルビタンモノラウレート	polyoxyethylene sorbitan monolaurate	13.3
ポリオキシエチレンソルビタンモノステアレート	polyoxyethylene sorbitan monostearate	14.9
ポリオキシエチレン(20)ソルビタンモノオレート	polyoxyethylene (20) sorbitan monooleate	15.0
ポリオキシエチレン(20)ソルビタンモノパルミテート	polyoxyethylene (20) sorbitan monopalmitate	15.6
ポリオキシエチレン(20)ソルビタンモノラウレート	polyoxyethylene (20) sorbitan monolaurate	16.7
ポリオキシエチレン(30)ステアレート	polypxyethylene (30) stearate	16.0
ポリオキシエチレン(40)ステアレート	polypxyethylene (40) stearate	16.9
ポリオキシエチレン(100)ステアレート	polypxyethylene (100) stearate	18.8
オレイン酸トリエタノールアミン	triethanolamine oleate	12.0
オレイン酸ナトリウム	sodium oleate	18.0
ラウリル硫酸ナトリウム	sodium lauryl sulfate	40.0

1）HLB 計算法-1

$$HLB = 7 + 11.7 \times \log \frac{M_w}{M_o}$$　　M_w, M_o はそれぞれ界面活性剤分子の親水基と親油基の分子量

$M_w > M_o$ ならば HLB > 7 となり親水性が強く，$M_w < M_o$ ならば HLB < 7 となり親油性が強い．

2）HLB 計算法-2　Davies 法

Davies の基数 group number　表2・9を用いると，界面活性剤の化学構造から HLB 値が求まる．

HLB ＝ Σ（親水基数）＋ Σ（親油基数）＋ 7

要求 HLB 値 required HLB　：混合界面活性剤の HLB 値

この式（図2・26）を用いると，例えば，乳化の際の油相に合わせた HLB 値をもつエマル

表2・9 原子団の基数

原子団	基数	原子団	基数	原子団	基数
$-SO_3Na$	38.7	ソルビタン環	6.8	$-OH$（ソルビタン環）	0.5
$-COOK$	21.1	エステル	2.4	$-(CH_2CH_2O)-$	0.33
$-COONa$	19.1	$-COOH$	2.1	$>CH-, -CH_2-,$ $-CH_3, =CH-$	-0.475
スルホン酸塩	～11	$-OH$	1.9	$-(CH_2CH_2CH_2O)-$	-0.15
N（4級アミン）	9.4	$-O-$	1.3		

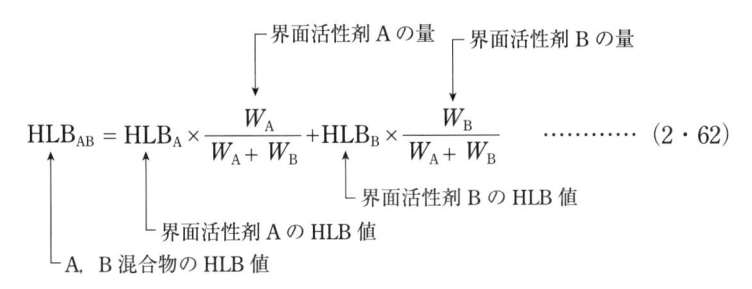

$$HLB_{AB} = HLB_A \times \frac{W_A}{W_A + W_B} + HLB_B \times \frac{W_B}{W_A + W_B} \quad \cdots\cdots\cdots\cdots (2 \cdot 62)$$

界面活性剤 A の量　界面活性剤 B の量
界面活性剤 B の HLB 値
界面活性剤 A の HLB 値
A，B 混合物の HLB 値

図2・26　混合物の HLB 値

ションを複数の界面活性剤を用いて調製できる．ソルビタンセスキオレイン酸エステル（HLB = 3.7）3.0 g とポリソルベート 80（HLB = 15.0）7.0 g を混合した場合，混合界面活性剤の HLB 値は 11.61 である．HLB 値は理論的な裏づけは十分ではないが，用途に合わせて界面活性剤を適切に調製するための有用な指標となりうる．ただし実際には，界面活性剤を用いる系は種々の条件の影響を受けることを十分に考慮する必要がある．

(2) 界面活性剤の作用

表2・10　界面活性剤の作用

・湿潤	表面張力・界面張力が低下し，ぬれやすくなる（接触角が小）
・起泡	水の表面に界面活性剤の薄膜形成
・消泡	親水性の低い界面活性剤
・分散	電気二重層形成が分散を補助する（シロップ剤・ローション剤など）
・乳化	界面張力低下・電気二重層形成（乳剤）
・可溶化	難溶性物質をミセル内に取り込む．可溶化には cmc 以上の濃度が必要 Tween80・硬化ヒマシ油の PEG 誘導体を使用
・洗浄	湿潤・分散・可溶化・起泡作用の総合作用
・殺菌	カチオン性界面活性剤

1) 乳化 emulsification

ある液体を別の液体中に液滴として分散させることを乳化作用という．界面活性剤は混和しない水と油など2つの液体の界面張力を低下させることで，乳化を助ける乳化剤として作用する．

界面活性剤は界面膜形成によって液滴粒子を安定化し，イオン性界面活性剤は電気二重層形成が安定化にはたらく．

2) 湿潤，ぬれ wetting

界面活性剤は，湿潤を生じやすくする．

気体－固体界面に液体が接触して液体－固体界面に置き換わることを，湿潤あるいはぬれという．この作用は，液体の表面張力も液体－固体界面の界面張力も小さく，液体の固体に対する接触角が小さいほど大きい．

3) 起泡と消泡 forming and antiforming

界面活性剤は，起泡作用を有し，比較的親水性の低い界面活性剤には消泡作用がある．

泡は気体が液体の薄膜で包まれたものである．界面活性剤は，水の表面に吸着膜を形成し，水の薄膜を安定化させることから起泡剤として使われる．シェービングフォームなどの化粧品や食品あるいは泡沫消火器などに利用される．一方，親水性の比較的低い界面活性剤では，局所的に表面張力が変化して，膜の不均一化による消泡作用を示す．発酵工業では消泡剤として利用される．

4) 分散 dispersion

固体粒子に対する湿潤作用，吸着した界面活性剤による保護作用や電気二重層形成は，粒子の分散性を増強する．

界面活性剤がもつ固体粒子の分散作用は，シロップ剤，ローション剤，懸濁注射剤などに応用される．

5) 洗浄 detergency

汚れとは，ほこりや油類が繊維や食器などの容器に吸着したものである．この汚れを固体表面から取り除くことを洗浄という．界面活性剤は，汚れと固体との界面に浸透し，汚れを液体の内部へ移行させ，分散や可溶化を助ける．界面活性剤は，その洗浄作用に，湿潤，分散，可溶化，起泡作用も兼ね合わせていることで有用な洗剤となる．

6) 殺菌 pasteurization

カチオン性界面活性である4級アンモニウム塩には，強力な殺菌作用を有するものがある．

カチオンが，アニオン性を帯びている細菌の表面に吸着することで，細菌タンパク質を溶解・変性させて殺菌する．殺菌作用はアルキル鎖の長さに依存し，$C_8 \sim C_{18}$ の炭素数が強い殺菌作用

を有する．4級アンモニウム塩は逆性石けんといわれ，殺菌や消毒剤として使用される．

7）可溶化 solubilization

　水に難溶性の物質が cmc 以上の界面活性剤の存在で，ミセルに取り込まれることによって外見上溶解度以上に溶解している現象を可溶化という．ミセルに取り込まれる形式にはいろいろある．（a）炭化水素やベンゼンなどの疎水性物質はミセルの内部に取り込まれることで可溶化される．コア－シェル型と呼ばれる．（b）高級アルコール，アミン，脂肪酸などの極性が大きな物質は極性部をミセルの極性部と同じ位置にした混合ミセルを形成して可溶化される．（c）長鎖の炭化水素はミセルの界面活性剤分子間に入り，パリセード型と呼ばれる．この3種以外にも極性物質がミセルの表面に吸着して可溶化されるものが存在するが，可溶化量は比較的少ない．

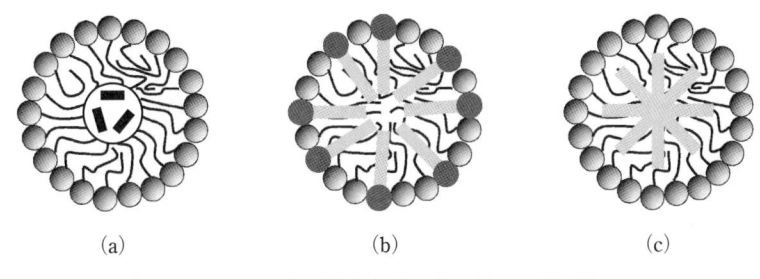

| | (a) | (b) | (c) |

（ a ）コア–シェル型（炭化水素，芳香族の可溶化）
（ b ）混合ミセル型（長鎖のアルコール，アミンの可溶化）
（ c ）パリセード型（長鎖の炭化水素などの可溶化）

図 2・27　可溶化した界面活性剤の模式図

2・4　分散系とその安定性

　分散 dispersion とは，ある物質が他の媒質中に細粒として浮遊することをいう．

　分散系 dispersed system とは，均質な媒質（**分散媒** dispersion medium）中に任意の状態の微粒子（**分散質** dispersoid）が分散している系をいう．

　粒子の大きさによって

　　　粗粒子分散系　　　1 μm 以上

　　　コロイド分散系　　1 μm ～ 1 nm

　　　分子分散系　　　　1 nm 以下　　　粒子は電子顕微鏡でも見えず，限外ろ過用ろ紙や半透膜
　　　　　　　　　　　　　　　　　　　　を通過する．

に分類され，分散質，分散媒が気体，液体，固体のいずれかによりいろいろな組合せが可能である．製剤のタイプを表 2・11 に示す．

表 2・11 分散製剤のタイプ

タイプ	分散媒	分散相	剤形例
サスペンション suspension（懸濁液）	液体	**固体**	懸濁剤・ローション剤
エマルション emulsion（乳液）	液体	**液体**	乳剤・リニメント剤
エアロゾル aerosol（煙霧剤）*	液体	**気体**	エアゾール剤・スプレー剤

＊）食品の場合：foam（泡）

2・4・1 エマルション（乳剤）とその安定性

エマルション emulsion とは，ある液体中に，この液体に溶けない液体粒子（液滴 droplet）がコロイド粒子あるいはそれより粗大な粒子として分散し，乳状にある系をいう．エマルションは一般には熱力学的に不安定である．

エマルションをつくることを**乳化** emulsification という．

乳化剤 emulsifying agent：エマルションの液滴を安定に分散させるために用いる．通常は界面活性剤が使われる．

小さな液滴は，界面の表面積が大きくなるために界面エネルギーが大きくなり，凝集して安定になろうとする．界面活性剤は，液滴界面に吸着して界面張力を小さくすることで安定化にはたらく．

エマルションは牛乳やマヨネーズや化粧品など身近なものとして数多くある．製剤的には親水軟膏や吸水軟膏などの基剤，内服液剤や乳剤性ローションなどがあり，また脂肪乳剤であるリピッドマイクロスフェアは薬物担体として利用される DDS 素材である．

(1) エマルションの型

液滴として分散している相を**分散相** dispersion phase，あるいは内相，不連続相といい，他の相を分散媒あるいは外相，連続相という（図 2・28）．

o／w 型（oil in water）：分散媒が水で，分散相が油，水中油型
　　　　　　　　　　　　　内服液，乳濁性静脈内投与注射剤，牛乳，マヨネーズ

w／o 型（water in oil）：分散媒が油で，分散相が水，油中水型
　　　　　　　　　　　　筋肉内投与注射剤，皮下投与注射剤，マーガリン

多重型：
　　　　　w／o／w 型：o／w 型の分散相に水滴が分散された型
　　　　　o／w／o 型：w／o 型の分散相に油滴が分散された型

クリームは，エマルションの集積系である．

1) エマルションの型を決める因子

①　水と油の容積比

② 温度

③ 乳化の際の機械的条件

④ 乳化用溶液の親疎水性

⑤ 乳化剤の種類と濃度

バンクロフト Bancroft の経験則：界面活性剤を乳化剤に用いる場合，一般にエマルションの連続相になりやすいものは，乳化剤が溶けやすい液相である．

　親水性の大きな乳化剤である HLB が 8～18 の界面活性剤は o／w 型のエマルションとなり，親油性の大きな乳化剤である HLB が 3～6 の界面活性剤は w／o 型のエマルションとなる．

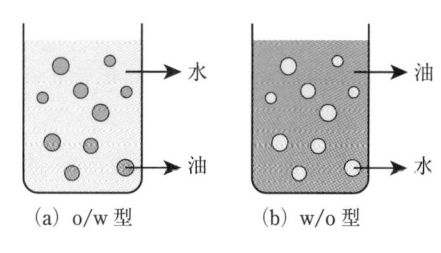

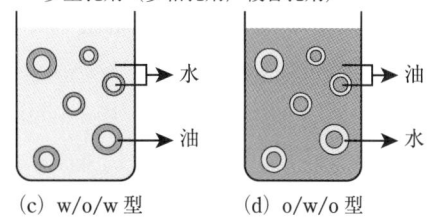

図 2・28　乳剤の型

オストワルドの容積比：大きさがすべて等しい液滴からなる乳剤の連続相の最大容積比は 74.02％である．

　球体の最密充填時の空隙率から求めたもので，この値を超えると転相（w／o 型→o／w 型，あるいは逆）が起こると考えた（図 2・29）．

2）転相 phase inversion

　転相は乳剤の 1 つの型が，ある条件下で他の形に容易に変わることである．界面活性剤の添加や過熱などで起こり，転相により乳剤の物理化学的性質（粘度や電気伝導度）が急激に変化する．

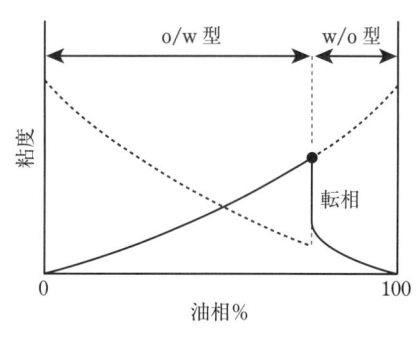

油相％が 75 付近で不安定になり，転相が起こるために粘度が急激に減少する．

図 2・29　水に油を加え乳化した場合の粘度変化

① **温度変化による転相**

非イオン性界面活性剤は温度の上昇に伴い水溶性を減じ，曇点を境に大きく変化する．HLB が 10～18 の乳化剤を用いて常温で調製した o／w 型乳剤は，曇点以上では親水性であった乳化剤が疎水性に変わり，w／o 型に転相する．温度を低下させると逆の変化が生じる転相温度が存在する．これを利用すると，転相温度より高い温度で粗乳化を行い，攪拌しながら転相温度以下にすると，転相の際に微細化が起こり，安定なエマルションが調製できる．転相温度乳化法という．

② **塩の添加による転相**

ナトリウム石けんで安定化された o／w 型エマルションは，塩化ナトリウムの添加によって w／o 型になる．

3）要求 HLB required HLB

要求 HLB の値と同じ HLB 値をもつ乳化剤を調製すれば，その成分を乳化できる．ある要求 HLB を有する成分を w／o 型あるいは o／w 型エマルションとして調製しようとする場合は，要求 HLB 値に合うように界面活性剤を処方すればよい．一般的には，（2・62）式を用いて乳化剤の混合比を求める．

（2）エマルションの安定性

エマルションは熱力学的には準安定状態であり，長期的にはクリーミングや凝集を経て，合一化によって二相に分離する（図 2・30）．

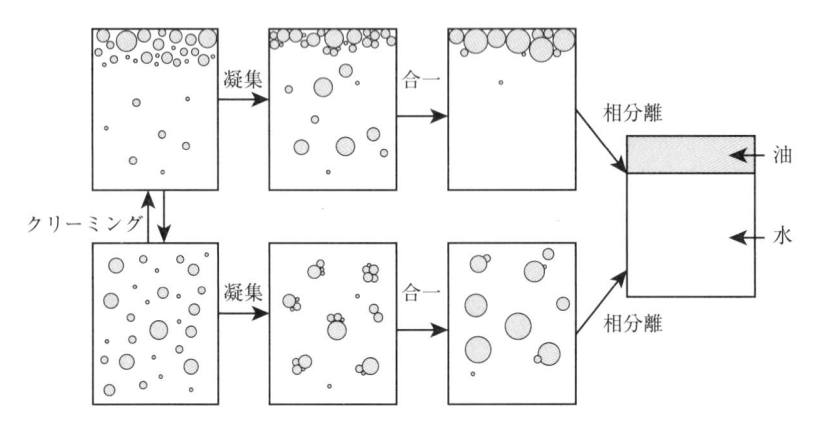

w／o 型　内相沈降，o／w 型　内相浮上

図 2・30　エマルションの不安定化の模式図

1）クリーミング creaming

クリーミングとは，比較的希薄なエマルションが，静置しておくと内相と外相の密度の差により内相濃度に偏りが現れる現象をいう．内相は外相との密度差によって上昇あるいは沈降して，液面あるいは底に内相濃度の高い部分が生じる．

液滴の浮上あるいは沈降速度は，**Stokes の式**で表される．

$$v = \frac{2 \cdot r^2 \cdot (\rho - \rho_0) \cdot g}{9 \cdot \eta} \qquad (2 \cdot 63)$$

ただし，r は粒子半径，ρ および ρ_0 は内相および外相の密度，η は外相の粘度，g は重力加速度である．

クリーミングの速度を低下させる方策（エマルションの安定化）

  ① 粒子径を小さくする．

  ② 内相と外相の密度差を小さくする．

  ③ 外相の粘度を大きくする．

クリーミングは合一と異なり，振とうすると再びエマルションは均一になる（再分散）．

2) 凝集

凝集 coagulation, flocculation とは，液滴がたがいに付着して二次的集合体をつくる現象をいう．クリーミングにより密集した液滴間では凝集しやすくなり，凝集体が大きくなる合一が起こりやすくなる．固体の粒子の場合も同様の現象を凝集という．

凝集の原因：**ファンデルワールス** van der Waals **引力**

広がりのある電気二重層の存在は，液滴間の斥力を生じ，凝集を妨げる．

3) 合一

合一 coalescence とは，凝集した液滴どうしが時間の経過に伴い融合し，大きな液滴を形成する現象のことである．合一が進むと最終的には分散相と分散媒は二相に分離する．合一まで進むとエマルションは破壊されて，単なる振とうではもとに戻らなくなる．

合一を防ぐ方策

① 界面張力を低下させる．

　界面活性剤に C_7 から C_{10} のアルコール，脂肪酸，アミンなどを補助剤として加えると有効である．

② 反発ポテンシャルを高める．

　静電気的反発をするような基をもつ界面活性剤あるいは立体反発をするような基，例えば，ポリオキシエチレン鎖をもつ化合物や水溶性高分子，タンパク質などを混合して用いる．

③ 分散媒の粘度を高める．

　液滴の熱運動が弱くなって，互いの接近や衝突が起こりにくくなる．

④ 粒径の小さな液滴にする．

⑤ 液滴径のばらつきが小さな単分散（均一な径）の系にする．

2・4・2　コロイドとその安定性

(1) コロイドの定義と分類

コロイドあるいはコロイド系とは，コロイド粒子と媒質からなり，コロイド粒子は固体，液体，気体のいずれでもよいが，その大きさがおおよそ 1 nm 〜 1 μm であり，連続相（媒質：気体，液体，固体）に分散しているものをいう．コロイドはその構造や存在状態から次のように分類される．

① コロイド分散系：分散コロイド：分散媒中にコロイド次元の集合粒子が分散している系で，コロイド粒子と分散媒との相互作用が弱い疎液性コロイドである．粒子の周りには溶媒層がほとんど存在しない．

② 会合コロイド：ミセルコロイド：溶質分子がコロイド次元の会合体であるミセルをつくった溶液であり，均一相である．コロイド粒子と分散媒とが強く相互作用する親液性コロイド

である．分散媒が水であるとき，粒子は水分子と強く相互作用し，水和層を形成する．

③ 高分子溶液：分子コロイド：溶質1分子の大きさがコロイド次元であるために，溶液がコロイドの特性を示す．親液性コロイドである．

　コロイド粒子が分散して流動性を示すものを**ゾル** sol，コロイド粒子が接触しあって流動性を失った場合を**ゲル** gel という．

(2) コロイドの特徴ある性質

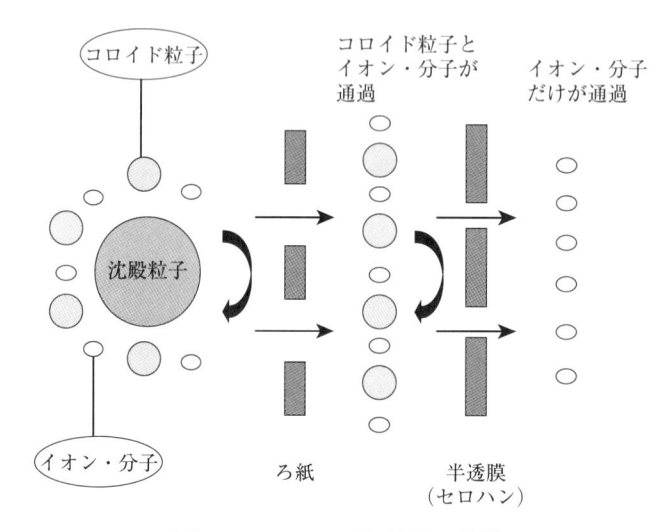

図 2・31　コロイド粒子の特徴

1）動的性質
ブラウン運動 Brownian motion：コロイド粒子は分散媒分子とたえず不規則な衝突による不規則な運動をしている．ブラウン運動は，コロイド粒子が浮上あるいは沈降せずに安定な分散系として存在する主因である．

2）光学的性質
チンダル現象 Tyndall phenomenon：コロイド粒子が光を散乱する現象をいう．
　コロイド溶液に可視光を照射すると光路が輝いて（溶液が濁って）見える．
　可視光のみでなく，レーザー光散乱や中性子散乱もコロイド粒子に特徴的である．

3）電気的性質
　コロイドに限らず，分散相粒子の表面に解離基がある場合やイオンが吸着すると帯電する．これを中和するために分散媒中の反対荷電のイオン（対イオン）が粒子表面に引き寄せられて**電気二重層** electrical double layer を形成する．この電気二重層は，反対荷電イオンが飽和した固定層

（シュテルン Stern 層）とその外側に対イオンが熱運動によって溶液中へ拡散しようとする拡散層からなる．このような構造は，粒子と分散媒の相対運動を伴う電気現象を起こす．コロイド粒子の有効電位はすべり面の電位である．ゼータ（ζ）電位と呼ぶ．

電気二重層の存在は，コロイド粒子の凝集を防ぎ，安定性に寄与する．

電位 ϕ_0/e になる粒子表面からの距離を電気二重層の厚さとする．

(3) コロイドの安定性

1) 安定性の要因

① コロイド分散系の安定性に影響を与える主な要因は，粒子の荷電状態，粒子表面に結合する溶媒層の比重，粘度である．

② ブラウン運動や沈降あるいは対流による粒子どうしの衝突により凝集すると，粒子は大きくなり沈殿する．

③ 親水性コロイドと疎水性コロイドでは電気的，構造的条件が異なるために，安定化の条件が異なる．

2) 疎水性コロイドの凝集

疎水性コロイド hydrophobic colloid はシュテルン層の水の吸着が少ないので，不安定であり，その表面の電荷の中和のみで粒子は凝集する．電荷による反発力により粒子の凝集は妨げられる．電解質を添加すると，粒子間の静電的反発を低下させ，凝集にはたらく．凝析という．

電解質は，イオンがコロイド粒子に吸着し電荷を中和する作用と，イオン強度の増大が電気二重層の厚さを減少させる作用をもつ．電解質添加により凝集する最小濃度は凝析価（凝集価，臨界凝集濃度）と呼ばれる．

Schulzu–Hardy の原子価法則：コロイドを凝集させる電解質の濃度は，コロイド粒子の表面電荷と反対符号のイオンの価数が大きくなると等比級数的に小さくなり，凝集力はイオンの価数や電荷とともに急激に増大する．

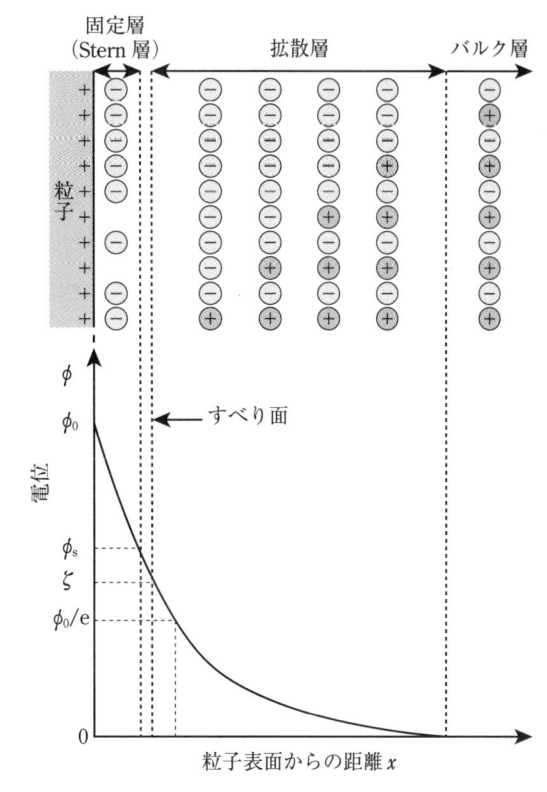

図 2・32　電気二重層

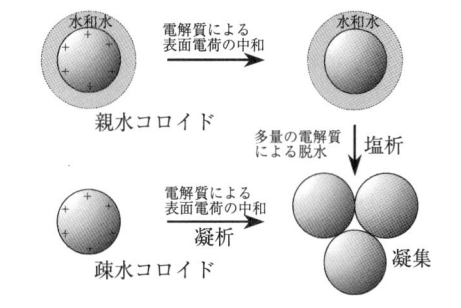

図 2・33　塩析と凝集

3) DLVO 理論

疎水性コロイドの2粒子間には静電反発力とファンデルワールス引力が作用する．互いの粒子間には反発力のポテンシャルエネルギーV_Rと引力のポテンシャルエネルギーV_Aがはたらき，その総和のポテンシャルエネルギーをV_Tとして図示される（図2・34）．原点近くに深い引力ポテンシャルの谷が存在し，中ほどの距離には反発力の高いポテンシャル障壁が存在する．比較的遠い距離に引力の浅い第2の極小が存在することがある．この位置で付着している粒子は，撹拌などの弱い力で容易に再分散できる可逆的な凝集である．このような集合体を**フロキュレート** flocculate あるいは**フロック** floc という．

① 水中で界面荷電をもつ2つの粒子が近づくと，粒子間に電気二重層の重なりが生じ，対イオンの濃度を増加させるためにまず反発エネルギーが生じる．

② 2つの粒子の接近に伴い中間領域で反発力が徐々に増加する．ポテンシャル障壁が大きければ，ファンデルワールス引力の作用する領域（第1の極小領域）に入ることなく，分散系は安定である．

③ この反発力に打ち勝ってファンデルワールス引力が作用する距離に近づくと2つの粒子は第1の極小状態に陥り，容易に不可逆的に凝集する．

④ ポテンシャル障壁が小さい場合は，粒子はゆっくりと凝集（緩凝集）する．

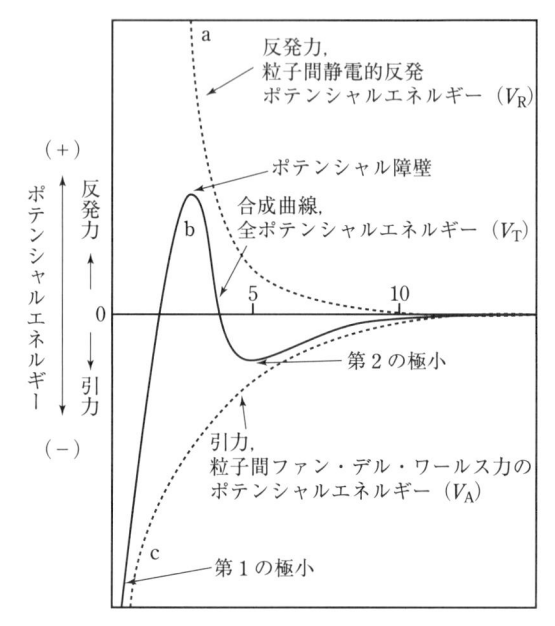

図2・34　分散粒子のポテンシャルエネルギーと粒子間距離

⑤ 電解質の高濃度添加によりイオン強度が増加し，界面電気二重層が圧縮されて薄くなることでV_Tがファンデルワールス引力のみで表される状態にまでV_R値が極度に減少すると，粒子はもう1つの粒子に向かって一方的に，そして近づくほど強く引き寄せられて急速に凝集（急凝集）する．

4) 親水性コロイドの凝集

親水性コロイド hydrophilic colloid は，コロイド粒子が水と強く相互作用した水和層を形成しており，粒子間には静電的反発力に加えて水和層による凝集の妨げ作用がはたらき，粒子は安定化される．

塩析 salting-out は，親水コロイドに多量の電解質を添加するとき，電解質が電荷の中和とと

もに粒子表面の水和水を取り去る（脱水する）ことで凝析することをいう.

ホフマイスター順列 Hofmeister series は，各イオンの塩析力に関する序列であり，離液順列 lyotropic series ともいう.

陽イオン： （1価） $Li^+ > Na^+ > K^+ > NH_4^+$　　　（2価） $Mg^{2+} > Ca^{2+} > Sr^{2+} > Ba^{2+}$

陰イオン： クエン酸イオン$^{3-}$＞酒石酸イオン$^{2-}$＞SO_4^{2-}＞酢酸イオン$^-$＞Cl^-＞Br^-＞NO_3^-

アルコールやアセトンの添加でも脱水和が生じる. この場合は比較的少量の電解質で凝集が起こる.

5）コアセルベーション

コアセルベーション coacervation とは，濃厚な親水性コロイド相が凝結・相分離することをいい，濃厚なコロイド相を**コアセルベート** coacervate という.

① 親水性のコロイド水溶液にエタノール，プロピレングリコールやアセトンなどの水と自由に混ざり合う溶媒を添加する. 脱水による分離で単純コアセルベーションという.

② 正と負に荷電した親水性コロイドどうしを混合する. コロイド間で電荷中和を起こし，相分離させる方法で複合コアセルベーションという.

親水性の高分子コロイドであるゼラチン溶液のコアセルベーションはマイクロカプセルの製法に応用される.

6）保護コロイド

疎水コロイドに親水コロイドが吸着することで，全体として親水コロイドの性質を示して疎水性コロイドが安定化されるとき，親水コロイドを**保護コロイド** protective colloid という.

保護コロイドとして用いられるものには，ゼラチン，血清アルブミン，カゼイン，デキストリン，カルボキシメチルセルロースナトリウム，ポリビニルピロリドンなどがある.

2・4・3　サスペンション（懸濁剤）とその安定性

サスペンション suspension（**懸濁剤**）は，液体分散媒中に不溶性固体粒子が均一に分散された粗大分散系で，粒子径の大きさは，通常 100 nm 以上である.

日本薬局方では，懸濁性点眼剤の粒子径を 75 μm 以下と規制している.

味の悪い不溶性医薬品の味の改善や皮膚あるいは粘膜への投与あるいは不溶性医薬品の非経口投与として利用され，内服剤，ローション剤，リニメント剤，注射剤，点眼剤がある.

（1）懸濁化剤

サスペンションでは，分散粒子の沈降を抑制したり，再分散を容易にするために**懸濁化剤** suspensifying agent が使われる.

① 固液界面張力を減少させ，固体粒子をぬれやすくするもの：界面活性剤
② 固液界面に吸着して，粒子間に静電的反発力を与えるもの：多価イオン
③ 分散媒の粘性を高めて沈降を抑制し，容器を振とうすることで直ちに再分散できるが，注射針を通ることやびん口から注ぐことが困難なほど粘性が高くないもの：粘稠剤

(2) 粒子の沈降

1) 自由沈降

　凝集することなく，大きな粒子から順に沈降し，底面部に沈積層を形成する．沈降速度は，一般には，ストークスの式（2・62式）で求められる．この沈積層は，粒子が密に詰まるために硬く，再分散させにくく，**ケーキ** cake と呼ぶ．この強固な沈積層の形成を**ケーキング** caking と呼ぶ．

2) 凝集沈降

　粒子が凝集しながら沈降し，時間経過とともに下降する明確な沈降面が確認できることも多い．凝集が系全体におよぶ足場構造を形成する場合は明確な沈降面が形成される．沈降は速く，ストークスの式を適用することができない．粒子の間隙に多量の液体が保有されて再分散させやすく，やわらかい構造の凝集体である**フロキュレート** flocculate あるいは**フロック** floc を形成する．この現象を**フロキュレーション** flocculation と呼ぶ．

　足場構造を形成するものに，ベントナイト，ビーガム，結晶セルロースなどがあり，これらの物質の添加は，分散質粒子の沈降を抑え，チキソトロピーを示し，再分散が容易になる．

(3) サスペンションの安定性

　サスペンションの物理的安定性は，分散粒子の粒子径に影響される．粒子が微細であるほど表面積が増大し，これに伴う表面自由エネルギーの増大により不安定になる．安定化するために総面積を減少させようと，界面エネルギーが凝集力としてはたらく．微細な粒子はその溶解度も大きくなるために消滅し，大きな粒子はより大きくなり，沈降しやすくなる．

(4) サスペンションの安定化

　サスペンションの安定化には，部分的あるいは制御された凝集とすることでケーキングを防ぐことが重要である．
① 分散相の沈降速度を小さくする．
　A. 分散相の粒子径を小さくする．
　B. 分散相と分散媒の密度差を小さくする．
　C. 分散媒の粘度を大きくする．
② 粒子表面に水和層を形成させ，分散系を安定化する．
　界面活性剤や親水性高分子を加える．

③　調節凝集 controlled flocculation

　電解質の添加により，ゼータ電位を調節して粒子を適度な凝集状態におく．

2・5　レオロジー

　レオロジーとは，物体に力を加えた際に生じる変形や流動を定量的に解析する学問である．レオロジーは，液体や半固形製剤（軟膏剤，懸濁剤・乳剤，パップ剤，ローション剤等）の物性，打錠時の粉体の圧縮成形性を調べるうえで重要である．

2・5・1　ニュートンの粘性の法則

　図 2・35 のように，液体の上下を 2 枚の板で挟み，上の板（面積 A cm^2）に力 F を加えて矢印の方向に引っ張ると，液体は下の板の距離に比例した速度で動く．つまり，下の板から r 離れたところの速度が v のとき，dv/dr を**ずり（せん断）速度 D** と呼ぶ．

$$D = \frac{\mathrm{d}v}{\mathrm{d}r}$$

　また，上の板に加えられた力は，面積 A に力 F を加えたので，単位面積あたりの力で表され，これを**ずり（せん断）応力 S** と呼ぶ．

$$S = \frac{F}{A}$$

　ニュートンは，ずり応力がずり速度に比例することを見出した．

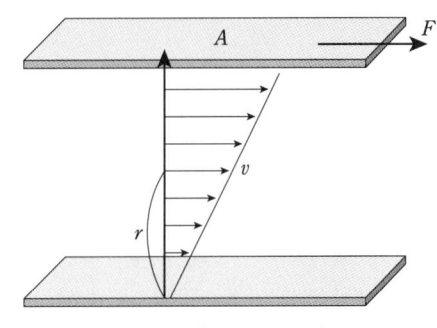

図 2・35　ずり（せん断）変形

$$S = \eta \cdot D$$

ここで，η は粘性率または**粘度**と呼ばれ，上の式は**ニュートンの粘性の法則**と呼び，これに従う液体を　**ニュートン流動液体**と呼ぶ．

　水，エタノール，グリセリン，オリーブ油，ヒマシ油などの液体は，ニュートンの粘性の法則が成立する．

　ずり速度 D を y 軸，ずり応力 S を x 軸に示したグラフを**流動曲線（レオグラム）**と呼び，流動曲線の傾きの逆数が粘度 η である（図 2・36）．

流動曲線	特徴
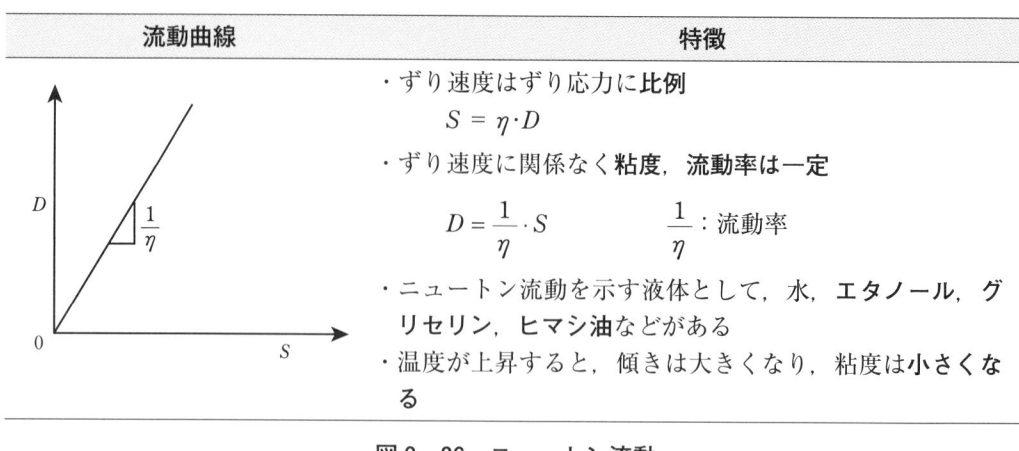	・ずり速度はずり応力に**比例** $$S = \eta \cdot D$$ ・ずり速度に関係なく**粘度，流動率は一定** $$D = \frac{1}{\eta} \cdot S \qquad \frac{1}{\eta}：流動率$$ ・ニュートン流動を示す液体として，**水，エタノール，グリセリン，ヒマシ油**などがある ・温度が上昇すると，傾きは大きくなり，粘度は**小さくなる**

図 2・36 ニュートン流動

粘度の単位はパスカル秒［Pa・s］となる．粘度を同温度のその液体の密度で除した値 ν を**動粘度**と呼び，その単位としては平方メートル毎秒［m²/s］が用いられる．

粘度は温度の影響を受ける．温度が高くなると粘度は低下する．粘度と絶対温度 T の関係式は，**Andrade の式**がある．

$$\eta = A \cdot e^{\frac{\Delta E}{R \cdot T}}$$

ここで，A は液体の分子量と分子容に依存する定数，R は気体の定数である．

2·5·2 非ニュートン流動

多くの高分子溶液や乳剤，懸濁剤，軟膏剤などではニュートンの粘性の法則に従わない．このような流動を**非ニュートン流動**と呼ぶ．

(1) 塑性流動（ビンガム流動）

塑性流動（ビンガム流動）とはずり応力が限界値になるまで流動は起こらず，それ以上になると流動曲線がニュートン流動のようにずり応力に比例して流動する（図2・37）．この限界値を**降伏値** S_0 という．このような液体では，凝集粒子が網目構造を保って固体のような挙動をするが，降伏値より大きなずり応力が加わると，この構造が破壊されニュートン流動に類似した流動を示す．

流動曲線	特徴
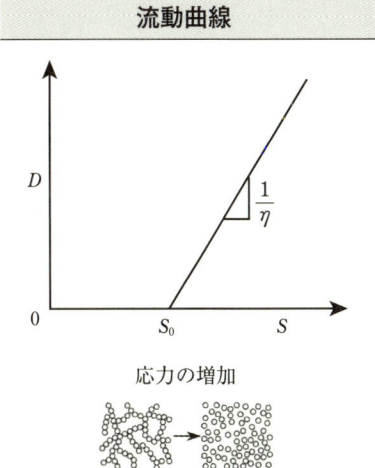	・**降伏値**を有する ・降伏値以上では，**ずり速度はずり応力に比例** ・降伏値以上では，**ずり速度に関係なく粘度，流動率は一定** ・温度が上昇すると，傾きは大きくなり，粘度は**小さくなる** ・塑性流動を示す流体として，**軟膏剤，チンク油，懸濁シロップ剤**などがある

図2・37 塑性流動

(2) 準塑性流動

　準塑性流動とは，塑性流動と同様に降伏値を有するが，降伏値以上のずり応力で流動曲線が上向きに曲がるような流動をいう（図2・38）．塑性流動では一定の粘度を示すのに対して，準塑性流動ではみかけの粘度が減少する．

流動曲線	特徴
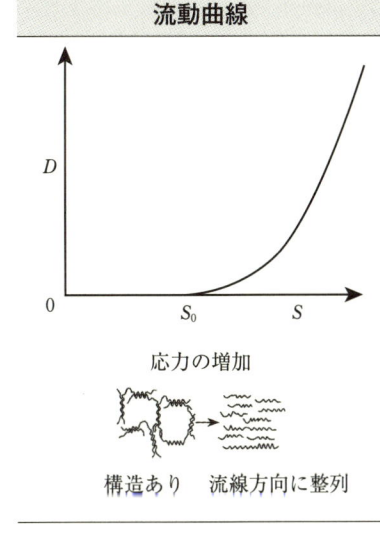	・**降伏値**を有する ・降伏値以下では，**流動しない** ・降伏値以上では，ずり応力の増加とともに，**粘度は低下する** ・準塑性流動を示す流体として，**メチルセルロース，カルメロースナトリウム**などの鎖状高分子の2〜3%前後の水溶液

図2・38 準塑性流動

(3) 準粘性流動

　準粘性流動とは，流動曲線が原点を通る上向きに曲がった曲線で表される流動である（図 2・39）．このような液体では，ずり応力が増加するにつれて流れの方向に分子の長軸を向けて整列する．

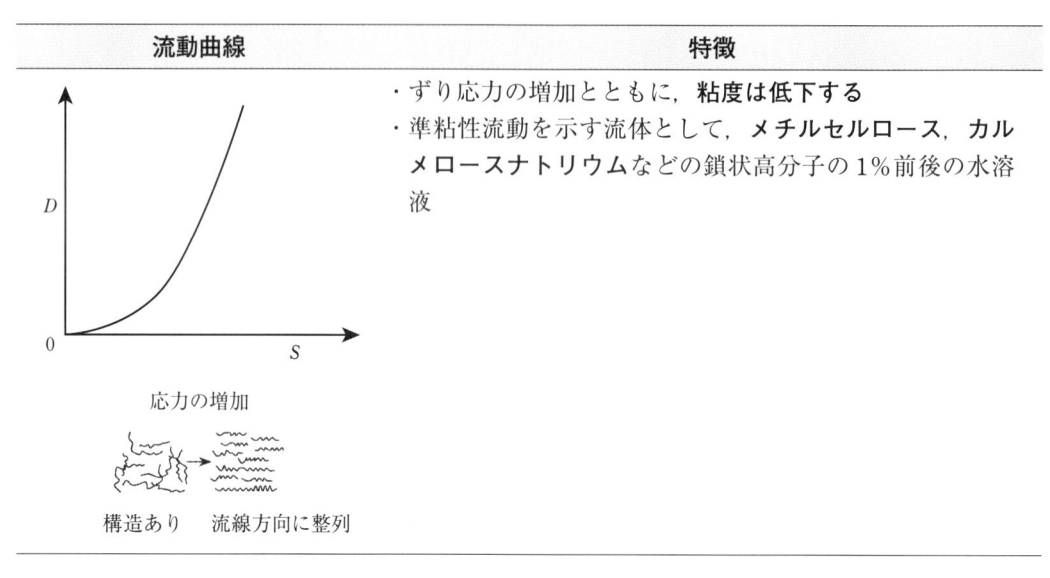

流動曲線	特徴
	・ずり応力の増加とともに，**粘度は低下する** ・準粘性流動を示す流体として，**メチルセルロース**，**カルメロースナトリウム**などの鎖状高分子の 1% 前後の水溶液

図 2・39　準粘性流動

(4) ダイラタント流動

　ダイラタント流動とは，流動曲線が原点を通り，ずり応力を増すにつれてみかけの粘度が増加する流動のことをいう（図 2・40）．ずり応力が加わらない静止状態では，粒子は最密充填に近い構造にあり，粒子間空隙は懸濁液中の分散媒で十分に満たされている．したがって，ずり応力が小さい場合には粒子の配列はほとんど乱されず，比較的流動しやすい．しかし，ずり応力が増加していくと粒子の配列状態が乱され，疎充填状態となり，固体のかさが増大する．そのため分散粒子間に新たにできた空間に分散媒が吸い込まれ，滑らかな流動を起こすのに必要な溶媒の量が不足し，全体が乾燥した状態になり，粒子間の摩擦が増大して強い流動抵抗が生じる．このような現象を**ダイラタンシー**という．

流動曲線	特徴
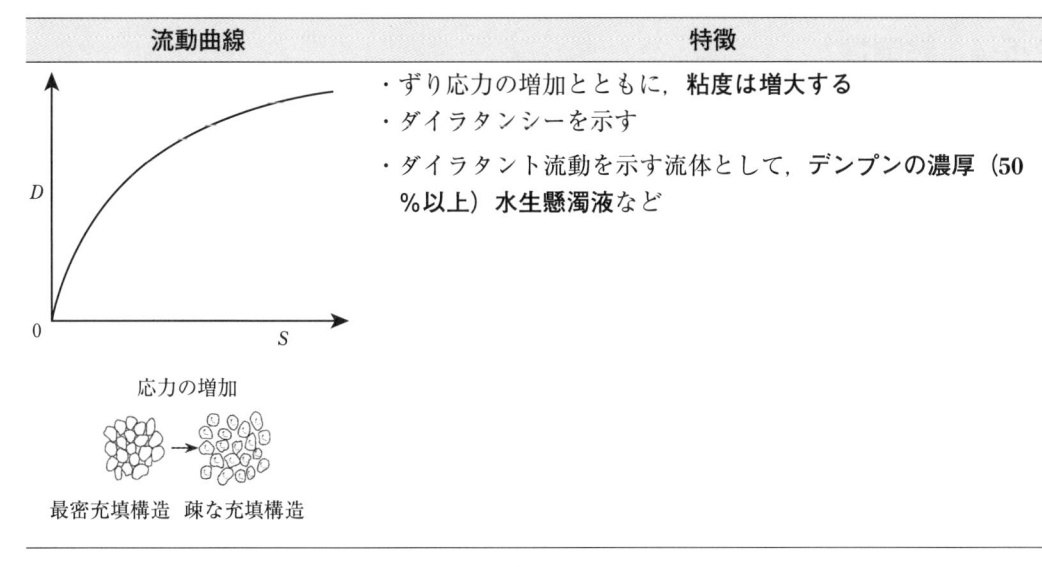	・ずり応力の増加とともに，**粘度は増大する** ・ダイラタンシーを示す ・ダイラタント流動を示す流体として，**デンプンの濃厚（50%以上）水生懸濁液**など

図2・40 ダイラタント流動

2・5・3 チキソトロピー

チキソトロピーとは，非ニュートン流動において，ずり応力を加えると**ゾル**（液体状）になり粘性が低下し，ゾルを等温下で放置するとき，ゆるやかに粘性も回復し元の**ゲル**（固体状）に回復する現象のことをいう．

チキソトロピーを示すレオグラムでは，S が降伏値S_0 より小さい場合，液体中の網目構造が破壊されず流動が起こらないが，ずり応力をS_0 より大きくなると網目構造が破壊されAからBへの上昇曲線を示し，続いて応力を取り除くとBからAへの下降曲線を示す．網目構造の回復が十分に速ければ，AからBとBからAは同じ流動曲線となるが，破壊された構造がすぐには元の状態にならず，ゆるやかに修復される場合，下降曲線は上昇曲線の**左側**に現れる曲線となる．この曲線を**ヒステリシスループ**という（図2・41）．このループの面積が大きいほどチキソトロピーが強い．

油性点眼液や油性懸濁注射液はチキソトロピーの現象を利用した製剤で，これらの製剤は静置すればゲルに，振とうすればゾルになるので，局所への貯留性がよく，薬効が持続化する．

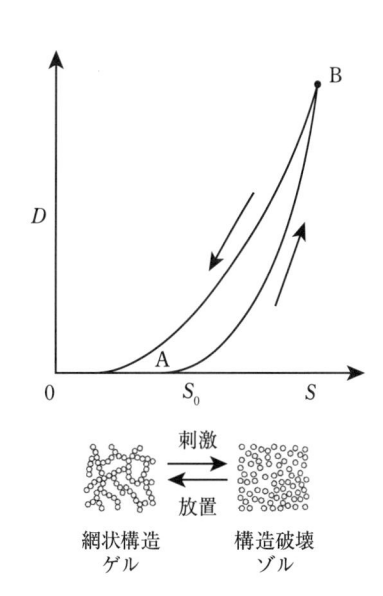

図2・41 ヒステリシスループ

2·5·4　粘弾性

　濃厚な分散系は**粘性**（流動性）と**弾性**（応力を取り除くと元に戻る）の両方の性質をもっている．このような2つの性質を有する物質を粘弾性物質という．

　粘弾性は，フックの法則に従う**スプリング（バネ）**とニュートンの粘性法則に従う**ダッシュポット**を組み合わせて表すことができる（図2・42）.

　スプリングとダッシュポットに力 W を t_1 で荷重し，t_2 でその力を除いたときの伸びを示すと次のようになる．

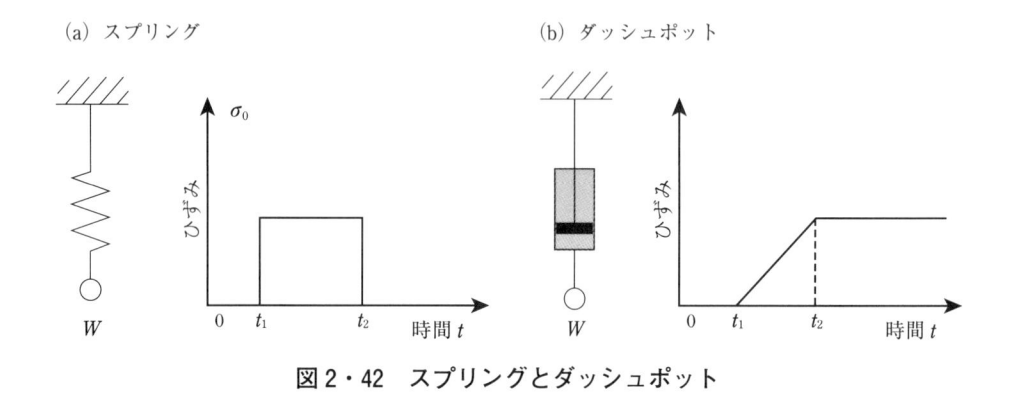

図 2・42　スプリングとダッシュポット

（1）　マックスウェルモデル

　スプリングとダッシュポットをそれぞれ1個ずつ**直列**に組み合わせたモデルである（図2・43）.

1）ひずみ一定における応力の変化

　マックスウェルモデルに応力 W を加え，固定したとき，この応力は時間経過とともに指数関数的に徐々に減少する．この現象を**応力緩和**という．このモデルでは，引っ張った直後にスプリングがはたらいて弾性的な挙動を示すが，時間がたつとダッシュポットがはたらき，応力が次第に減少する（緩和時間 τ）.

2）応力一定におけるひずみの変化

　t_1 において応力 W を加えると，瞬間的にスプリングが伸び，時間経過とともにダッシュポットのひずみ γ が現れる．

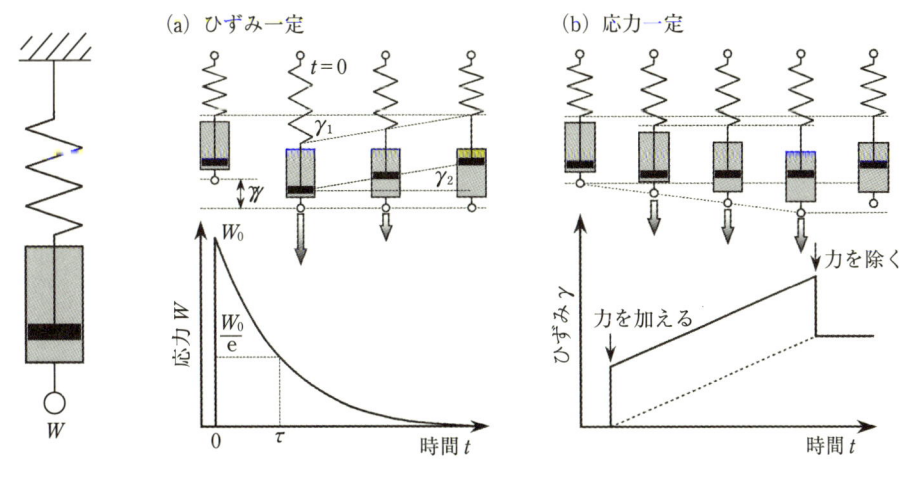

(a) ひずみ一定 (b) 応力一定

図2・43 マックスウェルモデルにおける挙動

(2) フォークトモデル

スプリングとダッシュポットをそれぞれ1個ず
つ**並列**に組み合わせたモデルである（図2・44）.

応力一定におけるひずみの変化

一定の応力 W を時間 t_1 で加えたとき，ひずみ
が時間経過とともに増加し，一定のひずみで停止
する．この現象を**クリープ**という.

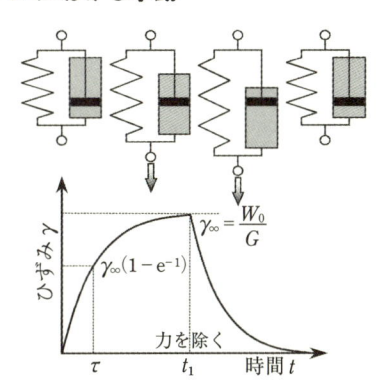

図2・44 フォークトモデルの挙動

2・5・5 レオロジー的性質の測定装置

レオロジーの測定装置は，試料の形態，測定目
的に応じて選択される．粘度測定には**回転粘度計**，
毛細管粘度計が用いられる．軟膏，クリームなど
の半固形製剤の硬さの評価は**ペネトロメーター**，
カードテンションメーター，延びの評価は，**スプ
レッドメーター**が用いられる.

(1) 液体のレオロジー的性質（粘度）測定法

1) ニュートン液体

毛細管粘度計は，一定の体積の液体が毛細管を
流下する時間から**動粘度**を求める方法であり，比較的粘度の低いニュートン液体に適用される.

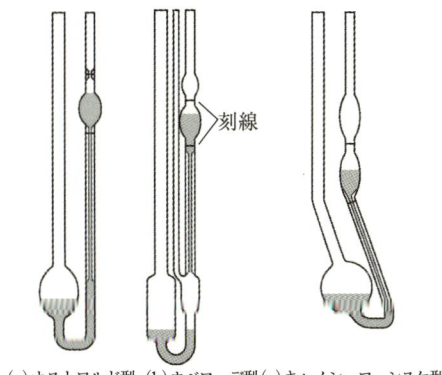

(a)オストワルド型 (b)ウベローデ型 (c)キャノン－フェンスケ型

図2・45 毛細管粘度計

オストワルド型と**ウベローデ型**がよく知られている（図2・45）．毛細管粘度計で直接測定される粘度は動粘度であるが，その温度における試料の密度の値をかければ，粘度を算出することができる．

2）非ニュートン液体

回転粘度計は，液体の中に入れた円柱形または円すい形のローターを回転させて，ローターにはたらく流体の粘性抵抗により生じるトルクからの粘度を求める方法である（図2・46）．共軸二重円筒形（クエット型，グリーン型），単一円筒形（ブルックフィールド型），円すい－平板型（コーンプレート型）などがある．回転粘度計は，ずり応力あるいはずり速度を変えて粘度の測定ができるので，ニュートン液体，非ニュートン液体のいずれにも適用できる．

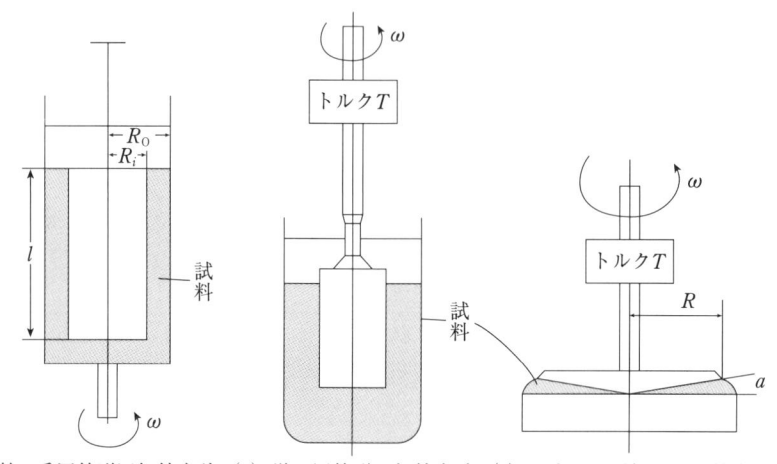

(a) 共軸二重円筒形回転粘度計　(b) 単一円筒形回転粘度計　(c) 円すい—平板形回転粘度計

図2・46　回転粘度計 [1]

表2・12　液体のレオロジー測定装置

粘度計	測定目的	試料の形態
回転粘度計		
・共軸二重円筒形（**クエット型**）	粘度	非ニュートン液体
・単一円筒形（ブルックフィールド型）		ニュートン液体
・円すい－平板形（コーンプレート型）		
毛細管粘度計	動粘度	ニュートン液体
・ウベローデ		

(2) 軟膏剤のレオロジー的性質 (硬さ・延び) 測定装置

1) ペネトロメーター (針入度計)

針の侵入 (硬さ) を測定する.

2) カードテンションメーター

可動台板に試料をのせ, 一定速度で上昇させ, 懸垂状態にある感圧軸を試料中に侵入させ, 硬さを測定する.

3) スプレッドメーター

2枚の平行な板の間に試料をはさみ, 一定の力で押したときの広がりから展延性 (延び) を測定する.

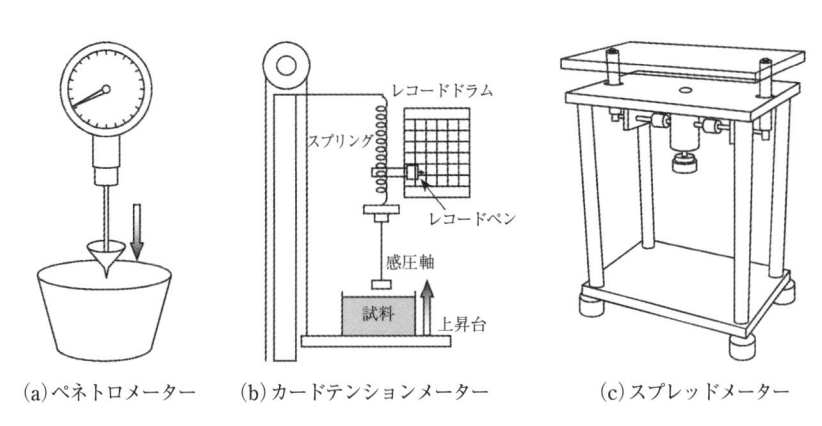

(a)ペネトロメーター　(b)カードテンションメーター　(c)スプレッドメーター

図2・47　製剤のレオロジー測定装置

2・6 粉体の科学

2・6・1　粉体粒子の物理化学的性質

(1) 粒子密度

粒子密度とは粒子の質量を粒子の体積で除した値であるが, 粒子には固くなめらかなものや, 粗く多孔性であるものがあり, **密度** (＝質量／体積) を表示する場合には注意しなければならない.

1) 真密度

粒子内空隙をすべて取り除いた状態の物質そのものの密度をいい, 粒子質量を実質の体積で除した値で示す.

2）粒子密度

粒子内部の空隙や細孔を含んだ粒子体積より求めた密度.

3）かさ（みかけ）密度

粒子内空隙, 粒子間空隙を含めた粒子群のみかけ上の密度（粉体を一定体積の容器に充填したときのかさ体積と粉体重量から求めた密度）.

(2) 粒子径

1）幾何学的粒子径

① 顕微鏡法

光学顕微鏡あるいは電子顕微鏡を用いて, 顕微鏡の視野内で直接1個ずつ粒子の形状と大きさを観察する方法である. この方法では, 個数基準の粒子径が得られる. 測定の仕方の違いにより次のように分類される（図2・48）.

A.　**グリーン径**（フェレー径）：定方向平行線間距離

　　一定方向の2つの平行線で粒子をはさみ, その平行線の間隔を粒子径として表したもの.

B.　**マーチン径**：定方向面積2等分線間距離

　　粒子の投影面積を二等分する線分の長さを粒子径として表したもの.

C.　**ヘイウッド径**：投影面積円相当径

　　粒子の投影面積と同じ面積を持つ円の直径で粒子径として表したもの.

D.　**クルムバイン径**：定方向最大径

　　各粒子の最大径を粒子径として表したもの.

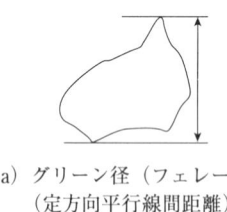
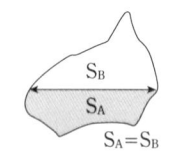

(a)　グリーン径（フェレー径）　　　(b)　マーチン径
（定方向平行線間距離）　　　　　　（定方向面積2等分線間距離）

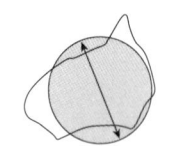
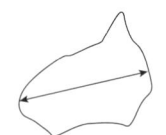

(c)　ヘイウッド径　　　　　　　　(d)　クルムバイン径
（投影面積円相当径）　　　　　　　（定方向最大径）

図2・48　粒子径の定義

② ふるい分け法

目開きの異なる一連のふるいを重ねて粉体をふるい分けした後，各ふるいの網上に留まった粉体質量を読み取ることにより粒子径を測定する方法（図2・49）．この方法では，質量基準の粒子径が得られる．

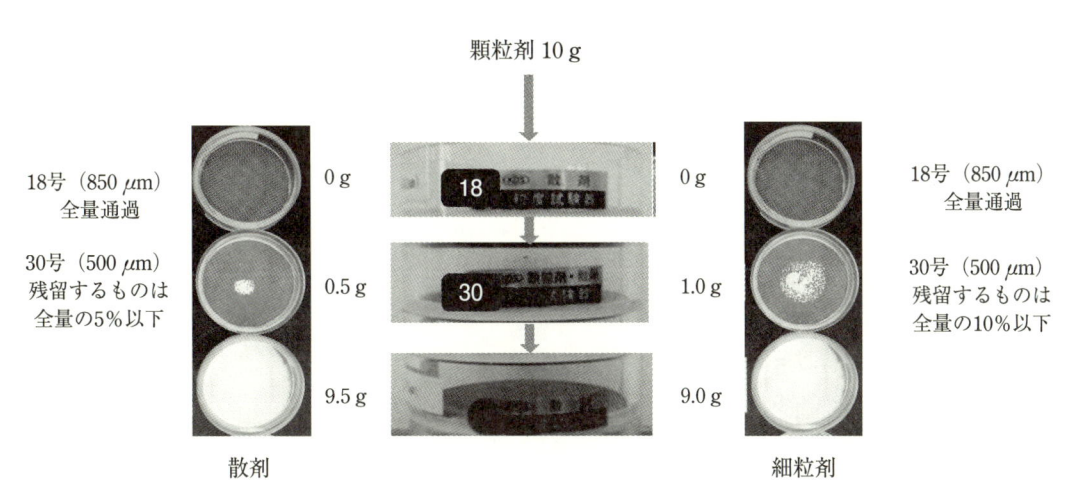

散剤と称することができるもの：18号ふるいを全量通過し，30号ふるいに残留するものが全量の5%以下（ただし，17局までの経過措置.）

細粒剤と称することができるもの：18号（850 μm）ふるいを全量通過し30号（500 μm）ふるいに残留するものは全体の10%以下

図2・49 製剤の粒度の試験法

③ コールターカウンター法

分散粒子が，細孔を通過する際に粒子の体積に相当する電解質が排除されるため，電気抵抗値が変化する．それをデータ化することにより粒子径を測定する方法（図2・50）．この方法では，個数基準または体積基準の粒子径が得られる．

2）有効粒子径

① 沈降法（ストークス式）

分散媒中を沈降する粒子の沈降速度を利用して，粒子径 d を求める方法．粒

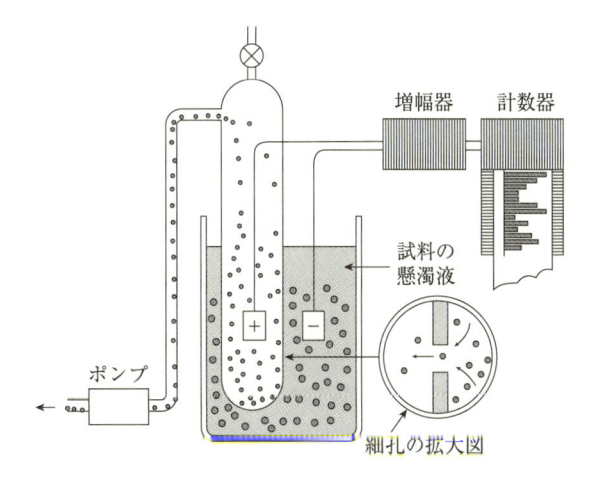

図2・50 コールターカウンターの原理図

子を球とみなし，個々の大きさや密度，形状に応じた速度で等速沈降し，その沈降速度を測定する．重力場でストークスの抵抗法則に従って沈降する球状粒子の運動方程式は以下のように表すことができる（ストークス式）．

$$V = \frac{h}{t} = \frac{d^2 \cdot (\rho - \rho_0) \cdot g}{18 \times \eta_0}$$

ここで, V は沈降速度, ρ は粒子の密度, ρ_0 は分散媒の密度, d は粒子径, η_0 は分散媒の粘度, g は重力加速度, h は時間 t の間に粒子が沈降する距離である. この方法では, 質量基準の粒子径が得られる.

測定には, **アンドレアゼンピペット**や**沈降天秤**を用いる(図2・51). 原理的には**一斉沈降法**と**分散沈降法**がある.

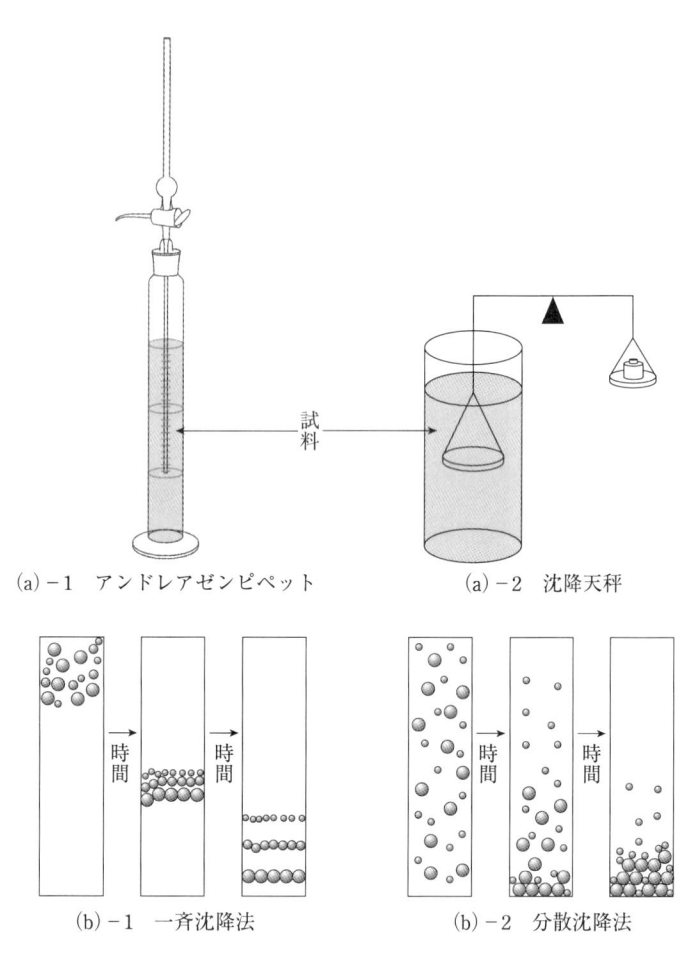

(a)-1 アンドレアゼンピペット

試料

(a)-2 沈降天秤

(b)-1 一斉沈降法

(b)-2 分散沈降法

図2・51 沈降法の模式図

表2・13 沈降法のまとめ

ストークス式について

1. 粒子径 d に関するまとめ
   ① $1\,\mu\mathrm{m} \sim 100\,\mu\mathrm{m}$ であること
   ② $1\,\mu\mathrm{m}$ 以下の場合, **ブラウン運動**により沈降できない
2. 沈降速度 V に関するまとめ
   ① 加速度 0(等速沈降)であること
   ② 沈降速度は粒子径の2乗に**比例**
   ③ 沈降速度は粘度に**反比例**
3. 沈降時間 t に関するまとめ
   ① 沈降時間は粒子径の2乗に**反比例**
   ② 沈降時間は粘度に**比例**

3) 比表面積平均径

比表面積 S_w は，単位質量または単位体積あたりの粉体の表面積である．**空気透過法**，**ガス吸着法**で求めた比表面積 S_w より，次の式を用いて平均粒子径 d_{vs} を求める．

$$d_{vs} = \frac{\kappa}{\rho \cdot S_w}$$

ここで，ρ は試料の密度，κ は比表面積形状係数（球形では $\kappa = 6$）である．

① 空気透過法（Kozeny-Carman 式）

粉体層中を流れる空気の透過性から Kozeny-Carman 式を用いて，粉体の比表面積 S_w を算出し，平均粒子径 d_{vs} を求める方法．

② ガス吸着法（Langmuir 式・BET 式）

一定温度のもと，断面積既知の気体分子（窒素，アルゴン）を吸着させて，その単分子層吸着量から比表面積 S_w を求める．

$$S_w = \frac{V_m \cdot A \cdot N}{M}$$

ここで，V_m は単分子層吸着量，A は吸着分子の断面積，N はアボガドロ定数（$6.02 \times 10^{23}\,\mathrm{mol^{-1}}$），$M$ は標準状態での気体のモル容積（22.4 L/mol）である．

一般的には，単分子層吸着が起こる Langmuir 型，多分子層吸着が起こる Brunauer-Emmett-Teller（BET）型などが知られている（図 2・52）．

(a) 単分子層吸着	(b) 多分子層吸着
気体が粒子表面に単分子層となって吸着する. ラングミュア（Langmuir）式に従う.	Brunauer, Emmett, Teller は粒子表面には, むき出しの部分や2分子以上の多分子吸着層もあると仮定して BET 式を導いた.

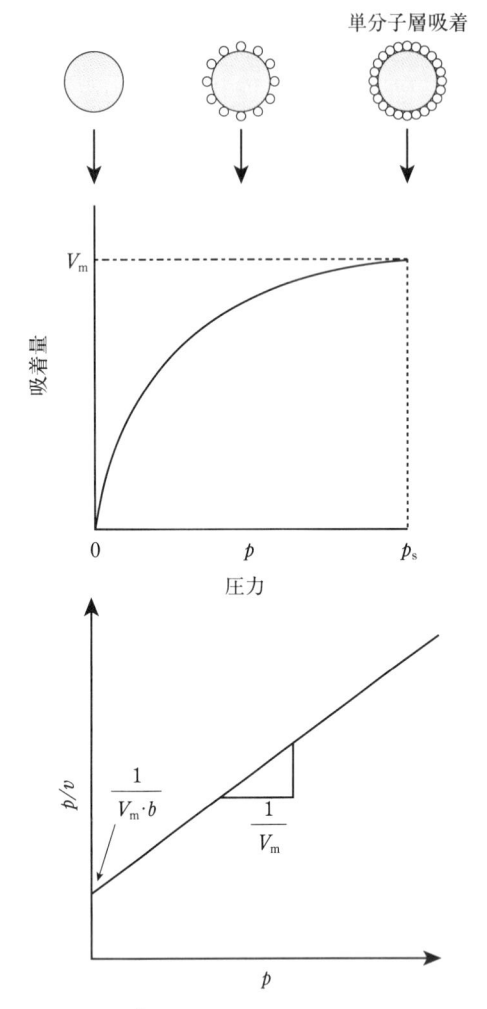

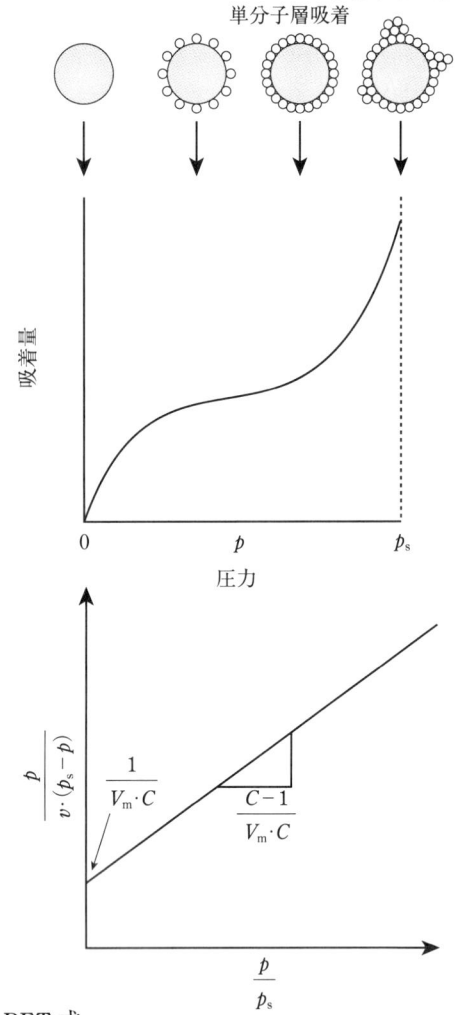

Langmuir 式

$$\frac{p}{v} = \frac{1}{V_m \cdot b} + \frac{p}{V_m}$$

v：気体の吸着量

p：気体の圧力

V_m：気体の単分子層吸着量

b：吸着の強さに関する定数

BET 式

$$\frac{p}{v \cdot (p_s - p)} = \frac{1}{V_m \cdot C} + \frac{C-1}{V_m \cdot C} \cdot \frac{p}{p_s}$$

v：気体の吸着量

p：気体の圧力

p_s：気体の飽和蒸気圧

V_m：気体の単分子層吸着量

C：吸着熱に関する定数

図 2・52　単分子層吸着量の求め方

(3) 粒度分布

　粉体を構成する粒子は多数の粒子から構成されており，ある粒子径を中心に分布がみられ，これを粒度分布という（図2・53）．粒度分布を表す代表値として，平均粒子径，モード径，メジアン径がある．モード径は最頻値の粒子径であり，メジアン径は中央値（測定値を大きさの順に並べたときの中央値）の粒子径である．個数を基準とした個数分布曲線と質量（体積）を基準とした質量（体積）分布曲線と比較すると，質量分布曲線の方が大粒子径側へシフトする．

　粒度分布曲線から得られる平均粒子径より大きい粒子と小さい粒子が同じ割合で分布するとき，正規分布となる．しかしながら，粉体では左右対称の粒度分布をとることはほとんどなく，大きな粒子側へシフトする粒度分布をとることが多いため，対数正規分布に従うことが多く，その分布の幅は幾何標準偏差で表す．

　粒子径を測定する方法として，顕微鏡法，ふるい分け法，コールターカウンター法，沈降法，空気透過法，ガス吸着法がある（表2・14）．

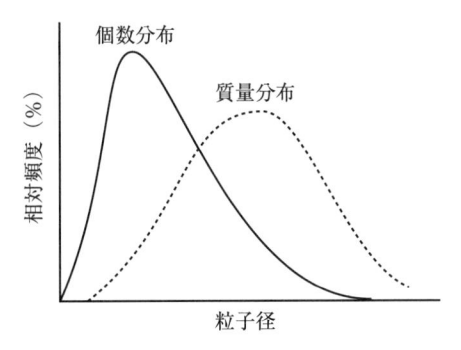

・個数分布曲線が得られる測定法
　　顕微鏡法，コールターカウンター法
・質量分布曲線が得られる測定法
　　ふるい分け法，沈降法

図2・53　粒度分布曲線

表2・14　粒子径測定法

① 粒度分布を 　求められる測定法	顕微鏡法	個数基準
	ふるい分け法	質量基準
	コールターカウンター法	個数基準
	沈降法	質量基準
② 粒度分布を 　求められない測定法	空気透過法	平均径
	ガス吸着法	平均径

2·6·2 粉体の物理化学的性質

(1) 充塡性

充塡性は，カプセル充塡，錠剤製造時における製剤原料の臼への充塡など，製剤工程上，重要な粉体の性質である．充塡性の良し悪しを判断する因子として，飛散性，みかけ比容積，みかけ密度および空隙率がある．

表 2・15　充塡性

粒子径	飛散性	みかけ比容積	みかけ密度	空隙率	充塡性
小	大きい	大きい	小さい	大きい	悪い
↓	↑	↑	↓	↑	↓
大	小さい	小さい	大きい	小さい	良い

1）みかけ比容積とみかけ密度

みかけ比容積 V_s は，単位質量（1 g）あたりのみかけ体積で次のように表される．

$$V_s = \frac{V_b}{W} = \frac{1}{\rho_b}$$

ここで，W は粉体の質量，ρ_b はみかけ密度，V_b はみかけ体積である．

一般に，粒子径が小さくなると，みかけ比容積は大きくなり，飛散性も大きくなる．みかけ比容積は**みかけ密度**と反比例の関係であるため，みかけ比容積が大きくなるとみかけ密度は小さくなる．

2）空隙率

空隙率 ε は，粉体層のみかけ体積に対する空隙の占める割合で表される．空隙率 ε は，次式により算出される．

$$\varepsilon = \frac{V_b - V}{V_b} = 1 - \frac{\rho_b}{\rho}$$

ここで，V は真の体積，ρ は真の密度である．

一般に，粒子径の小さい粉体は，粒子径の大きい粉体に比べ，粒子の自重が小さいこと，付着凝集性が大きいことにより空隙率は大きくなる．しかし，粉体が充塡された容器に振動，衝撃やタッピング（繰り返し落下）を加え空隙率を測定すると，かさが減少し空隙率は低下する．

(2) 流動性

流動性は，固形製剤を製造するうえで重要な性質である．流動性の良し悪しを判断する因子として，付着凝集性，安息角，オリフィスからの流出速度および粒子表面の摩擦力などがある．

表2・16　流動性

粒子径	付着凝集性	安息角	オリフィスからの流出速度	流動性
小	大きい	大きい	遅い	悪い
↓	↑	↑	↓	↓
大	小さい	小さい	早い	良い

1）安息角

安息角 θ は静止した粉体層の表面が水平面となす角度で表される．安息角が小さいものほど流動性はよい．安息角 θ は次式で求められる．

$$\tan\theta = \frac{h}{r}$$

粒子径が小さくなると安息角が増大する．粒子径が約 $100\,\mu\mathrm{m}$ 付近より急に増大する．

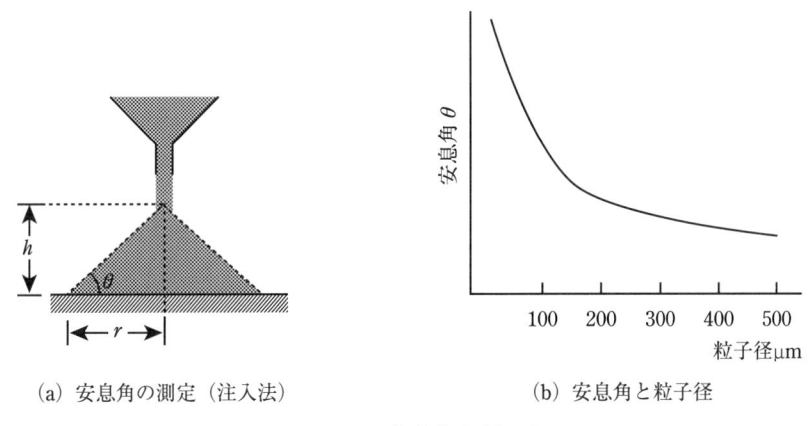

(a) 安息角の測定（注入法）　　　　(b) 安息角と粒子径

図2・54　安息角と粒子径

2）オリフィスからの流出速度

オリフィス流出法では，容器の底部に取り付けた出口の小孔（オリフィス）から粉体を流出させ，その流出速度から流動性を測定する．小孔径が小さく，オリフィスからの流出する速度が大きい粉体ほど流動性がよい．

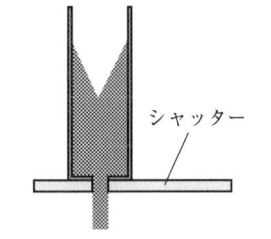

シャッター

図2・55　オリフィス流出法

3）内部摩擦係数

粉体せん断セルにおいて，静止した粉体層に一定の**垂直応力** σ をかけ，横方向に**せん断応力** τ をかけると，ある値以上で粉体が滑り出す（図2・56）．一般に，τ と σ の間には次のクーロンの式が成立する．

$$\tau = \mu \cdot \sigma + C$$

ここで，μ は**内部摩擦係数**，C は付着力を示し，これらの大きさにより流動性を評価できる．μ や C の値が小さいほど流動性がよい粉体であるといえる．

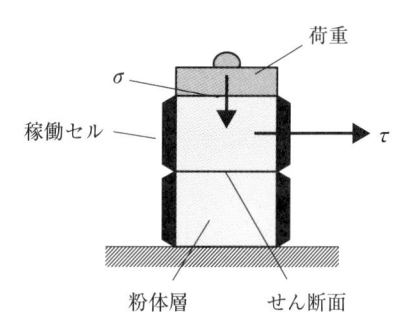

図 2・56 粉体せん断セル

4）流動性の改善

① 粒子径の増大化

粒子径が小さくなると，粒子間の付着・凝集性などの影響により急激に安息角が増大する．

② 粉体中の含水量

含水量が増大すれば，粉体の付着・凝集性が増大し，安息角が増大する．

③ 滑沢剤の添加

滑沢剤（ステアリン酸マグネシウム等）を 1～2％程度混合すると安息角が減少する．しかし滑沢剤をそれ以上に添加すると，逆に安息角が増大する傾向がある（図 2・57）．

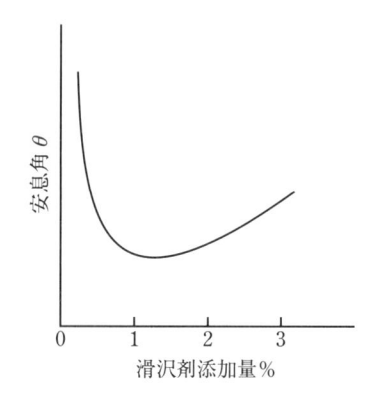

図 2・57 滑沢剤の効果

2・6・3 粉体のぬれと吸湿性

（1）ぬれと接触角

粉体の**ぬれ**は，錠剤や顆粒剤などの崩壊や溶解現象に関係する重要な特性値である．

ぬれの度合いは液体と固体が接触する角度（接触角：θ）で表される（図 2・58）．

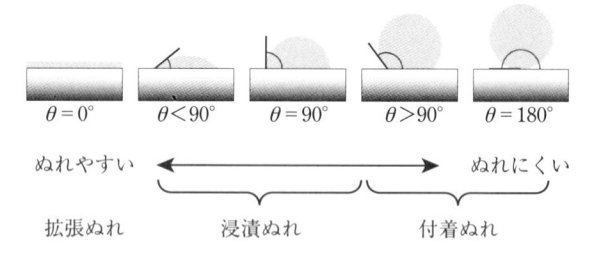

図 2・58 ぬれと接触角

1）ぬれの分類

表 2・17 ぬれの分類

拡張ぬれ	$\theta = 0°$ のとき起こる．	ガラス面をアルコールが薄膜状に広がる状態．
浸漬ぬれ	$0° < \theta \leqq 90°$ のとき起こる．	紙や布を液体中に浸した場合，毛細管を伝わって液体が固体表面をぬらしていく状態．
付着ぬれ	$90° < \theta \leqq 180°$ のとき起こる．	ガラス面上の水銀のように，固体の表面に液体が付着している状態．

2) Young の式

液体を固体表面に滴下した場合，固体の表面張力 γ_S と液体の表面張力 γ_L，固液 - 液体間の界面張力 γ_{SL} 間に Young の式が成り立つ（図2・59）．

$$\gamma_S = \gamma_{SL} + \gamma_L \cdot \cos\theta$$

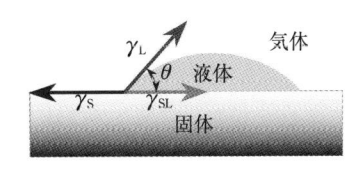

θ：接触角
γ_S：固体の表面張力
γ_L：液体の表面張力
γ_{SL}：固体 - 液体間の界面張力

図2・59　固体表面の液滴

3) 毛管法（ぬれの測定）

毛管法では，毛細ガラス管の下端を浸透性のよい布で閉じ，粉体を充填してシャーレ状の容器に漬け，毛細管現象により粉体層に浸透する液体の移動速度および距離を測定する（図2・60）．

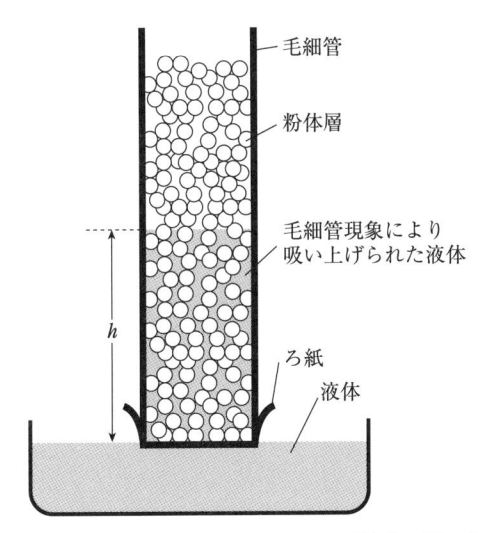

液体上昇距離と接触角の間には，次の**ウォッシュバーン Washburn の式**が成立する.

$$h^2 = \frac{r \cdot \gamma_L \cdot \cos\theta}{2\eta} \cdot t$$

h：t 時間における液体上昇距離
r：粉体層内の毛管半径
γ_L：液体の表面張力
η：液体の粘度

図2・60　毛管法

(2) 吸湿性

吸湿とは，粉体が空気中の水分を吸着することをいう．吸湿性の大きな粉体は，流動性や安定性の低下を起こしやすい．吸湿性は，水溶性粉体の吸湿性と水不溶性粉体の吸湿性に大別される．

1) 吸湿平衡曲線と臨界相対湿度

吸湿平衡曲線とは，**相対湿度**と粉体の水分含量との関係をグラフに表したものである（図2・61）．相対湿度 RH は次の式にて定義される．

$$\text{RH}（\%）= \frac{t℃における大気中の水蒸気圧［P］}{t℃における飽和水蒸気圧［P_0］} \times 100$$

水溶性粉体では，ある相対湿度まではほとんど吸湿しないが，それ以上になると急激に吸湿量

が増大する．この立ち上がりの点を**臨界相対湿度**（**CRH**：critical relative humidity）という．CRH 以上になると急激に吸湿量が進行するため潮解し，溶液状となる．CRH は水溶性物質に固有の値であり，値が小さいほど吸湿しやすい．

　水不溶性粉体や高分子類は，相対湿度の変化とともに平衡吸湿量も徐々に増加するが，CRH は観測されない．

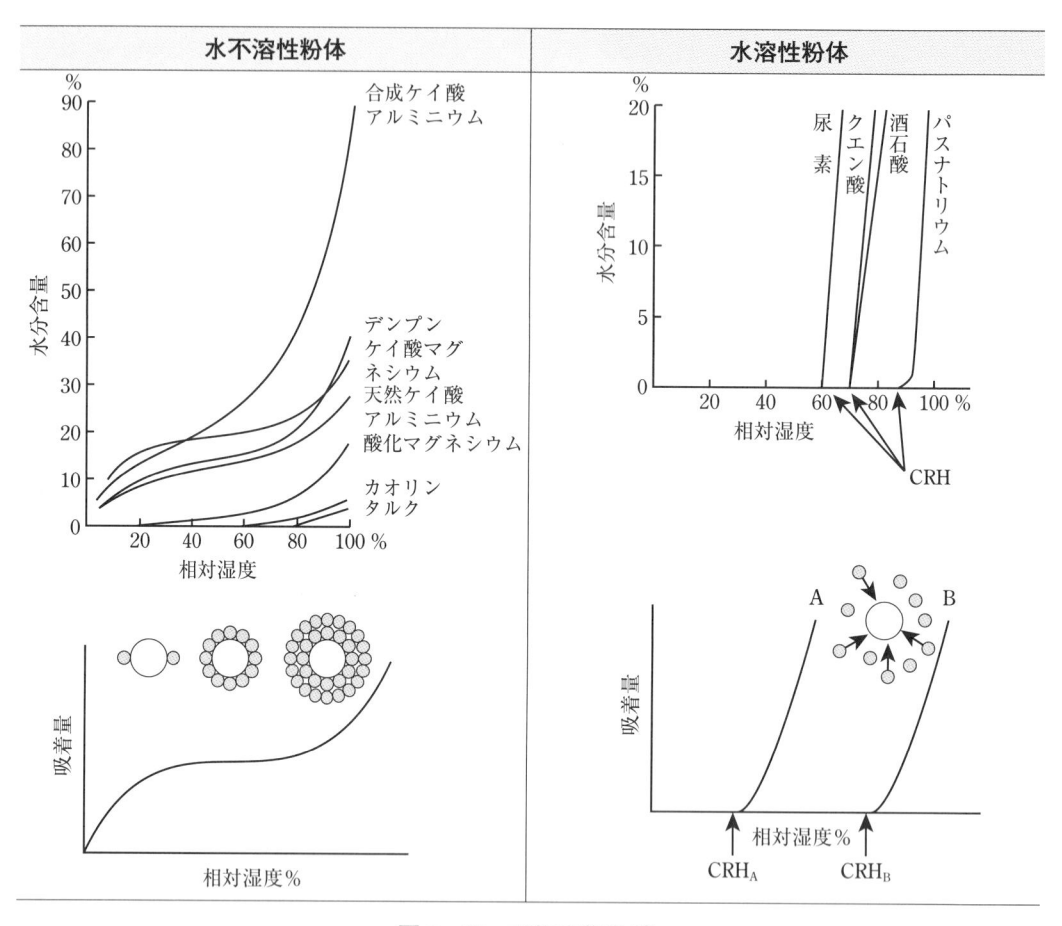

図 2・61　吸湿平衡曲線

2）エルダーの仮説

　2 種類の水溶性粉体どうしを混合した場合，混合物の CRH は低下し，吸湿しやすくなる．この場合，「混合物の CRH は，個々の成分の CRH の積に等しい」という**エルダーの仮説**が成立する．

$$CRH_{AB} = CRH_A \times CRH_B$$

ここで，CRH_{AB} は混合物の CRH，CRH_A は粉体 A の CRH，CRH_B は粉体 B の CRH である．ただし，エルダーの仮説の成立条件は，混合物はすべて水溶性物質であり，共通イオンは存在しな

いこと，複合体の生成による溶解度の変化がないこと，混合物は反応しないことである．また，エルダーの仮説は混合比には無関係である．

2・7　製剤からの薬物溶出

2・7・1　薬物の溶解度

　溶解とは，液体（溶媒）に他の物質（溶質）が分子やイオンの形で均一に分散することをいい，溶解によって生じる均一な混合液を溶液という．また，一定の温度で一定量の溶媒に溶ける溶質の最大量を**溶解度**という．通常溶媒 100 g に溶ける溶質の質量で表す．

（1）温度と溶解度

　固体を溶解させたときの固体の溶解度に及ぼす温度の影響について考えてみる．ある固体を溶液に溶解させたときの**溶解熱**を ΔH_s とし，溶質の溶解度をある温度 T におけるモル分率 x で示したとき，この固体の溶解度と溶解熱との関係は次式で表される．

$$\frac{\mathrm{d} \ln x}{\mathrm{d} T} = \frac{\Delta H_s}{R \cdot T^2}$$

ここで，R は気体定数である．この式を積分形で表し，C を定数とすると，

$$\ln x = C - \frac{\Delta H_s}{R \cdot T}$$

で表され，溶解度に関する**ファントホッフの式**と呼ばれる．温度 T_1, T_2 における溶解度を x_1, x_2 とすると次の式が得られる．

$$\ln \frac{x_2}{x_1} = \frac{\Delta H_s}{R} \cdot \left(\frac{1}{T_1} - \frac{1}{T_2} \right)$$

が得られ，固体の溶解熱 ΔH_s が既知の場合，温度 T_1 における溶解度 x_1 がわかれば，温度 T_2 における溶解度を求めることができる．

（2）溶解度に影響を与える因子

1）結晶形の違い

　化学構造が同じであっても，分子が規則正しく並んでできた結晶形とバラバラに分子が集まってできた無晶形では溶解度が異なり，**無晶形**は溶解度が高くなる．

　また，結晶構造の異なる**結晶多形**が存在する場合，**準安定形**の結晶は**安定形**に比べ，融点が低く，融解エンタルピーが小さいため溶解度が高くなる．

　さらに，**無水物**は**水和物**に比べ一般的に不安定であるため，無水物の溶解度は水和物に比べ高くなる．

表2・18　溶解度と結晶構造

無晶形＞結晶形

結晶多形が存在する場合

	準安定形	安定形
融点	低い	高い
融解エンタルピー	小さい	大きい
溶解度	高い	低い

無水物＞水和物

2）誘電率の影響

誘電率が大きいほど，静電的引力が小さくなり，電解質は溶解しやすくなる．

3）pH の影響

溶質が弱酸または弱塩基の場合，電離によって生じるイオンは水への溶解度が高い．弱酸または弱塩基の溶解度は pH の影響を受ける．

$$pH = pK_a + \log\frac{[A^-]}{[HA]} = pK_a + \log\left(\frac{S - [HA]}{[HA]}\right)$$

$$S = [HA] \times (10^{pH - pK_a} + 1)$$

pH ＝ pK_a では分子型とイオン型が同じ量だけ溶解している．

pH ＝ pK_a では溶解度 S は分子型 HA の溶解度の 2 倍となる．

4）溶解補助剤の効果

水に難溶性の物質を可溶化させる目的で界面活性剤が用いられる．**界面活性剤**は**ミセル**を形成し，疎水性物質はミセル内部に溶け込むことによって可溶化する．

シクロデキストリンは様々な物質を疎水性相互作用により取り込み，**包接化合物**を形成する．

2・7・2　薬物の溶解速度

溶解現象は固−液界面で起こる界面反応過程と溶質分子の拡散過程からなる．この 2 つの過程のうち速度の遅い方を律速段階と呼び，一般的に固体薬物の溶解は，拡散過程が律速段階となる場合が多い．

（1）Noyes-Whitney 式

一般に固体薬物の溶解には，固−液界面に溶質の**飽和層**ができ，薬物の溶解過程は拡散過程が**律速**となる（図2・62）．固−液界面における薬物濃度はこの薬物の飽和濃度である溶解度 C_s に

等しく（図2・63），時間 t における溶液内部の薬物濃度を c，固体薬物の表面積を S とすると薬物の溶解速度は S および（$c_s - c$）の両者に比例し，次式に示す **Noyes-Whitney 式**が成り立つ（図2・64）．

$$\frac{\mathrm{d}c}{\mathrm{d}t} = k \cdot S \cdot (c_s - c)$$

ここで，k はみかけの溶解速度定数と呼ばれる．固体薬物の表面積 S が溶解の間，不変であると仮定すると次の積分式が得られる．

$$\ln (c_s - c) = - k \cdot S \cdot t + \ln c_s$$

$$\ln \frac{c_s}{c_s - c} = k \cdot S \cdot t$$

　溶解の初期や溶け出した薬物が速やかに消費される場合は，溶液内部の薬物濃度 c は薬物の溶解度 c_s より著しく小さくなる（$c_s \gg c$）．このときの薬物の溶解速度は，次式で表され，**シンク条件**にあるという．シンク条件下では，薬物は固体から長時間にわたり一定速度で溶出することになる．

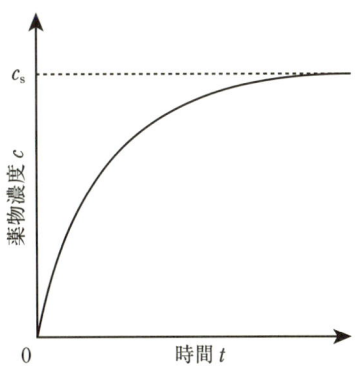

図2・63　固体薬物の溶解

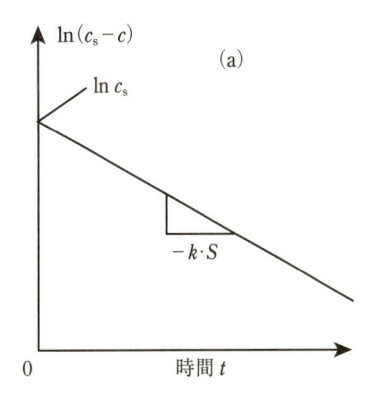

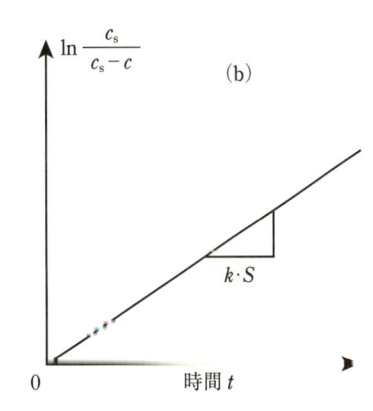

図2・64　溶解速度定数（Noyes-Whitney 式）

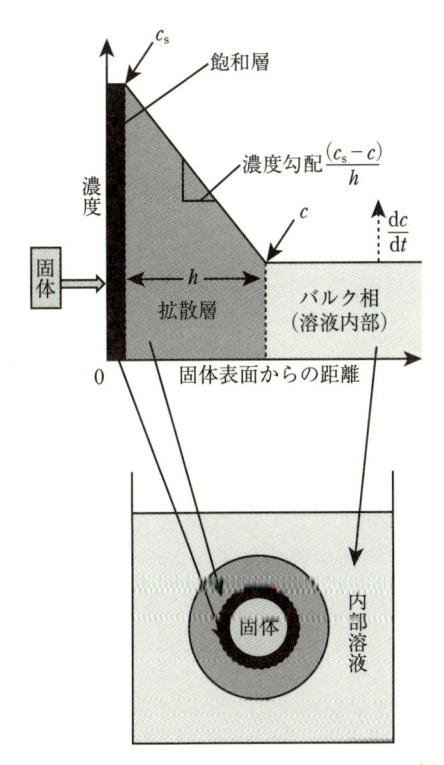

図2・62　拡散律速による固体の溶解モデル

$$\frac{\mathrm{d}c}{\mathrm{d}t} = k \cdot S \cdot c_\mathrm{s}$$

（2）Nernst-Noyes-Whitney 式

　飽和層の外側に**拡散層**を仮定し，拡散層内の溶質の拡散に **Fick の法則**を適用し，導いた式が **Nernst-Noyes-Whitney 式**である．拡散層の厚さを h，溶液の体積を V とすると，みかけの溶解速度定数は $k = D／(V \cdot h)$ で表され，次式になる．

$$\frac{\mathrm{d}c}{\mathrm{d}t} = \frac{D \cdot S \cdot (c_\mathrm{s} - c)}{V \cdot h}$$

ここで，D は拡散定数と呼ばれ，薬物分子に固有の値である．その形状が球状であると仮定すれば，ボルツマン定数 R，絶対温度 T，分子半径 r，溶媒の粘度 η を用いて次式で表される．

$$D = \frac{R \cdot T}{6\pi \cdot \eta \cdot r}$$

表 2・19　溶解速度を大きくするための条件

条件		溶解速度
溶媒量の減少	V ⑪	
温度上昇　T ⑦	c_s ⑦, D ⑦, h ⑪	
溶媒粘度の低下　η ⑪	D ⑦,	
攪拌速度の増大	h ⑪	増加
薬物の粉砕	S ⑦	
溶解度の増加	c_s ⑦	

（3）Hixson-Crowell 式

　Noyes-Whitney 式および Nernst-Noyes-Whitney 式は，固体表面から溶液内部への薬物分子の拡散を律速として導かれたものであるが，a）シンク条件，b）薬物を粒子径一定の，c）球状粒子からなると仮定して，薬物の溶解により粉体の質量が減少することを考慮して導かれた溶解速度式が **Hix-son-Crowell 式**である．薬物粒子の初期質量を W_0，t 時間後の薬物粒子の質量を W とすると次式のように表される．

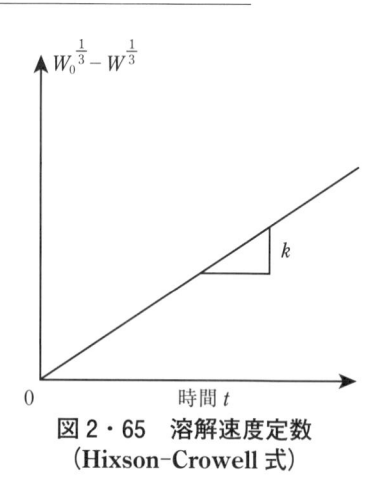

図 2・65　溶解速度定数
（Hixson-Crowell 式）

$$W_0^{\frac{1}{3}} - W^{\frac{1}{3}} = k \cdot t$$

ここで，k はこの式における溶解速度定数であり，時間 t を横軸に，$W_0^{\frac{1}{3}} - W^{\frac{1}{3}}$ を縦軸にプロットして得られる直線の傾きである（図 2・65）.

2・7・3　薬物溶出

　錠剤や顆粒剤などの固形製剤は，経口投与されたのち消化管で〈崩壊→溶解→吸収〉のプロセスを経て薬効を発揮する（図2・66）．多くの薬物は溶解すると直ちに吸収されるため，固形製剤からの薬物の吸収は溶解速度に支配される．また製剤の崩壊性は溶解速度に大きな影響を及ぼす．

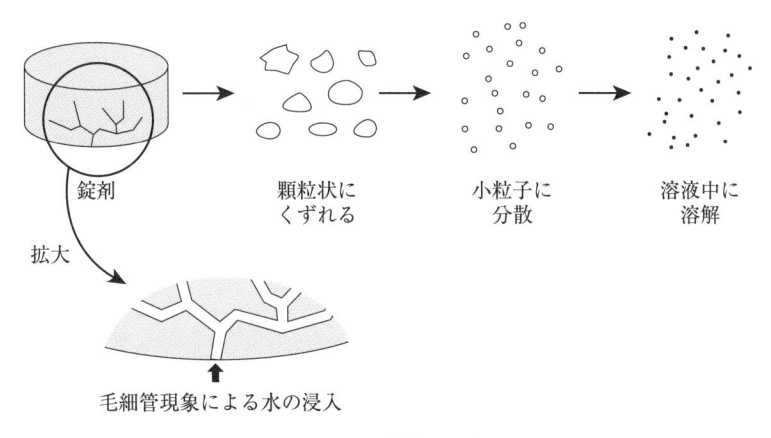

図2・66　薬物の溶出

　溶媒の浸透によって錠剤などの固形剤が顆粒状にくずれ，さらに小さな粒子まで破壊される現象を**崩壊**という．薬物の溶解は崩壊と並行して起こるが，崩壊が速いほど溶解速度は増大する．一般に崩壊から溶解までの過程を**溶出**と呼ぶ．

2・7・4　薬物放出の制御

　薬物の製剤からの放出を制御することによって，必要なときに必要な量の薬物を投与するための技術である．これには，放出速度を高めて効果の発現を早くする方法と，放出速度を遅くして効果の発現を持続させる方法がある．後者の徐放技術は，これまで臨床的にもっとも利用されてきた薬物送達システム技術で，血中薬物濃度を治療域内に維持するものである．

(1)　マトリックスによる放出制御

　薬物を水に不溶性である高分子内に均一に分散させ，薬物の放出を制御するような形態をとっている製剤を，**マトリックス型製剤**と呼ぶ．マトリックス型製剤では，まず表面に存在する薬物が放出し，マトリックスはその表面部分から空になっていく．空のマトリックスとまだ固体の薬物が残っているマトリックスの境界面は，製剤の内部に向かって徐々に後退していく．このことは境界面から製剤の表面まで薬物が拡散していく距離が，時間の経過とともに次第に長くなって

いくことを意味している（図2・67）.

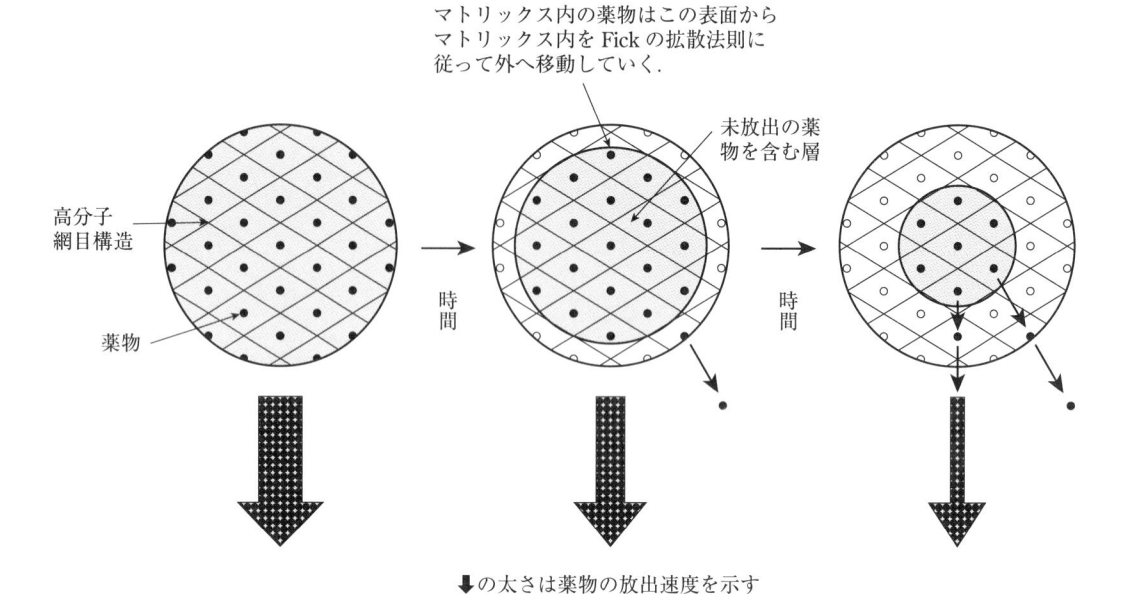

↓の太さは薬物の放出速度を示す

図2・67　マトリックスによる放出制御

　マトリックスからの薬物放出は次式（Higuchi の式）で示され，製剤からの薬物の放出量は時間の平方根に比例する（図2・68）.

$$Q = \left\{ D_{\mathrm{m}} \cdot (2A - c_{\mathrm{s}}) \cdot c_{\mathrm{s}} \cdot t \right\}^{\frac{1}{2}}$$

ただし，Q は単位面積あたりの累積薬物放出量，D_{m} はマトリックス中の薬物の拡散定数，c_{s} はマトリックス中の薬物の溶解度，A はマトリックス中の薬物の全濃度，t は時間である．また，マトリックス内に固体の薬物が分散している場合，一般に $A \gg c_{\mathrm{s}}$ が成り立つので次式のように簡略化される．

$$Q = \left(D_{\mathrm{m}} \cdot 2A \cdot c_{\mathrm{s}} \cdot t \right)^{\frac{1}{2}}$$

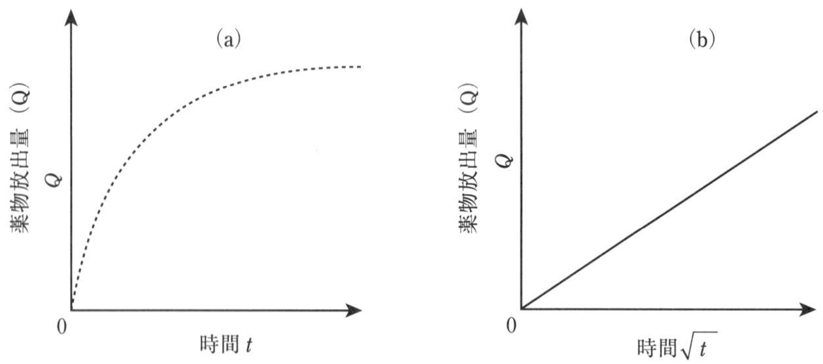

図2・68　薬物放出量

(2) 膜による放出制御

　膜制御型は溶解度以上の薬物を溶解・懸濁させた薬物貯蔵庫を，不溶性の高分子膜で被覆することにより，放出を制御する（図2・69）.

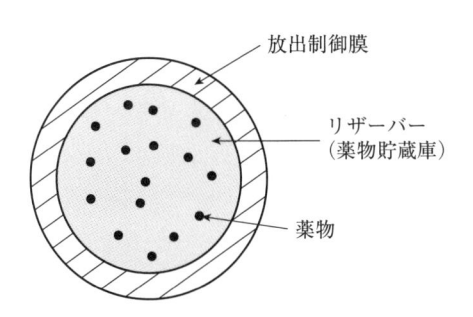

　　放出制御膜
　　リザーバー
　　（薬物貯蔵庫）
　　薬物

図2・69　膜による放出制御

　膜制御型からの薬物の放出は，薬物が膜を透過して放出されるまでラグタイムが存在する. Fick の第一法則により，周囲を覆った膜内の拡散が律速となり，薬物は徐放化される. これを仮定すると，薬物の放出速度は次式で示される.

$$\frac{\mathrm{d}Q}{\mathrm{d}t} = \frac{D \cdot A \cdot K \cdot (c_\mathrm{d} - c_\mathrm{r})}{h}$$

ただし，D は膜内の薬物拡散定数，A は膜の放出面積，K は薬物分子の膜と水との分配係数，c_d は薬物貯蔵庫の薬物濃度，c_r は放出液の薬物濃度，h は膜の厚さである.

　したがって，薬物貯蔵庫内の薬物濃度が一定である時間は，膜からの薬物放出速度は一定で，すなわち，0次放出が維持される.

(3) その他

　不溶性のイオン交換樹脂に薬物をイオン結合で吸着させ，消化管内に投与すると徐々にイオン交換されて薬物を放出させるイオン交換型. 浸透圧を用いて薬物を一定速度で放出する経口投与用浸透圧型徐放システム. 電池あるいはバネのエネルギーを駆動力として，皮下あるいは血管内に一定速度で注入するメカニカルポンプ型. 水に対する崩壊・溶解，ポリマーの膨潤時間などを利用して，薬物放出の起こらない時間（ラグタイム）をつくる時間遅延型などが開発されている.

 ## 2・8　製剤の安定性と安定化

2・8・1　製剤の安定性とその影響因子

　薬物の安定性は，薬品単独の安定性のみならず製剤化の過程，製剤化されたのちの流通，保存過程においても極めて重要である. また，生体内においても適切な安定性は薬効発現のためにも

必要である．種々の条件下における原薬や製剤化された医薬品の安定性や品質確保の予測には反応速度論が応用される．

（1）安定度定数

医薬品 A に添加剤 B を加えて複合体を形成させる場合，例えば A と B がモル比 1 : 1 の複合体を形成するときの平衡定数 K は次のように示される．

$$K = \frac{[AB]}{[A] \cdot [B]}$$

ここで，$[AB]$ は複合体の濃度，$[A]$ は A の濃度，$[B]$ は B の濃度である．K は**安定度定数**とも呼ばれる．

添加剤 B を B_t 加えたとき，A の溶解度が A_t であったとすると，A 単独の溶解度 A_0 よりも増加した分 $(A_t - A_0)$ が複合体 AB の濃度とみなす

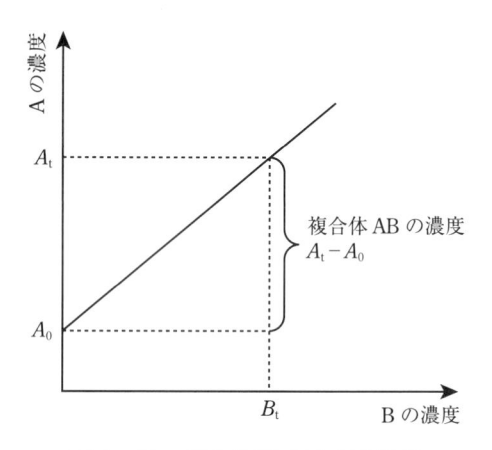

図 2・70　複合体形成時の溶解度

ことができ，$[AB]$，$[A]$，$[B]$ はそれぞれ $[AB] = A_t - A_0$，$[A] = A_0$，$[B] = B_t - (A_t - A_0)$ となる．したがって，K は次のようになる．

$$K = \frac{A_t - A_0}{A_0 \cdot \{B_t - (A_t - A_0)\}}$$

複合体形成では，K の値が大きいほど，安定な複合体が形成される．

（2）安定性に影響する因子

1）温度

一般に，温度は反応速度に対して著しい影響を及ぼす．図 2・71 の（a）は通常認められる Arrhenius 型反応と呼ばれている．これに対し，ある温度で急激に反応速度が増大する爆発反応（b），最適な反応温度をもつ酵素反応（c）などがある．

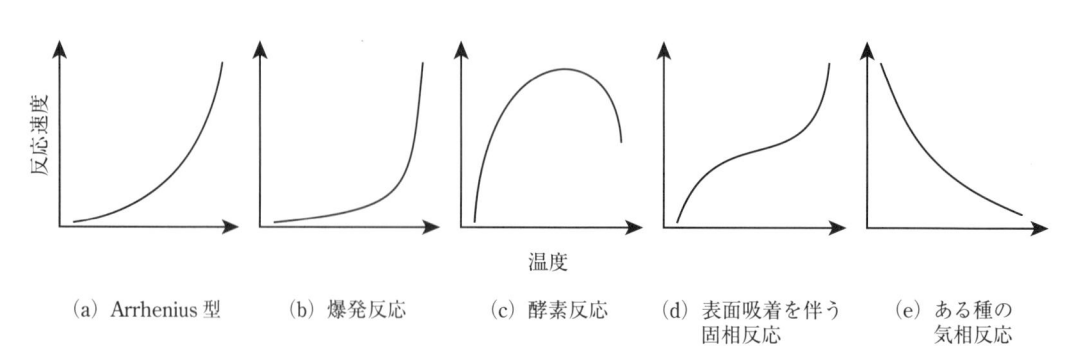

（a）Arrhenius 型　　（b）爆発反応　　（c）酵素反応　　（d）表面吸着を伴う　　（e）ある種の
　　　　　　　　　　　　　　　　　　　　　　　　　　固相反応　　　　　気相反応

図 2・71　反応速度の温度依存性

　Arrhenius 型反応の場合は，反応速度定数と温度の間に Arrhenius 式が成立し，これにより室温付近では，温度が 10℃ 上昇すると反応速度は 2～3 倍になる.

① Arrhenius 式（反応速度定数と温度との関係）

$$k = A \cdot \mathrm{e}^{-\frac{E_\mathrm{a}}{R \cdot T}} = A \cdot \exp\left(-\frac{E_\mathrm{a}}{R \cdot T}\right)$$

$$\ln k = \ln A - \frac{E_\mathrm{a}}{R} \cdot \frac{1}{T} \quad \cdots\cdots\cdot 自然対数で表した式（\ln k = 2.303 \log k）$$

$$\log k = \log A - \frac{E_\mathrm{a}}{2.303 \cdot R} \cdot \frac{1}{T} \quad \cdots\cdot 常用対数で表した式$$

ここで，k は反応速度定数，E_a は活性化エネルギー，T は絶対温度，A は頻度因子，R は気体定数である. 活性化エネルギーは反応を進行させるのに最低限必要なエネルギーで，反応前の状態と活性状態とのエネルギー差であり，温度に無関係で反応に固有である. 触媒により活性化エネルギーは小さくなり，反応速度定数は大きくなる. しかし，反応前と反応後のポテンシャルエネルギーに影響しないので反応熱には影響を与えない.

　Arrhenius 型反応では，$\ln k$ を $1／T$ にプロット（**Arrhenius プロット**）して得られる直線の傾きと切片より E_a, A を算出できる（図 2・72）.

② Arrhenius 式の意味

・$\ln k \sim 1／T$ が直線関係であれば，この反応は Arrhenius 型反応である.

・温度が高いほど（$1／T$ が小さいほど），$\ln k$ が大きい（つまり k は大きい）.

・Arrhenius 型反応であれば，$\ln k \sim 1／T$ の直線の勾配（$-E_\mathrm{a}／R$）と切片（$\ln A$）から A および E_a が求められる. したがって，任意の温度における反応速度定数が予測される（安定性の予測）.

・2 種類の医薬品（P, Q）の分解反応を比較する場合，頻度因子 A が同一とすると，温度を T_1 から T_2 まで上昇させた場合，活性化エネルギー E_a の大きい医薬品（Q）の方が，温度による影響が大きい. しかし，どのような温度でも Q は P より常に安定である（図 2・73 (a)）.

・図 2・73 (b) のように，頻度因子 A が同一でない場合，活性化エネルギー E_a が異なると，高温で安定性のより大きい医薬品でも低温では安定であるといえない.

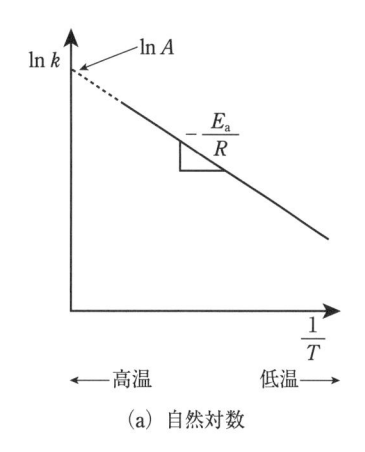

(a) 自然対数

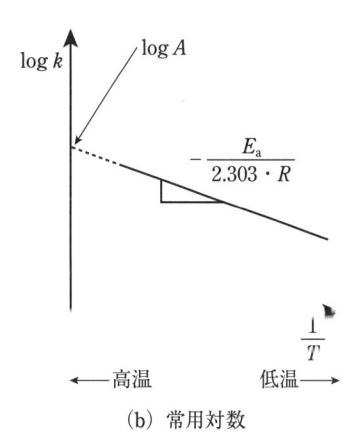

(b) 常用対数

図 2・72　Arrhenius プロット

2）pH

① 特殊酸塩基触媒反応

水溶液中での反応，例えば医薬品の分解反応が水素イオン H^+ あるいは水酸化物イオン OH^- によって触媒されるとき，これを**特殊酸塩基触媒反応**と呼ぶ．非電解質医薬品の場合，みかけの反応速度定数 k_{obs} は以下の式で表される．

$$k_{obs} = k_0 + k_{H^+} \cdot [H^+] + k_{OH^-} \cdot [OH^-]$$

ここで，k_0，k_{H^+}，k_{OH^-} はそれぞれ水のみ，水素イオン，水酸化物イオンによる触媒反応の速度定数である．

A. 酸性側（$[H^+] \gg [OH^-]$）では，

$k_{H^+} \gg k_{OH^-}$，k_0 となり，k_{obs} は次のように表され，

$$k_{obs} = k_{H^+} \cdot [H^+]$$
$$\log k_{obs} = \log k_{H^+} + \log [H^+]$$
$$\log k_{obs} = \log k_{H^+} - pH$$

k_{obs} と pH のプロットは，図 2・74（イ）に示すように勾配 −1 の直線となる．

B. 中性領域（$[H^+] = [OH^-] \fallingdotseq 0$）では，

$k_{H^+} = \log k_{H^+} \fallingdotseq 0$ となり，$k_{obs} = k_0$ となる．

k_{obs} と pH のプロットは，図 2・74（ロ）に示すように勾配 0 の直線となる．

C. 塩基性側（$[OH^-] \gg [H^+]$）では，

$k_{OH^-} \gg k_{H^+}$，k_0 となり，k_{obs} は次のように表され，

$$k_{obs} = k_{OH^-} \cdot [OH^-] = k_{OH^-} \cdot \frac{K_W}{[H^+]} \quad (K_W = [H^+] \cdot [OH^-]：水のイオン積，25℃ で 10^{-14})$$

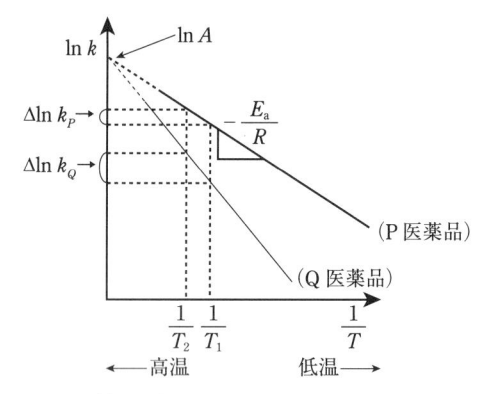

（a）頻度因子 A が同一の場合

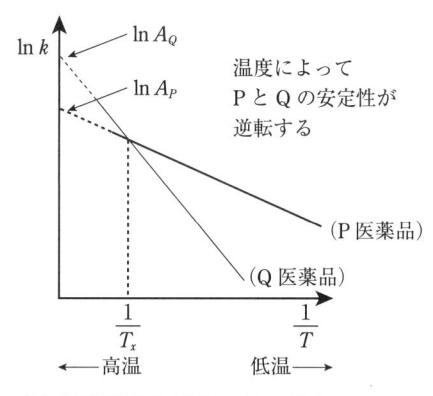

（b）頻度因子 A が同一でない場合

図 2・73　Arrhenius プロットの比較

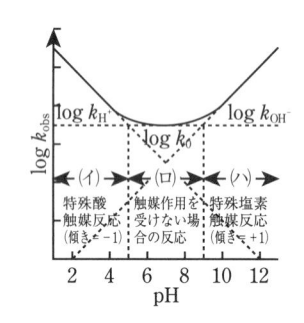

図 2・74　特殊酸塩基反応における反応速度定数の pH プロファイル

$$\log k_{\mathrm{obs}} = \log k_{\mathrm{OH}^-} + \log K_{\mathrm{W}} - \log[\mathrm{H}^+]$$

$$\log k_{\mathrm{obs}} = \log k_{\mathrm{OH}^-} - \mathrm{p}K_{\mathrm{W}} + \mathrm{pH}$$

k_{obs} と pH のプロットは，図 2・74（ハ）に示すように勾配＋1 の直線となる．

反応の pH 依存性を表す **pH プロファイル**の基本形を次の図 2・75 に示す．

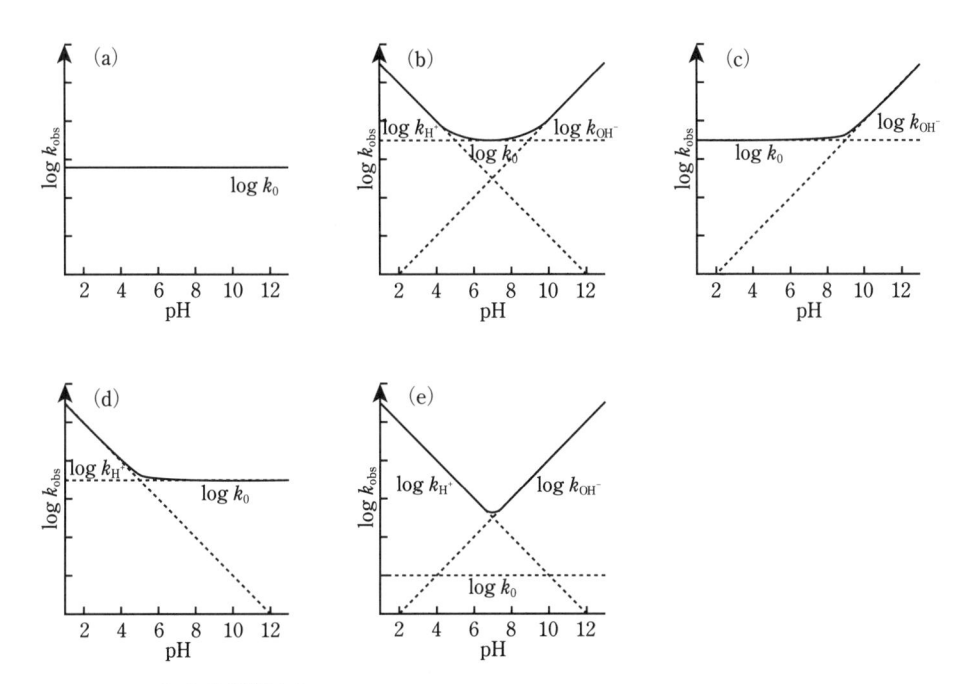

a　　：pH による影響なし
b〜e：pH による影響があり，安定な pH 範囲をもつ．しかし e では安定な pH 範囲が狭い．

図 2・75　反応速度定数－ pH プロファイルの基本型

② 一般酸塩基触媒反応

製剤には pH を調整する目的で緩衝液が用いられる．これらの緩衝液中に配合された酸や塩基が触媒作用をもつ場合がある．このような触媒作用を**一般酸塩基触媒反応**と呼ぶ．

$$k = k_0 + k_{\mathrm{H}^+} \cdot [\mathrm{H}^+] + k_{\mathrm{OH}^-} \cdot [\mathrm{OH}^-] + k_{\mathrm{A}} \cdot [\mathrm{A}] + k_{\mathrm{B}} \cdot [\mathrm{B}]$$

ここで，k_{A} は酸触媒 A の触媒定数，k_{B} は塩基触媒 B の触媒定数．

3) イオン強度

イオン間の結合では水溶液中の**イオン強度**は反応速度に影響する．反応物質 A，B がイオンでそれぞれ Z_{A}，Z_{B} の電荷をもつとき，溶液中のイオン強度が増加すると，異符号イオン間では反応速度は小さくなるが，同符号イオン間では大きくなる．

$$\log k = \log k_0 + 1.02 \times Z_A \cdot Z_B \cdot I^{\frac{1}{2}}$$

ここで，k_0 は無限希釈における速度定数，I はイオン強度である．

イオン強度は，以下の式で表される．

$$I = \frac{1}{2} \cdot \sum (c_i \cdot Z_i^2)$$

ここで，c_i と Z_i は i 番目のイオンの濃度とそのイオン価である．

　イオン強度は，NaCl のような $Na^+ : Cl^-$（＝ 1：1）の場合はモル濃度に等しい．Na_2SO_4（＝ 2：1）のときはモル濃度の 3 倍，$BaSO_4$（＝ 2：2）のときはモル濃度の 4 倍となる．

4）誘電率

① イオン間の反応

　反応物質 A，B がイオンでそれぞれ Z_A，Z_B の電荷をもつとき，A と B の反応は溶媒の**誘電率** ε の影響を受ける．

$$\log k = \log k_\infty - K \cdot \frac{Z_A \cdot Z_B}{\varepsilon}$$

ここで，k_∞ は $\varepsilon = \infty$ における速度定数，K は反応の種類や温度によって決まる定数である．溶液製剤にエタノールを添加すると誘電率 ε を低下させる．そのため，A，B が同符号間の反応では，反応速度は減少する．A，B が異符号間の反応では，反応速度は増加する．

② イオン－双極子の反応

　イオン－双極子の反応では，$\log k = \log k_\infty + K \cdot \dfrac{Z_A \cdot \mu_B}{\varepsilon}$ となり，誘電率 ε を低下させると反応速度は常に増加する．ここで，μ_B は双極子モーメントである．

5）光分解

　紫外領域の光を遮断する（遮光容器）ことにより，安定化できる．

6）酸化分解

　不活性ガス（N_2 ガス）に置換することにより安定化できる．

7）加水分解

　温度，pH，イオン強度，誘電率を調整することにより，安定化できる．

2·8·2　製剤の安定性の予測

　医薬品製造時の品質は流通過程を経て，病院あるいは薬局を通って患者が服用するまで保障さ

れなければならない．医薬品の有効性および安全性を維持するために必要な品質の安定性を評価し，医薬品の貯蔵方法および有効期間の設定に必要な情報を得るために行う試験に安定性試験がある．

　医薬品の製造承認申請する際に要求される安定性試験には，苛酷試験，長期保存試験，加速試験がある．

(1) 苛酷試験

　流通の間に遭遇する可能性のある苛酷な条件における品質の安定性に関する情報を得るために行う，加速試験よりも苛酷な保存条件での試験である．温度，湿度および光に対して試験する．

(2) 長期保存試験

　所定の貯蔵方法において，原薬または製剤の物理的，化学的，生物学的および微生物学的性質が，有効期間を通じて適正に保持されることを評価するための試験である．

(3) 加速試験

　所定の貯蔵方法で長期間保存した場合の化学的，物理的変化を予測すると同時に，流通期間中に所定の貯蔵方法から短期的に逸脱する場合の影響を評価するために行う，化学的変化または物理的変化を促進する保存条件での試験である．

2・8・3　製剤の安定化

(1) 複合体形成

　複合体は一般に加水分解を受けにくいことから，複合体の形成による医薬品の溶解性や安定性改善が図られている．
（例）
　　ベンゾカインとカフェインの複合体
　　リボフラビンとカフェインの複合体
　　安息香酸ナトリウムとカフェインの複合体

(2) 包接化合物

　ホスト分子がゲスト分子を取り込んだ構造で，複合体の一種である．ホスト分子の代表的なものにシクロデキストリンがある．シクロデキストリンは，デンプンがアミラーゼで分解して生成するオリゴ糖である．グルコースが7，8，9個のものをそれぞれ α，β，γ-シクロデキストリンと呼んでいる．プロスタグランジン類はシクロデキストリンと包接化合物をつくり安定化する．

（3） ミセル形成

薬物がミセル中に取り込まれた場合，薬物はミセルに立体的に保護され，薬物の反応は抑制されるが，界面活性剤の種類，溶液のpH，温度などで安定性は大きく影響を受ける．

（4） 化学構造の修飾－プロドラッグ

薬物の有する化学構造の一部を修飾し，本来薬物が有する不安定な要素の改善を図るものがプロドラッグである．

プロドラッグとする目的には，1）溶解性の改善，2）苦味の改善，3）胃酸による分解を阻止，吸収性改善，4）胃への刺激軽減，5）能動輸送による組織への移行の改善，6）親油性の増大，7）作用の持続化などがあり，特に薬物の吸収や副作用の改善を意図したものが多い．

（5） 添加剤

製剤の安定化を目的として，種々の添加剤が用いられている．

1） 安定剤

特に製剤の物理化学的変化を防止するもので，主なものに抗酸化剤がある．

① 抗酸化剤

・還元性抗酸化剤

　　親水性抗酸化剤：亜硫酸水素ナトリウム，ピロ亜硫酸ナトリウム，亜硫酸ナトリウム，
　　　　　　　　　　チオ硫酸ナトリウム

　　親油性抗酸化剤：トコフェロール

・金属を固定する抗酸化剤（キレート化剤）

　　エテド酢酸ナトリウム（EDTA-Na），チオグリコール酸

② ガス充填

N_2 ガス，CO_2 ガス

2） 保存剤

保存剤は，微生物の発育を阻止するために加えられるもので，広い範囲の細菌，カビ類を抑制するものであることが望ましい．

（例）

　　パラオキシ安息香酸エステル類，クロロブタノール，塩化ベンザルコニウム，
　　フェノール，クレゾール，チメロサール

3） 緩衝剤

薬物に最も望ましいpHの調節，一定の溶解度を保つため，あるいは刺激を緩和する目的で加えられる．リン酸塩，クエン酸塩，酢酸塩などがある．

4) その他

医薬品の安定化の方策には上記に述べる方法のほか，1）用時溶解，2）遮光などが行われている.

2·9 製剤化の概要と意義

2·9·1 医薬品と剤形の開発の歴史

(1) 薬物・薬剤・製剤・医薬品の定義

薬物 drugs とは，薬理活性を有する物質であり，薬剤あるいは製剤 pharmaceuticals とは，薬物を人に適用できるように製剤化したものと定義される.

医薬品 medicine は，医薬品，医療機器等の品質，有効性及び安全性の確保等に関する法律（医薬品医療機器等法，薬機法：旧薬事法）の第2条に定義されているもので，以下に示すものを指す.

　① 日本薬局方に収められている物
　② 人又は動物の疾病の診断，治療又は予防に使用されることが目的とされている物であって，機械器具等でないものをいう（医薬部外品及び再生医療等製品を除く）.
　③ 人又は動物の身体の構造又は機能に影響を及ぼすことを目的とされる物であって，機械器具等でないもの（医薬部外品，化粧品及び再生医療等製品を除く）.

すなわち，酸素や窒素などのガスや，デンプン類などの添加剤も日本薬局方に収載され医薬品と分類されている.

医薬品は，医師もしくは歯科医師によって使用され，またはこれらの者の処方せんもしくは指示によって使用されることを目的とする医療用医薬品 ethical drugs と，一定の用法・用量の範囲で適正に使用すれば作用が緩和で安全性が高い一般用医薬品（OTC：over the counter drugs）に大別される.

さらに，医療用医薬品には，既に製造販売の承認を与えている医薬品と明らかに異なる医薬品として，厚生労働大臣が製造販売を承認した新医薬品 new drugs，新医薬品（先発医薬品）の再審査期間および特許期間終了後，他のメーカーが先発医薬品と同一の医薬品の製造販売を申請し，厚生労働大臣が製造販売を承認した医薬品である後発医薬品（ジェネリック医薬品）generic drugs と，オーファンドラッグとも呼ばれ，患者数の少ない希少疾患（日本では患者数が5万人未満の疾病のこと）に対する医薬品のことである.

(2) 医薬品と剤形の開発の歴史

18世紀までは紀元前に開発された天然物起源の薬を調合した丸剤や軟膏などの生薬製剤であるガレヌス製剤が使用されてきた. 19世紀中頃から，現在，汎用されている大部分の剤形（錠剤，

カプセル剤，注射剤）が開発され，製剤学の基盤が形成された．

19 世紀には注射器の発明により注射剤が開発され，20 世紀にはネブライザー，pMDI（加圧式定量噴霧吸入器）や DPI（粉末吸入器）の発明により各種吸入剤が開発された（図 2・76）．このように，適用疾患や適用患者に最適な剤形をつくり出すためには，投薬できるデバイスや器具の開発も必要であり，製剤とデバイスの組合せであるシステムとして考えることが重要である．本当に患者のため，薬を最大限に活かすためには，どのようなシステムを構築すべきかを考慮すれば，紀元前から使用されてきた製剤であるが，新しい剤形が生まれる可能性があり，製剤学は古くて新しい学問であるといえる．

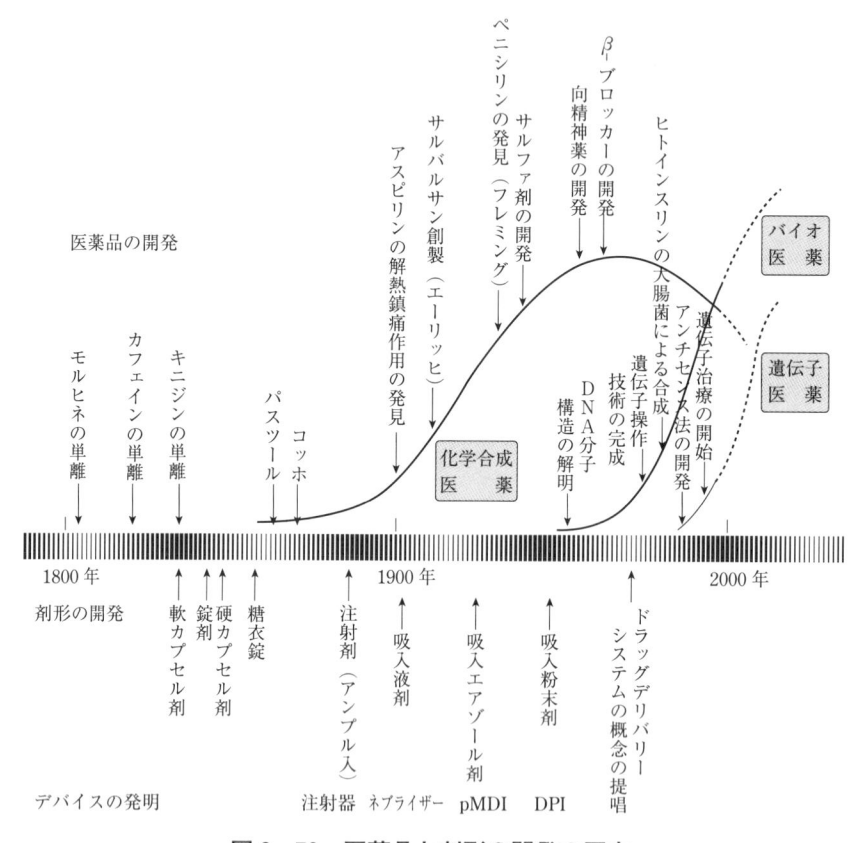

図 2・76 医薬品と剤形の開発の歴史

2·9·2 医薬品開発における製剤学の位置づけ

製剤化の目的は，医薬品の有効性，安全性および品質を担保するためであり，医薬品の付加価値として利便性や機能性などを付与し，使用に関する情報を提供することである（図 2・77）．また，製剤化とは，薬物のもつ薬効を最大限に引き出し，使用期間を通じて安定性を確保でき，患者に投与しやすいように錠剤，顆粒剤，カプセル剤，注射剤，吸入剤，貼付剤などの剤形を施すことである．

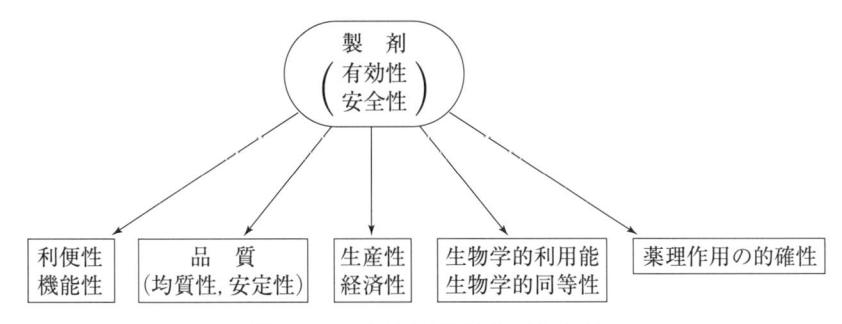

図2・77　製剤が具備すべき条件

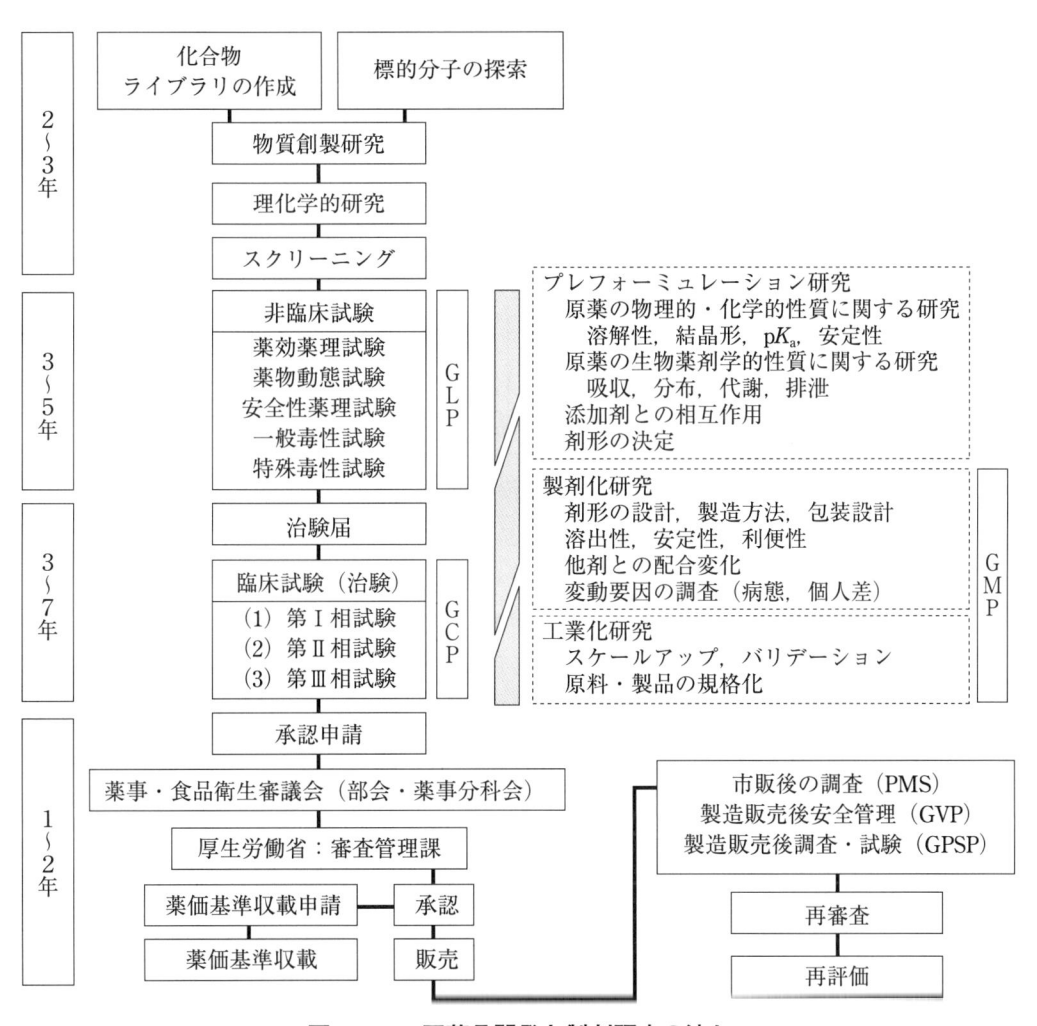

図2・78　医薬品開発と製剤研究の流れ

　図2・78には，医薬品開発と製剤研究の流れを示している．製剤設計を行う際の有益な情報を得るために，製剤設計に先立って，プレフォーミュレーション研究が行われる．これは物理化学的（性状，分子量，分配係数，粒子形状，粒子径，溶解度，溶解速度，加水分解，酸化分解や光分

解などの原薬の化学的安定性, 結晶形の変化, 昇華, 吸湿などの原薬の物理的安定性など), 製剤学的 (添加剤との配合変化試験など) および生物薬剤学的観点 (タンパク結合, ファーマコキネティクスパラメータ, 代謝など) から化合物の基本的特性を明らかにすることが目的の1つであるが, 効率的な医薬品開発を行うためには, 初期段階から望ましくない特性を有する化合物を排除することが重要であり, その目的にもプレフォーミュレーション研究の結果が活かされている. 例えば, 薬理活性は高いものの, 代謝されやすい化合物であるとか, あるいは非常に不安定な化合物であることをプレフォーミュレーション研究で見出すことができる.

　原薬の生物薬剤学的特性の1つとして, 経口投与される薬物を溶解性と膜透過性で分類した, BCS (biopharmaceutical classification system) が提唱されている (図2・79).

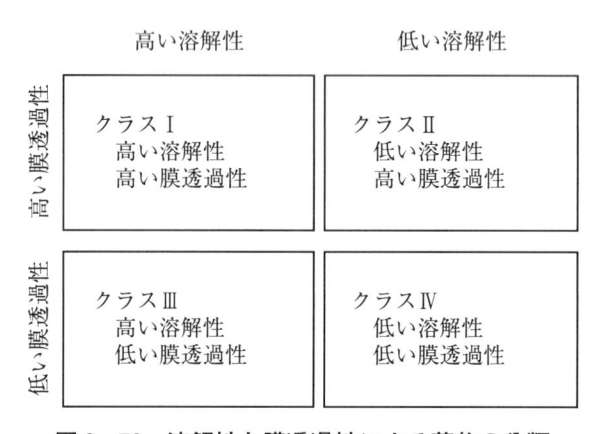

図2・79　溶解性と膜透過性による薬物の分類

　クラスⅠは溶解性と膜透過性が高い薬物で, 最も吸収性が良好であると期待されるもの, クラスⅡは溶解性が低い, 膜透過性の高い溶解律速の薬物で, 食事の影響を受けやすいもの, クラスⅢは溶解性が高く, 膜透過性の低い薬物, クラスⅣは溶解性も膜透過性も低い薬物である. ここでいう溶解性とは, 単に溶解度そのものを意味するものでなく, 1回投与量がコップ1杯 (250 mL: 正確には pH 1〜7.5 の緩衝液) に溶解するかどうかを基準にし, これよりも溶解しやすい場合を溶解性が高い, これよりも溶解しにくいものを溶解性が低いと分類している. また, 膜透過性については, 小腸の膜モデルである Caco-2 細胞を用いた透過性実験において, β 遮断薬メトプロロールと同等あるいはそれ以上の膜透過性を示すものを膜透過性が高い, これよりも低いものを膜透過性が低いとして分類している.

　クラスⅠとクラスⅡの薬物は, *in vitro* における溶出試験を行うだけで, *in vivo* の経口吸収性を予測可能で, 特に, クラスⅠの薬物の場合は, 通常の方法で製剤化しても十分な吸収性を確保できる可能性が高い. クラスⅡの薬物の場合は, 製剤的な工夫により溶解性を向上させることができれば, 十分な吸収性が期待できる. 一方, クラスⅢやクラスⅣの薬物は膜透過性の低い薬物なので, *in vitro* における溶出試験から, *in vivo* の経口吸収性を予測することができないので, 何らかの方法で吸収改善を行う必要がある.

2・9・3　プレフォーミュレーション研究

　プレフォーミューション研究の目的は，医薬品として開発する際に，望ましくない特性を早期に見出し，化合物の改良を提案するためのデータを収集したり，最適な剤形を選択するための情報や製剤設計に必要な情報を得ることである．つまり，プレフォーミューション研究とは，創薬段階で見出された候補化合物に対して，物理化学的，製剤学的および生物薬剤学的観点から初期検討を行い，候補化合物の基本的特性を明らかにする研究である．

(1)　物理化学的特性

① 性状

　外観，色調，味および臭いを観察する．味や臭いなどの官能試験は創薬段階では味覚センサーなどを利用して検討する．性状の項目は臨床試験の二重盲検試験での識別性で重要な項目となる．

② 分子量および分配係数

　化合物の分子量は吸収性に深く関与しており，Lipinski は，分子量が 500 を超えると吸収性が低下することをルール・オブ・ファイブという化合物のスクリーニングの指標として提唱した．化合物の分配係数も消化管吸収の指標となる．これは生体膜が単純な脂質二重膜である脂質関門に覆われており，脂溶性分子や分子の分子形が pH 分配仮説にしたがって単純拡散により生体膜を通過できると考えるとわかりやすい．分配係数の測定には，Hansch・藤田のオクタノール／水系で log P を実測する方法が用いられ，ルール・オブ・ファイブでは log P は 5 以下が望ましいとされている．また，化合物の構造から *in Silico* で Clog P（calculated log P）を予測する方法もある．この場合，Clog P の値は 1〜3 の範囲が望ましいと考えられている．ただし，吸収に担体あるいはトランスポーターが関与している化合物は，分子量が大きくても分配係数が小さくても吸収されることがある．

③ 粒子形状および粒子径

　薬物の粒子形状，粒子径および粒度分布は製剤設計において重要な物理特性である．これらは，注射剤などの液剤においては溶解速度に影響し，経口製剤では含量均一性や溶出速度に影響し，さらには軟膏では使用感などにも影響する．

④ 溶解度および溶解速度

　溶解度とは，一定温度および一定の圧力における飽和溶液中の溶質濃度として定義される．溶解度は物質固有の値であるが，塩の形成，複合体の形成，固体分散体，結晶多形，溶媒和物，粒子径の減少，界面活性剤による可溶化，混合溶媒（コソルベンシー）などで向上させることができる．

　薬物の溶解性は，溶解平衡に達した状態の溶解度と溶解過程における溶解速度を合わせたもの

である．一般的に，固体-液体界面での溶解速度が速く，拡散層の拡散速度が遅いことから，拡散過程が律速となる拡散律速の場合が多い．

（2）原薬の安定性

新薬候補化合物の物理的および科学的な安定性評価は，プレフォーミュレーション研究で重要な検討課題である．申請段階で不純物が 0.5% 以上含まれる場合は構造決定が必要であり，1% 以上であれば毒性試験を実施する必要がある．

化合物の分解の代表例として，① 加水分解，② 酸化分解，③ 光分解などがある．一方，物理的安定性としては，① 結晶形の変化（非晶質の結晶化，結晶転移など），② 昇華，③ 吸湿などがある．

（3）生物薬剤学的特性

生物薬剤学的特性とは，生体内に投与後における吸収 absorption・分布 distribution・代謝 metabolism・排泄 excretion（ADME）といった体内動態のことを指すが，この特性は医薬品の有効性や安全性と密接に関連していることから，重要な特性である．

① タンパク結合

多くの薬物は血液中で血漿タンパク質と可逆的に結合し，結合解離平衡に保たれている．一般的には，非結合型薬物のみが組織移行が可能である．したがって，血中タンパク結合は組織分布だけでなく，代謝・排泄や薬効・毒性発現にも影響する重要な要因である．

② pharmacokinetics parameters

最高血中濃度（C_{max}），最高血中濃度到達時間（T_{max}），時間-血中濃度下面積（AUC），生物学的半減期（$T_{1/2}$）などのパラメータを算出する．

③ 代謝

最近では，ヒト肝ミクロソームを用いて，CYP ファミリーでの代謝の程度を検討する．

2・9・4　製剤設計の基本的な考え方

プレフォーミュレーション研究で得られた情報を基に，本格的な製剤設計に取り組むことになるが，製剤を最適化するためには，図 2・80 に示したように，医療ニーズを踏まえ，プレフォーミュレーション研究で得られた情報に加えて，対象疾患，対象患者，薬効や安全性などの情報を基に，ターゲットプロダクトプロファイル（TPP）を設定する．この TPP を満足する最適製剤を見出すためには，製剤研究者の視点ではなく，患者や医療従事者の視点から，幅広い知識と経験を統合させた生きた製剤学を用いて製剤設計を行い，*in vitro* で設計した製剤が生体内（*in vivo*）で設計通り挙動していることを実証することが重要である．さらに，最適製剤は製造コス

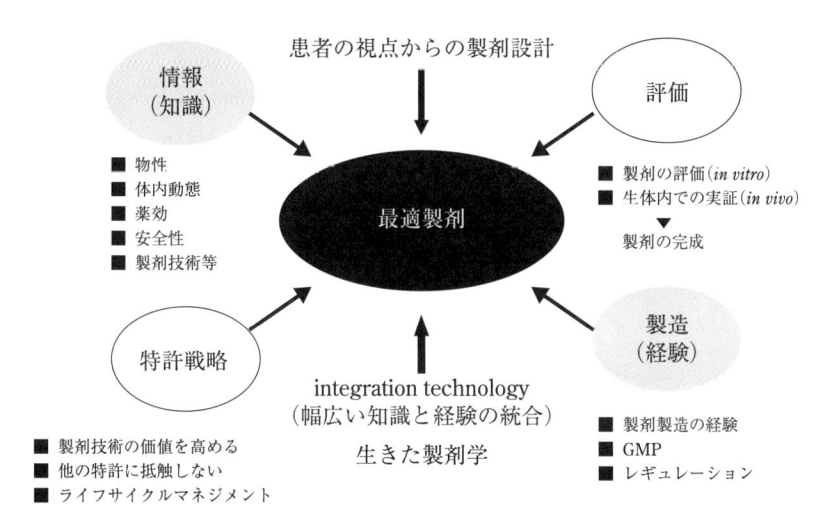

図 2・80　最適製剤化に必要な要件

トや再現性を考慮して，できる限りシンプルな処方で，汎用性の高い製造装置・機械で，少ない製造工程数で製造できるように設計される必要があるが，一方で，特許性の高い，他社と差別化できる製剤処方を見出し，それを知財化する特許戦略も重要である．

2・9・5　医薬品のライフサイクルマネジメント

　新薬は創薬研究，非臨床試験，臨床試験の過程を経て，通常 10 年以上の歳月をかけ，有効性，安全性および品質が検討された後，製造承認の申請が行われる．その後，独立行政法人医薬品医療機器総合機構（PMDA）で審査され，薬事・食品衛生審議会（部会，薬事分科会）を経て，厚生労働大臣が承認して初めて新薬が誕生する．

　新薬を開発するためには，候補化合物は約 20,000 個，開発費用は約 1,000 億円以上，開発期間は約 12～15 年が必要といわれ，ますます新薬開発が難しい状況になっている．さらに，これまで生活習慣病の低分子治療薬を中心としたブロックバスターが開発されてきたが，最近，次々とこれら大型新薬の特許切れを迎え，医薬品開発における戦略のパラダイムシフトが余儀なくされている．

　そこで，これらの状況を打開するための戦略として，図 2・81 に示した医薬品のライフサイクルマネジメント（LCM：life cycle management）としての製剤開発が注目されている．

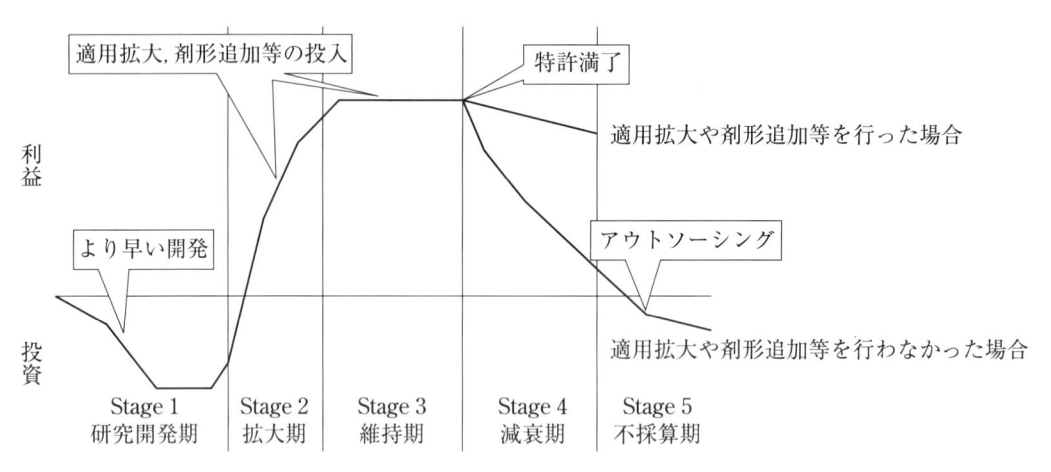

図2・81　医薬品のライフサイクルマネジメント

　LCM 製剤の製剤開発は，新薬開発に比較して，短い期間，低コスト，比較的高い成功確率で開発できるというメリットがある．LCM 製剤には，line extension といわれる剤形追加と，既存薬の治療効果の改善や新規効能を目指した reformulation の 2 つに分類される．

　後者の場合は，新規製剤技術を用いることが多く，特許期間の延長につながり，製品寿命の大幅な延長が期待できる．しかしながら，医薬品のライフサイクルマネジメントの基本的な概念は，単なる特許期間の延長やジェネリック対策ではなく，患者のため，医師・薬剤師等の医療従事者のために行われるもので，有効性，安全性，利便性等の付加価値を生むものでなければならない．

　製薬企業において製剤技術は，医薬品の有効性や安全性を担保し，患者に適用しやすい剤形を提供するだけでなく，経営戦略において重要な位置づけを占めており，LCM に貢献できるような新剤形をどのようなタイミングで開発し，申請し，上市させるかを戦略的に考え，研究開発できる製剤研究者の育成が必要である．

2・10　日本薬局方

2・10・1　概要

　日本薬局方は「医薬品，医療機器等の品質，有効性及び安全性の確保等に関する法律」第 41 条により，医薬品の性状および品質の適正を図るため，厚生労働大臣が薬事・食品衛生審議会の意見を聴いて定めた医薬品の規格基準書で，医薬品全般における品質と試験法の基準を示したものである．日本薬局方の構成は通則，生薬総則，製剤総則，一般試験法および医薬品各条からなり，収載医薬品についてはわが国で繁用されている医薬品が中心となっている．

　日本薬局方は 100 年有余の歴史があり，初版は明治 19 年 6 月に公布され，今日に至るまで医薬品の開発，試験技術の向上に伴って改訂が重ねられ，現在では，5 年ごとに改正され，第十七

改正日本薬局方（日局17）が平成28年3月に公示された.

　また，日本薬局方（JP：Japanese Pharmacopoeia）は，米国薬局方（USP：United States Pharmacopeia）とヨーロッパ薬局方（EP：European Pharmacopoeia）とともに世界の薬局方をリードしており，日米欧三極薬局方会議で，試験法や添加物各条に関する国際調和を行っている.

2・10・2　通則

　通則はJPの基本的なルールを示しており，日局17では48項目からなっている. 48項目は内容的に大きく7つに分類できる（表2・20）. また，表2・21では通則の内容と条文を示している.

表2・20　通則の内容の分類

① 薬局方の名称に関する規定（第1〜2項）
② 医薬品に関する基本的な規定（第3〜15項）
③ 試験法およびその操作に関する基本的な規定（第16〜27項）
④ 試験法の定義（第28〜40項）
⑤ 容器に関する規定（第41〜45項）
⑥ 表示に関する規定（第46〜47項）
⑦ 国際調和事項に関する規定（第48項）

表2・21　第十七改正日本薬局方の通則の内容と条文

項目	内　容	条　文
1	日本薬局方の正式名と略名の規定	この日本薬局方を第十七改正日本薬局方と称し，その略名は「日局十七」，「日局17」，「JP XVII」または「JP17」とする.
2	日本薬局方の英名の規定	この日本薬局方の英名を「The Japanese Pharmacopoeia Seventeenth Edition」とする.
3	医薬品およびその名称の定義	日本薬局方の医薬品とは，医薬品各条に規定するものをいう. その名称とは医薬品各条に掲げた日本名または日本名別名である. また，医薬品各条においては，英名を掲げ，必要に応じて化学名またはラテン名を掲げる.
4	生薬等の定義	生薬およびこれらを有効成分として含むエキス剤，散剤，チンキ剤，シロップ剤，酒精剤，流エキス剤，坐剤などの製剤（ただし，配合剤にあっては，これらを主たる有効成分として含む製剤）を「生薬等」としてまとめ，医薬品各条の末尾に配置する.
5	医薬品の適否の判定根拠および判定基準	日本薬局方の医薬品の適否は，その医薬品各条の規定，通則，生薬総則，製剤総則および一般試験法の規定によって判定する. ただし，医薬品各条の規定中，性状の項および製剤に関する貯法の項の保存条件は参考に供したもので，適否の判定基準を示すものではない. なお，生薬を主たる有効成分として含む製剤に関する貯法の項の容器は適否の判断基準を示す.
6	動物由来医薬品に用いる動物の健康状態の規定	医薬品または当該医薬品の製造に用いる医薬品が動物に由来するものを原料として製造されるものであるときは，別に規定する場合を除き，当該動物は，原則として，健康なものでなければならない.
7	条文中での局方医薬品の表記法	日本薬局方の医薬品は，その医薬品名の前後に「　」を付けて示す. ただし，医薬品各条の表題，製法中の処方，生薬総則および製剤総則ではこれを付けない.

表2・21　（つづき）

項目	内　容	条　文
8	化学的純物質の表記法，原子量の根拠，分子量の標記桁数の規定	日本薬局方の医薬品名，または物質名の次に（　）で分子式または組成式を付けたものは，化学的純物質を意味する．日本薬局方において用いる原子量は，2010年国際原子量表による．また，分子量は，小数第2位までとし，第3位を四捨五入する．
9	計量単位，百分率などの記号の規定	日本薬局方における主な単位については，次の記号を用いる．ただし，一般試験法の核磁気共鳴スペクトル測定法で用いるppmは化学シフトを示す．また，w/v%は製剤の処方または成分などを示す場合に用いる．

メートル　　　　　　　　　　　　m
センチメートル　　　　　　　　　cm
ミリメートル　　　　　　　　　　mm
マイクロメートル　　　　　　　　μm
ナノメートル　　　　　　　　　　nm
キログラム　　　　　　　　　　　kg
グラム　　　　　　　　　　　　　g
ミリグラム　　　　　　　　　　　mg
マイクログラム　　　　　　　　　μg
ナノグラム　　　　　　　　　　　ng
ピコグラム　　　　　　　　　　　pg
セルシウス度　　　　　　　　　　℃
モル　　　　　　　　　　　　　　mol
ミリモル　　　　　　　　　　　　mmol
平方センチメートル　　　　　　　cm^2
リットル　　　　　　　　　　　　L
ミリリットル　　　　　　　　　　mL
マイクロリットル　　　　　　　　μL
メガヘルツ　　　　　　　　　　　MHz
毎センチメートル　　　　　　　　cm^{-1}
ニュートン　　　　　　　　　　　N
キロパスカル　　　　　　　　　　kPa
パスカル　　　　　　　　　　　　Pa
パスカル秒　　　　　　　　　　　Pa・s
ミリパスカル秒　　　　　　　　　mPa・s
平方ミリメートル毎秒　　　　　　mm^2/s
ルクス　　　　　　　　　　　　　lx
モル毎リットル　　　　　　　　　mol/L
ミリモル毎リットル　　　　　　　mmol/L
質量百分率　　　　　　　　　　　%
質量百万分率　　　　　　　　　　ppm
質量十億分率　　　　　　　　　　ppb
体積百分率　　　　　　　　　　　vol%
体積百万分率　　　　　　　　　　vol ppm
質量対容量百分率　　　　　　　　w/v%
マイクロジーメンス毎センチメートル　　μS・cm^{-1}
エンドトキシン単位　　　　　　　EU
コロニー形成単位　　　　　　　　CFU

項目	内　容	条　文
10	力価の規定	医薬品の力価を示すとき用いる単位は医薬品の量とみなす．通例，一定の生物学的作用を現す一定の標準品量で示され，医薬品の種類によって異なる．単位は原則として生物学的方法によってそれぞれの標準品と比較して定める．日本薬局方医薬品において単位とは日本薬局方単位を示す．

表 2・21 （つづき）

項目	内 容	条 文
11	「別に規定する」の定義	医薬品各条の試験において「別に規定する」とあるのは，医薬品，医療機器等の品質，有効性及び安全性の確保等に関する法律に基づく承認の際に規定することを示す．
12	製造要件	品質確保の観点から，必要に応じて，規格に加え，製造過程において留意すべき要件を医薬品各条の製造要件の項に示す．当該要件には，原料・資材，製造工程および中間体の管理に関する要件のほか，工程内試験に関する要件や出荷時の試験の省略に関する要件が含まれる．この項に記される要件は，通常開発段階で製法を確立する間で得られた知見，製造工程における管理，出荷時の試験等によって確認される．なお，医薬品各条において製造要件の項がないものについても，個々の医薬品において，適切な原料・資材，製造工程および中間体の管理に留意することは重要である．
13	医薬品各条の試験に関する規定	製造工程のバリデーションおよび適切な工程管理と品質管理の試験検査に関する記録により，その品質が日本薬局方に適合することが恒常的に保証される場合には，出荷時の検査などにおいて，必要に応じて各条の規格の一部について試験を省略できる．
14	代替試験法への変更に関する規定	日本薬局方に規定する試験法に代わる方法で，それが規定の方法以上の真度および精度がある場合は，その方法を用いることができる．ただし，その結果について疑いのある場合は，規定の方法で最終の判定を行う．
15	生物学的試験法に関する規定	生物学的な試験法の規定は，試験の本質に影響のない限り試験方法の細部については変更することができる．
16	温度表記の規定	試験または貯蔵に用いる温度は，原則として，具体的な数値で記載する．ただし，以下の記述を用いることができる．標準温度は20℃，常温は15〜25℃，室温は1〜30℃，微温は30〜40℃とする．冷所は，別に規定するもののほか，1〜15℃の場所とする．冷水は10℃以下，微温湯は30〜40℃，温湯は60〜70℃，熱湯は約100℃の水とする．加熱した溶媒または熱溶媒とは，その溶媒の沸点付近の温度に熱したものをいい，加温した溶媒または温溶媒とは，通例，60〜70℃に熱したものをいう．水浴上または水浴中で加熱するとは，別に規定するもののほか，沸騰している水浴または約100℃の蒸気浴を用いて加熱することである．通例，冷浸は15〜25℃，温浸は35〜45℃で行う．
17	滴数を量る器具の規定	滴数を量るには，20℃において水20滴を滴加するとき，その質量が0.90〜1.10 g となるような器具を用いる．
18	減圧の規定	減圧は，別に規定するもののほか，2.0 kPa 以下とする．
19	液性の試験方法	液性を酸性，アルカリ性または中性として示した場合は，別に規定するもののほか，リトマス紙を用いて検する．液性を詳しく示すには pH 値を用いる．
20	医薬品の切度および粉末度の定義	医薬品の切度および粉末度の名称は次による．

ふるい番号 （ふるいの呼び寸法）	左のふるいを 通ったものの名称
4 号 （4750 μm）	粗切
6.5 号 （2800 μm）	中切
8.6 号 （2000 μm）	細切
18 号 （ 850 μm）	粗末
50 号 （ 300 μm）	中末
100 号 （ 150 μm）	細末
200 号 （ 75 μm）	微末

表 2・21 （つづき）

項目	内　容	条　文
21	試験に用いる水の規定	医薬品等の試験に用いる水は，試験を妨害する物質を含まないなど，試験を行うのに適した水とする．
22	溶液の記載方法の規定	溶質名の次に溶液と記載し，特にその溶媒名を示さないものは水溶液を示す．
23	溶液の濃度表記法とその定義	溶液の濃度を（1→3），（1→10），（1→100）などで示したものは，固形の薬品は 1 g，液状の薬品は 1 mL を溶媒に溶かして全量をそれぞれ 3 mL，10 mL，100 mL などとする割合を示す．また，混液を（10：1）または（5：3：1）などで示したものは，液状薬品の 10 容量と 1 容量の混液または 5 容量と 3 容量と 1 容量の混液などを示す．
24	秤量の規定	質量を「精密に量る」とは，量るべき最小位を考慮し，0.1 mg，0.01 mg または 0.001 mg まで量ることを意味し，また，質量を「正確に量る」とは，指示された数値の質量をそのけた数まで量ることを意味する．
25	数値の桁数の取扱いの規定	医薬品の試験において，n けたの数値を得るには，通例，（n + 1）けたまで数値を求めた後，（n + 1）けた目の数値を四捨五入する．
26	試験温度と観察までの時間の規定	医薬品の試験は，別に規定するもののほか常温で行い，操作直後に観察するものとする．ただし，温度の影響のあるものの判定は，標準温度における状態を基準とする．
27	試験操作における「直ちに」の規定	医薬品の試験の操作において，「直ちに」とあるのは，通例，前の操作の終了から 30 秒以内に次の操作を開始することを意味する．
28	色調・澄明性・蛍光の試験方法	性状の項において，白色と記載したものは白色またはほとんど白色，無色と記載したものは無色またはほとんど無色を示すものである．色調を試験するには，別に規定するもののほか，固形の医薬品はその 1 g を白紙上または白紙上に置いた時計皿にとり，観察する．液状の医薬品は内径 15 mm の無色の試験管に入れ，白色の背景を用い，液層を 30 mm として観察する．液状の医薬品の澄明性を試験するには，黒色または白色の背景を用い，前記の方法を準用する．液状の医薬品の蛍光を観察するには，黒色の背景を用い，白色の背景は用いない．
29	においの試験方法	性状の項において，無臭またはにおいがないと記載したものは，においがないか，またはほとんどにおいがないことを示すものである．においを試験するには，別に規定するもののほか，固形の医薬品 1 g または液状の医薬品 1 mL をビーカーにとり，行う．
30	溶解性を示す用語の定義と試験方法	性状の項において，溶解性を示す用語は次による．溶解性は，別に規定するもののほか，医薬品を固形の場合は粉末とした後，溶媒中に入れ，20 ± 5℃で 5 分ごとに強く 30 秒間振り混ぜるとき，30 分以内に溶ける度合をいう．

用語	溶質 1 g または 1 mL を溶かすに要する溶媒量	
極めて溶けやすい		1 mL 未満
溶けやすい	1 mL 以上	10 mL 未満
やや溶けやすい	10 mL 以上	30 mL 未満
やや溶けにくい	30 mL 以上	100 mL 未満
溶けにくい	100 mL 以上	1000 mL 未満
極めて溶けにくい	1000 mL 以上	10000 mL 未満
ほとんど溶けない		10000 mL 以上

項目	内　容	条　文
31	「溶解」，「混和」の定義	医薬品の試験において，医薬品が溶媒に溶けまたは混和するとは，澄明に溶けるかまたは任意の割合で澄明に混和することを示し，繊維などを認めないかまたは認めても極めてわずかである．

表 2・21 （つづき）

項目	内　容	条　文
32	確認試験の定義	確認試験は，医薬品または医薬品中に含有されている主成分などを，その特性に基づいて確認するための試験である．
33	純度試験の定義	純度試験は，医薬品中の混在物を試験するために行うもので，医薬品各条のほかの試験項目と共に，医薬品の純度を規定する試験でもあり，通例，その混在物の種類およびその量の限度を規定する．この試験の対象となる混在物は，その医薬品を製造する過程または保存の間に混在を予想されるものまたは有害な混在物例えば重金属，ヒ素などである．また，異物を用いまたは加えることが予想される場合については，その試験を行う．
34	残留溶媒に係る規定	日本薬局方の医薬品は，医薬品各条において規定する場合を除き，原則として一般試験法の残留溶媒に係る規定に従って，適切に管理する．
35	意図的混入有害物質	医薬品への意図的な混入が報告されている有害物質については，必要に応じて，医薬品各条の意図的混入有害物質の項に混入の有無の管理条件を示す．当該物質は，原料・資材，製造工程，中間体または最終製品の試験によって管理される．その試験の要否や頻度等は，品質リスクマネジメントの一環として構築される管理戦略に応じて，個々の医薬品において別に規定する．
36	恒量の定義	乾燥または強熱するとき，恒量とは，別に規定するもののほか，引続き更に1時間乾燥または強熱するとき，前後の秤量差が前回に量った乾燥物または強熱した残留物の質量の 0.10% 以下であることを示し，生薬においては 0.25% 以下とする．ただし，秤量差が，化学はかりを用いたとき 0.5 mg 以下，セミミクロ化学はかりを用いたとき 0.05 mg 以下，ミクロ化学はかりを用いたとき 0.005 mg 以下の場合は，恒量とみなす．
37	定量法の定義	定量法は，医薬品の組成，成分の含量，含有単位などを物理的，化学的または生物学的方法によって測定する試験法である．
38	用語「約」と「乾燥」の定義	定量に供する試料の採取量に「約」を付けたものは，記載された量の ± 10% の範囲をいう．また，試料について単に「乾燥し」とあるのは，その医薬品各条の乾燥減量の項と同じ条件で乾燥することを示す．
39	成分含量の表記における規定	医薬品各条の定量法で得られる成分含量の値について，単にある%以上を示し，その上限を示さない場合は 101.0% を上限とする．
40	無菌，滅菌および無菌操作の定義	無菌とは，定められた方法で対象微生物が検出されないことをいう．滅菌とは，被滅菌物の中の全ての微生物を殺滅または除去することをいう．無菌操作とは，無菌を維持するために管理された方法で行う操作をいう．
41	容器の定義	容器とは，医薬品を入れるもので，栓，蓋なども容器の一部である．容器は内容医薬品に規定された性状および品質に対して影響を与える物理的，化学的作用を及ぼさない．
42	密閉容器の定義	密閉容器とは，通常の取扱い，運搬または保存状態において，固形の異物が混入することを防ぎ，内容医薬品の損失を防ぐことができる容器をいう．密閉容器の規定がある場合には，気密容器を用いることができる．
43	気密容器の定義	気密容器とは，通常の取扱い，運搬または保存状態において，固形または液状の異物が侵入せず，内容医薬品の損失，風解，潮解または蒸発を防ぐことができる容器をいう．気密容器の規定がある場合には，密封容器を用いることができる．
44	密封容器の定義	密封容器とは，通常の取扱い，運搬または保存状態において，気体の侵入しない容器をいう．

表 2・21 （つづき）

項目	内 容	条 文
45	遮光の定義	遮光とは，通常の取扱い，運搬または保存状態において，内容医薬品に規定された性状および品質に対して影響を与える光の透過を防ぎ，内容医薬品を光の影響から保護することができることをいう．
46	表示に関する規定	日本薬局方の医薬品で，医薬品各条において表示量，表示単位または有効期限の規定があるものについては，その含量，含有単位または最終有効年月を，直接の容器または直接の被包に記載しなければならない．
47	表示に関する規定	日本薬局方の医薬品で，医薬品各条において基原，数値，物性等，特に表示するよう定められているものについては，その表示を，直接の容器または直接の被包に記載しなければならない．
48	外国との調和合意に関する規定	日本薬局方，欧州薬局方（The European Pharmacopoeia）および米国薬局方（The United States Pharmacopeia）（以下「三薬局方」という．）での調和合意に基づき規定した一般試験法および医薬品各条については，それぞれの冒頭にその旨を記載する．また，それぞれの一般試験法および医薬品各条において三薬局方で調和されていない部分は「◆　◆」で囲むことにより示す．

2・10・3 製剤総則

　製剤総則は，1)製剤通則，2)製剤包装通則，3)製剤各条，4)生薬関連製剤各条の 4 項目からなり，「製剤包装通則」は日局 17 で追加された通則である．

(1) 製剤通則

　表 2・22 に示した製剤通則は，11 項目からなり，製剤全般の共通事項について記載している．

(2) 製剤包装通則

　表 2・23 に示した「製剤包装通則」は，容器，被包などを用いた製剤包装の原則および包装適格性に関わる基本事項について記載している．

表 2・22　第十七改正日本薬局方の製剤通則の内容と条文

項目	内　容	条　文
1	製剤通則の位置付け	製剤通則は，製剤全般に共通する事項を記載する．
2	製剤各条における剤形の分類方法の規定	剤形は，製剤各条において，主に投与経路および適用部位別に分類し，更に製剤の形状，機能，特性から細分類する．なお，主として生薬を原料とする製剤は，生薬関連製剤各条に記載する．
3	剤形および剤形名の使用に関する規定	製剤各条および生薬関連製剤各条は，広く，一般に用いられている剤形を示したものであり，これら以外の剤形についても，必要に応じて，適切な剤形とすることができる．例えば，投与経路と製剤各条の剤形名などを組み合わせることにより，形状または用途などに適した剤形名を使用することができる．
4	製剤特性およびその試験に関する規定	製剤各条および生薬関連製剤各条においては，剤形に応じた製剤特性を規定する．製剤特性は，適切な試験により確認する．
5	放出速度を調節した製剤に関する規定	製剤には，薬効の発現時間の調節や副作用の低減を図る目的で，有効成分の放出速度を調節する機能を付与することができる．放出速度を調節した製剤は，適切な放出特性を有する．また，放出速度を調節した製剤に添付する文書およびその直接の容器または直接の被包には，通例，付与した機能に対応した記載を行う．
6	添加剤に関する規定	添加剤は，製剤に含まれる有効成分以外の物質で，有効成分および製剤の有用性を高める，製剤化を容易にする，品質の安定化を図る，または使用性を向上させるなどの目的で用いられる．製剤には，必要に応じて，適切な添加剤を加えることができる．ただし，用いる添加剤はその製剤の投与量において薬理作用を示さず，無害でなければならない．また，添加剤は有効成分の治療効果を妨げるものであってはならない．
7	製剤の製造に用いられる精製水，注射用水，植物油，デンプン，vol％を規定したエタノールの定義	製剤の製造などに用いられる精製水は「精製水」および「精製水（容器入り）」を示し，注射用水は「注射用水」および「注射用水（容器入り）」を示す．製剤に用いる植物油とは，医薬品各条に収載する植物性脂肪油中，通例，食用に供するものをいう．また，単にデンプンと記載するときは，別に規定するもののほか，医薬品各条に収載する各種デンプンのいずれを用いてもよい．なお，vol％を規定したエタノールとは，エタノールをとり，精製水または注射用水を加え，規定の vol％に調整したものである．
8	無菌製剤の定義と製造法	無菌製剤とは，無菌であることを検証した製剤である．無菌製剤の基本的な製造法には，最終滅菌法と無菌操作法がある． 最終滅菌法は，製剤を容器に充填した後，滅菌する方法をいう．本製造法では，滅菌後の微生物の死滅を定量的に測定または推測し，通例，適切な滅菌指標体を用いるなどして，10^{-6} 以下の無菌性保証水準を担保する条件において行う． 無菌操作法は，微生物の混入リスクを適切に管理する方法で，原料段階またはろ過滅菌後から，一連の無菌工程により製剤を製造する方法をいう．本製造法は，通例，あらかじめ使用するすべての器具および材料を滅菌した後，環境微生物及び微粒子が適切に管理された清浄区域内において，適切な操作法を用いて一定の無菌性保証が得られる条件で行う．
9	非無菌製剤への微生物限度試験法の適用の規定	非無菌製剤であっても，微生物による汚染や増殖を避け，必要に応じて，微生物限度試験法を適用する．
10	生薬または生薬関連製剤を原料とする製剤中の生薬成分の試験法に関する規定	製剤均一性試験法のうちの含量均一性試験および溶出試験法は，生薬または生薬関連製剤を原料とする製剤中の生薬成分については適用されない．
11	製剤の保存条件の規定	製剤は，別に規定するもののほか，室温で保存する．製剤の品質に光が影響を与える場合，遮光して保存する．

表 2・23 第十七改正日本薬局方の製剤包装通則の内容と条文

項目	内　容	条　文
1	製剤包装通則の位置付け	製剤包装通則は，容器，被包などを用いた製剤包装の原則および包装適格性に係る基本的な事項を示すものである．
2	製剤包装の原則	製剤包装は，有効期間にわたって規定される製剤の品質規格を保証できるよう，その適格性を開発段階で十分に検討することが重要である．製剤特性に応じた包装適格性の検討の結果に基づき，最終製品の規格および試験方法，工程内試験，ならびに製剤包装に用いる資材の評価等，品質を適切に管理するための項目を設定する．項目の適切性は，製剤の安定性試験により最終的に確認される．製剤包装の変更に際しては，上記の項目について検討を行う必要がある．また，包装の予期せぬ変化が，製剤の品質に影響を及ぼしていないか確認するために，適切な試験を行う必要がある．
3	包装適格性 (packaging suitability)	包装適格性には，製剤の保護 (protection)，製剤と包装の適合性 (compatibility)，包装に用いる資材の安全性 (safety) および投与時の付加的な機能 (performance) の要素が含まれる．包装は，その製剤特性に応じて，防湿性，遮光性，気体および微生物に対するバリア機能，ならびに輸送時等の衝撃に対する保護性能を持つ（保護）．包装は，製剤と物理的，化学的な相互作用を起こさない形状，材料から構成される（適合性）．包装は，その構成成分及び不純物の製剤への溶出量，移行量が安全性の見地から十分に低い材料から構成される（安全性）．包装の性能には，単純に製剤を保護するだけではなく，患者の服薬遵守の向上，使いやすさなどが含まれる．また，誤飲防止等の患者の安全性確保，医療従事者の安全性向上の機能などを付与することができる（機能）．包装適格性は，一般試験法収載の試験法，製剤の剤形及び特性に応じた適切な手法等に基づき検討する．包装適格性の評価 に使用された試験法等に基づき，品質を適切に管理するための項目を設定する．注射剤の包装設計においては，注射用ガラス容器試験法，プラスチック製医薬品容器試験法，輸液用ゴム栓試験法，容器完全性試験，光安定性試験，製剤各条の記述などから適切なものを選択し，包装適格性を検討する．用いた包装適格性の手法に基づき，品質を適切に管理するための項目を設定する．

(3) 製剤各条

「製剤各条」は，剤形の定義，製法，試験法，容器・包装および貯法について記載されている．剤形として，投与経路や適用部位別に 11 種類に大分類されている．

① 経口投与する製剤　② 口腔内に適用する製剤　③ 注射により投与する製剤　④ 透析に用いる製剤　⑤ 気管支・肺に適用する製剤　⑥ 目に投与する製剤　⑦ 耳に投与する製剤　⑧ 鼻に適用する製剤　⑨ 直腸に適用する製剤　⑩ 腟に適用する製剤　⑪ 皮膚などに適用する製剤

その大分類を製剤の形状などから中分類に分け，さらに特徴のある剤形を小分類として規定されている（表 2・24）．

(4) 生薬関連製剤各条

生薬関連製剤は，生薬成分の抽出など，他の製剤と異なる点が多く，別に定義されており，生薬関連各条では 8 種類の剤形に分類されている（表 2・24）．

表 2・24 各種剤形の分類と主な形状

製　剤	定　義
1）経口投与する製剤	
錠　剤	経口投与する一定の形状の固形の製剤
口腔内崩壊錠	口腔内で速やかに溶解または崩壊させて服用できる錠剤
チュアブル錠	咀嚼して服用する錠剤
発泡錠	水中で急速に発泡しなから溶解または分散する錠剤
分散錠	水に分散して服用する錠剤
溶解錠	水に溶解して服用する錠剤
カプセル剤	経口投与する，カプセルに充填またはカプセル基剤で被包成形した製剤（硬カプセル剤および軟カプセル剤がある）
顆粒剤	経口投与する粒状に造粒した製剤
発泡顆粒剤	水中で急速に発泡しながら溶解または分散する顆粒剤
散　剤	経口投与する粉末状の製剤
経口液剤	経口投与する，液状または流動性のある粘稠なゲル状の製剤
エリキシル剤	甘味または芳香のあるエタノールを含む澄明な液状の経口液剤
懸濁剤	有効成分を微細均質に懸濁した経口液剤
乳剤	有効成分を微細均質に乳化した経口液剤
リモナーデ剤	甘味および酸味のある澄明な液状の経口液剤
シロップ剤	経口投与する，糖類または甘味剤を含む粘稠性のある液状または固形の製剤
シロップ用剤	水を加えるとき，シロップ剤となる顆粒状または粉末状の製剤（ドライシロップ剤と称することができる）
経口ゼリー剤	経口投与する，流動性のない成形したゲル状の製剤
経口フィルム剤	経口投与するフィルム状の製剤
口腔内崩壊フィルム剤	口腔内で速やかに溶解または崩壊させて服薬する経口フィルム剤
2）口腔内に適用する製剤	
口腔用錠剤	口腔内に適用する一定の形状の固形の製剤
トローチ剤	口腔内で徐々に溶解または崩壊させ，口腔，咽頭などの局所に適用する口腔用錠剤
舌下錠	有効成分を舌下で速やかに溶解させ，口腔粘膜から吸収させる口腔用錠剤
バッカル錠	有効成分を臼歯と頬の間で徐々に溶解させ，口腔粘膜から吸収させる口腔用錠剤
付着錠	口腔粘膜に付着させて用いる口腔用錠剤
ガム剤	咀嚼により，有効成分を放出する口腔用錠剤
口腔用液剤	口腔に適用する液状または流動性のある粘粘なゲル状の製剤
含嗽剤	うがいのために口腔，咽頭などの局所に適用する液状の製剤（用時溶解する固形の製剤が含まれる）
口腔用スプレー剤	口腔内に適用する，有効成分を霧状，粉末状，泡沫状またはペースト状などとして噴霧する製剤
口腔用半固形剤	口腔粘膜に適用する製剤（クリーム剤，ゲル剤または軟膏剤がある）

表 2・24　（つづき）

製　剤	定　義
3)　注射により投与する製剤	
注射剤	
水性注射剤	皮下，筋肉内または血管などの体内組織・器官に直接投与する．通例，溶液，懸
非水性注射剤	濁液もしくは乳濁液，または用時溶解もしくは用時懸濁して用いる固形の無菌製
懸濁性注射剤	剤
乳濁性注射剤	
輸液剤	静脈内投与する．通例，100 mL 以上の注射剤
埋め込み注射剤	長期にわたる有効成分の放出を目的として，皮下，筋肉内などに埋め込み用の器具を用いて，または手術により適用する固形またはゲル状の注射剤
持続性注射剤	長期にわたる有効成分の放出を目的として，筋肉内などに適用する注射剤
4)　透析に用いる製剤	
透析用剤	腹膜透析または血液透析に用いる液状もしくは用時溶解する固形の製剤
腹膜透析用剤	腹膜透析に用いる無菌の透析用剤である
血液透析用剤	血液透析に用いる透析用剤
5)　気管支・肺に適用する製剤	
吸入剤	有効成分をエアゾールとして吸入し，気管支または肺に適用する製剤
吸入粉末剤	吸入量が一定となるように調製された，固体粒子のエアゾールとして吸入する製剤
吸入液剤	ネブライザーなどにより適用する液状の吸入剤
吸入エアゾール剤	容器に充填した噴射剤とともに，一定量の有効成分を噴霧する定量噴霧式吸入剤
6)　目に投与する製剤	
点眼剤	結膜嚢などの眼組織に適用する，液状，または用時溶解もしくは用時懸濁して用いる固形の無菌製剤
眼軟膏剤	結膜嚢などの眼組織に適用する半固形の無菌製剤
7)　耳に投与する製剤	
点耳剤	外耳または内耳に投与する．液状，半固形または用時溶解もしくは用時懸濁して用いる固形の製剤
8)　鼻に適用する製剤	
点鼻剤	鼻腔または鼻粘膜に投与する製剤
点鼻粉末剤	鼻腔に投与する微粉状の点鼻剤
点鼻液剤	鼻腔に投与する液状，または用時溶解もしくは用時懸濁して用いる固形の点鼻剤
9)　直腸に適用する製剤	
坐　剤	直腸内に適用する．体温によって溶融するか，または水に徐々に溶解もしくは分散することにより有効成分を放出する一定の形状の半固形の製剤
直腸用半固形剤	肛門周囲または肛門内に通用する製剤（クリーム剤，ゲル剤，軟膏剤がある）
注腸剤	肛門を通して適用する液状または粘稠なゲル状の製剤
10)　腟に適用する製剤	
腟　錠	腟に適用する，水に徐々に溶解または分散することにより有効成分を放出する一定の形状の固形の製剤

表2・24　（つづき）

製　剤	定　義
腟用坐剤	腟に適用する，体温によって溶融するか，または水に徐々に溶解もしくは分散することにより有効成分を放出する一定の形状の半固形の製剤
11）皮膚などに適用する製剤	
外用固形剤	皮膚（頭皮を含む）または爪に，塗布もしくは散布する固形の製剤
外用散剤	粉末状の外用固形剤
外用液剤	皮膚（頭皮を含む）または爪に塗布する液状の製剤
リニメント剤	皮膚にすり込んで用いる液状または泥状の外用液剤
ローション剤	有効成分を水性の液に溶解または乳化もしくは微細に分散させた外用液剤
スプレー剤	有効成分を霧状，粉末状，泡沫状またはペースト状などとして皮膚に噴霧する製剤
外用エアゾール剤	容器に充填した液化ガスまたは圧縮ガスとともに有効成分を噴霧するスプレー剤
ポンプスプレー剤	ポンプにより容器内の有効成分を噴霧するスプレー剤
軟膏剤	皮膚に塗布する，有効成分を基剤に溶解または分散させた半固形の製剤
クリーム剤	皮膚に塗布する，水中油型または油中水型に乳化した半固形の製剤（油中水型に乳化した親油性の製剤については油性クリーム剤と称することができる）
ゲル剤	皮膚に塗布するゲル状の製剤（水性ゲル剤および油性ゲル剤がある）
貼付剤	皮膚に貼付する製剤
テープ剤	ほとんど水を含まない基剤を用いる貼付剤
パップ剤	水を含む基剤を用いる貼付剤
12）生薬関連製剤	
エキス剤	生薬の浸出液を濃縮して製したもので，通例，軟エキス剤，乾燥エキス剤がある
丸　剤	経口投与する球状の製剤
酒精剤	通例，揮発性の有効成分をエタノールまたはエタノールと精製水の混液に溶解して製した液状の製剤
浸剤・煎剤	いずれも生薬を，通例，常水で浸出して製した液状の製剤
茶　剤	通例，生薬を粗末から粗切の大きさとし，1日量または1回量を紙または布の袋に充填した製剤
チンキ剤	通例，生薬をエタノールまたはエタノールと精製水の混液で浸出して製した液状の製剤
芳香水剤	精油または揮発性物質を飽和させた，澄明な液状の製剤
流エキス剤	生薬の浸出液で，その1 mL 中に生薬1 g 中の可溶性成分を含むように製した液状の製剤

2·10·4　剤形と投与部位

　薬物をヒトに適用するときは，主薬の全身作用を期待する場合と，局所作用を期待する場合がある．前者では，薬物は適用部位から吸収されて循環血流に入り，作用部位に到達し，全身作用または特定の臓器・組織で効果を発現する．後者では，薬物の作用は薬物の適用部位に限局される．

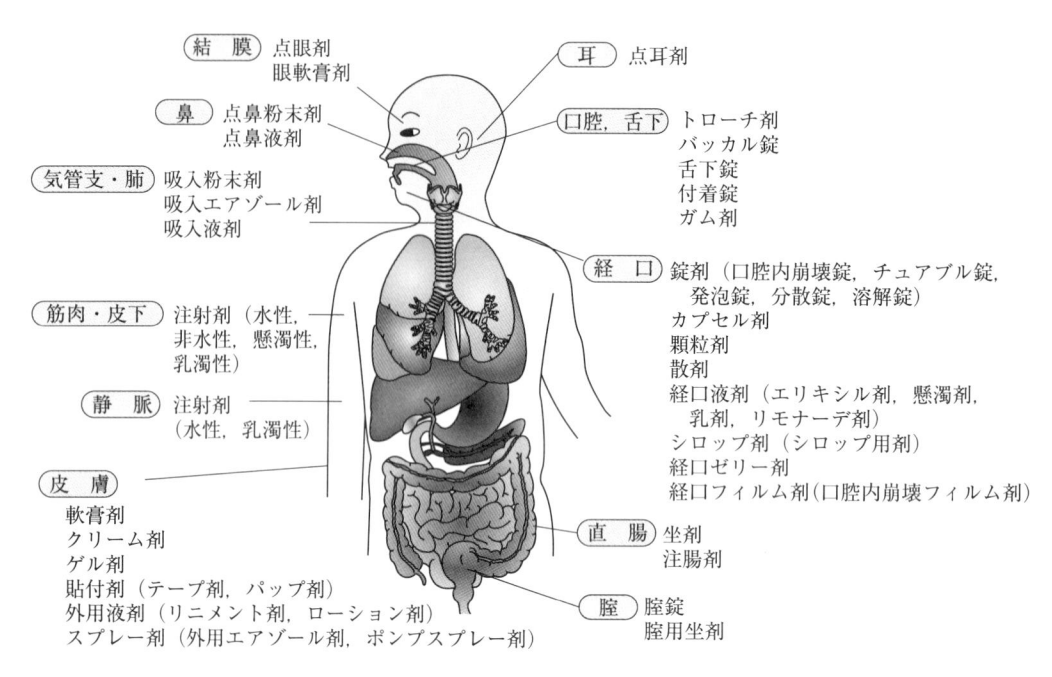

図 2・82　投与部位と剤形

表 2・25　薬物の性質と剤形との関係

作用	投与経路・部位	薬物の性質		代表的剤形
全身	経口	消化管吸収性が良好	胃内安定性が良好	散剤，顆粒剤，錠剤，カプセル剤
			胃内安定性に乏しい　胃刺激性が大きい	腸溶性製剤
			溶液状態での安定性が良好	シロップ剤
			溶液状態での安定性が不良	ドライシロップ剤（シロップ用剤）
	その他	消化管吸収性が不良	溶液状態での安定性が良好	水性注射剤
			溶液状態での安定性が不良	粉末注射剤，凍結乾燥注射剤
		経口投与すると肝初回通過効果を受ける		舌下錠，貼付剤，吸入剤，注射剤
		経口投与すると消化管で分解される		注射剤，点鼻剤
		経口投与すると胃刺激性が大きい		坐剤
局所	鼻			点鼻剤
	口腔			トローチ剤，付着錠，口腔用半固形剤，口腔用液剤
	気管支			吸入剤
	目			点眼剤，眼軟膏剤
	耳			点耳剤
	皮膚			外用液剤，スプレー剤，軟膏剤，クリーム剤，ゲル剤
	直腸			坐剤，直腸用半固形剤，注腸剤
	腟			腟錠，腟用坐剤

同一の薬物でもその剤形や投与経路によって，投与後の薬物の体内動態や薬理作用に大きな違いを生じることがある．図 2・82 には，代表的な剤形と投与部位を示している．

表 2・25 に示したように，剤形は薬物の性質を考慮しながら決定される．

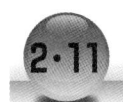
2・11　経口投与する製剤

2・11・1　概要

経口投与は医薬品の適用経路として最も汎用されており，日局 17 に，経口投与する製剤には，製剤からの有効成分の放出性を特に調節していない即放性製剤と，固有の製剤設計および製法により放出性を目的に合わせて調節した放出調節製剤（腸溶性製剤，徐放性製剤など）がある．

① 腸溶性製剤

腸溶性製剤は，有効成分の胃内での分解を防ぐ，または有効成分の胃に対する刺激作用を低減させるなどの目的で，有効成分を胃内で放出せず，主として小腸内で放出するよう設計された製剤である．

② 徐放性製剤

徐放性製剤は，投与回数の減少または副作用の低減を図るなどの目的で，製剤からの有効成分の放出速度，放出時間，放出部位を調節した製剤である．

経口投与する製剤の中分類として，錠剤，カプセル剤，顆粒剤，散剤，経口液剤，シロップ剤，経口ゼリー剤および経口フィルム剤の 8 剤形が収載されている．小分類として，錠剤には口腔内崩壊錠，チュアブル錠，発泡錠，分散錠および溶解錠が，顆粒剤には発砲顆粒剤が，経口液剤にはエリキシル剤，懸濁剤，乳剤およびリモナーデ剤が，シロップ剤にはシロップ用剤が分類されている．

図 2・83 には，主な固形製剤の製造工程を示している．経口投与される有効成分は，難溶性のものが多く，溶解速度を高めるために，まず粉砕し微粒子化することにより比表面積を増加させる．次に，混合性や造粒適性を高めるために，篩を用いて分級すると，混合性，造粒性および溶解性が向上した微粒子粉体ができる．この微粒子粉体に添加剤（賦形剤，崩壊剤など）を加えて混合し均質化したものは**散剤**となり，そのままカプセルに充塡すれば，**カプセル剤**になる．さらに，流動性向上のため滑沢剤を添加し，直接打錠すれば，**錠剤**となる．

一方，微粒子粉体に結合液を添加し，練合造粒し，乾燥すれば，**顆粒剤**となり，顆粒剤をカプセルに充塡すればカプセル剤となる．さらに顆粒剤を高分子でコーティングすれば徐放性顆粒や腸溶性顆粒となる．打錠用顆粒に滑沢剤を添加し，打錠すれば，錠剤となり，高分子でコーティングすれば，フィルムコーティング錠，糖衣錠，有核錠，多層錠になる．

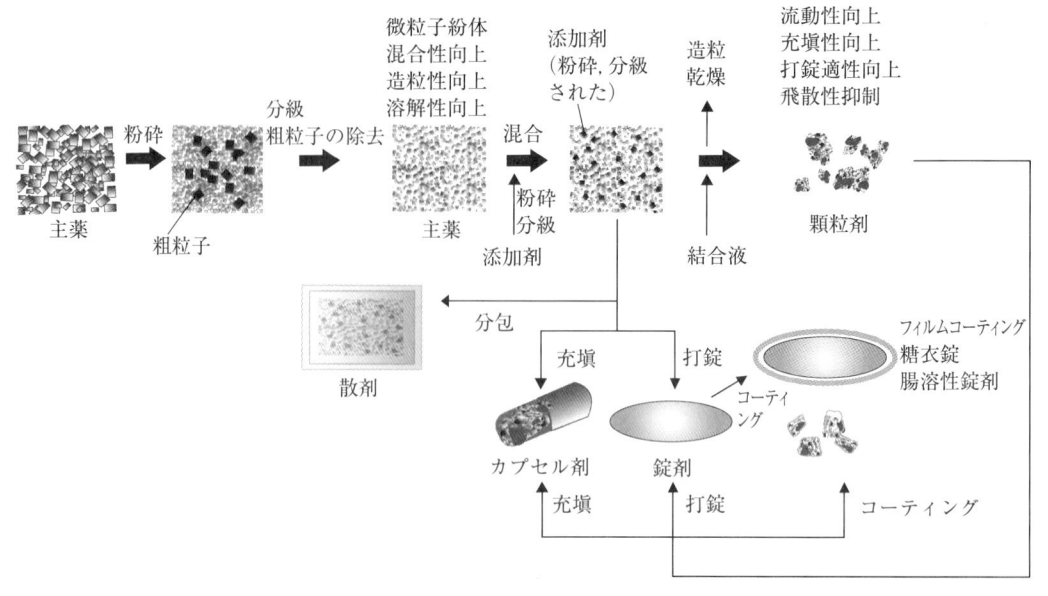

図2・83　主な固形製剤の製剤工程の概念図

2・11・2　散剤

【定義】

　散剤は経口投与する**造粒していない**粉末状の製剤である（図2・84）.

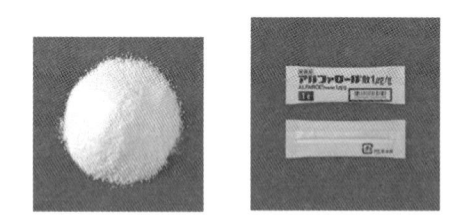

図2・84　アルファロール®散（中外製薬）

【製法】

　本剤を製するには，通例，有効成分に賦形剤またはそのほかの添加剤を加えて混和して均質とする.

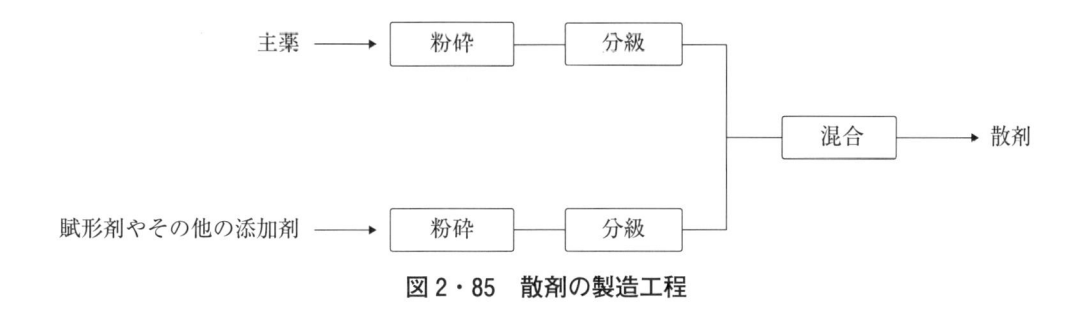

図2・85 散剤の製造工程

【一般試験法】

散剤は溶出試験法に適合する．分包品は製剤均一性試験法に適合する．

【貯法】

本剤に用いる容器は，通例，密閉容器とする．

2・11・3 顆粒剤

【定義】

顆粒剤は経口投与する**粒状に造粒した**製剤である（図2・86）．本剤は発泡顆粒剤が含まれる．これは水中で急速に発泡しながら，溶解または分散する顆粒剤である（図2・87）．

図2・88に示すような場合，細粒剤と散剤（造粒散剤）と称することもできる（これは既に臨床で使用されている細粒剤と造粒散剤に配慮した）．

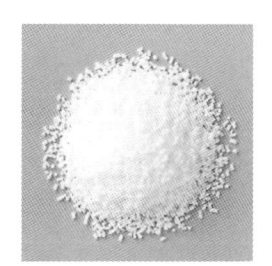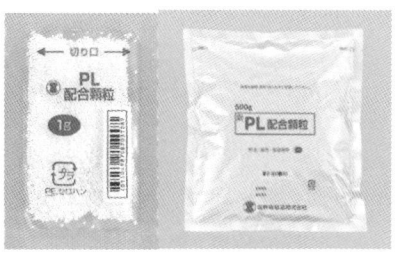

図2・86 PL配合顆粒（塩野義製薬）

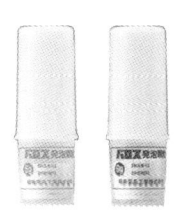

図2・87 バロス発泡顆粒（堀井薬品工業）

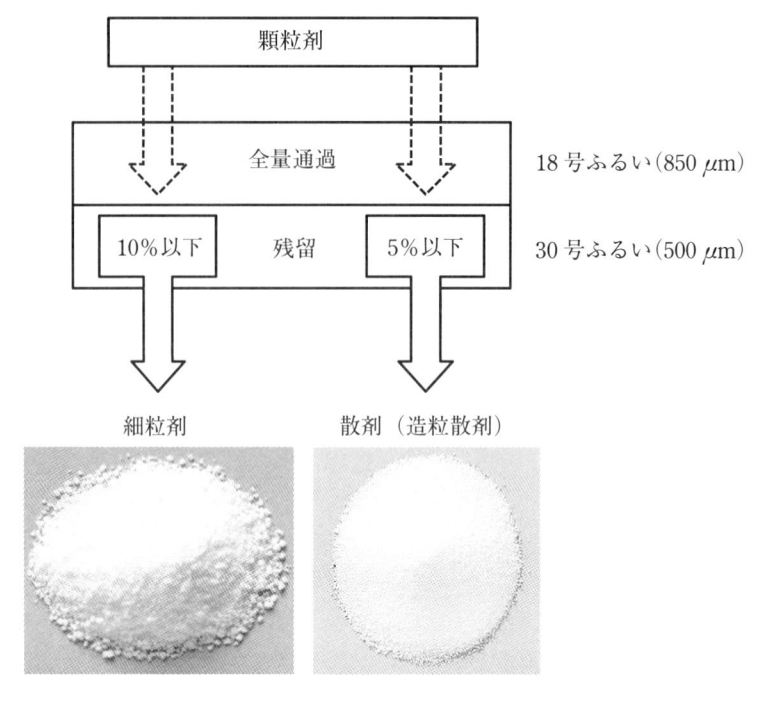

図 2・88　細粒剤と造粒散剤の違い

【製法】

　顆粒剤の製法は bild-up の湿式造粒法（図 2・89）と break-down の乾式造粒法（図 2・90）がある.

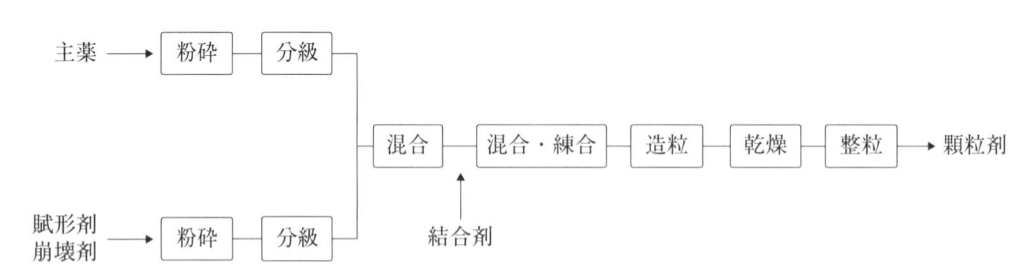

図 2・89　顆粒剤の製造工程（湿式造粒法）

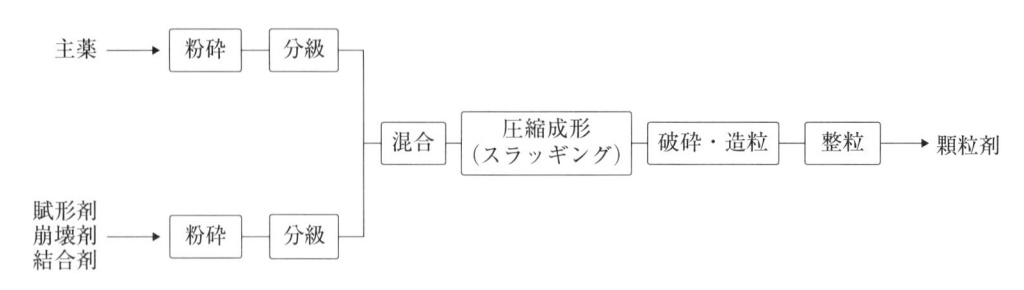

図 2・90　顆粒剤の製造工程（乾式造粒法）

【一般試験法】

　顆粒剤は溶出試験法または崩壊試験法に適合する．分包品は製剤均一性試験法に適合する．

【貯法】

　本剤に用いる容器は，通例，密閉容器とする．

2・11・4　錠剤

　錠剤の歴史は古く，約 1000 年前に湿製錠剤が初めてつくられ，現在の錠剤の起源となったのは，1843 年イギリスの William Brockedon が丸剤を成形する機械を発明したことに遡り，医薬品として一般に欧米で上市されたのは 1894 年である．錠剤は服用しやすく，製法は比較的簡単で，必要に応じて機能性を賦与できるなどの利点により，最も汎用されている剤形である．

【定義】

　錠剤は経口投与する一定の形状の固形の製剤である（図 2・91）．本剤には，口腔内崩壊錠，チュアブル錠，発泡錠，分散錠および溶解錠が含まれる．

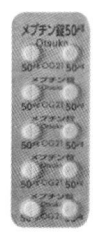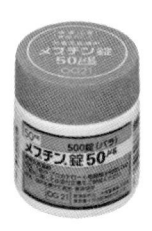

図 2・91　メプチン®錠（大塚製薬）

　錠剤は，形態により，素錠，フィルムコーティング錠，糖衣錠，多層錠，有核錠に分類される（図 2・92）．

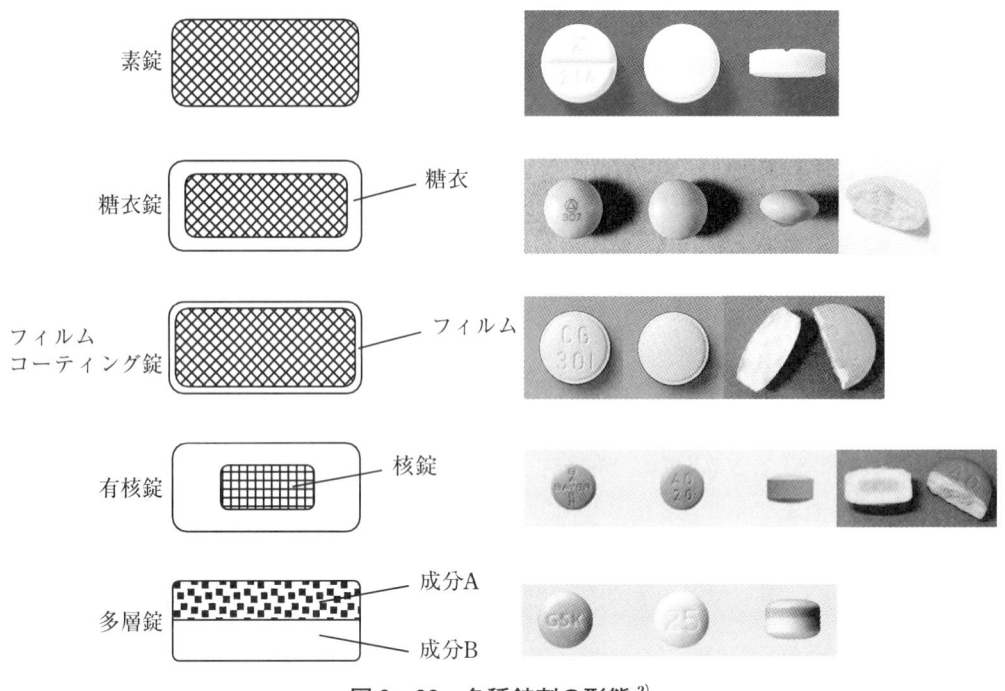

素錠

糖衣錠 ── 糖衣

フィルム
コーティング錠 ── フィルム

有核錠 ── 核錠

多層錠 ── 成分A
── 成分B

図 2・92　各種錠剤の形態[2]

素錠：セレコックス®錠，アステラス製薬
糖衣錠：アリナミン®F 糖衣錠，武田薬品工業
フィルムコーティング錠：ボルタレン®錠，ノバルティスファーマ
有核錠：アダラート®CR 錠，バイエル薬品
多層錠：パキシル®CR 錠，グラクソ・スミスクライン

【製法】

　錠剤の製造法は，顆粒圧縮法，粉末圧縮法および湿製法の3種類に大きく分けられる．顆粒圧縮法には，湿式顆粒圧縮法と乾式顆粒圧縮法に分けられ，粉末圧縮法には，直接粉末圧縮法（直接打錠法，直打法）と半乾式顆粒圧縮法（セミ直打法）に分けられる（図2・93）．

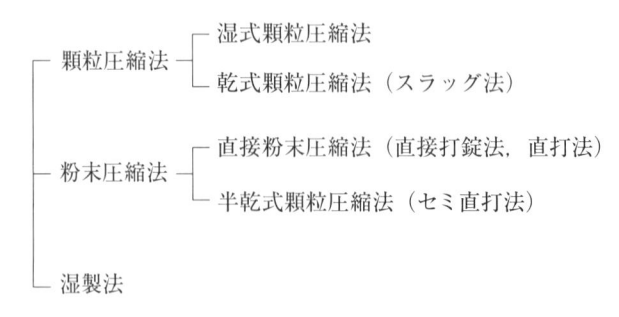

顆粒圧縮法 ── 湿式顆粒圧縮法
　　　　　── 乾式顆粒圧縮法（スラッグ法）

粉末圧縮法 ── 直接粉末圧縮法（直接打錠法，直打法）
　　　　　── 半乾式顆粒圧縮法（セミ直打法）

湿製法

図 2・93　錠剤の製法

1) 顆粒圧縮法

① 湿式顆粒圧縮法：

湿式顆粒圧縮法は最も広く使用されている打錠法であり（図2・94），硬度や崩壊性などの錠剤特性の調節が容易なこと，偏析が抑制された良好な圧縮性，優れた含量均一性，崩壊性，分散性や溶出性などが利点として挙げられる．しかし，造粒工程で水が添加され，乾燥工程も必要なため，アスピリンやアスコルビン酸などの水や熱に不安定な薬物に適していない．

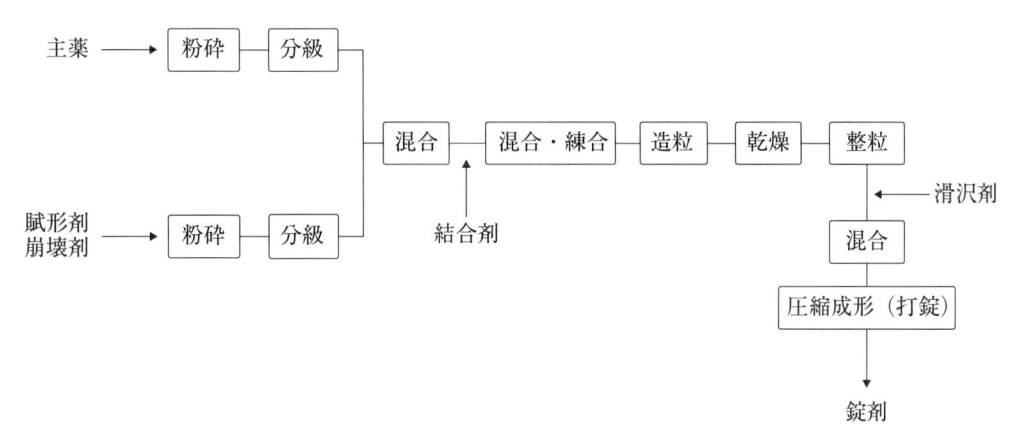

図2・94 湿式顆粒圧縮法

② 乾式顆粒圧縮法

乾式顆粒圧縮法は水や熱に不安定か，吸湿性の高い薬物には適している．乾式法で塊状に造粒し（スラッギング），それを打錠する方法で，直打法よりも均質性がよくなる（図2・95）．

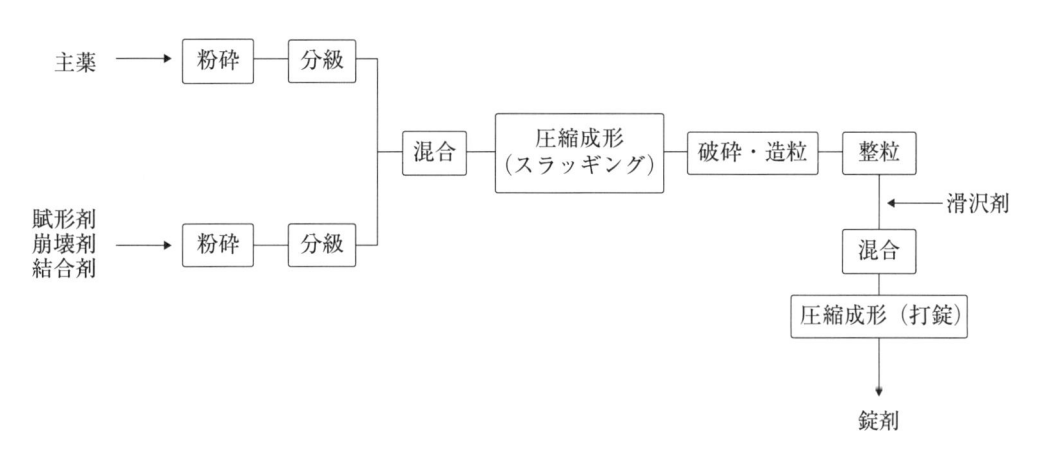

図2・95 乾式顆粒圧縮法

2) 粉末圧縮法

① 直接粉末圧縮法（直接打錠法，直打法）

直打法の利点は水や熱に不安定な薬物に適しており，他の製法に比較して製造工程数が少ないので経済性に優れているなどである（図2・96）．一方，欠点は水を使用していないため錠剤内部の結合力が弱く，錠剤の表面が粉末化しやすく，また混合粉末の流動性が一般的に悪くなり，質量変動が起きやすく，圧縮成形性の悪い粉末には不適である．

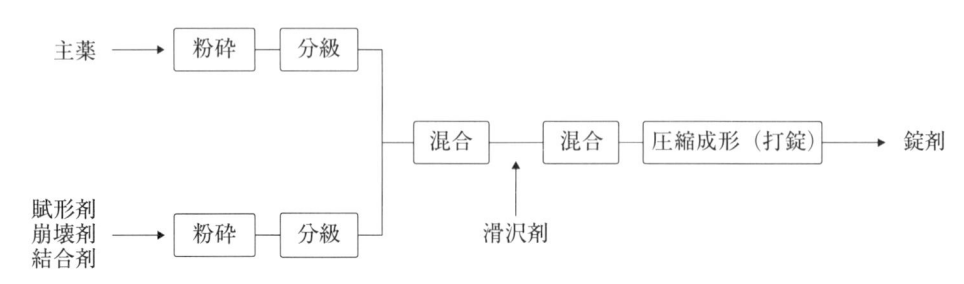

図2・96　直接粉末圧縮法

② 半乾式顆粒圧縮法（セミ直打法）

セミ直打法は流動性の悪い粉体のとき，あらかじめ湿式顆粒をつくることにより，流動性が高まり，打錠適性が向上し，さらには錠剤の結合力が高まり，表面の粉化を抑制することができる（図2・97）．

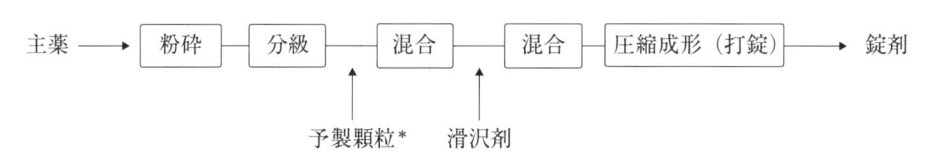

図2・97　半乾式顆粒圧縮法（セミ直打法）
＊添加剤のみからなる顆粒

3) 湿製法

口腔内崩壊錠などに用いられる製造方法で（図2・98），湿製塊をPTPのプラスチック成型シートのくぼみに流し込み，そのまま乾燥する方法や，湿潤塊が臼や杵に付着しないように，フィルム介在打錠機で，低圧で湿潤塊を打錠する方法を用いて製造される．造粒工程がないのが特徴である．

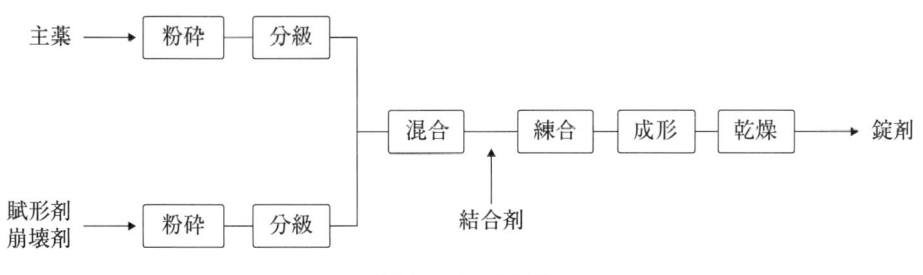

図 2・98　湿製法

【一般試験法】

　本剤は製剤均一性試験法，溶出試験法または崩壊試験法に適合する．ただし，発泡錠のうち有効成分を溶解させる製剤および溶解錠には適用しない．製剤均一性試験は有効成分の 1 錠中の含量とその含有率およびコーティングの種類によって質量偏差試験と含量均一性試験が使い分けられる．具体的には，有効成分の 1 錠中の含量が 25 mg 以上かつその含有率が 25％以上である場合は質量偏差試験，有効成分の 1 錠中の含量が 25 mg 未満かつその含有率が 25％未満である場合は含量均一性試験を適用することができる．ただし，フィルムコーティング錠は適用条件を満足していれば質量偏差試験を適用することができるが，糖衣錠は被膜質量がばらつきやすいとの理由により，含量均一性試験を適用する．

【貯法】

　本剤に用いる容器は，通例，密閉容器とする．

【錠剤に含まれる剤形】

　1）口腔内崩壊錠

　口腔内崩壊錠は口腔内で速やかに溶解または崩壊させて服用できる錠剤で，適切な崩壊性を有する（図 2・99）．水なしで服用できることを特徴としている．口腔内崩壊錠は消化管内における薬物の溶出（吸収）または消化管の作用を意図し，消化管内の pH での溶出するものである．一方，口腔内に適用する製剤の口腔内用錠剤は口腔内における薬物の溶出（吸収）または口腔の作用を意図し，口腔内の pH での溶出するものである．

　日本では 1997 年に初めて口腔内崩壊錠が上市され，OD 錠と呼称されることが多い．日局 17

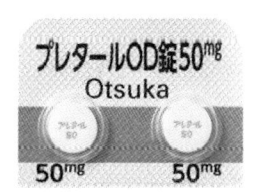

図 2・99　プレタール®OD 錠（大塚製薬）

には「適切な崩壊性を有する」と記載されているが，これを規定する一般試験法は収載されていない．

2) チュアブル錠

チュアブル錠は咀嚼して服用する錠剤で（図2・100），小児に適した剤形である．

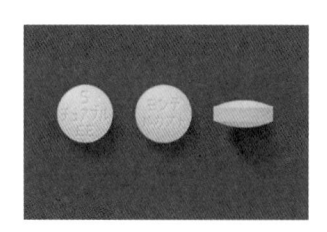 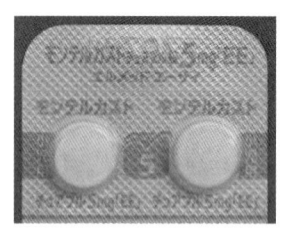

図2・100　モンテルカストチュアブル錠（エルメッドエーザイ）

3) 発泡錠

発泡錠は水中で急速に発泡しながら溶解または分散する錠剤で，本剤を製するには，通例，適切な酸性物質および炭酸塩または炭酸水素塩を用いる．

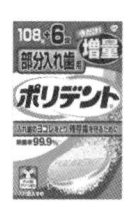

図2・101　ポリデント®（グラクソ・スミスクライン）

4) 分散錠

分散錠は水に分散して服用する錠剤である．経管チューブ，胃瘻などから医薬品を投与する際に，簡易懸濁法が用いられるが，水に入れて軽く撹拌するだけで分散液が得られる分散錠は最適な錠剤である．

5) 溶解錠

溶解錠は水に溶解して服用する錠剤である．

2·11·5　カプセル剤

1833年にフランスの薬剤師Mothesによって発明されたゼラチンカプセルの形状は軟カプセルに近いもので，現在の硬カプセル剤の形状は，1846年にフランスのLehubyによって発明された．

【定義】

　カプセル剤は経口投与する，カプセルに充填またはカプセル基剤で被包成形した製剤で，硬カプセル剤（図2・102）および軟カプセル剤（図2・103）がある.

　錠剤に比較して，カプセル剤は製造に関して強い圧縮が不要で，工程数も少なく，液状のものでも製剤化できる.崩壊は速やかであり，不快な味やにおいをマスキングできるなどの特長を有している.

　カプセル剤には硬カプセル剤と軟カプセル剤がある.カプセルの剤皮（基剤）の主原料は，主にゼラチンが用いられているが，ゼラチンは水との親和性が高く，平衡吸湿率は湿度によって著しく影響を受ける（通常の保存条件でも13〜15%の水分を有している）ので，ゼラチンよりも吸湿性の低いヒプロメロース（HPMC），プルランやポリビニルアルコール共重合体が開発されている.

　ゼラチンはカビが発生しやすいので，カプセルの製造時に防腐剤の添加が認められている.

　軟カプセル剤の場合は，被膜に弾力性を賦与するために可塑剤としてグリセリン（30〜35%）またはソルビトールを添加する.薬物を溶液状態で被包させる場合は，溶剤として植物油，マクロゴール400，中鎖脂肪酸グリセリドなどが用いられる.

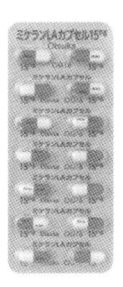

図2・102　ミケラン®LA カプセル（硬カプセル剤，大塚製薬）

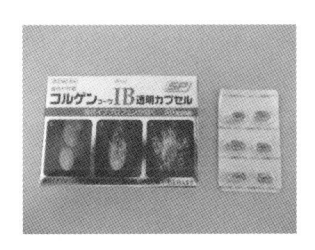

図2・103　コルゲンコーワ IB 透明カプセル（軟カプセル剤，興和）

【製法】

　本剤を製するには，通例，次の方法による.また，適切な方法により腸溶性カプセル剤または徐放性カプセル剤とすることができる.カプセル基剤に着色剤，保存剤などを加えることできる.

1）硬カプセル剤

硬カプセル剤は有効成分に賦形剤などの添加剤を加えて混和して均質としたもの，または適切な方法で粒状もしくは成形物としたものを，カプセルにそのまままたは軽く成形して充填して製する．

2）軟カプセル剤

軟カプセル剤は有効成分に添加剤を加えたものを，グリセリンまたは D-ソルビトールなどを加えて塑性を増したゼラチンなどの適切なカプセル基剤で，一定の形状に被包成形して製する．

【一般試験法】

本剤は製剤均一性試験法，溶出試験法，または崩壊試験法に適合する．

【貯法】

本剤に用いる容器は，通例，密閉容器とする．

2・11・6 固形製剤に用いられる添加剤

添加剤とは，製剤に含まれる有効成分以外の物質で，有効成分および製剤の有用性を高める，製剤化を容易にする，品質の安定化を図る，使用性を向上させるなどの目的で用いられる．

さらに，添加剤は，その投与量において薬理作用を示さず，無害であり，有効成分の治療効果を妨げてはならないものである．

1）賦形剤

賦形剤は，錠剤や顆粒剤などの成形において増量や希釈剤として添加されるが，製造適性，製剤の品質，均一性や製剤からの主薬の溶出性などにも影響を及ぼす．

賦形剤としては，糖類（乳糖，白糖，D-マンニトール），デンプン類（トウモロコシデンプン，バレイショデンプン），セルロース類（結晶セルロース）がある．

糖類：

乳糖は可塑性がよく，成形性にも優れているので，賦形剤としては最も広く用いられている．白糖や D-マンニトールは乳糖よりも甘味が強いので，トローチ剤やチュアブル錠に用いられる．

デンプン類：

トウモロコシデンプンが繁用されている．水中で直ちに膨潤するので崩壊剤としても有用である．

セルロース類：

結晶セルロースは乾式造粒法や直打法の賦形剤として使用されており，結合剤や崩壊剤としての機能も兼ね備えている．

2）結合剤

乾式造粒や直打法では粉体として結晶セルロースを，湿式造粒法では溶液あるいは懸濁液としてカルメロースナトリウム，ヒドロキシプロピルセルロース，ヒプロメロース，ポビドンなどを添加する．

3）崩壊剤

崩壊剤としては，ぬれやすく，膨潤力に優れた崩壊剤を選択する必要がある．デンプン，カルメロースナトリウム，カルメロースカルシウム，クロスカルメロースナトリウム，低置換ヒドロキシプロピルセルロースなどがある．

4）滑沢剤

打錠用顆粒の流動性を改善し，打錠障害を防止するために添加する．滑沢剤としては，ステアリン酸マグネシウム，ステアリン酸カルシウム，タルクなどが使用される．

5）コーティング剤

糖衣：

白糖を主成分として，糖衣層の結合力を高めるために，ゼラチンやアラビアゴムを添加したり，遮光用に酸化チタン，艶出しワックスなども使用される．

胃溶性コーティング剤：

メチルセルロース，ヒドロキシプロピルセルロース，ヒプロメロースなどの水溶性高分子を用いる．

腸溶性コーティング剤：

胃で分解する薬物，胃で傷害を生じる薬物や作用時間を遅延させたい場合に，酸性条件下では溶解せず，中性から塩基性側で溶解する水溶性高分子でコーティングする．

ヒプロメロースフタル酸エステル，セラセフェート（酢酸フタル酸セルロース），メタアクリル酸コポリマーなどが用いられる．

徐放性コーティング剤：

エチルセルロースやアクリル酸系コポリマーなどが使用される．

2・11・7　経口液剤

【定義】

経口液剤は，経口投与する，液状または流動性のある粘稠なゲル状の製剤である．

本剤にはエリキシル剤，懸濁剤，乳剤およびリモナーデ剤が含まれる．

【製法】

本剤を製するには，通例，有効成分に添加剤および精製水を加え，混和して均質に溶解，または乳化もしくは懸濁し，必要に応じて，ろ過する．本剤のうち変質しやすいものは，用時調製する．

【一般試験法】

本剤の分包品は製剤均一性試験法に適合する．

【貯法】

本剤に用いる容器は，通例，気密容器とする．

① エリキシル剤

エリキシル剤は 1883 年アメリカの John Lloyd が考案した剤形で，**甘味および芳香のあるエタノールを含む澄明な液状**の経口液剤である．

本剤を製するには，通例，固形の有効成分またはその浸出液にエタノール，精製水，着香剤および白糖，そのほかの糖類または甘味剤を加えて溶かし，ろ過またはそのほかの方法によって澄明な液とする．通常の水剤では苦味が生じたり，味の悪い主薬に適用されることが多い．

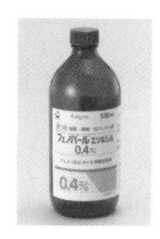
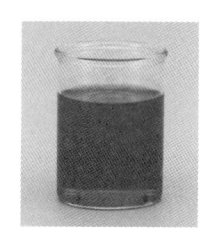

図 2・104　フェノバール®エリキシル（藤永製薬）

② 懸濁剤

懸濁剤は有効成分を微細均質に懸濁した経口液剤である．本剤を製するには，通例，固形の有効成分に懸濁化剤またはそのほかの添加剤と精製水または油を加え，適切な方法で懸濁し，全体を均質とする．本剤は，必要に応じて，用時混和して均質とする．

本剤は溶出試験法に適合する．

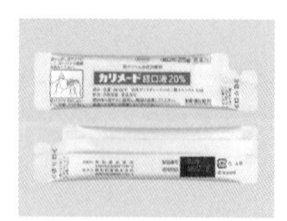
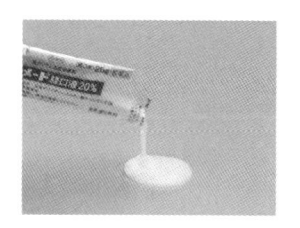

図 2・105　カリメート®経口液（興和）

③乳剤

乳剤は，有効成分を微細均質に乳化した経口液剤である．本剤を製するには，通例，液状の有効成分に乳化剤と精製水を加え，適切な方法で乳化し，全体を均質とする．本剤は，必要に応じて，用時混和して均質とする．

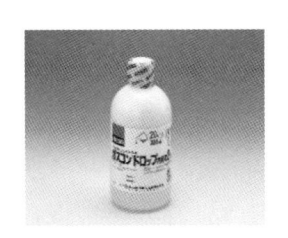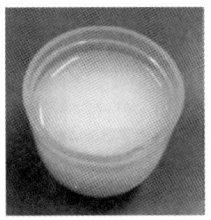

図2・106　ガスコン®ドロップ内用液（キッセイ薬品工業）

④ リモナーデ剤

リモナーデ剤は，**甘味および酸味のある澄明な液状**の経口液剤である．

2·11·8　シロップ剤

【定義】

シロップ剤は，経口投与する，糖類または甘味剤を含む粘稠性のある液状または固形の製剤である．本剤には**シロップ用剤**が含まれる．

【製法】

本剤を製するには，通例，白糖，そのほかの糖類もしくは甘味剤の溶液または単シロップに有効成分を加えて溶解，混和，懸濁または乳化し，必要に応じて，混液を煮沸した後，熱時ろ過する．本剤のうち変質しやすいものは，用時調製する．

【一般試験法】

本剤の分包品は製剤均一性試験法に適合する．本剤のうち懸濁した製剤は溶出試験法に適合する．

シロップ用剤のうち用時溶解している用いるもの以外は溶出試験法または崩壊試験法に適合する．ただし，製剤の粒度試験法で30号（500 μm）ふるいに残留するものが10%以下のものは崩壊試験法を適用しない．

【貯法】

本剤に用いる容器は，通例，シロップ剤は気密容器，シロップ用剤は密閉容器とする．

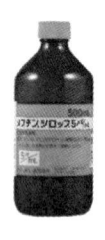

図2・107 メプチン®シロップ (大塚製薬)

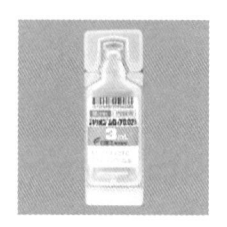

図2・108 ジキリオンシロップ (日医工)

① シロップ用剤

シロップ用剤は,水を加えるとき,シロップ剤となる顆粒状または粉末状の製剤である.ドライシロップ剤と称することができる.

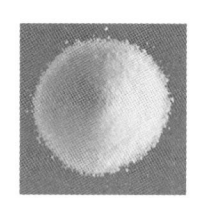 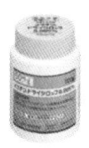

図2・109 メプチン®ドライシロップ (大塚製薬)

2·11·9 経口ゼリー剤

【定義】

経口ゼリー剤は,経口投与する,流動性のない成形したゲル状の製剤である.

【製法】

本剤を製するには,通例,有効成分に添加剤および高分子ゲル基剤を加えて混和し,適切な方法でゲル化させ一定の形状に成形する.

ゼリー剤の製造に際して重要なことは,高分子ゲル基剤の選択である.高分子ゲル基剤の選択により,硬さや溶出性などの物性が大きく異なる.高分子ゲル基剤としては,ペクチン,カラギーナン,ポリアクリル酸ナトリウム,カンテン,ゼラチンなどがある.

【一般試験法】

本剤は製剤均一性試験法，溶出試験法に適合する．または適切な崩壊性を有する．

有効成分が基剤中で不均一な場合は含量均一性試験を，均一に溶解した製剤では質量偏差試験を採用できる．

【貯法】

本剤に用いる容器は，通例，気密容器とする．

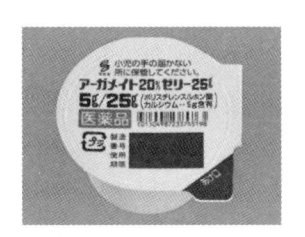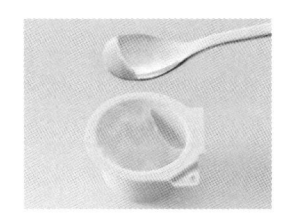

図2・110　アーガメイト®ゼリー（三和化学研究所）

2・11・10　経口フィルム剤

【定義】

経口フィルム剤は，経口投与するフィルム状の製剤である．

【製法】

本剤を製するには，通例，水溶性高分子とその他の添加剤の混合物を基剤として，有効成分と基剤を含む溶液を展延し，乾燥，または混合物を融解成形する．また，適切な方法により，組成の異なる添加剤を層状に積み重ねることができる．

【一般試験法】

本剤は製剤均一性試験法，溶出試験法に適合する．または適切な崩壊性を有する．

【貯法】

本剤に用いる容器は，通例，気密容器とする．製品の品質に湿気が影響を与える場合は，防湿性の容器を用いるか，または防湿性の包装を施す．

①口腔内崩壊フィルム剤

口腔内崩壊フィルム剤は，口腔内で速やかに溶解または崩壊させて服用する経口フィルム剤である．

本剤は，適切な崩壊性を有する．

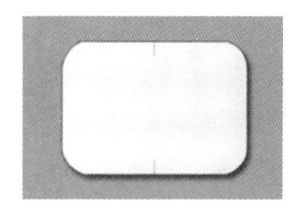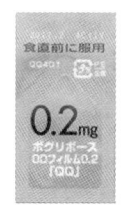

図 2・111 ボグリボース OD フィルム（持田製薬）

2·12 口腔内に適用する製剤

2·12·1 概要

　口腔内に適用する製剤には，口腔用錠剤，口腔用スプレー剤，口腔用半固形剤の4つの剤形が分類されている．また，口腔用錠剤には，トローチ剤，舌下錠，バッカル錠，付着錠およびガム剤の5剤形が含まれる．口腔用液剤には含嗽剤が含まれている．

　また，口腔内に適用する製剤には，口腔内に適用後，口腔粘膜を介して主薬を吸収させて全身作用を目的とする場合と，付着，塗布，噴霧などによって主薬を口腔内や咽頭などの患部へ局所作用させるものがある．

① 口腔用錠剤

【定義】

　口腔用錠剤は口腔内に適用する一定の形状の固形の製剤で，トローチ剤，舌下錠，バッカル錠，付着錠およびガム剤が含まれる．

　口腔内に投与する固形製剤は，口腔内における薬物の溶出（吸収）または口腔の作用を意図し，口腔内の pH で溶出するものである．本製剤には局所作用を目的としたトローチ剤，付着錠があり，全身作用を目的とした舌下錠，バッカル錠，ガム錠がある．

【製法】

　本剤を製するには，「錠剤」の製法に準じる．

【一般試験法】

　本剤は製剤均一性試験法に適合する．本剤は，適切な溶出性または崩壊性を有する．

【貯法】

　本剤に用いる容器は，通例，密閉容器とする．

a) トローチ剤

トローチ剤は，口腔内で徐々に溶解または崩壊させ，口腔，咽頭などの局所に適用する口腔用錠剤で，服用時の窒息を防止できる形状とする．

嚥下の必要がないため，直径が大きいものがある．服用時の誤飲による窒息を防ぐため，錠剤の中央に穴を開けたドーナツ状のものなどがある．

トローチ剤では，賦形剤として，主として白糖が用いられ，多くの場合は崩壊剤は必要としない．

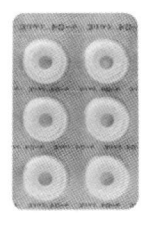

図2・112　コルゲン_{コーワ}トローチ（興和）

b) 舌下錠

舌下錠は，有効成分を舌下で速やかに溶解させ，口腔粘膜から吸収させる口腔用錠剤である．

舌下錠は速やかに効果が発現することが期待できるため，狭心症の発作時に使う硝酸イソソルビドおよびニトログリセリンなどがある．いずれも舌下錠の場合，崩壊試験を行うとき，2分以内に崩壊する．

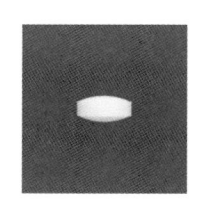 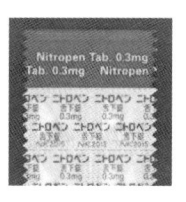

図2・113　ニトロペン®舌下錠（日本化薬）

c) バッカル錠

バッカル錠は，有効成分を臼歯と頬の間で徐々に溶解させ，口腔粘膜から吸収させる口腔用錠剤である．

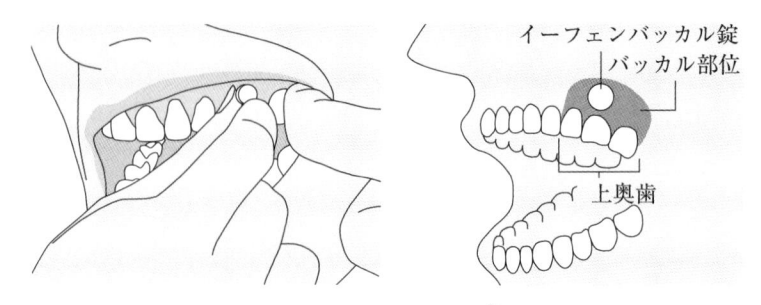

図2・114　バッカル錠の投与部位（イーフェン®バッカル錠，大鵬薬品工業）

d）付着錠

付着錠は，口腔粘膜に付着させて用いる口腔用錠剤で，本剤を製するには，通例，ハイドロゲルを形成する親水性高分子化合物を用いる．

多層錠の場合，有効成分を含有する層と，口腔内に付着する層からなる．

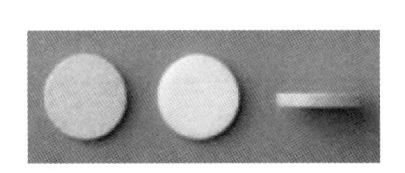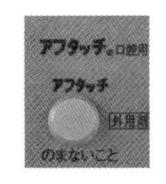

図2・115　アフタッチ®口腔用貼付剤（帝人ファーマ）

e）ガム剤

ガム剤は，咀嚼により，有効成分を放出する口腔用錠剤である．本剤を製するには，通例，植物性樹脂，熱可塑性樹脂およびエラストマーなどの適切な物質をガム基剤として用いる．

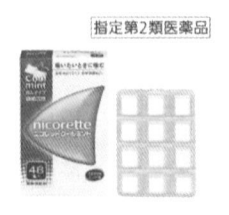

図2・116　ニコレット®（ジョンソン・エンド・ジョンソン）

② 口腔用液剤

【定義】

口腔用液剤は，口腔内に適用する液状または流動性のある粘稠なゲル状の製剤である．

【製法】

本剤を製するには，通例，有効成分に添加剤および精製水または適当な溶剤を加え，混和して

均質に溶解，または乳化もしくは懸濁し，必要に応じてろ過する．本剤のうち変質しやすいものは，用時調製する．精製水以外の溶剤としては，グリセリンなどが用いられる．

【一般試験法】

本剤の分包品は製剤均一性試験法に適合する．

【貯法】

本剤に用いる容器は，通例，気密容器とする．

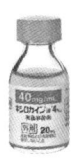

図2・117　キシロカイン®液（アスペンジャパン）

a）含嗽剤

含嗽剤は，うがいのために口腔，咽頭などの局所に適用する液状の製剤である．本剤には，用時溶解する固形の製剤が含まれる．用時溶解する固形の製剤の場合は，「錠剤」，「顆粒剤」などの製法に準じる．

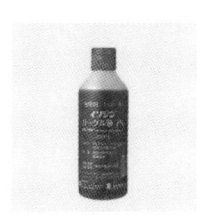

図2・118　イソジン®ガーグル液（ムンディファーマ）

③ 口腔用スプレー剤

【定義】

口腔用スプレー剤は，口腔内に適用する，有効成分を霧状，粉末状，泡沫状またはペースト状などとして噴霧する製剤である．

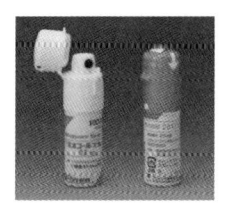

図2・119　ミオコール®スプレー（トーアエイヨー）

【製法】

（ⅰ）溶剤などに有効成分および添加剤を溶解または懸濁させ，必要に応じて，ろ過した後，液化ガスまたは圧縮ガスとともに容器に充填する．

（ⅱ）有効成分および添加剤を用いて溶液または懸濁液を調製し，容器に充填後，スプレー用ポンプを装着する．

【一般試験法】

本剤のうちの定量噴霧式製剤は適切な噴霧量の均一性を有する．

【貯法】

本剤に用いる容器は，通例，気密容器または耐圧性の容器とする．

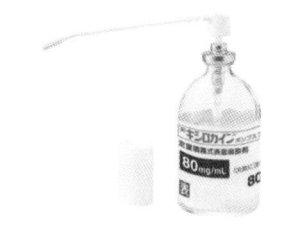

図2・120　キシロカイン®ポンプスプレー（アスペンジャパン）

④ 口腔用半固形剤

【定義】

口腔用半固形剤は口腔粘膜に適用する製剤であり，クリーム剤，ゲル剤または軟膏剤がある．

【製法】

本剤を製するには，通例，有効成分を添加剤とともに精製水およびワセリンなどの油性成分で乳化するか，または高分子ゲルもしくは油脂を基剤として有効成分および添加剤とともに混和して均質とする．本剤のうち，変質しやすいものは，用時調製する．

本剤で多回投与容器に充填するものは，微生物の発育を阻止するに足りる量の適切な保存剤を加えることができる．本剤は，口腔粘膜に適用する上で適切な粘性を有する．

【一般試験法】

本剤は，口腔粘膜に適用するうえで適切な粘性を有する．粘度測定法の第2法の回転粘度計法を用いられることが多い．

【貯法】

本剤に用いる容器は，通例，気密容器とする．

2・13 　無菌製剤

2・13・1 　概要

（1） 無菌・無菌製剤の定義

　通則では，無菌とは定められた検出法で対象微生物が検出されないこと，製剤通則では，無菌製剤とは無菌であることを検証した製剤であると定義されている．さらに，無菌製剤の基本的な製造方法は，最終滅菌法と無菌操作法の2つである．最終滅菌法は，製剤を容器に充塡した後，滅菌する方法であり，無菌操作法は，微生物の混入リスクを適切に管理する方法で，原料段階またはろ過滅菌後から，一連の無菌工程により製剤を製造する方法である．日局17の製剤総則における無菌製剤は，注射剤，点眼剤，眼軟膏剤，腹膜透析用剤および一部の点耳剤であり，いずれも無菌試験法に適合しなければならない．

（2） 滅菌・消毒・殺菌・除菌の定義

　滅菌：物質中のすべての微生物を殺滅または除去することと定義されている．

　消毒：対象物に存在する，病原微生物を除去，殺滅して無害化することであり，必ずしも微生物をすべて殺滅・除去するものではない．

　殺菌：微生物を死滅させるが，その程度は規定されていない．

　除菌：対象物から菌を減少させることである．

（3） 無菌化

　滅菌法には加熱法（湿熱滅菌法，乾熱滅菌法，高周波滅菌法），ガス法（酸化エチレンガス（EO）滅菌法，過酸化水素による滅菌法），放射線法（放射線滅菌法：γ線照射滅菌と電子線照射滅菌）およびろ過法がある．最終滅菌を適用できる医薬品には，原則，10^{-6}以下の無菌性保証水準が得られるように滅菌を行わなければならない．

　最終滅菌法や無菌操作法のいずれの方法を適用する場合においても，被滅菌物中に生存する微生物の数と種類（バイオバーデン）を把握することが必要である．

　① 加熱法

　湿熱滅菌法：高圧蒸気滅菌器（オートクレーブ）内で，例えば，121℃で20分間の飽和水蒸気で加熱することにより微生物を殺滅する方法である．それ以外の滅菌条件としては，115℃，30分間，126℃，15分間がある．高圧蒸気滅菌法ともいう．

　乾熱滅菌法：加熱乾燥空気で微生物を殺滅する方法である．250℃，30分間以上の乾熱滅菌でエンドトキシンを不活性化することができる．

　高周波滅菌法：高周波（マイクロ波：通例，$2,450 \pm 50$ MHz）により生じる熱（マイクロ波

加熱）によって微生物を殺滅する方法である.

② ガス法

ガス法には微生物がもつタンパク質や核酸を変性させることにより，微生物を殺滅する酸化エチレン（EO）ガス滅菌法と，過酸化水素の酸化力により滅菌する過酸化水素滅菌法がある.

ガス法は低温で滅菌できることからディスポーザブルの医療機器，衛生材料の滅菌法として利用されている.

③ 放射線法

^{60}Co を線源とした γ 線を被滅菌物に照射することで微生物を殺滅する γ 線照射滅菌と，電子線加速器から放出される電子線を照射することで微生物を殺滅する電子線滅菌がある.

④ ろ過法

被滅菌物は滅菌用フィルター（孔径 0.22 μm）で除去できる微生物で，マイコプラズマやウイルスは除去できない.

⑤ 超ろ過法

超ろ過法とは，すべての微生物およびエンドトキシンを除去できる能力を有する逆浸透膜または限外ろ過膜を単独，あるいは組み合わせて膜ろ過装置を用い，十字流ろ過方式で水を精製する方法であり，「精製水」または「注射用水」の製造に使用される.

注射用水を一時保存するためには，80℃以上で循環，保持するなどにより微生物の増殖を阻止する.

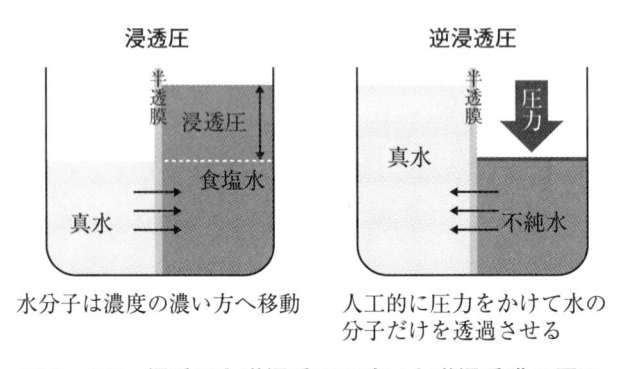

図 2・121　浸透圧と逆浸透圧の違いと逆浸透膜の原理

膜ろ過とは，連続した組織の間にある孔を利用して分離操作を行うもので，対象物質の大きさとろ過の駆動力によって，MF（精密ろ過）膜，UF（限外ろ過）膜，イオン交換膜，RO（逆浸透）膜などに分類される（図 2・122）.

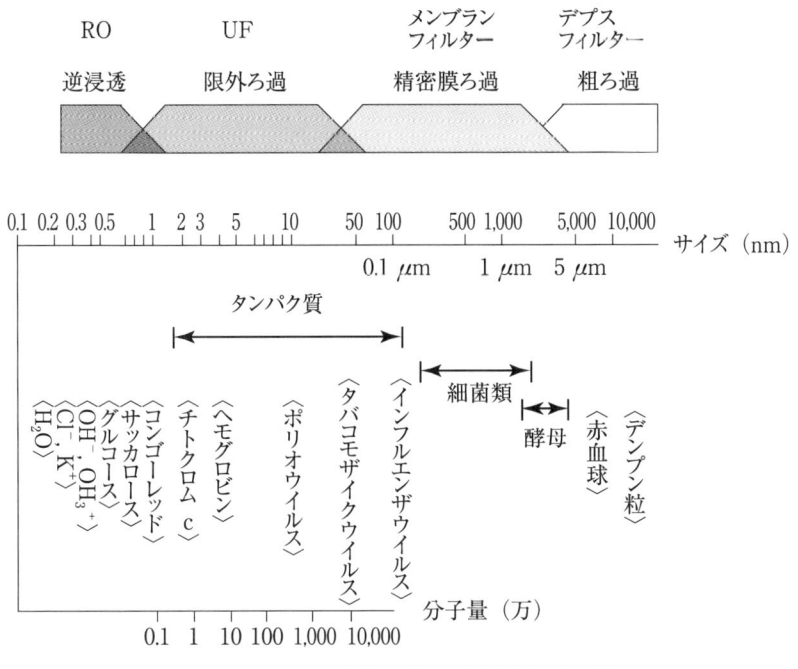

図2・122 不純物の大きさと適用ろ過膜

（4）等張化

　注射剤や点眼剤の浸透圧は，溶血や疼痛などの問題から血清や涙液の体液の浸透圧と等しくする，すなわち等張であることが望ましい．

　浸透圧は溶液中の総粒子濃度に依存する．これに基づいて測定される総粒子濃度をオスモル濃度（Osmol/L）として定義されている．実用的には容量オスモル濃度が採用されており，その単位として Osm（Osmol/L）を用いる．1 Osm は，溶液1 L 中にアボガドロ数（6.022×10^{23}/mol）に等しい個数の粒子が存在する濃度を表し，1 Osm の 1,000 分の 1 を 1 mOsm とする．オスモル濃度は，通例，mOsm の単位を用いて示す．

　生理食塩水は濃度が 0.9 w/v % なので，1 L 中に 9 g の NaCl を含んでいる．NaCl の式量は58.44 なので，完全解離している場合は，Na^+，Cl^- ともに 9/58.44 = 0.154 モル /L 存在する．したがって，$0.154 \times 2 = 0.308$（Osmol/L）となり，0.9 %生理食塩水のオスモル濃度は 100 %解離では 308 mOsm となる．しかし，実際の生理食塩水は完全に解離していないので，286 mOsm（等張）となる．

　注射剤や点眼剤の浸透圧が体液，血清あるいは涙液（286 mOsm）と等しい場合，等張isotomic といい，それよりも高い場合を高張 hypertonic，低い場合を低張 hypotonic という．高張の場合は，血管の炎症あるいは疼痛などの傷害を引き起こし，赤血球は萎縮する．一方，低張の場合は，溶血現象が生じる．

　浸透圧は溶質の化学組成に関係なく，溶液中に存在する分子またはイオンの数のみに依存するため，浸透圧とオスモル濃度の間には比例関係が成立する．

　等張化の計算方法には，氷点降下法（凝固点降下法），食塩価法（食塩等量法），容積価法（等張容積法）がある．

① 氷点降下法（凝固点降下法）

　浸透圧と氷点降下は溶質の化学組成に関係なく，溶液に存在する分子およびイオンの数にのみ依存するという束一的性質を有するため，両者は比例関係にある．

　血清あるいは涙液の氷点降下度が 0.52℃ であることから，次式により溶液 100 mL に加えるべき等張化に必要な薬物量（g）を算出することができる．

　　　$a + bx = 0.52$　　　　　x：等張にするために溶液 100 mL に加えるべき薬物量

　　　$x = \dfrac{0.52 - x}{b}$　　　　a：与えられた薬物の氷点降下度

　　　　　　　　　　　　　　b：加えるべき薬物の 1 w/v% の氷点降下度

② 食塩価法（食塩等量法）

　食塩価とは，ある薬物 1 g と同じ浸透圧値を示す塩化ナトリウムの g 数をいう．

　溶液中のある薬物の食塩価を求めて 0.9 から差し引くと，等張に必要な塩化ナトリウムの g 数としての x が算出できる．

　　　$x = 0.9 - a$

③ 容積価法（等張容積法）

　容積価とは，ある薬物 1 g を溶解させて等張にするために必要な水の量（mL）である．

2·13·2　注射により投与する製剤（注射剤）

（1）注射剤として必要な要件

　注射剤の品質を確保するためには，無菌であること，等張であること，血清の pH に近いこと，発熱性物質（パイロジェン）が存在しないこと，不溶性異物や不溶性微粒子を含まないこと，傷害性が認められないことなどが必要である．無菌化や等張化だけでなく，パイロジェンと不溶性異物を管理する必要がある．特に，皮内，皮下および筋肉内投与のみに用いる場合を除いて，注射剤はパイロジェンを除去する必要がある．

　最も発熱作用の強いパイロジェンはグラム陰性桿菌によってつくられるエンドトキシンである．その本体はグラム陰性桿菌の細胞壁に存在するリポ多糖（LPS）である．エンドトキシンを除去するためには，250℃，30 分間以上の乾熱滅菌か，超ろ過法を行う必要がある．

【定義】

　注射剤は，皮下，筋肉内または血管などの体内組織・器官に直接投与する，通例，溶液，懸濁液もしくは乳濁液，または用時溶解もしくは用時懸濁して用いる固形の無菌製剤である．本剤に

は，輸液剤，埋め込み注射剤および持続性注射剤が含まれる．

【製法】

① 水性および非水性注射剤

　水性および非水性注射剤は，主薬に添加剤を加え，注射用水あるいは非水溶剤などに溶解，懸濁もしくは乳化して均質としたものを注射剤用の容器に充填して密封し，滅菌する（最終滅菌法）あるいは，無菌ろ過するか，無菌的に調製して均質としたもの（無菌操作法）を注射剤用の容器に充填して密封して製造される（図2・123）．

　注射剤の濃度を％で表示する場合は，w/v％の意味である．これは注射剤の使用時の計量がすべて容量によることに基づいている．

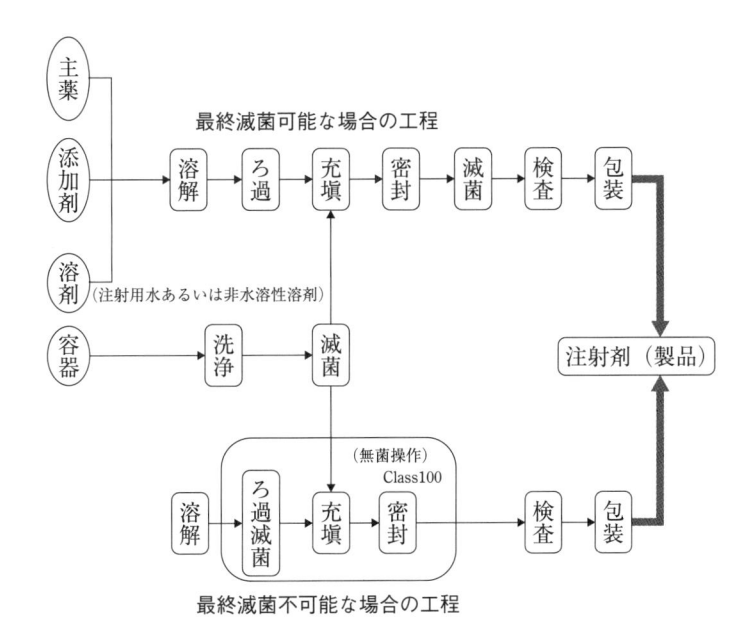

図2・123　水性および非水性注射剤の製造工程

② 凍結乾燥注射剤および粉末注射剤

　凍結乾燥注射剤は，有効成分と添加剤を注射用水で溶解し，無菌ろ過し，注射剤用の容器に充填した後に凍結乾燥するか，凍結乾燥して得られた固形分を粉砕し，注射剤用の容器に粉末を小分けする方法で製造される（図2・124）．

③ 粉末注射剤

　粉末注射剤は，無菌ろ過により処理した後，晶析により得た粉末またはその粉末に滅菌処理した添加剤を加えて注射剤用の容器に充填して製造される（図2・124）．

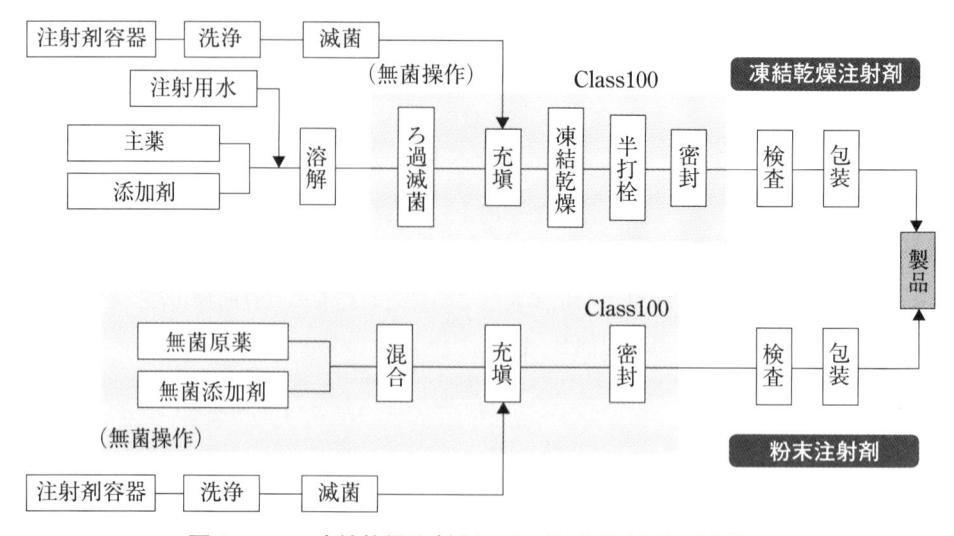

図2・124　凍結乾燥注射剤および粉末注射剤の製造工程

【一般試験法】

注射剤には，無菌試験法，エンドトキシン試験法，発熱性物質試験法，製剤均一性試験法，注射剤の採取容量試験法，注射剤の不溶性異物検査法，注射剤の不溶性微粒子試験法，注射剤用ガラス容器試験法，プラスチック製医薬品容器試験法および輸液ゴム栓試験法があり，剤形により適合しなければならない試験法が異なる．

【貯法】

本剤に用いる容器として，原則，密封容器であるが，微生物の混入を防ぐことができる気密容器も用いることができる．ただし，気密容器では，水蒸気の蒸散が製剤の品質に影響を与えないようにする必要がある．

（2）投与方法による分類

注射剤は使用目的により投与部位が異なる．代表的な投与部位は図2・125に示した．

① 皮内投与：

0.1～0.2 mLの少量の注射液を皮内（表皮と真皮の間）に投与するもので，ツベルクリン反応などの診断用に使用される．

② 皮下投与

皮下の結合組織の中に投与されるもので，薬物は毛細血管壁を通って吸収される．全身もしくは局所作用目的とし，通例，等張の水溶液で，1 mL以下が望ましい．

③ 筋肉内注射

水溶液，油溶液または懸濁液が用いられる．1回の投与量は通例 4 mL 以下である．皮下注射よりも吸収が速やかで，局所刺激が強いものでも注射できる．しかし，組織傷害は比較的大きく，大腿四頭筋短縮症などの重大な後遺症が小児科領域で問題とされたことから，血管の流入や神経の損傷の恐れの少ない部位として臀部筋肉あるいは上腕筋層が利用される．

④ 静脈内注射

通例，水溶液を用いる．少量の水溶性有機溶剤を含有するもの，o／w 型乳剤も粒子径が 7 μm 以下であれば，静脈内に注射できる．薬物作用は最も迅速で，薬物の投与量を正確に管理することができる．1回投与（ボーラス投与）のものは 1〜10 mL であるが，点滴静注するものは 100 mL 以上の量を輸液として投与する．いずれも投与速度は留意しなければならない．

⑤ 脊髄腔内注射

脊髄腔内注射は，主に麻酔に用いられる．水溶性注射剤が用いられる．

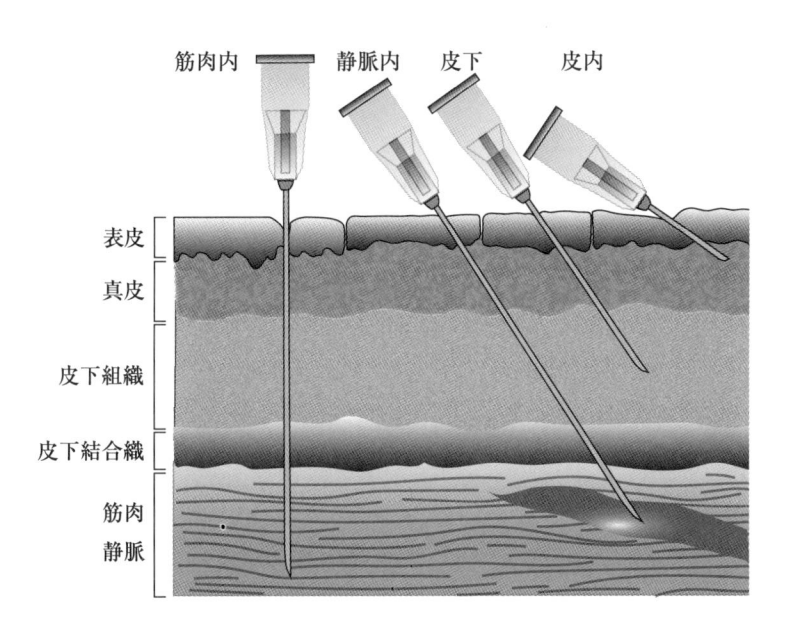

図 2・125　注射剤の投与部位

(3) 剤形による分類

① 水性注射剤

水性注射剤の溶剤には，注射用水を用いる．ただし，通例，生理食塩液，リンゲル液またはそのほかの適切な水性溶液をこれに代用することができる．水性注射剤に使用する水性溶剤は，皮内，皮下および筋肉内投与以外に用いる水性注射剤は，エンドトキシン試験法に適合しなければならない．エンドトキシン試験法の適用が困難な場合は，発熱性物質試験法を適用できる．しか

し，注射剤には，滅菌精製水は使用しない．滅菌精製水は点眼剤や点耳剤に使用されることがある．

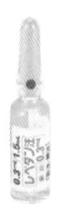

図2・126　レペタン®注（筋注，静注，大塚製薬）

注射用水：

「常水」または「精製水」の蒸留，または「精製水」の超ろ過（逆浸透膜，限外ろ過膜またはこれらの膜を組み合わせた製造システム）により製して，注射剤の調製に用いるもの，またはこれらを容器に入れて滅菌し，発熱性物質（エンドトキシン）試験に合格したもので，無菌で発熱性物質を含まないので注射液製造または注射用医薬品の溶解に用いることができる．

滅菌精製水：

「精製水」を滅菌（通常，高圧蒸気滅菌法で）したもので無菌であるが，発熱性物質（エンドトキシン）を含有するおそれがあるため，注射液の製造に使用できない．

② 非水性注射剤

本剤には油性注射剤と親水性注射剤が含まれる．油性注射剤の溶剤には，通例，植物油を用いる．植物油は，10℃で澄明で，酸価0.56以下，けん化価185～200，ヨウ素価79～137のもので，鉱油試験法に適合するものでなければならない．親水性注射剤の溶剤には，通例，エタノールなど水に混和する有機溶剤を用いる．皮下または筋肉内のみに投与される．

③ 懸濁性注射剤

通例，懸濁性注射剤は筋肉内または皮下に投与し，血管内または脊髄腔内投与には用いない．懸濁性注射剤中の粒子の最大粒子径は，通例，150 μm 以下である．

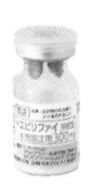

図2・127　エビリファイ®持続水懸筋注用（大塚製薬）

④ 乳濁性注射剤

　乳濁性注射剤はo／w型エマルションで脊髄腔内投与に用いない．乳濁性注射剤中の粒子の最大粒子径は，通例，7 μm 以下である．

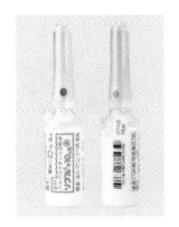

図 2・128　リプル®（田辺三菱製薬）

⑤ 凍結乾燥注射剤

　凍結乾燥注射剤は，用時溶解型製剤になっており，投与時に注射用水や生理食塩水などに溶解して投与する．

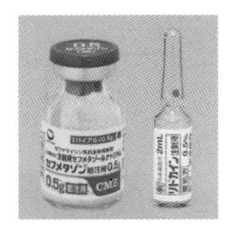

図 2・129　セフメタゾン®筋注用（第一三共）

⑥ 輸液剤

　輸液剤は，静脈内投与する，通例，100 mL 以上の注射剤である．主として，水分補給，電解質補正，栄養補給などの目的で投与されるが，持続注入による治療を目的にほかの注射剤と混合して用いることもある．

　輸液剤としては，水分あるいは電解質の補正・補給のために用いられる電解質輸液剤，経口的に栄養を摂取できない場合にエネルギーおよびアミノ酸などの栄養素を補給する目的で使用される栄養輸液に加えて，循環血漿量を維持するための血漿増量剤などが挙げられる．

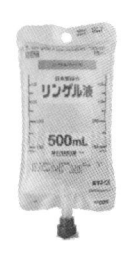

図 2・130　リンゲル液「オーツカ」（大塚製薬工場）

（4）キット製剤

① 充填済みシリンジ剤（プレフィルドシリンジ）

充填済みシリンジ剤は，通例，有効成分をそのまま，または有効成分および添加剤を用いて溶液，懸濁液または乳濁液を調製して注射筒に充填して製する．

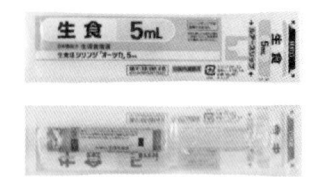

図2・131　生食（大塚製薬工場）

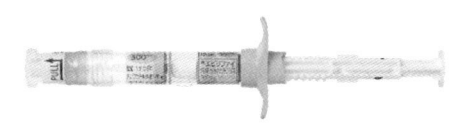

図2・132　エビリファイ®筋注用（大塚製薬）

② カートリッジ剤

カートリッジ剤は，通例，有効成分をそのまま，または有効成分および添加剤を用いて溶液，懸濁液または乳濁液を調製してカートリッジに充填して製する．カートリッジ剤は，薬液が充填されたカートリッジを専用の注入器に入れて用いる．

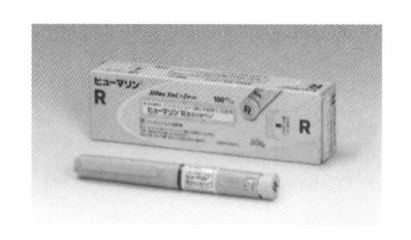 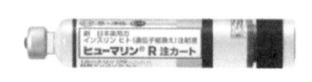

図2・133　ヒューマリン®R注ミリオペン®（日本イーライリリー）

③ 埋め込み注射剤

埋め込み注射剤は，長期にわたる有効成分の放出を目的として，皮下，筋肉内などに埋め込み用の器具を用いて，または手術により適用する固形またはゲル状の注射剤である．本剤を製するには，通例，生分解性高分子化合物を用い，ペレット，マイクロスフェアまたはゲル状の製剤とする．

本剤は，製剤均一性試験法に適合し，適切な放出特性を有する．

本剤には，注射剤の不溶性異物検査法，注射剤の不溶性微粒子試験法および注射剤の採取容量

試験法を適用しない.

④ 持続性注射剤

　持続性注射剤は，長期にわたる有効成分の放出を目的として，筋肉内などに適用する注射剤である．本剤を製するには，通例，有効成分を植物油などに溶解もしくは懸濁するか，または生分解性高分子化合物を用いたマイクロスフェアの懸濁液とする．本剤は，適切な放出特性を有する.

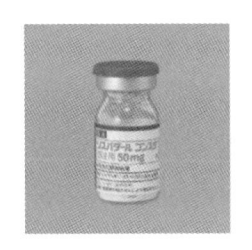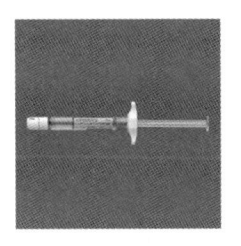

図2・134　リスパダール コンスタ®筋注用 （ヤンセンファーマ）

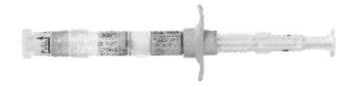

図2・135　エビリファイ®持続水懸筋注用 （大塚製薬）

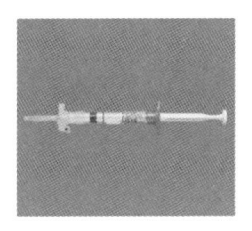

図2・136　リュープリン®PRO 注射用キット （6か月用，武田薬品工業）

⑤ ダブルバッグ製剤

　バッグの中央に隔壁を形成し，粉末状の抗生物質と溶解液を分け，投与時にこの隔壁を圧迫して開けることにより，抗生物質を溶解させ，そのまま点滴静注することができる.

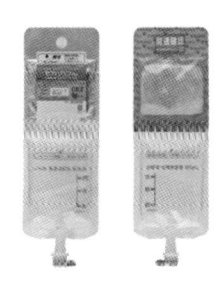

図2・137　セファゾリン Na 点滴静注用 1 g バッグ「オーツカ」（大塚製薬工場）

(5) 添加剤

注射剤の添加剤の留意点としては，以下のことが挙げられる．

① 着色だけを目的とする物質を加えてはならない．

② 水性溶剤を用いるものは，血液または体液と等張にするため，塩化ナトリウムまたはその他の添加剤，また，pH を調節するため酸またはアルカリを加えることができる．

③ 本剤で分割投与するものは，微生物の発育を阻止するに足りる量の適切な保存剤を加えることができる．

等張化剤：

等張化剤としては，塩化ナトリウム，ブドウ糖，グリセリンなどが用いられる．体液と等張な塩化ナトリウム濃度は 0.9 w/v%，ブドウ糖濃度は 5.0 w/v% である．

緩衝剤，pH 調整剤：

緩衝剤は主薬の安定化，溶解性の改善，pH 調整による刺激性の緩和などを目的に添加される．リン酸塩，酢酸塩，炭酸塩，クエン酸塩などが等張化を兼ねて繁用される．

pH 調整剤には，塩酸，水酸化ナトリウム，クエン酸などが用いられる．

無痛化剤：

無痛化剤には，局所麻酔薬のプロカイン塩酸塩やリドカイン塩酸塩，中性保存剤であるベンジルアルコールやクロロブタノールなどが用いられる．

(6) 容器

① アンプル

注射剤の容器としては最も一般的な容器で，薬液を充填し，頭部を溶閉したもので，材質はガラスが中心であるが，ポリエチレンなどのプラスチックも使用されている．ワンポイントアンプルやイージーカットアンプルがある．

② バイアル

容器は，瓶，ゴム栓およびアルミニウムなどのキャップから構成されている．ゴム栓に針を刺す際に，ゴム栓の一部が取れて異物として混入すること（コアリング）がある．

主な材質にガラスが使用されている．ガラスの材質としては，ホウケイ酸ガラスやソーダ石灰ガラスがある．ガラスは透明感があり，滅菌が容易であることから最も一般的に使用されている．しかし，薬液に接触すると，ガラスのナトリウムなどの成分が溶け出す「アルカリ溶出」と，それにより表面が剥がれる「フレークス」が発生する．

　③ ソフトバッグ

　輸液に使用され，バッグの薬液が入った部分と，ゴム栓，アルミニウムなどのキャップから構成されている．この容器に使用される材質は，ポリエチレン，ポリ塩化ビニル，酢酸ビニルである．

　④ ダブルバッグ

　バッグの中央に隔壁を置き，基本液とアミノ酸輸液，あるいは，粉末と溶解液を分け，調製時にこの隔壁を圧迫して開けることで，両液を均一に混合したり，凍結乾燥粉末を溶解させる．

2・13・3　透析に用いる製剤

（1）透析用剤

　透析用剤は，腹膜透析または血液透析に用いる液状もしくは用時溶解する固形の製剤である．本剤には腹膜透析用剤および血液透析用剤がある．本剤はエンドトキシン試験法に適合する．本剤のうち用時溶解して用いるものは，適切な製剤均一性を有する．

　透析用剤の原理を図 2・138 に示した．

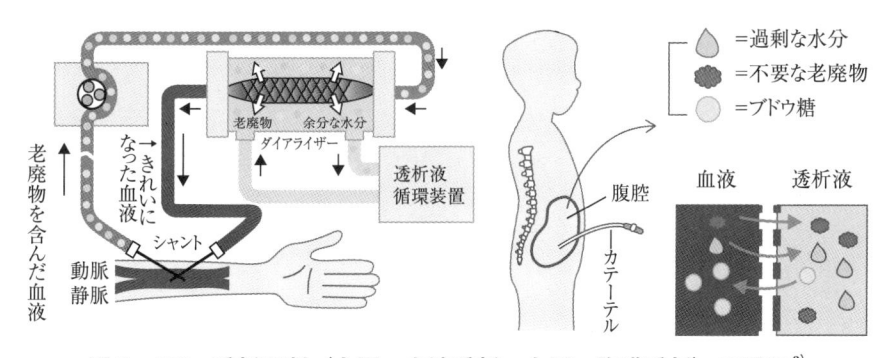

図 2・138　透析用剤（左図：血液透析　右図：腹膜透析）の原理 [3]

　① 腹膜透析用剤

【定義】

　腹膜透析用剤は，腹膜透析に用いる無菌の透析用剤である．

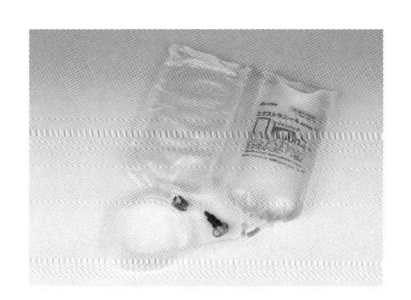

図 2・139　エクストラニール（バクスター）

【製法】

　本剤を製するには，通例，有効成分に添加剤を加え，溶剤に溶解して一定容量としたもの，または有効成分に添加剤を加えたものを容器に充填し，密封する．必要に応じて滅菌する．本剤は，pH調節剤，等張化剤などの添加剤を加えることができる．本剤を製するに用いる溶剤は，注射用水とする．

【一般試験法】

　本剤は，無菌試験法，注射剤の採取容量試験法，注射剤の不溶性異物検査法および注射剤の不溶性微粒子試験法に適合する．

【貯法】

　本剤に用いる容器は，通例，密封容器，または必要に応じて，微生物の混入を防ぐことができる気密容器とする．

　本剤に用いる容器は注射剤用ガラス容器試験法に適合する無色のものである．

　ただし，注射剤用ガラス容器試験法に適合する着色容器またはプラスチック製医薬品容器試験法に適合するプラスチック製水性注射剤容器を用いることができる．本剤の容器のゴム栓は，輸液用ゴム栓試験法に適合する．

　② 血液透析用剤

【定義】

　血液透析用剤は血液透析に用いる透析用剤である．

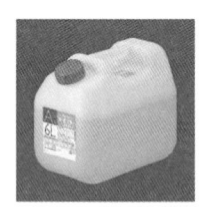

図2・140　カーボスター®透析剤・L（エイワイファーマ）

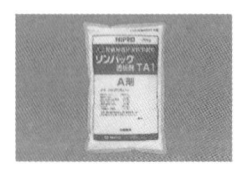

図2・141　リンパック®透析剤TA1（ニプロ）

【製法】

　本剤を製するには，通例，有効成分に添加剤を加え，溶剤に溶解して一定容量としたもの，または有効成分に添加剤を加えたものを容器に充填する．用時溶解する固形の製剤の場合は，「錠剤」，「顆粒剤」などの製法に準じる．本剤は，pH 調節剤，等張化剤などの添加剤を加えることができる．本剤を製するに用いる溶剤は，注射用水または透析に適した水とする．

【貯法】

　本剤に用いる容器は，通例，微生物の混入を防ぐことのできる気密容器とする．

2・13・4　目に投与する製剤（点眼剤と眼軟膏剤）

　点眼された薬物は主に角膜や結膜から眼の内部へ移行すると考えられている．点眼後に目頭の下を圧迫すると，鼻涙管への薬物の流出が抑制され，眼組織への移行性が高まる．一般的に，点眼された薬物が角膜へ移行する量は点眼した薬物の 0.1〜0.5％であり，房水中へは 0.01〜0.1％といわれている．

　薬物の水に対する溶解性と安定性が高い場合は，水性点眼剤とし，溶解性が高いが，水溶液での安定性が悪い場合は用時溶解型点眼剤とし，可溶化剤を添加しても難溶性の薬物の場合は懸濁性点眼剤や眼軟膏剤などに製剤化する．

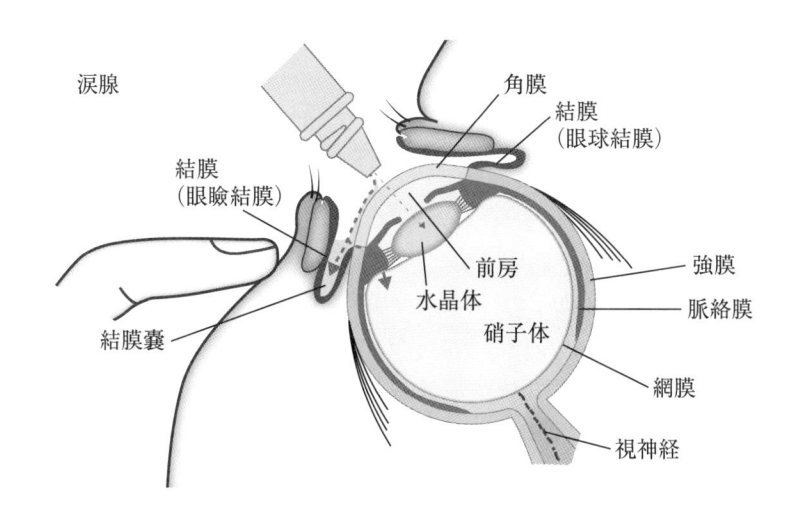

図 2・142　点眼剤の吸収経路[3]

(1) 点眼剤

【定義】

　点眼剤は，結膜嚢などの眼組織に適用する，液状，または用時溶解もしくは用時懸濁して用いる固形の無菌製剤である．

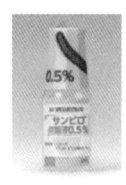

図2・143　サンピロ®点眼液（参天製薬）

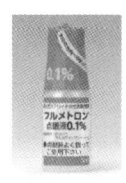

図2・144　フルメトロン®点眼液（水性懸濁，参天製薬）

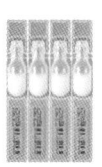

図2・145　ムコスタ®点眼液（懸濁，大塚製薬）

【製法】

　本剤を製するには，通例，有効成分に添加剤を加え，溶剤などに溶解もしくは懸濁して一定容量としたもの，または有効成分に添加剤を加えたものを容器に充填する（図2・146）．ただし，微生物による汚染に十分に注意し，調製から滅菌までの操作は製剤の組成や貯法を考慮してできるだけ速やかに行う．有効成分の濃度を％で示す場合にはw/v％を意味する．

　本剤を製するに用いる溶剤，または本剤に添付された溶解液は水性溶剤と非水性溶剤に分けられる．

（ⅰ）水性溶剤：水性点眼剤の溶剤には，精製水または適切な水性溶剤を用いる．添付する溶解液には，滅菌精製水または滅菌した水性溶剤を用いる．

（ⅱ）非水性溶剤：非水性点眼剤の溶剤には，通例，植物油を用いる．また，そのほかの適切な有機溶剤も非水性溶剤として用いることができる．

　本剤または本剤に添付された溶解液などには，着色だけを目的とする物質を加えてはならない．本剤には，涙液と等張にするため塩化ナトリウムまたはそのほかの添加剤を，また，pH を調節するため酸またはアルカリを加えることができる．

　本剤で多回投与容器に充塡するものは，微生物の発育を阻止するに足りる量の適切な保存剤を加えることができる．

　点眼剤の投与方法は図2・147 に示した．

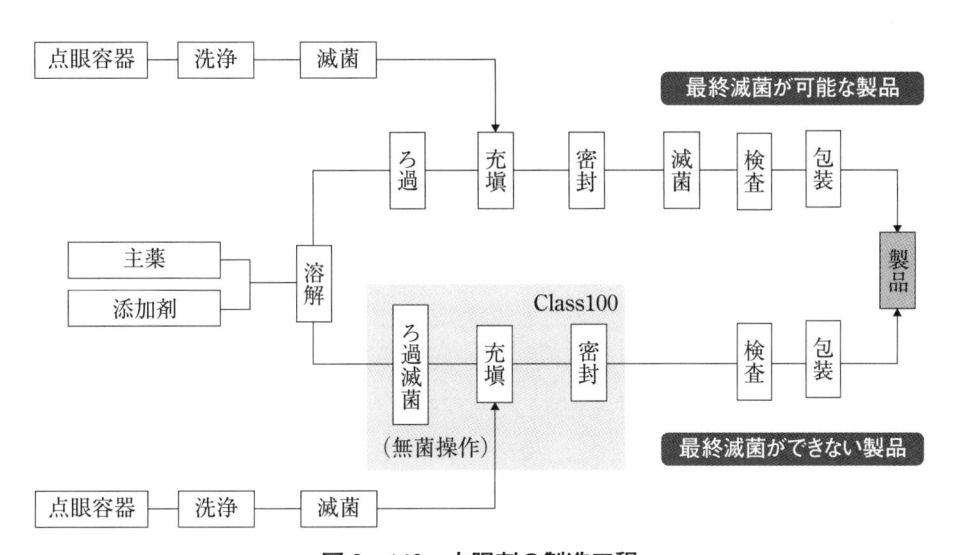

図2・146　点眼剤の製造工程

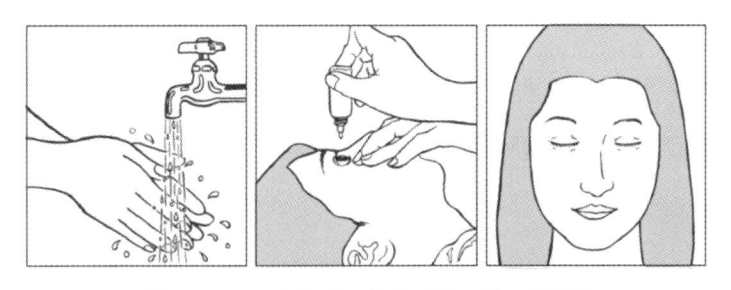

図2・147　点眼剤の投与方法（参天製薬）

【一般試験法】

　本剤および添付された溶解液などは，無菌試験法，点眼剤の不溶性異物検査法および点眼剤の不溶性微粒子試験法に適合する．

　懸濁性点眼剤中の粒子は，通例，最大粒子径 75 μm 以下である．

【貯法】

　本剤に用いる容器は，通例，点眼剤の不溶性異物検査法の試験に支障をきたさない透明性のあ

る気密容器とする.

(2) 眼軟膏剤

【定義】

　眼軟膏剤は，結膜囊などの眼組織に適用する半固形の無菌製剤である.

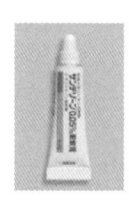

図2・148 サンテゾーン®眼軟膏剤（参天製薬）

【製法】

　本剤を製するには，通例，ワセリンなどの基剤と有効成分の溶液または微細な粉末を混和して均質とし，容器に充塡する（図2・149）．ただし，微生物による汚染に十分に注意し，調製から滅菌までの操作は製剤の組成や貯法を考慮してできるだけ速やかに行う.

　本剤で多回投与容器に充塡するものは，微生物の発育を阻止するに足りる量の適切な保存剤を加えることができる.

　基剤はあらかじめ180℃ 1時間または140℃ 4時間乾熱滅菌したものを用いて，無菌操作により眼軟膏剤を調製する.

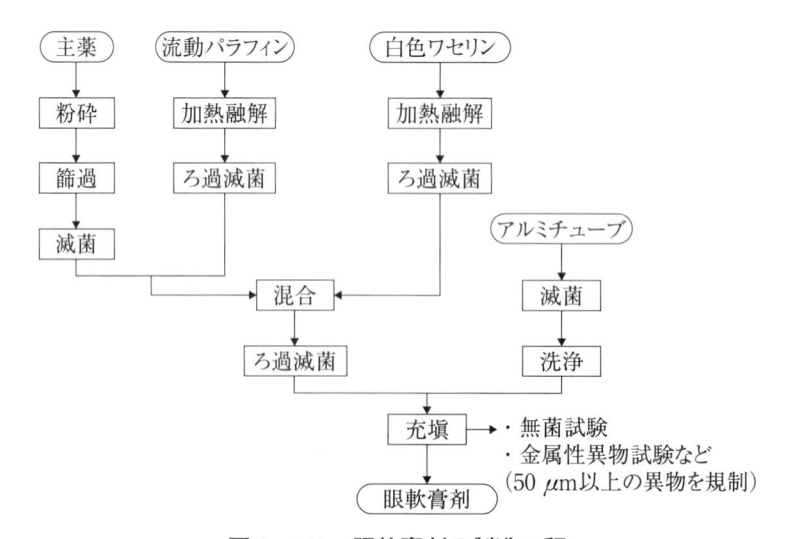

図2・149 眼軟膏剤の製造工程

　眼軟膏剤の投与方法は図2・150に示した.

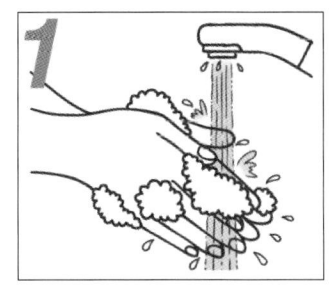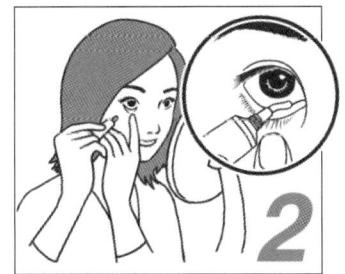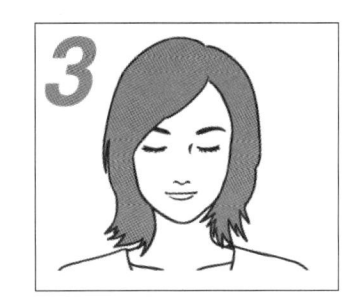

図2・150　眼軟膏剤の投与方法（参天製薬）

【一般試験法】

　本剤は無菌試験法に適合する．ただし，メンブランフィルター法により試験を行う．

　本剤は眼軟膏剤の金属性異物試験法に適合する（50 μm 以上の金属性異物の数を数える）．本剤中の粒子の最大粒子径は，通例，75 μm 以下である．本剤は眼組織に適用するうえで適切な粘性を有する．

【貯法】

　本剤に用いる容器は，通例，微生物の混入を防ぐことのできる気密容器とする．

(3) 点眼剤に用いる添加剤

保存剤：

　点眼剤は同一容器から反復使用されるため，特に微生物による汚染を防止するため，保存剤の添加が必要である．点眼剤の保存剤としては，パラオキシ安息香酸エステル類（パラベン類），中性保存剤（クロロブタノール，ベンジルアルコール），カチオン性界面活性剤（塩化ベンザルコニウム，塩化ベンゼトニウム），フェノール類（フェノール，クレゾール）がある．

パラオキシ安息香酸エステル類：

　パラオキシ安息香酸エステル類には，パラオキシ安息香酸メチル，パラオキシ安息香酸エエチル，パラオキシ安息香酸プロピル，パラオキシ安息香酸ブチルなどがあり，パラベンとも呼ばれる．毒性の極めて低い優れた保存剤であるが，水に溶けにくい欠点を有している．また，アルキル基の炭素数に比例して水への溶解度と毒性が低下するが，防腐効果が高くなる．カビや一般的な微生物に対して，pH 3〜7 において 0.12〜0.18％程度で有効であるが，2 種類以上併用した方がより防腐効果が高まる．

　パラオキシ安息香酸エステル類の最大の特徴は，熱に対して安定であることで，最終滅菌が可能な保存剤である．

カチオン性界面活性剤:

　塩化ベンザルコニウムや塩化ベンゼトニウムは逆性石けんとも呼ばれ，刺激性は少なく，抗菌力は高く，0.01〜0.02％で有効である.

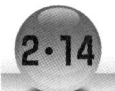 2·14 気管支・肺に適用する製剤（吸入剤）

2·14·1　概要

　吸入療法は既に約 4000 年前の Ayurvedic medicine で行われ，呼吸困難を伴う喘息に対する治療法として，ハーブの一種である *Datura*（チョウセンアサガオ属）から抽出した抗コリン系の調合剤を吸入する方法が採用されていた．その後，19 世紀には，*Datura* からの抽出物である stramonium を含有するシガレットタイプの製剤が市販され，吸入療法が認知されるようになった.

　現在，喘息や慢性閉塞性肺疾患（COPD）等の肺局所治療に吸入剤が汎用されており，主な剤形として，吸入エアゾール剤（加圧式定量噴霧エアゾール剤，pMDI），吸入液剤および吸入粉末剤（粉末吸入剤，DPI）がある.

　一般的に，pMDI は吸入力の弱い人に，ネブライザーを用いる吸入液剤は吸入力が弱く，吸気との同調が難しい乳幼児に，DPI は薬剤の噴射と吸気との同調が難しい人に，それぞれの患者層に適した剤形が選択されている.

　さらに，吸入剤は他の剤形と異なり，製剤と吸入デバイス（吸入容器）の組合せからなっていることを念頭において製剤設計をする必要があり，つまり，吸入剤は製剤と吸入デバイス（吸入容器）からなる吸入システムとして評価する必要がある.

　吸入剤を設計する際に，粒子径，粒子密度，粒子形，吸湿性，再分散性，静電気などを考慮する必要がある．特に重要な粒子径は幾何学的粒子径ではなく，粒子密度を考慮した空気力学的粒子径，つまり気流に乗ったときの粒子径である.

　吸入剤は，有効成分をエアゾールとして吸入し，気管支または肺に適用する製剤である．本剤には，吸入粉末剤，吸入液剤および吸入エアゾール剤がある．本剤の吸入投与のために適切な器具または装置を使用するか，または吸入用の器具を兼ねた容器に本剤を充填する.

2·14·2　吸入粉末剤

　吸気と同調しやすく，患者と環境に優しい吸入粉末剤は，1971 年に初めて上市された．現在，臨床でよく使用されている吸入粉末剤の 1 つに吸入ステロイドがあり，この製剤の副作用として，声がれ，口腔カンジダ症，口腔内の違和感，のどの痛み等といった，口腔内の局所的な副作用が生じることがあることが報告されている．このような副作用を生じる原因としては，使用している製剤の製剤化の方法と添加剤の粒子径の関与が考えられる.

　一般的に薬物を効率よく肺へデリバリーするためには，平均粒子径を 1〜5 μm に設計する必要があり，粉末吸入剤の製剤化に際して，主にジェットミル法を用いて微粒子を製造する．この方法で製造した 1〜5 μm の微粒子は流動性が悪く，そのままの状態では吸入デバイスに正確に微粒子を充填し，1回投与量を定量的に計量することは難しい．そこで，流動性を高めるために，微粒子化された薬物を 60〜90 μm 程度の乳糖へ吸着させ，流動性を向上させている場合が多い．微粒子化された薬物は流動性向上のために添加した乳糖から放出される必要があるが，吸入時において吸入流量が低い場合は大きな乳糖に薬物が残存しやすくなる．つまり，大きな乳糖は口腔内に沈着することから，乳糖に吸着した吸入ステロイドも口腔内に沈着することになる．その結果，口腔内の局所的な副作用が生じるものと考えられる．

【定義】

　吸入粉末剤は，吸入量が一定となるように調製された，固体粒子のエアゾールとして吸入する製剤である．

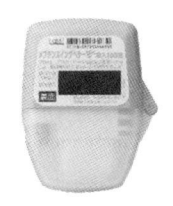
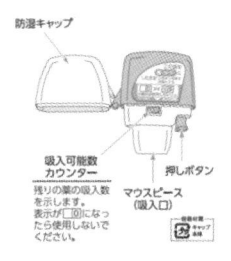

吸入容器を含む吸入粉末剤

図2・151　メプチン®スイングヘラー®（大塚製薬）

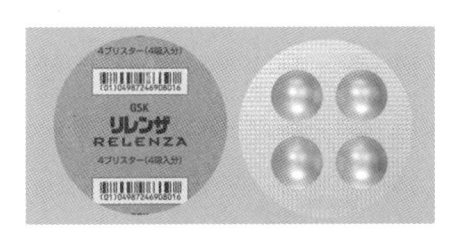
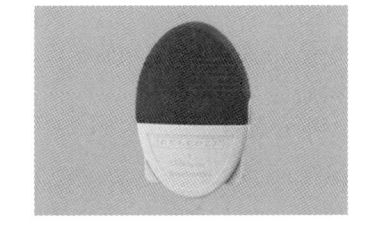

図2・152　リレンザ（左：製剤　右：吸入デバイス）（グラクソ・スミスクライン）

【製法】

　本剤を製するに，通例，有効成分を微細な粒子とし，必要に応じて乳糖などの添加剤と混和して均質とする．

【一般試験法】

　本剤のうち定量吸入式の製剤は，吸入剤の送達量均一性試験法に適合する．

　本剤は，吸入剤の空気力学的粒度測定法に適合する．

【容器】

　本剤に用いる容器は，通例，密閉容器とする．

2·14·3　吸入エアゾール剤

　1956 年，定量噴霧型吸入エアゾール剤（pMDI）として，Medihaler-Iso と Medihaler-EPI が初めて上市された．これらは，経肺投与に適した 5 μm 以下の薬剤を噴射剤に懸濁もしくは溶解させ，これらをアルミ製の容器に充塡した製剤で，低コストで，多回使用可能な代表的な吸入剤である．

　pMDI は，薬剤を肺へ効率よくデリバリーさせるために，吸気との同調が必要であることと，その製剤化には気管支攣縮の誘発が危惧されるレシチンやオレイン酸の添加，オゾン層の破壊や地球温暖化に影響を与えるフロンの添加が必要であることが問題点として指摘されている．これらを解決するために，いずれの添加剤も必要せず，吸気と同調しやすく，患者と環境に優しい吸入粉末剤（DPI）が注目されている．

　ところで，pMDI の課題に 1 つである投薬できる残余回数が不明である点が問題点として指摘されている．そこで，2009 年，グラクソ・スミスクラインおよび大塚製薬が，それぞれ，アドエア®とメプチンエアー®にカウンターを装備させた．これらカウンター付きの pMDI が上市されたことにより，患者にとって，薬剤切れの心配がなくなり，患者の不安を取り除きことができるとともに，重複投与の防止にもつながった．このことは効果と安全性の向上という観点から意義のあるデバイスの改良である．

【定義】

　吸入エアゾール剤は，容器に充塡した噴射剤とともに，一定量の有効成分を噴霧する定量噴霧式吸入剤である．

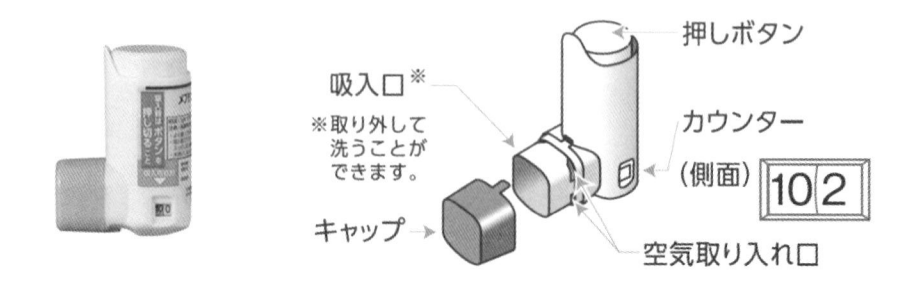

図 2・153　メプチン®エアー（大塚製薬）

【製法】

　本剤を製するには，通例，有効成分に溶剤および適切な分散剤，安定化剤などを加えて，溶液または懸濁液とし，液状の噴射剤とともに耐圧性の容器に充塡し，定量バルブを装着する．

【一般試験法】

本剤は吸入剤の送達量均一性試験法と空気力学的粒度測定法に適合する．

【貯法】

本剤に用いる容器は，通例，耐圧性の密封容器とする．

2・14・4　吸入液剤

吸入液剤で使用されるネブライザーには，コンプレッサー式，メッシュ式と超音波式の3種類がある．コンプレッサー式は最も古く1900年代に開発され，コンプレッサーによる加圧エアで強い気流で細い薬液の噴射口へ送り込んでエアロゾル化するジェット式（コンプレッサー式）ネブライザー，1960年代に開発された周波数1.7〜2.3 MHzの圧電振動による超音波発生装置を底部に設置して薬液表面からエアロゾル化する超音波式ネブライザー，薬液を振動メッシュに通過させてエアロゾル化するメッシュ式ネブライザーがある．

吸入液剤はネブライザーに適用される製剤であり，ネブライザーを使用することで，大量の薬液の吸入，呼吸機能が低下し，十分な吸入流量を確保できない患者や吸入しづらい患者等の幅広い患者層に対応できるメリットがある．

一方，一般的なデメリットとして，嵩張る，薬液の残存量が多い，噴霧時間が長い，吸入時以外にも薬液が噴霧される，機種間でばらつきが大きい等が挙げられていたが，現在では，いずれのデメリットもかなり改良された機種が発売されている．このように改良されたネブライザーであっても，使用後の機器の洗浄や煮沸消毒等は必ず行う必要がある．

吸入液剤は，メプチン®吸入液0.01％（30 mL）のような多回使用のものが多いが，この多回使用の吸入液剤の場合，臨床現場では，多回使用の吸入液剤から1回使用量分をスポイトでとる必要があり，操作が煩雑であることと，製剤中に含まれている塩化ベンザルコニウム等の防腐剤の気管に対する刺激性が懸念された．そこで，メプチン®吸入液ユニット0.3 mLのようなあらかじめ1回使用量を充塡し，防腐剤を含まない無菌製剤であるユニットドーズ製剤が開発された．

吸入液剤の製剤設計における留意点として，pH 2以下の低張や高張溶液では，喘息患者で気管支攣縮が生じることか報告されており，このような処方を避けることが望ましい．

【定義】

吸入液剤は，ネブライザーなどにより適用する液状の吸入剤である．

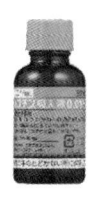

図2・154　メプチン®吸入液（多回使用，大塚製薬）

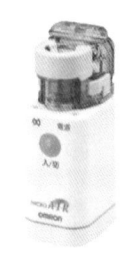

図2・155　メプチン®吸入液ユニット（1回使用，大塚製薬）

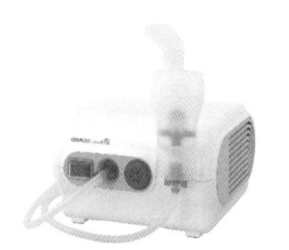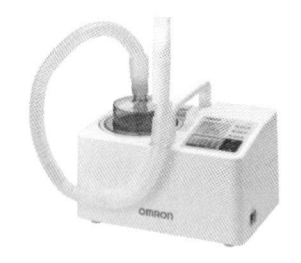

図2・156　ネブライザー（左：コンプレッサー式，中央：メッシュ式，右：超音波式）
（オムロン）

【製法】

　本剤を製するには，通例，有効成分に溶剤および適切な等張化剤，pH調節剤などを加え，混和して均質に溶解または懸濁し，必要に応じて，ろ過する．本剤で多回投与容器に充填するものは，微生物の発育を阻止するに足りる量の適切な保存剤を加えることができる．

【一般試験法】

　規定されていない．

【貯法】

　本剤に用いる容器は，通例，気密容器とする．

2·15　鼻に適用する製剤（点鼻剤）

2·15·1　概要

　点鼻剤は医薬品単独ではなく，専用の容器に収められており，この容器は適切な量を噴霧できるデバイスの機能を兼ね備えた容器である．点鼻剤は鼻腔内の局所疾患だけでなく，全身作用を目的とした疾患にも適用される．この全身適用を目的とした製剤は門脈を経ずに直接体循環へ薬物が移行するので，肝初回通過効果を回避することができる．

　点鼻剤は鼻腔または鼻粘膜に投与する製剤である．本剤には点鼻粉末剤および点鼻液剤がある．本剤は，必要に応じて，スプレーポンプなどの適切な噴霧用の器具を用いて噴霧吸入する．

　本剤のうち，定量噴霧式製剤は，適切な噴霧量の均一性を有する．

2・15・2　点鼻粉末剤

図2・157に示したリノコート®はアレルギー性鼻炎などの鼻過敏症の治療を目的とした，ベクロメタゾンプロピオン酸エステルと粘膜付着性基剤（HPC：ヒドロプロピルセルロース）を含む点鼻剤で，a）にはパブライザーを用いる1回投与型のリノコート®カプセルを示している．一方，b）には定量的な噴霧機構を備えた多回投与型のリノコート®パウダースプレーを示している．この使用している専用容器はカウンター（残量計）を搭載した一体型の多回定量噴霧できる容器である．また，いずれの製剤も鼻腔内に薬物が滞留しやすいように，粒子径を約90 μm程度に粒子設計している．

【定義】

点鼻粉末剤は鼻腔に投与する微粉状の点鼻剤である．

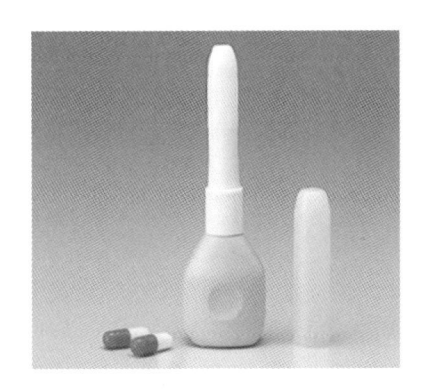
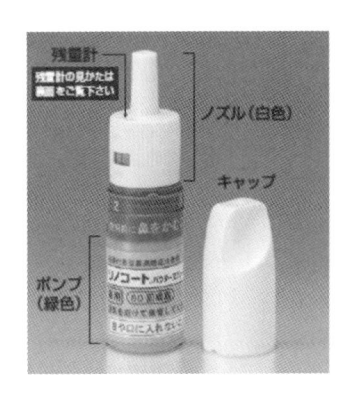

　a）リノコート®カプセル　　　　b）リノコート®パウダースプレー

図2・157　リノコート®（帝人ファーマ）

【製法】

本剤を製するには，通例，有効成分を適度に微細な粒子とし，必要に応じて添加剤と混和して均質とする．

【一般試験法】

規定されていないが，適切な噴霧量の均一性を有する．

【貯法】

本剤に用いる容器は，通例，密閉容器とする．

2·15·3　点鼻液剤

【定義】

　点鼻液剤は，鼻腔に投与する液状，または用時溶解もしくは用時懸濁して用いる固形の点鼻剤である.

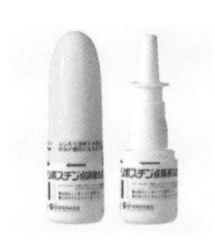

図 2・158　リボスチン®点鼻液（日本新薬）

【製法】

　本剤を製するには，通例，有効成分に溶剤および添加剤などを加え，溶解または懸濁し，必要に応じて，ろ過する．等張化剤，pH 調節剤などを用いることができる.

　本剤で多回投与容器に充塡するものは，微生物の発育を阻止するに足りる量の適切な保存剤を加えることができる.

【一般試験法】

　規定されていないが，適切な噴霧量の均一性を有する.

【貯法】

　本剤に用いる容器は，通例，気密容器とする.

2·16　皮膚などに適用する製剤（軟膏剤，クリーム剤，貼付剤）

2·16·1　概要

　皮膚に適用する製剤は，局所作用を目的としたものと，全身作用を目的としたものがある．全身作用を目的とした製剤は経皮吸収型製剤であり，製剤から有効成分の放出速度は適切に調節される．この場合，皮膚から直接全身循環に移行するので，肝初回通過効果を回避できる．一方で，吸収速度は遅く，有効血中濃度に到達するまでの時間が他の投与経路に比べて時間を要することや，投与量が限られ，高い血中濃度を得るのは難しいなどのデメリットがある.

　皮膚などに適用する半固形製剤に用いる基剤は疎水性基剤（油脂性基剤）と親水性基剤（乳剤

性基剤，水溶性基剤，懸濁性基剤）に分けられる．

① 油脂性基剤

油脂性基剤には，白色ワセリン，流動パラフィン，プラスチベースなどがあり，刺激性がほとんどなく，乾燥型皮膚疾患にも湿潤型皮膚疾患にも適用できるのが特徴である．

プラスチベースは，流動パラフィン（95％）とゲル化剤としてのポリエチレン樹脂（5％）を含むゲル様基剤で，流動パラフィンよりも水で流しやすく，温度による稠度の変化が少なく，刺激性が少ないなどの利点がある．

代表的な油脂性基剤処方には，単軟膏（ミツロウ，植物油），白色軟膏（サラシミツロウ，ソルビタンセスキオレイン酸エステル，白色ワセリン）がある．

② 乳剤性基剤

乳剤性基剤は一般に皮膚浸透力が高く，乾燥型皮膚疾患に適しており，湿潤型皮膚疾患に不適である．

親水ワセリンと精製ラノリンは油脂性基剤であるが，水を添加する乳剤になることから，水相を欠く乳剤性基剤として分類されることがある．

1）親水ワセリン

　親水ワセリンは，白色ワセリンをベースに，サラシミツロウ，ステアリルアルコール（またはセタノール），コレステロールを含む処方基剤で，基剤中の乳化剤により，おおよそ同量の水を保持・乳化することができ，o／w型乳剤性基剤となる．

2）精製ラノリン

　精製ラノリンは，コレステロール，高級脂肪酸，高級アルコールおよびそのエステルからなっており，含まれているコレステロールにより，単独で最大約2倍量の水を分離せずに乳化・保持することができ，o／w型乳剤性基剤となる．

3）加水ラノリン

　加水ラノリンは精製ラノリンに水を加えたもので，通常，水分含有量は約25〜30％であり，w／o型乳剤性基剤となる．

局方収載の代表的な乳剤性基剤処方としては，o／w型の親水クリームとw／o型の吸水クリームがある．

1）親水クリーム

　親水クリームは，微細なクリームを形成させるために，非イオン性界面活性剤の特徴（曇点以上に加温すると，疎水性が増大し，温度を低下すると，親水性が増大する）を利用して，通常とは逆に始めは高温油中に水相を加えw／o型を調製する．その後，攪拌しながら冷却すると，高温で得られたw／o型が不安定となり，エネルギー的に安定になるように，油相が内相に転相して分散相の液滴が小さくなり，より微細なo／w型クリームになる．

　o／w 型クリームは皮膚に塗布後，クリームの白色が消えることから，バニッシングクリームと呼ばれる．

2）吸水クリーム

　吸水クリームに代表される w／o 型クリームは皮膚に塗布して伸ばすと，基剤中の水分が蒸発し，気化熱が発生し，それに伴って冷感作用を感じることから，コールドクリームと呼ばれる．

③ 水溶性基剤

　酸化エチレンと水との縮重合体である水溶性のマクロゴール（ポリエチレングリコール）を主成分とした基剤である．局方には，マクロゴール 400，1500，4000，6000，20000 の 5 種類が収載されている．マクロゴール 400 は液体で，1500 は半固形，4000 以上は固形である．マクロゴールは吸湿性が高いため，皮膚からの分泌液をよく吸収することから，湿潤型皮膚疾患に適している．

表 2・26　軟膏基剤の分類と特徴

分　類				例	特　徴
疎水性基剤	油脂性基剤	鉱物性動植物性		ワセリン，パラフィン，プラスチベース，シリコン，植物油，豚脂，牛脂，ロウ，単軟膏	皮膚の被覆・保護性が強い．皮膚刺激性がほとんどない．水で除去しにくい．乾いた皮膚疾患に使用，湿潤皮膚面にも適する．
親水性基剤	乳剤性基剤	油中水型（w／o）	水相なし	親水ワセリン，精製ラノリン	皮膚への浸透性が優れている．乾燥皮膚面によい．配合医薬品が皮膚からよく吸収される．
			水相あり	吸水クリーム，加水ラノリン，コールドクリーム，親水プラスチベース	
		水中油型（o／w）		親水クリーム，バニシングクリーム	
	水溶性基剤	水溶性基剤		マクロゴール軟膏，マクロゴール	吸湿性が高く，皮膚病巣面の水性分泌物を吸着除去する．湿潤皮膚面に適する．
	懸濁性基剤	ヒドロゲル		無脂肪性軟膏（水相にカルボキシビニルポリマーなどのゲル化剤を用いて医薬品を懸濁させゲル状としたもの）	水分をよく吸収する．薬物の経皮吸収性が良好．アルコールなどの溶剤を含むものでは刺激性がある．乾燥しやすいので，グリセリン，プロピレングリコールなどの保湿剤を添加する．脂漏性疾患，傷のない皮膚面に適する．
		リオゲル		FAPG 基剤（fatty alcohol, propylene glycol）	抽脂性基剤と乳剤性基剤の中間的な性質をもち，水で洗い流すことができる．プロピレングリコールが多く含まれるため皮膚刺激性がある．

④ 懸濁性基剤

懸濁性基剤には，ヒドロゲル（水性ゲル）基剤とリオゲル（油性ゲル）基剤がある．ヒドロゲルは親水性高分子が水性溶液中で懸濁状にゲル化したものであり，チキソトロピーを有する．これは皮膚浸透力は一般的に弱く，脂漏性疾患に適している．

一方，リオゲル基剤は高級アルコール（ステアリルアルコールやセチルアルコールなど）をプロピレングリコールなどの溶剤に懸濁させて，非水性溶液をゲル化した基剤で，FAPG（fatty acid-propyrene glycol）基剤とも呼ばれる．これは油脂性基剤と乳剤性基剤の両方の性質を有し，経皮吸収性に優れる．

2・16・2　軟膏剤

軟膏剤の歴史は古く，紀元前 5000～3000 年頃から皮膚の保護などを目的に，膏薬として使用されてきた．

【定義】

軟膏剤は，皮膚に塗布する，有効成分を基剤に溶解または分散させた半固形の製剤である．本剤には，油脂性軟膏剤および水溶性軟膏剤がある．

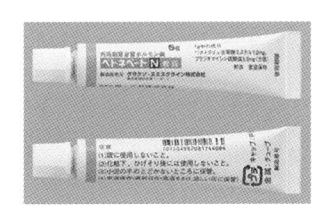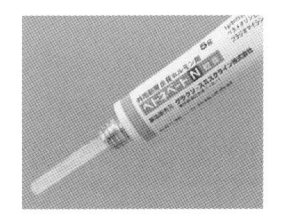

図 2・159　ベトネベート®N 軟膏（グラクソ・スミスクライン）

【製法】

油脂性軟膏剤を製するには，通例，油脂類，ろう類，パラフィンなどの炭化水素類などの油脂性基剤を加温して融解し，有効成分を加え，混和して溶解または分散させ，全体が均質になるまで混ぜて練り合わせる．水溶性軟膏剤を製するには，通例，マクロゴールなどの水溶性基剤を加温して融解し，有効成分を加え，全体が均質になるまで混ぜて練り合わせる．

【一般試験法】

本剤は皮膚に適用するうえで適切な粘性を有する．粘度測定法は毛細管粘度法（第1法）と回転粘度計法（第2法）がある．

【貯法】

本剤に用いる容器は，通例，気密容器とする．

2·16·3 クリーム剤

クリーム剤は日局 16 の製剤総則から正式な剤形として軟膏剤から独立した．軟膏剤とクリーム剤の大きな違いは乳化しているか否かである．乳化しているエマルション製剤はクリーム剤に分類される．クリーム剤は水を含んでいるため，カビ類が発生しやく，保存剤としてパラオキシ安息香酸エステル類（パラベン）などの防腐剤の添加が必要である．

【定義】

クリーム剤は，皮膚に塗布する，水中油型または油中水型に乳化した半固形の製剤である．油中水型に乳化した親油性の製剤については油性クリーム剤と称することができる．

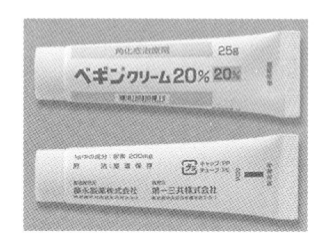 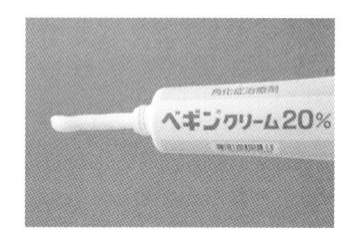

図 2·160　ベギン®クリーム（藤永製薬）

【製法】

本剤を製するには，通例，ワセリン，高級アルコールなどをそのまま，または乳化剤などの添加剤を加えて油相とし，別に，精製水をそのまま，または乳化剤などの添加剤を加えて水相とし，そのいずれかの相に有効成分を加えて，それぞれ加温し，油相および水相を合わせて全体が均質になるまでかき混ぜて乳化する．本剤のうち，変質しやすいものは，用時調製する．

【一般試験法】

本剤は皮膚に適用するうえで適切な粘性を有する．粘度測定法は毛細管粘度法（第 1 法）と回転粘度計法（第 2 法）がある．

【貯法】

本剤に用いる容器は，通例，気密容器とする．

2·16·4　ゲル剤

ゲル剤は，液体成分を多く含んだゲル基剤特有の使用感と経皮吸収性から消炎鎮痛剤などの局所適用を目的としたものが多い．ゲル剤は，高分子あるいはコロイド粒子が網目状に架橋した支持構造を形成し，その中に液体を保持して膨潤したものである．また，ゲル剤は各種溶解補助剤（特にアルコール類）が配合可能であり，使用時にさわやかな清涼感（溶剤揮散による皮膚温の

冷却作用）を与えたり，難溶性薬物の可溶化にも有用な剤形である．ゲル剤は軟膏剤やクリーム剤に比べて薬物の吸収性が比較的高い．これは配合したアルコール類による吸収促進効果に基づくものである．

【定義】

ゲル剤は，皮膚に塗布するゲル状の製剤である．本剤には，水性ゲル剤および油性ゲル剤がある．

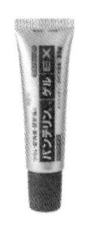 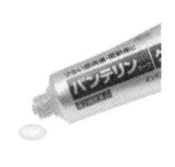

図 2・161 バンテリン（興和）

【製法】

本剤を製するには，通例，次の方法による．

（ⅰ）水性ゲル剤は，有効成分に高分子化合物，そのほかの添加剤および精製水を加えて溶解または懸濁させ，加温および冷却，またはゲル化剤を加えることにより架橋させる．

（ⅱ）油性ゲル剤は，有効成分にグリコール類，高級アルコールなどの液状の油性基剤およびそのほかの添加剤を加えて混和する．

【一般試験法】

本剤は皮膚に適用するうえで適切な粘性を有する．粘度測定法は毛細管粘度法（第1法）と回転粘度計法（第2法）がある．

【貯法】

本剤に用いる容器は，通例，気密容器とする．

2・16・5 貼付剤（テープ剤，パップ剤）

貼付剤は皮膚に貼付する製剤である．本剤は，テープ剤とパップ剤がある．皮膚適用外用剤の原型は，約3000年以上前の古代メソポタミアや古代エジプトから存在していたといわれている．貼付剤は皮膚に貼付する製剤でわが国独自に発達してきた剤形であり，テープ剤とパップ剤がある．貼付剤には局所適用と全身適用を目的としたものがあり，全身適用を目的とした貼付剤は経皮吸収型製剤と呼ばれているが，日局17には剤形として定義されていない．

【製法】

　本剤を製するには，通例，高分子化合物またはこれらの混合物を基剤とし，有効成分を基剤と混和し均質として，支持体またはライナー（剥離体）に展延して成形する．また，放出調節膜を用いた経皮吸収型製剤とすることができる．必要に応じて，粘着剤，吸収促進剤などを用いる．

【一般試験法】

　本剤のうち，経皮吸収型製剤は製剤均一性試験法に適合する．本剤は粘着力試験法，皮膚に適用する製剤の放出試験法に適合する

　① テープ剤

　テープ剤はパップ剤と異なり，使用する主な基剤は疎水性の高分子であり，脂溶性薬物に，より適している．水分を含まないので，皮膚に適用した際の冷却感は大きくない．

【定義】

　テープ剤は，ほとんど水を含まない基剤を用いる貼付剤である．本剤には，プラスター剤および硬膏剤を含む．

　テープ剤はプラスター剤と硬膏剤に分けられているが，両者ともに常温で固体であるが，体温では軟化して粘着性を有する．局方収載のサリチル酸絆創膏はゴム，樹脂類を用いており硬膏剤に分類される．一方，プラスター剤は，薄くて軽く，伸縮性・粘着性に優れることから，関節などのよく動かす場所に適用に適している．

【製法】

　本剤を製するには，通例，樹脂，プラスチック，ゴムなどの非水溶性の天然または合成高分子化合物を基剤とし，有効成分をそのまま，または有効成分に添加剤を加え，全体を均質とし，布に展延またはプラスチック製フィルムなどに展延もしくは封入して成形する．また，有効成分と基剤またはそのほかの添加剤からなる混合物を放出調節膜，支持体およびライナー（剥離体）でできた放出体に封入し成形して製することができる．

【一般試験法】

　本剤のうち経皮吸収型製剤は製剤均一性試験に適合する．

　本剤は粘着力試験法に適合する．粘着力試験法には，粘着力（剥がすときにかかる力）を測定するピール粘着力試験法と，粘着性（瞬間的に接着する）を測定する傾斜式ボールタック試験法，ローリングタック試験法およびプローブタック試験法がある．

　本剤は皮膚に適用する製剤の放出試験法に適合する．

　放出試験には，パドルオーバーディスク法，シリンダー法および縦型拡散セル法がある．

【貯法】

　本剤に用いる容器は，通例，密閉容器とする．

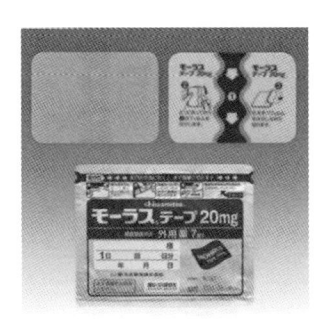

図 2・162　モーラス®テープ（久光製薬）

② パップ剤

　体表患部の保護，消炎などの局所作用にパップ剤は優れた剤形であり，古くから打ち身，捻挫などに対して使用されてきた湿布薬である．現在でも肩こり，筋肉痛などに OTC としても市販されている．パップ剤はテープ剤と異なり，水分を含み水溶性基剤が用いられており，カンフルやメントールを添加することにより，冷涼感が得られ，筋肉や皮膚の炎症，発熱などの急性症状にも対応できる．

【定義】

　パップ剤は，水を含む基剤を用いる貼付剤である．

【製法】

　本剤を製するには，通例，有効成分を精製水，グリセリンなどの液状の物質と混和し，全体を均質にするか，水溶性高分子，吸水性高分子などの天然または合成高分子化合物を精製水と混ぜて練り合わせ，有効成分を加え，全体を均質にし，布などに展延して成形する．

【一般試験法】

　本剤は粘着力試験法に適合する．粘着力試験法には，粘着力（剥がすときにかかる力）を測定するピール粘着力試験法と，粘着性（瞬間的に接着する）を測定する傾斜式ボールタック試験法，ローリングタック試験法およびプローブタック試験法がある．

【貯法】

　本剤に用いる容器は，通例，気密容器とする．

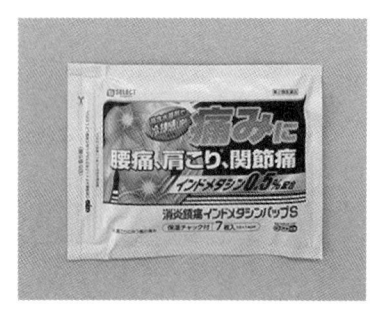

図 2・163　インドメタシンパップ剤（帝國製薬）

2·16·6　外用液剤（リニメント剤，ローション剤）

　外用液剤は，有効成分（一種あるいは複数）を含有し，必要に応じて分散剤，乳化剤，保存剤，酸化防止剤などの添加剤を加え，水あるいは親水性の溶媒に溶解または分散させて製したものである．水を含有する製剤には防腐・防カビの目的で保存剤，脂肪油を含有する製剤には変敗を防ぐために酸化防止剤を添加する．保存剤としては，パラオキシ安息香酸エステル類（パラベン）を用いることが多いが，これらパラベンは単独使用よりも 2～3 種類併用する方がより防腐効果が向上する．

　① リニメント剤
　わが国では汎用されていない剤形で，皮膚に明らかな被膜を残存することがあるが，皮膚から容易に除去できないため，使用感に優れたクリーム剤やローション剤などの剤形に置き換えられている．

【定義】
　リニメント剤は，皮膚にすり込んで用いる液状または泥状の外用液剤である．

【製法】
　日局 17 には規定されていないが，一般には有効成分をエタノール，脂肪油，グリセリン，乳化剤，懸濁剤もしくはその他の適切な添加剤を加えて，均質にして製する．

【一般試験法】
　本剤の分布品は乳化または懸濁したものを除き，製剤均一性試験法に適合する．

【貯法】
　本剤に用いる容器は，通例，気密容器を用いる．

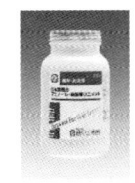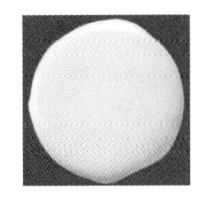

図2·164　フェノール・亜鉛華リニメント「JG」（日本ジェネリック）

② ローション剤

　ローション剤は懸濁性ローション，乳剤性ローションと溶液性ローションに分けることができる．

【定義】

　ローション剤は，有効成分を水性の液に溶解または乳化もしくは微細に分散させた外用液剤である．

【製法】

　本剤を製するには，通例，有効成分，添加剤および精製水を用いて溶液，懸濁液または乳濁液として全体を均質とする．

【一般試験法】

　本剤の分布品は乳化または懸濁したものを除き，製剤均一性試験法に適合する．

【貯法】

　本剤に用いる容器は，通例，気密容器を用いる．

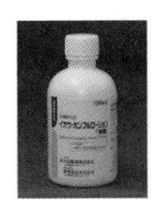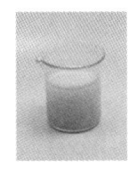

図2·165　イオウ・カンフルローション「東豊」（懸濁性ローション，東豊薬品）

2·16·7　スプレー剤

　スプレー剤は，有効成分を霧状，粉末状，泡沫状，またはペースト状などとして皮膚に噴霧する製剤で，噴出機構により外用エアゾール剤とポンプスプレー剤に分類される．本剤を製するには，通例，有効成分の溶液または懸濁液を調製し，必要に応じて，ろ過した後，容器に充塡する．本剤のうち，定量噴霧式製剤は適切な噴霧量の均一性を有する．

① 外用エアゾール剤

外用エアゾール剤は，主として，容器，バルブ，ボタン／アクチェーター，主薬および噴射剤から構成される．

【定義】

外用エアゾール剤は，容器に充填した液化ガスまたは圧縮ガスとともに有効成分を噴霧するスプレー剤である．

【製法】

本剤を製するには，通例，有効成分の溶液または懸濁液を調製し，液状の噴射剤とともに耐圧性の容器に充填し，連続噴射バルブを装着する．必要に応じて，分散剤，安定化剤などを用いる．

【一般試験法】

定量噴霧式製剤は適切な噴射量の均一性を有する．

【貯法】

本剤に用いる容器は，通例，耐圧性の容器とする．

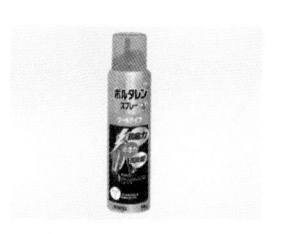

図2・166 ボルタレン®スプレー（グラクソ・スミスクライン）

② ポンプスプレー剤

本剤に使用されるポンプは一般に蓄圧タイプのものであり，ボタン／アクチュエーターを押し込むことにより，充填された薬物を吸引・吐出し，アクチュエーターの先端でミストされる．

【定義】

ポンプスプレー剤はポンプにより容器内の有効成分を噴霧するスプレー剤である．

【製法】

本剤を製するには，通例，有効成分および添加剤を溶解または懸濁し，充填後の容器にポンプを装着する．内部を無菌に保つことは不可能なので，微生物汚染には留意が必要である．

【一般試験法】

　定量噴霧式製剤は適切な噴射量の均一性を有する．

【貯法】

　本剤に用いる容器は，通例，気密容器とする．

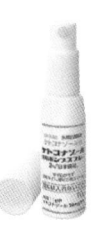

図2・167　ケトコネゾール外用ポンプスプレー剤（日本臓器製薬）

2·17 直腸に適用する製剤（坐剤，注腸剤）

2·17·1　概要

　図2・168に示したように，直腸には上直腸静脈，中直腸静脈，下直腸静脈があり，上直腸静脈は門脈を経て肝臓へ移行するが，中直腸静脈と下直腸静脈は門脈を経ずに，下大静脈に移行し，全身循環に入る．したがって，直腸下部から薬物が吸収されると，肝臓を通過せずに，全身循環に移行できるので，肝初回通過効果を回避することができる．

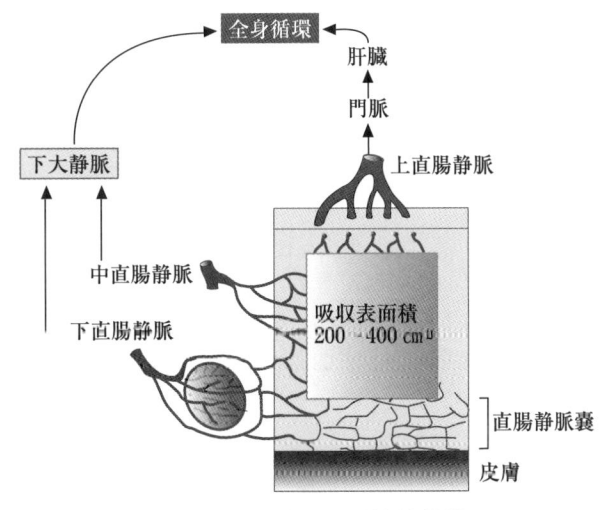

図2・168　直腸の形態的特徴

2·17·2 坐剤

坐剤は，局所作用を目的とするものと，全身作用を目的とするものがある．また，直腸内に投与された坐剤は，経口投与とは異なり，基本的には投与部位に滞留しやすい．この特性を利用し，経口投与製剤よりも吸収促進剤を確実に作用させることができるため，カプリン酸ナトリウムを吸収促進剤として添加した小児用アンピシリン坐剤が開発され，実用化されている．

【定義】

坐剤は，直腸内に適用する，体温によって溶融するか，または水に徐々に溶解もしくは分散することにより有効成分を放出する一定の形状の半固形の製剤である．

【製法】

本剤を製するには，通例，有効成分に分散剤，乳化剤などの添加剤を加えて混和して均質としたものを，加熱するなどして液状化させた基剤中に溶解または均一に分散させ，容器に一定量充填し，固化・成形する．基剤として，通例，体温によって徐々に融解する油脂性基剤または直腸分泌液で溶解する親水性基剤を用いる（表2·27）．

原則として，基剤から薬物が放出されやすいように，脂溶性薬物は水溶性基剤を，水溶性薬物は油脂性基剤を用いて製剤化する．

表2·27 坐剤基剤の分類

分 類			基剤例	特 徴
疎水性基剤	油脂性基剤	鉱物性 動植物性	カカオ脂，ハードファット（半合成油脂性基剤）	体温で融解し，薬物が放出される．局所滞留性に優れ，局所作用，全身作用いずれにも使用される．
親水性基剤	乳剤性基剤	油中水型 (w／o)	カカオ脂（47%）＋コレステロール（3%）＋グリセリン（50%）半合成油脂性基剤＋非イオン界面活性剤	油脂性基剤より吸収性が高く，薬物の組織中への拡散性と吸収性に優れる．
		水中油型 (o／w)	カカオ脂（79%）＋レシチン（1%）＋水（20%）	
	水溶性基剤	水溶性基剤	マクロゴール，グリセロゼラチン，ゲル基剤（MC，カルメロースナトリウム）	直腸内の分泌液によって溶解し，薬物が放出される．薬物の吸収がよく全身作用を目的とする場合に適している．粘膜の水分を吸収するため刺激性がある．

① 油脂性基剤

代表的な油脂性基剤には，カカオ脂とハードファット（半合成油脂性基剤）がある．カカオ脂には4種類の結晶多型が存在しており，結晶形により融点が異なっている．具体的には，安定型

である β 形の融点は 34℃，準安定型である α 形の融点は 23℃，β' 形は 23℃，γ 形は 18℃である．急冷されると，準安定型の結晶となり，融点が低下するため，品質管理が難しいために，現在はあまり使用されていない．カカオ脂の代わりに使用されている油脂性基剤はウィテンプゾール®やファーマゾール®などのハードファットであり，これらの基剤は融点と凝固点との温度差も少なく，速やかに固化し脱着性も良好で，化学的にも安定である．

② 水溶性基剤

代表的な水溶性基剤はマクロゴール（ポリエチレングリコール）である．この基剤は油脂性基剤に比べて融点がかなり高いが，直腸分泌液に溶解して薬物が放出されるので，必ずしも体温により，基剤が融解する必要はない．

【一般試験法】

本剤は製剤均一性試験に適合する．

本剤は適切な放出性を有すると製剤総則では規定されているが，一般試験法は収載されていない．

【貯法】

本剤に用いる容器は，通例，密閉容器とする．

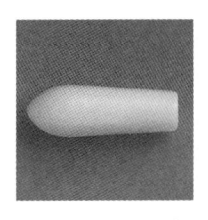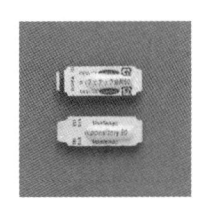

図 2・169　ボンフェナック®坐剤（油脂性基剤，京都薬品工業）

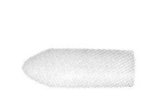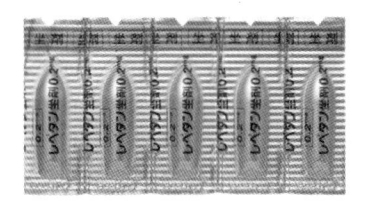

図 2・170　レペタン®坐剤（水溶性基剤，大塚製薬）

2・17・3　注腸剤

注入容器の先端を肛門内に挿入して容器を押して薬剤を注入する．局所作用を目的としたものに，50％グリセリンや薬用石けんなどを充填して便秘や腸内清掃に用いるもの，潰瘍性大腸炎治

療薬などがある．一方，全身作用を目的としたものに，催眠，鎮静，痙攣抑止の目的で用いられる抱水クロラール注腸剤がある．

【定義】

注腸剤は，肛門を通して適用する液状または粘稠なゲル状の製剤である．

【製法】

本剤を製するには，通例，精製水または適切な水性溶剤を用い，有効成分を溶剤などに溶解または懸濁して一定容量とし，容器に充填する．分散剤，安定化剤，pH 調節剤などを用いることができる．

【一般試験法】

規定されていない．

【貯法】

本剤に用いる容器は，通例，気密容器とする．

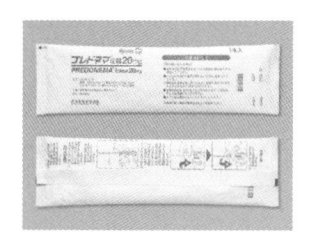 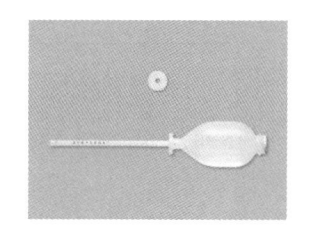 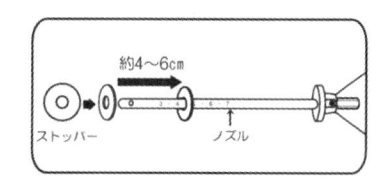

図 2・171　プレドネマ®注腸（杏林製薬）

2·18 生薬関連製剤

2·18·1　エキス剤

(1) エキス剤は，生薬の浸出液を濃縮して製したもので，軟エキス剤と乾燥エキス剤がある．

(2) 適切な大きさとした生薬に適切な浸出液を加え，一定時間冷浸，温浸またはチンキ剤のパーコレーション法に準じて浸出し，浸出液をろ過し，適切な方法で，濃縮または乾燥する．

(3) 本剤は，これを製するに用いた生薬の臭味がある．

(4) 本剤は，重金属試験法に適合する．本剤に用いる容器は，気密容器とする．

(5) 本剤に用いる容器は，通例，気密容器とする．

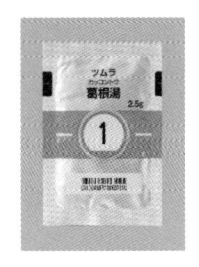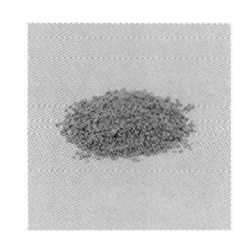

図2・172 葛根湯（ツムラ）

2・18・2 丸剤

丸剤の起源はエジプト・ギリシャ・中国古代の時代に遡る歴史的な古い剤形である.

(1) 丸剤は, 経口投与する球状の製剤である.

(2) 本剤を製するには, 通例, 有効成分に賦形剤, 結合剤, 崩壊剤またはそのほか適切な添加剤を加えて混和して均質とした後, 適切な方法で球状に成形する. また, 適切な方法により, コーティングを施すことができる.

(3) 本剤は崩壊試験法に適合する.

(4) 本剤に用いる容器は, 通例, 密閉容器または気密容器とする.

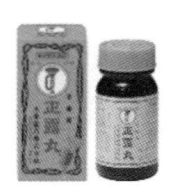

図2・173 正露丸$^{®}$（大幸薬品）

2・18・3 酒精剤

(1) 酒精剤は, 通例, 揮発性の有効成分をエタノールまたはエタノールと水の混液に溶解して製した液状の製剤である. ヨードチンキや希ヨードチンキは名称はチンキになっているが, 製法から酒製剤に属する.

(2) 本剤は, 火気を避けて保存する.

(3) 本剤に用いる容器は, 気密容器とする.

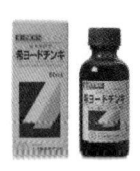

図2・174 希ヨードチンキ（大洋製薬）

2・18・4　浸剤・煎剤

(1) 浸剤および煎剤は，いずれも生薬を，通例，常水で浸出して製した液状の製剤である．
(2) 本剤を製するには，通例，生薬を次の大きさとし，その適量を，浸煎剤器に入れる．

　葉，花，全草　　　　　粗切

　材，茎，皮，根，根茎　中切

　種子，果実　　　　　　細切

　（ⅰ）浸剤：通例，生薬 50 g に常水 50 mL を加え，約 15 分間潤した後，熱した常水 900 mL
　　　を注ぎ，数回かき混ぜながら 5 分間加熱し，冷後，布ごしする．
　（ⅱ）煎剤：通例，1 日量の生薬に常水 400〜600 mL を加え，30 分以上かけて半量を目安とし
　　　て煎じ，温時，布ごしする．本剤は，用時調製する．
(3) 本剤は，これを製するに用いた生薬の臭味がある．
(4) 本剤に用いる容器は，通例，気密容器とする．

2・18・5　茶剤

(1) 茶剤は，通例，生薬を粗末から粗切の大きさとし，1 日量または 1 回量を紙または布の袋に
　　充塡した製剤である．
(2) 本剤は，通例，「2・18・4　浸剤・煎剤」の製法に準じ用いられる．
(3) 本剤に用いる容器は，通例，密閉容器または気密容器とする．

2・18・6　チンキ剤

(1) チンキ剤は，通例，生薬をエタノールまたはエタノールと精製水の混液で浸出して製した液
　　状の製剤である．
(2) 本剤を製するには，通例，生薬を粗末または細切とし，浸出法またはパーコレーション法に
　　よる．
(3) 本剤は，火気を避けて保存する．
(4) 本剤に用いる容器は，気密容器とする．

2・18・7　芳香水剤

(1) 芳香水剤は精油または揮発性物質を飽和させた澄明な液状の製剤である．
(2) 本剤は，これを製するに用いた精油または揮発性物質の臭味を有する．
(3) 本剤に用いる容器は，気密容器とする．

2・18・8　流エキス剤

(1) 流エキス剤は，生薬の浸出液で，その 1 mL 中に生薬 1 g 中の可溶性成分を含むように製した液状の製剤である．

(2) 本剤を製するには，通例，生薬を粗末または細切とし，浸出法またはパーコレーション法による．

(3) 本剤に用いる容器は，気密容器とする．

2・19　製剤化の単位操作と必要な製剤機械

2・19・1　粉砕

　粉砕とは，医薬品原体あるいは各種添加剤に，圧縮，衝撃，引っ張り，せん断，曲げ，摩擦などの機械的な力を加えて粒子を破砕し，微細化して表面積を増大させ，新しい粒子表面を生成させる操作のことである．

　① 粉砕の目的

a) 粒子の比表面積が増大し，溶解速度が増大する．

b) 適度な粒子径とすることにより流動性や混合性が改善され，含量均一性に優れた製剤の製造や製剤操作の改善が期待させる．

　② 粉砕操作の留意点

a) 粉砕の際に発生する熱あるいは破砕面と空気との接触により，薬物の安定性が低下することがある．

b) 粉体どうしの付着性が増大する．

c) 粉体表面への空気の吸着性増大に伴うぬれの低下が生じることがある．

　③ 粉砕機の種類

a) ハンマーミル：約 10 μm までの粉砕が可能であるが，長時間運転すると温度が上昇するため，熱に不安定な医薬品や低融点の医薬品には適さない．

b) ボールミル：容器全体を滅菌できるので，注射剤や点眼剤の原薬の粉砕などに使用される．

c) コロイドミル：懸濁剤や乳剤などの固−液混合物の分散や乳化に使用される．

d) ジェットミル：数気圧の圧縮空気を用いて超音波気流をノズルから発生させ，気体の流体エネルギーによって粉砕を行うものである．微粉砕（約 3 μm）が可能であり，吸入剤の原薬の粉砕に使用される．圧縮空気が断熱膨張して熱を奪うので（ジュールトムソン効果），低温での粉砕が可能となり，熱に不安定な医薬品に適している．

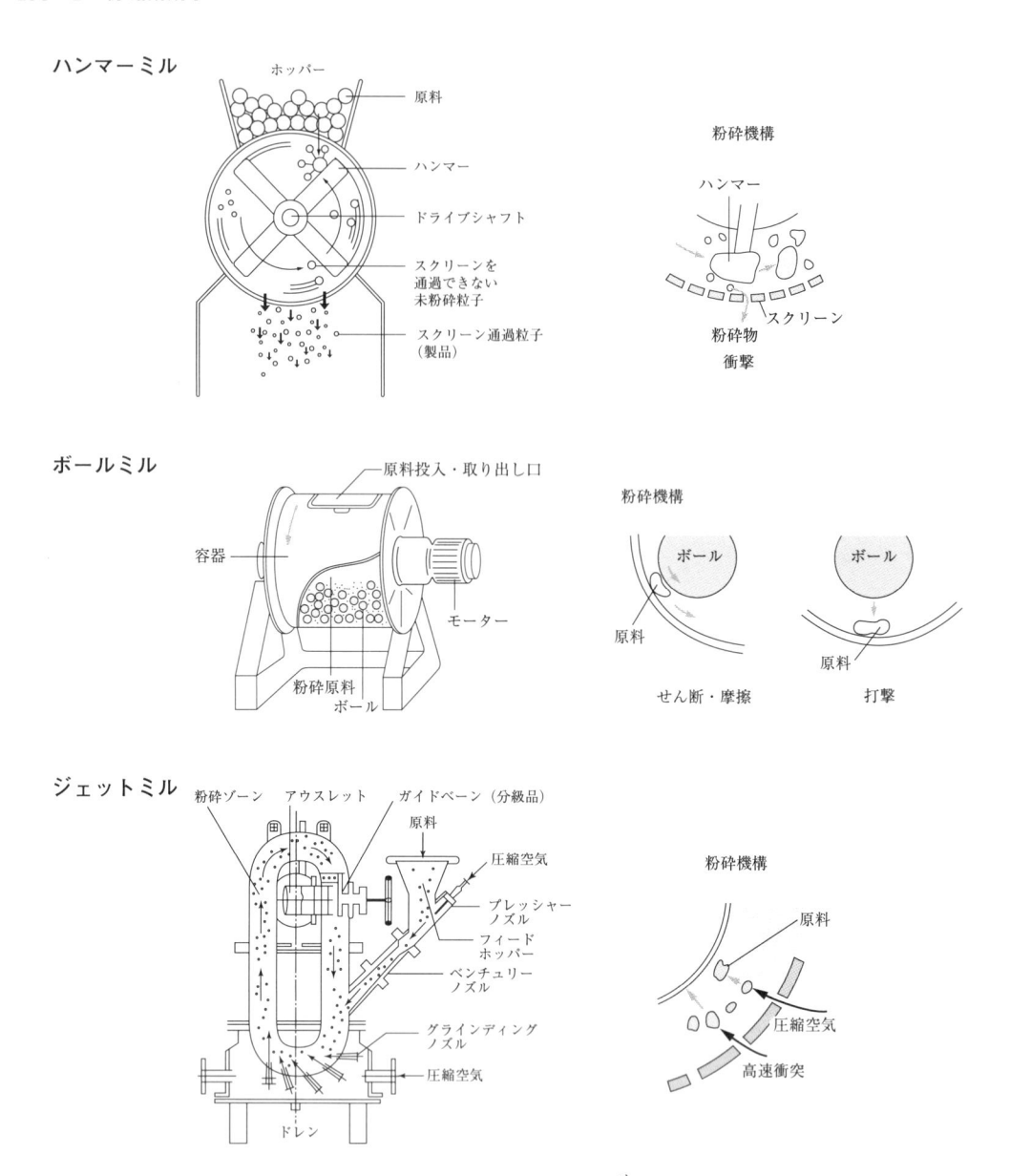

図 2・175　各種粉砕機 [2]

2・19・2　分級・篩過

　製剤における分級とは，粉体を粒度の揃ったいくつかの群に分ける操作をいう．

　① 分級・篩過の目的

a）混合過程において，種類の異なる粉体を混合する場合，粒子径の差が少ないほど均一な混合物が得られるため，分級を行う．

b）打錠工程において，微粉末が過剰に含まれると，打錠障害が生じるため，分級操作により，微粉末を取り除く．

② 分級機の種類

分級機には，ロータップ式振とう機と円形振動ふるい，電磁式振動ふるい機などがある．

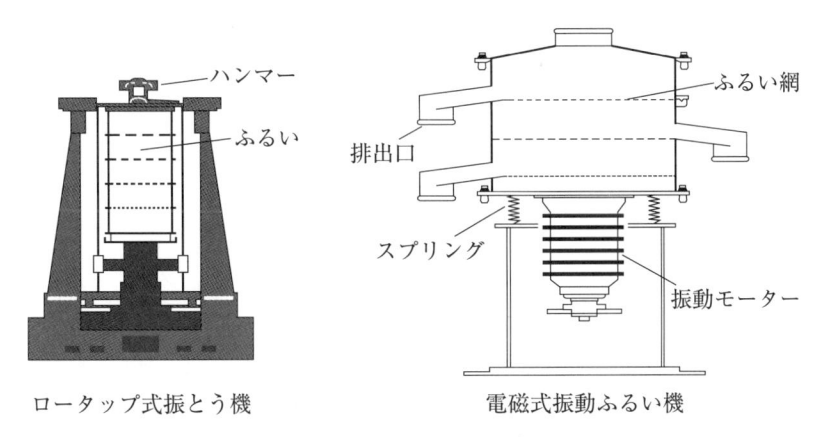

ロータップ式振とう機　　　　電磁式振動ふるい機

図 2・176　分級機 [3]

2・19・3　混合・練合

　2 種類以上の物質を混ぜ合わせ均一にすることを混合という．製剤では，通常，粉体（固体）どうしの混合をさし，液体と液体あるいは少量の固体と液体を混合することを攪拌という．また，固体と少量の液体を混合することを練合という．

① 混合の目的

a）主薬と添加剤の均質化により，主薬の含量均一性の向上が期待できる．

b）混合が均一でないと，錠剤の内部構造が不均一となり，崩壊性，硬度などにバラツキを生じる原因となるため，混合は必要な単位操作である．

② 混合機の種類

　混合機には，容器自体を回転させて混合を行う容器回転型と容器を固定し，その機内にある攪拌装置を用いて混合を行う容器固定型がある．

a）回転型混合機

1）V 型混合機

2）二重円錐型混合機

b）固定型混合機

1）リボン型混合機

2）スクリュー型混合機

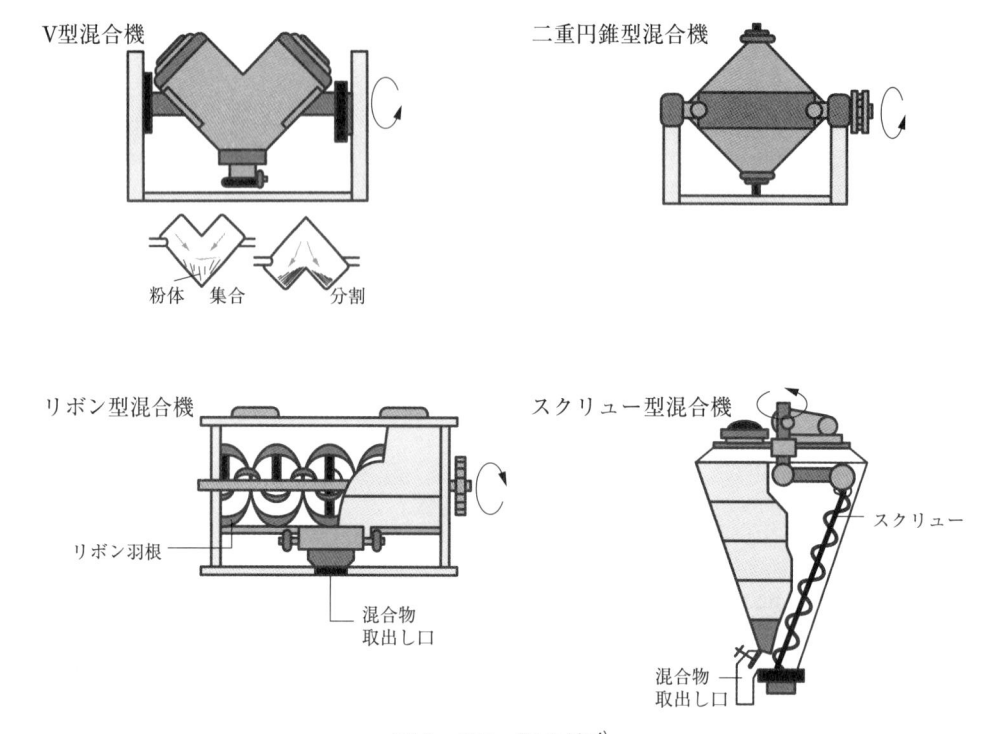

図2・177　混合機 [4)]

2·19·4　造粒

　造粒は固形製剤全般にわたって重要な単位操作である．顆粒剤は流動性，飛散性，付着性，混合性などを考慮し，カプセル剤に充填する放出制御型の顆粒は一様な厚さの被膜がかけられるように，球形度が高く，表面ができるだけ平滑であることが望ましい．一方，打錠用顆粒は臼への充填性や圧縮成形性が優れていることが必要である．同一処方からなる同一剤形であっても造粒法によって顆粒の特性が異なり，得られる造粒物の形状，強度，崩壊性や溶出性などに影響を及ぼすことがある．

　① 造粒の目的

1）流動性の改善：造粒することにより，粒子間の接触点が少なくなり，付着性や凝集性が減少するので，流動性が改善される．

2）成分の偏析防止：成分間で密度や粒子径の違いで偏析が生じる可能性があり，造粒により偏

析を防止し，複数成分の混合性を高める．

3）発塵の防止：微粉の発生を抑えることができる．

② 造粒の機構

図 2・178 の充填状態 A は，粒子の接点付近にごくわずかな液体が存在し，液体の毛管力により粒子どうしが付着している状態で，液体は不連続である（ペンデュラー域：pendular 域）．状態 B は液体が少し増加した状態で，粒子接点を中心に液体が粒子表面を広がって互いに連結した状態である．状態 C は液体がさらに多くなり気体が閉じ込められた状態（不連続）で，状態 B，C をファニキュアラー域（fanicular 域），状態 D は粒子間隙がすべて液体で満たされているが，毛管力が残っている状態で，キャピラリー域（capillary 域）と呼ばれ，練合物は引っ張り強度を保っている状態である．状態 E は粒子が完全に液体に包まれた状態（スラリー域：slurry 域）で，粒子間の結合力は消失する．

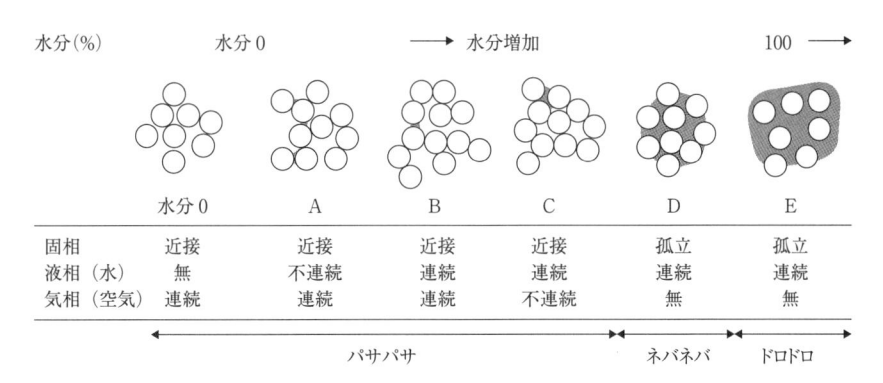

図 2・178　造粒の機構

③ 造粒方法

1）湿式造粒法

粉末に結合液を添加し，結合剤の付着凝集力で粒子化する方法である．

a）**押し出し造粒**：練合された湿潤塊をスクリーンの孔から強制的に押し出し成形造粒する．造粒品は円柱状の形状で，比較的密度の高い顆粒が製造される．

b）**転動造粒**：粉末を転動あるいは回転しながら，粉末に結合液を噴霧し，粒子を凝集させ，造粒する方法である．造粒品は粒子径の均一な球形顆粒が製造される．

c）**攪拌造粒**：粉末を容器に入れ攪拌羽根で攪拌しながら結合液を添加し，粒子を凝集させ，さらに解砕羽根で圧密しながら造粒する方法である．本機種には，混合，造粒，乾燥ができる真空乾燥機能付きもあるが，通常は，造粒後，流動層造粒で乾燥するのが普通である．造粒品は球状の高密度の粒子が製造される．

d）**流動層造粒**：粉末を下方からの熱気流によって流動させ，これに結合液を噴霧し，造粒する

方法である．造粒品は比較的柔らかい（嵩高い）造粒物である．流動層造粒は，顆粒剤や打錠用顆粒の製造に利用され，混合，造粒，乾燥，コーティング操作が同一の装置内で連続的に行うことができるのが特長である．

e) 湿式破砕（解砕）造粒：湿潤塊を造粒機の回転刃により切断し，遠心力により外周のスクリーンの目からはじき出す方法である．

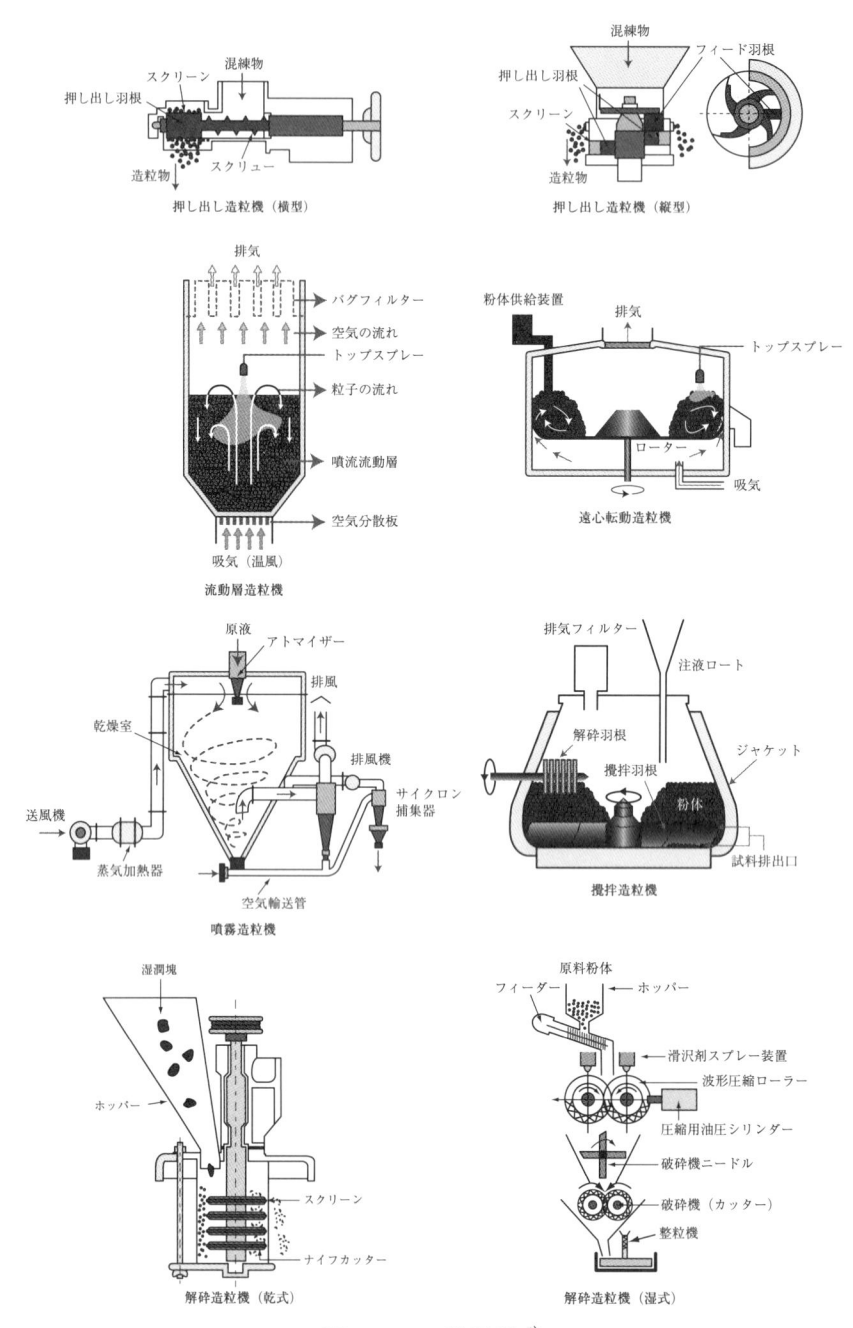

図 2・179　造粒機[4]

f) 噴霧乾燥造粒：噴霧乾燥造粒は，薬物を含む粉体原料をいったんスラリー状とし，短時間であるが高温でスプレードライヤーを用いて噴霧乾燥する造粒方法で，濃縮，乾燥，造粒が一工程で完了する．造粒品は小さな球形粒子が得られる．

2) 乾式造粒法：

a) 乾式破砕（解砕）造粒：ホッパーに投入された粉体をスクリューによって圧縮ローラー（ローラーコンパクター）に送り，この部分でシート状のフレークを成形する．その後，これを破砕して顆粒を製造する．本法は乾燥工程が不要なので，主薬が熱や水分に弱い場合は適している．

2・19・5 乾燥

① 乾燥の目的

乾燥の目的は，製剤の安定性を向上させ，細菌・カビによる製剤の変質や劣化を防止することや粉体の流動性や充填性を改善することなどが挙げられる．ただし，過度の乾燥は粉体の静電気の発生や打錠障害を起こしやすくなるため，適切な水分管理が必要である．

② 乾燥機構

乾燥時における材料（粉体）の含水率と温度の経時変化および乾燥特性曲線を図2・180に示す．

Ⅰ．予熱期：湿潤した粉体を一定の乾燥条件下では，まず材料の温度が一時的に上昇し，乾燥速度が上昇する．

Ⅱ．恒率乾燥期：水分の蒸発速度と粉体の表面に近い内部からの水の移動速度が平衡となり，乾燥速度が一定となり，材料の温度も一定となる．

Ⅲ．減率乾燥期：材料表面の水分が蒸発した後，水の移動速度が蒸発速度よりも遅くなるため，乾燥速度が低下し，材料温度が上昇する．

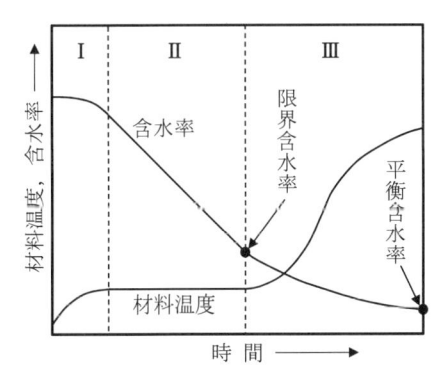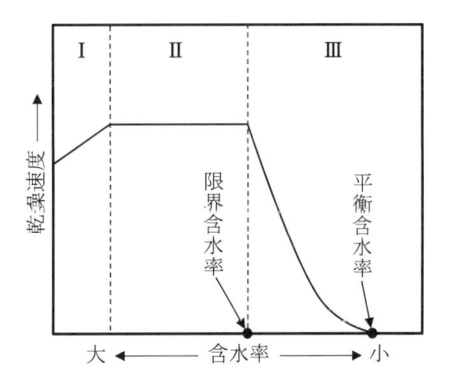

図2・180　製剤の含水率と温度の経時変化（左）および乾燥特性曲線（右）[2]

③ 水分の測定

乾燥後の粉体中の水分含量（含水率）は，日本薬局方一般試験法の乾燥減量試験法や水分測定法（カールフィッシャー法）で測定する．カールフィッシャー法は，メタノールなどの低級アルコールおよびピリジンなどの有機塩基の存在で，水がヨウ素と二酸化硫黄と定量的に反応することを利用したものである．また，カールフィッシャー法は微量の水分を測定する場合に用いられるが，結晶水をもつ試料の場合は，付着水と結晶水を分別定量できないことがある．

④ 乾燥機の種類

真空箱型乾燥機，流動層乾燥機，噴霧乾燥機，凍結乾燥機などがある．凍結乾燥は試料溶液を凍結させ，減圧下で水を昇華させて乾燥させる方法で，乾燥度の高い多孔性の粉体が得られる．

2・19・6 打錠（製錠）

① 打錠（製錠）の目的

打錠とは，粉末あるいは顆粒を一定の形状に圧縮成形して錠剤を製する単位操作である．

② 圧縮錠剤の製法の分類

a）直接粉末圧縮法（直打法）：主薬と添加剤をあらかじめ混合しておき，最後に滑沢剤を添加し

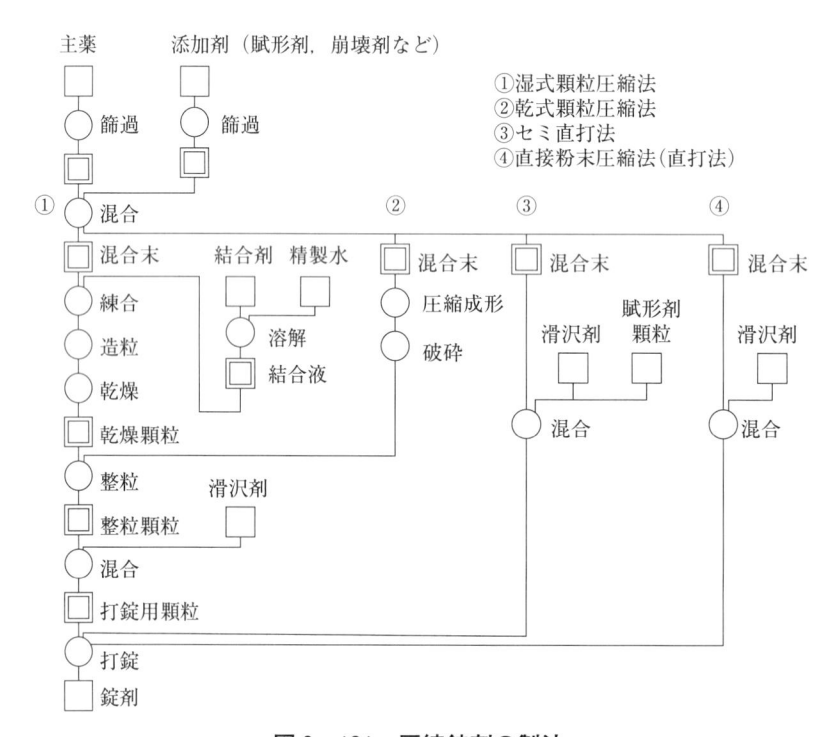

図 2・181　圧縮錠剤の製法

たものを圧縮成形して錠剤を製造する方法である．この方法は水分や熱に不安定な薬物に適している．

b）**半乾式粉末圧縮法（セミ直打法）**：湿式造粒法により製した顆粒と主薬を混合し，これに滑沢剤を添加したものを圧縮成形して錠剤を製造する方法である．この方法は主薬の物性にあまり影響されない．

c）**乾式顆粒圧縮法**：乾式造粒法で製した顆粒に滑沢剤を添加して圧縮成形して錠剤を製造方法である．この方法は水分や熱に不安定な薬物の場合や，流動性が悪いために直打法が適用できない場合に適している．

d）**湿式顆粒圧縮法**：湿式造粒法によって製した主薬を含む顆粒に滑沢剤を添加して圧縮成形して錠剤を製造方法で，最も広く用いられている．この方法は造粒条件を変えることにより，錠剤の成形性や硬度，崩壊性などを容易に調整できるという利点がある．

　③ 打錠機の種類

a）**単発式打錠機（エキセントリック型打錠機）**：ホッパーからフィード・シューに導入された打錠用顆粒は，フィード・シューにより臼へ充填される．フィード・シューが元の位置に戻ると，上杵が下降し，顆粒が圧縮される（片側圧縮）．圧縮が終了すると，上杵が上昇し，同時にした杵も上昇し，錠剤が排出される．

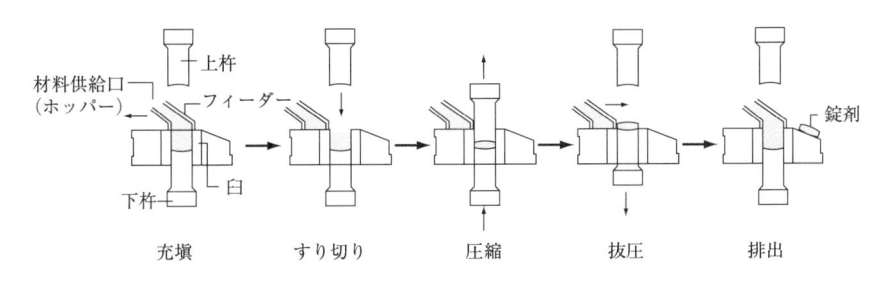

図 2・182　単発式打錠機の打錠工程

b）**ロータリー型打錠機**：固定されたフィード・シューの下を外周部に多数の臼を等間隔に配置した円形テーブルが一定速度で回転する．テーブルが 1 回転する間に，顆粒の充填，計量，圧縮，放出の操作を連続的に行う動作原理になっている．圧縮は両側から挟み込むように圧縮する（両側圧縮）．この打錠機では通常，1 時間に 50 万錠程度の錠剤が製造できる．

　④ 打錠障害

　打錠の際に，圧縮成形工程に問題がある場合は打錠障害が生じる．主な打錠障害には，乾燥しすぎや結合剤の不足などの原因によるキャッピングやラミネーション，乾燥不足，結合剤の過量や滑沢剤の不足などを原因とするスティッキングやバインディングがある（表 2・28）．

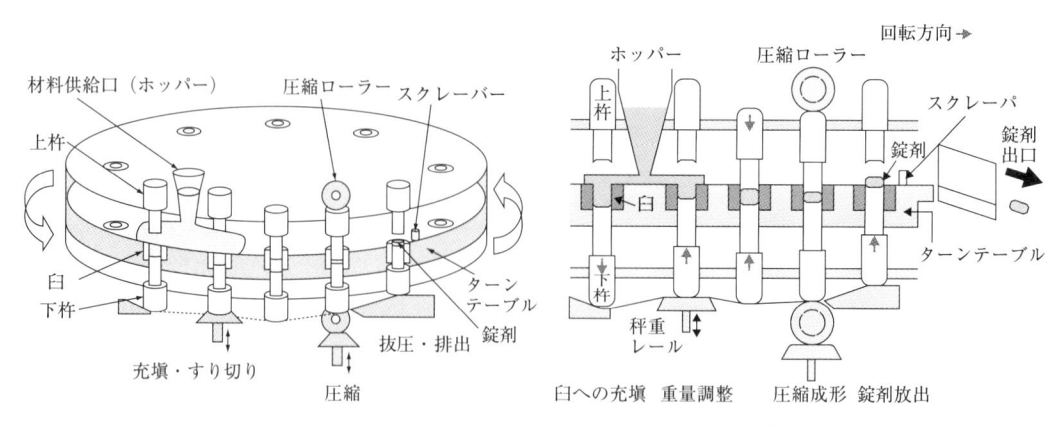

図2・183 ロータリー型打錠機の打錠工程 [2,3)

表2・28 打錠障害

障害名	現　象	原　因
キャッピング	錠剤の上面または下面が帽子状に剥がれる現象である.	打錠用顆粒の過乾燥 結合剤の不足 打錠圧の不均一 滑沢剤の過量
ラミネーション	2層またはそれ以上の層に分離する現象である.	
スティッキング	圧縮中に粉粒体が上杵表面に付着し，錠剤表面に傷が発生する現象である．スティッキングに至る前に，まずピッキングが起こり，さらに打錠を続けるとチッピングの状態になり，さらに続けるとスティッキングになる.	打錠用顆粒の乾燥不足 結合剤の過量 打錠圧の不足 滑沢剤の不足
バインディング	錠剤の側面に縦方向の引っかき傷が生じる現象である.	

2・19・7 コーティング

コーティングの目的としては，以下のことなどが挙げられる．

1) 外観を改善し，商品価値を高める

2) 苦味，悪臭，色等をマスキングする

3) 有効成分の保護と安定化を図る

4) 保存時における配合変化を防止する

5) 薬剤の体内での吸収部位を調節する

6) 徐放化によって，薬剤に遅効性や持効性を賦与する

コーティングには糖衣（シュガーコーティング）とフィルムコーティングがある．

糖衣：

糖衣はパンコーティング法で行われ，錠剤中の主薬の空気酸化の防止，吸湿による加水分解の防止，光分解の防止，苦みやにおいのマスキングなどの目的で行う．糖衣は複数層にわたってコーティングされており，作業時間が長時間となり，コストも高い．

フィルムコーティング：

フィルムコーティングはパンコーティングや流動層コーティング装置で用いて腸溶性製剤や徐

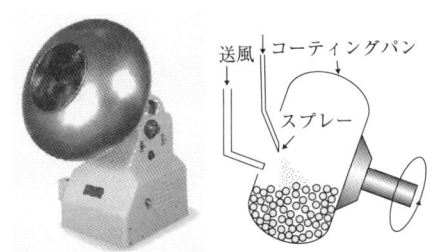

（a）パン型コーティング装置
（菊水製作所より）

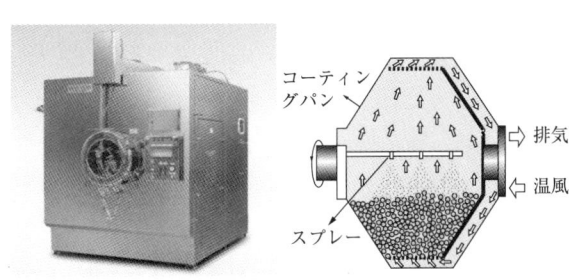

（b）通気乾燥型パンコーティング装置
（フロイント産業より）

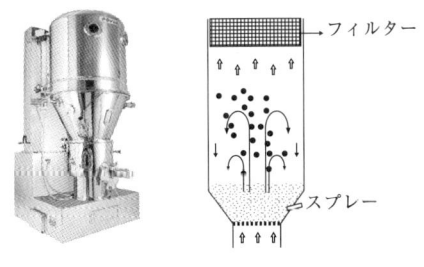

（c）流動層コーティング装置
（パウレックスより）

図 2・184　コーティング装置

放性製剤などが製造される．この方法は，工程が簡単で，作業時間が短く，自動化が容易であり，コーティング被膜が薄いので質量の増加が少ないとか，錠剤の耐摩損性を確保できるなどの利点も有する．

　コーティング剤としては，水系，非水系があり，非水系コーティングであれば，防湿性が期待できるが，製剤中の残留有機溶媒が問題となる場合がある．

2·19·8　カプセル充填

　カプセル充填には，散剤や顆粒剤を硬カプセルに充填する場合と，液状，懸濁状などを軟カプセルに充填する場合がある．

1）硬カプセル剤の充填方法
　図2・185 には，自動充填機による硬カプセル剤の製造工程を示しており，充填方法としては，オーガー式，ディスク式，コンプレス式，プレス式がある．硬カプセル剤の基剤は主にゼラチンが用いられるが，水分に不安定な薬物の場合は，ヒプロメロース（HPMC）などの基剤が用いられる．

a）オーガー式：ホッパー内の粉末や顆粒をスクリューで流動させ，ホルダー内にあるカプセルボディに直接流し込む方法である．

b）ディスク式：カプセルのボディを装着したホルダーが粉末層や顆粒層の下を通過する際に，粉末や顆粒が自重によりボディ内に自然落下して充填される方法である．

c）コンプレス式：粉末や顆粒を圧縮プランジャーにより強制的にボディ内に充填する方法である．

d）プレス式：粉体層中にプランジャーを内挿したチューブを押し込み，粉末を充填した後，ボディに押し出して充填する方法である．

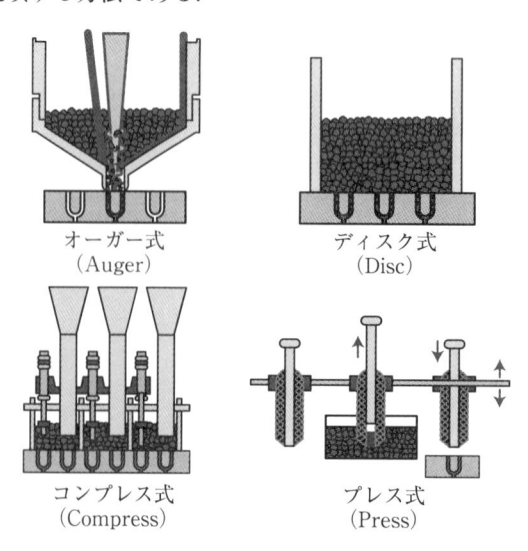

オーガー式
（Auger）

ディスク式
（Disc）

コンプレス式
（Compress）

プレス式
（Press）

図2・185　硬カプセル剤の充填工程 [4)]

2）軟カプセル剤の充塡方法

軟カプセル剤はゼラチンに可塑剤（グリセリンやソルビトールなど）を添加して弾性や柔軟性に富んだカプセル基剤を用い，カプセル被膜の成形と薬液の充塡が同時に行われるのが特徴である．

a）ロータリー・ダイ法（ダイロール法）：ゼラチンフィルム内に薬液を流し込み，ダイロールの鋳型で成形して軟カプセル剤を製する方法である．

b）滴下法（二重ノズル法，シームレス法）：二重ノズルの内側と外側から薬液とゼラチンなどの被膜液を吐出して軟カプセル剤を製する方法である．

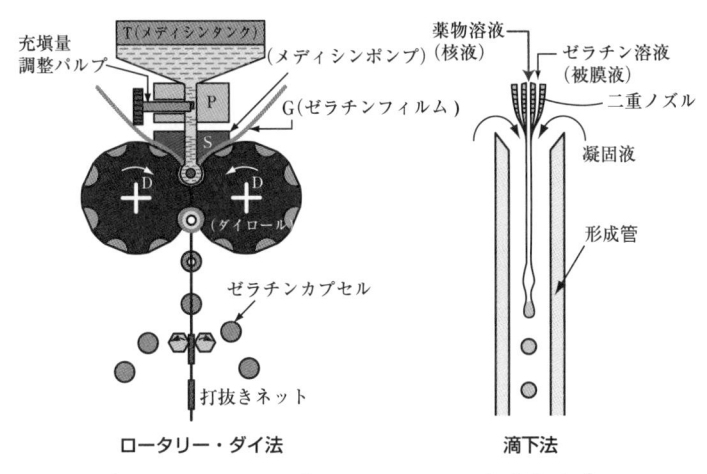

図2・186　軟カプセル剤の成形と充塡方法 [4]

2・20 薬物送達システム

医薬品が十分な治療効果を生体に及ぼすためには，必要な薬物の量と時刻に作用部位に到達することが重要と考えられる．現在，体内における薬物の挙動を制御し，薬物投与の最適化を図る薬物送達システム（DDS：drug delivery system）が開発されている．DDS は生体内での薬物の移行過程の制御を目的として設計され，表2・29 に示すように3つの移行過程の制御がある．またこれら移行過程の制御手法として，薬物のプロドラッグ化などの化学的手法，剤形の形状に機能を修飾する物理化学的手法，生体膜の薬物透過性を改善する吸収促進剤や細胞膜に存在するレセプターを標的にするなどの生物学的な機能を利用した生物学的手法を用いた新しい研究が進められている．

表 2・29　DDS の分類

吸収過程の制御	薬物放出制御 （コントロールドリリース）	標的指向化 （ターゲティング）
吸収過程の制御 ・プロドラッグ ・吸収促進剤 ・分解酵素阻害剤 ・イオントフォレシス ・ソノフォレシス	**注入型コントロールドリリース** ・埋め込み型注入システム ・エマルション ・マイクロスフェア	**能動的ターゲティング** ・熱感受性リポソーム ・磁性誘導 ・抗体修飾 ・糖鎖修飾
新しい投与経路の開発 ・直腸投与 ・経鼻投与 ・経肺投与 ・経腟投与	**外用コントロールドリリース** ・口腔粘膜適用製剤 ・眼内治療システム ・経皮治療システム（TDS） ・子宮内投与避妊システム	**受動的ターゲティング** ・低分子プロドラッグ ・高分子修飾タンパク質 ・高分子化プロドラッグ ・高分子マイクロスフェア ・リポソーム ・リピドマイクロスフェア
	経口コントロールドリリース ・浸透圧ポンプ ・消化管移動制御 ・放出開始時間制御製剤 ・徐放経口製剤	**医療技術の利用** ・超音波ガイド局所注入 ・リピオドール動注療法 ・選択的動脈カテーテル ・化学塞栓治療 ・昇圧化学療法

2・20・1　吸収過程の制御

(1)　プロドラッグ

　プロドラッグとは，薬物の化学構造に修飾を加えて誘導体とし，生体に投与された後はもとの薬物に戻って効果を現すように工夫された薬物であり，プロドラッグ自体は薬理作用を示さない．表 2・30 にプロドラッグにする目的を示す．本項では，プロドラッグ化の具体例を挙げ，プロドラッグの特徴を説明する．

表2・30 プロドラッグにする目的

(1) 溶解性の向上	⎫
(2) 難溶化による苦味の改善	⎬ 製剤学的問題の改善
(3) 胃酸による失活を防ぎ経口投与による吸収性の改善	⎫
(4) 分解酵素に対する安定性の改善	⎪
(5) 脂溶性を増大し，消化管の受動的吸収性の改善	⎪
(6) 能動輸送を利用した組織移行性の改善	⎬ 生体内挙動の改善
(7) 胃に対する刺激作用の軽減	⎪
(8) 作用の持続化	⎭

1) 化学的安定性の改善例

エリスロマイシンエチルコハク酸エステル

エリスロマイシンは，その大部分が胃内の酸性条件下において，分子内でヘミアセタール結合を起こし失活してしまう．そのため，エチルコハク酸でエステル化によりエリスロマイシンを難溶化し，胃酸による不活性化を減少させる（図2・187）.

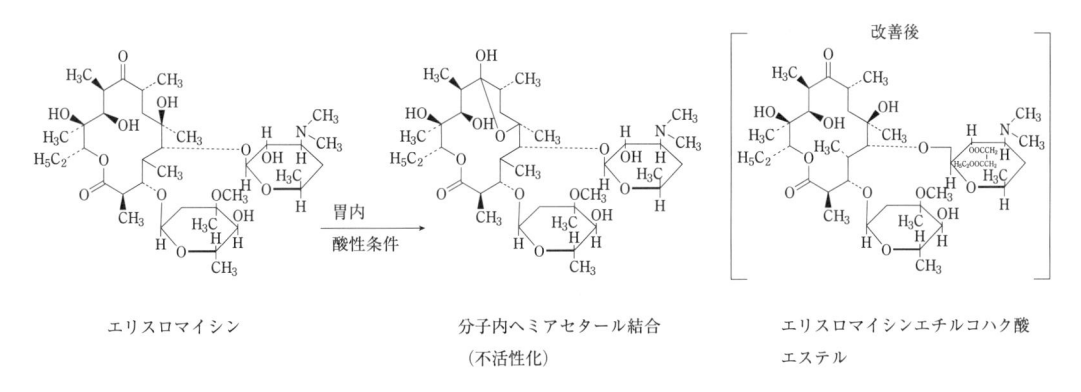

エリスロマイシン　　　　　　分子内ヘミアセタール結合　　　　エリスロマイシンエチルコハク酸
　　　　　　　　　　　　　　　　　（不活性化）　　　　　　　　　エステル

図2・187 化学的安定性の改善の例

2) 分解酵素に対する安定性の改善例

① アンシタビン，エノシタビン

シタラビン（DNA ポリメラーゼを阻害する抗悪性腫瘍薬）は，脱アミノ化酵素（シチジンデアミナーゼ）により分解（不活化）する．アンシタビン，エノシタビンはシタラビンにアミノ基を化学修飾し分解を防ぐ（図2・188）.

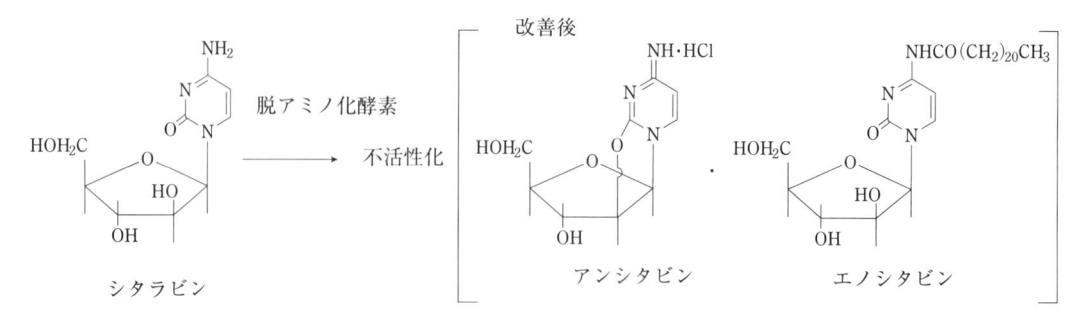

図2・188 分解酵素に対する安定性の改善の例1

② フルスルチアミン

チアミン（ビタミン B_1 誘導体）は腸内のアノイリナーゼにより分解される．フルスルチアミンはアノイリナーゼによる分解抑制と脂溶性を増大させ消化管からの吸収を改善し経口投与可能にした（図2・189）．

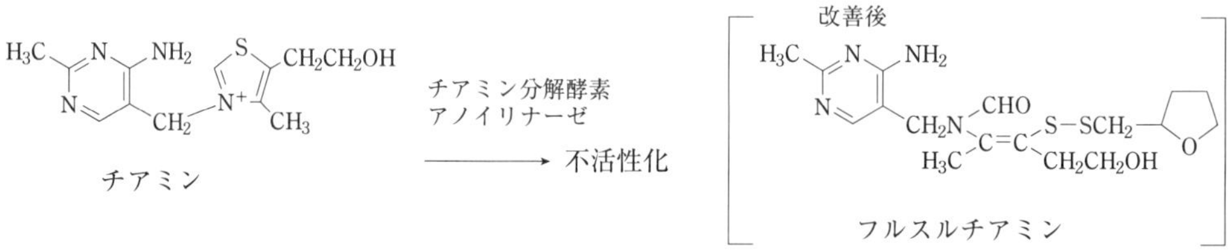

図2・189 分解酵素に対する安定性の改善の例2

③ スルタミシリン

β-ラクタム系抗生物質は，その耐性菌の産生する β-ラクタマーゼにより分解される．スルタミシリンは，β-ラクタム系抗生物質アンピシリンと β-ラクタマーゼ阻害薬であるスルバクタムをエステル結合させ，経口投与後の血中濃度上昇と耐性菌に対する有効性を向上させた（図2・190）．

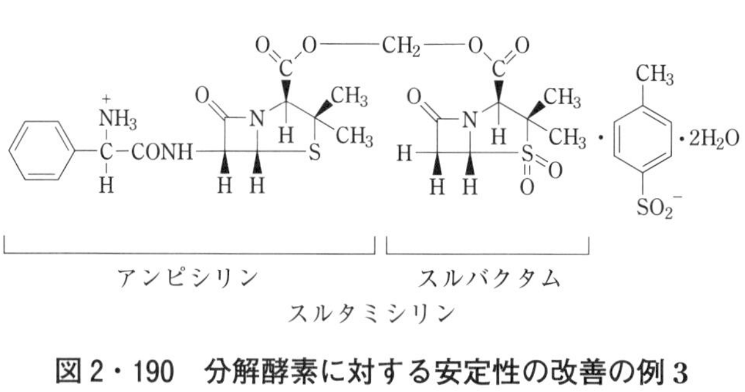

図2・190 分解酵素に対する安定性の改善の例3

3) 吸収性の改善例

① バカンピシリン，タランピシリン，ピバンピシリン

ベンジルペニシリンは胃酸分解を受ける．アンピシリンは，ベンジルペニシリンを耐酸性にし，経口投与を可能にしたものであるが，脂溶性が低いため吸収が悪い．タランピシリン，バカンピシリン，ピバンピシリンはいずれも，アンピシリンをエステル化し，脂溶性を高め消化管から吸収を改善したプロドラッグである（図2・191）．

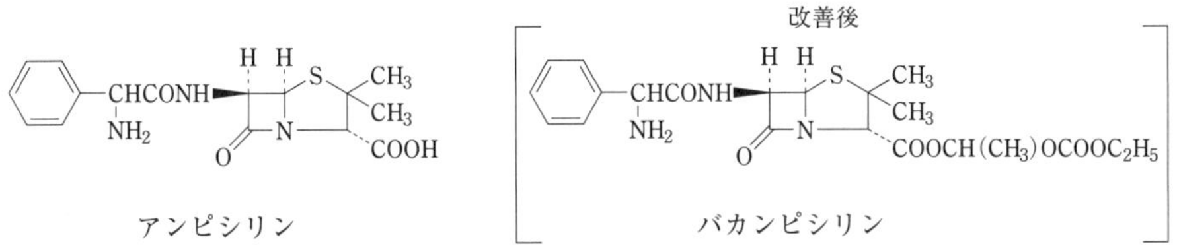

図2・191　吸収性の改善の例1

② カリンダシリン，カルフェシリン

カルベニシリンは，酸に不安定でありまた脂溶性が低いことから，消化管からの吸収が悪い．カリンダシリン，カルフェシリンは，カルベニシリンの脂溶性が増大するようにエステル化し，消化管からの吸収を改善したプロドラッグである（図2・192）．

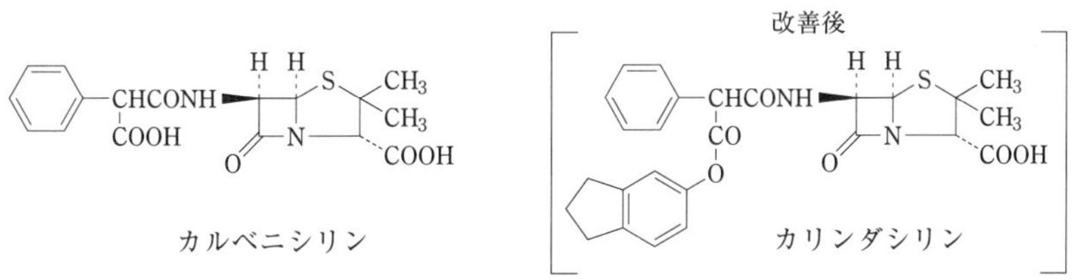

図2・192　吸収性の改善の例2

③ レボドパ

パーキンソン病は，脳内黒質のドパミン神経の変性脱落によるドパミン量の低下が原因の1つと考えられている．治療として不足しているドパミンを補充することで症状を改善できる．しかし，ドパミンは脂溶性が低く，血液脳関門を通過することができない．レボドパは，ドパミンにカルボキシ基を導入し，消化管吸収だけでなく，血液脳関門などの能動輸送系を介して通過できる．脳内においてはドパ脱炭酸酵素の作用によりドパミンとなり利用される（図2・193）．

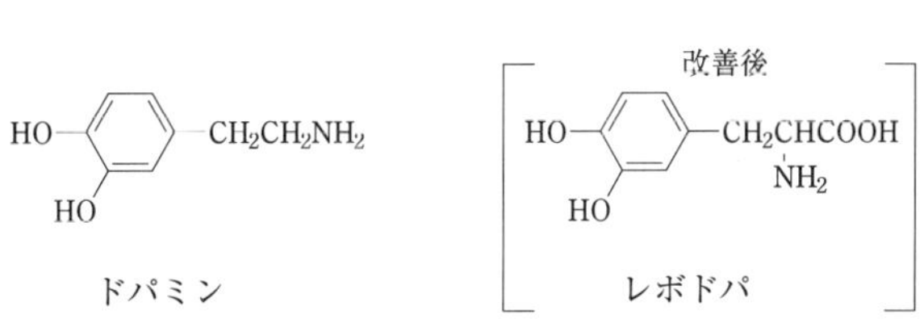

図2・193　吸収性の改善の例3

表 2・31 プロドラッグ一覧

親化合物	プロドラッグ	目的
アンピシリン	バカンピシリン	消化管吸収の改善
アンピシリン	タランピシリン	
カルベニシリン	カリンダシリン	
セフォチアム	セフォチアムヘキセチル	
セフカペン	セフカペンピボキシル塩酸塩水和物	
Ro64-0802	オセルタミビル	
チアミン	フルスルチアミン	
テモカプリラート	テモカプリル塩酸塩	
カンデサルタン	カンデサルタンシレキセチル	
アシクロビル	バラシクロビル塩酸塩	
ドパミン	L-DOPA	
ウリジンアナログ-3 リン酸	ソホスブビル	
クロラムフェニコール	クロラムフェニコールパルミチン酸エステル	苦味軽減
キニーネ	エチル炭酸キニーネ	
クロラムフェニコール	クロラムフェニコールコハク酸エステルナトリウム	疎水性改善
デキサメタゾン	デキサメタゾンリン酸エステルナトリウム	
ヒドロコルチゾン	ヒドロコルチゾンコハク酸エステルナトリウム	
エピネフリン	ジピベフリン	副作用軽減
インドメタシン	アセメタシン	
インドメタシン	インドメタシンファルネシル	
4-ヒドロキシシクロホスファミド	シクロホスファミド	
SN-38	イリノテカン	
フルオロウラシル	テガフール	薬効持続性の向上
ヒドロコルチゾン	ヒドロコルチゾン酢酸エステル	
コルチゾン	コルチゾン酢酸エステル	
エストラジオール	エストラジオール安息香酸エステル	
テストステロン	テストステロンプロピオン酸エステル	
テストステロン	テストステロンエナント酸エステル	
プレドニゾロン	プレドニゾロン酢酸エステル	
シタラビン	エノシタビン	
エリスロマイシン	エリスロマイシンエチルコハク酸エステル	経口投与可能
エストラジオール	エチニルエストラジオール	
テストステロン	メチルテストステロン	
フルオロウラシル	ドキシフルリジン	選択的移行性増強
ドパミン	L-DOPA	
5-アミノサリチル酸＋スルファピリジン	サラゾスルファピリジン	
4-ヒドロキシシクロホスファミド	シクロホスファミド	
アシクロビル-3 リン酸	アシクロビル	
ソリブジン-3 リン酸	ソリブジン	

2・20・2 アンテドラッグ

代謝されることで活性化する薬物をプロドラッグというが，逆に代謝されると失活する薬物をアンテドラッグ（ante-drug）という．全身性の副作用を軽減することを主な目的とし，外用薬である点眼剤，点耳剤，点鼻剤に応用されている．

表 2・32 アンテドラッグ一覧

ステロイド外用剤	プレドニゾロン吉草酸エステル酢酸エステル ヒドロコルチゾン酪酸エステルプロピオン酸エステル プロピオン酸エステル ジフルプレドナート
抗アレルギー剤	フルチカゾンプロピオン酸エステル
局所麻酔剤	プロカイン
活性型ビタミン D₃ 外用剤	マキサカルシトール タカルシトール カルシポトリオール

2・20・3 放出制御型システム

　薬物の放出制御は，必要な期間に薬物の血中濃度を治療域濃度に保ち，薬物の治療効果を最大にし，副作用を軽減させる目的として重要な機能である．生物学的半減期の短い薬物の作用持続や，投与回数を最小にすることでコンプライアンス（服薬尊守）を向上させることが可能である．

また，服薬後に急激に薬物の血中濃度が上昇すると副作用が問題となる薬物においても有用である．図 2・194 に示すように経口，外用，注入型の製剤に放出制御が応用されている．また薬物の放出原理により，拡散による薬物放出制御，拡散以外の物理化学的駆動力を利用した薬物放出制御に分類される．

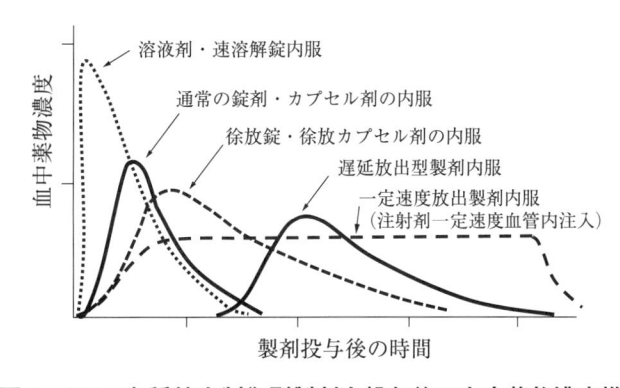

図 2・194　各種放出制御型製剤を投与後の血中薬物濃度推移

(1) 拡散による薬物放出制御製剤

膜透過（リザーバー）型システム

　薬物を高分子などの放出制御膜で包み，拡散による薬物放出は，被膜の物性により決まるシステムである（表 2・33）．

表2・33　拡散による薬物放出制御製剤の分類

	放出システム原理	薬物放出の特徴
膜透過（リザーバー）制御システム	薬物を高分子などの放出制御膜で包み，薬物の放出速度を被膜の物性により制御する．	リザーバー内の薬物濃度が飽和状態にある期間は，一定の薬物放出速度が得られる．（0次放出：Fick の第一法則より）
疎水性マトリックス拡散制御システム	薬物を高分子のマトリックスなどの基剤に分散させたシステム．マトリックス内の薬物は拡散速度により制御される．	マトリックス内に分散する薬物が表面から放出され，それに伴い放出に必要な薬物の拡散距離が増大するため時間とともに放出速度は低下する．（放出量は時間の平方根に比例する：Higuchi 式より）
親水性マトリックス拡散制御システム	薬物をヒドロキシプロピルセルロースなど親水性のマトリックスなどの基剤に分散させたシステム．マトリックス内の薬物は基材の浸食や溶解により放出制御される．	薬物の放出は，基材の浸食や溶解により影響を受けるため，条件により薬物放出量や速度は変化する．

（2）経口投与型放出制御製剤

　経口の放出制御製剤は徐放性や持続性製剤と呼ばれている．これら製剤は，消化管からの吸収が早く，また半減期が短い薬物の血中濃度を，長時間にわたり血中濃度を治療域に持続させることが可能である．現在，実用化されている経口製剤を表2・34，表2・35に示す．

1）マルチプルユニット型

　消化管内で錠剤やカプセルが崩壊し，徐放性をもつように設計されている顆粒が放出される製剤．

表 2・34 経口投与型放出制御剤 (マルチプルユニット型)

剤形	構造	例
顆粒型	胃溶性顆粒 腸溶性顆粒	セファレキシン (L–ケフレックス®)
スペイスタブ (スパスタブ) 型 (Spacetabs) 放出性の異なる顆粒を打錠して製したもの. (スパンスルを錠剤化したもの)	即放性顆粒 徐放性顆粒 A 徐放性顆粒 B	硝酸イソソルビド (フランドル®) テオフィリン (テオドール®) 塩酸イソプロテネロール (プロタノール S 徐放錠®) 塩酸ニフェジピン
スパンスル型 (Spansules) 放出性の異なる顆粒 (被膜の厚さを変えたもの) を混合してカプセルに充填したもの.	即放性顆粒 徐放性顆粒A 徐放性顆粒B	インドメタシン (インテバン SP カプセル®) 塩酸トリヘキシフェニジール (アーテン®) 塩酸イソプロテレノール
拡散徐放性カプセル	高分子被覆層	硝酸イソソルビド (ニトロール R®)
顆粒型カプセル	胃溶性顆粒 腸内徐放性顆粒	ニカルジピン塩酸塩 (ベルジピン LA®)

2) シングルユニット型

錠剤全体が徐放性をもつように設計され, 消化管内で剤形を保ち薬物の徐放性を示す製剤.

表 2・35 経口投与型放出制御剤（シングルユニット型）

剤形	構造	例
グラデュメット型（gradumets） 薬物を多孔性プラスチックに封入し，薬物を徐々に放出させるようにしたもの．プラスチック格子はそのままの形で排泄される．	多孔性プラスチック医薬品	硫酸鉄（フェログラデュメット®）
レジオネート型（resinates） 薬物をイオン交換樹脂に吸着させ製錠したもの．消化管中の塩類により，薬物は徐々に置換され放出される．	イオン交換樹脂	ジフェニルピラリン（ハイスタミン®）
ワックスマトリックス型（waxmatrix） 薬物をワックス格子に封入し，薬物の放出速度を制御するようにしたもの．ゴーストタブレット（有効成分放出後の殻錠）が糞中に排泄されることがある．	ワックス格子	塩化カリウム（スローケー®） ジルチアゼム塩酸塩（ヘルベッサー®）
コンチンシステム（continussystem）	セルロースと高級脂肪アルコール	モルヒネ硫酸塩（MSコンチン®）
スパンタブ型（多層錠）（spantabs） 溶解および放出性の異なる顆粒を2〜3層に打錠した多層錠	即放性部 徐放性部	
ロンタブ型（有核錠）（lontabs） 薬物を即放性としたものを内核錠とし，徐放性のものを外層として圧縮成型した有核錠	徐放性部 即放性部	ニフェジピン（アダラート®CR）
レペタブ型（復効錠）（repetabs） コーティング（フイルムコーティングや腸溶コーティングされたものなど）した徐放性部を核とし，その外側を速放性部分で囲んだ糖衣錠	フィルムコーティング 糖衣 腸溶性内核錠 腸溶性コーティング 即溶層	クロルフェニラミンマレイン酸塩（ネオマレルミン TR） バルプロ酸ナトリウム（デパケン®R）

表2・36 各種コーティングの機能と基材

コーティングの機能種類	基剤
徐放性コーティング	エチルセルロース，アミノアルキルメタクリレートコポリマーRS，HPC 高濃度溶液
腸溶性コーティング	ヒドロキシプロピルメチルセルロースフタレート（HPMCP），セラセフェート（CAP，酢酸フタル酸セルロース），メタクリル酸コポリマー
水溶性コーティング	メチルセルロース（MC），ヒドロキシプロピルセルロース（HPC），ヒプロメロース（HPMC），ヒドロキシエチルセルロース

(3) 経粘膜投与型製剤

1) 角膜からの投与システム

オキュサート®Ocusert system は，まぶたの内側に挿入する DDS である．放出を制御するエチレン酢酸ビニル共重合体の膜で，塩酸ピロカルピンとアルギニン酸からなる透明な薬物貯蔵層を白いリングで挟み，塩酸ピロカルピンを1週間持続的に放出する製剤である（図2・195）.

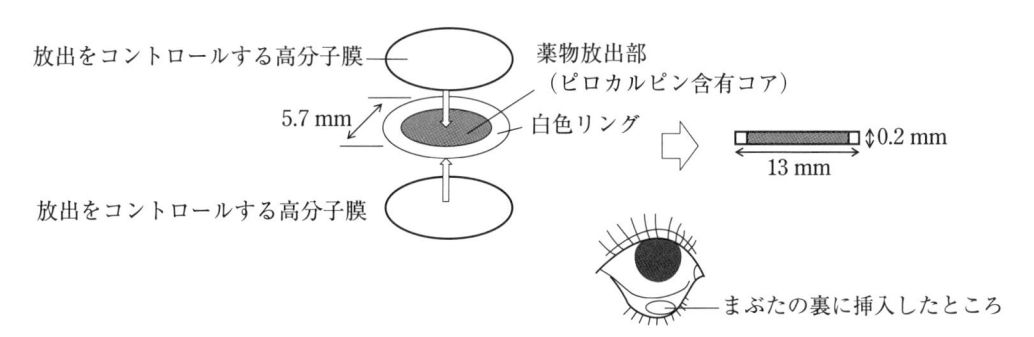

放出をコントロールする高分子膜　　薬物放出部（ピロカルピン含有コア）

5.7 mm　　白色リング

放出をコントロールする高分子膜

0.2 mm
13 mm

まぶたの裏に挿入したところ

図2・195　オキュサート®の構造

2) 子宮内からの投与システム

プロゲスタサート®は，子宮内に装着し黄体ホルモンであるプロゲステロンを子宮内で，支持体より一定速度で400日以上にわたり放出し，避妊効果が持続するようデザインされている（図2・196）.

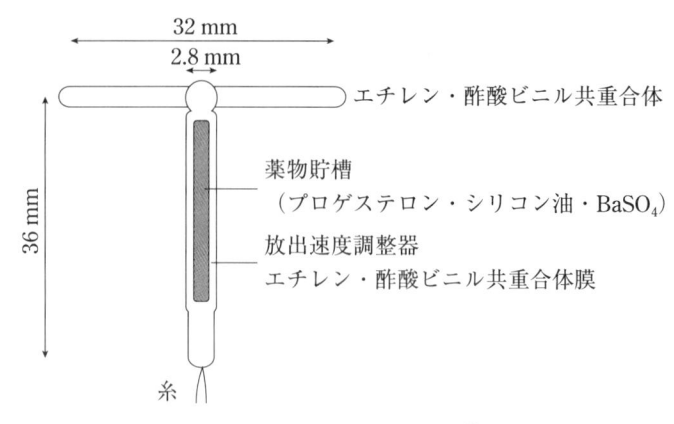

図2・196　プロゲスタサート®の構造

3）鼻腔内からの投与システム

　鼻粘膜への適用は，初回通過効果を受けやすい薬物や，局所作用を期待するものとがある．リノコート®は，ヒドロキシプロピルセルロース（HPC）の微粉末をプロピオン酸ベクロメタゾンとおもにカプセルに充填し，専用の噴射機により鼻腔内に噴霧しアレルギー性鼻炎の治療に用いられる（図2・197）．

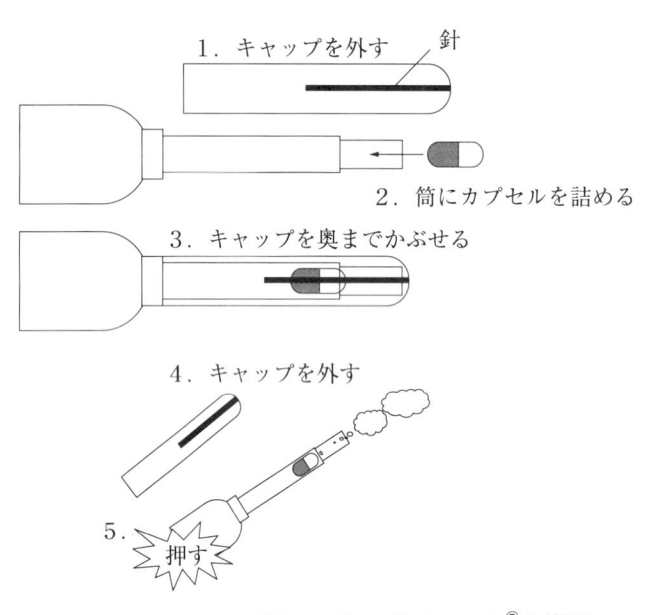

図2・197　リノコート®の構造

4）口腔粘膜からの投与システム

　アフタッチ®（アフタ性口内炎治療薬）は，トリアムシノロンアセトニドを含有する付着層（カルボキシビニルポリマ）と，付着後溶解消失する支持層（ヒドロキシプロピルセルロース）からなる二層の錠剤である．付着層は唾液により膨張して，患部を保護し，薬物を持続的に放出

する．他に市販されている製剤として，狭心症発作予防を目的とする，全身作用を期待した口腔粘膜付着錠（ニトログリセリン，硝酸イソソルビド含有）も存在する（図2・198）．

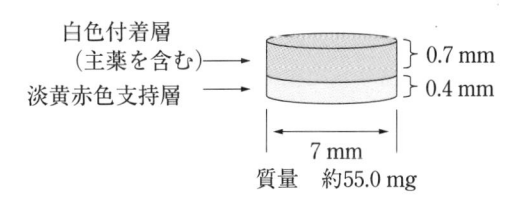

白色付着層
（主薬を含む） $\Big\}$ 0.7 mm
淡黄赤色支持層 $\Big\}$ 0.4 mm

7 mm

質量 約55.0 mg

図2・198 アフタッチ®の構造

（4）経皮投与型製剤

貼付剤は皮膚に適用する外用剤であり，全身性の薬物の効果を期待できるとして見直されている．全身作用を目的とした経皮吸収治療システムは transdermal therapeutic system（TTS）として実用化されている．また，薬物放出制御システムに基づく分類として膜制御型，マトリックス制御型および粘着剤制御型がある（図2・199）．狭心症の発作に用いられるニトログリセリンは，1日1～2枚，作用時間は12～24時間続き，血中濃度を一定に維持できるように工夫されている．放出の制御は，マトリックス（シリコンゴム，アクリル系粘着剤）や膜制御（酢酸ビニル共重合体膜）の技術が用いられている．その他に，急性期を除く狭心症，心筋梗塞および冠硬化症の治療に用いられる硝酸イソソルビド，早朝の気管支喘息発作の抑制に用いられるツロブテロールの貼付剤（就寝前貼付），禁煙を目的としたニコチンの経皮吸収型製剤もある．

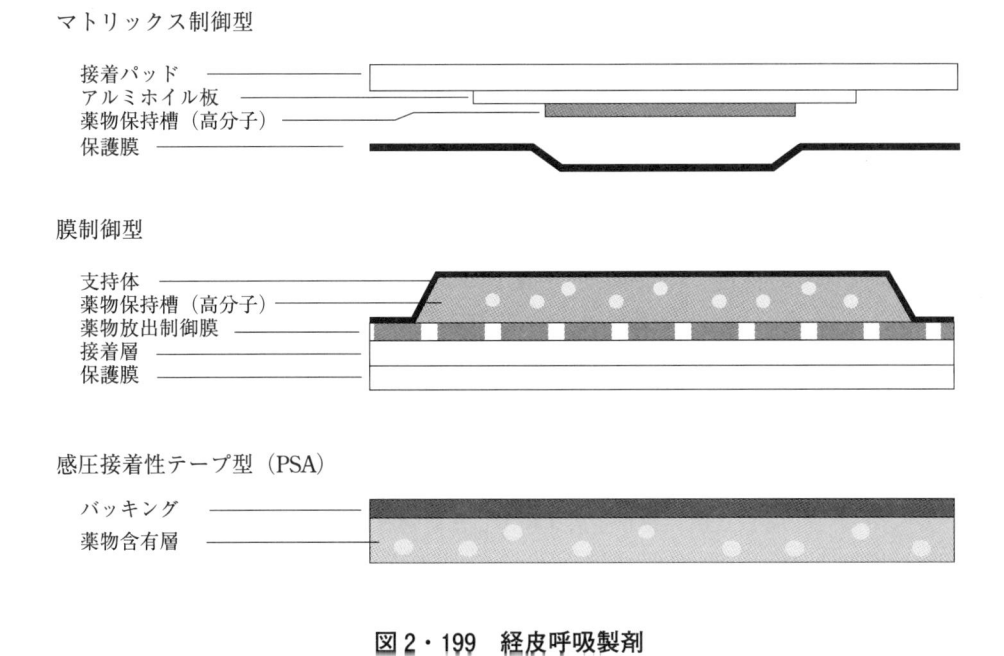

マトリックス制御型

接着パッド
アルミホイル板
薬物保持槽（高分子）
保護膜

膜制御型

支持体
薬物保持槽（高分子）
薬物放出制御膜
接着層
保護膜

感圧接着性テープ型（PSA）

バッキング
薬物含有層

図2・199 経皮呼吸製剤

（5）拡散以外の物理化学的駆動力を利用した製剤

1）浸透圧を利用した製剤：Oros（osmotic pressure）

半透膜でつくられたリザーバー内に封入した薬物を浸透圧を駆動力にして一定の速度でリザーバー壁ににあいた穴から薬物を放出させる．浸透圧はリザーバー内の浸透剤が，半透膜を通して

侵入した水により溶解し，リザーバー内の浸透圧が外部より高くなるようになっている．この製剤では薬物は0次放出となる（図2・200）．

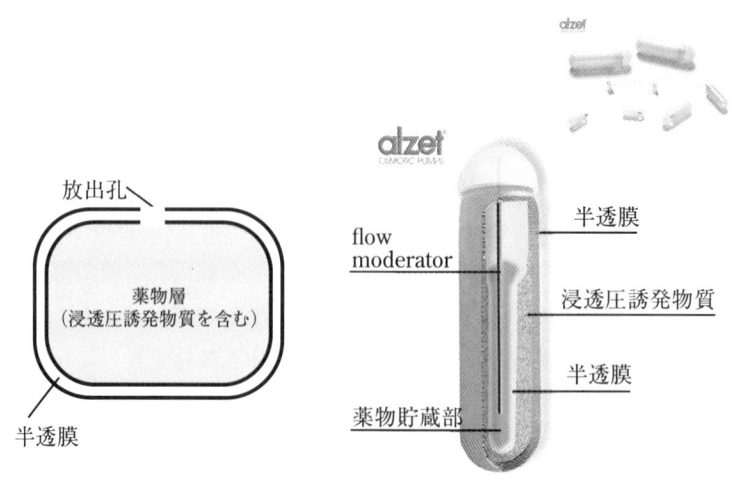

図2・200　浸透圧を利用した製剤の構造
（Alzet より）

2）動水圧力 hydrodynamic pressure を利用した薬物放出

　親水性高分子が吸水し膨潤するときに生じる膨潤圧を利用して，薬物の入った可変性のリザーバーを圧迫し，薬物放出オリフィスより薬物を放出するシステムである（図2・201）．

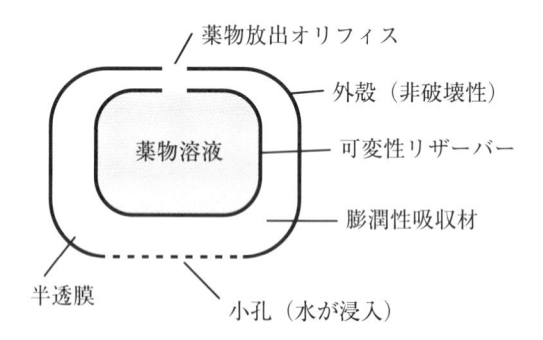

図2・201　動水圧力を利用した薬物放出製剤の構造

3）イオントフォレシス

　皮膚に微弱な電流を流すことによってイオン性薬物の透過性を高めるシステムを，イオントフォレシス iontophoresis という．インスリン等のペプチド性薬物などの経皮吸収の改善に応用されている．薬物が正電荷をもつ場合はリザーバーを正極に，反対に負電荷をもつときはリザーバーを負極にすることによってイオン性薬物を皮膚内に強制的に輸送しようとするものである．皮膚の分極による障害が懸念されるが，これはパルス型の直流を用いることである程度回避することができる（図2・202）．

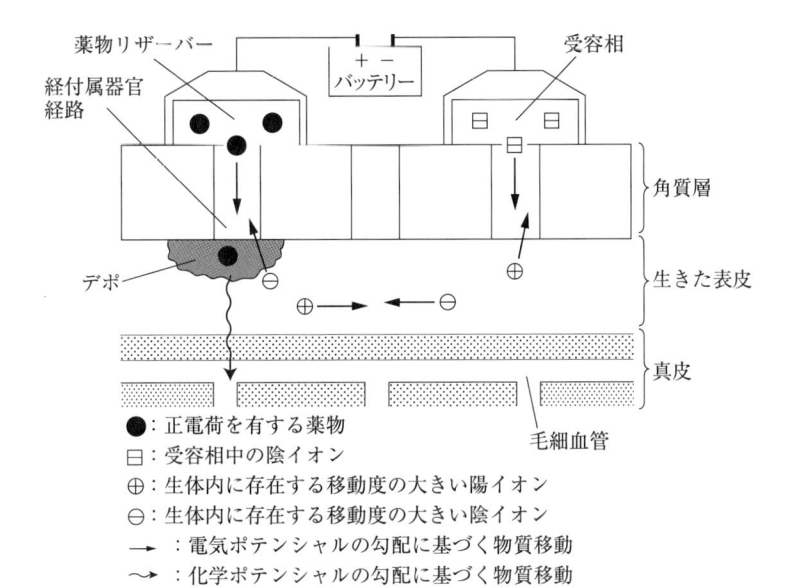

図2・202　イオントフォレシスによる経皮薬物吸収改善の機構[5]

4) エレクトロポレーション

エレクトロポレーションは，短パルスの電流を利用して，DNAやRNAなどの高分子を細胞内に導入する技術である．細胞を高電圧の電場にさらすと，細胞膜と細胞質の間で一時的に極端な電位差が生じ，この影響で細胞膜の構造が変化し透過性が上昇する．電場から開放されると，細胞膜の構造が回復し周囲に溶解している核酸，タンパク質，糖，低分子などの薬物が細胞内に取り込まれる．

5) マイクロニードル

マイクロニードルは，μmオーダーの針で生体内非分解性素材（金属，シリコンなど）また生体内分解性素材（ヒアルロン酸，マンノースなど）の成分から形成される．マイクロニードルの微細針表面への薬物コーテイングや薬物を微細針内部に含有させるなどして，皮膚の穿孔を介し皮膚内に薬剤を投与する．

(6) 吸収促進剤

近年開発された薬物は，難溶解性のものが多く，そのために吸収促進剤を検討することの必要性が高まっている．吸収促進剤は，それ自身が薬理作用を示さないこと，主薬や製剤添加物との相互作用がないものが望ましい．また粘膜への傷害を引き起こすものではあってはならない．吸収促進剤は，経口のみならず，坐剤，経鼻，経肺，経皮吸収の改善に用いられ，より副作用が少ない吸収促進剤が開発されている（表2・37，表2・38）．

表 2・37　消化管における吸収促進剤

分類	吸収促進剤
界面活性剤	ポリオキシエチレンエーテル類，ラウリル硫酸ナトリウム，サポニン，アルキルサッカライドなど
胆汁酸塩類	グリココール酸，タウロコール酸，デオキシコール酸など
キレート剤	EDTA，サリチル酸ナトリウムなど
脂肪酸類	カプリン酸ナトリウム（C10），ラウリン酸ナトリウム（C12），オレイン酸，リノール酸，混合ミセルなど
その他	キトサン類，シクロデキストリン類，エナミン誘導体，N-アシルアミノ酸，一酸化窒素供与体，ポリアミン類，ポリカチオン類（ポリアルギニン，ポリエチレンイミン），クローディンモジュレーター，デンドリマーなど

表 2・38　経皮吸収促進剤

分類	経皮吸収促進剤
低級アルコール類	エタノール，イソプロパノール
多価アルコール類	プロピレングリコール，エチレングリコール，ブチレングリコール，グリセリン，Transcutol
脂肪酸	オレイン酸，カプリン酸
エステル類	酢酸エチル，ミリスチン酸イソプロピル，アジピン酸ジエチル，モノオレイン酸グリセリン
α-ヒドロキシ酸	乳酸，グリコール酸
界面活性剤	ショ糖オレイン酸エステル，ショ糖ラウリン酸エステル，ポリオシキエチレン-2-オレイルエーテル
テルペン類，テルペノイド	d-リモネン，l-メントール，ハッカ油
Azone とその類似物質	Azone，ピロチオデカン
尿素とその誘導体	尿素，1,3-ジフェニル尿素，環状尿素誘導体
サリチル酸類	サリチル酸
チオグリコール酸類	チオグリコール酸カルシウム
ピロリドン類	N-メチル-2-ピロリドン，ピロリドンカルボン酸
スルホシキド類	ジメチルスルホキシド，デシルメチルスルホキシド
アルキル-N,N-2 置換アミノ酢酸類	dodecyl-N,N-dimethyl aminoacetate，dodecyl-2-methyl-2-(N,N-dimethyl aminoacetate)
シクロデキストリン類	β-シクロデキストリン，ジメチル-β-シクロデキストリン

(7) 分解酵素阻害剤

タンパク質やペプチドからなる薬物は，消化管粘膜における酵素により，速やかに分解される．このような薬物に対し，分解酵素阻害剤を用いることで，薬物の分解を抑制し，消化管からの薬物の吸収を増大させる（表2・39）．

表2・39　分解酵素阻害剤の例

併用が試みられている酵素阻害薬
・アプロチニン
・メシル酸カモスタット
・バシトラシン
・大豆トリプシンインヒビター

2・20・4　標的指向型（ターゲティング）

薬物を標的指向型にするためには，標的組織と親和性を有する担体（運搬体）に結合または薬物を封入するなどがある．担体にはエマルション，リポソーム，マイクロカプセルなどの微小球体や高分子物質がある（表2・40）．薬物が必要とする部位にのみ選択的に移行するように，その形態を修飾することをターゲティングといい（図2・203），その薬物を**標的指向型製剤**という．

表2・40　薬物の標的指向化に用いられる担体（運搬体）例

担体（運搬体）種名	特性・応用機能	製剤例
エマルション	放出制御化／標的指向化	・リピオドール／スマンクス複合製剤；（悪性腫瘍）
リピドマイクロスフェア	標的指向化	・デキサメタゾンパルミチン酸エステル（リメタゾン）；（関節リウマチ）
		・プロスタグランジンE_1（リプル，パルクス）；（慢性動脈閉塞症）
		・フルルビプロフェンアキセチル（リップフェン）；（がん性疼痛）
リポソーム	標的指向化	・アムホテリシンB；（真菌感染症）
		・ドキソルビシン；（悪性腫瘍）
マイクロカプセル	放出制御化／標的指向化	・リュープロレリン酢酸塩注射剤；（子宮内膜症，悪性腫瘍）

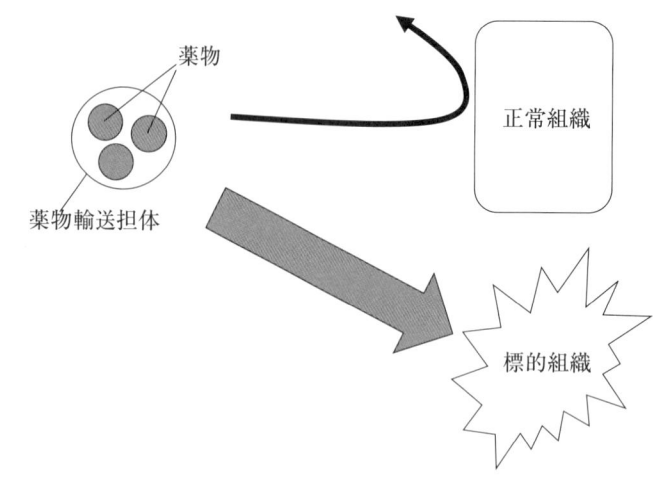

図2・203　標的指向型製剤の概念図

(1) エマルション（放出制御・標的指向型）

　互いに混合しない2種の液体の微粒子が乳化剤により安定に分散した乳剤をエマルションという（表2・41）．用いる乳化剤の種類と油相，水相の容積比によりタイプの異なるものが調整できる．HLB（hydrophile-lipophile balance；界面活性剤の水と油への親和性の程度を表す値）の高い乳化剤を用いると o／w 型エマルション，HLB の低い乳化剤を用いると w／o 型エマルションが得られる．一般的にエマルションは放出制御を目的とするが，ターゲティングも可能である．

表2・41　エマルションの分類

	選択制	応用
w／o 型	リンパ系	水溶性抗がん剤の担体　など
o／w 型	血液系	脂肪輸液　など

(2) リピドマイクロスフェア（標的指向型）

　大豆油をレシチンで乳化させた脂肪微粒子（o／w 型エマルション）をリピドマイクロスフェアという（図2・204）．リピドマイクロスフェアは静注後，マクロファージにより貪食されやすいことから，損傷を受けた血管やお動脈硬化部位に移行しやすい．この性質を利用し，抗炎症薬パルミチン酸デキサメタゾンやプロスタグランジン E_1 のキャリアーに応用した製剤が実用化している．

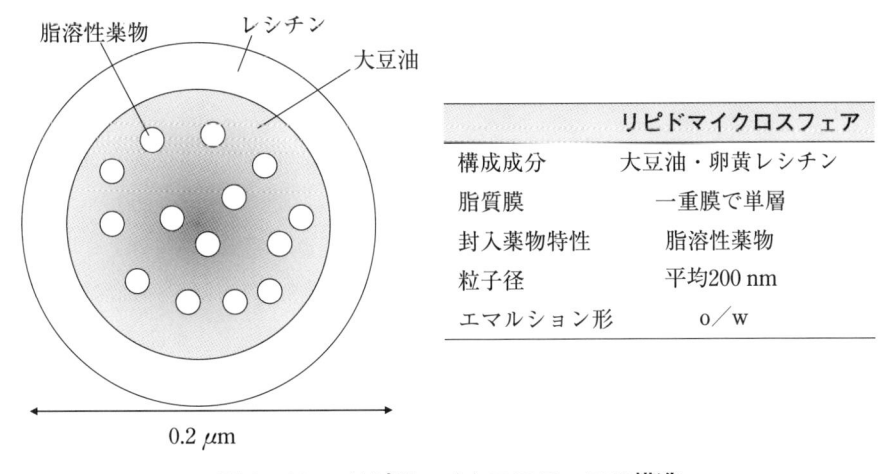

図2・204　リピドマイクロスフェアの構造

	リピドマイクロスフェア
構成成分	大豆油・卵黄レシチン
脂質膜	一重膜で単層
封入薬物特性	脂溶性薬物
粒子径	平均200 nm
エマルション形	o／w

(3) リポソーム

　リポソームは，レシチンなどのリン脂質を水中に懸濁させ，脂質二重膜からなる微粒子キャリヤーである（図2・205）．リポソームはその調整方法より，脂質二重膜が幾重にも重なった多重層のものと一枚膜のものができ，水溶性物質を水相内に，脂溶性物質を脂質相内に封入することができる．すでに，抗菌薬のアムホテリシンBや抗がん剤ドキソルビシンを封入した製剤が実用化されている．また種々の酵素およびインスリンなどを封入したリポソームの効果が実験的に

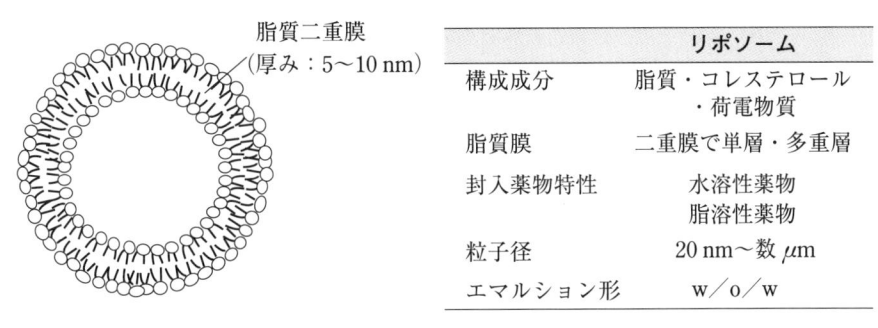

	リポソーム
構成成分	脂質・コレステロール・荷電物質
脂質膜	二重膜で単層・多重層
封入薬物特性	水溶性薬物 脂溶性薬物
粒子径	20 nm〜数 μm
エマルション形	w／o／w

（a）リポソームの構造

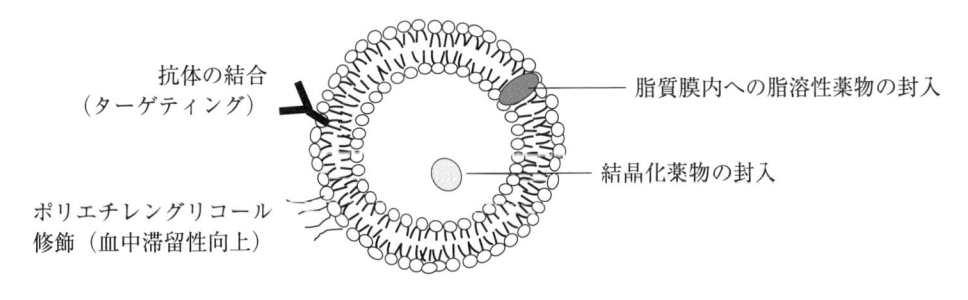

（b）リポソームの薬物担体としての有用性

図2・205　リポソームの構造と薬物担体としての有用性

認められる.

ステルスリポソーム

ドキシル®（DOXIL®）：ポリエチレングリコール（PEG）をリポソーム表面に付加したステルスリポソームに，抗がん剤であるドキソルビシンを封入した薬剤（図2・206）．ステルスリポソームは，血中滞留性が向上し，透過性が異常に亢進した腫瘍の毛細血管を通して腫瘍組織に蓄積する（*EPR効果）．ドキソルビシン単独では，投与量依存的に副作用（骨髄抑制，心毒性，脱毛，吐き気）が出るが，ドキシル®はこれら副作用を著しく減らす．また，ドキシル®の腫瘍内への蓄積量は，ドキソルビシン単独投与と比較し，非常に長時間にわたり高濃度で薬物が蓄積する（図2・207）.

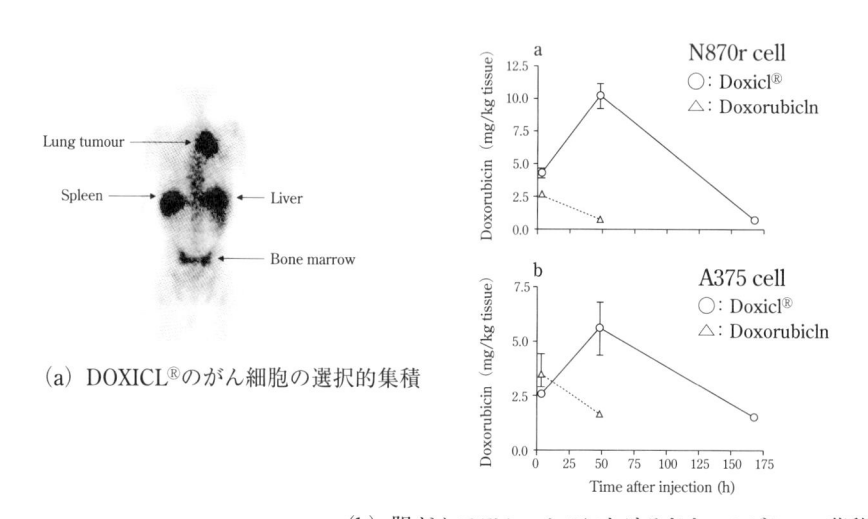

（a）DOXICL®のがん細胞の選択的集積

（b）胆がんモデルマウスにおけるドキソルビシンの蓄積量

図2・206　DOXICL®の腫瘍蓄積性に関する結果

*EPR（enhanced permeability and retention）効果

固形腫瘍では腫瘍血管の新生が盛んである．正常組織と比較し腫瘍の毛細血管は未熟な血管内皮より構築されているため，血管透過性が亢進している．そのため，高分子化合物でも腫瘍組織に漏れやすく，また漏れ出た高分子化合物はリンパ系が未発達であるため腫瘍組織に蓄積しやすい（図2・207）.

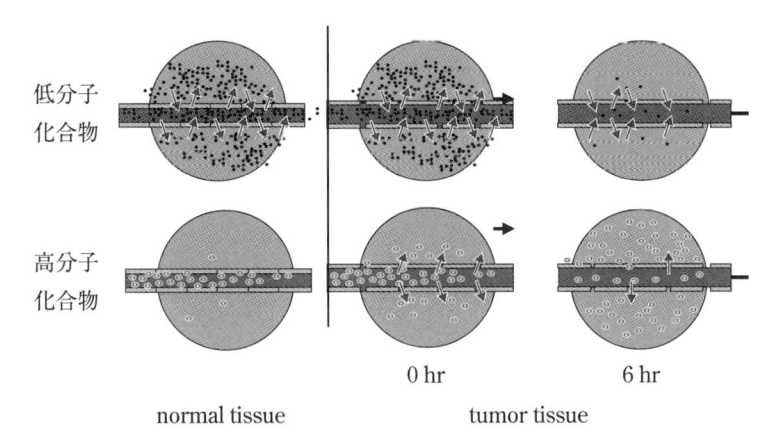

低分子化合物

高分子化合物

0 hr 　 6 hr

normal tissue 　 tumor tissue

図2・207　EPR効果による固形がんへのPEGリポソームの選択的集積 [6]

(4) マイクロカプセル・マイクロスフェア（放出制御・標的指向型）

1) マイクロカプセル

　直径数 μm から数百 μm の大きさで，合成高分子化合物（ナイロン，エチルセルロース，ポリ乳酸など）や天然高分子化合物（アルブミン，ヘモグロビン，ゼラチン，デンプンなど）の製膜性物質の皮膜を有するシームレスカプセルであり，コアセルベーション法により作製する（図2・208 (a)）．また，マイクロカプセル化により，副作用の軽減，液状物質の粉末化，苦味軽減，安定性の向上，膜の厚さによる放出制御が可能になる等の利点がある．

　スマンクス（SMANCS）は抗がん剤ネオカルチノスタチンにスチレン無水マレイン酸を共重合体を結合させ分子量と疎水性を高めた高分子医薬品である．油性造影剤のリピオドールにSMANCS を懸濁させた製剤を腫瘍の動脈に注入し，腫瘍血管内外に数か月滞留し，抗腫瘍効果を得ることができる．

2) マイクロスフェア

　マイクロスフェアは薬物が高分子単体（アルブミン，ゼラチン，デキストラン，ポリ乳酸）に溶解または微結晶として分散している微粒子系をいう（図2・208 (b)）．リュープリン®は生体内で分解吸収される乳酸－グリコール酸共重合体を基材としてマイクロスフェアにリュープロレリン酢酸塩を封入した徐放性医薬品である（図2・209）．リュープリン®は生体内で徐々に分解され4週間にわたり主薬を放出し，一定の血中濃度を維持する．

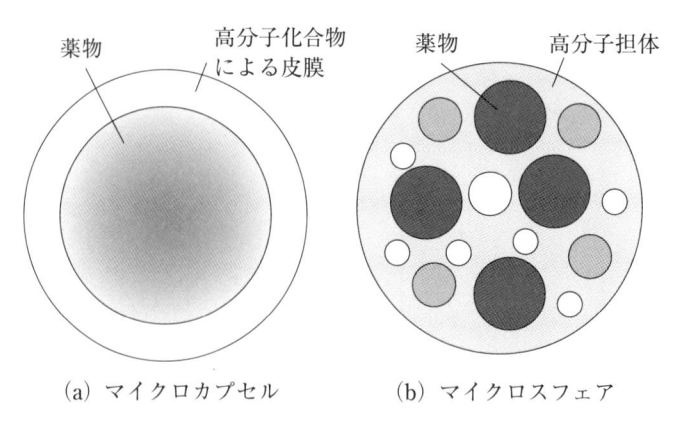

図2・208 マイクロカプセルとマイクロスフェアの構造

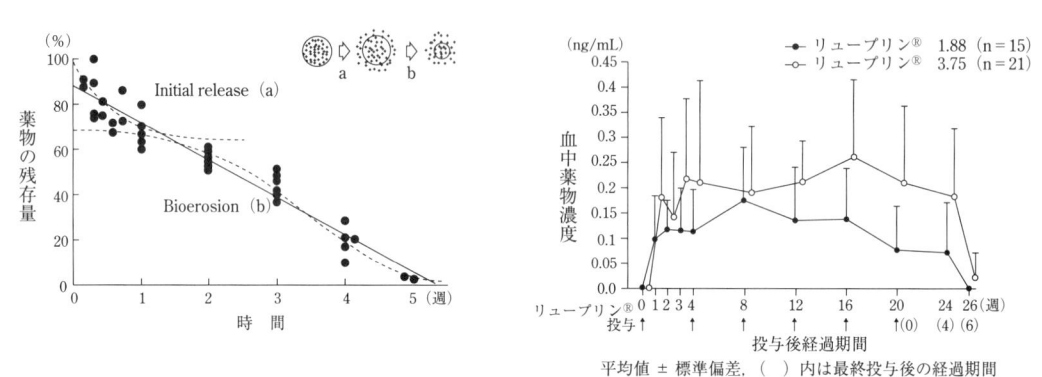

（a）*in vitro*におけるリュープリン®の薬物放出性

（b）子宮内膜症患者におけるリュープリン®投与時の血中濃度の推移

図2・209 リュープリン®の体内動態に関する結果 [7)]

2·20·5 DDS の新素材

デンドリマー

　デンドリマーは構造が正確にコントロールされた1から10 nmサイズの大きさの樹木状のポリマーであり，分子サイズを正確に制御できる．内部にナノ空間を有するためこれら空間に薬物を貯蔵したり放出したりできる．高い溶解性と低粘度，非常に低い毒性と免疫原性を示すことから，医薬品に新たなDDSキャリアーとして注目されている．現在MRI造影剤に実用化されている．

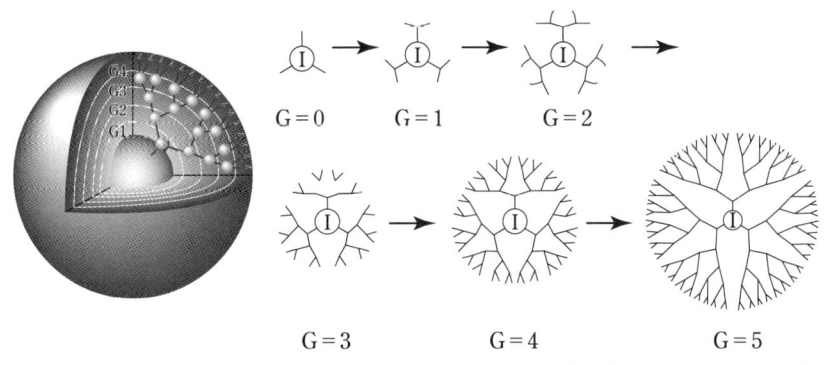

G = 0   G = 1   G = 2

G = 3   G = 4   G = 5

各分岐層を generation(G) と呼ぶ

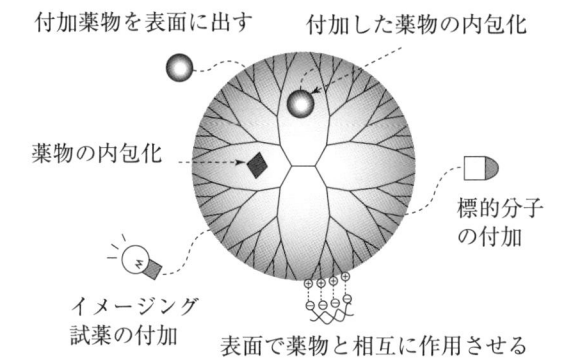

付加薬物を表面に出す   付加した薬物の内包化

薬物の内包化

イメージング
試薬の付加

標的分子
の付加

表面で薬物と相互に作用させる

図 2・210 デンドリマーの構造 [8]

2・20・6 将来の薬物治療システム

　近年の DDS 開発において，必要な量が必要とされる臓器，組織に選択的に作用するように様々な工夫がなされている．ナノテクノロジーを利用した医療技術はナノメディスンと呼ばれ，癌の治療に応用されている．また，新規の薬物輸送担体（キャリアー）と生体外部からの物理化学的エネルギー（熱，光，磁場など）を併用した新規の DDS（マルチターゲティング）が開発されている（図 2・211）.

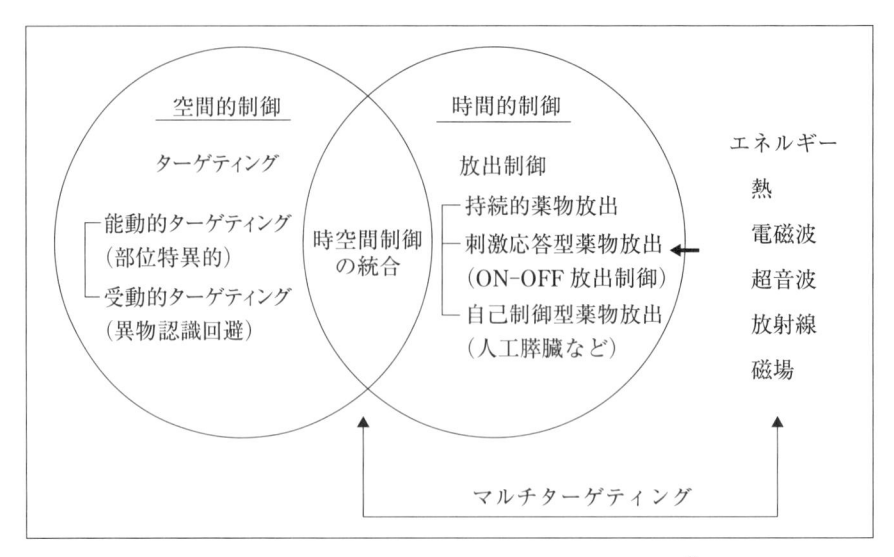

図2・211　将来の薬物治療システムの概念図[9]

(1) 外部エネルギーを用いた，次世代型 DDS

　薬物キャリアーは，薬物を作用部位に安定に輸送し，作用部位において薬物を放出するという機能を有することが理想的である．近年，物理化学的エネルギーによる薬物の放出を制御する DDS の開発が行われている．物理化学的エネルギーとして，熱，電磁波，超音波など医療に適応しているものが利用される（図2・212）．

　光増感剤は，レーザー光照射により一重項酸素が産生され，殺細胞効果を示す．ポルフィリンやフタロシアニンなどの光増感剤分子の末端にイオン感応性を有する樹状高分子（デンドリマー）は，通常の光増感剤と違い濃度消光を示さず，優れた光力学的な効果を示す．これらデンドリマーを PEG ブロック共重合体と混合しポリイオンコンプレックス型の高分子ミセルが形成できる．生体に投与された高分子ミセルはがん組織に EPR により集積することから，がん組織へのレーザー光照射によるピンポイントながん治療が期待されている．また，がん細胞が正常細胞と比較し熱感受性が高いことを利用した温熱療法がある．この温熱療法と温度応答性リポソーム（41℃付近で膜の相転移現象を起こすリポソーム）を用いた治療法が提案されている．

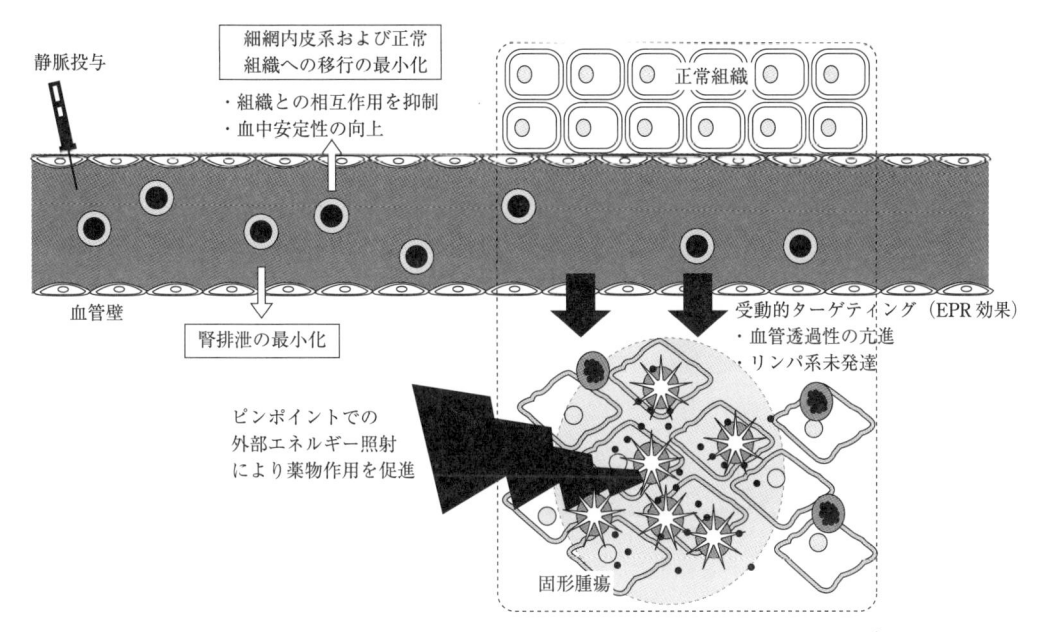

静脈投与

細網内皮系および正常
組織への移行の最小化

・組織との相互作用を抑制
・血中安定性の向上

正常組織

血管壁

腎排泄の最小化

ピンポイントでの
外部エネルギー照射
により薬物作用を促進

受動的ターゲティング（EPR効果）
・血管透過性の亢進
・リンパ系未発達

固形腫瘍

図2・212　外部エネルギーを用いた，次世代型 DDS の作用様式[9]

(2) 遺伝子デリバリー

　最近では，遺伝子レベルで疾患を治療する遺伝子治療が，がんや難治性疾患の画期的な治療法として期待されている．そのため遺伝子を通常の薬物同様に患者に投与する方法論の確立が強く望まれている．ウイルスベクターは，非常に効率よく遺伝子を発現させることができるが，安全面や反復投与に制限があるため非ウイルスベクターを用いた様々な遺伝子送達キャリヤの開発が行われている．

MEND（multifunctional envelope-type nano device）

　薬物の送達を成功させるためには，効率的な薬物の封入と標的細胞への導入，細胞内の標的オルガネラへの選択的な送達を可能とする薬物キャリアーが必要である．MEND は細胞内動態制御に基づき，設計されたナノデバイスであり，現在までに遺伝子やタンパク質を効率的に封入し，また細胞質や核への効率的な薬物送達に成功している（図2・213）．

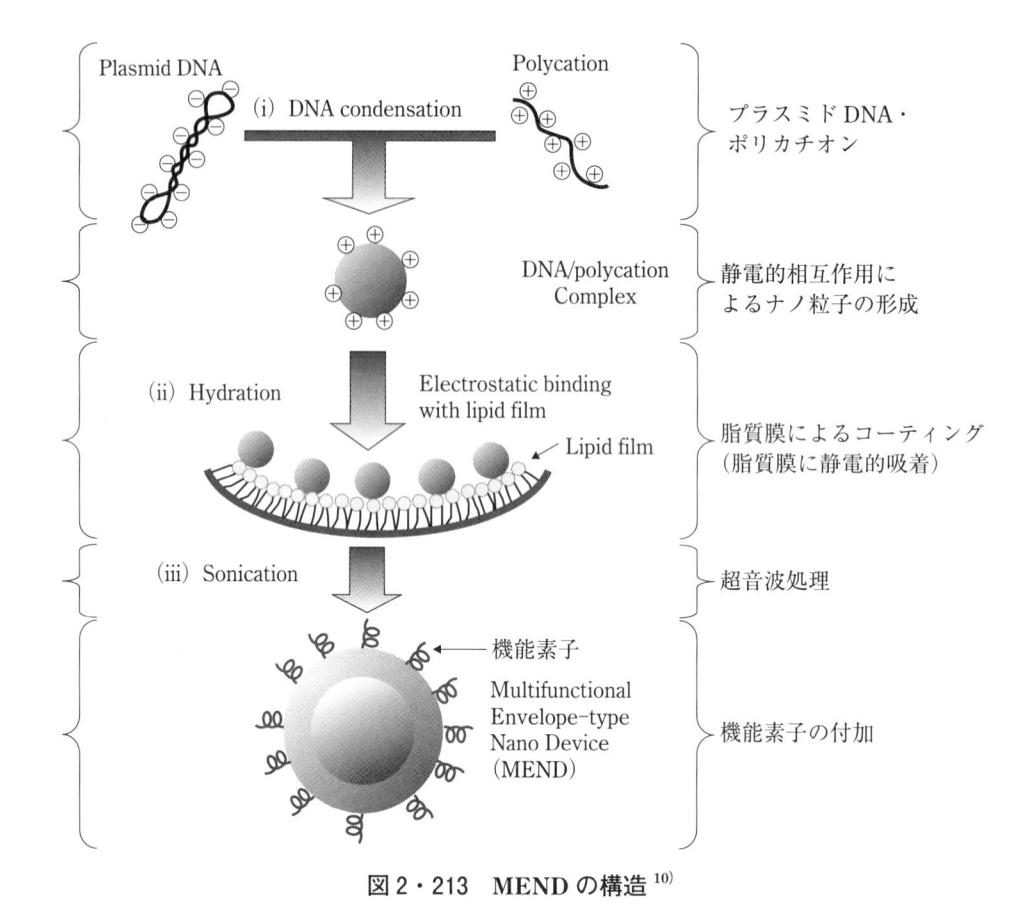

図 2・213　**MEND の構造** [10]

（3）時間放出型製剤

　医薬品が十分な治療効果を発揮するためには，必要量の薬物が必要な時刻に作用部位に到達することが重要である．その一方で生体には体内時計が存在し，生体機能，疾患症状，また薬物に対する生体の感受性や薬物動態に日周リズムが認められる．現在，喘息治療薬，降圧薬，高脂血症治療薬，ホルモン治療などの薬物は投薬時刻を考慮した時間治療や製剤設計が行われ，より有用な薬物治療が可能となっている（表 2・42）．今後，時間治療がなされていない疾患への応用や，より詳細な時間制御を可能とした新規の薬物送達方法の開発が望まれる．

表 2・42 市販されている生体リズムを考慮した製剤[11,12]

〈海外〉

承認年	薬物名	商品名	時間薬理テクノロジーの名称	適応疾病名
1982	テオフィリン	Uniphyl®	CONTIN®	喘息
1986	ファモチジン	Pepcid®	Physico-chemical modification of API	消化性潰瘍
1991	シンバスタチン	Zocor®	Physico-chemical modification of API	高脂血症
1996	塩酸ベラパミル	Covera-HS®	OROS®	高血圧（早朝）
1998	塩酸ベラパミル	Verelan®PM	CODAS®	高血圧（早朝）
2003	塩酸ジルチアゼム 塩酸ベラパミル	Cardizem®LA	CEFORM®	高血圧（早朝）
2003	塩酸プロプラノロール 塩酸ベラパミル	InnoPran®XL	DIFFUCAPS®	高血圧（早朝）

〈本邦〉

承認年	薬物名	商品名	時間薬理テクノロジーの名称	適応疾病名
1985	ファモチジン	Gaster®	Physico-chemical modification of API	消化性潰瘍
1991	シンバスタチン	Lipovas®	Physico-chemical modification of API	高脂血症
1994	テオフィリン	Uniphyl®	CONTIN®	喘息
1998	ツロブテロール	Hokunalin®Tape	Transdermal Chrono-delivery System	喘息

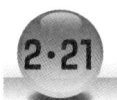

2·21 製剤に関連する試験法

2·21·1 概要

日局 17 の一般試験法には，化学的試験法，物理的試験法，粉体物性測定法，生物学的試験法／生化学的試験法／微生物学的試験法，生薬試験法，製剤試験法，容器・包装材料試験法が規定されている．その中で，製剤に関連する試験法について，各剤形別に一般試験法をまとめて，表 2·43 に示した．

表 2·43　各種製剤に適用される一般試験法

試験法 ＼ 剤形	錠剤	カプセル剤	顆粒剤	散剤	経口液剤	懸濁剤	シロップ剤	シロップ用剤	経口ゼリー剤	経口フィルム剤	口腔用錠剤	吸入剤	含嗽剤	注射剤	透析用剤	腹膜透析用剤	点眼剤	眼軟膏剤	点耳剤	坐剤	腟錠	腟用坐剤	外用固形剤	外用液剤	貼付剤	エキス剤	丸剤	流エキス剤
鉱油試験法														○														
重金属試験法																										○		○
エンドトキシン試験法														○5)	○													
発熱性物質試験法														○6)														
無菌試験法														○			○	○	○			○9)						
眼軟膏剤の金属性異物試験法																		○										
製剤均一性試験法	○	○	○1)	○1)	○1)			○1)	○	○			○1)	○7)						○	○	○	○10)	○	○11)			
製剤の粒度の試験法			○																									
注射剤の採取容量試験法														○	○													
注射剤の不溶性異物検査法														○	○													
注射剤の不溶性微粒子試験法														○	○													
点眼剤の不溶性異物検査法																	○											
点眼剤の不溶性微粒子試験法																	○											
崩壊試験法	○	○	○						○3)																		○	
溶出試験法	○	○	○	○			○2)	○4)	○																			
注射剤用ガラス容器試験法														○	○													
プラスチック製医薬品容器試験法														○	○													
輸液用ゴム栓試験法														○8)	○													
粘着力試験法																									○			
皮膚に適用する製剤の放出試験法																									○			
吸入剤の送達量均一性試験法												○																
吸入剤の空気力学的粒度測定法												○																

1) 本剤の分包品に適用する．
2) 本剤のうち，懸濁した製剤に適用する．
3) 本剤のうち，用時溶解して用いる製剤以外に適用する．また，製剤の粒度の試験に準じてふるうとき，30 号ふるいに残留するものが 10 ％以下のものには適用しない．
4) 本剤のうち，用時溶解して用いる製剤以外に適用する．
5) 皮内，皮下および筋肉内投与のみに用いるものを除く．
6) エンドトキシン試験法の適用が困難な場合に適用される．
7) 用時溶解または用時懸濁して用いるものに適用する．
8) 本剤のうち 100 mL 以上の注射剤用ガラス容器に用いるゴム栓に適用する．
9) 無菌に製する場合に適合する．
10) 分包品のうち，乳化または懸濁したものを除き，適合する必要がある．
11) 経皮吸収型製剤は別に規定するもののほか，適合する．

2・21・2　製剤試験法

1）製剤均一性試験

　製剤均一性試験法とは，個々の製剤の間での有効成分含量の均一性の程度を示すための試験法である．したがって，本試験は，別に規定される場合を除き，単剤または配合剤に含まれる個々の有効成分に対して適用される．錠剤，カプセル剤，散剤または顆粒剤の分包品，アンプル入り注射剤等は，個々の製剤中に有効成分の1回服用量または複数個で1回用量になるように有効成分を含有している．そのような製剤の有効成分の含量の均一性を保証するには，ロット内の個々の製剤中の有効成分量が，表示量を中心とした狭い範囲内にあることを確認する必要がある．ただし，懸濁剤，乳剤またはゲルからなる外用の皮膚適用製剤へは本試験を適用しない．製剤含量の均一性は，表2・44に示したように含量均一性試験または質量偏差試験のいずれかの方法で試験される．含量均一性試験は，製剤個々の有効成分の含量を測定し，それぞれの成分の含量が許容域内にあるかどうかを確認する試験で，すべての製剤に適用できる．

表2・44　含量均一性試験および質量偏差試験の各製剤への適用

剤形	タイプ	サブタイプ	含量／有効成分濃度	
			25 mg 以上かつ 25%以上	25 mg 未満または 25%未満
錠剤	素錠		MV	CU
	コーティング錠	フィルムコーティング錠	MV	CU
		その他	CU	CU
カプセル剤	硬カプセル		MV	CU
	軟カプセル	懸濁剤，乳化剤，ゲル	CU	CU
		液剤	MV	MV
個別容器に入った固形製剤（分包品，凍結乾燥製剤等）	単一組成		MV	MV
	混合物	最終容器内で溶液を凍結乾燥した製剤	MV	MV
		その他	CU	CU
個別容器に入った製剤（完全に溶解した液）			MV	MV
その他－この表の上記の剤形に分類されない製剤のうち，坐剤，経皮吸収型製剤（貼付剤），および有効成分の全身作用を目的とした皮膚に適用する半固形製剤などを含む．			CU	CU

CU：含量均一性試験，MV：質量偏差試験

　質量偏差試験は次の製剤に適用できる.

（ⅰ）成分が完全に溶解した液を個別容器に封入した製剤（軟カプセルを含む）.

（ⅱ）他の有効成分および添加剤を含まず，単一の成分のみからなる散剤，顆粒および用時溶解
　　　の注射剤などの固形製剤を個別容器に封入したもの.

（ⅲ）成分が完全に溶解した液を，最終容器内で凍結乾燥することにより製した用時溶解の注射
　　　剤などの固形製剤で，その調製法がラベルまたは添付文書に記載されているもの.

（ⅳ）硬カプセル，素錠またはフィルムコーティング錠で，有効成分含量が 25 mg 以上で，かつ
　　　製剤中の有効成分の割合が質量比で 25％以上のもの. ただし，有効成分を含まない部分
　　　（コーティング部，カプセル殻など）を除いて計算する. 25％より低い成分がある場合，そ
　　　の成分は含量均一性で試験する.

　　　上記の条件を満たさない製剤は，含量均一性で試験する. ただし，（ⅳ）に示された製剤で,
　　　25 mg／25％の閾値に達しなかった場合でも，製造工程のバリデーションおよび製剤開発
　　　のデータから最終製剤の有効成分の濃度の相対標準偏差（RSD）が 2％以下であることが
　　　示され，試験法の変更が認められた場合には，質量偏差試験を適用できる. 有効成分濃度
　　　RSD は，個々の製剤に対する有効成分濃度（w/w，w/v）の RSD で，個々の製剤中の有効
　　　成分含量を製剤質量で除することにより求められる.

1. 含量均一性試験

　試料 30 個以上をとり，下記に示す方法に従って試験する. 定量法と含量均一性試験とで異な
る測定法を用いた場合には，補正係数が必要となる場合もある.

（ⅰ）固形製剤：試料 10 個について個々の製剤中の有効成分含量を適切な方法で測定し，表 2・
　　　45 を参照して判定値を計算する.

（ⅱ）液剤または半固形製剤：試料 10 個について，それぞれ定量する. 個々の容器から通常の使
　　　用法に従って内容物を取り出し，よく混合し，表示量あたりの有効成分含量を適切な方法
　　　で測定し，判定値を計算する.

1.1. 判定値の計算

　次の式に従って判定値を計算する.

$$|M - \overline{X}| + ks$$

2. 質量偏差試験

　本試験は，有効成分濃度（有効成分質量を製剤質量で割ったもの）が均一であるという仮定で
行われる試験である. 適当な方法によりロットを代表する試料について測定し，有効成分の平均
含量を求める. この値を A とし，判定値の計算の項で示したように，表示量に対する％として
表す. 試料 30 個以上をとり，下記に示す方法に従って試験する.

（ⅰ）素錠またはフィルムコーティング錠：試料 10 個について個々の質量を精密に量り，定量法
　　　により求めた平均含量から，計算により個々の試料の含量推定値を求め，表示量に対する

表2・45 製剤均一性試験法におけるパラメータ

変数	定義	条件	値
$\overline{X}$	表示量に対する%で表した個々の含量の平均 $(x_1, x_2\cdots, x_n)$		
$x_1, x_2\cdots, x_n$	試験した個々の試料に含まれる有効成分含量（表示量に対する%）		
n	試料数（試験した試料の全個数)		
k	判定係数	試料数 n が 10 のとき	2.4
		試料数 n が 30 のとき	2.0
s	標準偏差		$\sqrt{\dfrac{\sum\limits_{i=1}^{n}(x_i-\overline{X})^2}{n-1}}$
RSD	相対標準偏差 （平均値に対し，%で表した標準偏差）		$\dfrac{100\,s}{\overline{X}}$
M（ケース1） $T \leq 101.5$ の場合に適用	基準値	$98.5\% \leq \overline{X} \leq 101.5\%$	$M = \overline{X}$ $(AV = ks)$
		$\overline{X} < 98.5\%$	$M = 98.5\%$ $(AV = 98.5 - \overline{X} + ks)$
		$\overline{X} > 101.5\%$	$M = 101.5\%$ $(AV = \overline{X} - 101.5 + ks)$
M（ケース2） $T > 101.5$ の場合に適用	基準値	$98.5\% \leq \overline{X} \leq T$	$M = \overline{X}$ $(AV = ks)$
		$\overline{X} < 98.5\%$	$M = 98.5\%$ $(AV = 98.5 - \overline{X} + ks)$
		$\overline{X} > T$	$M = \mathrm{T}\%$ $(AV = \overline{X} - T + ks)$
判定値（AV）			一般式：$\lvert M - \overline{X}\rvert + ks$ （種々の場合の計算は上に示した）
L1	判定値の最大許容限度値		$L1 = 15.0$ 他に規定する場合を除く．
L2	個々の含量の M からの最大許容偏差	個々の含量の下限値は 0.75 M，上限値は 1.25 M（$L2 = 25.0$ とする）	$L2 = 25.0$ 他に規定する場合を除く．
T	表示量に対する%で表した製造時における個々の製剤中の目標含量．各点で別に規定する場合を除き，T は 100.0%とする．		

%で表す．判定値を計算する．

（ⅱ）硬カプセル剤：試料10個について，試料と質量の対応性に留意しながら，個々の質量をカプセルごと精密に量る．カプセルから内容物を適切な方法で除去し，個々の空のカプセルの質量を精密に量る．個々の試料の質量から対応する空のカプセルの質量を差し引いて，それぞれの試料の内容物の質量を求める．内容物の質量と定量法により求めた平均含量から，計算により個々の試料の含量推定値を求め，表示量に対する％で表し，判定値を計算する．

（ⅲ）軟カプセル剤：試料10個について，試料と質量の対応性に留意しながら，個々の質量をカプセルごと精密に量る．カプセルを切り開き，内容物を適当な溶媒で洗い出す．室温に約30分間放置し，残存している溶媒を蒸発させて除去する．このとき，カプセルが吸湿または乾燥することを避けなければならない．個々の空カプセルの質量を精密に量り，個々の試料の質量から対応する空カプセルの質量を差し引いて，内容物の質量を求める．内容物の質量と定量法により求めた平均含量から，計算により個々の試料の含量推定値を求め，表示量に対する％で表し，判定値を計算する．

（ⅳ）錠剤とカプセル剤以外の固形製剤：「硬カプセル剤」の項に記載された方法と同様に個々の製剤を処理し，判定値を計算する．

（ⅴ）液剤：試料10個について，通常の使用法に従って取り出した内容液の質量を正確に量る．必要ならば，密度を用いて容量に換算する．取り出した個々の内容液の質量または容量と定量法により求めた含量から含量推定値を計算し，表示量に対する％で表し，判定値を計算する．

2.1. 判定値の計算

「含量均一性試験」の項に従って判定値を計算する．ただし，X は A に，また個々の試料の有効成分含量は下記に示した有効成分含量の推定値に置き換える．

x_1, x_2, …, x_n：試料1個に含まれる有効成分含量の推定値

$$x_i = w_i \times \frac{A}{W}$$

w_1, w_2, …, w_n：試験した個々の試料の質量

A：適当な方法で測定して求めた有効成分含量（表示量に対する％）

W：個々の質量（w_1, w_2, …, w_n）の平均値

3. 判定基準

別に規定するもののほか，次の判定基準を適用する．

（ⅰ）固形製剤，半固形製剤および液剤：初めの試料10個について判定値を計算し，その値が $L1\%$ を超えないときは適合とする．もし判定値が $L1\%$ を超えるときは，さらに残りの試料20個について同様に試験を行い，判定値を計算する．2回の試験を併せた30個の試料の判

定値が $L1$% を超えず，かつ個々の製剤の含量が，含量均一性試験または質量偏差試験の「判定値の計算」の項で示した $(1 - L2 \times 0.01) M$ 以上で，かつ $(1 + L2 \times 0.01) M$ を超えるものがないときは適合とする．別に規定するもののほか，$L1$ を 15.0，$L2$ を 25.0 とする．

2）崩壊試験法

崩壊試験法は，錠剤，カプセル剤，顆粒剤，シロップ用剤，丸剤が試験液中，定められた条件下で，規定時間内に崩壊するかどうかを確認する試験法である．崩壊試験法は，製剤中の有効成分が完全に溶解するかどうかを確認することを目的としていない．

試験は 37 ± 2℃ で行い，表 2・46 には，即放性製剤と腸溶性製剤の試験条件を，図 2・214 には崩壊試験装置を示している．

試験液は即放性製剤に対して水，腸溶性製剤に対しては，約 pH 1.2 の崩壊液第 1 液と約 pH 6.8 の崩壊液第 2 液を用いて，別々に試験する．第 1 液は人工胃液で，塩化ナトリウム，塩酸および水を用いて調製される．第 2 液は人工腸液であり，リン酸二水素ナトリウム，水酸化ナトリウム試液および水を用いて調製される．

即放性製剤の判定基準は，規定の時間後に観察するとき，試料の残留物をガラス管に全く認めないか，または認めても明らかに原形をとどめていない軟質の物質であるとき，あるいは不溶性の剤皮またはカプセル被膜の断片であるとき，試料は崩壊したものとする．試料 6 個がすべて崩壊した場合，適合とする．1 個あるいは 2 個が崩壊しなかった場合，さらに 12 個の試料について試験を行い，計 18 個の試料のうち 16 個以上の試料が崩壊した場合，適合とする．腸溶性製剤では，第 1 液では崩壊せず，新たな試料を用いて第 2 液で崩壊が求められるときに適合とする．

医薬品各条の中で特に崩壊時間あるいは試験液が規定されているものは，ニトログリセリン錠，硝酸イソソルビド錠，ピペラジンリン酸塩錠の 3 品目である．

表 2・46 即放性製剤と腸溶性製剤の試験条件

分　類	剤　形	試料数	試験液	補助盤	補助筒	試験時間
即放性製剤	錠剤（素錠）	6 個	水	規定による	−	30 分
	カプセル剤			規定による	−	20 分
	適当なコーティング剤で剤皮を施した製剤			規定による	−	60 分
	丸剤			規定による	−	60 分
	舌下錠（ニトログリセリン錠，硝酸イソソルビド錠）	6 個	水	−	−	2 分
	ピペラジンリン酸塩錠			−	−	10 分
	剤皮を施していない顆粒剤	0.1 g × 6 個	水	−	+	30 分
	剤皮を施した顆粒剤			−	+	60 分
腸溶性製剤	腸溶錠および腸溶性カプセル剤	6 個	第 1 液	規定による	−	120 分
		6 個	第 2 液	規定による	−	60 分
	腸溶性顆粒および腸溶性顆粒を充填したカプセル剤	0.1 g × 6 個	第 1 液	−	+	60 分
		0.1 g × 6 個	第 2 液	−	+	30 分

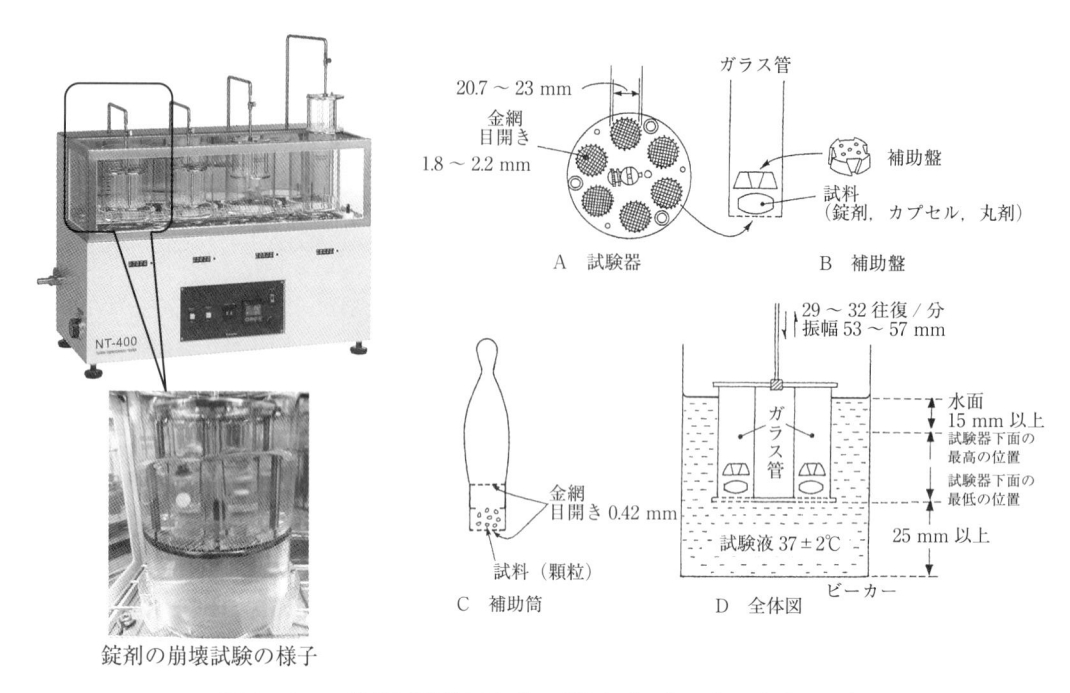

錠剤の崩壊試験の様子

図 2・214 崩壊試験装置とその概要（写真：富山産業より）

3）溶出試験法

　溶出試験法は，経口製剤について溶出試験規格に適合しているかどうかを判定するために行うものであるが，併せて著しい生物学的非同等性を防ぐことを目的としている.

　本試験における試料とは，最小投与量に相当するもので，錠剤では 1 錠，カプセル剤では 1 カプセル，その他の製剤では規定された量を意味する.

　日局 17 では装置 1（回転バスケット法），装置 2（パドル法）および装置 3（フロースルーセル法）が規定されている（図 2・215）.

　回転バスケット法とパドル法では，内容積 1,000 mL の容器に規定の試験液を入れた後，37 ± 0.5℃に保持しながら，バスケットまたはパドルを規定する回転数の ± 4%の範囲内で回転させ，規定時間における溶出率を求める．パドル法では，試験液中に浮上または容器に付着するような製剤に対してはシンカーを使用する．医薬品各条に規定する時間に，溶出液の液面と回転バスケットまたは攪拌翼の上端との中間で容器壁から 10 mm 離れた位置から一定量の溶出液を採取する.

　即放性製剤と徐放性製剤では，別に規定するもののほか，試料 6 個について試験を行い，個々の試料から溶出率がすべて医薬品各条に規定する値のとき適合とする．規定から外れた試料が 1 個または 2 個のときは，新たに試料 6 個をとって試験を繰り返す．12 個中，10 個以上の試料が個々の溶出率が規定する値のとき適合とする（判定法 2）.

　腸溶性製剤では，別に規定するもののほか，溶出試験第 1 液，溶出試験第 2 液による試験とも，試料 6 個について試験を行い，個々の試料から溶出率がすべて医薬品各条に規定する値のとき適

合とする．規定から外れた試料が1個または2個のときは，新たに試料6個をとって試験を繰り返す．12個中，10個以上の試料が個々の溶出率が規定する値のとき適合とする（判定法2）．

フロースルーセル法は，日局17では本法を採用している医薬品各条はない．

試験液は，水，溶出試験第1液（pH約1.2），溶出試験第2液（pH約6.8），もしくは医薬品各条で規定された試験液を用いる．溶出試験第1液は崩壊試験第1液と同一組成のものを用いるが，溶出試験第2液は崩壊試験第2液とは異なった組成，pH 6.8のリン酸緩衝液1容量に水1容量を用いる．これはpH変動により溶出が影響を受けないように，pH変動を防ぐ緩衝液を用いている．

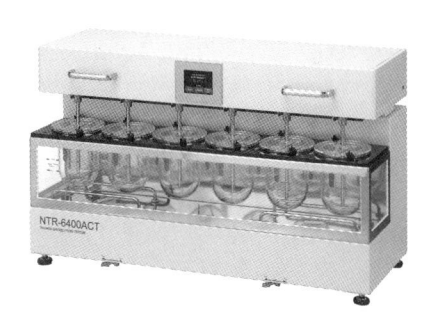

図2・215　溶出試験装置とその概要（富山産業）

4) 注射剤の不溶性異物検査法

注射剤の不溶性異物検査法は，注射剤中の不溶性異物の有無を調べる検査法である．

① 第1法

溶液，懸濁液または乳濁液である注射剤，および用時溶解または用時懸濁して用いる注射剤の溶解液などはこの方法による．容器の外部を清浄にし，白色光源の直下，2,000〜3,750 lxの明るさの位置で，肉眼で白黒それぞれの色の背景において約5秒ずつ観察するとき，たやすく検出される不溶性異物を認めてはならない．ただし，プラスチック製水性注射剤容器を用いた注射剤にあっては，上部および下部に白色光源を用いて8,000〜10,000 lxの明るさの位置で，肉眼で観察するものとする．なお，観察しにくい場合は適宜観察時間を延長するものとする．

② 第2法

用時溶解または用時懸濁して用いる注射剤はこの方法による．容器の外部を清浄にし，異物が混入しないよう十分に注意して，添付された溶解液などもしくは注射用水を用いて溶解または懸濁し，白色光源の直下，2,000〜3,750 lxの明るさの位置で，肉眼で白黒それぞれの色の背景において約5秒ずつ観察するとき，明らかに認められる不溶性異物を含んではならない．なお，観察しにくい場合は適宜観察時間を延長するものとする．

表 2・47　各製剤の溶出試験と判定基準

製剤	判定法		試験個数	水準	判定基準
即放性製剤	判定法 1		6 個	S1	すべてが $Q + 5\%$ 以上のとき適合．不適の場合は S2 を実施．
			6 個	S2	S1 + S2 の平均溶出率 $\geq Q$，$Q - 15\%$ 未満のものがないとき適合．不適の場合は S3 を実施．
			12 個	S3	S1 + S2 + S3 の平均溶出率 $\geq Q$，$Q - 15\%$ 未満のものが 2 個以下，$Q - 25\%$ 未満のものがないとき適合．
	判定法 2				① 試料 6 個の溶出率が全て医薬品各条に規定されている値のとき適合．不適の試料が 1〜2 個のときは ② を実施． ② 新たに試料 6 個を試験し，試料 12 個（① + ②）のうち 10 個以上が医薬品各条に規定されている値のとき適合．
徐放性製剤	判定法 1		6 個	L1	すべてが範囲内，かつ最終試験時間で規定された値以上のとき適合．不適の場合は L2 を実施．
			6 個	L2	L1 + L2 の平均溶出率が規定範囲内，かつ最終試験終了時に規定された値以上，個々の溶出率は「規定範囲 ± 表示量の 10% を超えて外れるもの」，かつ終了時に「規定された値より表示量の 10% を超えて下回るもの」がないとき適合．不適の場合は L3 を実施．
			12 個	L3	L1 + L2 + L3 の平均溶出率が規定範囲内，かつ終了時に既定値以上，個々の溶出率は「規定範囲 ± 表示量の 10% を超えて外れるもの」が 2 個以下，かつ終了時に「規定された値よりも表示量の 10% を超えて下回るもの」が L1 + L2 + L3（24 個）のうち 2 個以下であれば適合．
	判定法 2				① 試料 6 個の溶出率が全て医薬品各条に規定されている値のとき適合．不適の試料が 1〜2 個のときは ② を実施． ② 新たに試料 6 個を試験し，試料 12 個（① + ②）のうち 10 個以上が医薬品各条に規定されている値のとき適合．
腸溶性製剤	判定法 1	第 1 液	6 個	A1	すべてが 10% 以下のとき適合．不適の場合は A2 を実施．
			6 個	A2	A1 + A2 の平均溶出率が 10% 以下，かつ個々の溶出率が 25% を超えるものがないとき適合．不適の場合は A3 を実施．
			12 個	A3	A1 + A2 + A3 の平均溶出率が 10% 以下，個々の溶出率が 25% を超えるものがないときに適合．
		第 2 液	6 個	B1	すべてが $Q + 5\%$ 以上のとき適合．不適の場合は B2 を実施．
			6 個	B2	B1 + B2 の平均溶出率 $\geq Q$，$Q - 15\%$ 未満のものがないとき適合．不適の場合は B3 を実施．
			12 個	B3	B1 + B2 + B3 の平均溶出率 $\geq Q$，$Q - 15\%$ 未満のものが 2 個以下，$Q - 25\%$ 未満のものがないとき適合．
	判定法 2				溶出試験第 1 液，第 2 液それぞれにおいて， ① 試料 6 個の溶出率が全て医薬品各条に規定されている値のとき適合．不適の試料が 1〜2 個のときは ② を実施． ② 新たに試料 6 個を試験し，試料 12 個（① + ②）のうち 10 個以上が医薬品各条に規定されている値のとき適合．

5) 注射剤の不溶性微粒子試験法

注射剤（輸液剤を含む）の不溶性微粒子とは，これら製剤中に意図することなく混入した，気泡ではない容易に動く外来性，不溶性の微粒子である．不溶性微粒子を測定する方法は2種あり，第1法（光遮蔽粒子計数法）または第2法（顕微鏡粒子計数法）で試験する．第1法での試験を優先するが，場合によってはまず第1法で試験し，次に第2法で試験する必要がある．すべての注射剤が両法で試験できるとは限らず，透明性が低いもしくは粘性の高い乳剤，コロイド，リポソーム，またはセンサー内で気泡を生じる注射剤など，第1法で試験できない場合は第2法で試験する．注射剤の粘度が高く試験に支障をきたす場合は，必要に応じて適当な液で希釈し，粘度を下げて試験する．本試験は一部のサンプルを対象として行われる抜取試験であるため，母集団の微粒子数を正しく推定するには，統計学的に適切なサンプリング計画の下で試験が行われなければならない．

表2・48　不溶性微粒子を測定する方法と判定基準

方　法	特　徴	判定対象	判定基準（限度）
第1法光遮蔽粒子計数法	光遮蔽原理に基づいた装置（図2・216）を用いて，微粒子の粒子径および各粒子径の粒子数を測定する．	100 mL 以上	10 μm 以上が25 個/mL 以下 25 μm 以上が3 個/mL 以下
		100 mL 未満	10 μm 以上が6,000 個/容器以下 25 μm 以上が600 個/容器以下
第2法顕微鏡粒子計数法	双眼顕微鏡，微粒子捕集用ろ過器およびメンブランフィルターを用いて微粒子の粒子径および各粒子径の粒子数を測定する．	100 mL 以上	10 μm 以上が12 個/mL 以下 25 μm 以上が2 個/mL 以下
		100 mL 未満	10 μm 以上が3,000 個/容器以下 25 μm 以上が300 個/容器以下

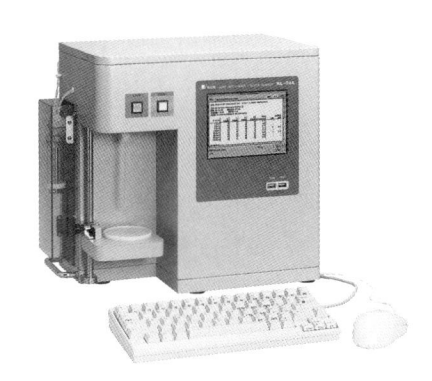

図2・216　光遮蔽型自動微粒子測定装置（提供：リオン㈱）

6) 点眼剤の不溶性異物検査法

点眼剤の不溶性異物検査法は，点眼剤中の不溶性異物の有無を調べる検査法である．

容器の外部を清浄にし，白色光源を用い，3,000～5,000 lx の明るさの位置で，肉眼で観察するとき，澄明で，たやすく検出される不溶性異物を認めない．

7) 点眼剤の不溶性微粒子試験法

点眼剤の不溶性微粒子試験法は, 点眼剤中の不溶性微粒子の大きさおよび数を試験する方法である.

測定装置には, 顕微鏡, 不溶性微粒子捕集用ろ過装置および測定用メンブランフィルターを用いる.

本剤 1 mL 中の個数に換算するとき, 300 μm 以上の不溶性微粒子が 1 個以下であるときは適合とする.

8) 注射剤の採取容量試験法

注射剤の採取容量試験法は, 表示量よりやや過剰に採取できる量が容器に充填されていることを確認する試験法である. アンプル, プラスチックバッグなどの単回投与容器または分割投与容器で提供される注射剤は, 通常, 表示量を投与するのに十分な量の注射液で充填されており, 過量は, 製品の特性に応じて決まる. 懸濁性注射剤および乳濁性注射剤では, 内容物を採取する前および密度を測定する前に振り混ぜる. 油性注射剤および粘性を有する注射剤では, 必要ならば表示された方法に従って加温し, 内容物を移し替える直前に振り混ぜてもよい. 測定は, 20〜25 ℃に冷却後に行う.

表2・49　各注射剤の試験における試料数, 採取方法および採取容量

	表示量	試料数	採取方法	採取容量
単回投与注射剤	10 mL 以上	1 個	注射針付の注射筒[*1]	表示量以上
	3 mL を超え 10 mL 未満	3 個	注射針付の注射筒	
	3 mL 以下	5 個		表示量以上[*2]
分割投与注射剤	1 回の投与量と投与回数	1 個	注射針付の注射筒	表示された1回の投与量以上
カートリッジ剤充填済みシリンジ剤	10 mL 以上	1 個	各容器から内容物をビーカーへ排出[*3]	表示量以上
	3 mL を超え 10 mL 未満	3 個		
	3 mL 以下	5 個		
輸液剤	製品毎に規定	容器 1 個	容器から内容物をメスシリンダーに排出	表示量以上

＊1：全内容物を直接受用メスシリンダーまたは質量既知のビーカーへ入れて測定してもよい.
＊2：表示量が 2 mL 以下の場合で複数個の内容物をあわせて測定したときは, 表示量の合計以上.
＊3：内容物の質量（g）を密度で除して採取容量（mL）を求める.

9) 粘着力試験法

本試験法は, 貼付剤の粘着力を測定する方法である. 貼付剤の粘着力を測定する粘着力試験法には, ピール粘着力試験法, 傾斜式ボールタック試験法, ローリングボールタック試験法およびプローブタック試験法がある. 試験は, 別に規定するもののほか 24 ± 2℃で行う.

① ピール粘着力試験法

ピール粘着力試験法は，試験板に試料を貼り付けた後，試料を180°または90°方向に引き剥がすのに要する力を測定する方法である.

図2・217には，180°ピール粘着力試験測定用装置の一例を示した. 引張試験機の上部と下部に試験板と試料を固定する部品として上部チャックと下部チャックを準備する. 試料を剥がすときは，背面が重なるように試料の掴みしろをもって180°に折り返す. 引張試験機の下部チャックに試験板の片端を固定し，上部チャックに試料の掴みしろを固定する. 次に，引張試験機を，引張速度毎秒 5.0 ± 0.2 mm で動かし測定を開始する. 測定開始後，最初の25％の長さの測定値は無視する. その後試験板から引き剥がされた50％の長さの粘着力測定値を平均し，ピール粘着力試験の値とする. 単位は N/cm で表記する.

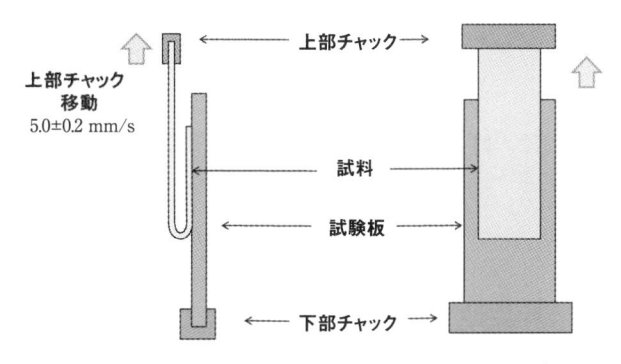

図2・217　180°ピール粘着力測定装置の例 [1]

② 傾斜式ボールタック試験法

傾斜式ボールタック試験法は，傾斜板でボールを転がし，停止するボールの最大の大きさを測定する方法である.

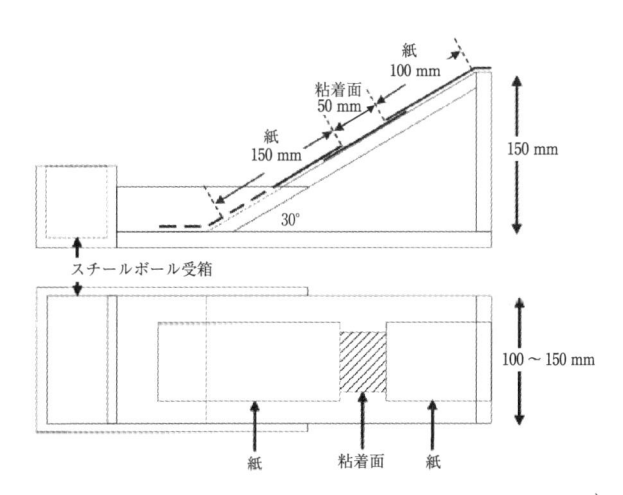

図2・218　傾斜式ボールタック試験用転球装置の例 [1]

③ ローリングボールタック試験法

　ローリングボールタック試験法は，傾斜板で一定の大きさのボールを試験開始位置から転がした後，ボールが停止するまでの距離を測定する方法である．

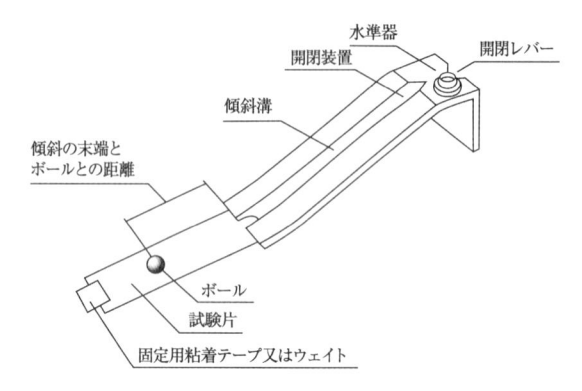

図 2・219　ローリングボールタック試験用転球装置の例 [1]

④ プローブタック試験法

　プローブタック試験法は，貼付剤の粘着面に規定された円柱状のプローブを短時間接触させた後，引き剝がすときの力を測定する方法である．

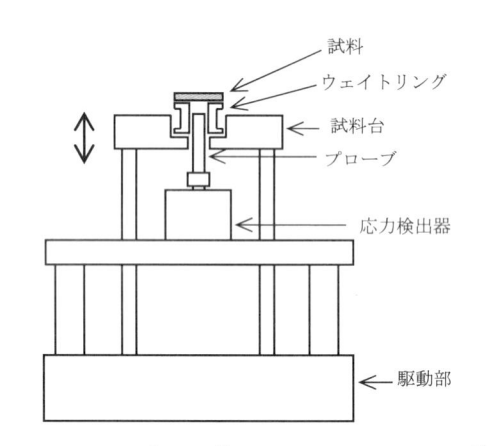

図 2・220　プローブタック試験用装置の例 [1]

10) 皮膚に適用する製剤の放出試験法

　本試験法は，皮膚に適用する製剤からの医薬品の放出性を測定する方法を示し，放出試験規格に適合しているかどうかを判定するために使われるものである．これらの製剤では，医薬品の有効性と放出性の関係は個々の製剤特性に依存するため，本試験法は，製剤ごとの品質管理に有効

な試験法である．特に，経皮吸収型製剤等では，有効成分の放出挙動の適切な維持管理が必要である．本試験法には，パドルオーバーディスク法，シリンダー法および縦型拡散セル法がある．

　パドルオーバーディスク法とシリンダー法試験は体表面の温度に近い 32 ± 0.5℃で行い，縦型拡散セル法は 32 ± 1.0℃で行う．

　① パドルオーバーディスク法

　装置は，溶出試験法のパドル法の装置を用い，パドルと容器のほかに，試料を容器の底に沈めるために，通例，図 2・221 に示すようなステンレス（SUS316）製の 125 μm の目開きの網でできたディスクを使用する．必要に応じて，異なるサイズのものや，その他の形状のものも使用することができる．化学的に不活性で，分析を妨害しないものであれば，ディスクの代わりに，その他の適切な部品を用いてもよい．試料を貼り付けたディスクは，パドルの撹拌翼の底部と平行に設置する．パドルの撹拌翼の底部とディスクの表面の距離は，別に規定するもののほか，25 ± 2 mm とする（図 2・222）．

　その他，装置の適合性や試験液の取扱い等に関しては，原則として溶出試験法に従う．

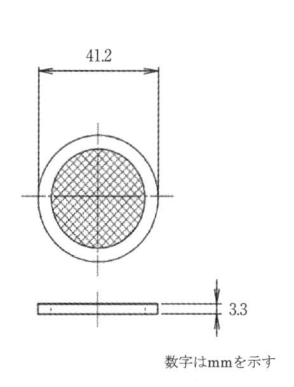

図 2・221　パドルオーバーディスクの仕様例 [1]

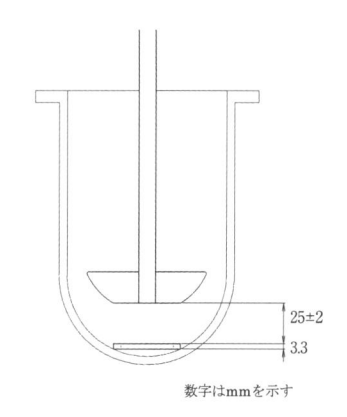

図 2・222　パドルと容器の状態 [1]

　② シリンダー法

　装置は，溶出試験法のパドル法の装置のうち，容器はそのまま使用し，パドルは図 2・223 に示すようなシリンダー回転部品に置き換えて試験を行う．シリンダーは，化学的に不活性なステンレス（SUS316）等を用い，表面を電解研磨する．図 2・224（A）に円筒形の追加部品を取り付けて図 2・224（B）と同じサイズになるようにしたものも用いることができる．容器底部とシリンダー下部の距離は，25 ± 2 mm とする．その他，装置の適合性や試験液の取扱い等に関しては，溶出試験法に従う．

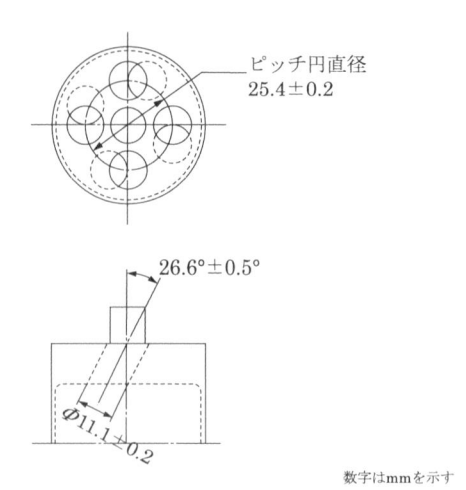

数字はmmを示す

図2・223　シリンダー回転部品の上部構造の仕様例 [1]

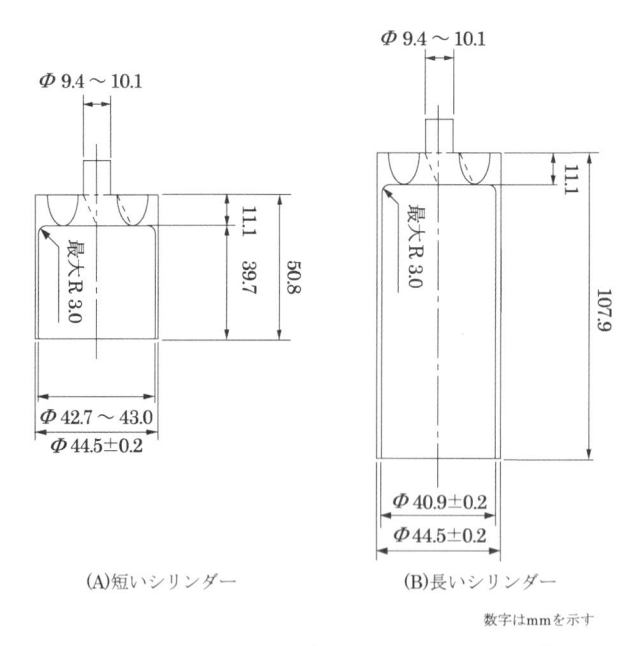

(A)短いシリンダー　　　　(B)長いシリンダー

数字はmmを示す

図2・224　シリンダー回転部品の仕様例 [1]

③ 縦型拡散セル法

　装置は，2つのチャンバーに分かれた縦型の拡散セルからなり，2つのチャンバーはクランプによって固定されている．縦型拡散セルの例を図2・225に示す．これらのセルは，ガラス，プラスチック等の化学的に不活性で分析を妨害しない材質を使用する．

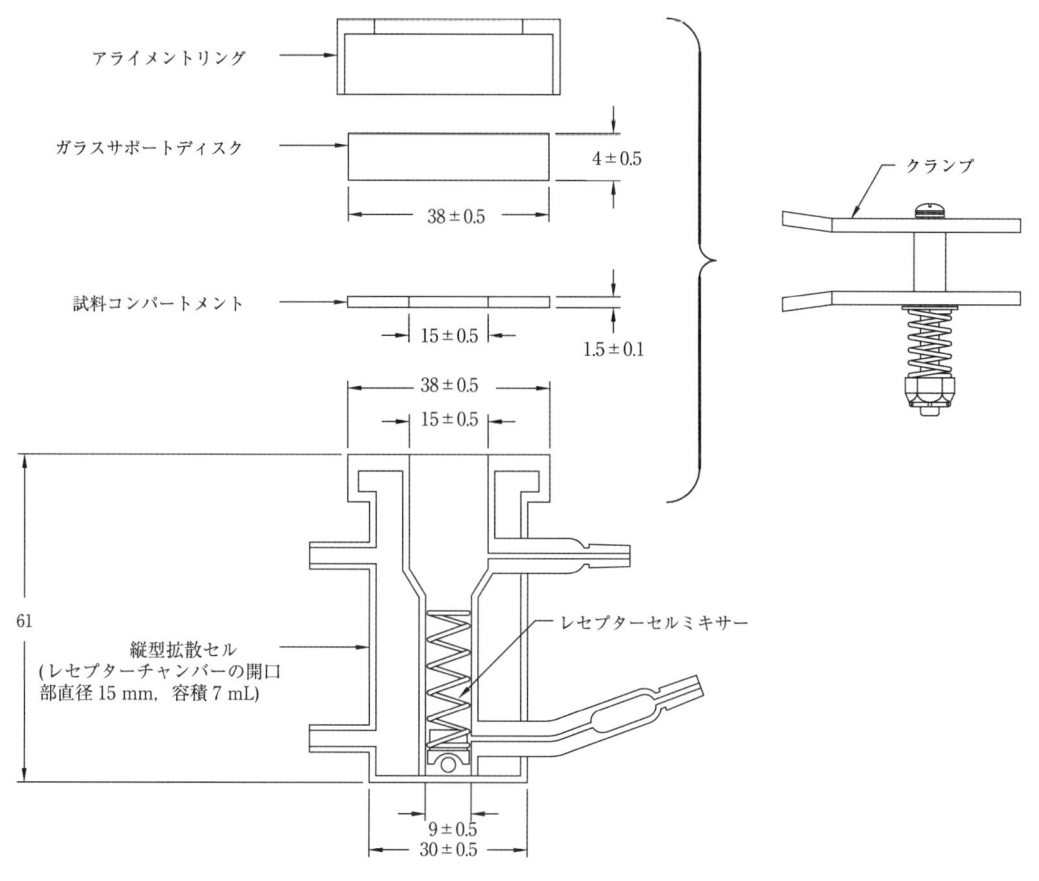

数字はmmを示す

図 2・225　縦型拡散セルの例 [1]

　規定された容量の試験液をあらかじめ回転子を入れたレセプターチャンバーに入れ，試験液の温度を 32 ± 1.0℃ に保つ．必要に応じて多孔性の膜を放出面に貼り付けることができる．使用した膜に関しては，疎水性，親水性の別や孔径等を明記する必要がある．試料をドナー側に均一に設置し，速やかに一定の回転数でマグネチックスターラーにより回転子を回転させる．規定された間隔でまたは規定された時間に，試験液を採取する．サンプリング時には試験液内に泡が入らないようにする．規定された分析法を用いて試験液中に放出した有効成分量を測定する．

　試験液には，通常，pH 5〜7 の範囲における任意の緩衝液（イオン強度 0.05 程度）を用いる．必要に応じて，界面活性剤の添加，pH の変更，イオン強度の変更を行ってもよい．試料の形状に影響を及ぼさなければ，水，水／アルコール混液，有機溶媒等を用いることができる．液量は，200 mL，500 mL，900 mL とするが，200 mL とする場合には特別な容器とミニパドル等を使用する．

判定法

　医薬品各条には，試験液採取時間における試料からの放出率の規格幅を記載する．別に規定するもののほか，試料からの有効成分の放出率が表の判定基準を満たすときに適合とする．

　L$_1$またはL$_2$を満たさない場合には，L$_3$まで試験を行う．各時点の放出率の限度は，表示量に対する百分率で表されている．限度値は，規定された各試験液採取時間でのそれぞれの放出率の値である．複数の範囲が示されている場合は，それぞれの範囲で判定基準を適用する．

表2・50　判定基準

水準	試験個数	判定基準
L$_1$	6	すべての個々の放出率が，規定範囲内（限度値も含む）である．
L$_2$	6	12個（L$_1$ + L$_2$）の試料の平均放出率が規定された範囲内（限度値も含む）であり，かつ，個々の試料からの放出率は規定された範囲から表示量の±10％を超えて外れるものがない．
L$_3$	12	24個（L$_1$ + L$_2$ + L$_3$）の試料の平均放出率が規定された範囲内（限度値も含む）であり，かつ，規定された範囲から表示量の±10％を超えて外れるものが，24個のうち2個以下であり，さらに，規定された範囲から表示量の20％を超えて外れるものがない．

11）　吸入剤の送達量均一性試験

　本試験法は吸入剤（吸入エアゾール剤や吸入粉末剤）から噴霧，放出される薬物量の均一性を定量的に評価するものである．これらの製剤から患者に投与される薬物量は均一であることが必要であり，本試験によって確認する．以下に評価のための例を示す．製剤の特性により，以下に示す試験法から適切なものを選択すること．ただし，吸入器内および吸入器間の送達量均一性を合わせて評価できる試験法も含めて，独自のものを設定することも可能である．なお，平均送達量は表示した目標送達量の85～115％である．

① 吸入エアゾール剤の試験法

　吸入エアゾール剤の送達量均一性試験には，図2・226の装置を用いて，吸入器内の送達量の均一性の評価（試験法1と吸入器間の送達量の均一性の評価（試験法2））を行う．

　ポンプは，フィルターと吸入器を接続し完全に組み立てた状態で，毎分28.3 L（±5％）の吸入流量が得られるように調節する．

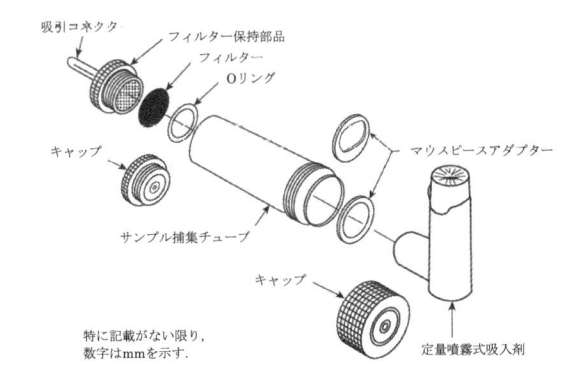

図2・226 吸入エアゾール剤用の送達薬物補修装置[1]

② 吸入粉末剤の試験法

吸入粉末用送達薬物捕集装置は下図2・227に示す.

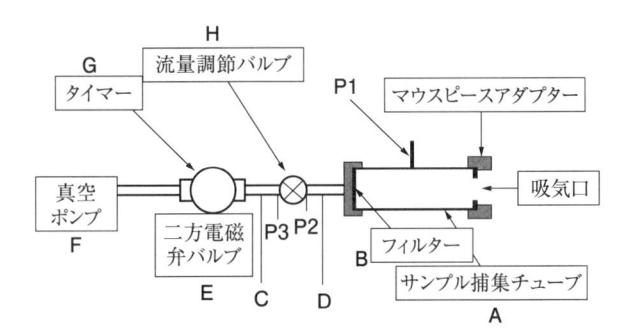

図2・227 吸入粉末剤用のサンプリング装置[1]

捕集チューブ，関連する空気流路システム，適当な差圧計，流出する流量でキャリブレートされた適当な体積流量計を用いて，空気の流量および吸引時間を決める．吸入器を使用方法に従って準備し，気密性を確保できるマウスピースアダプターを用いて装置の入口に接続する．吸入器のマウスピースの前面がサンプル捕集チューブの前面と同一平面であることが担保できるマウスピースアダプターを用いる．差圧計の一方を図2・227に示す圧力読み取りポイント P1 に接続し，他方を大気中に開放する．ポンプのスイッチを入れ，二方電磁弁バルブを開き，差圧計により吸入器を通過する際の圧力低下が 4.0 kPa（40.8 cm H_2O）を示すまで，流量調節バルブを調節する．マウスピースアダプターから吸入器を取り外し，流量調節バルブに触れずに流量計をサンプリング装置の入口に接続する．流出する体積流量について校正されている流量計を用いるか，または流出する体積流量（Q_{out}）を理想気体の法則を用いて計算する．用いる流量計が流入する体積流量（Q_{in}）について校正されている場合は，以下の式を用いて計算する．

$$Q_{out} = \frac{Q_{in} \times P_0}{P_0 - \Delta P}$$

P_0：大気圧

ΔP：流量計を通過する際に低下した圧力

　流量が毎分 100 L を超える場合は，毎分 100 L（± 5 %）の流量となるように流量調節バルブを調節する．流出する体積流量を記録し，1 分間の試験流量 $Q_{out'}$（L）とする．試験流量 $Q_{out'}$ で空気 4 L が吸入器のマウスピースから吸引されるように吸引時間 T（秒）を決める．次に示す手順により，流量調節バルブ内に臨界気流が発生していることを確認する．吸入器を取り付け，試験流量 $Q_{out'}$ になったら調節バルブの両側での絶対圧力を測定する（図 2・227 の圧力読み取りポイント P2，P3）．P3／P2 比が 0.5 以下ならば，臨界気流が発生していることを示す．臨界気流の発生が示されない場合は，より強力なポンプに換え，試験流量を再度測定する．

　吸入粉末剤の噴射量均一性試験には，吸入量があらかじめ秤量されている吸入剤（図 2・152 リレンザなど）と吸入量の粉末が吸入器内で秤量される吸入剤（図 2・151　メプチン®スイングヘラー®）の場合に分けて設定されている．

12）吸入剤の空気力学的粒度測定法

　本試験法は，吸入剤から生成するエアゾールの微粒子特性を評価するもので，マルチステージリキッドインピンジャー法（装置 1），アンダーセンカスケードインパクター法（装置 2），ネク

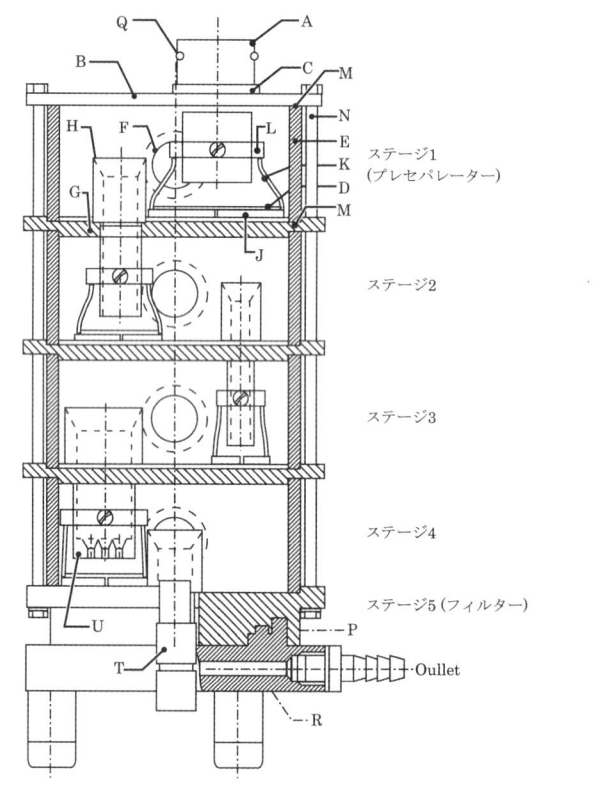

アルファベット大文字は表6.15−1を参照.

図 2・228　マルチステージリキッドインピンジャー測定装置（装置 1） [1]

ストジェネレーションインパクター法（装置3）のいずれかの方法で，微粒子量と粒子径分布の
測定が行われる．

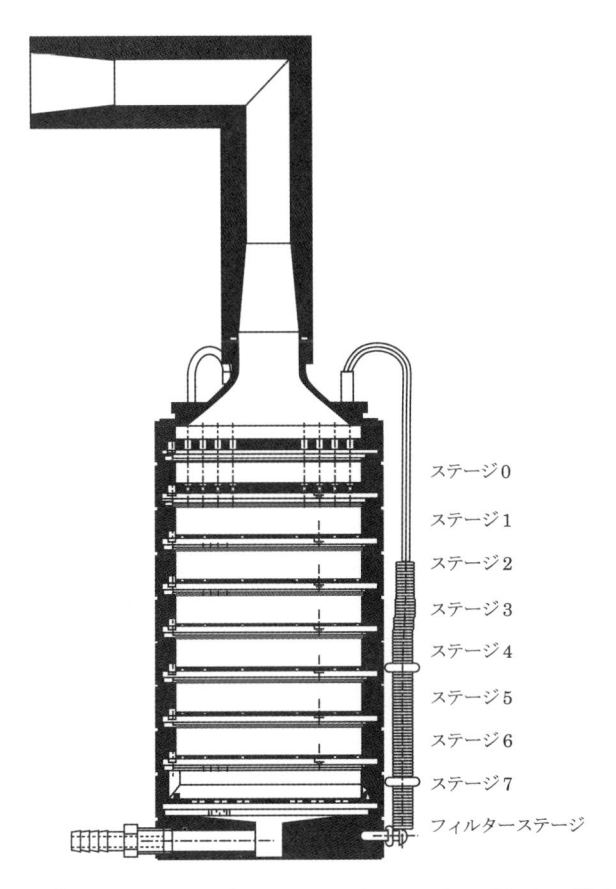

ステージ0
ステージ1
ステージ2
ステージ3
ステージ4
ステージ5
ステージ6
ステージ7
フィルターステージ

図2・229　吸入エアゾール剤用アンダーセンカスケードインパクター測定装置（装置2）[1]

　一例として，マルチステージリキッドインピンジャー法（装置1）を用いて吸入粉末剤の微粒
子量と空気力学的粒度分布を求める手順を記載する．

　有効成分を定量的に捕集できる抵抗の小さい適切なフィルターをステージ5に置き，装置を組
み立てる．別に規定するもののほか，吸入剤の送達量均一性試験法で用いられる吸入流量 Q_{out} で
測定を行う．吸入器のマウスピースから装置を通過する空気量は4Lとする．
　流量計をインダクションポートに接続する　流出する体積流量について構成されている流量計
を用いるか，または流出する体積流量（Q_{out}）を理想気体の法則を用いて計算する．用いる流量
計が流入する体積流量（Q_{in}）について構成されている場合は，以下の式を用いて計算する．

$$Q_{out} = \frac{Q_{in} \times P_0}{P_0 - \Delta P}$$

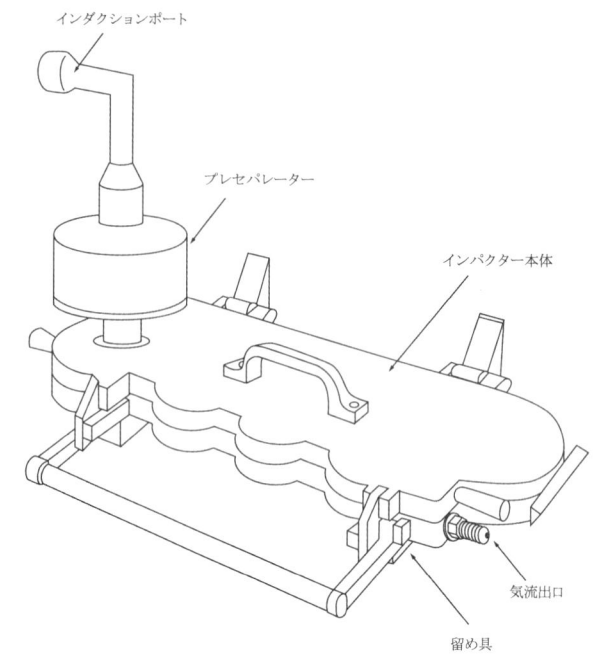

**図2・230 ネクストジェネレーションインパクター測定装置
（プレセパレーターが装着されている状態）（装置3）**[1]

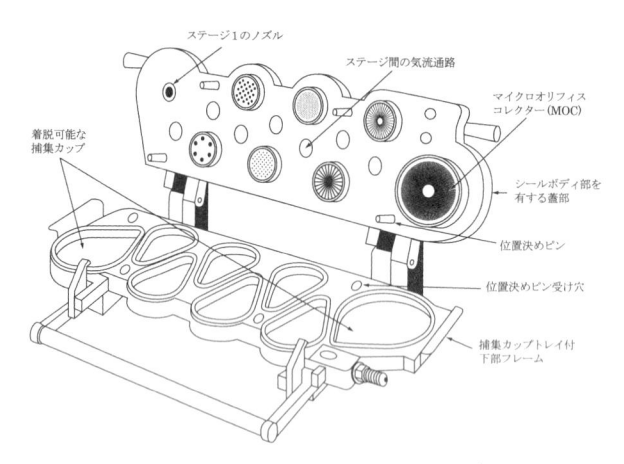

図2・231 装置3の構成部品[1]

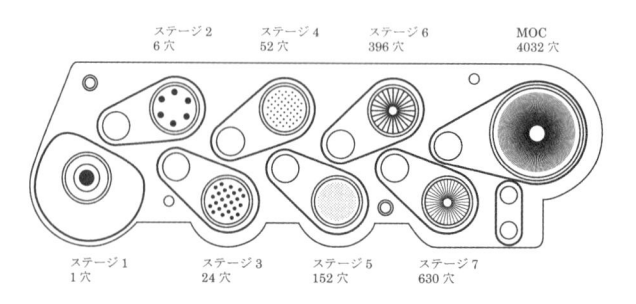

図2・232 装置3：ノズルの構成[1]

P_0：大気圧

ΔP：流量計を通過する際に低下した圧力

系内を通過する空気量が所定流量 Q_{out}（± 5 %）で定常状態になるように流量調節バルブを調節する．流量調節バルブ内で臨界気流が発生していることを次の手順に従って確認する．吸引ポンプのスイッチを切る．

吸入器を取り付け，所定流量になったら調節バルブの両側での絶対圧力を測定する（図2・227 の圧力読み取りポイント P2，P3）．P3／P2 比が 0.5 以下ならば，臨界気流が発生していることを示す．臨界気流の発生が示されない場合は，より強力な吸引ポンプに換え，所定流量を再度測定する．

有効成分を溶解することのできる溶媒 20 mL を装置の上部 4 段の各ステージに入れ，ストッパーで栓をする．装置を傾けてストッパーを濡らし，これにより静電気を取り除く．適切なマウスピースアダプターをインダクションポートの端に取り付ける．マウスピースアダプターに吸入器のマウスピースの端を挿入するとき，吸入器のマウスピースの端はインダクションポートの水平軸に並ばなければならない．吸入器のマウスピースの前面は，インダクションポートの前面と同一平面でなければならない．吸入器をマウスピースアダプターに取り付けるとき，実際の使用時と同じ向きにする．

吸入剤を使用方法に従って準備する．二方電磁弁バルブは閉じた状態で吸引ポンプを作動させる．吸入器のマウスピースをマウスピースアダプターに取り付ける．所定の時間 T（± 5 %）バルブを開け，装置内に粉末を放出させる．この放出手順を繰り返し行う．放出回数はできる限り少なく，通例，10 回を超えない回数とし，微粒子量が正確かつ精密に定量できる十分な回数とする．

装置からフィルターステージを取り外す．注意してフィルターを取り出し，有効成分を適量の溶媒中に抽出する．装置からインダクションポートとマウスピースアダプターを取り外し，有効成分を適量の溶媒中に抽出する．必要であれば，ステージ 1 へのインレットジェットチューブ内を溶媒で洗浄しステージ 1 内に洗い流す．各ステージ間で溶媒の移動がないよう注意しながら装置を傾けたり，回転させたりして，上部 4 段のステージそれぞれの内壁及び捕集板から有効成分を各ステージの溶媒中に抽出する．適切な分析法を用い，各溶媒中に含まれる有効成分を測定し，微粒子量を計算する．

各溶液の分析結果から，1 放出あたりの各ステージに沈着した有効成分量，およびインダクションポート，マウスピースアダプターに沈着した有効成分量を計算する．また，プレセパレーターを使用した場合には，これについても 1 放出あたりの沈着した有効成分量を計算する．

装置の気流出口に近いフィルターから順に，各ステージのカットオフ径に対する積算有効成分量の表を作成し，5 μm 以下の有効成分量を内挿して微粒子量（FPD）を計算する．

または，カットオフ径が 5 μm 相当のステージ以下に沈着した有効成分量を微粒子量とすることもできる．必要かつ，適切であれば（例えば対数正規分布に従うときなど），カットオフ径に対する有効成分量の積算割合から空気力学的質量中位径（空気力学的平均粒子径，MMAD）や

幾何標準偏差（GSD）を求める．

13）眼軟膏剤の金属性異物試験法

眼軟膏剤の金属性異物試験法は，製剤総則中の眼軟膏剤の金属性異物を試験する方法である．

本剤 10 個の 50 μm 以上の金属性異物の合計数は 50 個以下であり，かつ個々の平底ペトリ皿のうち金属性異物が 8 個を超えるものが 1 枚以下のときは適合とする．これに適合しないときは，さらに 20 個について同様に試験し，本剤 30 個の金属性異物の合計が 150 個以下であり，かつ個々の平底ペトリ皿のうち金属性異物が 8 個を超えるものが 3 枚以下のときは適合とする．

2・21・3　生物学的試験法 / 生化学的試験法 / 微生物的試験法

① エンドトキシン試験法

エンドトキシン試験法は，カブトガニ（*Limulus polyphemus* または *Tachypleus tridentatus*）の血球抽出成分より調製されたライセート試薬を用いて，グラム陰性菌由来のエンドトキシンを検出または定量する方法である．本法には，エンドトキシンの作用によるライセート試液のゲル形成を指標とするゲル化法および光学的変化を指標とする光学的定量法がある．光学的定量法には，ライセート試液のゲル化過程における濁度変化を指標とする比濁法，および合成基質の加水分解による発色を指標とする比色法がある．エンドトキシン試験は，ゲル化法，比濁法または比色法によって行う．

エンドトキシン試験法の適用が困難な場合，発熱性物質試験法を用いることができる．

② 発熱性物質性試験

本試験法は，発熱性物質の存在をウサギを用いて試験する方法である．エンドトキシンの検出感度は，エンドトキシン試験法に比較して低いが，エンドトキシン以外の発熱性物質を検出することが可能である．

体重 1.5 kg 以上の健康なウサギで，使用前 1 週間以上は一定飼料で飼育し，体重の減少をみなかったものを試験動物として使用する．ウサギは個別ケージに入れ，興奮させないよう刺激のない環境で飼育する．試験前 48 時間以上および試験中は室温を 20～27℃の範囲内で一定に保つ．初めて試験に用いるウサギは，試験前 1～3 日以内に注射を除く全操作を含む偽試験を行い，試験に馴化する．試験に用いたウサギを再使用する場合には，48 時間以上休養させる．ただし，発熱性物質陽性と判定された試料を投与されたウサギ，または以前に被検試料と共通な抗原物質を含む試料を投与されたウサギは再使用しない．

3 匹の試験動物を用いて試験を行い，3 匹の体温上昇度の合計により判定する．ただし，試験結果により試験動物を 3 匹単位で追加する．初めの 3 匹の体温上昇度の合計が 1.3℃以下のとき発熱性物質陰性，2.5℃以上のとき発熱性物質陽性とする．体温上昇度の合計が 1.3℃と 2.5℃の間にあるとき，3 匹による試験を追加する．計 6 匹の体温上昇度の合計が 3.0℃以下のとき発熱

性物質陰性，4.2℃以上のとき発熱性物質陽性とする．6匹の体温上昇度の合計が3.0℃と4.2℃の間にあるとき，さらに3匹による試験を追加する．計9匹の体温上昇度の合計が5.0℃未満のとき発熱性物質陰性，5.0℃以上のとき発熱性物質陽性とする．発熱性物質陰性のとき，被検試料は発熱性物質試験に適合する．

③ 微生物限度試験法

微生物限度試験法の目的は非滅菌製品の原料や製剤が規定の微生物学的品質規格に適合するか否かを判定することである．微生物限度試験法には，生菌数試験（細菌および真菌）および特定微生物試験（黄色ブドウ球菌，緑膿菌，大腸菌，サルモネラ，カンジダ・アルビカンス，クロストリジア）が含まれる．試験法としては，メンブランフィルター法やカンテン平板法がある．

④ 無菌試験法

無菌試験法は，無菌であることが求められている原薬または製剤に適用され，メンブランフィルター法と直接法によって行われる．

2・21・4 化学的試験法

① アルコール数測定法

アルコール数とは，チンキ剤またはその他のエタノールを含む製剤について第1法の蒸留法と第2法のガスクロマトグラフィーのいずれかで測定した15℃における試料10 mLあたりのエタノール層の量（mL）をいう．

表2・51 アルコール数測定法を適用する医薬品

医薬品名	アルコール数	医薬品名	アルコール数
アヘンチンキ	3.5以上（第1法）	アンモニア・ウイキョウ精	7.8以上（第2法）
サリチル酸精	8.8以上（第2法）	苦味チンキ	6.9以上（第2法）
複方サリチル酸精	7.5以上（第2法）	トウガラシチンキ	9.7以上（第2法）
ジゴキシン注射液	0.8〜1.2（第2法）	トウガラシ・サリチル酸精	8.1以上（第2法）
ヨードチンキ	6.6以上（第2法）	トウヒチンキ	6.6以上（第2法）
希ヨードチンキ	6.7以上（第2法）	ホミカチンキ	6.7以上（第2法）

② 鉱油試験法

鉱油試験法は，注射剤および点眼剤に用いる非水性溶剤中の鉱油を試験する方法である．本試験法は，植物油への鉱物性油（パラフィン，流動パラフィンなど）の混在を調べるものである．

鉱物性油を含まない植物油をけん化した場合，残留分を水に溶かすと澄明に溶解するが，パラフィンなどの鉱油が混在すると，けん化されないので白濁する．

③ 重金属試験法

　重金属試験法は，医薬品中に混在する重金属の限度試験である．この重金属とは，酸性で硫化ナトリウム試液によって呈色する金属性混在物をいい，その量は鉛（Pb）の量として表す．エキス剤と流エキス剤に適用される．

2・21・5　物理的試験法

① 浸透圧測定法

　浸透圧測定法は，試料のオスモル濃度を凝固点降下法を用いて測定する方法である．ある溶液につき，溶媒は自由に通すが溶質は通さない半透膜を隔てて，純溶媒をおくとき，溶媒の一部はこの膜を透過して溶液内に浸透する．この溶媒の浸透によって半透膜の両側に生じる圧力差が，浸透圧Π（Pa）と定義される．浸透圧は溶液中の分子およびイオンなど粒子の総濃度に依存する物理量であり，溶質の種類によらない．浸透圧，凝固点降下，沸点上昇など，溶質の種類によらず，分子およびイオンなど総粒子濃度に依存する性質を溶液の束一的性質という．高分子溶液の浸透圧は，セルロース膜などの半透膜を介しての静水圧の変化から直接測定されるが，低分子溶液の浸透圧測定のために用いられる適当な半透膜はない．低分子溶液の浸透圧を直接に測定することはできないが，ある溶液中の分子およびイオンなどの総粒子濃度を知れば，その溶液が生理的条件下に置かれたとき，細胞膜を隔てての溶媒（水）の移動の方向と大きさを知ることができる．純溶媒に対する溶液の凝固点降下，沸点上昇，蒸気圧降下など，他の束一的性質は，温度または圧力などの直接測定から容易に求められる．溶液のこれらの束一的性質は，浸透圧と同様に総粒子濃度に依存する量であり，これらの性質を利用して測定される総粒子濃度をオスモル濃度と定義する．オスモル濃度は，質量基準で表すとき質量オスモル濃度（osmolality, mol/kg），容量基準で表すとき，容量オスモル濃度（osmolarity, mol/L）と定義されるが，実用的には容量オスモル濃度が用いられる．別に規定するもののほか，オスモル濃度の測定には凝固点降下法を用いる．凝固点降下法は，溶媒に溶質を溶かした溶液の凝固点が低下する現象を利用し，得られた凝固点降下度ΔT（℃）と質量オスモル濃度mの間にある次式の関係を用いて，凝固点降下度から質量オスモル濃度mを求める方法である．

$$\Delta T = K \cdot m$$

　ここでKはモル凝固点降下定数であり，溶媒が水の場合1.86℃ kg/molである．モル凝固点降下定数は，質量モル濃度で定義されるため，上式の関係からは質量オスモル濃度が得られることになるが，希薄濃度領域では数値的にこの値を容量オスモル濃度c（mol/L）に等しいものとみなすことができる．本測定法では実用的な容量オスモル濃度を採用するものとし，その単位としてOsm（osmol/L）を用いる．1 Osmは，溶液1 L中にアボガドロ数（6.022×10^{23}/mol）に等しい個数の粒子が存在する濃度を表し，1 Osmの1,000分の1を1 mOsmとする．オスモル濃度は，通例，mOsmの単位を用いて示す．

② 水分測定法

水分測定法は，メタノールなどの低級アルコールおよびピリジンなどの有機塩基の存在で，水がヨウ素および二酸化硫黄と次の式に示すように定量的に反応することを利用して水分を測定する方法である.

$$I_2 + SO_2 + 3C_5H_5N + CH_3OH + H_2O$$
$$\rightarrow 2\,(C_5H_5N^+H)\,I^- +\,(C_5H_5N^+H)^-OSO_2OCH_3$$

測定法には，容量滴定法と電量滴定法がある. 容量滴定法は，反応に必要なヨウ素を水分測定用試液中に溶解させ，試料中の水と反応して消費されたヨウ素の滴定量より，水分を測定する方法である. 電量滴定法は，ヨウ化物イオンを混合した水分測定用試液を用い，電解によりヨウ素を発生させる. ヨウ素が定量的に水と反応することに基づき，電解に要した電気量より，水分を測定する方法である.

$$2I^- \quad \rightarrow \quad I_2 + 2e^-$$

③ 粘度測定法

粘度測定法は，試料の粘度を粘度計によって測定する方法である. 液体が一定方向に運動し，その流れに垂直な方向に速度の差があるとき，その流れに平行な平面の両側に内部摩擦力が生じる. その性質を粘性という. 流れに平行な平面の単位面積あたりの内部摩擦力をずり応力またはせん断応力といい，流れに垂直な方向の速度勾配をずり速度またはせん断速度という. ずり応力がずり速度に比例する液体をニュートン液体といい，その比例定数 η は一定温度においてその液体に固有の定数で，粘度という. その単位は，パスカル秒（Pa·s）を用いるが，通例，ミリパスカル秒（mPa·s）で示す. また，ずり応力がずり速度に比例しない液体を非ニュートン液体といい，これらの液体の粘度はずり速度に応じて様々に変化することから，みかけの粘度という. この場合，ずり応力をこれに対応するずり速度で除した値がみかけの粘度であり，ずり速度とみかけの粘度の関係が得られれば，これら非ニュートン液体の流動特性を知ることができる. 粘度 η を同温度のその液体の密度で除した値を動粘度 ν といい，その単位として平方メートル毎秒（m^2/s）を用いるが，通例，平方ミリメートル毎秒（mm^2/s）で示す. 液体の粘度は，毛細管粘度計法（第1法）か，回転粘度計法（第2法）のいずれかにより測定する.

2・21・6　粉体物性測定法

① かさ密度およびタップ密度測定法

かさ密度およびタップ密度測定法は，それぞれ粉末状医薬品の疎充填時およびタップ充填時におけるみかけの密度を測定する方法である. 疎充填とは，容器中に粉体を圧密せずに緩やかに充填することであり，タップ充填とは，粉体を充填した容器を一定高さより一定速度で繰り返し落下させ，容器中の粉体のかさ体積がほぼ一定となるまで密に充填することである.

② 比表面積測定法

比表面積測定法は，気体吸着法により粉末医薬品の比表面積（単位質量あたりの粉体の全表面積）を算出する方法である．試料の比表面積は，固体表面での気体の物理吸着により測定され，表面上の単分子層に相当する吸着気体の量を求めることにより算出される．物理吸着は，吸着気体分子と粉末試料表面の間の比較的弱い力（van der Waals 力）に起因している．通例，測定は液体窒素の沸点で行われ，吸着した気体量は，動的流動法または容量法により測定される．

③ 粉体の粒子密度測定法

粉体の粒子密度測定法は，粉末状医薬品または医薬品原料の粒子密度を測定する方法であり，通例，気体置換型ピクノメーターを用いて測定する．この方法は，粉体により置換される気体の体積が，質量既知のその粉体の体積に等しいとみなすことにより求められる．ピクノメーター法による密度測定においては，気体の浸入が可能な開孔部のある空隙は，粉体の体積としないが，閉じた空隙または気体が浸入できないような空隙は，粉体の体積として評価される．試験用気体としては，通例，開孔部のある微小な空隙への拡散性が高いヘリウムが用いられる．ヘリウム以外の気体が用いられる場合，粉体中への気体の浸入性は，開孔径と気体の分子断面積に依存することから，ヘリウムを用いて得られた密度とは異なる粒子密度が得られることになる．ピクノメーター法により測定される密度は，個々の粉体粒子の密度の体積加重平均密度である．通例，粒子密度と呼ばれ，固体の真密度 true density または粉体のかさ密度 bulk density と区別される．固体の密度は，国際単位では単位体積あたりの質量（$1 \text{ g/cm}^3 = 1,000 \text{ kg/m}^3$）で表されるが，通例，$\text{g/cm}^3$ で表す．

④ 粒度測定法

粒度測定法は，粉末状等の医薬品原薬，添加剤等の粒度特性を確認するために，外観，形状，大きさおよびその分布を直接または間接に測定する方法であり，測定の目的と試料の性状により，光学顕微鏡法またはふるい分け法を用いる．

⑤ 収着‐脱着等温線測定法および水分活性測定法

原薬または製剤としての医薬品粉体は，製造工程や保存中にしばしば水と接触することがある．固体−水間の相互作用を評価するためには，収着−脱着等温線と水分活性の測定が用いられる．水は 2 つの様式で固体と物理的に相互作用をする．すなわち，表面においてのみ相互作用する吸着か，または固体中へ浸透する吸収かである．吸着と吸収の両方が起こるときは，収着という用語が用いられる．

a) 収着‐脱着等温線測定法

固体への水蒸気の取り込み傾向は，収着または脱着が本質的には時間に依存せずに起こる平衡条件下で，一定の温度における相対湿度の関数として収着または脱着を測定することが最良の方

法である．相対湿度（RH）は次式で定義される．

$$RH = (P_C \times 100) / P_0$$

P_C：系内の水蒸気圧

P_0：同一条件における飽和水蒸気圧 PC／P_0 は相対圧と呼ばれる．

　収着または水の取り込みについては，乾燥した試料から開始し，これらを既知の相対湿度下に置くことにより測定することが，望ましい方法である．脱着は既に水を含んだ試料から開始し，相対湿度を低下させることによって測定される．その名称が示すように，収着−脱着等温線はある指定された温度に対してのみ有効であり，温度ごとに固有の等温線が存在する．通例，平衡状態であれば，ある相対湿度における含水率は，収着法あるいは脱着法のいずれの方法で測定しても，変わらないはずである．しかしながら，一般に収着−脱着等温線にはヒステリシスが観察される．

b）水分活性測定法

　水分活性（Aw）は，試料と同じ温度における飽和水蒸気圧（P_0）に対する試料の水蒸気圧（P）の比である．水分活性は，数値としては試料を含む密閉系の相対湿度の1／100に等しい．相対湿度は水蒸気分圧または露点の直接的な測定，または物理的もしくは電気的特性が相対湿度依存性のセンサーによる，間接的な測定によって求めることができる．活量係数を無視すれば，Aw と平衡相対湿度（ERH）の関係は次式によって表される．

$$Aw = P / P_0$$
$$ERH（\%）= Aw \times 100$$

2・21・7　容器・包装材料試験法

① 注射剤ガラス容器試験法

　注射剤用ガラス容器は，内容医薬品と物理的または化学的に作用してその性状または品質に影響を与えないもので，完全に融封できるか，または他の適当な方法によって微生物が侵入しないようにし，内容医薬品を保護できるものであり，次の規格に適合する．ただし，表面処理を施した輸液用容器は，アルカリ溶出試験第1法の融封できない容器の規定に適合した材質を用いて製する．

(1)　容器は無色または淡褐色透明で，注射剤の不溶性異物検査法の試験に支障をきたす気泡があってはならない．

(2)　分割使用を目的とする容器は，ゴム栓または他の適当な栓を用いて密封する．栓は内容医薬品と物理的または化学的に作用しないもので，注射針を挿入したとき，栓の破片を混入することなく，また，注射針を抜き取ったとき，直ちに外部からの汚染を防ぎうるものである．輸液用を目的とする容器は，輸液用ゴム栓試験法の規定に適合した栓を用いて密封する．

(3)　ガラス容器から溶出するアルカリは内容医薬品に影響し，不溶性異物の生成や薬物の分解などに関与する可能性がある．そのため，注射用ガラス容器には，アルカリ溶出試験が規定されており，第1法（融封できる容器または内容 100 mL 以上の輸液用容器以外の融封できない容器）と第2法（融封できない内容 100 mL 以上の輸液用容器）がある．いずれもアルカリ溶出を 0.01 mol/L 硫酸で滴定し，その消費量が融封できる容器では 0.30 mL 以下，内容 100 mL 以上の輸液用容器以外の融封できない容器では 2.00 mL 以下，融封できない内容 100 mL 以上の輸液用容器では 0.10 mL 以下と規定されている．

(4)　遮光ガラスには鉄化合物が含まれているので，着色容器には鉄溶出試験が規定されている．また，着色容器の遮光性試験では，容器の切片を用いて遮光度を測定する．その透過率は波長 290〜450 nm でそれぞれ 50% 以下，波長 590〜610 nm でそれぞれ 60% 以上である．ただし，融封できない容器で器壁の厚さ 1.0 mm 以上のものは波長 590〜610 nm でそれぞれ 45% 以上とする．

② プラスチック製医薬品容器試験法

本試験法は，プラスチック製医薬品容器の設計および品質評価に用いることができる．

本試験法の評価項目として，灰化試験（強熱残分，重金属，鉛，カドミウム，スズ），溶出物試験，微粒子試験，透明性試験，水蒸気透過性試験，漏れ試験，細胞毒性試験などがある．

③ 輸液ゴム栓試験法

輸液用ゴム栓は，輸液として用いる注射剤に使用する内容 100 mL 以上の容器に用いるゴム栓（プラスチック等の材料でコーティングまたはラミネートしたものを含む）をいう．試験項目として，カドミウム，鉛，溶出物試験，細胞毒性試験，急性毒性試験（細胞毒性試験に適合しない場合）がある．

2・21・8　品質確保のために必要な試験法（日本薬局方参考情報・その他の試験法）

① 錠剤の硬度

錠剤の硬度はモンサント硬度計（図 2・233）などが用いられる．硬度は錠剤の直径方向に荷重をかけ，破砕されるときの値で表され，適切な硬度は 3〜7 kg といわれている．

② 錠剤の摩損度試験法

錠剤の摩損度試験法は，剤皮を施していない圧縮成形型錠の摩損度を測定する方法である．図 2・233 に示した摩損度測定装置を用いて，摩損度（%）を測定する．

1錠の質量が 650 mg 以下のときは，6.5 g にできるだけ近い量に相当する n 錠を試料とする．1錠の質量が 650 mg を超えるときは，10 錠を試料とする．試験前に注意深く錠剤に付着してい

る粉末を取り除く，錠剤試料の質量を精密に量り，ドラムに入れる．ドラムを 100 回転させた後，錠剤を取り出す．試験開始前と同様に錠剤に付着した粉末を取り除いた後，質量を精密に量る．通常，試験は 1 回行う．試験後の錠剤試料に明らかにひび，割れ，あるいは欠けのみられる錠剤があるとき，その試料は不適合である．もし結果が判断しにくいとき，あるいは質量減少が目標値よりも大きいときは，さらに試験を 2 回繰り返し，3 回の試験結果の平均値を求める．多くの製品において，最大平均質量減少が 1.0% 以下が望ましい．

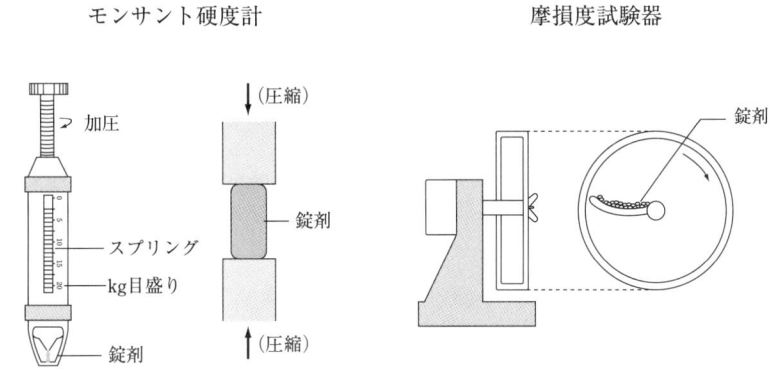

図 2・233　モンサント硬度計と摩損度試験法 [2]

③ 軟膏剤の試験法

軟膏剤，クリーム剤やゲル剤では，延び（展延性）や硬さ（稠度）に基づく使用感の良し悪しがコンプライアンスやアドヒアランスに影響する．

展延性の評価には，スプレッドメーターが用いられる．硬さの測定には，ペネトロメーターやカードテンションメーターが用いられる．

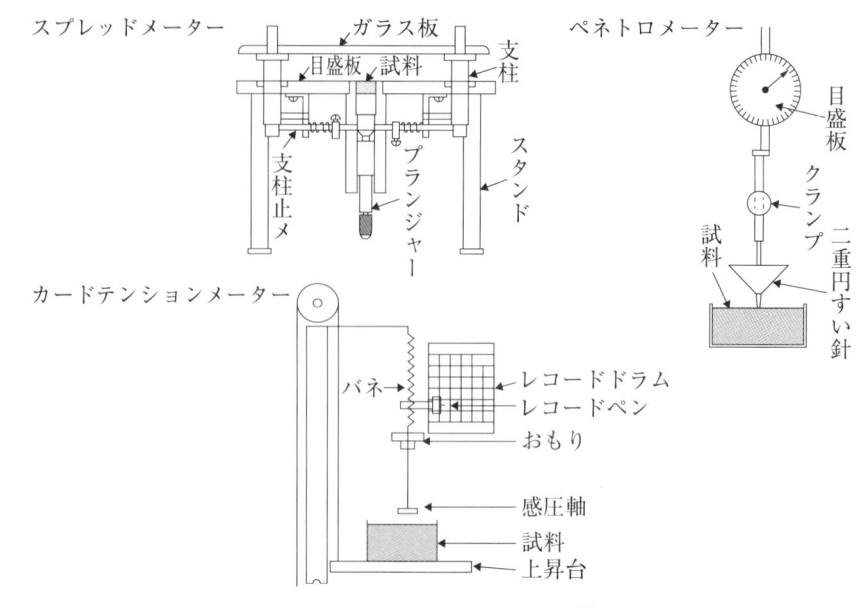

図 2・234 軟膏剤の試験法 [3]

＜参考文献＞

1）第 17 改正日本薬局方

2）丁野純男（2017）新発想製剤学 第 2 版，京都廣川書店

3）飯村菜穂子，荻原琢男編著（2016）実践製剤学 第 2 版，京都廣川書店

4）掛見正郎，戸塚裕一（2013）広義製剤学，京都廣川書店

5）山本昌（2016）モデル生物薬剤学，京都廣川書店

6）J. Fang, H. Nakamura, A. K. Iyer（2007）*Journal of Drug Targeting*., Vol.15（7-8），p.475-486

7）リュープリン®インタビューフォーム，武田薬品工業

8）Kim Y, Park EJ, Na DH（2018）*Arch Pharm Res*., 41（6），p.571-582

9）橋田充編集（2009）*Pharm Tech Japan*., 25（13）

10）K Kogure., *et al*.（2004）*Journal of Controlled Release*., 98, p.317-323

11）大戸茂弘，吉山友二監修（2007）時間治療の基礎と実践，丸善

12）Youan BB（2004）*J Control Release*., 98, p.337-353

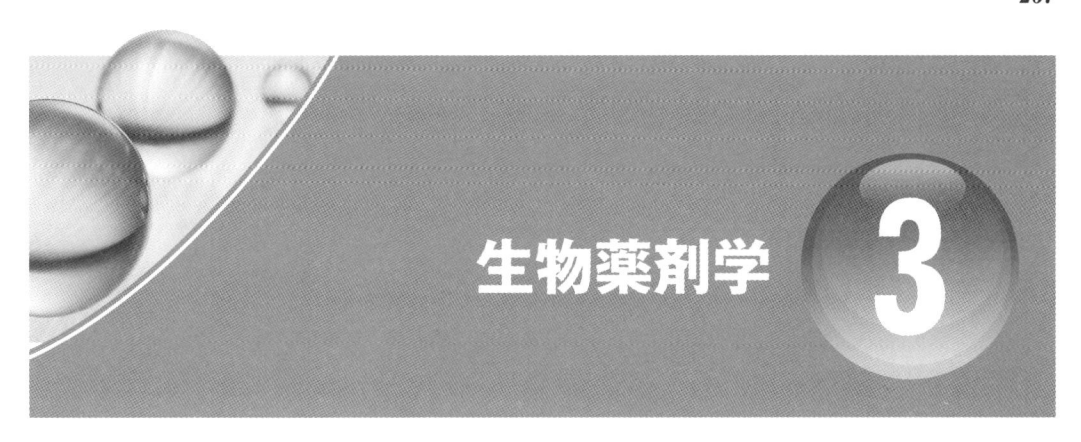

生物薬剤学　③

物理薬剤学が主に患者に医薬品が**投与される前**の諸問題（薬物の製剤化，剤形，安定性，配合変化，主薬の放出性など）を取り扱うのに対し，生物薬剤学では患者に医薬品（薬剤）が**投与された後**，**吸収 absorption**，**分布 distribution**，**代謝 metabolism**，**排泄 excretion** を受け，その効果を発揮し，消失するまでの過程を扱う（表3・1）．

表3・1　薬物の吸収，分布，代謝，排泄

吸　収 absorption	薬物が投与部位から血液循環系へ取り込まれること （吸収部位：口腔内，消化管，皮膚，筋肉，肺，直腸など）
分　布 distribution	薬物が循環系に到達してから，組織・器官などに移行する過程
代　謝 metabolism	脂溶性の高い薬物が酵素の触媒により生化学的に変化すること
排　泄 excretion	体内の薬物またはその代謝物が尿，胆汁，汗，乳汁，唾液，呼気中へと排泄されること

3・1　薬物の体内動態

　生体に投与された薬物は吸収，分布，代謝，排泄を受けながら，最終的にその効果を発揮するが，これらは1つひとつの過程が完結しながら進むのではなく，並行的に同時進行する（図3・1）．また，標的部位における薬物の濃度も時々刻々と変化し，その時間経過の中で**薬理効果**が発揮され，やがて体内から消失していく．したがって，患者に医薬品が投与された後の血中濃度の推移や効果の消長は，「時間関数」として取り扱う必要があり，これを理解するためには速度論の概念を導入しなければならない（**薬物動態学：pharmacokinetics**）．また，薬の効果は，血中濃度をはじめとする薬物の体内動態と密接に関連するため，適正な治療効果を得るには薬物の体内濃度を適切な範囲に保つ必要がある．そのため，体内における薬物の吸収，分布，代謝，排泄の各過程に関わるメカニズムを理解し，身体の中での薬の動きを把握・予測することは，安全で合理的な薬物治療を実施するうえで必要不可欠であるといえる．

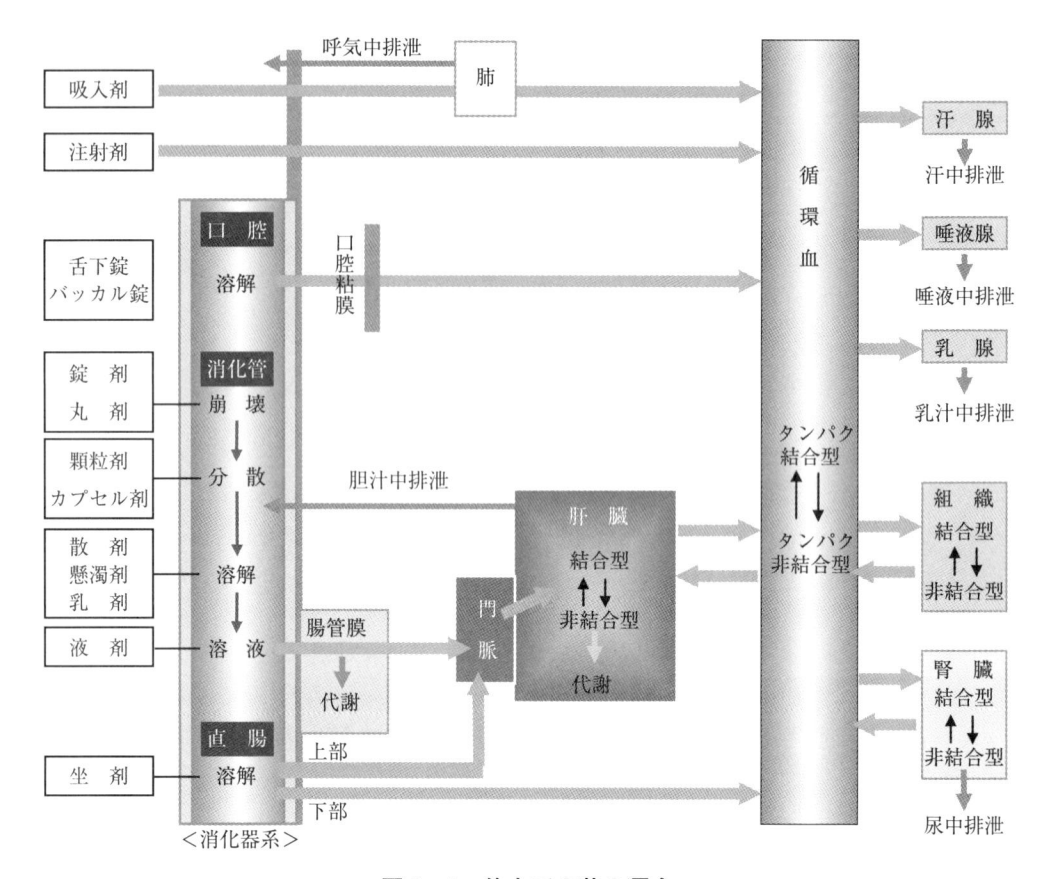

図3・1　体内での薬の運命

3・1・1　薬物の吸収・分布・代謝・排泄

　近年の分子生物学の発展に伴い，薬物の吸収，分布，代謝，排泄に関わる分子の特性が遺伝子レベルで明らかになってきている．生体にとって必要な物質は特定の臓器において生合成されるか，あるいは外部から消化管を介して吸収される．これら物質のうち脂溶性のものは生体膜を容易に通過し必要とされる臓器へ運搬されていくが，水溶性の高いものは**トランスポーター**などを介した輸送機構によって生体膜を透過する．また，トランスポーターの一部は生体にとって有害な物質の細胞外排泄にも関与し，胆汁排泄，尿排泄，消化管からの吸収（または吸収の抑制）などにも携わっている（図3・2）．さらに，トランスポーターは脳，精巣，胎盤など生体にとって極めて重要な部位にも発現し，栄養成分の取り込みを行うとともに，有害物質からこれら臓器や胎児を保護するはたらきも担っている．これまで，多くの薬物がこれらトランスポーターの基質になることが明らかになっており，これら輸送担体を介した薬物の膜透過機構を理解することは，薬物の体内動態を把握・予測するうえでも重要な意義をもつ．

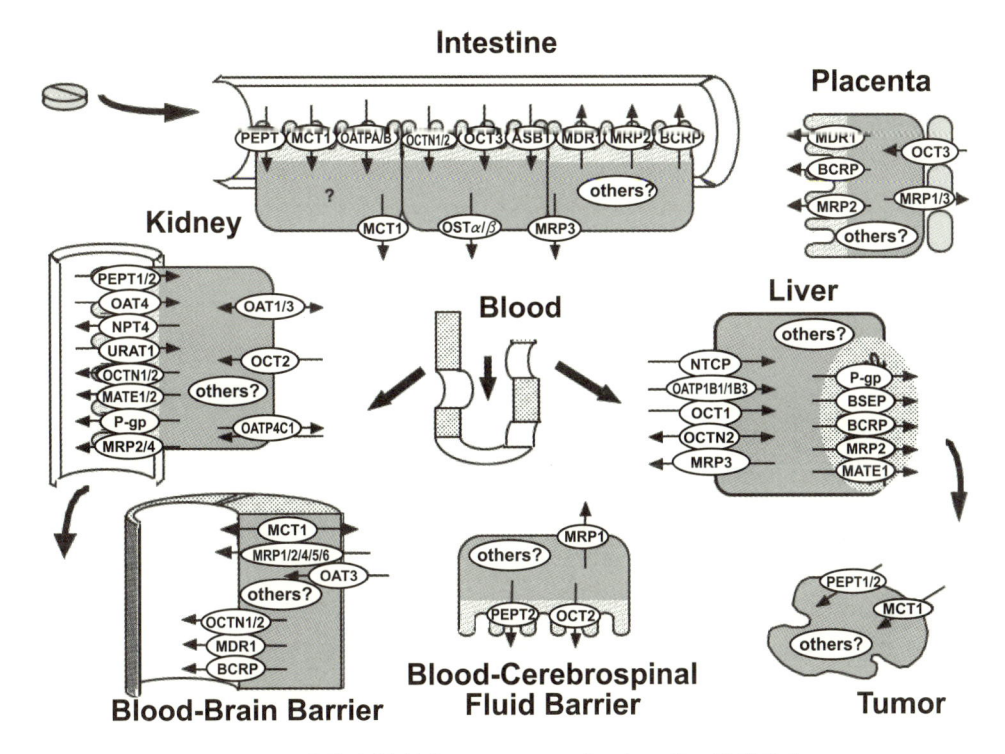

図 3・2 薬物を輸送するトランスポーター群の組織分布

（辻彰総編集（2010）トランスポーター科学最前線，京都廣川書店より一部改変して引用）

3・1・2 薬物速度論

　薬物速度論を用いた解析の最終目標は，安全で合理的な薬物投与計画を作成することにあるが，これにはヒトまたは実験動物に薬物が投与された後の体内での薬物濃度の時間的推移を測定し，それらのデータを合理的に説明できる数理式を導き，得られたパラメータを用いて患者における体内動態の予測を行う必要がある．**薬物速度論**を用いた解析手法には大きく分けて「**モデル依存的**」な方法と，「**モデル非依存的**」な方法がある．**コンパートメントモデル**に代表されるモデル依存的な解析からは，多くの情報が得られる一方で，得られたパラメータは想定したモデルに依存するため，現実と乖離する危険性がある．また，モデルの選択や，その評価も解析者の判断に委ねられるため，その解釈に幾分かの主観的要素が含まれる．一方，**モーメント解析法**に代表されるモデル非依存的な解析法は，実測データそのものを反映する点で客観性が高い．

3・1・3 population pharmacokinetics

　薬物治療の個別化・最適化を行うには，患者ごとに投与剤形，投与量，投与間隔，投与上の留意事項などを決め，また病態の変化に伴ってこれらを調整していかなければならない．特に治療濃度域の狭い薬物については，血中濃度を測定し，それらを効果や副作用の発現と照らし合わせ

ながら投与設計を行っていく therapeutic drug monitoring（TDM）が必要になる．しかしながら，実際の医療現場においては，1人の患者から得られる血中濃度データが極めて少数であることや，得られたデータが「添付文書」などに記載されている値と大きく乖離しているため参考にならないことなどが問題になる．患者からは多くて2点，ほとんどの場合1点の採血しかできないため，コンパートメントモデルのような従来までの解析法では薬物動態パラメータを算出し，投与計画を作成することは困難である．また，添付文書に記載されている薬物動態データは，phase I で行った数十人規模の健康成人から得られたデータであるため，高齢者や疾患を伴う患者データと乖離することは容易に想定できる．一方で，phase II 以降の**臨床試験**においては，様々な投与量，投与方法，採血時間，患者背景をもとにした血中濃度データが集積される．このような背景の異なるデータでは単純に平均値を参照することは困難であるが，1982 年に Beal と Sheiner らが開発した **nonliniear mixed effect model（NONMEM）法**により状況が打開された．NONMEM 法は患者の血中濃度推移を薬物動態パラメータによって説明できる部分と，その他の未知の部分（**個体間変動，個体内変動**）とを分けて，同時に解析する方法で，今日ではこれを population pharmacokinetics（**母集団薬物動態解析**）と呼んでいる．この手法を用いれば，背景の異なる血中濃度データを一元的に解析でき，血中濃度推移に影響を及ぼす因子の抽出と，薬物動態パラメータにおける個人差の定量的評価が可能になる．このような解析によって得られた薬物動態パラメータを**母集団薬物動態パラメータ**というが，母集団薬物動態パラメータが得られている医薬品については，1点のみの血中濃度データしか得られなかった患者でも**ベイズ推定**によって，その患者の薬物動態パラメータを推定することができ，投与計画を作成することが可能になる（図3・3）．

　本章では，薬物の体内での動きを総合的に理解し，これら薬物動態学的知識を活かした薬物治療評価ができるようになることを目標に解説を行う．本章前半では薬物の吸収，分布，代謝，排

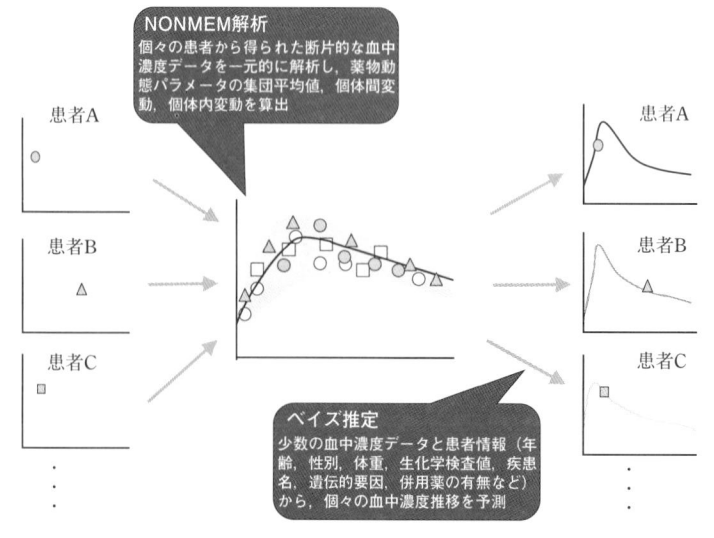

図3・3　母集団薬物動態解析とベイズ推定による投与計画の作成

泄の各素過程を制御するメカニズムと薬物動態の経時的な変化を理解するための速度論について解説を行う．また，医薬品をヒトに適用した際の薬理効果（治療効果，有害作用）は，薬物動態学と臨床薬理学の知識をもとに評価・理解することができる．本章後半では，臨床における医薬品の体内動態に変動を及ぼす諸因子と薬物治療を適正に導くための方法論について解説する．

3・2 生体膜の構造と薬物の透過機構

3・2・1 細胞膜の構造

　細胞の内外を区分する細胞膜は，生体成分が外界に漏出しないよう保持するだけではなく，生体外からの物質の取り込みや，異物の侵入を防ぐなどの役割も担っている．細胞膜は厚さ 1×10^{-8} m 程度の「**脂質二重膜**」からなり，そのなかに様々な機能を有する膜タンパク質が存在している（**流動モザイクモデル**：図3・4）．脂質二重膜は主に極性基と疎水性の脂肪酸炭素鎖を有するグリセロリン脂質（ホスファチジルコリン，ホスファチジルセリン，ホスファチジルエタノールアミン，ホスファチジルイノシトール，スフィンゴミエリンなど）によって構成され，水相系である生体内環境においては，極性基を外側に，疎水性基を内側に配向する．また，リン脂質以外にもスフィンゴ脂質やコレステロールなどが構成成分として含まれ，膜構造の頑健化に寄与している．細胞膜が脂質から構成されているため，一般的には脂溶性の物質は細胞膜の透過性にすぐれており，逆に水溶性の物質の透過性は劣る．しかし，実際には水溶性の栄養物（糖，アミノ酸，水溶性ビタミンなど）は効率的に細胞内に移行する．これは細胞膜に存在するタンパク質のはたらきによるものである．膜タンパクは脂質二重膜に埋め込まれた状態で存在しているが，

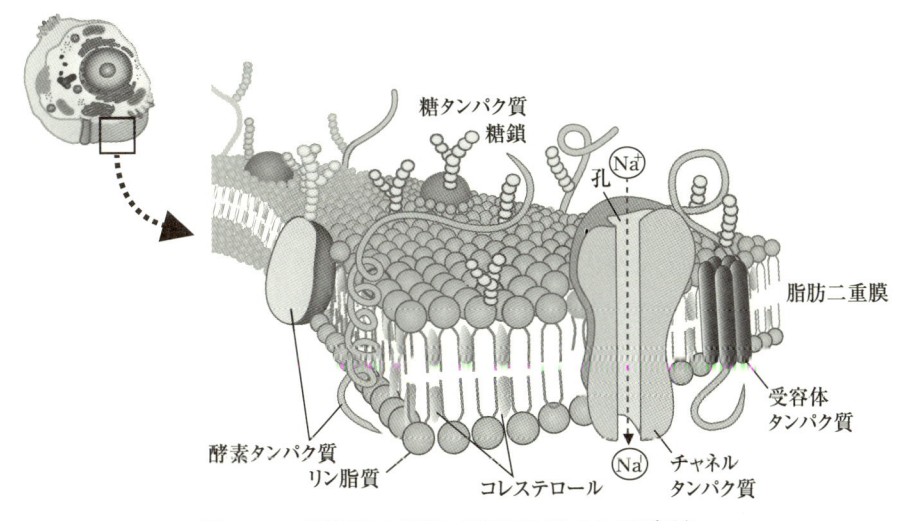

図3・4　細胞膜の構造（流動モザイクモデル）

脂質二重膜の片側表面に突き出た状態のものを**表在性タンパク質**，脂質二重膜を貫通した状態で存在するものを**内在性タンパク質**と呼ぶ．物質の輸送に関与するのは後者であり，これら輸送タンパク質をトランスポーター（輸送担体）と呼ぶ．

3·2·2　物質の膜輸送機構

物質の膜輸送は，膜内外の電気化学的ポテンシャル勾配に従って輸送が生じる「**受動輸送**」と，電気化学的ポテンシャル勾配に逆らって輸送が生じる「**能動輸送**」および膜自体の形態変化に伴い物質の輸送が生じる「**膜動輸送**」に分類される（図3·5）．

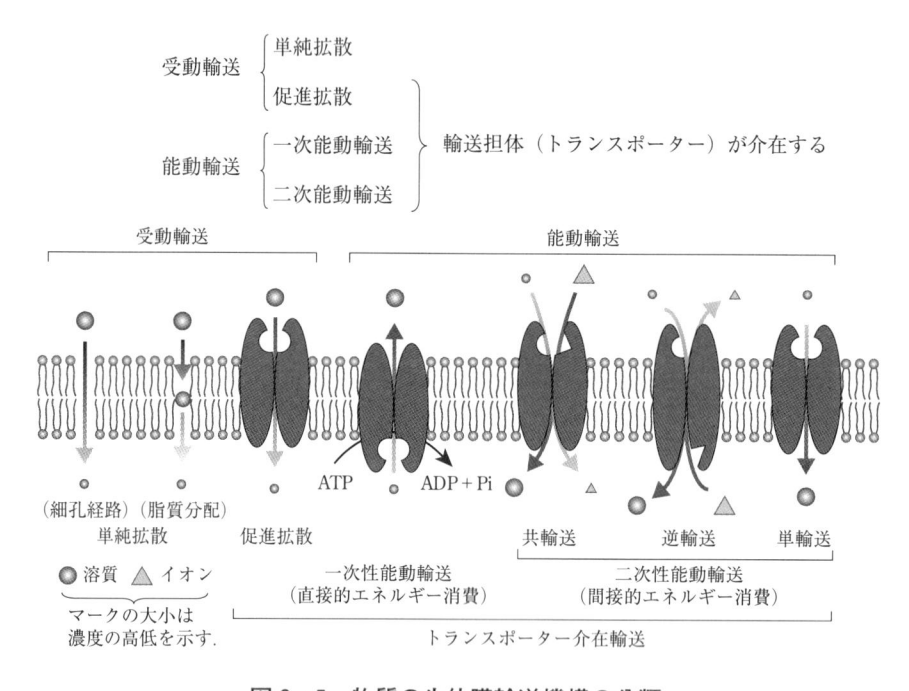

図3·5　物質の生体膜輸送機構の分類

（1）受動輸送

細胞膜の内外に物質濃度差や電位差などがある場合，細胞膜の内と外では電気化学的ポテンシャルの勾配が生じる．この勾配に従ってポテンシャルが高い方から低い方へ物質が輸送されるのが受動輸送である．受動輸送はトランスポーターが介在しない「**単純拡散**」とトランスポーターが介在する「**促進拡散**」とに分類されるが，いずれも代謝エネルギーは必要とせず，ポテンシャル勾配に逆らった輸送は行われない（表3·2）．

表3・2　生体膜輸送機構の特徴

膜透過の種類	受動拡散 （単純拡散）	担体輸送		膜動輸送 （サイトーシス）
		促進拡散	能動輸送	
輸送担体 （膜内タンパク）	必要としない	必要とする	必要とする	必要としない
エネルギーの必要性	必要としない	必要としない	必要とする	必要とする
濃度勾配に逆らった輸送	できない	できない	できる	できる
膜透過の飽和	起こりにくい	起こる	起こる	起こる
膜透過速度と細胞外物質濃度	（グラフ：膜透過速度 対 細胞外物質濃度） Fick の法則	（グラフ：膜透過速度 対 細胞外物質濃度） ミカエリス・メンテン式		―

1）単純拡散

単純拡散は最も基本的な膜透過形態であり，トランスポーター介在性の膜輸送機構と比較すると以下のような特徴がある．

1. 膜透過は物質に対して非特異的である．
2. 膜透過は生体膜の両側における物質の濃度勾配に従う．
3. 飽和や共存物質による膜透過性への影響は低い．

また，単純拡散に影響を与える因子としては，以下のものがある．

1. 物質の脂溶性
2. 分子サイズ
3. 水素結合能の高い官能基の有無

一般に脂溶性の高い物質ほど膜透過性がすぐれていることが知られているが，脂溶性が高すぎる場合（**油／水分配係数**として 100 から 1,000 以上）は，膜脂質内に物質が蓄積しやすくなるため脂溶性の高さが膜透過性と相関しなくなる（図3・6）．また，水酸基やアミノ基のような水素結合能の高い官能基を有する物質の膜透過性は低い傾向にある．

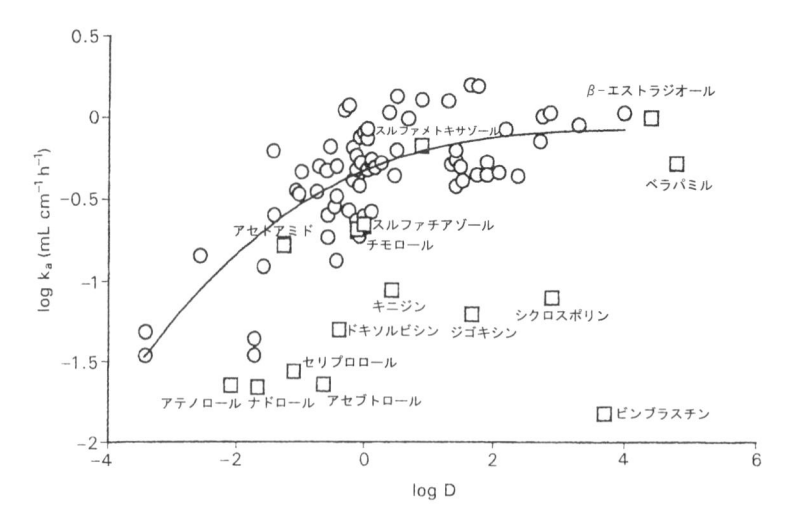

種々の薬物（白丸）のラット小腸からの吸収速度（k_a）と n-オクタノール／水（pH 7.0）分配係数（D）との関係を示す．白四角はすべて P-糖タンパク質の基質を表す．

図 3・6　薬物の脂溶性と膜透過速度との関係

(T.Terao., *et al.* (1996) *J. Pharm. Pharmacol.*, 48, p.1083-1089 より一部改変して引用)

① 電荷のない物質の膜透過

　電荷をもたない物質の膜透過性について考える場合（図 3・7），単位時間あたりの透過量を J，膜を隔てた物質の移行元（ドナー側）と移行先（レセプター側）の濃度勾配を dC／dx，拡散係数［長さ²／時間］を D とすると，

$$J = -D \cdot \frac{dC}{dx} = \frac{1}{S} \cdot \frac{dM}{dt} \tag{3・1}$$

　　　　t：時間　　M：溶質の質量　　S：表面積　　x：拡散距離　　C：溶質濃度

として表される．また，膜の表面積を S（surface），厚さを L（length），物質の移行元（ドナー側）の膜表面濃度を C_1，移行先（レセプター側）の膜表面濃度を C_2 とすると，

$$J = -D \cdot \frac{C_2 - C_1}{L} = D \cdot \frac{C_1 - C_2}{L} = \frac{1}{S} \cdot \frac{dM}{dt} \tag{3・2}$$

となる．ここで膜表面と膜外環境間における薬物の分配係数を K とし，物質の移行元（ドナー側）の濃度を C_d，移行先（レセプター側）の濃度を C_r とすると，

$$K = \frac{C_1}{C_d} = \frac{C_2}{C_r} \qquad \frac{dM}{dt} = \frac{D \cdot S \cdot K \cdot (C_d - C_r)}{L} \tag{3・3}$$

と表すことができる．したがって式 3・2 は，

$$J = D \cdot S \cdot K \cdot \frac{C_d - C_r}{L} \cdot \frac{1}{S} = \frac{D \cdot K \cdot (C_d - C_r)}{L} \tag{3・4}$$

として表される．さらに膜透過係数（P：permeability coefficient）を以下のように定義して式 3・

4 に代入すると

$$P = \frac{D \cdot K}{L} \tag{3・5}$$

$$J = P \cdot (C_d - C_r) \tag{3・6}$$

となる．すなわち，電荷をもたない物質の膜透過速度は，物質の膜透過速度 J，膜を隔てた移行物質の濃度勾配（$C_d - C_r$），透過膜の表面積 S によって決まることがわかる．膜透過係数 P は，物質の膜透過性を表す指標として使われ，また，膜透過係数と表面積の積（$P \cdot S$）は**膜透過クリアランス**として特定の組織における膜透過性を表す定量的指標となる．

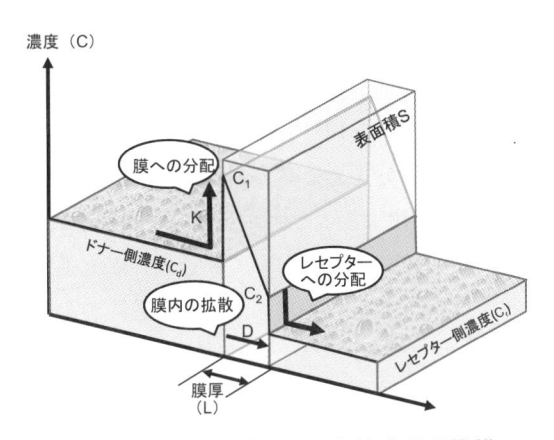

図 3・7 単純拡散による生体膜透過機構
（掛見正郎編集（2009）広義薬物動態学，京都廣川書店）

② 弱電解質の膜透過（pH 分配仮説）

多くの薬物は弱酸または弱塩基であり，このような弱イオン性物質（電解質）の膜透過は，非イオン性分子（分子形）は脂溶性が高いために細胞膜を透過できるが，イオン形分子は水溶性が高いために膜透過ができないという pH 分配仮説に従う（図 3・8）．そのため，弱イオン性物質の膜透過速度は，膜透過部位における非イオン形（分子形）として存在する薬物の割合と，その分子形物質の脂溶性によって影響を受ける．

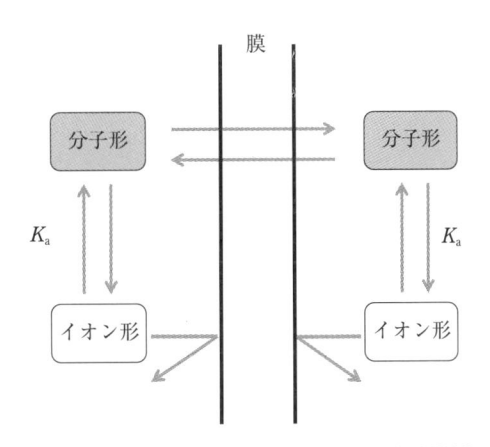

図 3・8 pH 分配仮説に従う生体膜輸送機構

溶液中での薬物の解離が平衡状態にある場合，分子形薬物とイオン形薬物の存在比は溶液の pH と薬物の pK_a によって以下のように表される（**Henderson-Hasselbalch の式**）．

弱酸性薬物の場合　　　　　　　$\dfrac{[\mathrm{A^-}]}{[\mathrm{HA}]}=10^{\mathrm{pH-p}K_\mathrm{a}}$ （3・7）

弱塩基性の薬物の場合　　　　　$\dfrac{[\mathrm{BH^+}]}{[\mathrm{B}]}=10^{\mathrm{p}K_\mathrm{a}-\mathrm{pH}}$ （3・8）

　[A⁻], [HA]：弱酸性薬物のイオン形と分子形の濃度

　[BH⁺], [B]：弱塩基性薬物のイオン形と分子形の濃度

薬物の膜透過速度を考えた場合，膜表面で分子形薬物がどの程度の比率で存在するのかを知ることが重要である．式3・7および式3・8より，それぞれの弱イオン性薬物の分子形の割合（分子形分率 fu）は

弱酸性薬物の場合　　　　$fu=\dfrac{[\mathrm{HA}]}{[\mathrm{HA}]+[\mathrm{A^-}]}=\dfrac{1}{1+10^{\mathrm{pH-p}K_\mathrm{a}}}$ （3・9）

弱塩基性の薬物の場合　　$fu=\dfrac{[\mathrm{B}]}{[\mathrm{BH^+}]+[\mathrm{B}]}=\dfrac{1}{1+10^{\mathrm{p}K_\mathrm{a}-\mathrm{pH}}}$ （3・10）

となる．図3・9は弱イオン性物質の分子形分率と pH の関係を示したグラフであり，$\mathrm{p}K_\mathrm{a}$ と等しい pH を境に分子形分率が大きく変化することがわかる．弱酸性物質では pH が低いものほど分子形分率が大きくなり，$\mathrm{p}K_\mathrm{a}$ よりも低い pH において膜透過性が亢進する．一方，弱塩基性物質では $\mathrm{p}K_\mathrm{a}$ よりも高い pH において分子形分率が増大し，膜透過性が亢進する．

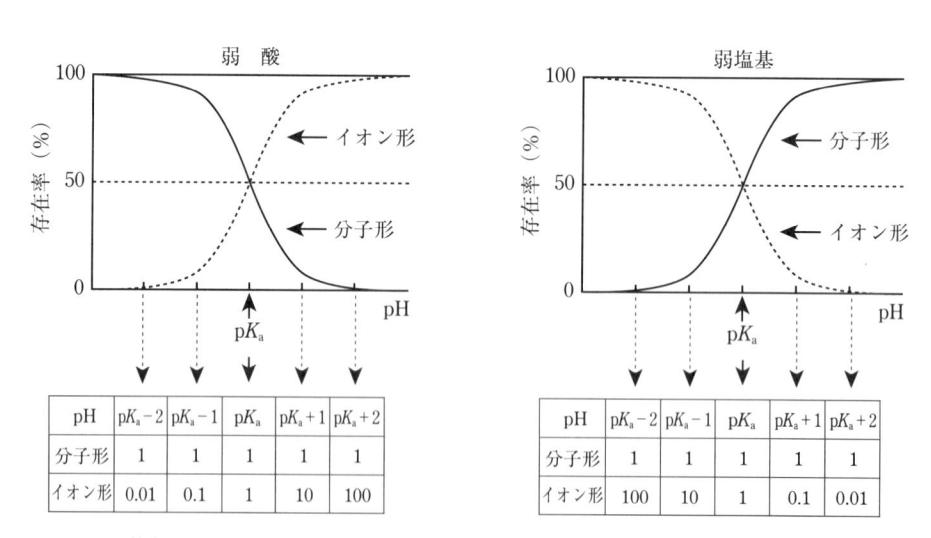

図3・9　薬物の解離状態（分子形を 1 としたときのイオン形の割合）と pH の関係

2) 促進拡散

　膜内外の電気化学的ポテンシャル勾配に従って膜透過が生じる「受動輸送」であるが，トランスポーター介在性であり以下のような特徴がある（図3・5参照）.

1. 駆動力は生体膜の両側における物質の濃度勾配（あるいは電気化学的ポテンシャル）.
2. トランスポーターを介する.

3. 輸送物質に対する特異性がある.

4. 基質物質の濃度上昇による飽和現象が認められ,透過速度は非線形を示す.

5. 構造が類似した化合物による輸送活性の阻害がある.

促進拡散の代表的な膜輸送としては,グルコースの細胞内移行がある.glucose transporter 2（GLUT2）は小腸粘膜細胞や膵ラ島 β 細胞などに発現し,グルコースの取り込みに関与する.また,骨格筋細胞や脂肪細胞などに発現する glucose transporter 4（GLUT4）は,インスリン刺激時に細胞膜表面へ移行し,細胞外のグルコースを取り込む.

（2）能動輸送

生体膜に存在するトランスポーターを介して,透過する物質の濃度勾配（電気化学的ポテンシャル）に逆らった膜輸送が行われる.能動輸送は**アデノシン三リン酸（ATP）**を直接利用するか否かによって,**一次性能動輸送**と**二次性能動輸送**とに分類されるが,これら両方の輸送機構に共通する特徴として以下のものがある（図 3・5 参照）.

1. 電気化学的ポテンシャル勾配に逆らう輸送.

2. エネルギー消費を伴う輸送.

3. エネルギー代謝の影響を受ける（低温で輸送活性が低下）.

4. 基質物質の濃度上昇による飽和現象が認められ,透過速度は非線形を示す.

5. 構造が類似した化合物による輸送活性の阻害がある.

能動輸送による膜輸送速度 J_{act} と輸送される物質の濃度 C との間には以下に示すような関係式が成立する.

$$J_{act} = \frac{J_{max} \cdot C}{K_t + C} \tag{3・11}$$

ここで J_{max} は最大膜輸送速度,K_t は最大膜輸送速度の半分の膜輸送速度を示す際の物質の濃度を表す.また,一般に能動輸送によって膜透過する物質の多くは受動輸送によっても膜透過が行われるため,実際の膜透過速度 J は,能動輸送による膜輸送速度 J_{act} と受動輸送による透過速度 J_{pass} の 和 （$J = J_{pass} + J_{act}$）によって表される（図 3・10）.

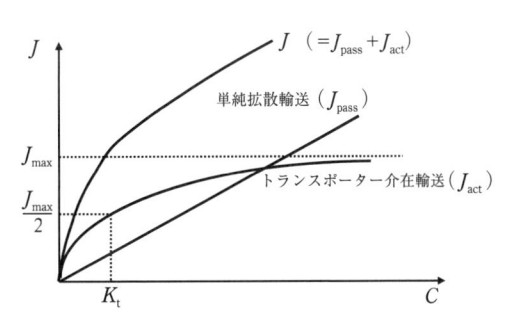

図 3・10 能動輸送と単純拡散によって生体膜を透過する薬物の濃度 C と膜輸送速度 J との関係

（掛見正郎編集（2009）広義薬物動態学,京都廣川書店より一部改変して引用）

1) 一次性能動輸送

ATP が ADP に加水分解される際に生じるエネルギーを直接利用してトランスポーターにより物質を輸送する能動輸送を一次性能動輸送という（図3・5参照）．Na^+/K^+-ATPase はイオン輸送タンパク質で ATP の加水分解エネルギーによってナトリウムイオンを細胞外に汲み出すと同時にカリウムイオンを細胞内に濃縮的に蓄積させる．また，H^+/K^+-ATPase や Ca^{2+}-ATPase も ATP を消費しイオンの膜輸送に関与し，これによって生じるイオン勾配が後述する二次性能動輸送の駆動力となる．

ABC トランスポーター

一次性能動輸送には P-糖タンパク質（P-glycoprotein：P-gp），multidrug resistance-associated protein 2（MRP2，cMOAT），breast cancer resistance protein（BCRP）などの **ATP binding cassette（ABC）トランスポーター**が関与し（表3・3），これらは濃度勾配に逆らって細胞内から細胞外へ薬物を輸送する．

表3・3　薬物一次性能動輸送に関わる ABC トランスポーター

	発現部位	代表的基質薬物	代表的阻害薬物
P-gp (*ABCB1*)	小腸：刷子縁膜 肝臓：毛細胆管膜 腎臓：近位尿細管の頂端側膜 その他：血液脳関門，血液胎盤関門	ジゴキシン，フェキソフェナジン，ネルフィナビル，ビンクリスチン，コルヒチン，トポテカン，パクリタキセル	ベラパミル，ニカルジピン，シクロスポリン，キニジン
MRP2 (*ABCC2*)	小腸：刷子縁膜 肝臓：毛細胆管膜 腎臓：近位尿細管の頂端側膜 その他：血液胎盤関門	還元型グルタチオン，グルクロン酸抱合体，プラバスタチン，SN-38（イリノテカンの活性代謝物）のグルクロン酸抱合体	シクロスポリン，グリベンクラミド，フロセミド，インドメタシン，ベンズブロマロン
BCRP (*ABCG2*)	小腸：刷子縁膜 肝臓：毛細胆管膜 腎臓：近位尿細管の頂端側膜 その他：血液脳関門，血液胎盤関門	ロスバスタチン，ドキソルビシン，スルファサラジン，トポテカン，硫酸抱合体，SN-38，メトトレキサート	ケルセチン，シクロスポリン

① P-糖タンパク質（*ABCB1*）

P-糖タンパク質は，12回の膜貫通領域と2つの ATP 結合ドメインを有する ABC トランスポーターであり，ジゴキシン，フェキソフェナジン，ネルフィナビル，ビンクリスチン，コルヒチン，トポテカン，パクリタキセルなど多くの薬物に対して輸送活性を示すが，基質となる薬物

の構造特性は明らかになっていない. 主な発現部位は, 小腸の刷子縁膜, 肝臓の毛細胆管膜, 腎臓の近位尿細管頂端側膜などであり, これらの臓器においては主に管腔方向側へ薬物を輸送する. また, MDR1 は血液脳関門, 精巣血液関門, 胎盤などにおいても発現が認められ, 生体にとって重要な臓器や胎児の保護に寄与していると考えられている.

② MRP2（*ABCC2*）

MRP2（multidrug resistance-associated protein 2） は 17 回の膜貫通領域と 2 つの ATP 結合ドメインを有する ABC トランスポーターであり, プラバスタチンやイリノテカンの活性代謝物である SN-38 のグルクロン酸抱合体の胆汁排泄に関わっていることが知られている. 主な発現部位は小腸, 肝臓, 腎臓などであり, それら臓器においては管腔方向側へ薬物を輸送する. また, MRP2 の欠損によって胆管へのビリルビン排泄障害が起こり, 血中に抱合型ビリルビンが増加する Dubin-Johnson syndrome が引き起こされる.

③ BCRP（*ABCG2*）

BCRP（breast cancer resistance protein） は, 1 つの ATP 結合ドメインを有し, ホモダイマー（BCRP どうしが二量体を形成すること）として機能するトランスポーターである. ロスバスタチン, ドキソルビシン, スルファサラジン, トポテカンや硫酸抱合体など多くの薬物に対して輸送活性を示すが, 基質となる薬物の構造特性は明らかになっていない. 主な発現臓器は小腸, 肝臓, 腎臓であり, 管腔方向側へ薬物を輸送する. また, 血液脳関門, 胎盤などにも発現が認められ, 重要な臓器や胎児の保護に寄与していると考えられている.

2）二次性能動輸送

一次性能動輸送によって生じたイオン勾配を駆動力として共役することにより物質を輸送する機構を二次性能動輸送という（図 3・5 参照）. 二次性能動輸送は駆動力となるイオンの輸送と同方向に物質が輸送される場合を共輸送, イオンとは反対方向に輸送される場合を対向輸送または逆輸送と呼び, 輸送の方向性によって区別される.

solute carrier（SLC）トランスポーター

二次性能動輸送には **organic anion transporting polypeptide**（OATP）, **有機カチオントランスポーター**（OCT1, 2）, **有機アニオントランスポーター**（OAT1, 3）, **ペプチドトランスポーター**（PEPT1）などの solute carrier（SLC）トランスポーターが関与し（表 3・4）, これらは濃度勾配に逆らって細胞外から細胞内へ薬物を輸送する. また, D-グルコース, アミノ酸, モノアミン, 胆汁酸, アスコルビン酸などの水溶性ビタミン, ジペプチド, トリペプチドなど生体にとって必要な物質の取り込みも二次性能動輸送によって行われる.

表 3・4 薬物の二次性能動輸送に関わる SLC トランスポーター

	発現部位	代表的基質薬物	代表的阻害薬物
OATP1B1 (*SLCO1B1*)	肝臓：血管側膜	ロスバスタチン，メトトレキサート，プラバスタチン，リファンピシン	シクロスポリン，リトナビル，サキナビル
OATP1B3 (*SLCO1B3*)	肝臓：血管側膜	フェキソフェナジン，テルミサルタン，パクリタキセル	シクロスポリン，リファンピシン
OCT1 (*SLC22A1*)	肝臓：血管側膜	アシクロビル，メトホルミン，アマンタジン，アシクロビル	アマンタジン，デシプラミン，シメチジン，キニジン
OCT2 (*SLC22A2*)	腎臓：近位尿細管の側底膜		
OAT1 (*SLC22A6*)	腎臓：近位尿細管の側底膜	プラバスタチン，ファモチジン，アデホビル	プロベネシド，β-ラクタム系抗生物質
OAT3 (*SLC22A8*)			
PEPT1 (*SLC15A1*)	小腸：刷子縁膜	セファレキシン，セフラジン，セファドロキシル，カプトプリル，エナラプリル	グリシルサルコシン

① OATP1B1 (*SLCO1B1*)

OATP (organic anion transporting polypeptide) **1B1** は，12 回の膜貫通型の取り込みトランスポーターであり，ロスバスタチン，メトトレキサート，プラバスタチン，リファンピシンなどの輸送に関与する．OATP1B1 には肝臓特異的な発現が認められ，血管側から肝細胞内へ基質薬物を輸送する．

② OATP1B3 (*SLCO1B3*)

OATP1B3 は，12 回膜貫通型の取り込みトランスポーターであり，OATP1B1 とはアミノ酸配列で約 80% の相同性を示す．基質薬物にも OATP1B1 と類似性が見られるが，OATP1B3 はフェキソフェナジン，テルミサルタンなどに対しても輸送活性を有し，血管側から肝細胞内側への輸送を担う．また，OATP1B3 も肝臓特異的な発現を示すが，その発現量は OATP1B1 の数十分の一程度である．

③ OCT1, 2 (*SLC22A1, 2*)

OCT (organic cation transporter) **1, 2** は，12 回の膜貫通領域を有し，アシクロビルやメトホルミンなど有機カチオン系薬物を基質とする取り込みトランスポーターである．OCT1 は肝臓の血管側に発現し，肝細胞内への薬物の取り込みを行う．また，OCT2 は腎臓の血管側に発現し，血管側から腎細胞内方向への輸送活性を示す．

④ OAT1, 3（*SLC22A6, 8*）

OAT（organic anion transporter）1, 3 は，12 回膜貫通型の取り込みトランスポーターであり，プラバスタチン，ファモチジン，アデホビルなどの有機アニオン系薬物を基質とする．いずれも腎臓の血管側に発現し，血管側から腎細胞内方向への輸送活性を示す．

⑤ PEPT1（*SLC15A1*）

PEPT1（peptide transporter 1） は，12 回膜貫通型の取り込みトランスポーターであり，ジペプチド，トリペプチドをプロトンとともに共輸送する．PEPT1 は主に小腸上皮細胞の刷子縁膜側に発現し，セファレキシン，セフラジン，セファドロキシル，カプトプリル，エナラプリルなどの消化管からの吸収に関与している．

3）膜動輸送（サイトーシス）

タンパク質などの高分子や微粒子などの輸送の際には，細胞膜の形態が変化し，対象物質を包み込むように取り込むことによって輸送を行うことがあり，これを**膜動輸送**という（図3・11）．**エンドサイトーシス**とは細胞外から細胞内へ物質が輸送される膜動輸送をいい，**食細胞作用（ファゴサイトーシス）** と**飲細胞作用（ピノサイトーシス）** とがある．また，受容体介在性のエンドサイトーシスはインスリンやサイトカインなどの細胞内取り込みの際にみられる輸送形態である．一方，エキソサイトーシスとは細胞内から細胞外へ物質を放出する膜動輸送をいうが，エンドサイトーシスとエキソサイトーシスとが連続して起こる場合を**トランスサイトーシス**と呼ぶ．

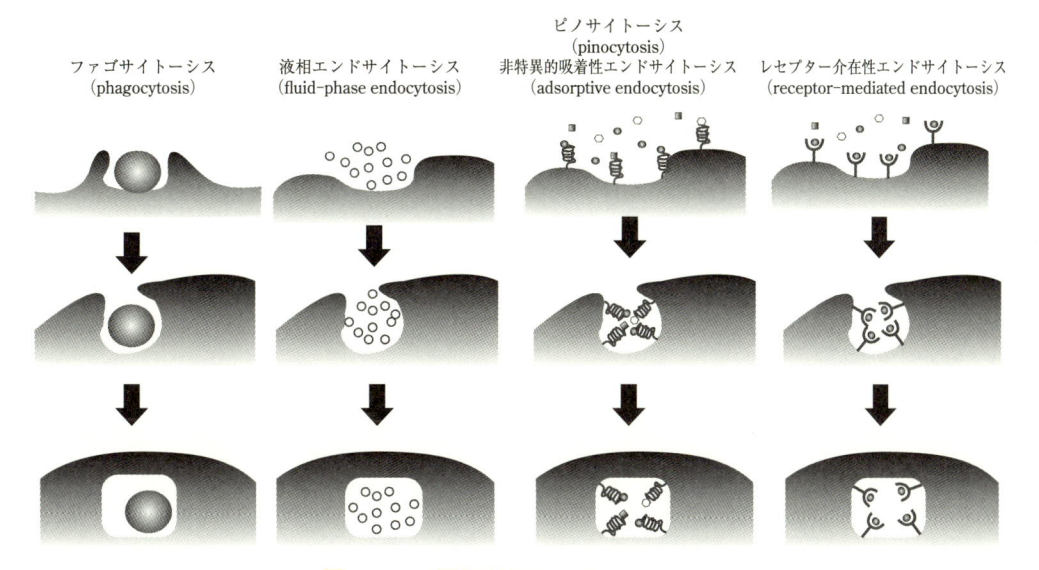

ファゴサイトーシス
（phagocytosis）

液相エンドサイトーシス
（fluid-phase endocytosis）

ピノサイトーシス
（pinocytosis）
非特異的吸着性エンドサイトーシス
（adsorptive endocytosis）

レセプター介在性エンドサイトーシス
（receptor-mediated endocytosis）

図3・11 膜動輸送による物質の輸送

3·3 薬物の吸収

3·3·1 薬物の吸収と投与部位

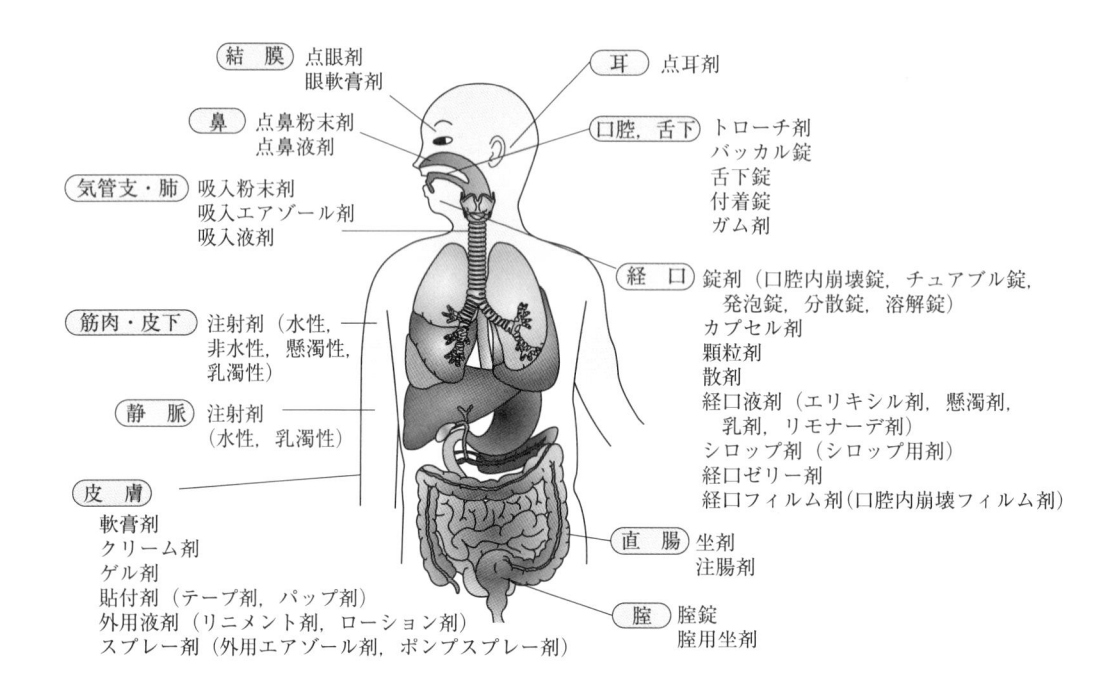

結 膜　点眼剤
　　　眼軟膏剤

耳　点耳剤

鼻　点鼻粉末剤
　　点鼻液剤

口腔，舌下　トローチ剤
　　　　　　バッカル錠
　　　　　　舌下錠
　　　　　　付着錠
　　　　　　ガム剤

気管支・肺　吸入粉末剤
　　　　　　吸入エアゾール剤
　　　　　　吸入液剤

経 口　錠剤（口腔内崩壊錠，チュアブル錠，
　　　　　　　発泡錠，分散錠，溶解錠）
　　　カプセル剤
　　　顆粒剤
　　　散剤
　　　経口液剤（エリキシル剤，懸濁剤，
　　　　　　　乳剤，リモナーデ剤）
　　　シロップ剤（シロップ用剤）
　　　経口ゼリー剤
　　　経口フィルム剤（口腔内崩壊フィルム剤）

筋肉・皮下　注射剤（水性，
　　　　　　非水性，懸濁性，
　　　　　　乳濁性）

静 脈　注射剤
　　　（水性，乳濁性）

皮 膚
　軟膏剤
　クリーム剤
　ゲル剤
　貼付剤（テープ剤，パップ剤）
　外用液剤（リニメント剤，ローション剤）
　スプレー剤（外用エアゾール剤，ポンプスプレー剤）

直 腸　坐剤
　　　注腸剤

腟　腟錠
　　腟用坐剤

図3·12　剤形と投与部位

吸収 absorption とは薬物が投与部位から脈管系へと移行する過程を示す．薬には様々な剤形があり，それぞれの剤形によって投与部位が異なる（図3·12）．現在市販されている医薬品の約6割は経口投与製剤であり，主に胃，小腸からの薬物の吸収を期待したものである．また，経口投与製剤の他に舌下錠，坐剤，点眼剤，点鼻剤，吸入剤，貼付剤，注射剤などがあり，注射によって脈管系へ直接投与する以外は，すべて

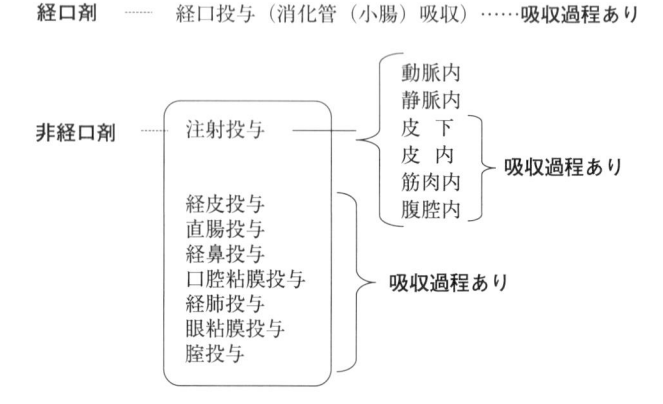

経口剤 ------ 経口投与（消化管（小腸）吸収）……吸収過程あり

非経口剤 ------- 注射投与 ─── 動脈内
　　　　　　　　　　　　　　　静脈内
　　　　　　　　　　　　　　　皮　下　吸収過程あり
　　　　　　　　　　　　　　　皮　内
　　　　　　　　　　　　　　　筋肉内
　　　　　　　　　　　　　　　腹腔内

　　　　　　　経皮投与
　　　　　　　直腸投与
　　　　　　　経鼻投与
　　　　　　　口腔粘膜投与　吸収過程あり
　　　　　　　経肺投与
　　　　　　　眼粘膜投与
　　　　　　　腟投与

図3·13　薬物の投与方法と吸収過程の有無

の剤形で薬物は吸収過程を経て脈管系へと移行する（図3・13）．投与された薬物のうち，実際にどのくらいの「量」がどのくらいの「速さ」で吸収されるかによって，薬理効果に大きな差異が生じる．そのため，薬物の吸収過程は治療の成否を左右する重要な段階であり，この過程の理解は投与部位や投与剤形の決定においても必須である．

3・3・2　薬物の消化管からの吸収

　経口投与は消化管からの薬物の吸収を期待した投与方法であり，簡便性，安全性などにすぐれるため，最も多く利用されている．消化管は口腔，食道，胃，十二指腸，空腸，回腸，大腸からなり（図3・14），それぞれの部位は食物の消化・吸収を担う面で異なった構造・機能を示す．そのため，薬物の吸収においても消化管の各部位によってその寄与は異なる．また，胃や小腸から吸収される薬物の場合，投与部位から吸収部位までの間に距離的な隔たりがあり，投与後，薬物が吸収部位に到達するまでにはいくつかの過程を経なければならない．そのため，経口投与では薬物の投与部位への移行や消化管内での溶解，安定性など，最終的に吸収を左右する様々な要因が存在する．さらに，胃，小腸，大腸上部から吸収された薬物は全身循環血に入る前に門脈を経由して肝臓へ送られるが（図3・15），肝臓で代謝を受けやすい薬物は代謝によって不活性化されるため（**初回通過効果 first-pass effect**），経口投与においては重要な問題になる．また，消化管粘膜に存在する代謝酵素によって薬物の不活性化が起こる場合もあり，全身循環血への移行量にも影響を与える．

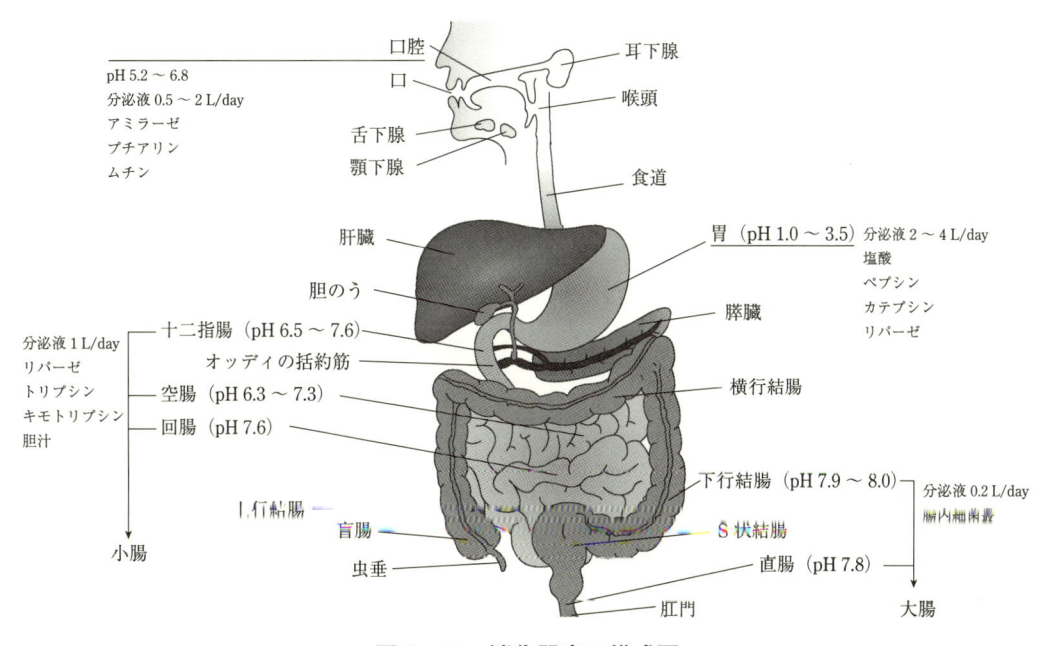

図 3・14　消化器官の模式図

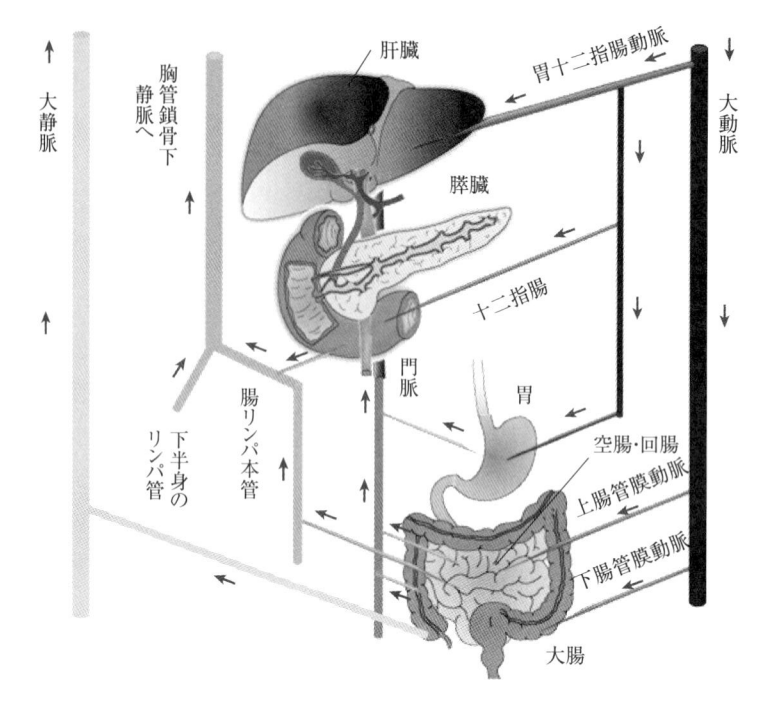

図3・15 吸収された薬物の血液中への移行

（1） 口腔粘膜からの吸収

口腔は消化管の入り口であり，図3・16に示すような構造をもつ。**口腔粘膜**の上皮細胞は重層扁平上皮で構成されており，機能的に咀嚼粘膜，保護粘膜，特殊粘膜に分類され，部位によって上皮の構造に違いがある。薬物は主に舌下（**舌下錠**）または頬と歯ぐきの間（**口腔錠**）に投与されるが，これらの部位は比較的粘膜が薄く多数の毛細血管が存在するため薬物の吸収は良好である。また，口腔粘膜から吸収された薬物は門脈を経由せずに全身循環へと移行するため初回通過効果を受けない。

一般に口腔粘膜からの薬物の吸収は **pH 分配仮説**に従い，主に単純拡散によって吸収される。しかし

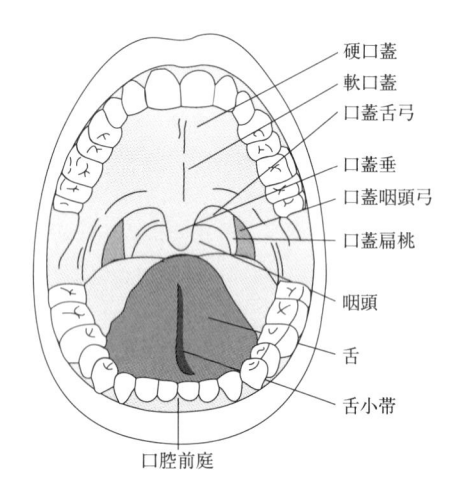

図3・16 口腔の構造

ながら，グルタチオン，グルコース，アミノ酸，チアミン，アスコルビン酸，ニコチン酸などの生体必須物質や，セファレキシンやセファドロキシルなどの薬物の口腔粘膜からの吸収は輸送担体が介在する特殊輸送系によって行われる。

(2) 胃からの吸収

　胃は食道から流入する噴門から**十二指腸**へ流出する幽門までの容積 1.2〜1.4 L の袋状の臓器であり，食道側から胃底部，胃体部，幽門部に分けられる．内部は粘膜で覆われ，その表面積は 900 cm² 程度である．胃粘膜には 1 層の円柱状の上皮細胞があり，胃体部ではペプシンが分泌される（図 3・17）．通常，胃内に食物が流入すると速やかに胃内 pH は上昇するが，幽門部に存在する **G 細胞**から**ガストリン**が分泌され胃酸分泌が促進されることによって胃内の pH は低下する．そのため，酸によって分解を受ける薬物については安定性が問題となる．

　経口投与製剤には**錠剤**，**カプセル剤**など様々な剤形があるが，吸収が起こるためには製剤の崩壊とそれに続く薬物の溶出，溶解が必要になる．胃はその強い運動性によってこれらの役割を担っているが，小腸と比較して薬物吸収全体に対する寄与は小さいと考えられている（後述）．ほとんどの薬物は**弱電解質**（弱酸または弱塩基）であるため，分子形（非イオン形）またはイオン形として存在し，その割合は存在環境の pH に依存する．通常，胃内の pH は低い（pH 1〜2）状態にあるため，一部の酸性薬物は分子形として存在し，胃粘膜から吸収される．しかし，胃内 pH は胃酸の分泌に依存するため個人差が大きく高齢者などで胃酸分泌機能が低下している場合には，薬物の吸収性が影響を受ける．空腹時において，胃は約 90 分間隔で強い運動を繰り返し，胃内残留物を小腸へと移行させる．また，食後には中程度の強さの運動が 3〜4 時間持続する．そのため，薬を空腹時あるいは食後に服用するかによって，薬物の消化管への移行が大きく異なる（**胃内排泄速度** p.290 参照）．

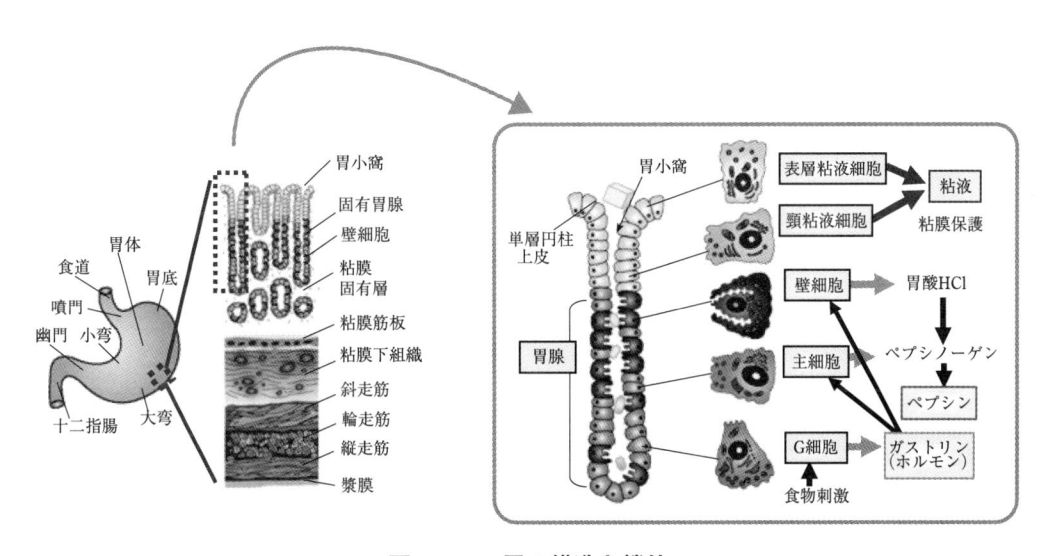

図 3・17　胃の構造と機能

(3) 小腸からの吸収

　小腸は長さ 3〜4 m，直径 3〜4 cm の柔軟な臓器であり，**十二指腸**，**空腸**，**回腸**からなる（図 3・14 参照）．内壁には高さ 8〜10 mm の輪状のヒダがあり，このヒダの表面には高さ 0.5〜

1.0 mm の絨毛が存在する．絨毛の表面は上皮細胞と少数の杯細胞で覆われており，絨毛内部は毛細血管とリンパ管が張りめぐらされている．さらに，上皮細胞の表面は微絨毛と呼ばれる突起が 1 細胞あたり 1,000 個ほど存在し，吸収表面積を増大させることに寄与している．小腸を単なる筒と考えた場合の表面積を基準にすると，輪状ヒダの存在により，表面積は約 3 倍に，絨毛の存在によって約 30 倍に，さらに微絨毛によって表面積は 300 倍にまで達する．経口的に摂取された物質の吸収は主に小腸で行われるが，このような独自の構造は食物からの栄養成分の吸収において有効であり，薬物の消化管吸収においても重要な部位である（図 3・18）．

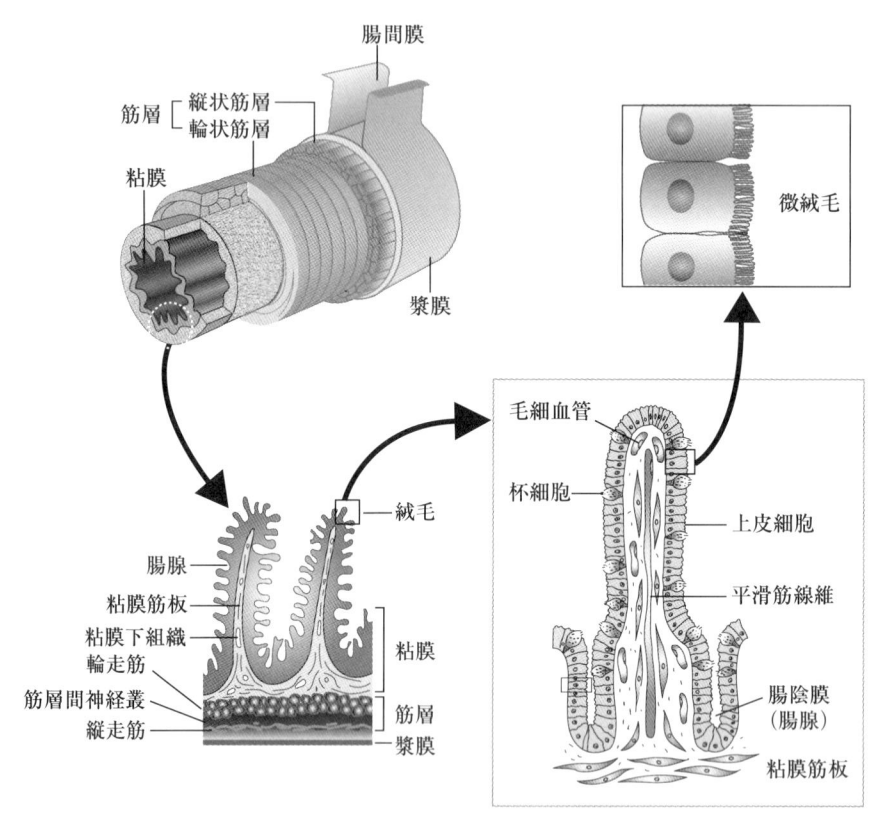

図 3・18　小腸粘膜の構造と機能

　消化管腔内にある物質の吸収は，1) 上皮細胞の頂側膜（刷子縁膜）を通して細胞内に取り込まれ，2) 上皮細胞内を拡散移動し，3) 側底膜を透過して，4) 付近にある毛細血管またはリンパ管内へ移行する．脂溶性の物質（薬物）は，主に単純拡散によって消化管粘膜を介して吸収される．しかし，グルコースやアミノ酸など水溶性は高いが生体にとって必須である物質は，トランスポーターを介して吸収される（図 3・19）．また，同様の機構によって水溶性の高い薬物もトランスポーターを介して吸収されることがある．小腸上部の十二指腸の pH は 5～7 程度であるが，空腸，回腸と下部にいくにしたがって pH は高くなり，回腸下部では 7～8 になる（図 3・14 参照）．そのため，単純拡散によって小腸上皮細胞を透過する弱イオン性薬物は，小腸管腔内

のpHの影響を受ける．また，十二指腸からは胆汁や膵液が分泌されるため，脂溶性の高い薬物の吸収は影響を受ける．

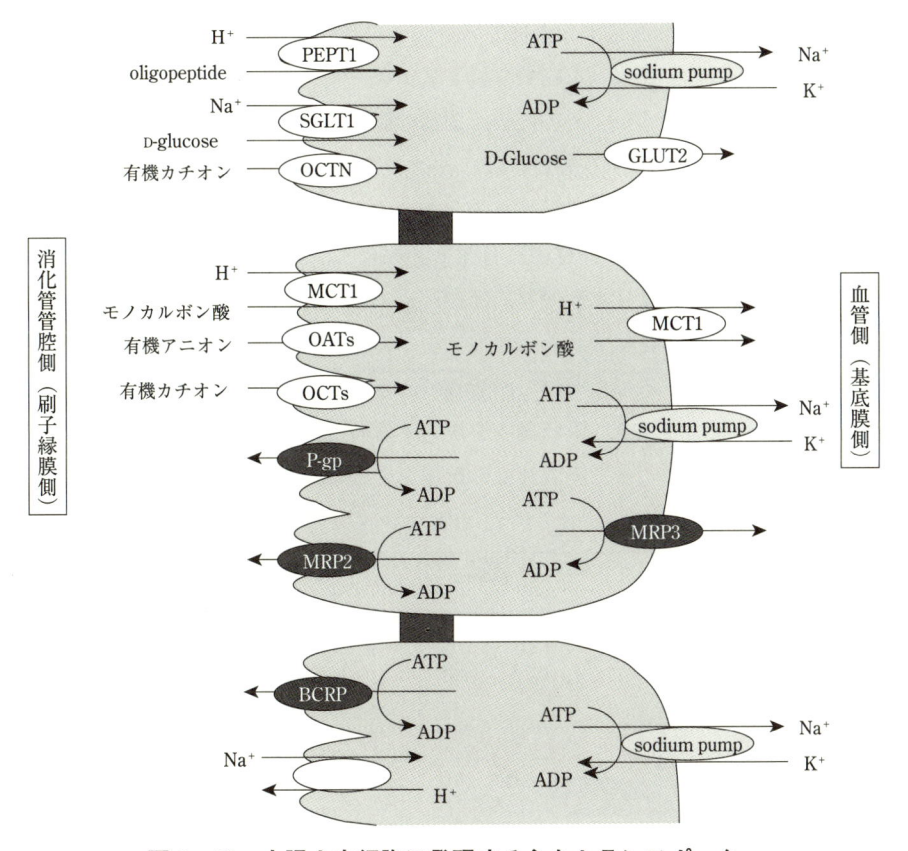

図3・19　小腸上皮細胞に発現する主なトランスポーター

(4) 大腸からの吸収

　大腸は腹腔の外周に沿って蹄鉄状に走り，**盲腸，結腸，直腸，肛門**からなり，長さは約 1.5 m である（図3・14 参照）．大腸の機能は前半部が主に水や電解質の吸収であり，後半部は糞便物質の貯蔵と排泄を担っている．大腸には小腸のような絨毛が発達していないため物質の吸収では小腸に劣る．また，大腸では腸内細菌由来の有機酸の影響で pH は 6〜7 程度である．

　直腸粘膜からの薬物の吸収は胃粘膜からの吸収と同様に **pH 分配仮説**に従うことが知られている．直腸部を循環する血管系は特徴的な構成をしており，直腸上部をつかさどる静脈（上直腸静脈）は小腸と同様に門脈へと合流し血液は肝臓へと流入するため，直腸上部から吸収された薬物は**初回通過効果**を受ける（図3・15 参照）．一方，直腸中部や下部に存在する静脈は門脈へ合流することなく全身循環へと移行するため，これら部位から吸収された薬物は**初回通過効果**を回避することができる．

(5) 消化管吸収に影響を及ぼす要因

1) 薬物側の要因

① 薬物の脂溶性

　単純拡散によって生体膜を透過する薬物の場合，その吸収は膜脂質層への「分配のしやすさ」に依存する．細胞膜表面は，主にリン脂質やコレステロールによって構成されるため，一般に脂溶性が高い薬物ほど分配しやすい．そのため，薬物の脂溶性の違いからその薬物の吸収性を予測することができ，通常では脂溶性の指標として **n-オクタノール／水分配係数**(D) などが用いられる（図3・6参照）．生体膜の表面には厚さ$50 \sim 100 \, \mu m$ほどの流動性が抑えられた**非攪拌水層**が存在し，薬物の脂溶性は非攪拌水層透過過程を含む吸収にも影響を及ぼす（図3・20）．薬物の非攪拌水層の透過速度は非攪拌水層が厚いほど遅く，分子量が小さいほど速くなる．非攪拌水層透過過程を含む吸収への影響は薬物の脂溶性によっても左右され，上記の分配係数が小さい薬物の場合は吸収速度を決定するのは薬物の脂溶性の高さ，すなわち膜透過過程が律速となる．一方，分配係数の大きな薬物の場合，吸収速度を決定するのは非攪拌水層透過過程が律速となり，非攪拌水層の厚さや分子量によって吸収速度は影響を受ける．

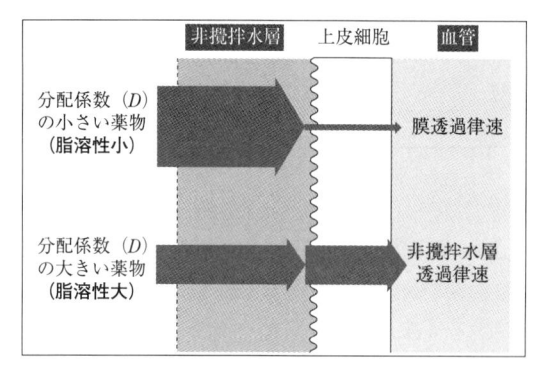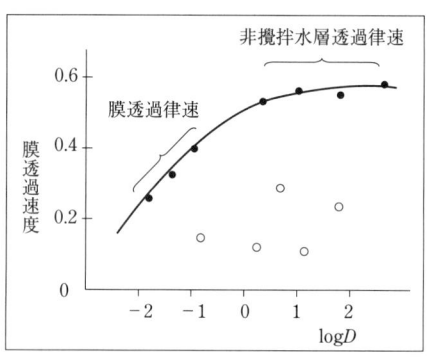

　　分配係数 (D) の小さい薬物（脂溶性小）……吸収速度は**膜透過過程が律速**
　　分配係数 (D) の大きい薬物（脂溶性大）……吸収速度は**非攪拌水層透過が律速**

図3・20　薬物の消化管吸収に及ぼす非攪拌水層の影響

② 薬物の解離度

　医薬品の多くは弱酸性または弱塩基性の有機電解質であり，溶液中ではイオン形と非イオン形（分子形）の薬物が共存している．薬物の膜透過性がpH分配仮説に従うとすると，受動的な吸収は極性の低い非イオン形（分子形）薬物の割合に依存すると考えられる．したがって，吸収部位がある pH の場合，弱酸性薬物は pK_a が大きいものほど，弱塩基性薬物は pK_a が小さいものほど吸収されやすいことになる（図3・21）．表3・5はラット小腸からの薬物吸収に及ぼす pH の影響を示している．サリチル酸（$pK_a = 3.0$）を例にとると，pH 4 では吸収率が64％であるのに対し，pH 7 では30％にまで低下することがわかる．

pH 4 におけるサリチル酸の分子形分率

$$fu = \frac{[\mathrm{HA}]}{[\mathrm{HA}]+[\mathrm{A}^-]} = \frac{1}{1+10^{4-3}} = 0.091 = 9.1\%$$

pH 7 におけるサリチル酸の分子形分率

$$fu = \frac{[\mathrm{HA}]}{[\mathrm{HA}]+[\mathrm{A}^-]} = \frac{1}{1+10^{7-3}} = 0.000099 = 0.01\%$$

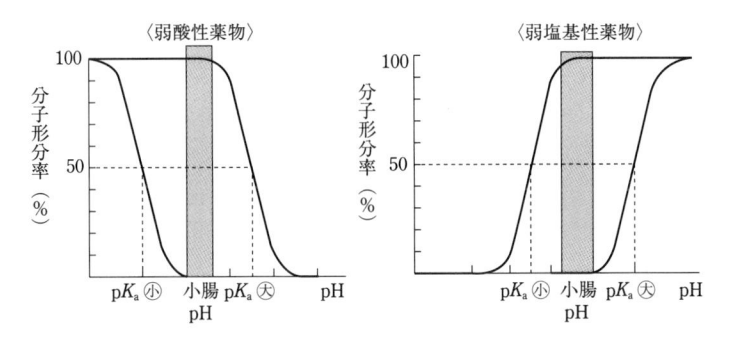

図3·21 弱電解質（イオン性）薬物の分子形分率に及ぼす pH の影響

表3·5 ラット腸管からの弱酸性および弱塩基性薬物の吸収に及ぼす pH の影響

	薬物	pK_a	吸収率（%）			
			pH 4	pH 5	pH 7	pH 8
酸	p-ニトロサリチル酸	2.3	40	27	0	0
	サリチル酸	3.0	64	35	30	10
	アセチルサリチル酸	3.5	41	27	−	−
	安息香酸	4.2	62	36	35	5
塩基	アニリン	4.6	40	48	58	61
	アミノピリン	5.0	21	35	48	52
	p-トルイジン	5.3	30	42	65	64
	キニーネ	8.4	9	11	41	54

（B. B. Brodie, A. M. Hogben（1975）*J. Pharm. Pltarmacol.*, 9, 345）

③ 薬物の溶解性

　錠剤やカプセル剤として経口投与された薬物は，消化管内の水分によって崩壊・溶出した後，消化管内液に溶解した薬物のみが消化管表面の上皮細胞から吸収される．そのため，経口投与された薬物の吸収はその溶解性と膜透過性の両方に依存し，溶解性が高く，膜透過性も高い薬物ほど吸収されやすいと考えられる．

2) 生体側の要因

① 消化管分泌液

弱電解質の薬物は吸収部位付近のpHによって，イオン形と非イオン形（分子形）の割合が左右されるため，消化管内のpHの変化は薬物の溶解性や膜透過性に多大な影響を及ぼす．通常，胃内のpHは1~3程度に保たれているが，この値は食事，薬物投与，病理的状態などによって変化する．食事によるpHの上昇は1~2時間ほど持続し，その後速やかに元のpHにまで回復する．一方，アトロピンやプロパンテリンなどの抗コリン薬，シメチジンやファモチジンなどのH₂受容体遮断薬，水酸化マグネシウムなどの制酸剤などは胃酸の分泌を抑制して胃内pHを上昇させる．このようなpHの上昇によって薬物の溶解性が変化し，吸収率が低下する場合や，逆に，酸による分解が回避されることで吸収率が増大する場合もある．

小腸上部に分泌される**胆汁中**に含まれる**胆汁酸塩類**は界面活性作用を有しているため，可溶化によって難溶性薬物の吸収を促進する．例えば難溶性薬物であるグリセオフルビンは，高脂肪食によって吸収が促進されるが，これは高脂肪食によって胆汁酸の分泌が増大し，グリセオフルビンの分散や溶解性が増大するためと考えられる（図3・22）．一方で，胆汁酸塩類は吸収の良好な薬物と複合体を形成して吸収を妨げることもあるので注意が必要である．

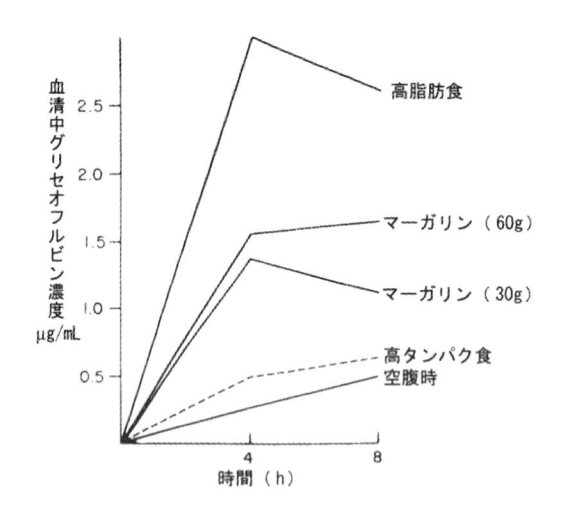

図3・22 グリセオフルビン（1g 経口投与）の吸収に及ぼす食事成分の影響

(Crouse RG., *et. al.* (1961) *J. Invest. Dermatol.,* 37：529 より一部改変して引用)

② 胃内排泄速度

経口投与されたほとんどの薬物は小腸から吸収されるため，薬物が胃を通過して小腸に到達するまでの**胃内排出速度（gastric emptying rate：GER）**は，薬物の吸収に多大な影響を及ぼす．表3・6に示すようにGERは多くの要因によって変化するが，一般に，単純拡散によって吸収される薬物は，GERが速い場合は速やかに小腸へと到達するため吸収が増大するのに対し，GERが遅い場合には吸収が遅延・減少する．食事はGERを低下させるため，セファクロルなど

単純拡散性の薬物の吸収は遅延または減少する（図3・23左図）. また, アトロピンやプロパンテリンなどの抗コリン薬, モルヒネなどの麻薬性鎮痛薬なども胃の蠕動運動を顕著に抑制するため GER を著しく低下させる. 一方, ドパミン D_2 受容体の遮断薬であるメトクロプラミドは, 胃排泄を促進させるため, 単純拡散性の薬物の吸収に対して促進的に作用すると考えられる.

表3・6　胃内排泄速度に影響を与える要因

＜ GER を増大させる要因＞
・空腹（空腹時の GER は約1時間）
・精神的な要因（不安, 緊張）
・蠕動運動を亢進させる併用薬の有無
・制吐剤・・・・**メトクロプラミド**はアセトアミノフェン, アスピリンなどの吸収を促進

＜ GER を低下させる要因＞
・**食物**（脂肪の割合が高い食事は GER を低下させる）
・**高浸透圧**（塩分, アミノ酸, ショ糖など）
・**高粘度**（メチルセルロース, カルメロースなど）
・**併用薬, 蠕動運動抑制**
　抗コリン薬（アトロピン, プロパンテリン）, 抗ヒスタミン薬（ジフェンヒドラミン）
　解熱鎮痛薬（アセトアミノフェン, アスピリン）, 鎮痛薬（モルヒネ）
　フェノチアジン系薬物（クロルプロマジン）, 三環系抗うつ薬（アミトリプチリン）

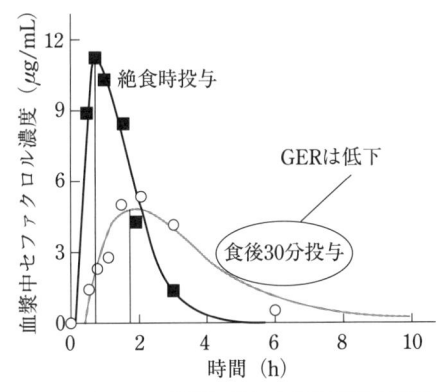
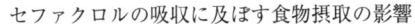

セファクロルの吸収に及ぼす食物摂取の影響

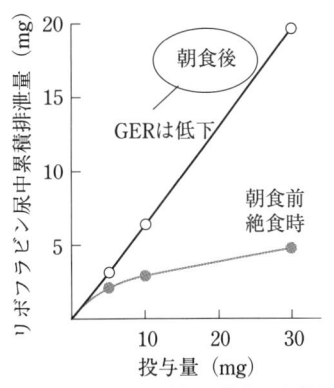

リボフラビンの吸収に対する食物摂取の影響

図3・23　単純拡散および輸送担体介在性の能動輸送によって膜透過する薬物の吸収に及ぼす食事の影響

(Levy G, Jusco W (1966) *J. Pharm. Sci*. vol. 55, p.285)

　能動輸送によって消化管内の特定の部位から吸収される薬物の場合, 食事によって吸収が増大する場合がある. リボフラビンやシアノコバラミンなどは GER が増大することによって吸収部位における薬物濃度が上昇し, 吸収過程に飽和が生じる. そのため, 食事によって GER が低下した場合, 薬物が吸収部位に長く滞留することができ, 吸収量は増大すると考えられる（図3・23右図）.

③ 血流速度

消化管を循環している血液は，主に**門脈**から肝臓を経て全身循環に入る（図3・15参照）．血流速度は食事，運動，薬物などによって影響され，食後は**血流速度**は増大し，激しい運動の直後では減少する．受動拡散による吸収では消化管管腔側と血液側との薬物の濃度勾配が大きいときに吸収速度は増大するため，膜透過性の高い薬物では血流による薬物の除去が律速段階となる．逆に膜透過性の低い薬物では膜透過過程が律速となるため，吸収速度と血流速度との間に相関性は認められない（図3・24）．

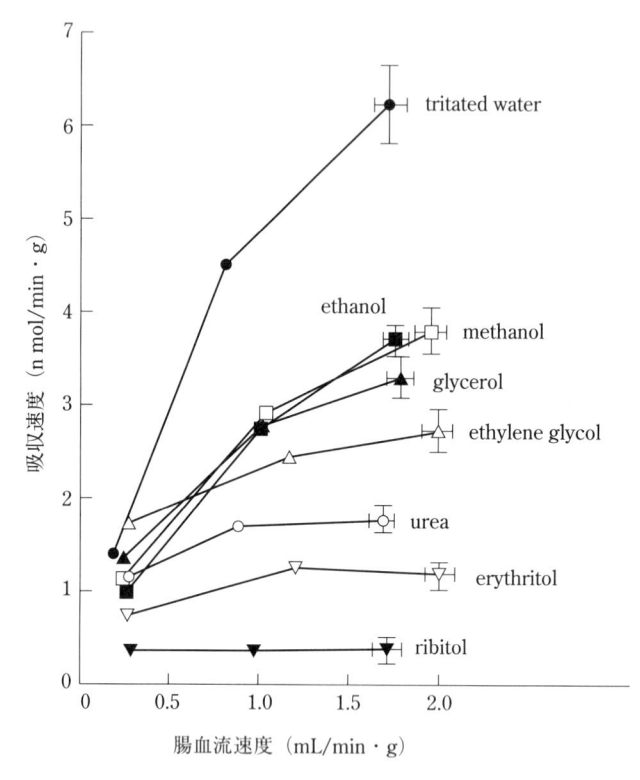

図3・24　薬物の吸収に及ぼす血流速度の影響（ラット）

（Winne D, Remischousky J (1970) *J Pharm Phatmacal*, vol. 22, p.640）

④ トランスポーター

小腸上皮細胞の刷子縁膜には，糖，アミノ酸，ペプチド，水溶性ビタミンなどを管腔側から吸収するためのトランスポーターが発現している（図3・19参照）．また，側底膜に発現するトランスポーターも，上皮細胞内から血液側への物質の移行に関与している．生体必須物質でない薬物の場合も，一部のものはトランスポーターによって能動的に吸収されるが，これは薬物の構造が生体必須物質に類似しているためと考えられる．刷子縁膜側に発現するトランスポーターには，吸収方向に薬物を輸送するものと，排泄方向に輸送するものとがあり，その基質となる薬物の吸収に影響を与える．

　小腸上皮細胞の刷子縁膜側に発現し，吸収方向に物質を輸送するトランスポーターには，SGLT1（*SLC5A1*），PEPT1（*SLC15A1*），有機アニオントランスポーター organic anion transporting polypeptides；OATPs（*SLC21A* 群）などがある．SGLT1（*SLC5A1*）は Na^+/糖共輸送系のトランスポーターであり，グルコースの輸送に関わっている．SGLT1 の駆動力は消化管管腔内と細胞内との Na^+ の濃度勾配であるため，輸送に伴い細胞内に Na^+ が蓄積してしまうが，基底膜側に発現している Na^+/K^+-ATPase（sodium pump）のはたらきによって細胞内の Na^+ が細胞外へと汲み出されることによって，刷子縁膜の内外に Na^+ 濃度勾配が形成される．また，基底膜側に発現している GLUT2（*SLC2A2*）は促進拡散によって細胞内に取り込まれたグルコースを血液側へと移行させ，グルコースの細胞内通過が完了する（図3・19参照）．オリゴペプチド／H^+ 共輸送系のトランスポーターである PEPT1（*SLC15A1*）はタンパク質の分解産物であるジペプチド，トリペプチドなどの吸収に関与するが，セファドロキシル，セファレキシン，セフランジンなどの β-ラクタム系の抗生物質，およびカプトプリル，エナラプリルなどのアンギオテンシン変換酵素阻害薬などを認識して輸送する（図3・19参照）．OATP 群に属するトランスポーターのうち，OATP1A2，OATP2B1，OATP3A1，OATP4A1 などはヒトの小腸でも発現が確認されており，プラバスタチンなどを基質として認識する．

　小腸上皮細胞の刷子縁膜に発現し，細胞内から管腔側へ排泄方向に物質を輸送するトランスポーターには，P-glycoprotein（P-gp）/MDR1：multidrug resistance（*ABCB1*），MRP2：multidrug resistance associated protein（*ABCC2*），BCRP：breast cancer resistance protein（*ABCG2*）などがあり，外来異物に対する生体防衛機構を形成している（図3・19）．P-gp/MDR1 の基質認識性は広く，その基質となる物質間に構造的類似性は認められない．また，輸送される物質の多くは脂溶性が高く，その多くは **CYP3A4** の基質と共通している．一般に脂溶性の高い物質は膜透過性が高く，容易に生体内へ侵入できるため，P-gp は CYP3A4 と協調して異物に対する防衛機構を形成していると考えられる．小腸に発現する MRP2 はキノロン系抗菌薬などの輸送に関与するが，基底膜側には MRP3 が発現していることが知られており，細胞内から血液側への物質の移行に関与している．また，BCRP はスルファサラジンなどの吸収に対して抑制的に機能している．

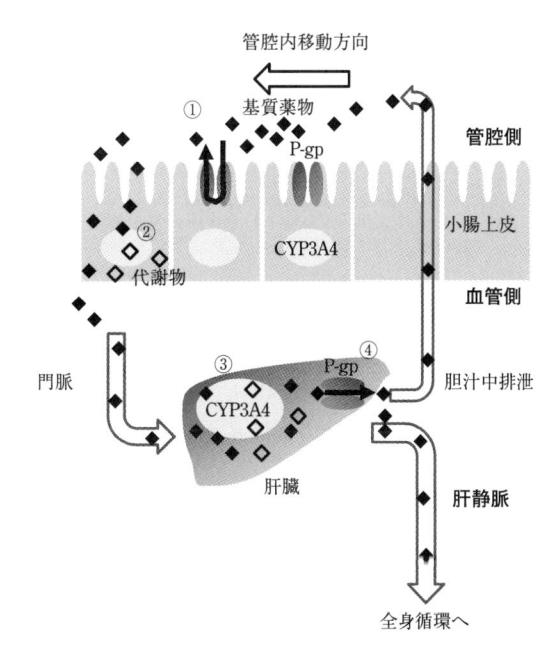

図3・25　MDR1 および CYP3A4 による協調的薬物排泄機構

（掛見正郎編集（2009）広義薬物動態学，京都廣川書店）

⑤ 消化管内粘膜内での代謝

消化管粘膜内に取り込まれた薬物が，細胞内に存在する酵素によって代謝される場合がある（図 3・25 参照）．CYP3A4 は肝臓のみならず小腸上皮細胞内にも発現し，シクロスポリン，タクロリムス，ミダゾラム，ニフェジピンなどの代謝に関わることが報告されている．上述した P-gp と協調して消化管からの異物侵入に対して防衛的に機能していると考えられる．

3) 薬物間相互作用

複数の薬物が同時に投与されている場合，薬物どうしの相互作用によって消化管吸収が変動する場合がある．吸収過程における相互作用の概要については 3・9 節薬物相互作用でも述べるので，ここではそのメカニズムについて概説する．

既に記したように制酸剤や抗コリン薬などは，胃内 pH を変動させたり，胃内排出速度を低下させることで薬物の消化管吸収に影響を与える．また，小腸における能動輸送や小腸細胞内での代謝が併用薬によって阻害された場合，同じトランスポーターあるいは代謝酵素の基質となる薬物の吸収速度や吸収率が変化すると考えられる（図 3・26）．

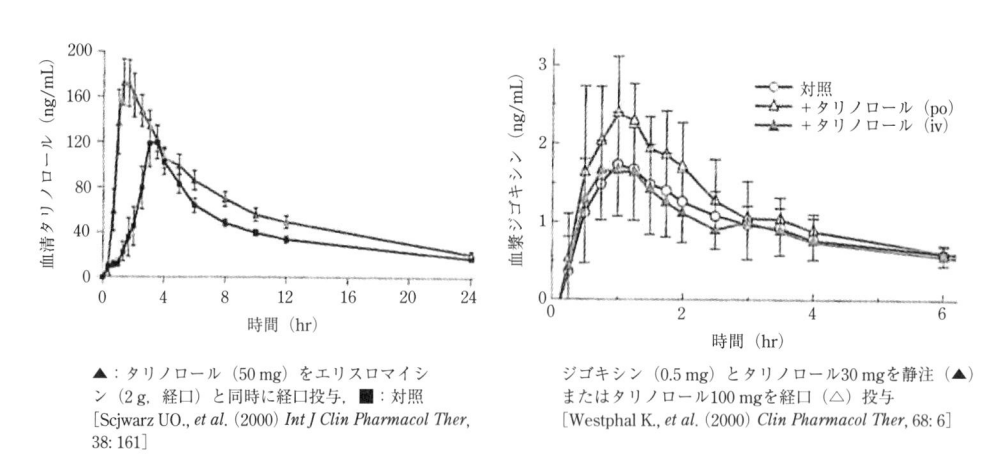

▲：タリノロール（50 mg）をエリスロマイシン（2 g，経口）と同時に経口投与，■：対照
[Scjwarz UO., *et al.* (2000) *Int J Clin Pharmacol Ther*, 38: 161]

ジゴキシン（0.5 mg）とタリノロール30 mgを静注（▲）またはタリノロール100 mgを経口（△）投与
[Westphal K., *et al.* (2000) *Clin Pharmacol Ther*, 68: 6]

図 3・26　消化管からの薬物吸収に及ぼすトランスポーターの機能阻害および代謝酵素阻害の影響

一方，薬物どうしが直接相互作用することによって吸収が影響を受けることもある（表3・7）．Ca^{2+}，Mg^{2+}，Al^{3+} などの金属イオンとテトラサイクリン系抗生物質，ニューキノロン系抗生物質などはキレートを形成し，溶解性が顕著に低下するため，これら抗生物質の吸収は低下する．また，陰イオン交換樹脂であるコレスチラミンはワルファリンなどを吸着させ，その吸収を妨げることが知られている．

表3・7 消化管からの吸収に及ぼす薬物間相互作用の影響

複合体の形成

薬物A	薬物B	作用	機序
金属カチオン含有製剤 （Mg^{2+}，Fe^{2+}，Ca^{2+}，Al^{3+}） アルジオキサ，スクラルファート（Al^{3+}含有製剤）	テトラサイクリン系抗生物質 ニューキノロン系抗菌剤	薬物Bの吸収が低下	不溶性のキレートが生成（吸収率の低下）
鉄製剤	セフジニル		

吸着

薬物A	薬物B	作用	機序
コレスチラミン	ワルファリン テトラサイクリン メフェナム酸 ジギタリス製剤 副腎皮質ホルモン製剤	薬物Bの吸収が低下	薬物Aが薬物Bを吸着する. または，薬物Aが胆汁酸を吸着する.

3・3・3 消化管以外からの薬物の吸収

消化管からの吸収は，簡便性，安全性にすぐれた，最も汎用されている投与経路であるが，吸収に至る過程に様々な変動要因があるため，薬物によっては期待する薬効が得られない場合もある．そのため，最近では新しい投与経路として肺，鼻粘膜，皮膚などへの薬物投与方法が研究されている．従来までこれらの部位はその部位の疾患に対する局所的な薬理作用を期待して薬物投与が行われていたが，全身的な作用を期待できる投与経路としてその有用性が見直されている．

(1) 肺からの吸収

呼吸器は咽頭から**気管**，**気管支**，**肺胞管**を経て肺胞へと連なる（図3・27）．空気中と血液中とのガス交換は肺胞で行われるため，その表面積は200 m^2 にも達する．また，肺胞腔内と毛細血管とを隔てる上皮細胞は単層でその厚さは0.5～1.0 μm と極めて薄い．そのため，肺胞腔内から血液への物質の移行も非常に速く，薬物の吸収部位として適した構造といえる．

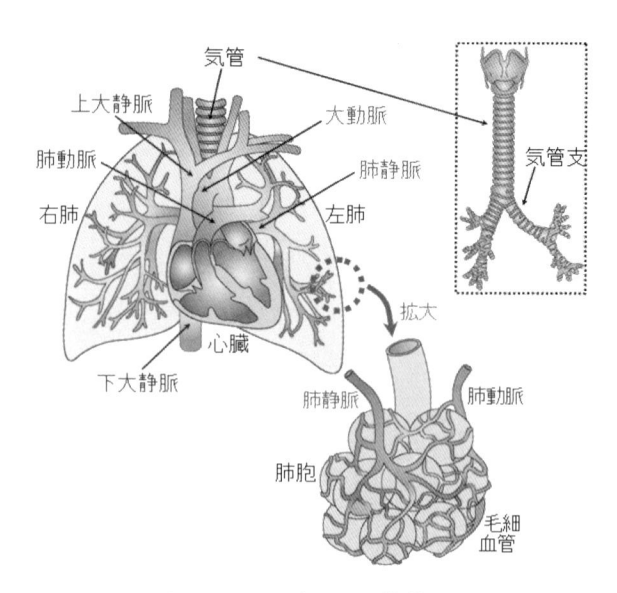

図 3・27　呼吸器の構造

　肺からの薬物吸収は主に受動拡散に従って行われ，薬物の分子量，脂溶性，pK_a，粒子径など
が影響を及ぼすが，一部の薬物は輸送担体を介した能動輸送によって吸収される．薬物の脂溶性
は肺からの吸収において重要な要因であるが，水溶性の薬物でも高い吸収性が認められることが
ある．また，インスリンなどの高分子も吸収される（図 3・28）．肺から吸収された薬物は直接
体循環に移行するため肝臓での初回通過効果は受けないが，肺細胞内には薬物代謝酵素が発現し
ているため，一部の薬物はそれら酵素によって吸収率が制限される場合がある．

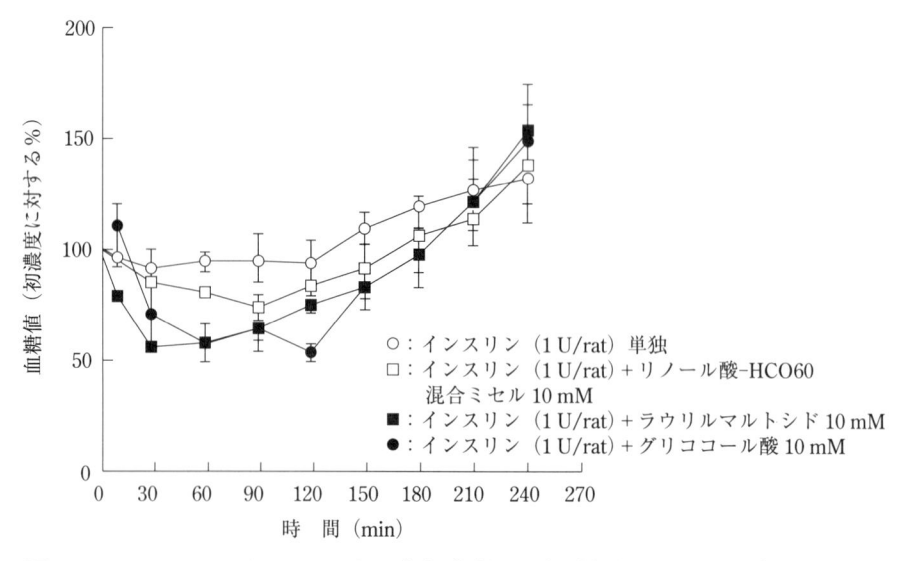

図 3・28　ラットにインスリンと吸収促進剤とを経肺投与した後の血糖値の変化

（Yamamoto A（1994）*J Pharm Phatmacol,* 46, p.14）

　肺へ薬物を投与する際には，**エアゾール剤**や**ドライパウダー**を利用した吸入剤が用いられる．その際，製剤の粒子径は薬物の吸収に極めて大きな影響を及ぼす（図3・29）．肺胞に薬物を送達させるためには製剤の粒子径を 0.5〜1.0 μm に制御する必要があり，これよりも大きな粒子径では，肺胞に到達する前に気管や気管支の部分に沈着してしまう．一方，0.5〜1.0 μm 以下の粒子径の製剤では肺胞にまで到達するものの，呼気に混じって排出されてしまうため，経肺吸収製剤では粒子径を厳密に制御しなければならない．

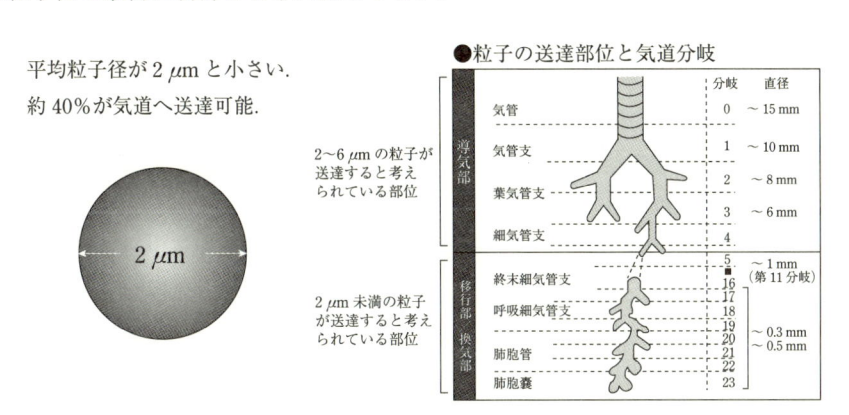

平均粒子径が 2 μm と小さい．
約 40% が気道へ送達可能．

図3・29　平均粒子径と送達部位の関係

(2) 鼻粘膜からの吸収

　鼻腔は頭蓋底部と口腔上部の間に存在する空間を指し，鼻甲介によって上，中，下の3鼻道に分かれている．鼻粘膜は**鼻前庭**，**呼吸部**，**嗅部**からなり，鼻粘膜からの薬物吸収は主に呼吸部で行われる（図3・30）．この部分上皮は多列絨毛円柱上皮細胞の形態をとっており，上皮部分の厚さは 50〜70 μm，絨毛部分は約5〜10 μm の長さを有している．鼻粘膜からの薬物吸収は主に単純拡散によって行われ，pH分配仮説に従う．そのため，脂溶性の高い薬物は良好な吸収を示す．しかしながら，鼻粘膜は他の部位に比べ，イオン形，水溶性薬物のバリアー能は低く，ペプチド製剤である

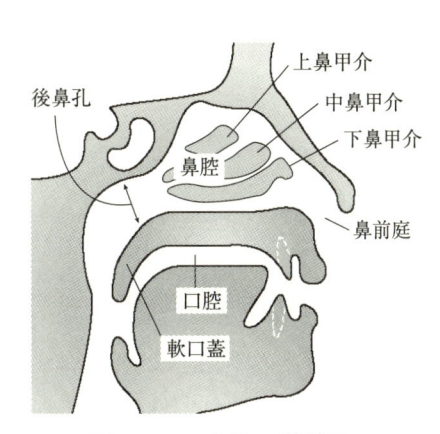

図3・30　鼻腔の縦断面

酢酸デスモプレシン（バソプレシン誘導体の抗利尿ホルモン）なども点鼻薬として尿崩症の治療に用いられている．さらに，インスリンをポリオキシエチレン 9-ラウリルエーテル，サポニン，グリココール酸ナトリウムなどと併用することによって，顕著な血糖降下作用が認められている．そのため，鼻粘膜はペプチドなどの高分子物質の有用な投与経路としても注目されている．また，鼻粘膜から吸収された薬物は，直接体循環に移行するため肝臓での初回通過効果を回避でき，プロプラノロール，テストステロン，ナロキソン，ニカルジピンなどの肝初回通過効果を受けやすい薬物が経鼻投与されている．

(3) 皮膚からの吸収

　皮膚は**表皮，真皮，皮下組織**からなり（図3・31），このうち表皮の最外部には厚さ 10〜15 μm の角質層が存在するが，角質層の物質透過性は極めて低く，体内からの水分の蒸発や外部からの異物の侵入などを防ぐ皮膚バリアーとしての機能を担っている．そのため角質層の透過が経皮吸収の律速部位になる．角質層の内側に厚さ 50〜100 μm の表皮があり，その下層部分に血管やリンパ管が走行した真皮がある．経膚吸収には表皮から真皮に至る経皮膚吸収と，付属器官からの吸収が考えられる（図3・32）．また，高分子薬物やイオン性物質の透過では，毛孔や汗腺を通って受動拡散によって吸収されると考えられる．皮膚から吸収された薬物は肝臓を経ずに全身循環に移行するため初回通過効果は受けない．

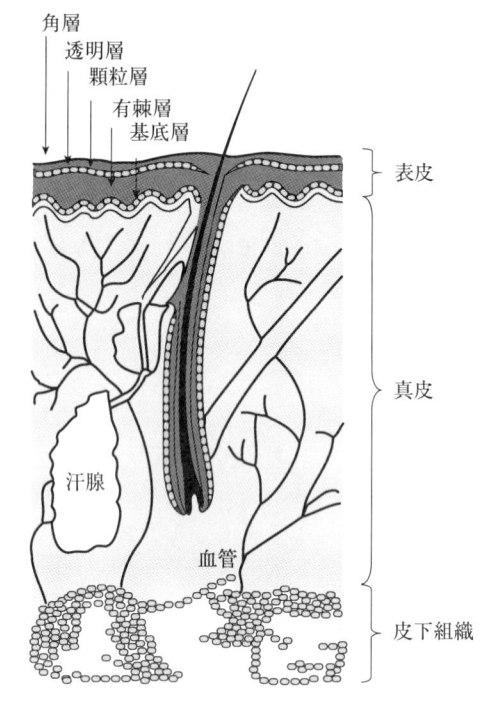

図 3・31　皮膚の構造

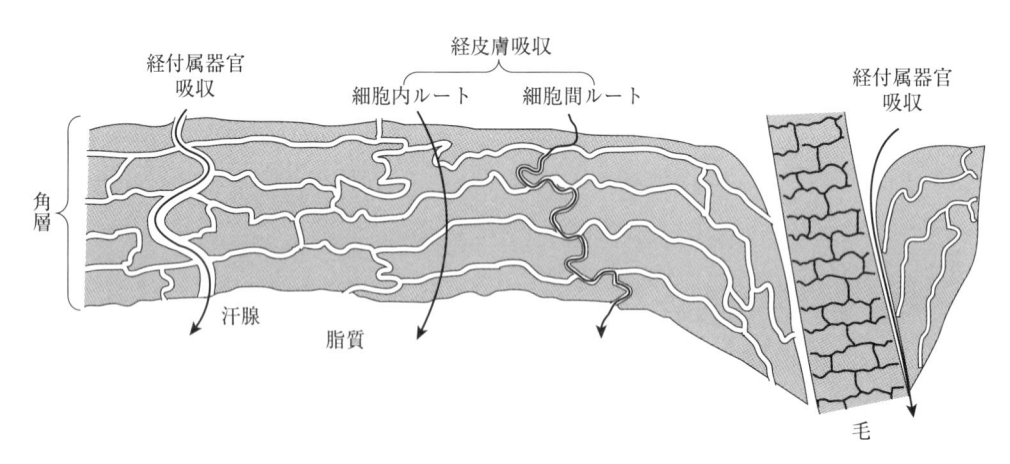

図 3・32　経皮吸収の経路

経皮投与は薬物の吸収性は低いものの，経口投与と比較した場合，以下のような長所があり，近年の**ドラッグデリバリーシステム技術**の発展によって，経皮吸収を目的とした多くの製剤が開発されている.

1. 吸収された薬物は肝臓を経ずに全身循環に移行するため，初回通過効果を受けやすい薬物の投与経路として適している.
2. 経口投与のように食事や pH の変化の影響を受けない.
3. 薬物の投与が簡便であり，投与速度のコントロールが可能. また，持続投与が可能なことから有効血中濃度を長時間維持させることができる.
4. 副作用の発症時など，必要に応じて投与を中断できる.

（4） 注射部位からの吸収

注射剤は投与部位と剤形によって表3・8のように分類できる. このうち**動脈注射**および**静脈注射**以外はすべて吸収過程がある. 注射によって投与された薬物は投与部位周辺の組織から毛細血管壁を通じて血液中へと移行する（図3・33）. この際，皮下，筋肉内注射によって投与された薬物は直接全身循環へと移行するのに対し，腹腔内投与では門脈を経て全身循環に入るため初回通過効果を受ける（図3・34）. また，高分子薬物や脂溶性の高い薬物の場合は血液中へは移行せず，リンパ管中へ移行することもある.

一般に筋肉内は多くの**毛細血管**が分布しているため，皮下に投与した場合に比べ，筋肉内に投与した場合の方が薬物の吸収は速い. また，分子量が小さい薬物の場合，細胞間隔への拡散は速やかに起こるため，投与部位周辺組織の血流速度が吸収の律速段階になる.

表3・8　各注射剤の投与部位

投与部位	動脈内注射	intra-arterial injection （i.a.）
	静脈内注射	intravenous injection （i.v.）
	皮内注射	intracutaneous injection （i.c.）
	皮下注射	subcutaneous injection （s.c.）
	筋肉内注射	intramuscular injection （i.m.）
	腹腔内注射	intraperitoneal injection （i.p.）
	間節腔内注射	intra-articular injection
	脊髄腔内注射	intrathecal injection

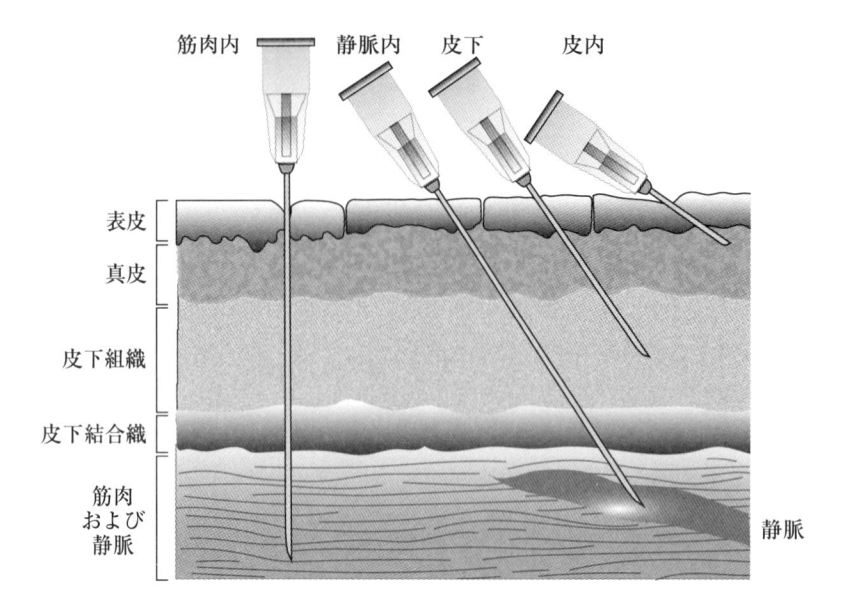

図 3・33　注射剤の投与部位

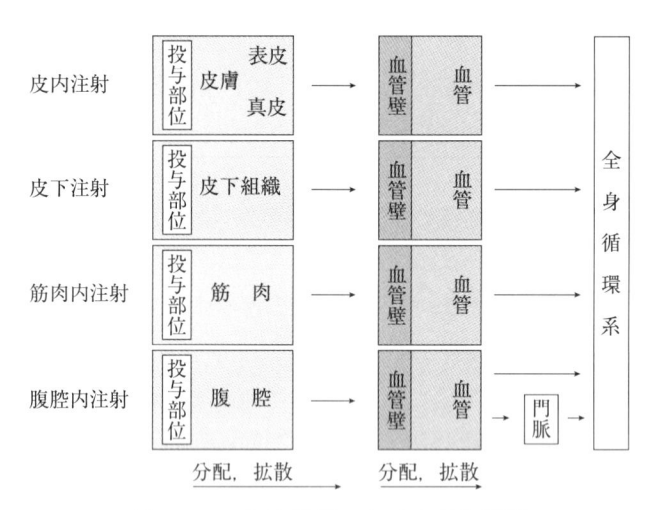

図 3・34　各注射剤における吸収過程

3・4　薬物の分布

　薬物は投与部位から吸収された後，血液によって全身の組織へ運搬され，血管壁を透過して臓器や組織の細胞間隔や細胞内へと移行する（図 3・35）．この過程を **分布 distribution** と呼び，薬物がある臓器内で作用を発揮するには，分布過程はその薬理効果や作用持続時間などを規定する重要な要因になる．また，標的となる組織以外に移行した薬物は副作用を引き起こすことが多いため，薬物の体内分布の特性を知ることは安全性の面においても重要な情報となる．

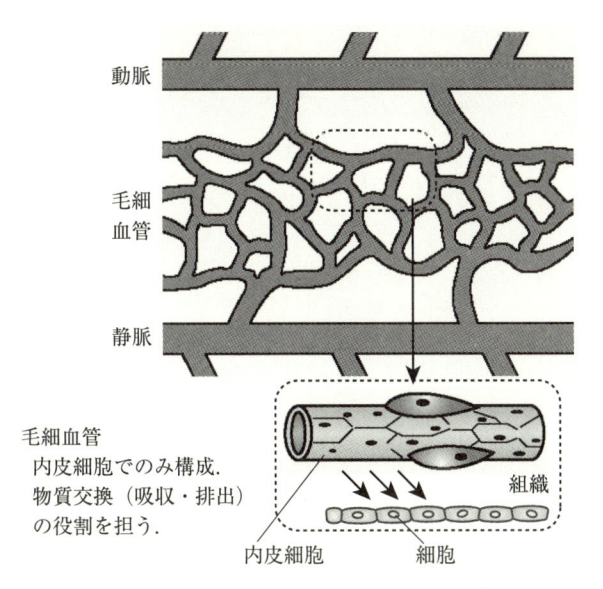

毛細血管
　内皮細胞でのみ構成.
　物質交換（吸収・排出）
　の役割を担う.

図3・35　血液中から組織・細胞内への薬物の移行

3・4・1　薬物の組織分布過程

　図3・36は薬物の一般的な組織分布を模式的に示したものである. 血液と組織を隔てる**毛細血管壁**に間隙がある場合, 薬物はその間隙を通って組織中へ移行する. また, 脂溶性の高い薬物は, 血管内皮細胞膜を透過し組織中に分布できる. しかし, 血液中のタンパクと結合している薬物は細胞膜を透過することができず作用部位へ到達できない. そのため, 血液中タンパクと薬物との結合は, その組織移行性に大きな影響を及ぼす（図

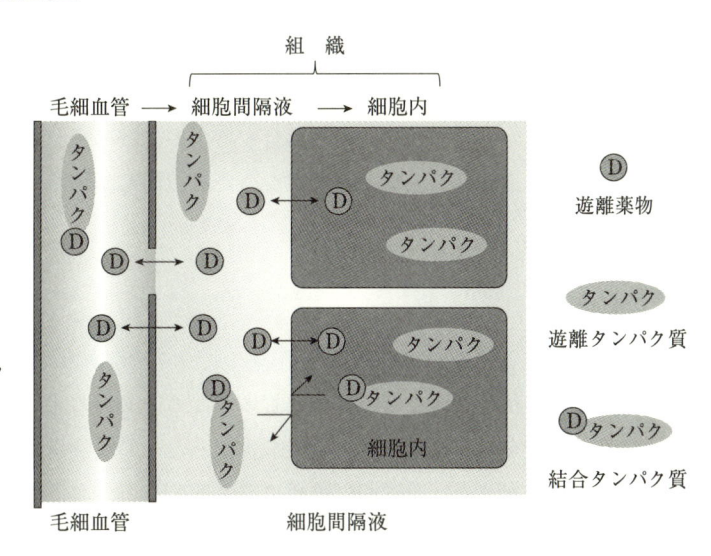

図3・36　血液－組織間での薬物の移行性に及ぼすタンパク結合の影響

3・37）. また, 薬物は組織内での細胞間隔や細胞内に存在するタンパクと結合することで, その膜透過性が影響を受ける. その他, 薬物の組織分布は毛細血管の構造や, 血流速度, トランスポーターのはたらきなどによっても影響を受け変化する.

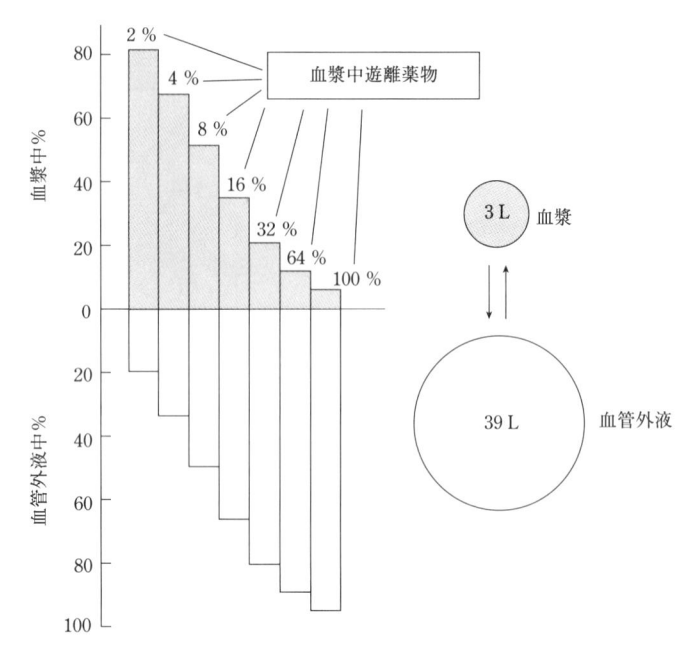

図3・37　薬物の組織移行性に及ぼすタンパク結合の影響

3・4・2　薬物の分布を支配する要因

(1)　毛細血管の構造

　薬物が血液中から組織や臓器内へ移行するためには毛細血管壁を透過しなければならないが，毛細血管壁の構造は各部位によって異なるため，同じ薬物でも組織によって移行性に違いが生じる（表3・9）.

(2)　血流量

　体内を循環する血液量は各組織や臓器によって差があり（表3・10），薬物の分布に影響を及ぼす．一般に容積の大きな組織は血流も多いため，薬物の流入を比較する場合には単位組織重量あたりの血液量を指標にする．単位組織重量あたりの血液量が多い腎臓，肝臓，脳などでは薬物の組織への到達も速く，速やかに平衡に達する．一方，血液量が少ない骨格筋，皮膚，脂肪組織などでは薬物の分布は遅くなる.

(3)　トランスポーター

　3・2生体膜の構造と薬物の透過機構の節でも述べているが，薬物の組織への分布においてもトランスポーターは重要な役割を担っている（図3・2参照）．脳や胎盤，精巣などに発現するトランスポーターはグルコースやアミノ酸など細胞膜を透過しにくい生体必須物質の輸送に関与するとともに，脂溶性の高い生体外物質の排泄も行っている．これらの機能を担うトランスポーターのはたらきによって，薬物の組織への分布も影響を受ける.

表 3・9 毛細血管の構造と薬物の透過性

分　類	連続内皮	有窓内皮	不連続内皮
毛細血管壁の構造	細孔 脂溶性薬物 低分子薬物	窓 脂溶性薬物 低分子薬物	シヌソイド 低分子薬物 脂溶性薬物 高分子薬物
介在臓器	骨格筋，肺など	腸管，腎臓など	肝臓，脾臓，骨髄
特　徴	脳毛細血管内皮細胞で観察される．密着結合が発達しており，物質の透過は制限される．薬物の分子量と脂溶性が分布を規定する重要な要因．	血管内皮細胞どうしが比較的密に接している所々に窓（フェネストラ）と呼ばれる細胞膜が融合した薄い部分が存在する．ここに小孔があり，低分子の物質が透過しやすい．	血管内皮細胞間に大きな隙間（シヌソイド）が観察され，高分子の透過できる．そのため毛細血管の透過性は臓器への移動過程に影響しない．

表 3・10 組織の単位重量あたりの血流量

組　織	重　量 (kg)	血流量 (mL/min)	単位重量あたりの血流量 (mL/min/kg)
脳	1.5	750	500
肝　臓	1.5	1,450	970
腎　臓	1.0	1,170	1,170
筋　肉	33.0	700	20
皮　膚	3.0	60	20
脂　肪	12.2	250	20

(4) 薬物のタンパク結合

　図 3・36 に示したように血管壁や組織細胞膜を透過できる薬物は，主にタンパクと結合していない**非結合型薬物**である．薬物は血漿タンパクあるいは組織タンパクと結合するが，これらタンパクとの結合は薬物の体内動態に大きな影響を及ぼす．

1) 血漿タンパク質

　血漿中には様々な種類のタンパク質が存在するが，最も含量の多いものは**アルブミン**である（表 3・11）．アルブミンは非常に多くの薬物と結合するが，特にワルファリン，インドメタシン

などの酸性薬物との親和性が高い．アルブミンには3種類の異なる薬物結合サイトが存在しており（表3・12），アルブミンに親和性を示す薬物はこれら3つのサイトのうちのいずれかに結合する．また，グロブリン類は血漿中での含量がアルブミンに次いで多いが，その機能は主に免疫機能の調整や，コレステロール，ステロイド，脂溶性ビタミンの運搬などであり，薬物との結合においては他のタンパクに比べ重要性は低い．一方，**α_1-酸性糖タンパク質**は，血漿中での含量は0.1％ほどと低いものの，プロプラノロール，リドカイン，クロルプロマジンなどの塩基性薬物と高い親和性を示す．医薬品のなかには弱塩基性物質も少なくないことを考慮すると，α_1-酸性糖タンパク質と薬物との結合は組織分布において重要であるといえる．

　表3・13には種々の薬物の非結合型分率を示した．一般にタンパク非結合型分率の低い（タンパク結合率の高い）薬物は，その非結合型分率のわずかな変動により，組織移行性が大きく影響を受ける（図3・38）．薬物濃度が上昇し，タンパク質との結合が飽和に達した場合も非結合型分率は著しく上昇し，組織分布も大きな影響を受ける（図3・39）．また，表3・14に示すように，血漿中のタンパク質含量は種々の病態時においても変動し，薬物の非結合型分率に影響を及ぼす．

表3・11　ヒト血漿中タンパク質の種類とその組成

	等電点 pI	血漿中総タンパクに対する割合 %	分子量
アルブミン	4.9	55	69,000
α グロブリン	5.1	14	200,000〜300,000
β グロブリン	5.6	13	90,000〜130,000
γ グロブリン	6.0	11	156,000〜300,000
フィブリノゲン	5.5	6.5	400,000
α_1-酸性糖タンパク	2.7	0.1	40,000〜45,000

表3・12　ヒトアルブミンタンパク上の薬物結合サイト

サイトⅠ（ワルファリンサイト）	サイトⅡ（ジアゼパムサイト）	サイトⅢ（ジギトキシンサイト）
ワルファリン	ベンゾジアゼピン類	ジゴキシン
フロセミド	フルルビプロフェン	
インドメタシン	イブプロフェン	
フェニトイン	フルフェナム酸	
スルファジメトキシン	クロキサシリン	
クロルプロパミド		
トルブタミド		

表3・13 薬物の血漿中タンパク非結合型分率

リチウム		1.0	ジギトキシン	<	0.10
エトスクシミド	>	0.90	ジアゾキシド		0.09
ゲンタマイシン	>	0.90	プロプラノロール		0.07
ジゴキシン		0.73	トルブタミド		0.05
モルヒネ		0.65	アミトリプチリン		0.05
テオフィリン		0.50	ニフェジピン		0.03
フェノバルビタール		0.50	フロセミド		0.03
リドカイン		0.40	シクロスポリン		0.02
カルバマゼピン		0.25	クロルプロマジン		0.02
サリチル酸		0.15	ジアゼパム		0.02
キニジン		0.10	ワルファリン		0.01
バルプロ酸		0.10	フェニルブタゾン		0.01
クロルプロパミド		0.10	ナプロキセン		0.01
ベラパミル		0.10	フルルビプロフェン	<	0.01
フェニトイン		0.10			

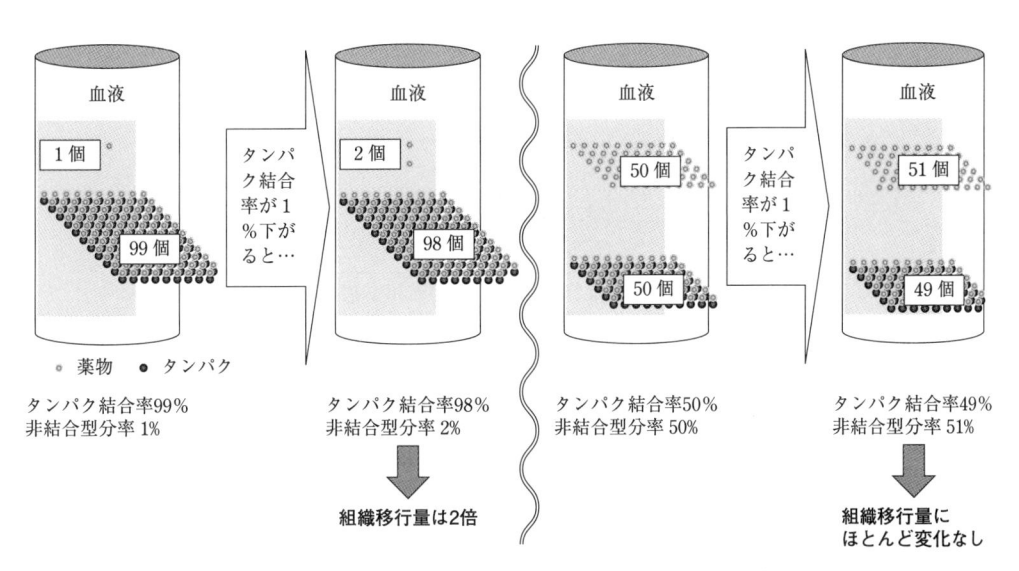

図3・38 薬物の血中タンパク結合率の変化と組織移行性

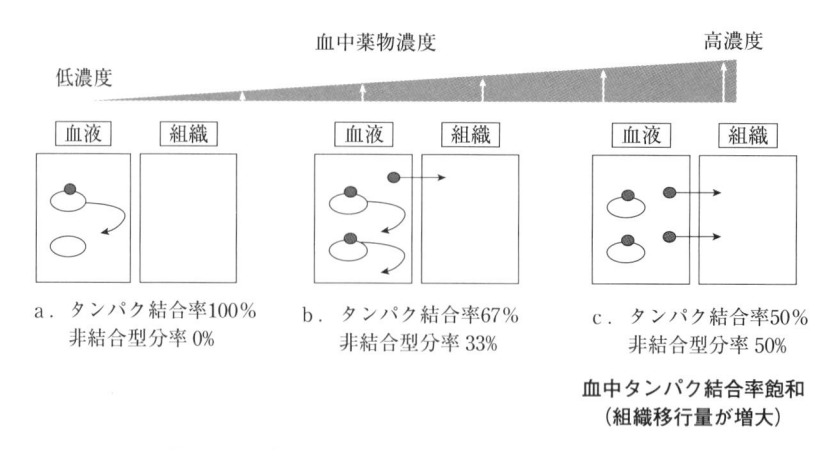

a. タンパク結合率100%
　非結合型分率 0%

b. タンパク結合率67%
　非結合型分率 33%

c. タンパク結合率50%
　非結合型分率 50%

血中タンパク結合率飽和
（組織移行量が増大）

図3・39　薬物と血漿中タンパクとの結合の飽和と組織移行性の変化

表3・14　血漿中タンパク濃度の変動要因

血漿タンパク	状態	血漿タンパク濃度の変動
アルブミン	肝硬変	↓
	熱傷	↓
	ネフローゼ症候群	↓
	妊娠	↓
α_1-酸性糖タンパク	心筋梗塞	↑
	外傷や手術	↑
	クローン病	↑
	関節リウマチ	↑

（掛見正郎編集（2009）広義薬物動態学，京都廣川書店）

2) 組織内成分との結合

　組織や細胞中に移行した薬物も，移行した先に存在するタンパク質，DNA，酸性リン脂質，チューブリンなどと結合し，その分布に影響を及ぼす．細胞内で特定のタンパク質と結合した薬物は細胞外へ流出できないため，細胞内において結合型薬物と非結合型薬物との平衡が成り立つ（図3・40）．このような場合，血中濃度から予想されるよりも薬物

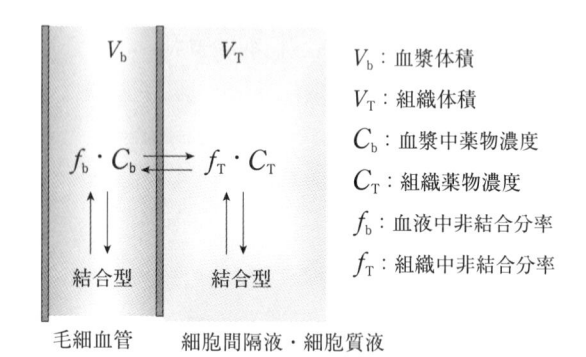

V_b：血漿体積
V_T：組織体積
C_b：血漿中薬物濃度
C_T：組織薬物濃度
f_b：血液中非結合分率
f_T：組織中非結合分率

図3・40　薬物の非結合型分率と組織移行性の関係

の組織蓄積性は大きくなり，副作用の原因となることがあるため注意が必要である．

3) 薬物のタンパク結合解析

一般に薬物のタンパク結合は可逆的平衡反応である。タンパク質1分子中に n 個の薬物結合部位が存在し，各結合部位の薬物に対する親和性は同じであり，結合部位は相互に影響を及ぼさないと仮定すると，質量作用の法則が成立する。

$$[P_f] + [D_f] \Leftrightarrow [P-D]$$

$$K = \frac{[P-D]}{[P_f]\cdot[D_f]} \tag{3・12}$$

$[P_f]$：タンパク質分子中で薬物が結合してない結合部位の濃度

$[D_f]$：遊離型薬物濃度

$[P-D]$：タンパク質と結合した薬物の濃度

K：結合定数

ここで全タンパク質濃度を $[P_t]$ とした場合，結合部位の全濃度 $n\cdot[P_t]$ は，以下のようになる。

$$n\cdot[P_t] = [P_f] + [P-D] \tag{3・13}$$

また，タンパク質1分子あたりに結合している薬物分子数を r とすると，r は全タンパク質濃度と $[P_t]$ を用いて，次式で表すことができる。

$$r = \frac{[P-D]}{[P_t]} \tag{3・14}$$

式3・14 に式3・12 および式3・13 を代入すると，以下の Langmuir 型式（3・15）が得られる。

$$r = \frac{n\cdot K\cdot[D_f]}{1+K\cdot[D_f]} \tag{3・15}$$

平衡透析法または限外ろ過法などによって $[D_f]$ および $[P-D]$ を求めれば，式3・15 を展開して得られる Klotz 式（式3・16）または **Scatchard 式**（式3・17）によって，結合定数 K とタンパク質分子中の結合部位数 n を算出することができる（図3・41）。

$$\frac{1}{r} = \frac{1}{n\cdot K}\cdot\frac{1}{D_f} + \frac{1}{n} \qquad \text{Klotz 式（両逆数式）} \tag{3・16}$$

$$\frac{r}{[D_f]} = n\cdot K - K\cdot r \qquad \text{Scatchard 式} \tag{3・17}$$

薬物によっては，親和性が異なるものの，同一タンパク分子上の複数のサイトに結合することも考えられる。結合部位数が n 個ある場合，式3・15 は以下のように表すことができる。

$$r = \sum_{i=1}^{n} \frac{n_i\cdot K_i\cdot[D_f]}{1+K_i\cdot[D_f]} \tag{3・18}$$

例えば，ある薬物の結合サイトが2種類あり，親和性が各サイトで異なる場合，式3・18は

$$r = \frac{n_1\cdot K_1\cdot[D_f]}{1+K_1\cdot[D_f]} + \frac{n_2\cdot K_2\cdot[D_f]}{1+K_2\cdot[D_f]} \tag{3・19}$$

となり，このとき Scatchard プロットによるグラフは図3・42 のようになる。

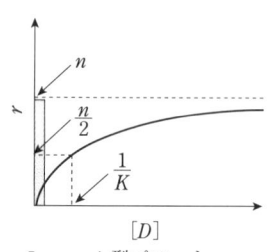

a．Langmuir型プロット

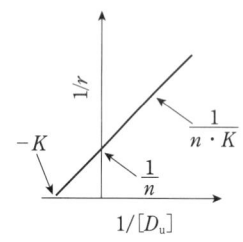

b．Klotz型（両逆数）プロット

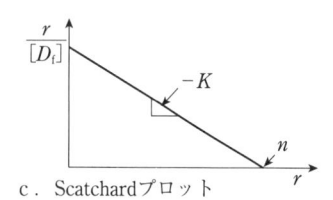

c．Scatchardプロット

図3・41　薬物のタンパク結合　解析のプロット

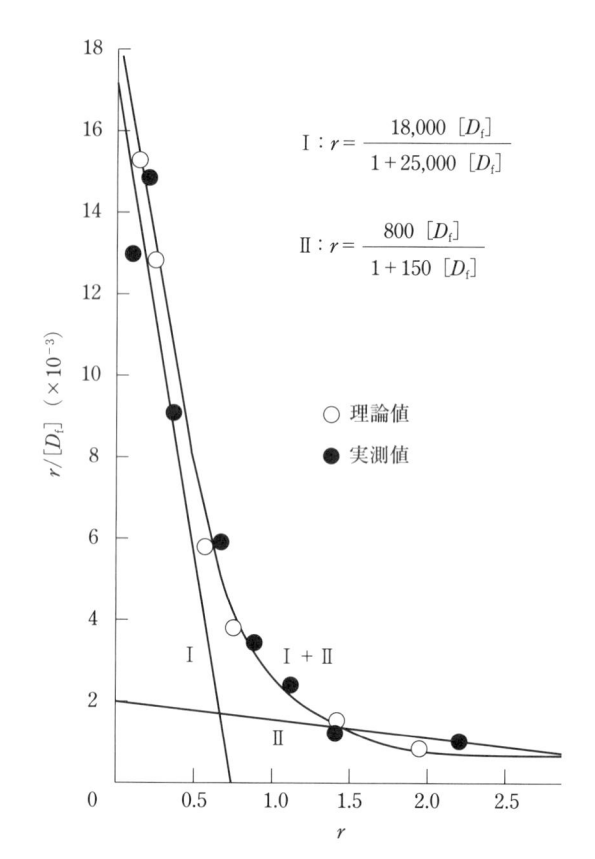

$$\mathrm{I}：r=\frac{18{,}000\,[D_{\mathrm{f}}]}{1+25{,}000\,[D_{\mathrm{f}}]}$$

$$\mathrm{II}：r=\frac{800\,[D_{\mathrm{f}}]}{1+150\,[D_{\mathrm{f}}]}$$

○　理論値
●　実測値

図3・42　タンパク分子上に2種類の薬物結合部　位がある場合のScatchard解析の結果

　複数の薬物を併用した場合など，タンパク質への結合が他の薬物によって阻害され，遊離型濃度が上昇する場合もある（図3・43）．いま，薬物Aと同じ結合サイトにタンパク結合する薬物Bが併用されると，薬物A，B間の結合サイトへの親和性の大小関係によって薬物Aの結合率は変化する（**競合置換**）．これとは別に，薬物Bがタンパク質に結合し，タンパク分子のコンフォメーション変化等が引き起こされ，他のサイトに結合している薬物Aの結合性

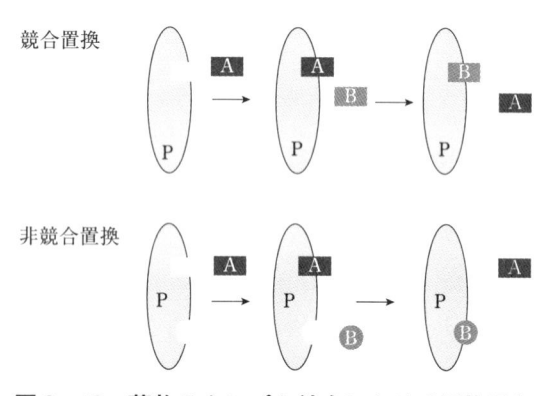

競合置換

非競合置換

図3・43　薬物のタンパク結合における置換現象

までもが変容することがある．これが原因で起こるような結合阻害を**非競合置換**と呼ぶ．競合置換による結合阻害の場合，阻害薬物の濃度の上昇とともに結合定数Kは減少するが，結合部位数nは変化しない．一方，非競合置換による結合阻害の場合，阻害薬物の濃度が上昇しても**結合定数K**は変化しないが，**結合部位数n**は減少する（図3・44）．

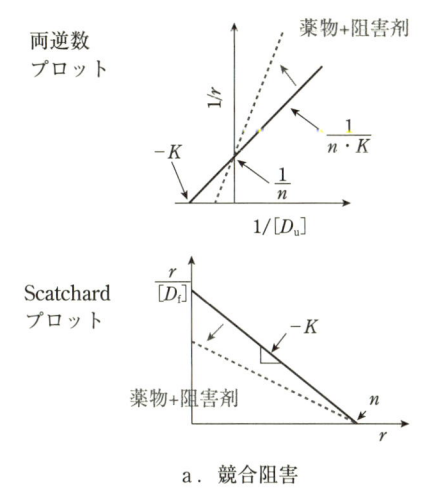

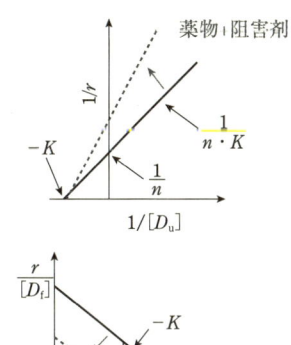

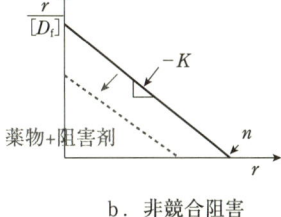

a. 競合阻害

b. 非競合阻害

K: 阻害剤の濃度の上昇とともに**減少**

n: 阻害剤の濃度が上昇しても**変化なし**

K: 阻害剤の濃度が上昇しても**変化なし**

n: 阻害剤の濃度の上昇とともに**減少**

図 3・44　**薬物－タンパク結合の置換現象の解析**

3・4・3　薬物のリンパ系への移行

　薬物が組織へと分布する経路には血管系以外に，**リンパ管系経路**がある．リンパ管系はリンパ管とリンパ節からなり，その中をリンパ液が循環している．リンパ液は毛細血管から漏出した血漿成分であるが，1 日あたりに循環するリンパ液は 2～4 L ほどであり，血液の流速に比べ著しく遅い．リンパ管系は細い毛細リンパ管がリンパ管を形成し，さらにリンパ管が幹リンパ管を形成している．リンパ液が通るリンパ管網には所々にリンパ節があり，リンパ液のろ過組織として機能している（図 3・45）．リンパ管は 1 層の内皮細胞から構成されており，その所々には小分子が自由に通過できる小孔が存在している．また，内皮細胞間の間隔が広く開いている箇所もあるため，毛細リンパ管壁の物質透過性は高く，アルブミンなどの高分子も通過できる．

(1)　組織間隙からリンパ管系への移行

　筋肉内や皮下などの組織間隙に投与された薬物は，血管のみならずリンパ管へも流入するが，その移行性は薬物の分子量に大きく依存する（図 3・46）．一般に毛細血管の内皮細胞の間隙はリンパ管を構成する内皮細胞の

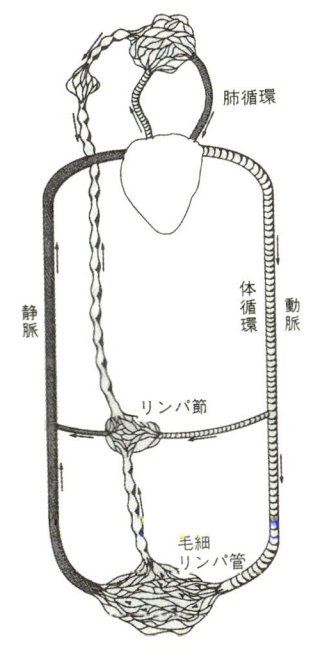

図 3・45　**哺乳類動物における血液およびリンパ液循環**

間隙よりも小さいため，分子量が 5,000 程度までの薬物が血管内へ移行できる．一方，分子量が 5,000 以上になるとリンパ管への移行が主となり，分子量が数万程度の物質までリンパ管へ移行が可能である．

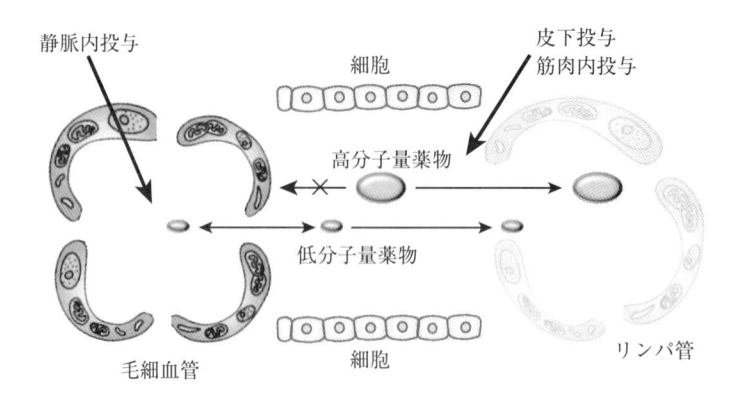

図 3・46　投与経路と血液またはリンパ管への移行性

（2）消化管粘膜からリンパ管系への移行

　経口投与あるいは直腸投与された薬物のほとんどは小腸上皮細胞を通過後，門脈から肝臓へ流入し，全身循環へと移行する．しかし，小腸からの脂溶性物質の吸収においてはリンパ系に移行する経路が存在し，長鎖脂肪酸やトリグリセリド，コレステロール，脂溶性ビタミンなどが消化管から吸収された後にリンパ管系へ移行する（図 3・47）．脂溶性の高い薬物の場合，この経路を介してリンパ系へ移行することがあるが，その場合は肝臓を通過しないため初回通過効果を回避できる．

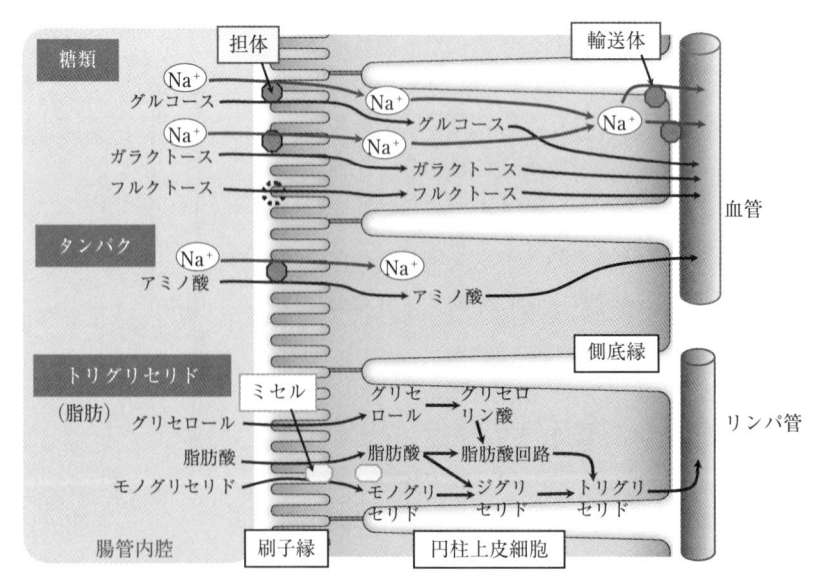

図 3・47　脂溶性物質の小腸上皮細胞から血液またはリンパ管への移行性

3・4・4 薬物の組織移行性

（1）脳への移行性（血液脳関門）

　循環血中の薬物や生体必須物質が中枢神経系に移行する場合には，**血液脳関門**（**blood-brain-barrier；BBB**）と，後述する**血液脳脊髄液関門**（**blood-cerebrospinal fluid barrier；BCSFB**）のいずれかの経路を介する．脳組織は酸素や栄養素の要求性が極めて高いため，その供給ラインとなる**脳毛細血管**の全長は 600〜650 km にも及び，その表面積は 9 m^2 にも達する．脳毛細血管の内皮細胞は密着結合で連結しているか，つなぎ目のない筒状となっている．また，内皮細胞には周皮細胞が密着し，さらに**グリア細胞**である**アストロサイト**の足突起に覆われている（図3・48）．

　脳毛細血管内皮細胞には間隙がほとんどないため，脳内へ薬物が移行するためには，内皮細胞自体を透過する必要がある．生体膜の透過性と同様に，脂溶性が高く，分子量の小さい薬物ほど

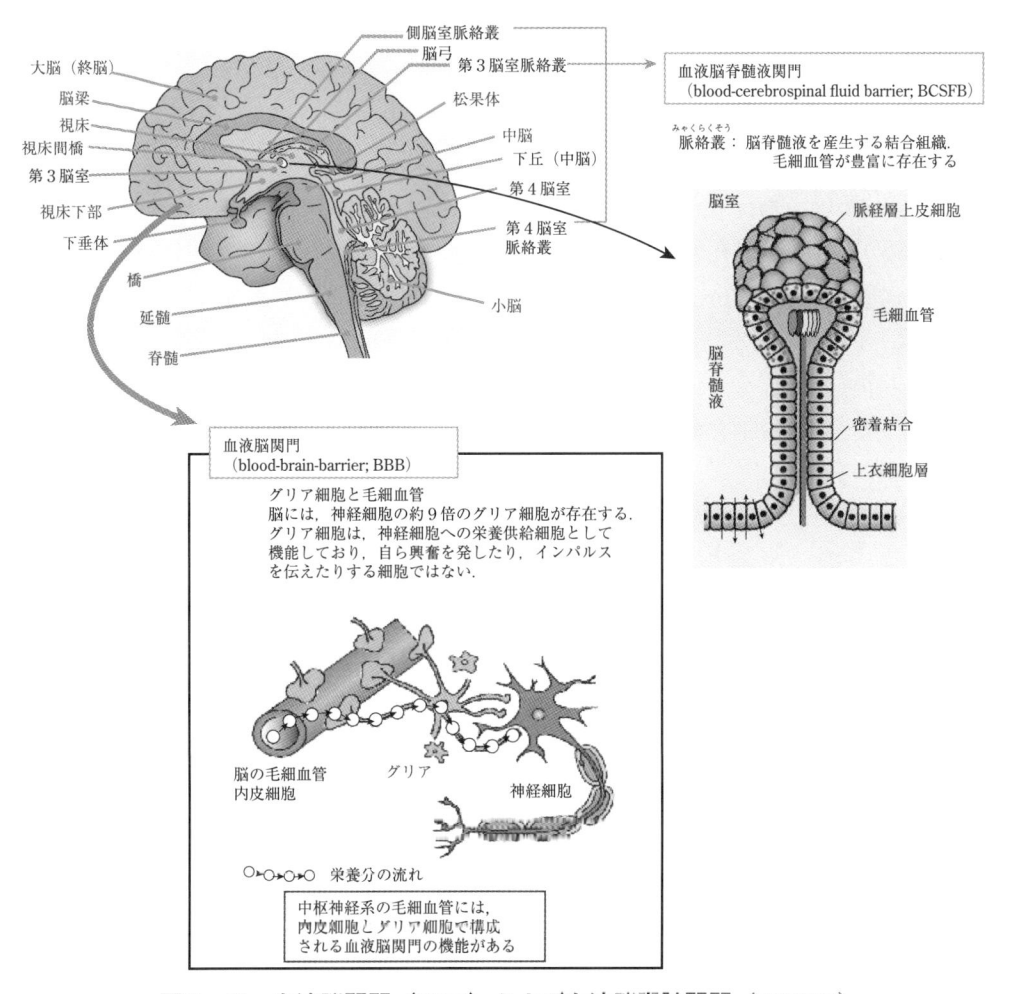

図 3・48　血液脳関門（BBB）および血液脳脊髄関門（BCSFB）

脳毛細血管内皮細胞の透過性は高い．BBB の表面積 S と単位表面積あたりの薬物透過速度 P の積を BBB の固有透過クリアランス（PS）とした場合，PS と薬物の分配係数 D をその薬物の分子量の平方根で除した値（K/$\sqrt{\mathrm{Mw}}$）との間には非常に多くの薬物に対して良好な相関が認められている（図 3・49(a)）．

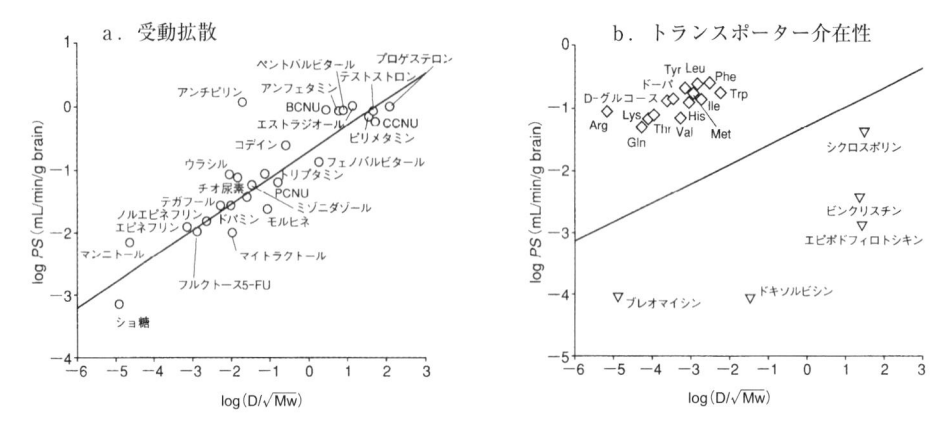

図 3・49 血液脳関門の薬物透過性

（寺崎哲也ほか（1994）*Current Therapy,* 12：146）

　グルコースやアミノ酸は水溶性の物質であるが，これらは神経細胞のエネルギー源や神経伝達物質の前駆体として用いられるため，担体輸送を介して脳内へ取り込まれる．そのため，これら物質はその脂溶性と分子量から予想されるよりも速い速度で BBB を透過する（図 3・49(b)）．L-DOPA や α-メチルドパなどは中性アミノ酸輸送系を介して脳内へ移行することが知られている．また，脳内へはグルコースやアミノ酸などの低分子のみならずインスリン，レプチン，トランスフェリンなどの高分子もレセプター介在性のエンドサイトーシスによって移行できることが

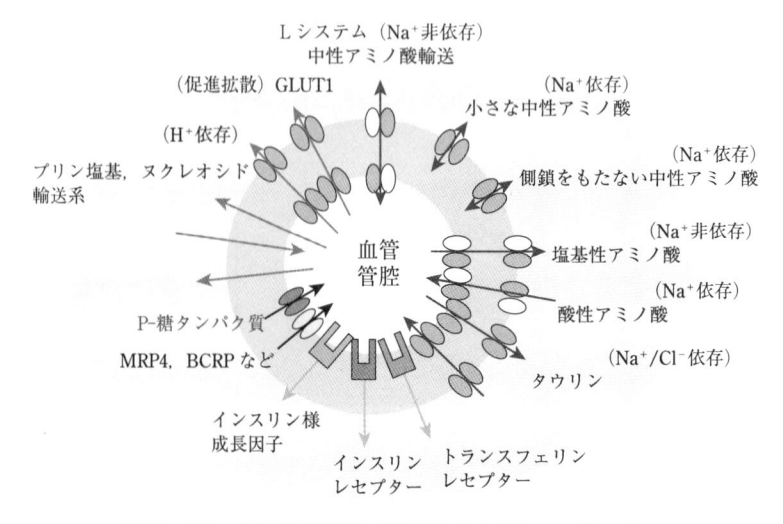

図 3・50 血液脳関門に発現するトランスポーター

知られているが，その移行速度はグルコースやアミノ酸に比べて遅い．

　一方，ビンクリスチンやドキソルビシンなどの薬物は，その脂溶性と分子量から予想されるよりも BBB の透過速度は遅い．これは脳毛細血管内皮細胞の管腔側に発現している P-糖タンパク質による排泄機構によるためである（図3・50）．脳毛細血管における P-糖タンパク質の輸送活性は高く，脳の堅固な機能的バリアとして機能している．また，P-糖タンパク質以外にも脳毛細血管内皮細胞には MRP4，BCRP などの排泄型トランスポーターが発現しており，抗がん剤の排泄に寄与している．

(2) 脳脊髄液への移行性（血液脳脊髄液関門）

　血液脳脊髄液関門 BSCFB は，第3脳室，第4脳室，側脳室に存在し，図3・48に示すような脈絡叢における毛細血管透過から脈絡叢上皮細胞を通過して，脳脊髄液に至るまでの領域を呼ぶ．脈絡叢は，上皮細胞と直下に存在する毛細血管の組み合わせによって構成されているが，毛細血管部分は有窓構造であり，分子量が数万程度の物質まで透過できる．一方，脈絡叢上皮細胞の細胞間隙は密着結合によって強固に結合しているため薬物の透過は遅く，血液脳脊髄液関門 BSCFB の実体は，脈絡叢上皮細胞であるといえる．

　脈絡叢において分泌されやすい脳脊髄液は脳室－大槽系を通過し，脳，脊髄の表面を流れてクモ膜部へ移行した後，最終的には静脈へと合流する．ヒトにおいて1日あたりの流量は約140 mL/day であり，3〜4時間に1回の割合で交換される．脈絡叢の機能は生体必須物質の取り込みと不要になった神経伝達物質や老廃物の血液側への排泄であり，脈絡叢上皮細胞には，種々のトランスポーターが発現している．アスコルビン酸，葉酸，デオキシリボヌクレオチド，チミジンなどの物質を能動的に血管側から脳脊髄液側へ輸送すると同時に，セロトニン，ノルエピネフリンなどを血液側へ排泄する輸送系が存在する．

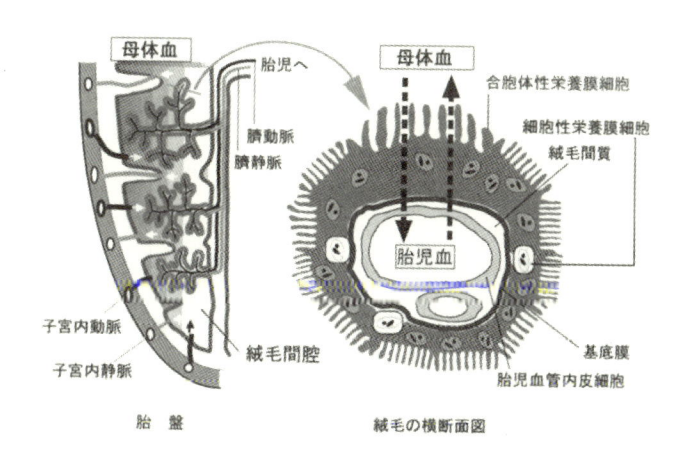

図3・51　血液胎盤関門

（3） 胎児への移行性 （血液胎盤関門）

　母体から胎児への物質や薬物の移行は**胎盤**を介して行われる．胎盤は胎児の成長に必要な酸素と栄養分を母体の血液から受け取り，胎児に供給する役割を担うとともに，胎児側で生成した代謝老廃物を母体側へ排泄する機能を有する．胎盤では母体側の血液と胎児側の血液とが直接混合することはなく，物質透過の関門として機能するため**血液胎盤関門 （blood-placental barrier）** を形成する．図 3・51 に示すように母体側の血液は胎盤内の絨毛間腔を循環する．また，胎児側の血液も 2 本の臍動脈を通って絨毛膜板上で分枝したのち，絨毛間腔内に張り巡らされた絨毛動脈へ流入する．絨毛動脈先端の毛細血管において母体側血液と胎児側血液との物質交換が行われ，胎児側

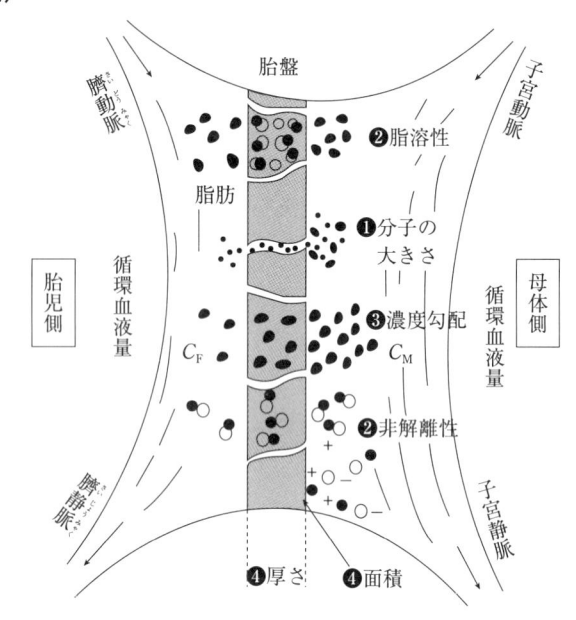

図 3・52　血液胎盤関門における薬物移行の模式図

の血液は絨毛静脈，臍静脈を経て胎児側の循環血中に戻っていく．

　胎児への薬物の移行は血液絨毛構造がその関門としてはたらくが，大部分の薬物の胎盤透過性は単純拡散によって説明できる （図 3・52）．すなわち，薬物の分子量，脂溶性，解離度や血液絨毛構造体の表面積，絨毛膜の厚さなどによって薬物の胎児血液中への移行は左右される．また，胎盤には薬物代謝酵素や P-糖タンパク質，MRP などの排泄型トランスポーターの発現も認められており，母体側から胎児側血液への物質の移行を制限していると考えられる．

（4） 脂肪組織への移行性

　薬物は，脳，心臓，肝臓，腎臓などの特定の臓器だけではなく，筋肉や脂肪組織などにも分布する．特に脂肪組織は他の組織に比べ脂肪含量が高く，脂溶性の高い薬物などが移行しやすい．また，脂肪組織では血管系が発達していないため，薬物の移行は緩やかであり，脂肪組織から血管側への移行も緩除である．そのため，脂肪組織に移行した薬物は長期間体内に留まることが多く，そのような薬物を長期間投与する場合は蓄積性の観点からも注意が必要である．

3・4・5　分布容積

（1） 分布容積の考え方

　上述したように，生体に投与された薬物の組織への分布は，その分子量，脂溶性，解離度，血漿中タンパクとの結合性などによって変化する．そのため薬物間で組織への分布の違いを比較す

る際には，その度合いを示す指標が必要になる．一定量の薬物が生体内に存在するとき，薬物が血中から流出して広範囲の組織に分布すると，その血中濃度は低値を示す．逆に，血中から組織にほとんど分布せず，薬物が血液中に留まる場合には血中濃度は高値を示す．そのため，組織移行性が大きな薬物の場合，体内に存在するすべての薬物量 X を血中濃度 C_b で除した値（分布容積 volume of distribution：V_d）は大きく，逆に組織移行性の低い薬物では小さくなる．

$$V_d = \frac{X}{C_b} \tag{3・20}$$

分布容積は薬物固有の値であるが，投与量，併用薬の有無，年齢，体重，病態によっても影響を受け変化する．

(2) 分布容積の算出方法

薬物のなかには，濃度勾配に逆らった能動輸送によって特定の組織中に取り込まれるものがあり，そのような薬物は血液中と比較して組織中の薬物量は多くなる．したがって，分布容積は非常に大きな値をとり，実際の体液量（図3・53）を反映しないものになる．そこで，実際を反映した分布容積

体重 70kg の体液体積

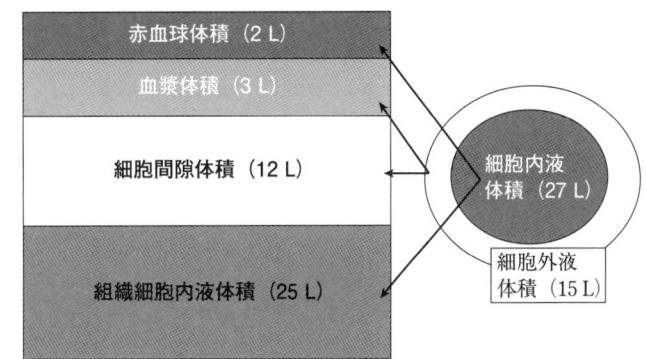

図3・53 ヒトにおける体液量の組成

について考えてみると，定常状態における体内の総薬物量 X は血液中と各組織中の薬物量の和で表すことができるので以下のようになる．

$$X = X_b + \sum_i^n X_{T_i} \tag{3・21}$$

ここで，X_b は血液中の薬物量を，$\sum_i^n X_{T_i}$ は組織中の薬物量の総和を表す．また，薬物の血中濃度 C_b と薬物が分布したすべての組織における薬物濃度 C_T が測定できたと仮定した場合，式3・21 は以下のように表される．

$$X = V_b \cdot C_b + \sum_i^n V_{T_i} \cdot C_{T_i} \tag{3・22}$$

ここで，V_b は血液容積，V_T は各組織の容積を表す．

式3・22 を式3・20 に代入すると，分布容積 V_d は以下で表すことができる．

$$V_d \cdot C_b = V_b \cdot C_b + \sum_i^n V_{T_i} \cdot C_{T_i} \tag{3・23}$$

$$V_d = V_b + \sum_i^n \frac{V_{T_i} \cdot C_{T_i}}{C_b} \tag{3・24}$$

　血中濃度が定常状態にあるとき，血液中での非結合型薬物濃度と組織中での非結合型薬物濃度とが等しいと仮定すると（図3・40参照），

$$f_b \cdot C_b = f_T \cdot C_T \tag{3・25}$$

$$\frac{C_T}{C_b} = \frac{f_b}{f_T} \tag{3・26}$$

となる．ただし，f_b は血液中での非結合型分率を，f_T は組織中での非結合型分率を表す．式3・26 を式3・24 に代入すると分布容積は以下で表すことができる．

$$V_d = V_b + f_b \sum_i^n \frac{V_{T_i}}{f_T} \tag{3・27}$$

　前述したが，式3・27 からもわかるように，タンパク非結合型分率 f_b の低い（タンパク結合率の高い）薬物は，その非結合型分率のわずかな変動により，組織移行性が大きく影響を受ける（図3・38参照）．薬物濃度が上昇し，タンパク質との結合が飽和に達した場合も非結合型分率は著しく上昇し，組織分布も大きな影響を受ける（図3・37参照）．

3・5 薬物の代謝

　薬物が生体内で化学的な構造変化を受けることを，**薬物代謝**または**生体内置換**といい，そのよ

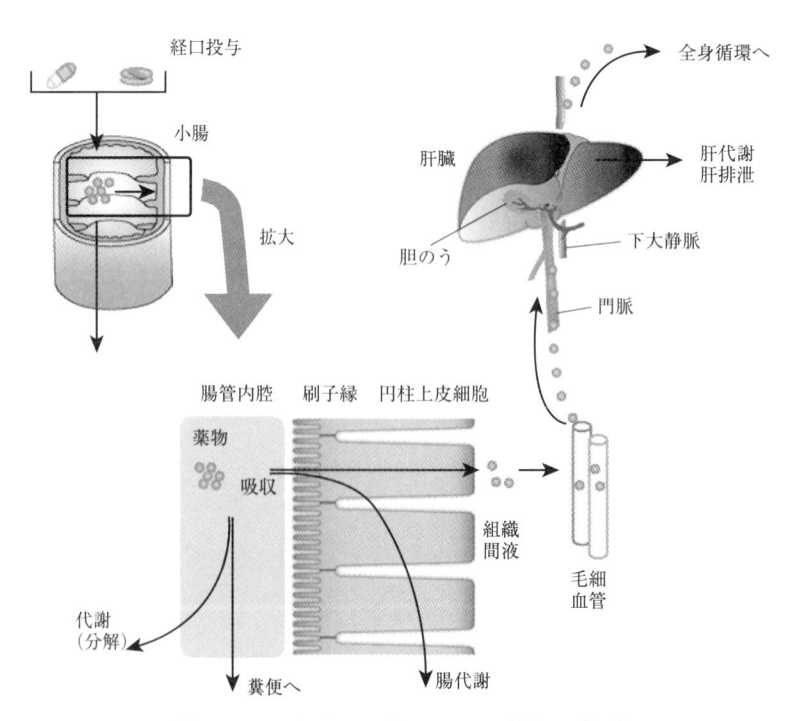

図3・54　小腸，肝臓における薬物の代謝

うな反応を触媒するタンパク質を**薬物代謝酵素**と呼ぶ．また，元の薬物（未変化体または親化合物）が代謝される結果，生成される物質を代謝物という．代謝酵素の発現は多くの組織において認められるが，特に肝臓と小腸に高発現しており，薬物の体内動態の制御においても重要な役割を担っている（図3・54）．

　代謝 metabolism によって薬物の構造が変化すると，一般に極性が増加するとともに，薬理活性を失うことが多い．そのため，代謝は生体の解毒機構の1つと考えられているが，薬物によっては代謝物が高い薬理効果を有していたり，不安定な反応中間体が生体内の高分子と結合することによって，アレルギー，細胞毒性，発がん性などを発揮する場合もある（図3・55）．また，ドラッグデリバリー技術の1つであるプロドラッグなどは，それ自体は薬効を発揮しないが，消化管から血中に薬物が移行する際に小腸や肝臓で代謝を受ける，あるいは作用部位で局所的に代謝を受けることによって薬効を示すようになる．

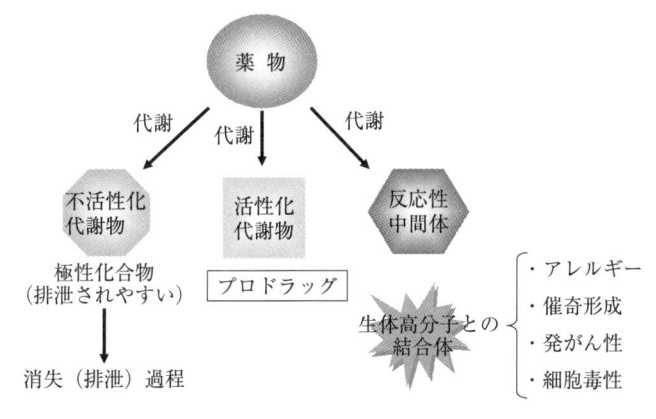

図3・55　薬物の代謝

3・5・1　薬物代謝の過程

　薬物代謝の様式は，酸化，還元，加水分解を行う**第1相反応**と抱合を行う**第2相反応**に大別される．また，未変化体および代謝物の排泄機構を含めて，**第3相反応**と呼ぶ場合もある．第1相反応によって薬物は水酸基，アミノ基，カルボキシ基などの官能基が付加されたり，極性基が露出することによって親化合物よりも水溶性が増大する．第2相反応はこれらの官能基に対する水溶性物質の抱合であり，これによって代謝物はさらに極性が増す（表3・15）．また，第3相反応では，未変化体および第1相，第2相反応で生じた代謝物や抱合体の排泄輸送系全般を指す．これら第1〜3相までで，一般には第1相反応が最も反応速度が遅いために，この段階が薬物代謝全体では律速過程となることが多い．

　薬物代謝反応は，主に肝臓や小腸で行われるが，腎臓，肺，皮膚，胎盤などでも行われている．また，肝臓の**ミクロソーム分画（小胞体膜中）**に存在する**チトクロム P450（cytochrome P450：P450，CYP）**は，**ヘムタンパク質**であり，薬物の酸化反応における最も重要な酵素群である．ミクロソーム分画には UDP-グルクロン酸転移酵素なども含まれるが，グルタチオン転移酵素，アセチル転移酵素，硫酸転移酵素などは可溶性分画に含まれる（表3・15，図3・56）．

表3・15 薬物の主要な代謝様式と触媒酵素の細胞内局在

	反　応	酵　素	細胞内局在性
第1相反応	1. 酸化反応		
	1) 側鎖アルキル基の酸化	P450	ミクロソーム
	2) 芳香環の水酸化	P450	ミクロソーム
	3) N-, S-酸化	P450, FMO	ミクロソーム
	4) N-, O-, S-脱アルキル化	P450	ミクロソーム
	5) 脱アミノ化	MAO	ミトコンドリア
	6) 脱イオウ	P450	ミクロソーム
	7) アルコールの酸化	ADH	細胞質
	8) アルデヒドの酸化	ALDH	細胞質, ミクロソーム
	2. 還元反応		
	1) ニトロ基の還元	NADPH-P450 還元酵素	ミクロソーム
	2) アゾ基の還元	NADPH-P450 還元酵素	ミクロソーム
	3. 加水分解		
	1) エステル, アミド加水分解	エステラーゼ	細胞質, ミクロソーム
	2) エポキシド加水分解	エポキシドヒドラーゼ	細胞質, ミクロソーム
第2相反応	抱合反応		
	1) グルクロン酸抱合	UDP-グルクロン酸転移酵素	ミクロソーム
	2) 硫酸抱合	硫酸転移酵素	細胞質
	3) アミノ酸抱合	アシル転移酵素	細胞質, ミトコンドリア
	4) アセチル抱合	N-アセチル転移酵素	細胞質
	5) メチル抱合	メチル転移酵素	細胞質
	6) グルタチオン抱合	グルタチオン転移酵素	細胞質

（掛見正郎編集（2009）広義薬物動態学，京都廣川書店）

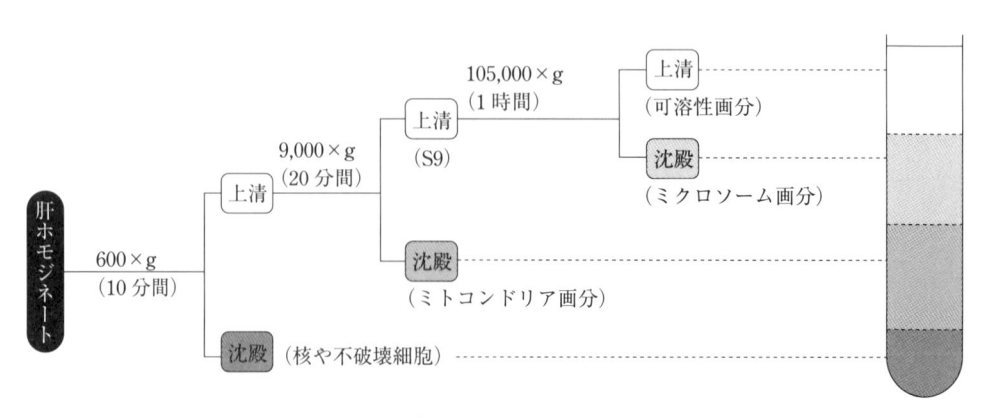

図3・56　遠心分離法による細胞分画

3・5・2 薬物代謝の反応

(1) 第1相反応

1) 酸 化

薬物代謝の主要な反応形式であり，それに関与する酵素群は肝細胞などの小胞体からなるミクロソームに局在するチトクロム P450 やフラビン含有モノオキシゲナーゼ (FMO)，細胞質に局在するアルコール脱水素酵素 (alcohol dehydrogenase：ADH)，アルデヒド脱水素酵素 (aldehyde dehydrogenase：ALDH)，ミトコンドリア分画に存在するモノアミン酸化酵素 (monoamine oxygenase：MAO) などがある．このうちチトクロム P450 は極めて多くの医薬品の代謝に関与するため薬物代謝において最も重要な役割を担っている．

① チトクロム P450 による酸化

チトクロム P450 の P は pigment (色素) を意味し，一酸化炭素と結合して 450 nm 付近に吸収差スペクトルの極大値を示す．分子量は約 50,000 のヘムタンパク質であり，約 500 個のアミノ酸から構成される．活性中心はヘム鉄であり，鉄の 6 つの配位座のうち 1〜4 配位座にはテトラピロール環の窒素が，第 6 配位座には P450 アポタンパク質由来の酸素が可逆的に配位した構造をとっていると考えられている (図 3・57)．

図 3・58 にはチトクロム P450 による薬物の酸化・還元反応のサイクルの模式図 (①〜⑦) を示す．

① 基質となる薬物 (R-H) が酸化型 P450(Fe^{3+}) と複合体を形成

② 電子伝達系から NADPH 由来の 1 個目の電子が供給されて CYP のヘム鉄が 3 価から 2 価に還元され，P450(Fe^{2+})-薬物複合体となる．還元反応にはこの複合体から酸化型 P450 の再生を伴って起こるが，酸化反応の場合は次のステップに進む．

③ 還元されたヘム鉄の第 6 配位座に分子状の O_2 が添加されて，P450(Fe^{2+})-薬物-O_2-複合体が形成される．

④ この複合体に電子伝達系から NADPH 由来の 2 個目の電子が供給されて，分子状の O_2 が活性化され，O-O 結合が開裂する．

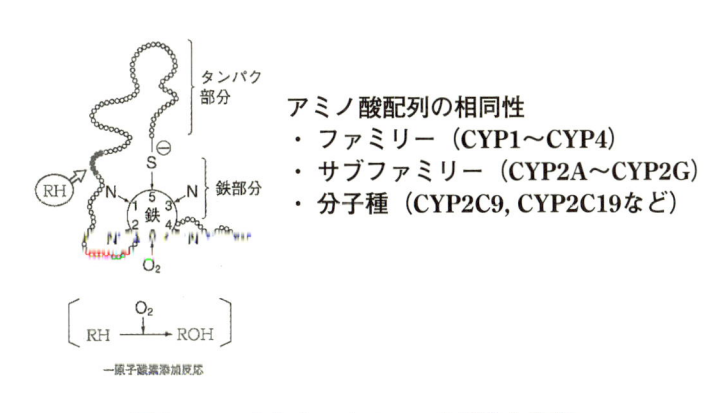

アミノ酸配列の相同性
・ファミリー (CYP1〜CYP4)
・サブファミリー (CYP2A〜CYP2G)
・分子種 (CYP2C9, CYP2C19など)

図 3・57　チトクロム P450 の構造と分類

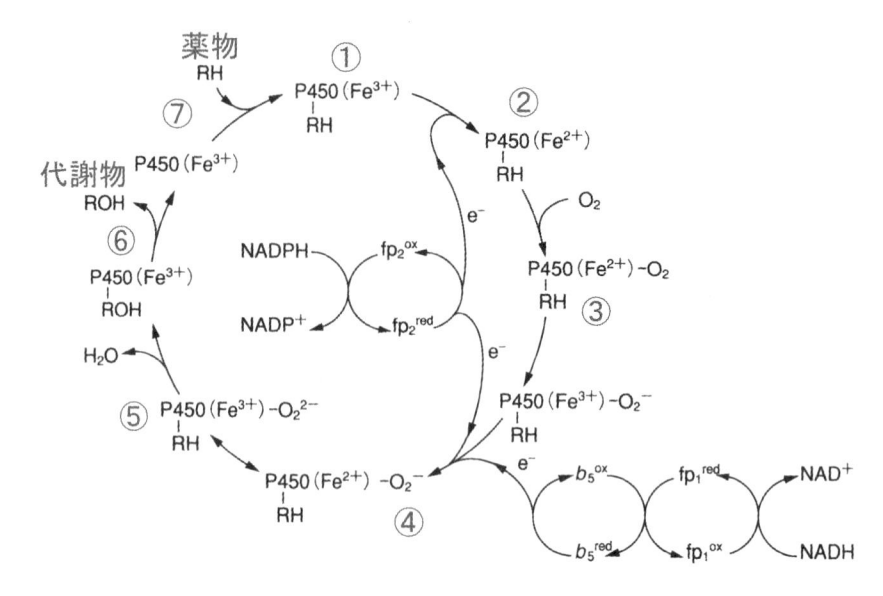

図 3・58 肝ミクロソーム電子伝達系とチトクロム P450 の酸化・還元サイクル

（掛見正郎編集（2009）広義薬物動態学，京都廣川書店）

⑤ このとき 1 個の酸素原子が薬物分子内に入り，他の 1 個の酸素原子は H^+ と反応して水となり複合体から遊離する．

⑥ また，これと同時に酸化された薬物 R-OH も遊離する．

⑦ $P450(Fe^{2+})$ はもとの酸化型 P450（Fe^{3+}）に戻る．

このようなサイクルが繰り返されることによって，薬物の代謝反応が進行するが，基質薬物の構造を R-H として示すと，この酸化反応は以下の化学反応式で示すことができる．

$$\text{R-H} + O_2 + \text{NADPH} + H^+ \rightarrow \text{R-OH} + H_2O + \text{NADP}^+$$

哺乳動物において，薬物の代謝に関与する CYP 酵素は，約 100 個の分子種が知られており，これらは共通の祖先の遺伝子の進化によってスーパーファミリーを形成している．CYP のアミノ酸配列の相同性が 40％ を超える場合を群（ファミリー）といい，動物細胞では 1 群から 4 群までが存在する．また，アミノ酸配列の相同性が 55％ を超えるものを亜群（サブファミリー）と呼び，これらはアルファベットで区別される．また，これらサブファミリーには特定の分子種（アイソフォーム）を区別するために数字を付けることになっている．すなわち，CYP3A4 を例にあげると，「3」がファミリー，「A」がサブファミリー，「4」がアイソフォームを表している．

一般にチトクロム P450 の基質特異性は低く，1 つの分子種が構造の異なる多くの薬物の代謝反応に関与する（表 3・16，表 3・17）．ヒトの肝臓において，最も含有量の多いサブファミリーは CYP3A であり，全体の約 30％ を占める（図 3・59）．また，臨床で使用されている医薬品の代謝に関しては CYP1A2，CYP1A6，CYP2C8，CYP2C9，CYP2C19，CYP2D6，CYP2E1，

CYP3A4, CYP4A などが重要なはたらきを果たしており（表3・17, 図3・60）, これら分子種だけで CYP による医薬品代謝の95%以上が説明可能である.

表3・16 **CYP が関与する代表的な酸化反応様式**

反応		薬物例
N-アルキル	$RNHCH_3 \rightarrow RNH_2 + HCHO$	イミプラミン. ジアゼパム, コデイン, テオフィリン
O-アルキル	$ROCH_3 \rightarrow ROH + HCHO$	コデイン, インドメタシン, デキストロメトルファン
アルキル側鎖	$RCH_2CH_3 \rightarrow RCHCH_3$ 　　　　　　　　OH	トルブタミド, ミダゾラム, ペントバルビタール
芳香環		フェニトイン, ワルファリン, プロプラノロール
窒素原子	$RNH_2 \rightarrow RNHOH$	クロルフェニラミン, ダプソン
	$R_1 R_2 NH \rightarrow R_1 R_2 N-OH$	アセトアミノフェン, キニジン
硫黄原子	$R_1 R_2 S \rightarrow R_1 R_2 S=O$	チオリダジン, フルフェナジン, クロルプロマジン

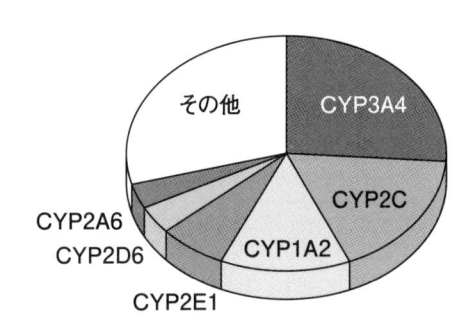

図3・59 **肝臓におけるチトクロム P450 の総量に対する各分子種の存在比**
（Bennet., *et al.* 1997）

表 3・17 主な P450 とその基質となる医薬品

P450 分子種	医 薬 品
CYP1A1	ベンゾ［α］ピレン（水酸化），7-エトキシクマリン（O-脱エチル化）
CYP1A2	イミプラミン（N-脱メチル化），テオフィリン（N-脱メチル化），カフェイン（N-脱メチル化），フェナセチン（O-脱エチル化），プロプラノロール（脱イソプロピル化），アセトアニリド（p-水酸化），メキシレチン，タモキシフェン，オランザピン，(R)-ワルファリン（6,7,8-水酸化）
CYP2A6	アセトアミノフェン（3-水酸化），フェナセチン（O-脱エチル化），クマリン（7-水酸化），7-エトキシクマリン（O-脱エチル化），ニコチン，メトキシフルラン，テガフール，パクリタキセル，バルプロ酸
CYP2B6	7-エトキシクマリン（O-脱エチル化），シクロホスファミド
CYP2C8	タキソール，トルブタミド（メチル水酸化）
CYP2C9	トルブタミド（p-メチル水酸化），フェニトイン（4′-水酸化），(S)-ワルファリン（7-水酸化），ピロキシカム，テノキシカム，ジクロフェナク（4′-水酸化），ナプロキセン，イブプロフェン（側鎖 2-水酸化），メフェナム酸（4′-メチル水酸化），スルファフェナゾール，トラセミド，ロサルタン，ヘキソバルビタール（3′-水酸化）
CYP2C19	オメプラゾール（5-メチル水酸化），ジアゼパム（N-脱メチル化），イミプラミン（N-脱メチル化），プログアニル，ヘキソバルビタール（3′-水酸化），(S)-メフェニトイン（4′-水酸化），メホバルビタール，アミトリプチリン（N-脱メチル化）
CYP2D6	アミトリプチリン（10-水酸化），イミプラミン（2-水酸化），クロミプラミン（2-水酸化，8-水酸化），コデイン（O-脱メチル化），デシプラミン（2-水酸化），デキストロメトルファン（O-脱メチル化），デブリソキン（4-水酸化），エンカイニド（O-脱メチル化），フレカイニド（O-脱アルキル化），フルフェナジン（S-酸化），イミプラミン（2-水酸化），メトプロロール（α-水酸化），ノルトリプチリン（10-水酸化），ペルフェナジン（S-酸化），プロパフェノン（水酸化），プロプラノロール（4-水酸化），スパルテイン（Δ^2, Δ^5-水酸化），チオリダジン（S-酸化），チモロール（O-脱アルキル化），ハロペリドール（脱アルキル化），クロザピン
CYP2E1	エチルアルコール，クロルゾキサゾン，イソフルラン
CYP3A4/5	ニフェジピン（酸化），コルチゾール，シクロスポリン（水酸化），タクロリムス，エリスロマイシン（N-脱メチル化），リドカイン，キニジン（3-水酸化），ジルチアゼム（水酸化），ベラパミル（N-脱メチル化），ゾニサミド，ジアゼパム（3-水酸化），デスメチルジアゼパム（3-水酸化），タモキシフェン（N-脱メチル化，4-水酸化），アミオダロン，エトポシド，ミダゾラム（1′-水酸化，4-水酸化），トリアゾラム（1′-水酸化，4-水酸化），コカイン，ダプソン，テルフェナジン（N-脱アルキル化，水酸化），カルバマゼピン（エポキシ化），トリメタジオン，クラリスロマイシン（N-脱メチル化），アミトリプチリン（脱アルキル化），イミプラミン（脱アルキル化），ロスバスタチン，インジナビル，グラニセトロン

（掛見正郎編集（2009）広義薬物動態学，京都廣川書店）

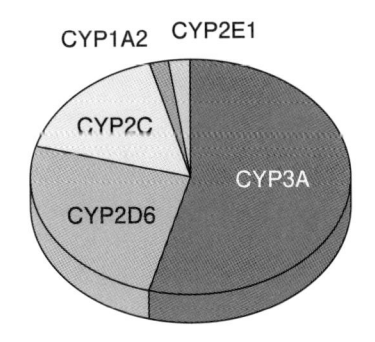

図3・60 各 P450 分子種によって代謝される薬物数の割合

（Rendic., *et al*. 1997）

② フラビン含有モノオキシゲナーゼ（FMO）の関与する酸化

FMO はミクロソーム分画に局在するもう1つの酸化酵素であり，NADPH を補酵素とする FAD 含有のフラビンタンパク質である．肝臓で高い活性を示すが，それ以外にも肺や腎臓での活性が高く，求核性の窒素原子，硫黄原子の酸化に関与する．これらは CYP によっても酸化されるが，基質特異性に違いがある．また，FMO による酸化も CYP の場合と同様に7段階の反応を経て形成される（図3・61 ①〜⑦）．

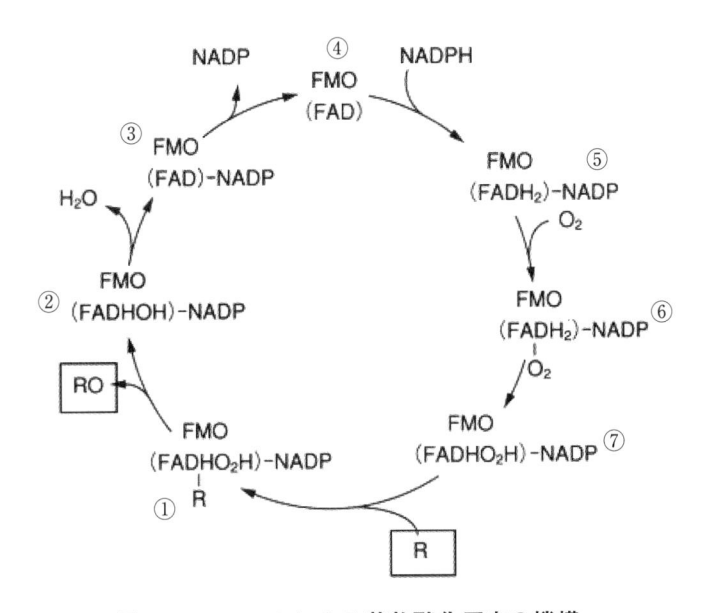

図3・61 FMO による薬物酸化反応の機構

③ その他の酸化反応

細胞質に存在する**アルコール脱水素酵素（ADH）**は，アルコールをアルデヒドに酸化し，エタノールの代謝では律速酵素である．この反応は可逆的であり，脂肪族，第一級，第二級アルコール，脂環状アルコール，ジオール体などを基質とする．また，NAD^+ が補酵素としてはたらく．

$$R\text{-}CH_2\text{-}OH + NAD^+ \quad \Leftrightarrow \quad R\text{-}CHO + NADH + H^+$$

アルデヒド脱水素酵素（ALDH）は，脂肪族，芳香族のアルデヒド化合物やアルコールの酸化で生成したアルデヒドを不可逆的にカルボン酸に酸化する．この反応ではNAD^+および$NADP^+$が補酵素としてはたらく．

$$R\text{-}CHO + NAD(P)^+ + H_2O \quad \rightarrow \quad R\text{-}COOH + NAD(P)^+ + H^+$$

モノアミン酸化酵素（MAO）はミトコンドリア外膜に局在する酵素で，FAD を補酵素として，カテコールアミンやインドールアミンなどの酸化的脱アミン化を触媒する．

$$R\text{-}CH_2\text{-}NH_2 + H_2O + O_2 \quad \rightarrow \quad R\text{-}CHO + NAD(P)H + H^+$$

2）還元

① NADPH-P450 還元酵素の関与する還元

ニトロ基やアゾ基の還元は **NADPH-P450 還元酵素**によって触媒される．この酵素による還元は一電子還元であり，反応の際に生じるスーパーオキシドアニオン（O_2^-）が心毒性や肺毒性の原因になることがある．NADPH-P450 還元酵素によって，ニトロ基はニトロソ基を経てヒドロキシルアミンにまで還元される．また，アゾ基は還元的開裂をうけてアミンを生成する．

$$R\text{-}NO_2 \quad \rightarrow \quad R\text{-}N = O \quad \rightarrow \quad R\text{-}NHOH$$
$$R\text{-}N = N\text{-}R' \quad \rightarrow \quad R\text{-}NH\text{-}NH\text{-}R' \quad \rightarrow \quad R\text{-}NH_2 + R'\text{-}NH_2$$

② チトクロム P450 が関与する還元

CYP は嫌気的条件下で還元反応も触媒する．肝ミクロソームや生成酵素を用いた *in vitro* の反応系ではニトロ基のアミンへの還元，アゾ基の還元的な開裂，第三級アミン N-オキシド第三級アミンへの還元などが報告されている．しかし，CYP によるこれらの還元反応は酸素によって阻害されるため，生体内での意義は不明である．

③ その他の還元

先にも述べたが，細胞質に存在するアルコール脱水素酵素（ADH）は，アルコールからアルデヒドへの酸化を可逆的に触媒する．そのため，生体内ではケトンやアルデヒドはアルコールと平衡関係にある．しかし，アルデヒドは生体内で不安定であるため，酸化されてカルボン酸になることが多い．

$$R\text{-}CH_2\text{-}OH^+ NAD^+ \quad \Leftrightarrow \quad R\text{-}CHO + NADH + H^+$$
$$R\text{-}CHO + NAD(P)^+ + H_2O \quad \rightarrow \quad R\text{-}COOH + NAD(P)^+ + H^+$$

3) 加水分解

　加水分解は，分子内にあるエステル結合，アミド結合，エポキシドなどが，それぞれ**エステ**
ラーゼ，酸アミダーゼ，エポキシドヒドラーゼによって触媒作用を受け，2分子に分解する反応
をいう．しかしながら，加水分解反応酵素的に行われるだけではなく，非酵素的に行われる場合
もある．薬物代謝に関与する加水分解反応は，大部分がエステルやアミドの加水分解であり，こ
れには各種**エステラーゼ**が関与する（表3・18）．エステラーゼは肝臓，消化管，肺，皮膚，筋肉，
血液中などに存在するが，エステル加水分解反応やアミド加水分解に関与するエステラーゼには
遺伝的多型がほとんどないため，現在，プロドラッグとして用いられている医薬品のほとんどが，
このエステル加水分解反応を利用している．

表3・18　薬物代謝に関与する各種エステラーゼ

酵　素　名	主　な　基　質
カルボキシルエステラーゼ（CES）	種々の薬物
アセチルエステラーゼ	アセチルエステル類
アセチルコリンエステラーゼ	アセチルコリン
コリンエステラーゼ	コリンエステル類
ステロールエステラーゼ	コレステロールエステル類

(2) 第2相反応

　薬物が有する極性基，または第1相反応によって生じた極性基に，水溶性の内因性物質が結合
する抱合反応である（表3・19）．第1相反応による生成物もそのまま排泄されることもあるが，
抱合反応を受けて，さらに水溶性が増し，尿中や胆汁中に排泄されやすい形になる．

表3・19　第2相反応

反応様式	官能基	基質となる薬物の例
グルクロン酸抱合	-OH, -COOH, -NH₂, -SH	ビリルビン，モルヒネ，フェニルブタゾン，アセトアミノフェン，メフェナム酸など
硫酸抱合	-OH, -NH₂	メチルドパ，ステロイド，アセトアミノフェンなど
アミノ酸抱合（グリシン抱合）	-COOH	安息香酸，サリチル酸，コール酸，フェニル酢酸など
アセチル抱合	-NH₂	イソニアジド，スルホンアミド類，ダプソン，クロナゼパムなど
グルタチオン抱合	ニトロ，ハロゲン，不飽和カルボニル化合物，エポキシドなど	ニトロノタン，ベンゼン，ウレタン，ブロモプロパン，塩化ベンゼンなど
メチル抱合	-OH, -NH₂, -SH,	イソプロテレノール，セロトニン，アンフェタミン，6-メルカプトプリン，アザチオプリン，ヒスタミンなど

（掛見正郎編集（2009）広義薬物動態学，京都廣川書店より一部改変して引用）

1) グルクロン酸抱合

最も一般的な第2相反応であり，この反応を触媒する**UDP-グルクロン酸転移酵素（UDP-glucuronosyl-transferase：UGT）**は肝臓や小腸などのミクロソーム分画に多量に存在する（図3・62）．本反応によって薬物にグルクロン酸が転移されたグルクロニドは尿中や胆汁中に排泄されるが，胆汁中から腸内に排泄されたグルクロニドは腸内細菌が産生する*β-グルクロニダーゼ*によってグルクロン酸が外れ，薬物が再び消化管から吸収されることがあり，これを**腸管循環**と呼ぶ．UGTには2つの分子種（UGT1，UGT2）が存在し，前者はフェノール性水酸基やビリルビンの抱合に，後者はステロイド化合物などの抱合に関与している．

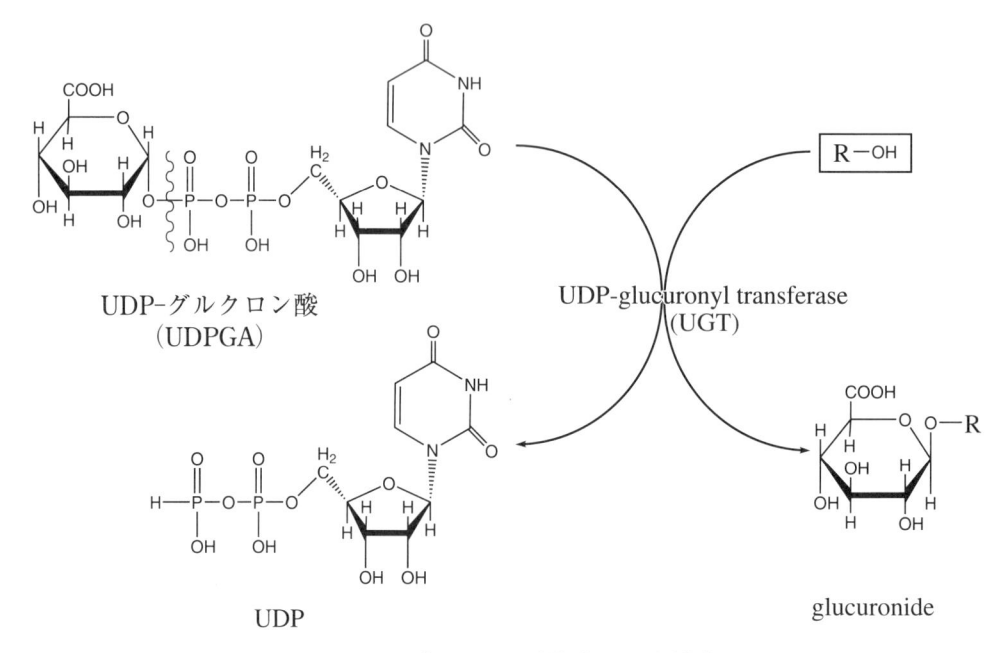

UDP-グルクロン酸（UDPGA）

UDP-glucuronyl transferase（UGT）

R–OH

glucuronide

UDP

図3・62　グルクロン酸抱合の反応様式

2) 硫酸抱合

フェノールやアルコール類と無機硫酸との反応であり，この反応を触媒する**硫酸転移酵素**は細胞内の可溶性分画に存在する．硫酸転移酵素は**3′-ホスホアデノシン-5′-ホスホ硫酸**を**補酵素**とし，生じた硫酸エステルは主に尿中へと排泄される（図3・63）．硫酸抱合反応はグルクロン酸抱合と競合するが，ヒトにおいては硫酸抱合が優先的に行われる．しなしながら，硫酸転移反応の酵素量および補酵素の量には限りがあるため，この抱合反応は飽和しやすい傾向にある．したがって，基質薬物の投与量が少ないときには硫酸抱合で代謝され，高用量ではグルクロン酸抱合が主代謝物となることが多い．

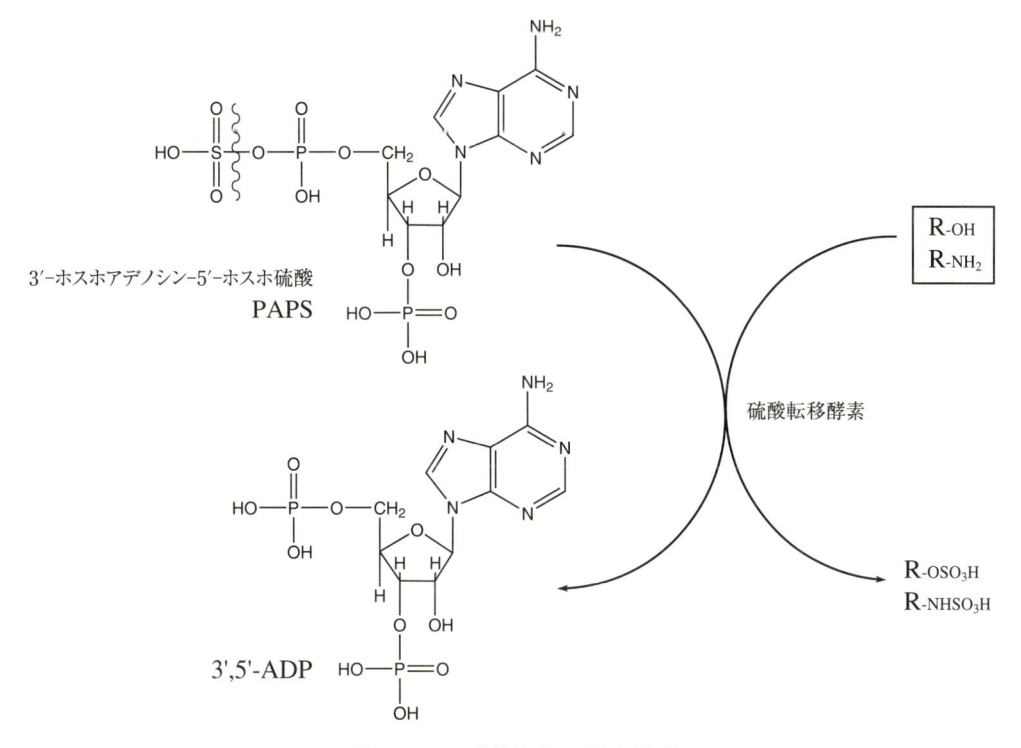

3′-ホスホアデノシン-5′-ホスホ硫酸
PAPS

硫酸転移酵素

R-OH
R-NH₂

R-OSO₃H
R-NHSO₃H

3',5'-ADP

図3・63 硫酸抱合の反応様式

3) アミノ酸抱合

芳香族カルボキシ基，複員環カルボキシ基，芳香環やステロイド骨格につながった脂肪酸に対して，グリシンのような生体内のアミノ酸を結合させる反応である．この反応を触媒する**アシルCoA 合成酵素**と**アシル転移酵素**はミトコンドリア分画に存在する．この反応では先に基質薬物が活性化されることが特徴である．

4) アセチル抱合

芳香族一級アミン類，内因性脂肪族一級アミン，アミノ酸，ヒドラジン，スルホンアミド類などにアセチル基を結合させる反応である．この反応を触媒する **N-アセチル転移酵素**（**N-acetyl transferase：NAT**）は細胞内の可溶性分画に存在し，アセチル CoA を補酵素とする．NAT には基質認識性が異なる2つの分子種（NAT1，NAT2）が存在しており，NAT2 には遺伝的多型が存在する．イソニアジドは NAT2 によってアセチル化されて効果を失い，腎臓から排泄されるが，NAT2 の欠損者はこの活性が低い．また，アセチル抱合では反応後の生成物の溶解度が低下することがあり，サルファ剤などのアセチル抱合体が尿路や腎臓で析出し，尿路結石や腎結石の原因になることが報告されている．

5）グルタチオン抱合

　求電子性の芳香族化合物，ハロゲン化合物，不飽和カルボニル化合物にグルタチオンを結合させる反応である（図3・64）．この反応を触媒する**グルタチオン S-転移酵素（GSH-S-transferase：GST）**は細胞質に存在し，生成したグルタチオン抱合体はさらに代謝を受け，最終的には **N-アセチルシステイン誘導体（メルカプツール酸抱合体）**となって排泄される．また，肝臓内で生成されたメルカプツール酸抱合体の一部は胆汁中に排泄される．

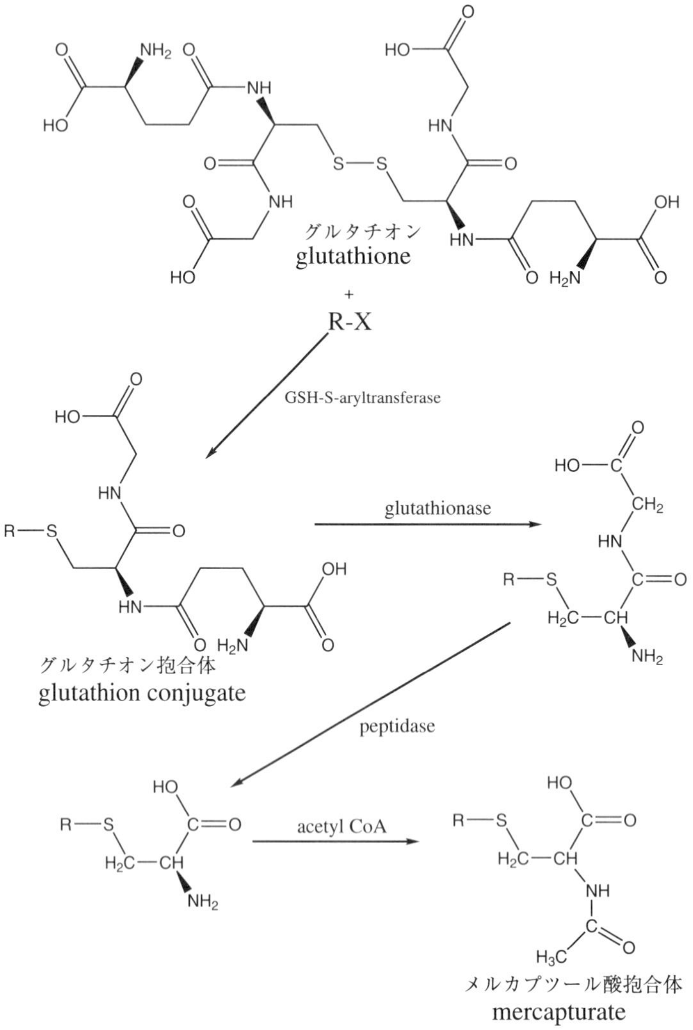

図3・64　グルタチオン抱合の反応様式

6）メチル抱合

　メルカプトプリン，カテコールアミン，ヒスタミンの硫黄，窒素，酸素残基にメチル基が結合する反応であり，この反応を触媒する**メチル転移酵素**には**チオプリンメチル転移酵素（TPMT）**，**カテコールアミン-O-メチル転移酵素（COMT）**，**N-メチル転移酵素**などがある．この反応は，

S-アデノシルメチオニンを補酵素として，*S*-メチル体，*O*-メチル体，*N*-メチル体を生成する．一般にこれらメチル化抱合の結果，産生される代謝物は極性が下がるので，未変化体よりも薬効が増加することがある．

3・5・3　薬物代謝に影響を与える要因

ヒトの薬物代謝能には大きな個人差が存在する（図3・65）．これは薬物代謝酵素の発現量や活性が年齢，性別，遺伝，人種，環境などによって変化するためである．また，薬物自体が酵素の活性を高めたり，阻害したりもする．これらの要因は外的な要因と遺伝などの内的な要因とに大別することができる．

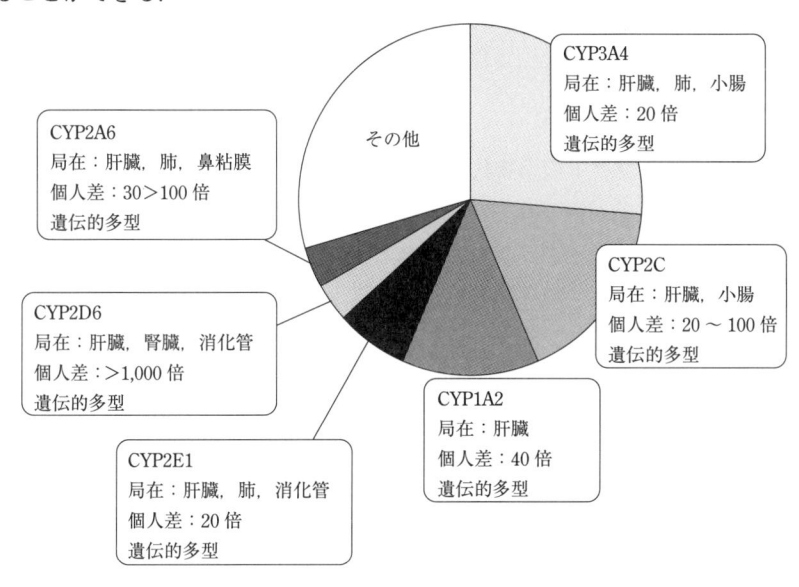

図3・65　代表的なヒトCYP分子種の存在割合と活性の個人差

（1）生理的要因

1）年　齢

ヒトにおける薬物代謝能は成長や加齢によって大きく変化する．CYPによる酸化的代謝能力は，テオフィリンを例にとると，新生児の肝クリアランスは成人の約1/5である．しかしながら，生後6か月の乳児では成人の肝クリアランスと同レベルにまで達し，1歳児では成人の約2倍にまで上昇する．その後，加齢とともに低下していくが（図3・66），同様の現象はフェニトイン，クロルプロマジン，ジソピラミドなどでも認められる．また，新生児におけるUDP-グルクロン酸転移酵素の活性は極めて低く，成人の1/100程度であるが，生後3か月目には成人と同等の活性をもつようになる．これと同様に硫酸抱合能も新生児では極めて低く，成人になるにしたがって上昇していく．

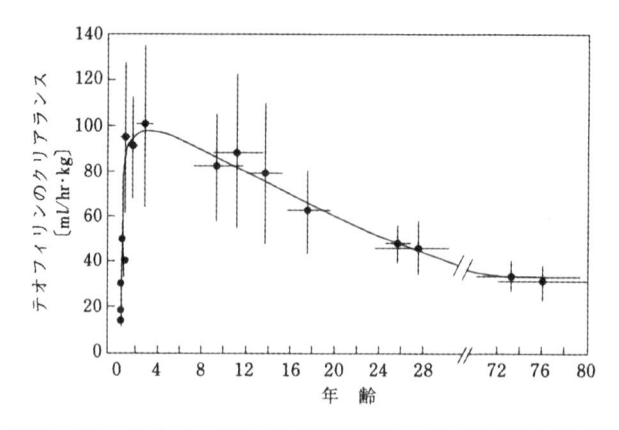

図3・66 テオフィリンのクリアランスに及ぼす年齢の影響

（千葉寛（1991）日本小児科学会雑誌，95，p.1938）

2）性 差

実験動物として汎用されるラットの薬物代謝活性には性差が存在することはよく知られているが，ヒトに関しては明確な結論が得られている例は少ない．しかしながら，CYP3A4 に関しては，性差を示唆する所見が蓄積しつつある．異なる見解もあるが，CYP3A4 によって代謝される薬物のクリアランスは成人男性に比べ，女性の方が 20～30％ほど高いという報告がある．

3）病 態

ウイルス性肝炎，肝硬変，肝がんなどの肝疾患は，薬物の肝クリアランス（後述）に影響を及ぼす．ウイルス性肝炎では，肝臓全体の代謝酵素活性は低下するが，肝血流量は大きく変化しないといわれている．そのため，肝抽出率の低い医薬品（肝クリアランスは肝固有クリアランスと遊離型薬物濃度に依存）が影響を受けやすい．一方，肝硬変では肝の線維化に伴い肝実質細胞が減少し，その結果 CYP 含量の減少，肝血流量の低下，アルブミン産生の低下に伴う遊離型薬物濃度の上昇などが認められる．肝抽出率の高い医薬品の肝クリアランスは血流律速であるため，代謝酵素活性低下の影響は受けにくい．また，肝抽出率の低い医薬品の肝クリアランスは，肝固有クリアランスと遊離型分率に依存するため，代謝酵素活性の低下と遊離型薬物濃度の変化の影響を受けやすい．肝がんでは，がん細胞内での CYP 含量とその代謝活性は低下しているものの，周辺部位の正常細胞内では逆に亢進しており，薬物代謝への影響は一様ではない．

（2）遺伝的要因

1）個人差・人種差

分子生物学的手法が発展し，薬物の代謝に関わる遺伝子がクローニングされるにつれ，多くの多型の存在が明らかになってきた．薬物動態に認められる個人差や人種差も各種 CYP や抱合酵素をコードする**遺伝子の多型**で説明することが可能になりつつある．例えば，CYP2A6，CYP2C9，CYP2C19，CYP2D6，UGP，TPMT，NAT2 などには基質薬物の代謝能にも影響を及ぼ

す遺伝的多型が報告されている．ただし，その影響の程度は各遺伝子とその基質となる薬物の投与量によって異なる．薬の作用や副作用の個人差を規定する遺伝的要因を研究する学問を「薬理遺伝学」と呼ぶが，これについては3・10節「薬理遺伝学」で述べる．

(3) 環境・化学物質による影響

1) 化学物質による誘導

環境物質，食品，または薬物が，CYP の発現を誘導してその代謝活性を増加させることがある（表3・20）．生物学的な視点から考えた場合，これは細胞を有害物質から守る適応反応と考えられるが，CYP の酵素誘導は基質となる薬物の効果を減弱させたり，または，活性代謝物の生成が増加することによって，副作用を引き起こすこともある．

一般に薬物代謝酵素が誘導される場合は，転写活性や翻訳の増加が伴うことが多いため，誘導剤の曝露から酵素活性が増加するまでの間に一定の時間が必要である．核内受容体である **AhR** (**arylhydrocarbon receptor**) は，ダイオキシンやベンゾ $[\alpha]$ ピレンなどによって活性化され，CYP1A1，CYP1A2，CYP2B1 などの発現を誘導する（表3・21，図3・67）．また，リファンピシンは **PXR** (**pregnane X receptor**) を活性化させ，CYP3A4 などの発現を誘導する．強力な代謝酵素誘導作用を有するフェノバルビタールは **CAR** (**constitutive androstane receptor**) を活性化させ，CYP2B6，CYP2C9，CYP2C19 などの発現を誘導する．

表3・20 P450 を誘導する医薬品一覧

CYP の種類	薬物	薬物以外	誘導される薬物
CYP1A1/1A2	テオフィリン，タモキシフェン，オメプラゾール，ランソプラゾール	煙草，こげ，ダイオキシン，メチルコラントレン，β-ナフトフラボン	フェナセチン，カフェイン，プロプラノロール
CYP2A6	フェノバルビタール		
CYP2B6	フェノバルビタール		ヘキソバルビタール，ペントバルビタール
CYP2C9/2C19	フェノバルビタール，リファンピシン		ワルファリン，トルブタミド
CYP2E1	イソニアジド	飲酒，アセトン	アセトアミノフェン，ハロタン
CYP3A4	リファンピシン，デキサメタゾン，カルバマゼピン，フェノバルビタール，グルココルチコイド，フェニトイン		カルシウム拮抗薬，ステロイド，シクロスポリン，ジアゼパム，ジソピラミド

表 3・21　P450 の誘導に関与する核内受容体

誘導剤と CYP	核内レセプター	ヘテロダイマーの相手	転写促進部位
多環芳香族炭化水素による CYP1A1/CYP1A2 の誘導	Ah receptor（AhR）	Ah receptor nuclear translocator（Arnt）	CYP1A1 遺伝子の 5′ 上流領域にある XRE（Xenobiotics responsive element）に結合
リファンピシンによる CYP3A4 の誘導	pregnane X receptor（PXR）	retinoid X receptor（RXR）	CYP3A4 遺伝子の 5′ 上流領域にある ER6（everted repeat 6）に結合
フェノバルビタールによる CYP2B/CYP2C の誘導	constitutive andorostane receptor（CAR）	retinoid X receptor（RXR）	CYP 遺伝子の 5′ 上流領域にある phenobarbital-responsive enhancer module（PBREM）に結合

（掛見正郎編集（2009）広義薬物動態学，京都廣川書店）

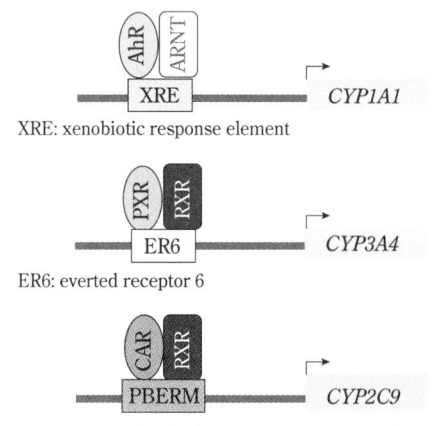

XRE: xenobiotic response element

ER6: everted receptor 6

PBERM: phenobarbital-responsive element module

図 3・67　薬物代謝酵素の誘導に関与する核内受容体とその応答配列

2）薬物相互作用

　2 つ以上の薬物を併用した場合に，一方の薬物が，もう一方の薬物の代謝に影響を及ぼす場合がある．これら相互作用の臨床的な概要については 3・9 節「薬物相互作用」で述べるので，ここでは CYP を中心に薬物代謝酵素阻害のメカニズムについて概説する．

　① CYP の基質結合部位における競合

　　　同じ CYP 分子種で代謝される薬物を併用すると，基質結合部位に対する競合的な阻害が起こる．この場合，阻害は可逆的であり，酵素への親和性が高い薬物が親和性の低い薬物の代謝を阻害する．

　② 代謝物が CYP と複合体を形成することによる阻害

　　　薬物が CYP によって代謝されることによって生じた中間体や代謝物が，CYP と共有結合したり，解離しにくい複合体を形成するために CYP が不活性化されることがある．

　③ 薬物が CYP のヘム鉄に結合することによる阻害

　　　薬物が CYP の活性中心であるヘム鉄と複合体を形成することによって，CYP の代謝能が

阻害され，相互作用の原因になることがある．この場合，構造中にイミダゾール環やヒドラジノ基などをもつ薬物が主に関与する．

3・6 薬物の排泄

　生体内へ投与された薬物は最終的には未変化体または代謝物として尿中や糞中に **排泄 excretion** される．尿中には腎排泄，糞中には主に胆汁を介して排泄されるが，一部は唾液，呼気中，乳汁中などにも排泄される（図3・1参照）．これらの排泄経路において，薬物の体内動態に大きな影響を与えるのは **腎排泄** と **胆汁排泄** である．排泄経路の振り分けには，薬物の脂溶性，分子量などの物理的要因のほかに，血漿中タンパク結合率，腎臓や肝臓に発現するトランスポーターの基質認識性などが関わっている．

3・6・1 薬物の排泄過程

　一般に水溶性の高い薬物は未変化体として尿中に排泄されるが，その一部は胆汁中にも排泄される．一方，脂溶性の高い薬物は肝臓などで代謝されて，水溶性が増大し，腎臓や胆汁から排泄される．一部の揮発性の高い薬物は，呼気などから排泄される．また，乳汁からの薬物排泄は，母乳を介して乳児にも影響を及ぼすことがある．腎排泄の寄与が大きい薬物においては，腎不全患者や高齢者に投与した場合，薬物の体外への排出が遅延することで予期せぬ副作用が起こる可能性がある．そのため腎排泄型の薬物の使用には，患者の腎機能を把握した上で投与設計を行うことが重要である．

3・6・2 腎排泄

（1）腎臓の構造と機能

　腎臓はソラマメの形をした臓器で重さは120〜130 g あり，左右に1個ずつある．腎臓の実質は外側の皮質と内側の髄質に分けられる．皮質は血管が豊富であり，多数の小葉に分けられる．また，大きさが0.2 mm 程度の糸球体（毛細血管の束）があり，片側の腎に約100万個存在する．髄質は血管が乏しいが，尿細管が位置する．そのため腎臓は血液のろ過機能を担うネフロン（腎単位）を単位とした集合体とみなすこともできる．ネフロンとは腎のろ過機能の基本となる単位で，1つの **ネフロン** は1つのマルピギー小体（腎小体）と1つの尿細管から構成される（図3・68）．マルピギー小体は，糸球体，ボーマン嚢，輸入細動脈，輸出細動脈から形成され，尿細管は，**近位尿細管**，**ヘンレの係蹄（ヘンレのループ）**，**遠位尿細管** からなる．

　血液は糸球体内を流れる際にろ過される．ろ過膜を通過しなかった成分は細動脈から出ていくが，ろ過された液体は糸球体ろ液としてボーマン嚢に移行し，近位尿細管から遠位尿細管へと流

れる．糸球体ろ過の機能評価の指標には**糸球体ろ過速度**（glomerular filtration rate：*GFR*）があり，血漿がろ過されて**ボーマン嚢**に移行する1分間あたりの容量を指す．ヒトにおける*GFR*は約120 mL/minであり，腎機能が正常であればこの値は，ほぼ一定である．糸球体ろ液（原尿）は尿細管で再吸収を受けるが，これには成分選択性があり，Na，K，Mg，Ca，Clなどの電解質やアミノ酸，炭酸水素塩，水，グルコースなどは100％近く再吸収される．その一方で，尿素や尿酸塩，リン酸塩，硫酸塩，クレアチニンなどは尿中に排泄される．これらの再吸収を経て，原尿は約1/100にまで濃縮される．

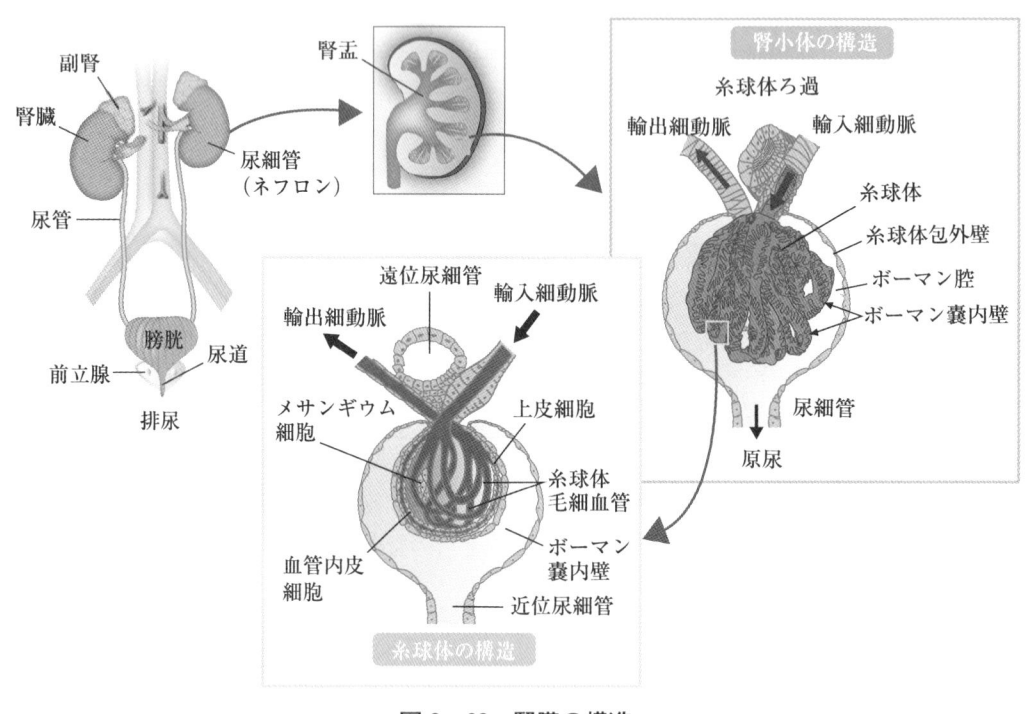

図 3・68　腎臓の構造

(2) 薬物の腎排泄

1) 糸球体ろ過

薬物の腎排泄の過程は，**糸球体ろ過・尿細管分泌・尿細管再吸収**の3つの過程からなる（図3・69）．糸球体は血管内皮細胞，基底膜，上皮細胞からなり，血漿成分が糸球体でろ過されるには，これら3つの障害壁を通過しなければならない．そのため分子量の大きな物質のろ過は制限され，中性物質であれば有効分子半径が4 nm以上になるとほとんどろ過されない（図3・70）．薬物においても分子量5,500程度までのものは100％近くがろ過されるが，分子量が50,000を超えるようなアルブミンなどの高分子と結合した薬物はろ過されない．また，分子サイズのみならず荷電状態も糸球体ろ過に影響を及ぼし，陰性荷電物質は陽性に荷電した物質よりもろ過されに

くい．これは糸球体を構成する基底膜などがシアル酸に富んだ糖タンパク質によって陰性に電荷しており，電気的反発を受けるためである．

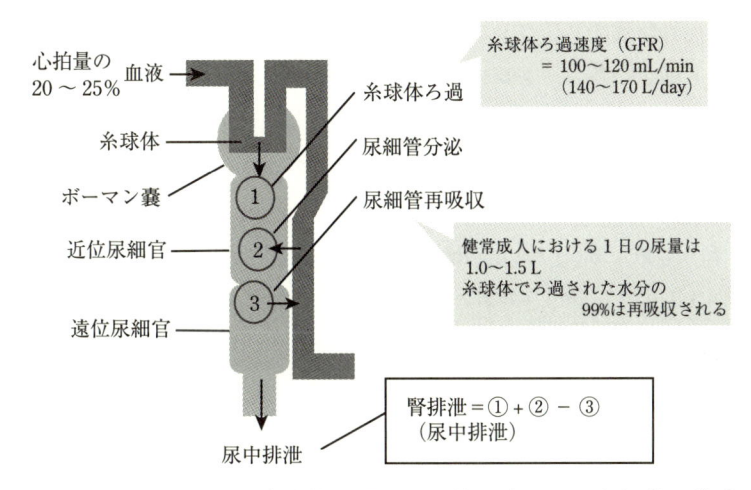

図 3・69　腎臓における糸球体ろ過，尿細管分泌，再吸収促進の模式図

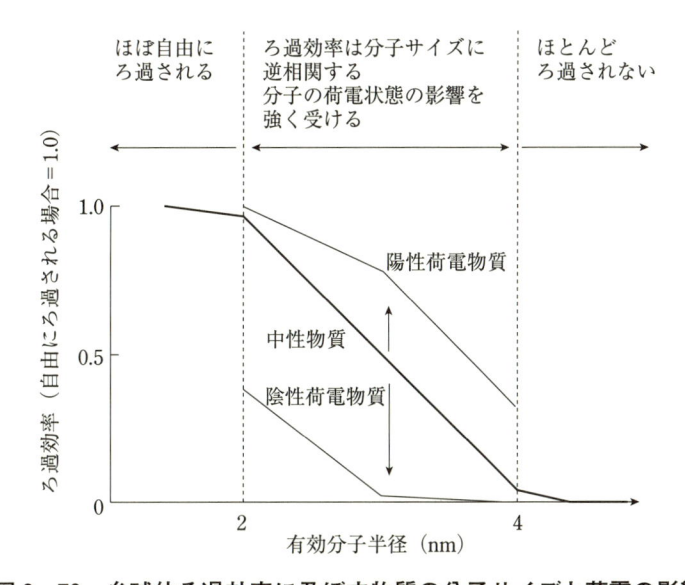

図 3・70　糸球体ろ過効率に及ぼす物質の分子サイズと荷電の影響

　糸球体ろ過の能力は，前述の *GFR* で表すことができる．**イヌリン**は分子量 5,000 で代謝を受けず，血漿中タンパク質とも結合しない．また，糸球体でろ過されるが，尿細管で分泌・再吸収を受けない．そのため *GFR* は**イヌリンクリアランス**を求める以下の方法で算出できる．

　① イヌリンを持続静注し血中濃度を一定に保った状態にする．

　② 尿を回収し尿中イヌリン濃度 U（mg/mL）と尿生成速度 V（mL/min）を測定する．

　③ 尿回収中の時間の中間点で，採血を行い血中イヌリン濃度 C（mg/mL）を測定する．

④ イヌリンクリアランス $CL_{イヌリン}$ を $CL_{イヌリン}$（mL/min）＝$U\cdot V/C$ の式より算出する。

しかしながら、イヌリンを用いて GFR の算出は持続静注が必要であるなど煩雑な点も多いため、臨床的には内因性物質である腎クリアランスのクレアチニンクリアランス（クレアチニンクリアランス；CL_{cr}）を指標とする場合が多い。クレアチニンはイヌリンと同様に糸球体でろ過されて尿中に排泄されるが、尿細管において若干の分泌があることから最大2倍の誤差をもつ点に留意する必要がある。特に腎不全時は CL_{cr} を過大評価するリスクがある。また血清クレアチニン値（Scr）から CL_{cr} を算出する方法として Cockcroft-Gault 式および Jelliffe 式がある（図3・71）。前者は血清クレアチニン値が0.7〜1.5 mg/mL の範囲において CL_{cr} との相関性がよく、後者は血清クレアチニン値が1.6〜7.1 mg/mL の際に CL_{cr} との相関性が高い。

(a) Cockcroft-Gault の式

（Scr値が0.7〜1.5 mg/dL のときに相関良）

＜男性＞

$$CL_{cr}(\text{mL/min}) = \frac{(140 - \text{Age}) \times \text{Weight}(\text{kg})}{72 \times \text{SrCrss}}$$

＜女性＞

$$CL_{cr}(\text{mL/min}) = \frac{(140 - \text{Age}) \times \text{Weight}(\text{kg})}{72 \times \text{SrCrss}} \times 0.85$$

(b) Jelliffe の式

（Scr値が1.6〜7.1 mg/dL のときに相関良）

＜男性＞

$$CL_{cr}(\text{mL/min/70 kg}) = \frac{98 - [0.8 \times (\text{Age} - 20)]}{\text{SrCrss}}$$

＜女性＞

$$CL_{cr}(\text{mL/min/70 kg}) = \frac{98 - [0.8 \times (\text{Age} - 20)]}{\text{SrCrss}} \times 0.9$$

SrCrss：定常状態における血清クレアチニン値（mg/dL）

図3・71 クレアチニンクリアランスの推定式

2) 尿細管分泌

尿細管分泌は、多くの薬物の排泄に重要である。尿細管における代表的な薬物排泄経路に有機アニオントランスポーターと有機カチオントランスポーターがある。その中でも有機アニオントランスポーターである OAT1、OAT3、有機カチオントランスポーターである OCT2 は近位尿細管基底側に発現し、薬物を血液側から尿細管腔方向へ輸送する（図3・72）。これらトランスポーターによる輸送は生体エネルギーを利用する能動的輸送であり、低濃度の血液側から高濃度側の尿中への薬物の排泄が可能となる。そのため血中薬物濃度が上昇すると分泌の飽和が見られる点や共通のトランスポーターに輸送される薬物の存在下において分泌の阻害が起きる点が特徴である。有機アニオントランスポーター、または、有機カチオントランスポーターに排泄される薬物を表3・22に示す。メトトレキサートとプロベネシドはともに有機アニオントランスポーターの基質となり、腎から排泄されるが両薬剤を併用した場合の投与24時間後の血漿中メトトレキサート濃度は、単独で使用した場合と比べて4倍の高値を示し、有機アニオントランスポーターを介した相互作用が引き起されていると考えられる（図3・73）。

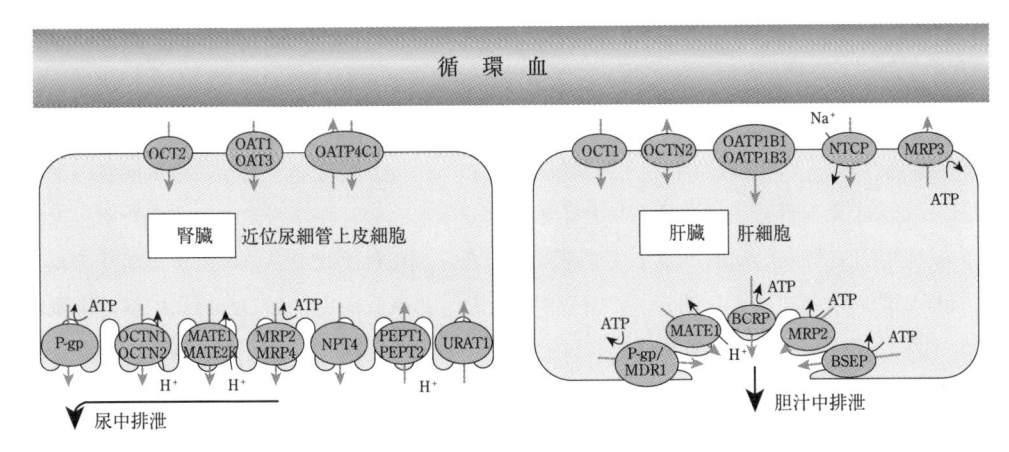

図 3・72 腎臓の尿細管分泌および肝臓での胆汁排泄に関与するトランスポーター

(辻彰総編集（2008）トランスポーター科学最前線，京都廣川書店より改変して引用)

表 3・22 トランスポーターによって尿細管分泌される薬物

トランス ポーター名	分泌される薬物
有機アニオントランスポーター	アセタゾラミド，p-アミノ馬尿酸，インドメタシン，サリチル酸，フェノールスルホンフタレイン，フロセミド，プロベネシド，メトトレキサート，β-ラクタム系抗生物質，ヨードピラセット，プロスタグランジン
有機カチオントランスポーター	アトロピン，キニーネ，シメチジン，テトラエチルアンモニウム，ヘキサメトニウム，プロカインアミド，モルヒネ

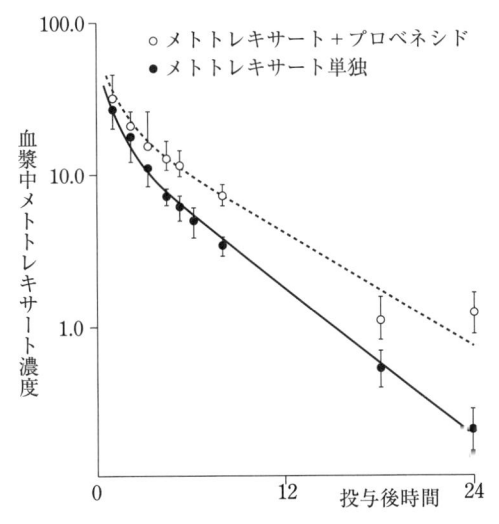

図 3・73 メトトレキサートの血中濃度に及ぼすプロベネシド併用の影響

(Wyunne, G. W., *et al.* (1978) *Br. Med. J*, 1, p.1097–1099)

3）再吸収

薬物の尿細管での再吸収のメカニズムは遠位尿細管と近位尿細管で異なる．遠位尿細管における再吸収は，主に単純拡散による非特異的な透過であり，高濃度である原尿側から低濃度である血液側へ薬物は移行（再吸収）する．通常尿の pH は 4.5〜8.2 で変動するが，弱電解質の薬物はpH によって非イオン性分子（分子形）とイオン性分子形との存在割合が変化するため，遠位尿細管からの再吸収は原尿の pH によって影響を受ける．弱酸性薬物であるアセチルサリチル酸の場合，pH が低いほど非イオン性分子の割合が増大し，再吸収が促されるため尿中への排泄は低下する（図 3・74）．一方，弱塩基性薬物はその逆の挙動を示す．また，尿の pH に影響を与える薬物などもあり（表 3・23），過剰投与の症例においては，弱塩基や弱酸薬物の排泄を促すためにこれらの再吸収過程における pH 分配仮説が応用される．

一方，近位尿細管における再吸収はトランスポーターによる能動輸送であり，Na^+ 勾配や H^+ 勾配を利用して再吸収される．例えばセファレキシンやセフラジンなどのセフェム系抗生物質は，H^+ と共役した能動輸送によって再吸収される．

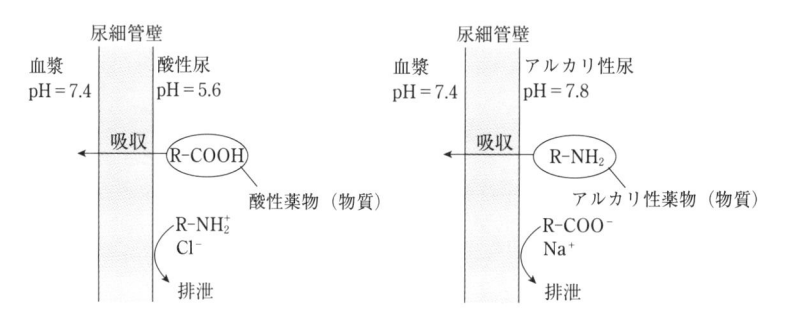

図 3・74　薬物の尿細管再吸収に及ぼす pH の影響

表 3・23　尿の pH に影響を及ぼす薬物

尿を酸性にする薬物	塩化アンモニウム，サリチル酸，アスコルビン酸
尿をアルカリ性にする薬物	制酸剤，炭酸水素ナトリウム，クエン酸ナトリウム，チアジド系利尿薬，アセタゾラミド

（3）腎クリアランス

① 腎クリアランスの測定方法

腎クリアランス renal clearance（CL_r）とは，ある薬物を含む血漿が，腎臓の排泄機能によってクリアされる単位時間あたりの血液（または血漿）の容積であり，式 3・28 のように尿中への薬物排泄速度（dXe/dt）と血漿中薬物濃度（C_p）の比として表すことができる．

$$CL_r = \frac{\dfrac{dXe}{dt}}{C_p} \tag{3・28}$$

実際に CL_r を算出するには，尿を採取する期間内の薬物排泄量（Xe：排泄された尿中薬物濃度と尿量の積）と尿採取期間内の平均血漿中薬物濃度（C_p）（一般には尿採取期間内の中間時点での血漿中薬物濃度が用いられる）を測定し，これらの比で求めることができる（式3・29）.

$$CL_r = \frac{\dfrac{dXe}{dt}}{C_p} \tag{3・29}$$

また，式3・29の分子と分母を，尿を採取した時間（$t_1 - t_2$）で積分すると，式3・30が得られ，分子は尿を採取した時間（$t_1 - t_2$）内における尿中へ排泄された薬物量を，分母は同時間内における血漿中濃度時間曲線下面積 AUC $(t_1 - t_2)$ を表す.

$$CL_r = \frac{Xe(t_1 - t_2)}{AUC(t_1 - t_2)} \tag{3・30}$$

腎クリアランスは投与経路にかかわらず，上記の測定値で算出することができるが，同時期に採取した尿と血液のサンプルが必要になる.

② 腎臓の構造と腎クリアランス

腎臓からの薬物の排泄は，① 糸球体ろ過，② 尿細管分泌，③ 尿細管再吸収の3つの過程で制御され，尿中への薬物の排泄速度は式3・31で表すことができる.

$$U \cdot V = C_p \cdot f_b \cdot GFR + S - A \tag{3・31}$$

U：尿中薬物濃度（例えば $\mu g/mL$）

V：単位時間あたりの尿量（例えば mL/min）

C_p：血漿中薬物濃度（$\mu g/mL$）

f_b：血漿中薬物非結合型分率

GFR：糸球体ろ過速度（mL/min）

S：尿細管分泌速度（例えば $\mu g/min$）

A：尿細管再吸収速度（$\mu g/min$）

ここで薬物の糸球体ろ過速度を $C_p \cdot f_b \cdot GFR$ で表しているが，これは血漿中タンパクと結合した薬物は糸球体でろ過されないことを前提にしている．また，式3・28より，腎クリアランスは尿中への薬物の排泄速度（$U \cdot V$）と血漿中薬物濃度（C_p）の比として表すことができるので，CL_r は式3・32でも表すことができる.

$$CL_r = \frac{U \cdot V}{C_p} = f_b \cdot GFR + \frac{S - A}{C_p} \tag{3・32}$$

薬物の腎クリアランスと GFR の比（クリアランス比 clearance ratio：CR）は，式3・33で表され，

$$CR = \frac{CL_r}{GFR} = \frac{U \cdot V}{C_p \cdot GFR} \tag{3・33}$$

さらに，非結合型薬物の腎クリアランス（$CL_{r\cdot f}$）とクリアランス比（CR_f）は，それぞれ式3・34と式3・35で表すことができる．

$$CL_{r\cdot f} = \frac{U \cdot V}{f_b \cdot C_p} \tag{3・34}$$

$$CR_f = \frac{CR_{r\cdot f}}{GFR} = \frac{U \cdot V}{f_b \cdot C_p \cdot GFR} = 1 + \frac{S-A}{f_b \cdot C_p \cdot GFR} \tag{3・35}$$

ここで，S-A＞0のとき，すなわち正味の分泌がある場合には，CR_f＞1となり，一方でS-A＜0のとき，すなわち正味の再吸収がある場合には，CR_f＜1となる．

　腎排泄における糸球体ろ過，尿細管分泌，尿細管再吸収の各過程の寄与は薬物によって異なる（図3・75）．例えばイヌリンは糸球体ろ過されるが，近位尿細管や遠位尿細管からの分泌や再吸収を受けない．そのため，イヌリンの腎クリアランスは糸球体ろ過速度を表す．一方，p-アミノ馬尿酸は糸球体ろ過と尿細管分泌によって尿中に排泄されるが，尿細管分泌はトランスポーターを介した能動輸送であるため，血漿中濃度の上昇によって分泌過程に飽和が生じる．そのため，p-アミノ馬尿酸の腎クリアランスは，血漿中濃度の上昇に伴って低下する．また，グルコースは糸球体ろ過されるが，血漿中濃度が30 mg/dL以下の場合は，近位尿細管においてほぼ100%再吸収される．そのため，血糖値が上昇した場合などは，この再吸収過程に飽和が生じ尿中に排泄される．

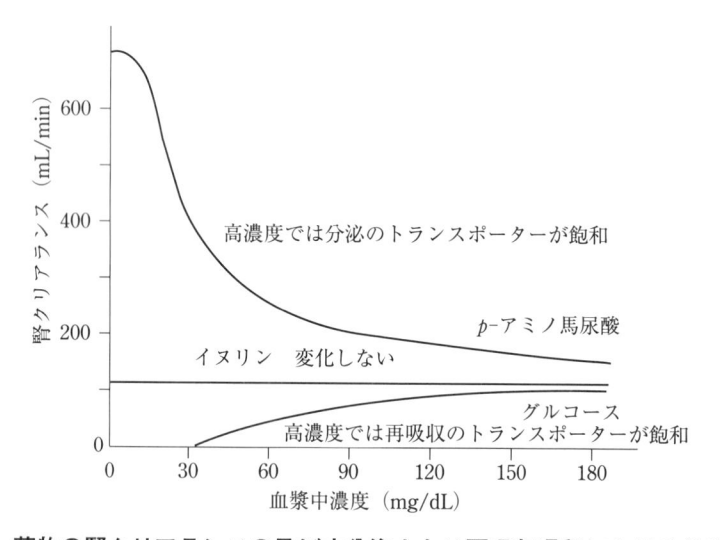

図3・75　薬物の腎クリアランスの及ぼす分泌または再吸収過程における飽和の影響

3・6・3 胆汁排泄

(1) 胆のうの構造と機能

　胆のうは，肝臓で産生した胆汁を貯蔵する臓器であり，肝臓の下面に付随するように位置するのう状臓器で胆のう管により総胆管と繋がっている（図3・76）.

　肝細胞で産生され毛細胆管から分泌される胆汁は，総胆管を介して胆のうに移行し貯蔵される．胆のうの収縮により胆汁は総胆管からファーター乳頭を介して小腸（十二指腸）へ排出される．胆汁の一部は大便とともに排泄されるが，90％は小腸（回腸）から吸収され，門脈から肝臓へと移行した後，再度肝臓から分泌される．この一連の

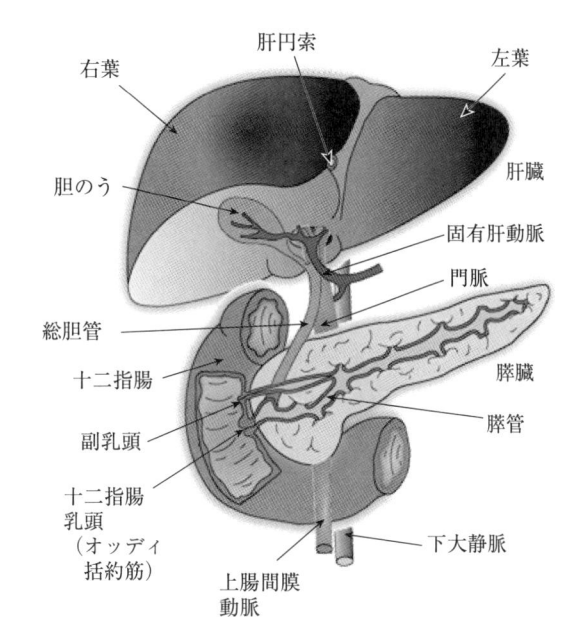

図3・76　胆のうの位置と構造

流れを腸管循環（図3・77）という．この小腸での再吸収にはトランスポーターが関与している．胆汁の主な成分である胆汁酸はコール酸，ケノデオキシコール酸でありこれらは一次胆汁酸と呼ばれコレステロールから生合成される．一次胆汁酸はグリシン，タウリンと抱合して肝臓から分泌される．その後，腸内細菌の作用により一次胆汁酸は脱抱合，または還元を受けて二次胆汁酸

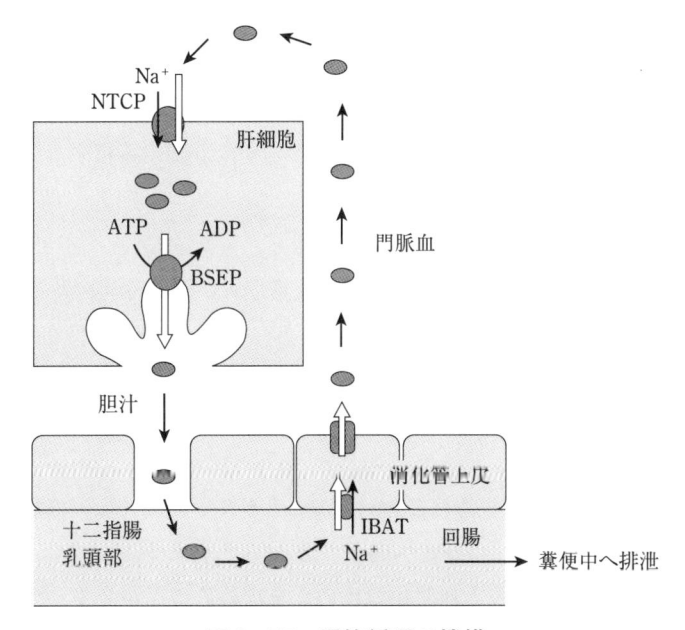

図3・77　腸管循環の機構

であるデオキシコール酸とリトコール酸になる．胆汁酸は脂質を乳化してリパーゼによる消化を受けやすくする作用を有し，分解された脂肪酸とミセルを形成することで腸管からの吸収を促進する．また，脂溶性ビタミン（ビタミンA，Kなど）の吸収促進にも寄与している．

（2）薬物の胆汁排泄

　胆汁排泄が主な排泄経路となっている薬物は肝臓においてチトクロムP450などによって代謝された後，抱合化を受け胆汁中に排泄される．分子量が350〜5,000程度の薬物は胆汁排泄されやすく，その中でもインドメタシン，クロラムフェニコール，ジギトキシン，モルヒネ，プラバスタチンなどは腸管循環を受ける．

　肝細胞の胆汁分泌機構が障害されると，分泌される胆汁中の成分が肝臓に沈着して血中に停滞する．これを胆汁うっ滞と呼び，黄疸が出現する．薬物性肝内胆汁うっ滞は薬物アレルギーによって引き起こされることが多いが，発症の危険性は個人の体質に依存する．薬物アレルギーの出現を事前に予測することは困難であるが，起因薬物の投与中止で速やかに治癒する場合も多い．

（3）胆汁排泄における薬物輸送トランスポーターの役割

　胆汁排泄には複数の薬物輸送トランスポーターが関与することが明らかになっている（図3・72参照）．MDR1は，主に脂溶性の高い塩基性・中性化合物を基質とし，ジゴキシンやベクロニウムの胆汁排泄に寄与する．MRP2は，主に抱合代謝物を含む有機アニオンの胆汁排泄に関与し，その基質薬物には，スタチン類やサルタン類，メトトレキサートなどがある．またMRP2はビリルビンの分泌に重要な役割を果たしており，MRP2の欠損は，高ビリルビン血症であるDubin–Johnson症候群を引き起こす．BCRPは，硫酸抱合体やグルクロン酸抱合体，非抱合化合物としてニトロフラントイン，スルファサラジンやエトポシド，カンプトテシン，イマチニブなどの胆汁排泄に関わっている．BSEP（bile salt export pump）は他のトランスポーターと異なり，専ら胆汁酸を排出する．BSEPは，進行性家族性肝内胆汁うっ滞2型（PFIC2）という致死性の遺伝病の原因遺伝子であり，胆汁酸が肝臓から排出できず，肝臓内蓄積するために発症する．

3·6·4　その他の排泄経路

（1）唾液中排泄

　唾液は通常，1日1〜1.5L分泌され，唾液中に排泄される薬物もある．しかし，唾液中に排泄された薬物はそのまま再び消化管から吸収されるため，唾液中排泄が薬物排泄そのものに与える影響は小さいと考えられている．

　一方で，唾液中の薬物濃度は血中濃度に比例することが多いため，血液採取の代替手段の観点から唾液中の薬物濃度を測定し，TDMへ応用する試みが行われている．唾液中血中濃度をTDMに応用するには，唾液中濃度と血漿中濃度の比を求めることが必要となるため，この比を明らかにする研究が古くから行われている．唾液中／血漿中濃度比の変動要因には唾液pH，薬

物の脂溶性などが挙げられる．薬物の唾液中排泄は基本的に pH 分配仮説に従い，血漿タンパクと結合していない薬物が受動拡散によって唾液中に分泌される．つまり，弱酸性薬物では唾液 pH が低い場合には低濃度を示し，弱塩基性薬物はその逆の挙動を示す．

唾液中／血漿中濃度比を TDM に利用するためには，個体間変動や個体内変動が小さい薬物もしくはその変動要因が把握されている薬物を対象にしなければならない．これまでに報告されている薬物の唾液中／血漿中濃度比にはその変動係数が 10％以下のものから 100％を超えるものもあり，TDM が実施可能であるものと適応が難しい薬物とがある（表3・24）．

表3・24　薬物の唾液中／血漿中濃度比

薬物	平均濃度比± SD	変動係数（%）	文献
アセタゾラミド	0.009 ± 0.001	11.1	Wallace., *et al.* (1977)
アミノピリン	0.79 ± 0.04	5.1	Vesell., *et al.* (1975)
カルバマゼピン	0.26 ± 0.01	3.8	Westenberg., *et al.* (1977)
ジゴキシン	1.14 ± 0.48	42.1	Jusko., *et al.* (1975)
リチウム	2.85 ± 0.59	20.7	Groth., *et al.* (1974)
ペニシリン	0.015 ± 0.015	100.0	Bender., *et al.* (1953)
フェニトイン	0.103 ± 0.015	14.6	Paxtone., *et al.* (1977)
プロカインアミド	3.50 ± 2.34	66.9	Koup., *et al.* (1975)
ストレプトマイシン	0.15 ± 0.08	53.3	Bender., *et al.* (1953)
スルファピリジン	0.81 ± 0.17	21.0	Killmann and Thaysen (1955)
テオフィリン	0.52 ± 0.03	5.8	Koysooko., *et al.* (1974)

(2) 呼気中排泄

呼気中排泄が関与する薬物は気体や容易に気化する薬物となる．吸入麻酔薬である亜酸化窒素やエーテル，ハロタンなどが肺から吸収され肺から排泄される．これら以外にも代謝される際に炭酸ガスとなり呼気中排泄される薬物もあるが，一般的には考慮に入れるべき主たる排泄経路ではない．

(3) 乳汁中排泄

乳汁中排泄は pH 分配仮説に従う．血漿の pH は約 7.4 で母乳は約 6.8 なので弱塩基性の薬物は血漿中より母乳中で高濃度となる．脂溶性薬物は脂肪滴に溶け込み母乳中に容易に移行する．一方で分子量 200 以下の水溶性薬物（アルコール，モルヒネ，バルビツール酸類など）は細胞膜細孔を通過して母乳に移行する．血漿中でタンパク結合している薬物などの高分子化合物はほとんどは排泄されない．一般に薬物の乳汁中濃度は低値を示すが，乳児は 1 日 500〜700 mL の母乳を摂取するため累積量は無視できない．乳児，特に新生児は異物防御機構が充分に発達しておらず，肝臓での代謝や腎臓からの排泄は未発達であるため，薬物の血中濃度は上昇しやすい．ま

た，血液脳関門などの防衛機能も不十分であるため中枢神経障害などの重大な副作用を生じるリスクが高い.

　薬物の母乳移行性の指標として，乳汁中／血漿中濃度比があり，乳児の薬物摂取量は（授乳時の平均血漿中薬剤濃度 mg/mL）×（乳汁中／血漿中濃度比）×（哺乳量 mL）の式から求められる.　一般に，新生児期にはできるだけ母親への薬物の投与は避けるべきであるとされる.　また，母乳への移行が微量でも，抗がん剤や放射性物質，副腎皮質ホルモンなどの薬物を摂取している場合は授乳を中止しなければならない.　授乳を中止もしくは服用を中止する必要のある薬物を表3・25にまとめた.

表3・25　授乳中は服用を中止もしくは授乳の中止をすべき薬物

抗がん剤，放射性ヨードなどの放射性物質，炭酸リチウム，アスピリン，クレマスチン，サラゾスルファピリジン，メサラジン，エルゴタミン，ブロモクリプチン，ハロペリドール，抗てんかん薬（フェノバルビタール，フェニトイン，プリミドン）

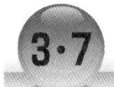

3・7　薬物速度論

　薬物速度論とは生体内での薬物の挙動を，"速度論"と呼ばれる理論を用いて数式に集約し，個々の薬物動態特性，薬物動態の違いを"薬物動態パラメータ（pharmacokinetics（PK）paramater）という固有の数値を用いて説明しようとする方法論である.　動態特性を数式，数値をもって記述することによる大きな利点として，これによって統計的な処理が可能となる点が挙げられる.これは薬物動態評価を行ううえで，非常に重要であり，単に血中濃度推移が違う場合も「どの程度違うのか？」，「そこに統計的な有意差はあるのか？」などの情報がないとそれ以後の議論はできない.　また，投与方法や動態パラメータの調整によって種々の異なる条件下における薬物動態を推定することが可能となり，臨床における薬剤使用の個別化，投与方法最適化にも応用が可能となる.

　薬物動態解析手法には主に2つの方法論が存在する.　1つは"モデル依存的な"方法であり，もう1つは"モデル非依存的な"方法である.　ここで挙げている"モデル"とは一般的には"コンパートメントモデル"を指しており，生体内をいくつかの箱として考えるものである.　本稿ではまずこの"モデル依存的な"方法についてその基本的な考え方を解説し，さらにその発展的形である非線形モデル，生理学的モデルについて概説する.　また，"モデル非依存的な"方法についても解説し，これを利用した評価法の1つであるバイオアベイラビリティの概念について述べる.

3·7·1　コンパートメントモデル

　前述したように，コンパートメントモデルとは生体内をいくつかの箱として考える方法論である．薬物の投与はこのコンパートメントに対して行われると考えるが，一般的な前提として，コンパートメント内では薬物は瞬時に一様に分布し，平衡が成り立つと仮定される．その後個々の組織消失能力に従って各コンパートメント内から薬物は除去されていく．コンパートメントモデルにはいくつかの種類が存在するが，ここではまず最も簡単な例である線形1-コンパートメントモデルについて紹介し，その具体的な理論を解説する．

（1）　線形1-コンパートメントモデルの考え方

　線形1-コンパートメントモデルとは図3・78に示すような生体内を1つの箱と仮定したモデルである．ここでいう"線形"とはコンパートメント間の物質の移行が一次速度に従う（その系の物質量に比例定数をかけたものがその物質量の変化速度になる）ことを意味しており，1-コンパートメントとは系を表す（生体内を表す）コンパートメント数が1つであることを指している．線形1-コンパートメントモデルにおいては分布容積（volume of distribution, V_d）と消失速度定

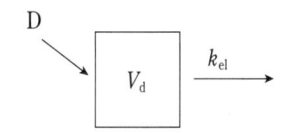

生体内を容積 V_d の一つのコンパートメントとみなし，ここから一次速度定数 k_{el} で消失するモデル．

図3・78　1-コンパートメントモデル

数（elimination rate constant, k_{el}）という2つのパラメータがある（急速静脈内投与を仮定．定速静注，吸収過程が含まれる血管外投与に関しては後に述べる）．これらはそれぞれ，生体内で薬物が分布できる容積量と生体からの一次消失速度定数を示すパラメータである．ここでコンパートメント内の薬物量を X としてその経時的変化を物質収支式を用いて記述すると，式3・36となる．

$$\frac{dX}{dt} = -k_{el} \cdot X \tag{3・36}$$

1）　血中薬物濃度

　急速静注を仮定した場合，$t = 0$ における体内薬物量 $X_0 =$ 投与量（Dose, D）と考えられるのでこれらを初期条件とし，式3・36の両辺を $0 \sim t$ で積分して解くと

$$X = X_0 \cdot e^{-k_{el} \cdot t} \tag{3・37}$$

　これを箱の容積 V_d で除すとコンパートメント内（血中）の薬物濃度（concentration, C）が得られる．

$$C = \frac{X_0}{V_d} \cdot e^{-k_{el} \cdot t} \tag{3・38}$$

式3・38 中の X_0/V_d は投与直後 ($t = 0$) の血中薬物濃度であり，C_0 と表される．

$$C_0 = \frac{X_0}{V_d} \tag{3・39}$$

2) 消失速度定数

また式3・38 の両辺の自然対数をとると，

$$\ln C = - k_{el} \cdot t + \ln C_0 \tag{3・40}$$

これを常用対数に変換すると，式3・41 が得られる．

$$\log C = -\frac{k_{el}}{2.303} \cdot t + \log C_0 \tag{3・41}$$

本式は図3・79 に示すように，血中薬物濃度について時間 t を x 軸，$\log C$ を y 軸にとり，$-k_{el}/2.303$ を傾き，$\log C_0$ を切片とした直線として捉えることができる．つまり得られた血中薬物濃度をプロットし，その傾き，切片を求めることで，k_{el}, C_0, V_d を算出できる．さらに，これらのパラメータから生物学的半減期 ($t_{1/2}$)，全身クリアランス (total clearance, CL_{tot}) を算出できる．$t_{1/2}$ とは血中薬物濃度が当初の半分の値まで減少するまでの時間であり，ある時間 t における血中薬物濃度を C_1 とすると $t_{1/2}$ 時間後には血中薬物濃度は $C_1 \times 1/2$ となることを意味する．これは式3・42 から，式3・43 を経て式3・44 として表すことができる．

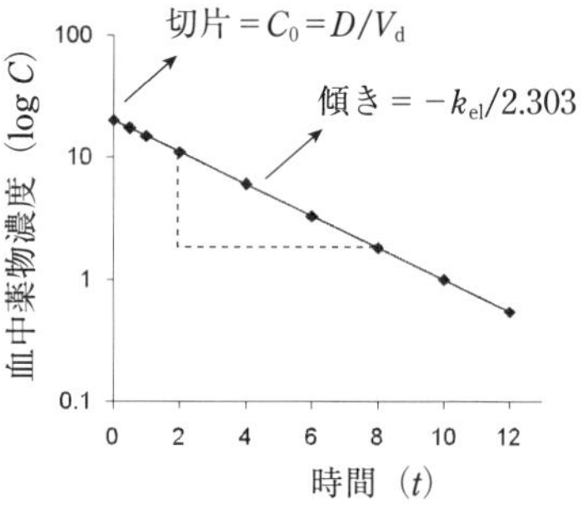

縦軸に血漿中濃度の常用対数，横軸に時間をとった直線の傾き，切片から主要な薬物動態パラメータである V_d, k_{el} が求まる．

図3・79　1-コンパートメントモデルにおける急速静注後の血中薬物濃度推移

$$\ln \frac{C_1}{2} = -k_{el} \cdot t_{1/2} + \ln C_1 \tag{3・42}$$

$$k_{el} \cdot t_{1/2} = \ln C_1 - \ln \frac{C_1}{2} = \ln \frac{C_1}{\frac{C_1}{2}} = \ln 2 \tag{3・43}$$

$$t_{1/2} = \frac{\ln 2}{k_{el}} \cong \frac{0.693}{k_{el}} \tag{3・44}$$

3) 全身クリアランス

全身クリアランス CL_{tot} とは "単位時間あたりに体内から除去される薬物量を血液量として表したもの" であり，薬物の消失速度 ($- dX/dt$) をそのときの血中濃度で除した式で定義される（式3・45）．すなわち，"単位時間あたりにどれだけの血液を浄化するか" と捉えるとわかりや

すく，一般に薬物の除去能の指標として最もよく用いられる．

$$CL_{\mathrm{tot}} = \frac{-\dfrac{\mathrm{d}X}{\mathrm{d}t}}{C} = \frac{k_{\mathrm{el}} \cdot X}{C} = k_{\mathrm{el}} \cdot V_{\mathrm{d}} \tag{3・45}$$

CL_{tot} は後に述べる “モデル非依存的な” 方法においても用いられるパラメータである（CL_{tot} の値そのものはモデル依存，非依存的解析法に関係せず，一定の値をとるパラメータである）．ここまでに挙げた薬物動態解析上で重要とされるパラメータについて，よく用いられる単位と併せて表3・26にまとめた．

表3・26　薬物動態パラメータの代表例

パラメータ名	略語	単位
分布容積	V_{d}	mL，L
消失速度定数	k_{el}	min^{-1}，hr^{-1}
生物学的半減期	$t_{1/2}$	min，hr
クリアランス	CL	L/hr，mL/min

ここで解説したパラメータは一般にグラフ法と呼ばれる方法で，特別な技術を用いずに算出することができる．また，この他にもパラメータの算出法には非線形最小二乗法に基づいたカーブフィッティングによる解析法がある．この方法ではあるパラメータを事前に初期値として設定し，そのパラメータを徐々に動かすことにより，そのパラメータから算出される予測血中濃度と実測濃度の残差平方和（予測値と，実測値のズレ）が最も小さくなるパラメータの値を探索する手法でこれにはコンピュータを用いたアルゴリズム計算を必要とする．代表的な非線形最小二乗法の解析プログラムとして山岡らが開発したMulti.xlsなどが挙げられる．

急速静注時における線形1-コンパートメントモデルの考え方はコンパートメントモデルの最もシンプルな例であるが，以降に示すような吸収過程を含むモデル，複数のコンパートメントを組み合わせた解析も汎用されている．そのようなモデルについては物質収支式を解く過程において，本例の式3・38のように簡単に解析解を得ることが不可能な場合が多い．それらの場合においてはLaplace変換，逆Laplace変換を用いた解法や，物質収支式のままコンピュータを用いた数値積分によりパラメータを算出させるアルゴリズム計算Runge-Kutta-Gill法などがある．

4) 尿中排泄データの解析

1-コンパートメントモデルによる解析法は血中薬物濃度に対してのみならず，薬物排泄速度に対しても適用できる．一般に特にヒトを対象とした試験等では薬物排泄速度を解析する場合，ある時間内における尿中への薬物排泄量を用いる．急速静注後の尿中への薬物排泄について，体内の薬物量を X，排泄量を X_{u}，1次排泄速度定数を k_{u} として物質収支式を書くと，

$$\frac{\mathrm{d}X_{\mathrm{u}}}{\mathrm{d}t} = k_{\mathrm{u}} \cdot X \tag{3・46}$$

ここで薬物の消失が尿中への排泄のみで起こる場合においては，$k_{\mathrm{u}} = k_{\mathrm{el}}$ となる．また式3・46に式3・37を代入し，急速静注時の $t = 0$ における体内薬物量を $X_0 (= D)$ とすると

$$\frac{\mathrm{d}X_{\mathrm{u}}}{\mathrm{d}t} = k_{\mathrm{u}} \cdot X = k_{\mathrm{u}} \cdot X_0 \cdot \mathrm{e}^{-k_{\mathrm{el}} \cdot t} \tag{3・47}$$

式3・47の両辺を $0 \sim t$ まで積分すると

$$\int_0^t \frac{\mathrm{d}X_{\mathrm{u}}}{\mathrm{d}t} \cdot \mathrm{d}t = \int_0^t (k_{\mathrm{u}} \cdot X_0 \cdot \mathrm{e}^{-k_{\mathrm{el}} \cdot t}) \mathrm{d}t \tag{3・48}$$

$$\int_0^t \mathrm{d}X_{\mathrm{u}} = \left[-\frac{k_{\mathrm{u}}}{k_{\mathrm{el}}} \cdot X_0 \cdot \mathrm{e}^{-k_{\mathrm{el}} \cdot t} \right]_0^t \tag{3・49}$$

$$X_{\mathrm{u}} = \frac{k_{\mathrm{u}}}{k_{\mathrm{el}}} \cdot X_0 \cdot (1 - \mathrm{e}^{-k_{\mathrm{el}} \cdot t}) \tag{3・50}$$

ここで $\lim_{t \to \infty} X_{\mathrm{u}} = X_{\mathrm{u}}^{\infty}$（$X_{\mathrm{u}}^{\infty}$は尿中へ排泄される薬物の総量）とすると $\mathrm{e}^{-k_{\mathrm{el}} \cdot t} = 0$ となるので

$$X_{\mathrm{u}}^{\infty} = \frac{k_{\mathrm{u}}}{k_{\mathrm{el}}} \cdot X_0 \tag{3・51}$$

式3・51を式3・50に代入すると

$$X_{\mathrm{u}} = X_{\mathrm{u}}^{\infty} \cdot (1 - \mathrm{e}^{-k_{\mathrm{el}} \cdot t}) \tag{3・52}$$

$$X_{\mathrm{u}}^{\infty} - X_{\mathrm{u}} = X_{\mathrm{u}}^{\infty} \cdot \mathrm{e}^{-k_{\mathrm{el}} \cdot t} \tag{3・53}$$

ここで両辺の対数をとると

$$\ln(X_{\mathrm{u}}^{\infty} - X_{\mathrm{u}}) = -k_{\mathrm{el}} \cdot t + \ln X_{\mathrm{u}}^{\infty} \tag{3・54}$$

これを常用対数に変換すると

$$\log(X_{\mathrm{u}}^{\infty} - X_{\mathrm{u}}) = -\frac{k_{\mathrm{el}}}{2.303} \cdot t + \log X_{\mathrm{u}}^{\infty} \tag{3・55}$$

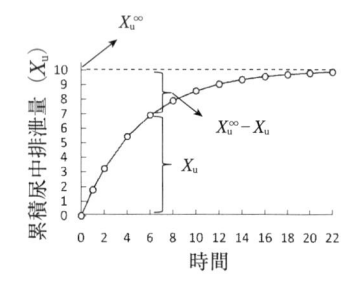

図3・80 尿中へ排泄される薬物量の経時変化

式3・52についてプロットしたものが図3・80になる．

さらに，排泄される薬物の総量 X_{u}^{∞} と，ある時間までに排泄された薬物の累積量 X_{u} との差（シグマ・マイナス）を式3・55のように算出し，体内残存薬物量とする．体内残存薬物量の対数を時間に対してプロットすると，直線となり，この直線の勾配から排泄速度定数を求めることができる（図3・81）．このようなプロットをシグマ・マイナスプロットと呼ぶ．

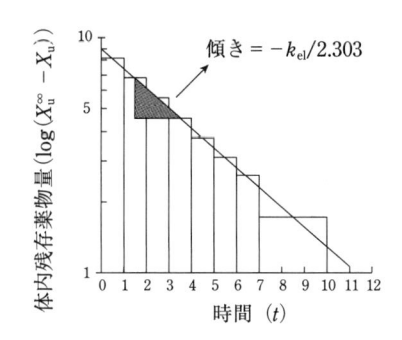

ある時間までの尿中排泄量を投与量から差し引くことで，体内残存量を算出し，縦軸に残存量を，横軸に時間をとった直線の傾きからk_{el}を求めることができる.

図3・81　シグマ・マイナスプロットによる解析

(2) 投与法の違いによるコンパートメントモデルの考え方

前項では急速静注時のコンパートメントモデルを例にとり，その基本的な考え方について解説した．ここでは，点滴静注，吸収過程を含むコンパートメントモデルの考え方について説明する．

1) 点滴静注時の薬物速度論解析

点滴静注においてはある時間の間一定速度（k_0；点滴速度）で体内に薬物が注入される（0次速度；図3・82 (a)）．定速静注時間をT_{inf}とし，これを物質収支式で書くと

$0 \leq T_{inf}$においては

$$\frac{dX}{dt} = k_0 - k_{el} \cdot X \qquad (3 \cdot 56)$$

点滴終了後はk_0がなくなるため，Xがその時点での体内薬物量になる以外は式3・36と同じとなる．式3・56は非斉次一階微分方程式であり，両辺に積分因子である$e^{k_{el} \cdot t}$をかけ，$t = 0$における体内薬物量$X_0 = 0$として両辺を$0 \sim t$で積分することで解くことは可能であるが，本項ではLaplace変換，逆Laplace変換による解法について本例を用いて説明する

Laplace変換とは式3・57で定義される関数変換である．

$$F(s) = \int_0^{\infty} F(t) \cdot e^{-st} dt \qquad (3 \cdot 57)$$

(a)

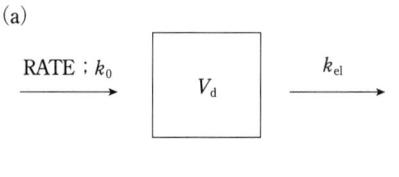

(b)

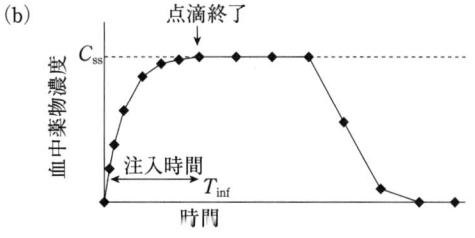

投与は一定速度（k_0）で持続的に行われる (a)．血中濃度推移は (b) のように，定常状態血中濃度に到達するまで上昇し，到達後はほぼ一定となる．

図3・82　線形 1-コンパートメントモデル（定速静注）とその典型的血中濃度推移

表 3・27 代表的な Laplace 変換公式

原関数 $F(t)$	像関数 $\widetilde{F}(s)$
1	$1/s$
A	A/s
t	$1/s^2$
t^m	$m!/s^{m+1}$
$F'(t)$ （＝dX/dt）	$s \cdot \widetilde{F}(s) - F(0)$
$F_1(t) + F_2(t)$	$\widetilde{F}_1(s) - \widetilde{F}_2(s)$
$a \cdot F(t)$	$a \cdot \widetilde{F}(s)$
e^{-at}	$1/(s+a)$

t の関数 $F(t)$（原関数）を Laplace 変換すると $F(s)$（像関数）という s（Laplace 演算子）の関数となる．表 3・27 に薬物速度論解析時によく用いられる原関数と像関数の対応表を示す．以下で示すように Laplace 変換を行うと，微分方程式を四則演算として扱うことができる．まず式 3・56 を対応表に従って Laplace 変換し像関数とする．なお本項では Laplace 変換前の変数が X であるとき変換後の変数を $\widetilde{X}$ で表す．

$$s \cdot \widetilde{X} - X_{(0)} = \frac{k_0}{s} - k_{el} \cdot \widetilde{X} \tag{3・58}$$

式 3・58 に関して $t = 0$ において $X_{(0)} = 0$ の初期条件を代入すると

$$s \cdot \widetilde{X} = \frac{k_0}{s} - k_{el} \cdot \widetilde{X} \tag{3・59}$$

$$(s + k_{el}) \cdot \widetilde{X} = \frac{k_0}{s} \tag{3・60}$$

$$\widetilde{X} = \frac{k_0}{s} \cdot \frac{1}{s + k_{el}} \tag{3・61}$$

式 3・61 を対応表にある式で逆 Laplace 変換ができるように整理する．

$$\widetilde{X} = \frac{k_0}{k_{el}} \cdot \left(\frac{1}{s} - \frac{1}{s + k_{el}} \right) \tag{3・62}$$

式 3・62 を対応表を用いて逆 Laplace 変換を行い原関数に戻す．

$$X = \frac{k_0}{k_{el}} \cdot (1 - e^{-k_{el} \cdot t}) \tag{3・63}$$

ここで $X = V_d \cdot C$ であるので

$$C = \frac{k_0}{k_{el} \cdot V_d} \cdot (1 - e^{-k_{el} \cdot t}) = \frac{k_0}{CL_{tot}} \cdot (1 - e^{-k_{el} \cdot t}) \tag{3・64}$$

式 3・64 が定速静注時の血中薬物濃度式となる．特に薬物速度論解析時の Laplace 変換では式

3・62に現れてくるような$1/s$または$1/(s+定数)$という形に式を展開する手法がよく用いられる.

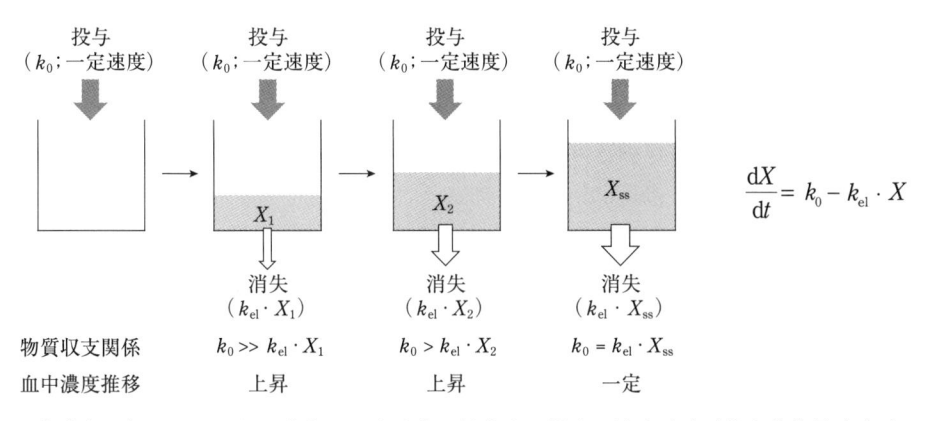

投与が一定速度で行われており,薬物が一次速度で消失する場合,消失速度(体内薬物量(X)と一次速度定数k_{el}の積)がXの増加に伴い上昇し,投与速度と等しくなる(定常状態)まで血中濃度は上昇する.定常状態になると体内で平衡関係が成立し血中濃度は一定値を示す.

図3・83 定常状態における血中濃度推移の考え方

図3・82(b)に見られるように定速静注を行うとある一定期間まで血中薬物濃度は上昇するが定常状態と呼ばれる期間になると,一定の値を保つようになる(定常状態血中薬物濃度,C_{ss}).これは図3・83に示すような原理による.式3・56が示すように,消失速度である体内薬物量Xとk_{el}の積がk_0よりも小さい期間においては,血中薬物濃度は上昇するがXの増加に伴い$k_{el}{\cdot}X$がk_0と等しくなると,式3・56において平衡関係が成り立ち,血中濃薬物度は一定値C_{ss}を保つ.ここで式3・64を利用することでC_{ss}は算出できる.すなわち$t\to\infty$とすると,

$$C = \frac{k_0}{CL_{tot}} = C_{ss} \tag{3・65}$$

となり,式3・65よりk_0とCL_{tot}からC_{ss}が算出可能である.逆にC_{ss}が測定された場合,定速注入時の速度がわかっていれば,注入している薬物の全身クリアランスCL_{tot}が算出可能なことを式3・65は示している.また,式3・64を利用して導出した以下の式3・66から定常状態に達するまでの必要な時間も算出可能である.

$$C = C_{ss} \cdot \left\{ 1 - \left(\frac{1}{2} \right)^{\frac{t}{t_{1/2}}} \right\} \tag{3・66}$$

式3・66から図3・84のように半減期に対応したC_{ss}に対する血中薬物濃度

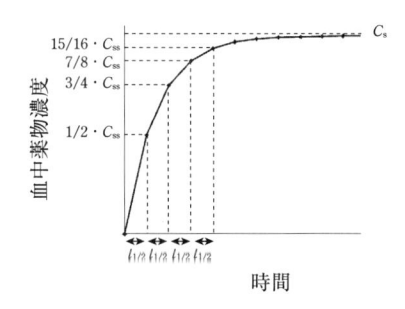

定速静注時の血中濃度の上昇は半減期に依存し,1半減期でC_{ss}の50%,4半減期でC_{ss}の94%まで到達する.

図3・84 定速静注時の血中濃度推移と半減期の関係

の比が算出でき，これらから4半減期でC_{ss}の$15/16 \approx 94\%$まで到達できることがわかる.

　また投与直後からC_{ss}を維持するためには，急速静注を行えばよい．この場合，$C_0 = D/V_d$であることを考慮すると，$C_{ss} \cdot V_d$に相当する薬物量を投与すれば一気に目的とするC_{ss}に到達できる．このような投与を負荷投与（loading dose）という.

2）吸収過程を含む薬物速度論解析

　他のいくつかの投与形態（経口投与，筋注，皮下注等）においては，薬物は血管内に直接投与されず（血管外投与），血液中に到達するまでにいくつかの過程を得る．この過程（吸収過程）を含むモデルが図3・85に示すものであり，投与部位を投与コンパートメントとし，そこから生体内を表すコンパートメントへ薬物が移行（吸収）するというモデルである．吸収過程においてはその投与部位から生体内への移行速度（吸収速度；0次速度，1次速度等），と移行率（後に詳しく述べるバイオアベイラビリティ，F）が新たに加わる．0次速度による吸収は

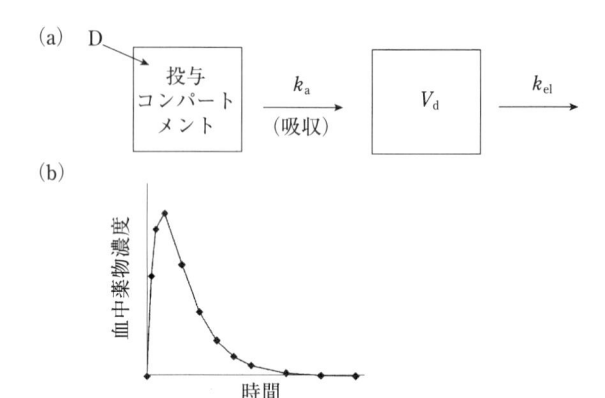

投与は吸収コンパートメントに行われ，そこから一次速度で吸収される(a)．血中濃度推移は(b)のようになる.

図3・85　吸収過程を含むコンパートメントモデルとその典型的血中濃度推移

先に述べた定速静注時の血中濃度推移と本質的には変わらないため，ここでは一次速度に従う吸収過程を伴う血中濃度式の解析法について述べる．今回の場合は生体内の分布を示すコンパートメントは1つであるが，図3・85に示すように吸収部位を示すコンパートメントも存在するため，物質収支式は以下の2式となる.

$$\frac{\mathrm{d}X_a}{\mathrm{d}t} = -k_a \cdot X_a \tag{3・67}$$

$$\frac{\mathrm{d}X}{\mathrm{d}t} = k_a \cdot X_a - k_{el} \cdot X \tag{3・68}$$

　なお，X_aは吸収コンパートメント内の薬物量（$t = 0$のとき$X_a = F \cdot D$），k_aは一次吸収速度定数である．式3・67に関しては一次微分方程式であり，式3・36と同様に解くことにより，式3・69を得る.

$$X_a = F \cdot D \cdot \mathrm{e}^{-k_a \cdot t} \tag{3・69}$$

　式3・68に式3・69を代入し，式3・70を得る.

$$\frac{\mathrm{d}X}{\mathrm{d}t} = k_a \cdot F \cdot D \cdot \mathrm{e}^{-k_a \cdot t} - k_{el} \cdot X \tag{3・70}$$

式3・70を定速静注時と同様にLaplace変換を行うと，

$$s \cdot \widetilde{X} - X_{(0)} = k_{\mathrm{a}} \cdot F \cdot D \cdot \frac{1}{s + k_{\mathrm{a}}} - k_{\mathrm{el}} \cdot \widetilde{X} \tag{3・71}$$

$X(0) = 0$ の初期条件を代入し，式を逆Laplace変換できるよう整理すると，

$$\widetilde{X} = \frac{k_{\mathrm{a}} \cdot F \cdot D}{k_{\mathrm{a}} - k_{\mathrm{el}}} \cdot \left(\frac{1}{s + k_{\mathrm{a}}} - \frac{1}{s + k_{\mathrm{el}}} \right) \tag{3・72}$$

式3・72を逆Laplace変換し，V_{d} で割ることにより，一次吸収過程を含む1-コンパートメントモデルの血中濃度式3・73を得る．経口投与後では k_{a}, F, V_{d}, k_{el} が固有の薬物動態パラメータとなる．

$$C = \frac{k_{\mathrm{a}} \cdot F \cdot D}{V_{\mathrm{d}} \cdot (k_{\mathrm{a}} - k_{\mathrm{el}})} \cdot (\mathrm{e}^{-k_{\mathrm{el}} \cdot t} - \mathrm{e}^{-k_{\mathrm{a}} \cdot t}) \tag{3・73}$$

次に吸収過程を含む薬物動態おける，各パラメータの算出方法について解説する．一般的に用いられる方法として図3・86に示す残差法が挙げられる．一般に多くの薬物において，投与後の吸収速度は体内からの消失速度よりも速く，$k_{\mathrm{a}} > k_{\mathrm{el}}$ の関係が成り立っている．ここで血中濃度式3・73に着目すると，$k_{\mathrm{a}} > k_{\mathrm{el}}$ の場合，時間 t が増加するに従って k_{a} を含む指数項の方が k_{el} を含む指数項より速く0に近づき，投与後十分な時間が経過した後の血中濃度推移は k_{el} を含む指数項に依存することがわかる．血中濃度推移のなかで，このように k_{el} に依存して推移する部分を消失相と呼ぶ．残差法においてはこの特性を利用し，血中濃度推移の消失相から k_{el} を算出し，この消失の寄与分を全体の血中濃度から差し引いたものを吸収の寄与分として k_{a} を算出する．具体的な手順は以下のとおりである．

まず血中濃度 C_0 を常用対数軸にプロットし，消失相の傾きから k_{el} を算出する．この直線を $t = 0$ まで外挿し，直線の式を得る（C_1, 血中濃度に対する消失の寄与分に値する）．この直線式から血中濃度式を差し引いて，C_2（$C_1 - C$, 血中濃度に対する吸収の寄与分に値する）を得る．C_2 の傾きから k_{a} を得る．C_1, C_2 の切片である $k_{\mathrm{a}} \cdot F \cdot D / (V_{\mathrm{d}} \cdot (k_{\mathrm{a}} - k_{\mathrm{el}}))$ に k_{a}, k_{el}, D を代入し，V_{d}/F

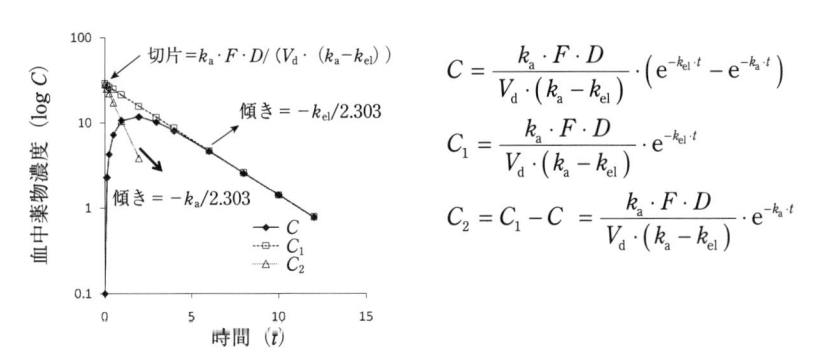

$$C = \frac{k_{\mathrm{a}} \cdot F \cdot D}{V_{\mathrm{d}} \cdot (k_{\mathrm{a}} - k_{\mathrm{el}})} \cdot (\mathrm{e}^{-k_{\mathrm{el}} \cdot t} - \mathrm{e}^{-k_{\mathrm{a}} \cdot t})$$

$$C_1 = \frac{k_{\mathrm{a}} \cdot F \cdot D}{V_{\mathrm{d}} \cdot (k_{\mathrm{a}} - k_{\mathrm{el}})} \cdot \mathrm{e}^{-k_{\mathrm{el}} \cdot t}$$

$$C_2 = C_1 - C = \frac{k_{\mathrm{a}} \cdot F \cdot D}{V_{\mathrm{d}} \cdot (k_{\mathrm{a}} - k_{\mathrm{el}})} \cdot \mathrm{e}^{-k_{\mathrm{a}} \cdot t}$$

縦軸に血中濃度の常用対数，横軸に時間をとった場合，この曲線の終末相（消失相）の傾きから k_{el}, また，この消失相分を血中濃度から引いた差分の傾きから k_{a}, それぞれの切片から $k_{\mathrm{a}} \cdot F \cdot D / (V_{\mathrm{d}} \cdot (k_{\mathrm{a}} - k_{\mathrm{el}}))$ を求め，ここから V_{d}/F が求まる．

図3・86 吸収過程を含む血中濃度推移に対する残差法によるパラメータの算出

を得る．一般に吸収過程を含む血中濃度データのみからでは F は求められないため，血管内投与後のデータがない場合，V_d と F をまとめて V_d/F として処理する場合が多い．またここから式 3・45 より CL/F を求める．これらはそれぞれ，みかけの分布容積，みかけのクリアランスと呼ばれ，バイオアベイラビリティ F を含んだうえでのパラメータとして考えられる．

　膜透過の極めて遅い薬物や，放出速度を遅延させるような製剤的修飾が加わっている薬物（徐放性製剤）においては k_a，k_{el} の関係性が逆転している場合がある（$k_a < k_{el}$）．このようなケースをフリップ・フロップ（flip-flop）現象と呼ぶ．この場合，最終相は吸収相を，立ち上がりは消失相を示すため，残差法における両者の算出方法は逆になる．一般にその薬物においてフリップ・フロップ現象が起こっているか否かを判別するには，吸収過程を含む血中濃度推移のみでは困難であり，血管内投与時のデータから厳密に k_{el} を定め，これと比較する必要がある．

　この他に吸収過程を含む薬物動態解析時に一般に用いられるパラメータとして最高血中濃度到達時間 T_{max}，最高血中濃度 C_{max} が挙げられる．T_{max} は血中濃度式が極大となる時間，つまり式 3・73 を t について微分したものが 0 となる時間であり，式 3・74 で表される．

$$T_{max} = \frac{1}{k_a - k_{el}} \cdot \ln \frac{k_a}{k_{el}} \tag{3・74}$$

C_{max} は T_{max} における血中濃度であり，式 3・73 における T_{max} を式 3・74 に代入する．

$$C_{max} = \frac{F \cdot D}{V_d} \cdot \left(\frac{k_a}{k_{el}} \right)^{\frac{k_{el}}{k_{el} - k_a}} \tag{3・75}$$

(3)　マルチコンパートメントモデルの考え方

　前項までは生体内の分布を示すコンパートメント数が 1 つである 1-コンパートメントモデルについて解説してきた．1-コンパートメントモデルは生体内に入った薬物が全身で瞬時に平衡に達する（生体内が 1 つの箱とみなせる）ことを前提としているが，一方で薬物によってはそのような瞬時に平衡が成立しない組織へ分布する場合もある．ここでは，その代表例として一般に用いられる 2-コンパートメントモデルの考え方，解析法について解説する．

　2-コンパートメントモデルとは文字どおり，体内での薬物の分布を 2 つのコンパートメントで表す手法である（図 3・87(a)）．これらはそれぞれ体循環コンパートメント（central compartment），末梢コンパートメント（peripheral compartment）と呼ばれ，前者には血液と，血流が豊富で血液と瞬時平衡が成り立つ組織（肝臓，腎臓，心臓，筋肉，肺，脳など）が当てはまり，後者には血流が乏しく，血液との瞬時平衡が成り立たない組織（小腸，皮膚，脂肪など）が該当する．2-コンパートメントモデルで用いられる一般的な考え方として，まず投与された薬物は体循環コンパートメント内に分布し，そこから一次速度 k_{12} で末梢コンパートメントに移行，また一次速度 k_{21} で体循環コンパートメントに戻る．この際の移行クリアランスを一般にコンパートメント間クリアランス（inter-compartmental clearance, Q）と示す．また，薬物の消失は体循環コ

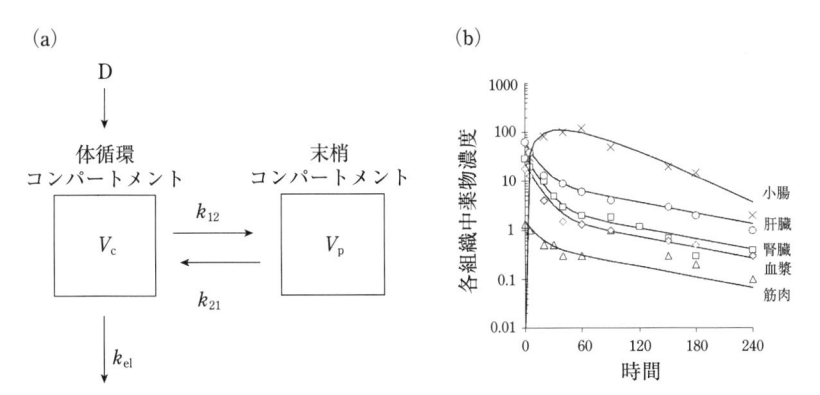

一般に血液，また血流の豊富な組織においては血液との瞬時平衡が成り立ち，図で示す肝臓，腎臓のように血漿中濃度とパラレルな組織中薬物濃度推移を示す．これらをまとめて体循環コンパートメントとして扱う．一方で，血流の乏しい組織では組織間の移行過程が含まれ，(b) の小腸での推移のように，瞬時平衡の成り立つ組織とは異なった推移を示す．これらの組織をまとめて末梢コンパートメントとする．各コンパートメント間は一次速度で移行し，消失は体循環コンパートメントのみから起こる．

図 3・87　2-コンパートメントモデルの模式図 (a) と薬物 A の各組織での濃度推移 (b)

ンパートメントのみから一次速度 k_{el} で消失すると仮定される．これは薬物消失を担う主要臓器（腎臓，肝臓）が体循環コンパートメントとして分類されるためである．2-コンパートメントモデルにおける血中濃度推移について，その考え方を図 3・88 と図 3・89 に示す．ここでは薬物を急速静注した後の血中濃度推移を示しているが，2-コンパートメントモデルが適用される血中濃度推移の特徴として，対数プロットした際に血中濃度に 2 相性（2 つの異なった傾き）が見られる点が挙げられる．傾きの大きな 1 相目の後に，それより傾きが緩やかな 2 相目が現れる．この現象について図 3・89 を用いて説明すると，急速静注の場合，投与直後（$t = 0$）においては薬物は血液とこれと瞬時平衡の成り立つ組織（体循環コンパートメント）に分布した状態である．その後，薬物は体循環コンパートメント内の薬物量 X_c に k_{el} を掛けた値 $k_{el} \cdot X_c$ の速度で減少していくが，同時に $X_c \cdot k_{12}$ の速度で末梢コンパートメントへ移行する．したがって，実際の体循環コンパートメントからの薬物消失は $(k_{12} + k_{el}) \cdot X_c$ の速度で起こる．この期間を α 相（分布相）と呼ぶ．薬物が末梢コンパートメントに分布し終わると（末梢コンパートメント薬物量 X_p と X_c について $k_{12} \cdot X_c = k_{21} \cdot X_p$ で表される平衡状態が成り立つ），体循環コンパートメントからの消失は $k_{el} \cdot X_c$ の速度となり，α 相よりも小さな傾きで消失していく．この期間を β 相（消失相）と呼ぶ．このような体循環コンパートメントからの消失パターンの変化から，血中濃度推移に 2 相性が現れている．

　図 3・87 から急速静注を仮定した 2-コンパートメントモデルにおける物質収支式を書くと式 3・76，式 3・77 となる．

$$\frac{dX_c}{dt} = -(k_{el} + k_{12}) \cdot X_c + k_{21} \cdot X_p \tag{3・76}$$

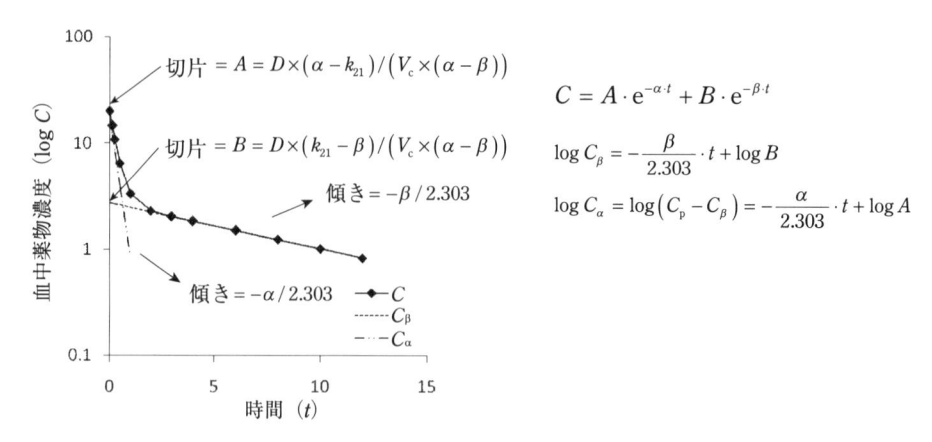

$$C = A \cdot e^{-\alpha \cdot t} + B \cdot e^{-\beta \cdot t}$$

$$\log C_\beta = -\frac{\beta}{2.303} \cdot t + \log B$$

$$\log C_\alpha = \log\left(C_p - C_\beta\right) = -\frac{\alpha}{2.303} \cdot t + \log A$$

縦軸に血中濃度の常用対数（$\log C$），横軸に時間（t）をとった場合，この曲線の終末相（消失相，β 相）の傾きから β，切片から B，この β 相分を血中濃度から引いた差分（分布相，α 相）の傾きから α，その切片から A を求める．

図 3・88　2-コンパートメントモデルで表現できる血中濃度推移に対する残差法によるパラメータ算出

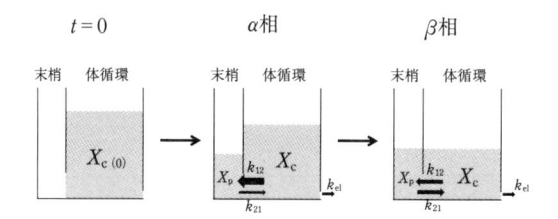

急速静注直後，薬物は血流量が豊富で瞬時平衡の成り立つ組織（体循環コンパートメント）のみに分布する（$t=0$）．その後，薬物は固有の代謝もしくは排泄により体外へ消失していくが，同時に血流量の乏しい組織（末梢コンパートメント）へも移行する．この段階では消失経路が 2 方向あり，みかけ上血中濃度推移の低下は後の β 相と比較し速やかとなる（α 相）．末梢コンパートメントへ薬物が分布し終わると，上図のように体循環からの消失経路は 1 つとなり，α 相と比較し血中濃度の低下は緩やかとなる（β 相）．

図 3・89　2-コンパートメントモデルにおける血中濃度推移の考え方

$$\frac{dX_p}{dt} = k_{12} \cdot X_c - k_{21} \cdot X_p \tag{3・77}$$

2 式を Laplace 変換すると，

$$s \cdot \widetilde{X_c} - X_{c(0)} = -\left(k_{el} + k_{12}\right) \cdot \widetilde{X_c} + k_{21} \cdot \widetilde{X_p} \tag{3・78}$$

$$s \cdot \widetilde{X_p} - X_{p(0)} = k_{12} \cdot \widetilde{X_c} - k_{21} \cdot \widetilde{X_p} \tag{3・79}$$

$X_{c(0)} = D$，$X_{p(0)} = 0$ の初期条件を代入し，式 3・79 を $\widetilde{X_p}$ について解き，式 3・78 に代入し，式を整理すると，

$$\widetilde{X_c} = \frac{D \cdot (s + k_{21})}{s^2 + (k_{12} + k_{21} + k_{el}) \cdot s + k_{21} \cdot k_{el}} \tag{3・80}$$

ここで $k_{12} + k_{21} + k_{el} = \alpha + \beta$, $k_{21} \cdot k_{el} = \alpha \cdot \beta$ とおき, 2次方程式の解と係数の関係を用いて, 式を整理すると,

$$\widetilde{X}_c = \frac{D \cdot (s + k_{21})}{(s + \alpha) \cdot (s + \beta)} \tag{3・81}$$

さらに逆 Laplace 変換できるように部分分数に直すと,

$$\widetilde{X}_c = D \cdot \left\{ \left(\frac{\alpha - k_{21}}{\alpha - \beta} \right) \cdot \left(\frac{1}{s + \alpha} \right) + \left(\frac{k_{21} - \beta}{\alpha - \beta} \right) \cdot \left(\frac{1}{s + \beta} \right) \right\} \tag{3・82}$$

逆 Laplace 変換し, 体循環コンパートメントの分布容積 V_c で割ると体循環コンパートメントの血中濃度式 3・83 を得る.

$$C = \frac{D \cdot (\alpha - k_{21})}{V_c \cdot (\alpha - \beta)} \cdot e^{-\alpha \cdot t} + \frac{D \cdot (k_{21} - \beta)}{V_c \cdot (\alpha - \beta)} \cdot e^{-\beta \cdot t} \tag{3・83}$$

式 3・83 が示すように急速静注後の 2-コンパートメントモデル式は 2 つの指数項から成り立っている. D, k_{21}, α, β は定数であるためそれぞれを以下のように式 A, B にまとめて置き換えると,

$$A = \frac{D \cdot (\alpha - k_{21})}{V_c \cdot (\alpha - \beta)} \tag{3・84}$$

$$B = \frac{D \cdot (k_{21} - \beta)}{V_c \cdot (\alpha - \beta)} \tag{3・85}$$

$$C = A \cdot e^{-\alpha t} + B \cdot e^{-\beta t} \tag{3・86}$$

式 3・86 となる. 2-コンパートメントモデルにおける血中濃度推移について, その解析法と併せて図 3・88 に示す. $\alpha > \beta$ とすると, t が十分大きいとき, α を含む項は 0 へと近づき, 血中濃度推移は β を含む項に依存した形となる. これが実際に見られている消失相 (β 相) である. その際の血中濃度式の対数をとると,

$$\log C_\beta = -\frac{\beta}{2.303} \cdot t + \log B \tag{3・87}$$

吸収過程を 1-コンパートメントモデルの解析時と同様に, 図 3・88 のように血中濃度を対数プロットした曲線の最終相の傾きから β, 切片から B を算出することができる. また, 血中濃度 C_p から β 相の血中濃度 C_β を差し引くと α を含む項のみとなり ($C_p - C_\beta$) これを C_α とすると,

$$\log (C_p - C_\beta) = \log C_\alpha = -\frac{\alpha}{2.303} \cdot t + \log A \tag{3・88}$$

つまり, 式 3・88 から, C_α を対数プロットした際の傾きから α, 切片から A を算出することができる. A, B, α, β 算出後は以下の式から各パラメータを算出可能である.

$$k_{el} = \frac{\alpha \cdot \beta}{k_{21}} \tag{3・89}$$

$$V_c = \frac{D}{C_0} = \frac{D}{A + B} \tag{3・90}$$

$$k_{21} = \frac{A \cdot \beta + B \cdot \alpha}{A + B} \tag{3・91}$$

$$k_{12} = \alpha + \beta - k_{21} - k_{el} \tag{3・92}$$

また定常状態では体循環コンパートメントと末梢コンパートメントの各コンパートメント間の薬物移行速度が等しくなるため，式3・93 が成り立つ．

$$k_{12} \cdot V_c \cdot C_p = k_{21} \cdot V_p \cdot C_p \tag{3・93}$$

式3・93 より末梢コンパートメントの分布容積 V_p は，

$$V_p = \frac{k_{12}}{k_{21}} \cdot V_c \tag{3・94}$$

さらに定常状態における分布容積 V_{dss} は，式3・95 で表すことができる．

$$V_{dss} = V_c + V_p = \left(1 + \frac{k_{12}}{k_{21}}\right) \cdot V_c \tag{3・95}$$

（4）反復投与時の血中濃度推移

多くの薬物療法において，薬物は一定の期間をおいて反復投与される．反復投与時の血中濃度推移の基本的な考え方としては，ここまで述べてきた単回投与後の血中濃度式に新たに投与される分の血中濃度式を上乗せすることである．具体的には，急速静注で薬物を $t = 0$ に投与し，その後 $t = \tau$ の間隔で新たに同一量の薬物を投与すると仮定すると，その n 回目投与後の最高血中濃度 $C_{n,max}$ は以下の式で表すことができる．

$$C_{1,\,max} = \frac{D}{V_d} \tag{3・96}$$

$$C_{2,\,max} = C_0 \cdot e^{-k_{el} \cdot \tau} + C_0 \tag{3・97}$$

$$C_{3,\,max} = C_0 \cdot e^{-k_{el} \cdot 2\tau} + C_0 \cdot e^{-k_{el} \cdot \tau} + C_0 \tag{3・98-1}$$

$$C_{ss,n,\,max} = \sum_{n=1}^{\infty} C_0 \cdot e^{-(n-1) \cdot k_{el} \cdot t} \tag{3・98-2}$$

反復投与を繰り返し続けると，図3・90 に示すように血中濃度はしだいに同じ濃度範囲を上下するようになり，この状態を定常状態と呼ぶ．この時の最高血中濃度（$C_{ss,\,max}$）を $n \to \infty$ とすると，

$$C_{ss,\,max} = \sum_{n=1}^{\infty} C_0 \cdot e^{-(n-1) \cdot k_{el} \cdot \tau} = C_0 \cdot \frac{1}{1 - e^{-k_{el} \cdot \tau}} \tag{3・99}$$

式3・99 より最終投与後 t 時間後の血中濃度は C_{ss}, t，

$$C_{ss,\,t} = C_0 \cdot \frac{1}{1 - e^{-k_{el} \cdot \tau}} \cdot e^{-k_{el} \cdot t} \tag{3・100}$$

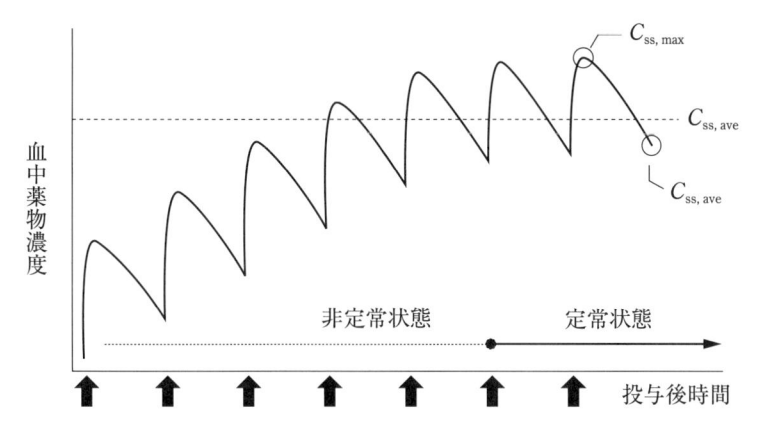

薬物を一定間隔で繰り返し投与し続けると，一定期間後はある濃度範囲を上下するようになる．この状態を反復投与時の定常状態と呼び，各投与後のC_{max}を$C_{ss,\,max}$，平均値を$C_{ss,\,ave}$，C_{min}を$C_{ss,\,min}$もしくはトラフ値（次回投与直前値）と呼ぶ．

図3・90　反復投与時の血中濃度推移の考え方

また$C_{ss,\,max}$から投与間隔τ分経過したとき（次回投与直前）の血中濃度が最小血中濃度$C_{ss,\,min}$となり式3・101で表すことができる．この値はトラフ（trough）値とも呼ばれる．

$$C_{ss,\,min} = C_0 \cdot \frac{1}{1-e^{-k_{el}\cdot\tau}} \cdot e^{-k_{el}\cdot\tau} \tag{3・101}$$

また，ここで定常状態において1回投与後の総血中濃度について考えると，

$$\int_0^\tau C_{ss}dt = C_0 \cdot \frac{1}{1-e^{-k_{el}\cdot\tau}} \cdot \int_0^\tau e^{-k_{el}\cdot t}dt = \frac{C_0}{k_{el}} = \frac{D}{V_d \cdot k_{el}} = \frac{D}{CL} \tag{3・102}$$

この値を投与間隔で割ると，平均血中濃度$C_{ss,\,ave}$が得られる．

$$C_{ss,\,ave} = \frac{D}{CL \cdot \tau} \tag{3・103}$$

本式からわかるように定常状態の血中濃度は，投与量，クリアランス，投与間隔によって決定される．ある時間tにおいて定常状態までどの程度到達しているかの指標として，以下の式で示す定常状態到達率を用いることができる．

$$t\,時間後の定常状態達成率 = 1 - e^{-k_{el}\cdot t} \tag{3・104}$$

ここからわかるように薬物濃度が定常状態に到達するのに必要な時間はその薬物の消失速度定数，または半減期で決定される．式3・104から計算すると，定常状態の50％に到達するまでには1半減期，75％には2半減期，87.5％には3半減期，93.75％には4半減期かかる．そのため，薬物を繰り返し投与した場合では3〜5半減期後に定常状態に達するとみなしてよい．

また，定常状態での血中濃度が初回投与後の濃度と比べてどの程度上昇しているかを評価する値として，蓄積率（accumulation ratio, R）が用いられる．Rは定常状態の最低血中濃度$C_{ss,\,min}$と初回投与時の最低血中濃度$C_{ss,\,min,1}$の比として式3・105で求められる．

$$R = \frac{C_{\text{ss, min}}}{C_{\text{ss, 1}}} = \frac{1}{1 - e^{-k_{\text{el}} \cdot \tau}} \tag{3・105}$$

つまり，投与間隔が短い，もしくは k_{el} が小さいほど蓄積率は大きくなることがわかる．また，初回投与時に維持投与量の R 倍もしくは $C_{\text{ss, ave}}/V_{\text{d}}$ の薬物量の投与を行うことで，初回から定常状態の血中濃度に到達させることができる．これを負荷投与（loading dose）と呼ぶ．

経口投与等，吸収過程を伴う場合の反復投与血中濃度推移も急速静注と同じように考えられる．本項では式の導出過程は示さないが，それぞれ以下のような式で，吸収過程を伴う投与での定常状態の血中濃度は表される．

$$C_{\text{ss, t}} = \frac{F \cdot D \cdot k_{\text{a}}}{V_{\text{d}} \cdot (k_{\text{a}} - k_{\text{el}})} \cdot \left(\frac{e^{-k_{\text{el}} \cdot t}}{1 - e^{-k_{\text{el}} \cdot t}} - \frac{e^{-k_{\text{a}} \cdot t}}{1 - e^{-k_{\text{a}} \cdot \tau}} \right) \tag{3・106}$$

$$T_{\text{ss, max}} = \frac{1}{k_{\text{a}} - k_{\text{el}}} \cdot \ln \frac{k_{\text{a}} \cdot (1 - e^{-k_{\text{el}} \cdot \tau})}{k_{\text{el}} \cdot (1 - e^{-k_{\text{a}} \cdot \tau})} \tag{3・107}$$

$$C_{\text{ss, max}} = \frac{F \cdot D \cdot k_{\text{a}}}{Vd} \cdot \frac{1}{1 - e^{-k_{\text{a}} \cdot \tau}} \left\{ \frac{k_{\text{a}} \cdot (1 - e^{-k_{\text{el}} \cdot \tau})}{k_{\text{el}} \cdot (1 - e^{-k_{\text{a}} \cdot \tau})} \right\}^{\frac{k_{\text{el}}}{k_{\text{el}} - k_{\text{a}}}} = \frac{F \cdot D}{Vd} \cdot \frac{1}{1 - e^{-k_{\text{el}} \cdot \tau}} \cdot e^{-k_{\text{el}} \cdot T_{\text{ss, max}}} \tag{3・108}$$

$$C_{\text{ss, min}} = \frac{F \cdot D \cdot k_{\text{a}}}{V_{\text{d}} \cdot (k_{\text{a}} - k_{\text{el}})} \cdot \left(\frac{e^{-k_{\text{el}} \cdot \tau}}{1 - e^{-k_{\text{el}} \cdot \tau}} - \frac{e^{-k_{\text{a}} \cdot \tau}}{1 - e^{-k_{\text{a}} \cdot \tau}} \right) = \frac{F \cdot D \cdot k_{\text{a}}}{V_{\text{d}} \cdot (k_{\text{a}} - k_{\text{el}})} \cdot \left(\frac{1}{1 - e^{-k_{\text{a}} \cdot \tau}} \right) \cdot e^{-k_{\text{a}} \cdot \tau} \tag{3・109}$$

$$C_{\text{ss, ave}} = \frac{F \cdot D}{CL \cdot \tau} \tag{3・110}$$

3·7·2 非線形モデル

一般に多くの薬物において生体内における薬物移行過程は線形過程，すなわち一次速度式で説明できる．しかし一部の薬物では臨床で用いられる投与量の範囲において，非線形現象（投与量と *AUC* の関係を示すプロットが直線にならない）が認められている．非線形性が見られる主な原因として以下に挙げるような投与量の増加に伴う飽和現象が考えられる．

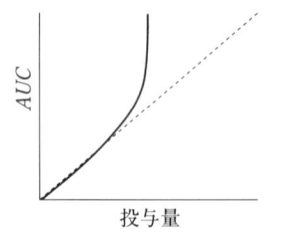
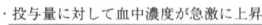
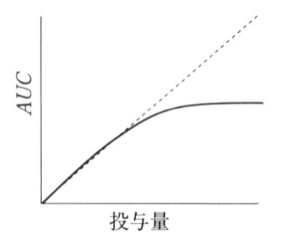

・投与量に対して血中濃度が急激に上昇
　・消失過程の飽和
　・初回通過代謝 (小腸粘膜，肝臓での代謝)，肝取り込みの飽和

・投与量に対して血中濃度が上昇しない
　・血漿タンパク結合率の飽和
　・膜透過速度 (吸収方向) の飽和

投与量と血中濃度に非線形な関係が成り立つ場合以上のような体内動態のいずれかの過程における飽和が考えられる．

図 3・91 非線形現象下における投与量と *AUC* の関係

① 膜透過速度の飽和（トランスポーター等で能動的に輸送される薬物）

② 初回通過代謝（小腸粘膜，肝臓での代謝），肝取り込みの飽和

③ 血漿中タンパク結合の飽和

④ 消失過程の飽和

図3・91は以上のような飽和現象が起こったとき，投与量と血中濃度時間曲線下面積 *AUC* の関係性がどうなるかについてプロットしたものである．これらの中で特に臨床で頻繁に観察される現象として，消失過程の飽和が挙げられる．消失過程に飽和が認められる薬物については消失速度 $\left(-\dfrac{\mathrm{d}X}{\mathrm{d}t}\right)$ を Michaelis-Menten 式を用いて以下のように記述する．

$$-\frac{\mathrm{d}X}{\mathrm{d}t} = \frac{V_{\max} \cdot C}{K_{\mathrm{m}} + C} \tag{3・111}$$

式3・111において $V_{\max}$ は最大消失速度，K_{m} は Michaelis 定数，もしくは $V_{\max}$ の半分の速度が得られる際の血中濃度となる．式3・111は $C \ll K_{\mathrm{m}}$ の場合（C 項が無視できるほど C（血中薬物濃度）が低い場合），

$$-\frac{\mathrm{d}X}{\mathrm{d}t} = \frac{V_{\max}}{K_{\mathrm{m}}} \cdot C \tag{3・112}$$

となり，一次速度での消失と等しくなる．一方で $C \gg K_{\mathrm{m}}$ の場合（K_{m} 項が無視できるほど C（血中薬物濃度）が高い場合），

$$\frac{\mathrm{d}X}{\mathrm{d}t} = -V_{\max} \tag{3・113}$$

となり，0次速度での消失と等しくなる．以上から血中濃度の低い場合は線形を，高濃度になるに従って非線形現象を示すことがわかる．式3・111のような非線形微分方程式を含むモデルにおいては，一次速度式のようにこれを解くことができない．しかしながら，定常状態下の血中濃度 C_{ss} においては薬物の投与速度 RATE = 消失速度と考えることで，以下の式が成り立つ．

$$\mathrm{RATE} = \frac{F \cdot D}{\tau} = \frac{V_{\max} \cdot C_{\mathrm{ss}}}{K_{\mathrm{m}} + C_{\mathrm{ss}}} \tag{3・114}$$

τ は投与間隔を示す．またこの場合の血中濃度は図3・92のようになり，特に非線形領域においては投与量の微増により，血中濃度が急激に上昇するという点から，臨床上注意が必要である．

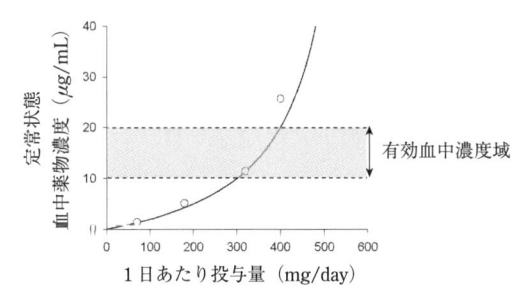

投与量と血中濃度に非線形な関係が成り立つ場合以上のように非線形濃度域においては，投与量の微増により急激に血中濃度が上昇する．

図3・92 非線形現象を示す薬物の投与量と定常状態血中濃度の関係

3·7·3　生理学的モデル

　前項までは生体内の薬物挙動について，1-コンパートメントモデルや2-コンパートメント等，およそ瞬時平衡を示すであろう組織を一括りにし，血中濃度を指標として体内動態を解析する手法を解説してきた．この手法は血中濃度を解析するうえでは非常に有用であり，また一般的に広く用いられる方法である．しかしながら，いくつかの薬物においてはその薬理作用について，血中濃度よりもターゲットとする組織中の濃度や，その時間推移が重要視されることがある．このような場合，これまでの血中濃度を対象とした解析では不十分であり，組織中の濃度を解析する必要がある．そのような際に用いられるのが生理学的モデルである．

　生理学的モデルとは体内を詳細なコンパートメントに分割し，解剖学的，生理学的および生化学的情報を入力し，これらに基づいて薬物の体内動態を表現しようとする手法である．このようなモデルを扱った薬物動態解析を生理学的薬物動態速度論（physiologically-based pharmacokinetics；PBPK）と呼ぶ．本モデルの構築には各組織のサイズや血流量，組織-血液間分配係数等多くの情報を必要とし，ヒトに対しての適用は困難であった．そのため，このような解析手法は非臨床試験における動物での解析，アニマルスケールアップに用いられてきたが，近年においてはヒトにおける生理学的パラメータの蓄積により徐々にその応用が可能になりつつある．また，モデル中に各組織，臓器の発達の情報を組み込むことにより，いくつかの薬物においては成人から小児の体内動態の予測が可能であることが示されている．本項ではまず最も基本的なPBPKモデルであり，1つの組織に関する薬物の移行を表現するone-organモデルについて解説し，それを連結したwhole-bodyの生理学的モデルについて概説する．

(1) one-organ モデル

　1) one-organ モデルの考え方

　one-organモデルは図3·93に示すように，動脈側血液（流入血液），静脈側血液（流出血液），組織のコンパートメントからなる．まず，最も簡単な例として，組織中の薬物が細胞内液，外液に関係なく瞬時平衡が成り立つ例を取り上げる．血流速度をQ，動脈血薬物濃度をC_{in}，静脈血薬物濃度を

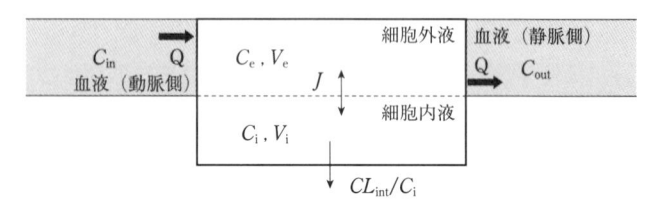

体内を臓器単位で詳細にコンパートメントを用いてモデル化し，その間を血流でつなぐ．各コンパートメントの容量は臓器サイズ，薬物の臓器への結合度等から規定される．

図3·93　one-organ モデル

C_{out}とすると，ある組織（臓器）のクリアランスCL_{org}は以下のように表すことができる．

$$CL_{org} = \frac{Q \cdot (C_{in} - C_{out})}{C_{in}} \tag{3·115}$$

　この式3·115で示したCL_{org}が薬物の主要代謝・排泄臓器である肝臓，腎臓における組織ク

リアランスの場合は，それぞれ肝クリアランス，腎クリアランスと呼ぶ．また，組織に流入する血液中の薬物と，流出する薬物の差を流入する薬物で割った値は，その組織を1回通過することで代謝・排泄により除去される薬物の割合を示し，以下の式で示すように抽出率（extraction ratio, E）と呼ばれる．

$$E = \frac{C_{\mathrm{in}} - C_{\mathrm{out}}}{C_{\mathrm{in}}} \tag{3・116}$$

したがって，式3・115，式3・116から，組織（臓器）のクリアランス CL_{org} は

$$CL_{\mathrm{org}} = E \cdot Q \tag{3・117}$$

となり，組織クリアランスはその組織における抽出率と血流速度の積で構成されることがわかる．また，組織を1回通過する間に処理を免れる割合を利用率（availability, F）と呼び，以下の式で表す．

$$F = 1 - E \tag{3・118}$$

ここで示した組織クリアランスとは組織を1つにまとめて考えた，みかけ上のものである．厳密には組織中の薬物処理は組織中の非結合型薬物濃度（タンパク質と結合していない薬物の濃度）に対して行われることを考慮する必要がある．組織が非結合型薬物を処理するクリアランスは固有クリアランス（intrinsic clearance, CL_{int}）と呼ばれ，このパラメータは本質的な組織の代謝・排泄能力を表す．組織クリアランスと固有クリアランスの関係は組織中のタンパク非結合型分率を f_{T}，血漿中のタンパク非結合型分率を f_{B}，組織中総薬物濃度を C_{T} とすると式3・119となり，

$$CL_{\mathrm{org}} \cdot C_{\mathrm{in}} = CL_{\mathrm{int}} \cdot f_{\mathrm{T}} \cdot C_{\mathrm{T}} \tag{3・119}$$

さらに組織中の非結合型薬物濃度は均一であるとみなす well-stirred model では組織中の非結合型薬物濃度と組織から流出する薬物濃度はほぼ同じであると仮定するため，

$$f_{\mathrm{T}} \cdot C_{\mathrm{T}} = f_{\mathrm{B}} \cdot C_{\mathrm{out}} \tag{3・120}$$

が成り立つ．式3・119と式3・120を，式3・115に挿入し，CL_{org} について整理すると，組織（臓器）のクリアランスは固有クリアランスを用いて以下のように表すことができる．

$$CL_{\mathrm{org}} = \frac{Q \cdot f_{\mathrm{B}} \cdot CL_{\mathrm{int}}}{Q + f_{\mathrm{B}} \cdot CL_{\mathrm{int}}} \tag{3・121}$$

また，式3・117と式3・121から組織の抽出率 E は，固有クリアランスを用いて以下のように表すことができる．

$$E = \frac{f_{\mathrm{B}} \cdot CL_{\mathrm{int}}}{Q + f_{\mathrm{B}} \cdot CL_{\mathrm{int}}} \tag{3・122}$$

ここで，式3・122からは以下のような考察ができる．

組織の固有クリアランスがその組織を流れる血流量よりはるかに大きいとき，すなわち

$CL_{int} \gg Q$（高除去性薬物）の場合，式3・122における分母のQは無視できるため，このときの組織クリアランスは血流速度に依存する（血流律速）．

$$CL_{org} = Q \tag{3・123}$$

一方，組織を流れる血流量が，固有クリアランスよりもはるかに大きいとき，すなわち$Q \gg CL_{int}$（低除去性薬物）であるとき，式3・122における分母の$f_b \cdot CL_{int}$は無視無視できるため，このときの組織クリアランスは組織クリアランスは固有クリアランスに依存する（固有クリアランス律速）．

$$CL_{org} = f_B \cdot CL_{int} \tag{3・124}$$

これらの関係は薬物ごとに異なり，ある因子が血流量や代謝能もしくは排泄能に影響を及ぼすと予想された場合，それが実質的な薬物動態に及ぼす影響を考察する際に非常に重要となる．

以上は one-organ model について最もシンプルに記述した場合である．実際にはさらに複雑なモデルが多数存在する．組織分布のモデルには well-stirred model の他に parallel tube model，dispersion model などが提唱されている．

2）膜透過過程のモデル化

細胞内液と細胞外液を区別し，その移行，つまり膜透過過程をモデル化する場合（図3・93），物質収支式は細胞内液濃度をC_i，細胞外液濃度C_eとし，それぞれの分布容積をV_i，V_e，膜間の透過速度をJとすると，以下の式で表すことができる．

$$V_e \cdot \frac{dC_e}{dt} = Q \cdot C_{in} - Q \cdot C_e - J \tag{3・125}$$

$$V_i \cdot \frac{dC_i}{dt} = J - \frac{CL_{int}}{C_i} \tag{3・126}$$

まず$J \gg Q$つまり，血流速度と比較し，細胞内外間の物質移行が圧倒的に速い場合（血流律速），細胞内外については瞬時に平衡が成り立つと考えられる．よって組織における消失のない臓器（$CL_{int}/C_i = 0$）においては，細胞外液の非結合型薬物濃度が静脈血中の非結合型薬物濃度に等しいと仮定すると，式3・127が成り立つ．

$$V_i \cdot \frac{dC_i}{dt} = Q \cdot C_{in} - Q \cdot C_{out} \tag{3・127}$$

ここで平衡状態にあるC_eとC_iの比を表すパラメータとして以下の組織-血液間分配係数（K_p値）が用いられる．

$$K_p = \frac{C_i}{C_e} \tag{3・128}$$

K_d値は血漿中タンパク，組織との結合性，血球への分配率等，組織中への薬物移行性，組織での滞留性を示すパラメータであり，以下の式で表す．

$$K_\mathrm{d} = q \cdot \frac{f_\mathrm{B}}{f_\mathrm{T}} \tag{3・129}$$

f_B は血漿中タンパクとの非結合型分率であり *in vitro* データ等により容易に測定が可能である. f_T は組織との非結合型分率を表す. q は組織での濃縮度を表し, 式3・130で表す.

$$q = \frac{細胞内非結合型薬物濃度}{細胞外非結合型薬物濃度} \tag{3・130}$$

担体の能動輸送による濃度勾配非依存的な輸送や, 膜電位差, 細胞内外のpH差によって膜透過性が異なる場合, $q \neq 1$ となる. 特に細胞内外のpH差によって q が規定される場合, その値は

$$弱塩基の場合 ; q = \frac{1 + 10^{pK_\mathrm{a} - pH_\mathrm{i}}}{1 + 10^{pK_\mathrm{a} - pH_\mathrm{e}}} \tag{3・131}$$

$$弱酸性の場合 ; q = \frac{1 + 10^{pH_\mathrm{i} - pK_\mathrm{a}}}{1 + 10^{pH_\mathrm{e} - pK_\mathrm{a}}} \tag{3・132}$$

となる. ここで pH_i, pH_e はそれぞれ細胞内液, 外液のpHを表す. 以上のような特性をもつパラメータである K_d を用いて, 組織の消失のない臓器における組織細胞内における物質収支は

$$V_\mathrm{i} \cdot \frac{dC_\mathrm{i}}{dt} = Q \cdot \left(C_\mathrm{in} - \frac{C_\mathrm{i}}{K_\mathrm{d}} \right) \tag{3・133}$$

と表すことができる.

一方, $J \ll Q$, つまり細胞内外間の物質移行と比較し, 血流速度が圧倒的に速い場合（膜透過律速）, 細胞内外で瞬時に平衡は成り立たず, 膜間の透過速度 J を考慮する必要がある.

まず, 膜透過が単純拡散により起こる場合, 各部位における非結合型薬物濃度に依存し,

$$J = P \cdot S \ (C_\mathrm{f,e} - C_\mathrm{f,i}) \tag{3・134}$$

と表すことができる. ここで $P \cdot S$ は薬物の膜透過クリアランス（物質の膜透過係数 P と透過膜面積 S の積), $C_\mathrm{f,e}$, $C_\mathrm{f,i}$ はそれぞれ細胞外液, 内液中の非結合型薬物濃度を表す. 一方, 膜透過にトランスポーター等の担体輸送が関わっている場合, その細胞内外の物質移行は飽和現象を示し, 式3・135のように表すことができる.

$$J = \frac{V_\mathrm{max,inf} \cdot C_\mathrm{f,e}}{K_\mathrm{m,inf} + C_\mathrm{f,e}} - \frac{V_\mathrm{max,eff} \cdot C_\mathrm{f,i}}{K_\mathrm{m,eff} + C_\mathrm{f,i}} \tag{3・135}$$

$V_\mathrm{max,inf}$, $V_\mathrm{max,eff}$ はそれぞれの担体輸送による流入 influx, 流出 efflux の最大速度, また $K_\mathrm{m,inf}$, $K_\mathrm{m,eff}$, はその Michaelis 定数を示す.

担体輸送は大きく促進拡散と能動輸送の2つに分類される. 促進拡散は細胞内外の濃度勾配に依存した輸送機構であり, この特性から influx と efflux の輸送には対称性があり, すなわち $V_\mathrm{max,inf} = V_\mathrm{max,eff}$, $K_\mathrm{m,inf} = K_\mathrm{m,eff}$ と, 同一式で表すことができる. 一方で, 濃度勾配に逆らって行われる能動輸送においては非対称性を示し, これらのパラメータの比によって細胞内外の濃度比が決められる.

3）組織消失のモデル化

　組織における消失過程をモデル化する場合の基本的な考え方は，組織ごとの消失機構に応じて消失速度式（CL_{int}/C_i）を組み入れるものである．一般に薬物の消失には肝代謝，腎排泄が主に挙げられるがそれぞれについて，式中への組み込みを概説する．

① 肝代謝の場合

$$CL_{h,int} \cdot C_{f,liver} = \frac{V_{max} \cdot C_{f,liver}}{K_m + C_{f,liver}} \tag{3・136}$$

　ここで $CL_{h,int}$ は肝代謝固有クリアランス，$C_{f,liver}$ は肝臓内における非結合型薬物濃度であり，V_{max}，K_m は肝代謝の最大速度，Michaelis 定数である．膜透過律速の場合は式 3・126 に，式 3・136 を代入することで組織中の薬物濃度を算出することができる．また，血流律速の場合は式3・133 に組織消失を加えた式 3・137 に，式 3・136 を代入することにより，組織中濃度が計算できる．

$$V_i \cdot \frac{dC_i}{dt} = Q \cdot \left(C_{in} - \frac{C_i}{K_d} \right) - \frac{CL_{int}}{C_i} \tag{3・137}$$

② 腎排泄の場合

　腎排泄においては，糸球体ろ過，尿細管分泌，尿細管再吸収の3つの過程が薬物の排泄能に寄与する．これらを定式化すると，腎クリアランス CL_r は式 3・138 で表すことができる．

$$CL_r = \left(GFR \cdot f_b + \frac{V_{max} \cdot C_{f,kidney}}{K_m + C_{f,kidney}} \right) \cdot (1 - FR) \tag{3・138}$$

　ここで，V_{max}，K_m はそれぞれ尿細管分泌に関する最大速度，Michaelis 定数であり，$\dfrac{V_{max} \cdot C_{f,kidney}}{K_m + C_{f,kidney}}$ は尿細管分泌クリアランスを示す．また，FR は尿細管で薬物が再吸収される割合を示す．

　以上で示したように，one-organ モデルを考えた場合に，血流速度，膜透過速度，組織消失の薬物動態を左右する3つの過程が存在する．実際にはこれらの中で，どの過程が組織中の濃度を決めるうえで律速となっているかを考慮することが必要である．律速過程を見定めたうえで，その過程を表す適切な式を選択することが組織中の濃度を解析するうえで重要となる．

（2）whole-body モデルの考え方

　whole-body モデルとは先に述べた one-organ モデルを拡張し，体内の多くの組織を連結したモデルである（図 3・94）．しかしながら whole-body モデルを考えるにあたり，必ずしもすべての臓器，組織についてモデル化することは必要ではない（これを行うには膨大な情報量を必要とし，現実的には困難である）．モデル構築にあたり，目的にそったモデル化対象臓器，組織の選択を行うことが必要であり，この選別には一般的に以下のようなことが考慮される．

・薬物の体内分布において量的に重要な組織を組み込む

・薬物の吸収，代謝，排泄に寄与する組織を組み込む

・薬効，あるいは毒性発現に関与する組織を組み込む

このように，薬物動態もしくは薬力学的に鍵となる組織，臓器を選別し，対象となる薬物の何を解析したいのかを明確にしたうえで whole-body モデルを構築することが肝要である．以下では whole-body モデルの一例を取り上げてその解析法を説明する．

whole-body モデルとして図 3・94 に示した様なモデルを想定したとする．ここで取り上げている組織としては，肺 lung，脳 brain，心臓 heart，肝臓 liver，消化管 GI，腎臓 kidney，筋肉 muscle，皮膚 skin，脂肪 adipose，動脈血 artery，静脈血 vein で

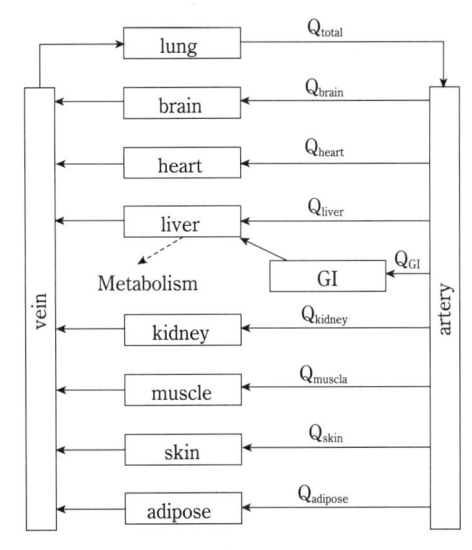

体内を臓器単位で詳細にコンパートメントモデル化し，その間を血流でつなぐ．各コンパートメントの容量は臓器サイズ，薬物の臓器への分布度等で規定される．

図 3・94　whole-body の生理学的モデルの例

あり，肝臓のみにおいて代謝が起こることを想定している．これらの組織間での薬物移行を各組織 X における血流量を Q_X，薬物濃度を C_X，分布容積を V_X，血液-組織分配係数を $K_{d,X}$ とおくと以下の連立微分方程式が書ける．

$$\text{動脈血}\ ;\ V_a \cdot \frac{dC_a}{dt} = Q_{tot} \cdot \left(\frac{C_{lung}}{K_{d,\,lung}} - C_a \right) \tag{3・139}$$

$$\text{肝臓}\ ;\ V_{liver} \cdot \frac{dC_{liver}}{dt} = (Q_{liver} - Q_{gut}) \cdot C_a + Q_{gut} \cdot \frac{C_{gut}}{K_{d,\,gut}} - Q_{liver} \cdot \frac{C_{liver}}{K_{d,\,liver}} - f_B \cdot CL_{h,\,int} \cdot \frac{C_{liver}}{K_{d,\,liver}} \tag{3・140}$$

$$\text{肺}\ ;\ V_{lung} \cdot \frac{dC_{lung}}{dt} = Q_{tot} \cdot \left(C_{mv} - \frac{C_{lung}}{K_{d,\,lung}} \right) \tag{3・141}$$

$$\text{消化管}\ ;\ V_{gut} \cdot \frac{dC_{gut}}{dt} = Q_{tot} \cdot \left(C_a - \frac{C_{gut}}{K_{d,\,gut}} \right) \tag{3・142}$$

$$\text{その他の非処理組織}\ ;\ V_{other} \cdot \frac{dC_{other}}{dt} = Q_{other} \cdot \left(C_a - \frac{C_{other}}{K_{d,\,other}} \right) \tag{3・143}$$

$$\text{静脈血}\ ;\ V_{mv} \cdot \frac{dC_{mv}}{dt} = \sum Q_{other} \cdot \frac{C_{other}}{K_{d,\,other}} - Q_{other} \cdot C_{mv} \tag{3・144}$$

なお初期条件としては静脈内投与した場合には $C_{mv} = D/V_{mv}$ となり，経口投与した場合には式

3・142 を式 3・145 のように改変，また式 3・146 を付け加え，初期条件を $X = D$ とする．

$$消化管 ; V_{gut} \cdot \frac{dC_{gut}}{dt} = F \cdot k_a \cdot X + Q_{tot} \cdot \left(C_a - \frac{C_{gut}}{K_{d, gut}} \right) \tag{3・145}$$

$$\frac{dX}{dt} = -F \cdot k_a \cdot X \tag{3・146}$$

その他の組織における初期条件はすべて 0 とする．この連立微分方程式をコンピュータを用いた数値積分による解析法である Runge-Kutta-Gill 法等で解析することにより，各組織中の濃度推移が算出できる．この他に代謝の非線形性や膜透過律速の組織透過等，解析対象薬物の体内動態を規定するうえで，無視できない特性が存在する場合には，それらを先に挙げたような形式で組み込む．当然のことながら，組み込むパラメータ数，連立する微分方程式数が増えるほど，計算は複雑化し，時間がかかるとともに，計算の安定性，収束性も落ちていく．そのためすべての要因を組み込む必要はなく，モデルは目的を達成する最もシンプルなものとすることが望ましい．そのような観点から，まずモデル構築にあたっては，『そのモデルで何を行うのか』という目的を設定することが最優先事項といえる．

構築したモデルのパラメータについて平均値を中心として 100 倍程度に変化させ，各組織，特に薬効，毒性発現と直接関連する組織中の濃度推移をシミュレートすることにより，どの生理学パラメータがその化合物の体内動態，薬効，毒性発現を支配するかを予測することができる．このような解析手法を感度分析（sensitivity analysis）と呼ぶ．当然のことながら，構築されたモデル，パラメータの精度が適切でなければこの解析法は成立しない．

生理学的モデルは膨大な情報量を必要とする一方で，薬物動態の詳細な解析を可能にし，精度の高いモデルからは様々な有用な知見が得られる．また，通常のモデル解析が“現象”を“理論”によって記述しているため，その中には幾分の曖昧さが含まれているのに対して（例えば末梢コンパートメントの存在意義等），生理学的モデル解析は“理論”の積み上げによって“現象”を記述する．実際に創薬におけるアニマルスケールアップ時や，前臨床（動物）からヒトの体内動態の予測，薬物相互作用の予測，成人から小児の動態予測等，様々な場面において生理学的モデルは用いられている．一方で，その推定精度，パラメータの信頼性については十分であるとはいいがたく，現時点において薬物動態を決定する因子が，完全にはモデル化できていない（例えば薬物トランスポーターの寄与や消化管における非攪拌水層の存在等）ことを意味している．今後，さらに研究が進展することにより，生理学的モデルの精度と有用性が高まっていくことが期待される．

3・7・4　モデル非依存的解析

コンパートメントモデルに代表されるモデルに基づいた薬物動態解析は，多くの情報が得られる一方で，あくまで仮想した“コンパートメント”を前提とした解析であるため，時として現実を損なうおそれがある（完全に現実を再現できるモデルは存在し得ない）．想定したモデルの選択，

またその評価は解析者の判断に委ねられ，幾分かの主観的要素が含まれる．薬物動態を評価するうえで，この主観的要素の存在は公平さを欠く一因と成り得る．

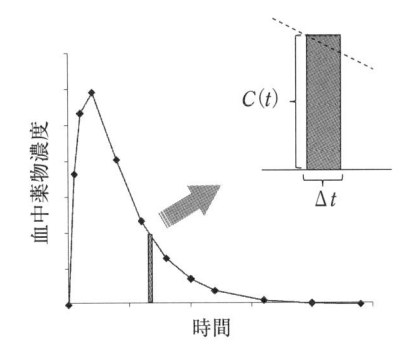

これに対して，モデルに依存しない解析法（非コンパートメントモデル解析；non-compartmental analysis, NCA）は，モデル解析法と比較し，実データそのものを評価する点で客観性が高く，現在は最も妥当な薬物動態評価法として確立されている（製薬メーカーにおけるヒトを対象とした薬物動態評価試験において一般に用いられるのは NCA である）．その代表的なものがモーメント解析と呼ばれ

微小時間 Δt における曲線下面積は図のような長方形計算から $C(t) \times \Delta t$ によって計算できる．これを時間 0〜t で積分すれば薬物投与 t 時間後の時間–曲線下面積 AUC が算出できる．

図 3・95　時間–曲線下面積 (AUC) の算出方法

る解析法であり，薬物の体内動態を時間的ひろがりをもった確率分布と考え，薬物の各時間における体内での存在確率から各種のパラメータを導き出す手法である．以下ではモーメントパラメータと呼ばれるそれら各種のパラメータの算出方法，その意義について解説する．

(1) モーメントパラメータとその算出方法

主なモーメントパラメータとして AUC(area under the curve)，$AUMC$(area under the moment curve)，MRT(mean residence time)，VRT(variance of residence time) がある．

AUC は文字どおり，薬物投与後の血中濃度–時間の曲線下面積であり，ある微小時間 Δt の間に存在する薬物量を考えると，図 3・95 のような長方形に近似した面積計算から以下の式で表すことができる．

$$微少時間（\Delta t）の間に存在する薬物量　=　C(t) \cdot \Delta t \tag{3・147}$$

これを 0〜t 時間まで積分すれば，t 時間までに体内に存在した総薬物量（t 時間までの曝露量）となる．またこの計算を体内から薬物が完全に消失するまで（$t = \infty$）行えば総曝露量を算出できる．これらをそれぞれ $AUC_{0 \sim t}$，$AUC_{0 \sim \infty}$ と表す．

$$AUC_{0-t} = \int_0^t C(s)\mathrm{d}s \tag{3・148}$$

$$AUC_{0-\infty} = \int_0^\infty C(s)\mathrm{d}s \tag{3・149}$$

式 3・148 および式 3・149 は量的にどれだけの薬物が体内に存在したかを示すパラメータである．実際の AUC の算出法としては直線台形公式 (linear trapezoidal rule)，もしくは対数軸に対して行う対数台形公式 (log trapezoidal rule) が用いられる．直線台形公式では，図 3・96 に示すように観測点ごとに血中濃度を区切り，それぞれの曲線下面積を台形公式から求め，それらを足

し合わせる（式3・150）.

$$AUC_0^{t_n} = \sum_0^{t_n} \frac{(C_{i+1} + C_i) \cdot (t_{i+1} - t_i)}{2}$$

$$(3 \cdot 150)$$

また，最終観測点以後の血中濃度推移に関しては，終末相と思われるポイントを用いてその傾き（λ_n）を算出し，これを用いた外挿から面積を求める（式3・151）．またこれらの和によって$AUC_{0\sim\infty}$を求めることができる（式3・152）．ここでC_nはn回目の採血点（t_n）における

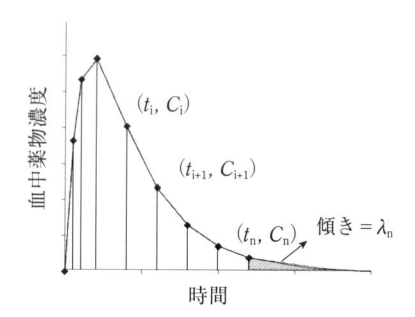

各測定ポイントにおいての時間tと血中濃度Cから台形公式を用いて区間のAUCを算出し，これを足し合わせることで$AUC_{0\text{-tn}}$を求めることができる．さらに終末相の外挿曲線を用いて$AUC_{\text{tn-}\infty}$を算出できる．

図3・96 直線台形公式によるAUCの算出

血中濃度を示し，λ_nは最終採血点から血中濃度が0になるまでの血中濃度推移の傾きを表す.

$$AUC_{t_n}^{\infty} = \int_n^{\infty} C_n \cdot e^{-\lambda_z \cdot t} dt = \frac{C_n}{\lambda_n}$$

$$(3 \cdot 151)$$

$$AUC_0^{\infty} = AUC_0^{t_n} + AUC_{t_n}^{\infty}$$

$$(3 \cdot 152)$$

AUC計算時の注意点として，特に消失相における変化の比（C_{i+1}/C_i）が小さい部分においては対数台形公式を用いることが適切である．これは図3・97のように直線台形公式では実際には指数関数的に減少している部分を直線に置き換えることで過大評価してしまうためである.

式3・147は微小時間Δtの間に存在する薬物量を示していたがこの薬物量が体内に存在する時間をtとすると，

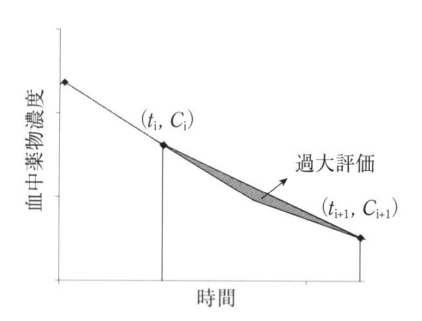

指数関数的に減少している血中濃度推移を直線に置き換えることにより，特にポイント間の濃度比（C_i/C_{i+1}）が小さい場合，計算誤差（直線台形公式による過大評価）が大きくなる．実際にはC_i/C_{i+1}が1/2になったときに約4%，1/4になったときに約16%過大評価される.

図3・97 直線台形公式によるAUC計算の誤差

時間tだけ体内に存在する薬物量は

$$\text{体内滞留時間（}t\text{）の薬物量} = t \cdot C(t) \cdot \Delta t \tag{3 \cdot 153}$$

これを0～∞で積分すれば，体内に滞留した薬物量×時間の総量となる．これを$AUMC$と呼ぶ.

$$AUMC_{0-\infty} = \int_0^\infty t \cdot C(t)\,\mathrm{d}t \tag{3・154}$$

実際の $AUMC$ の算出は（血中濃度×時間–時間）のプロットから，AUC と同様に面積計算により行う（式3・155）．

$$AUMC_0^{t_\mathrm{n}} = \sum_0^{t_\mathrm{n}} \frac{(t_{i+1} \cdot C_{i+1} + t_i \cdot C_i) \cdot (t_{i+1} - t_i)}{2} \tag{3・155}$$

また最終観測点以後の算出も同様に外挿により行う．外挿により算出した終末相の傾きを λ_n とすると，

$$AUMC_{t_\mathrm{n}}^\infty = \int_n^\infty t_n \cdot C_n \cdot \mathrm{e}^{-\lambda_\mathrm{n}\cdot t}\,\mathrm{d}t = \frac{t_n \cdot C_n}{\lambda_\mathrm{n}} + \frac{C_n}{\lambda_\mathrm{n}^2} \tag{3・156}$$

$$AUMC_0^\infty = AUMC_0^{t_\mathrm{n}} + AUMC_{t_\mathrm{n}}^\infty \tag{3・157}$$

と，AUC と同様に $AUMC_{0\sim\infty}$ を求めることができる．先に述べたように $AUMC$ は体内に滞留した薬物量×時間の総量で，このパラメータ自体に意義はない．$AUMC$ は次に述べる MRT を算出するためのパラメータである．平均滞留時間 MRT は薬物が体内に平均的に存在する時間であり式3・158で算出される．

$$MRT = \frac{\int_0^\infty t \cdot C(t)\,\mathrm{d}t}{\int_0^\infty C(t)\,\mathrm{d}t} = \frac{AUMC_{0\sim\infty}}{AUC_{0\sim\infty}} \tag{3・158}$$

さらにその分散値，つまりばらつき具合が VRT であり，通常の標準偏差の計算方法と同様に以下の式3・159から算出される．

$$VRT = \frac{\int_0^\infty (t - MRT)^2 \cdot C(t)\,\mathrm{d}t}{\int_0^\infty C(t)\,\mathrm{d}t} \tag{3・159}$$

本項の冒頭でモーメント解析法とは薬物の体内動態を時間的ひろがりをもった確率分布とみなす解析法であると述べたが，この MRT，VRT を図3・98のように捉えるとこの点が理解しやすい．すなわち，薬物の存在は横軸を生体内存在時間とした平均 MRT，分散 VRT とする正規性を示す確率密度関数として表すことができる．また，この曲線下面積は総薬物量 AUC を示し，AUC，MRT，VRT はそれぞれ，0次，1次，2次モーメントと呼ばれる．

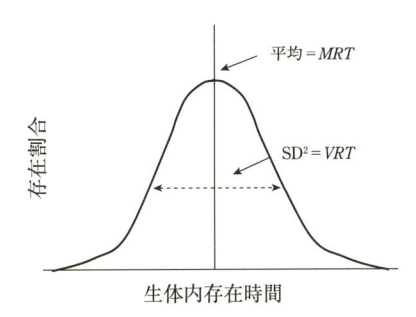

生体内における薬物の存在時間の確率分布は正規性を示し，その平均値，SD^2 がそれぞれ MRT，VRT となる．

図3・98　生体内薬物存在時間の確率分布

(2) モーメントパラメータから各種パラメータの導出方法

次にモーメントパラメータからの各種動態パラメータの導出方法について述べる．まず，$AUC_{0\sim\infty}$ から以下の計算により，CL_tot が算出される．

$$CL_{\text{tot}} = \frac{D}{AUC_{0\sim\infty}} \tag{3·160}$$

　この場合の CL の意義としては単に投与量に対する曝露量の比例定数であるとともに，これまでどおり，薬物消失能の指標としても捉えられる．CL はモデル依存，非依存に関係なくおよそ一定の値をとるパラメータであり，適切に算出されていれば先に述べたモデル依存的な解析法から求めた値とおよそ一致するはずである．

　また定常状態における分布容積 V_{dss} は MRT から以下のように計算される．

$$V_{\text{dss}} = CL_{\text{tot}} \cdot MRT \tag{3·161}$$

　MRT は特に経口剤における吸収時間の評価にも用いられる．この概念を図3·99に示すが，まず単純に経口投与後の血中濃度推移から算出した MRT_{po} と同一量の薬剤を静脈内投与した後の血中濃度推移から算出した MRT_{iv} の差分から平均吸収時間（mean absorption time：MAT）を算出できる（式3·162）．

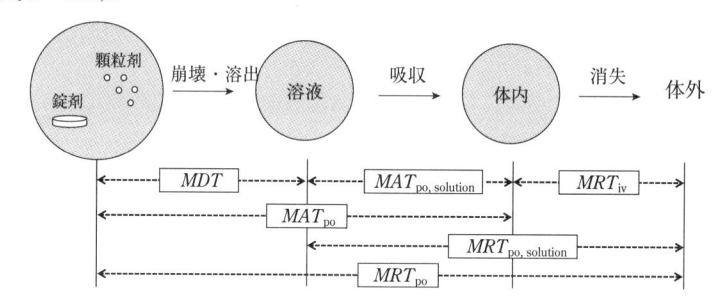

　静脈内投与，溶液の経口投与，また錠剤，顆粒剤等の各種製剤の経口投与後の MRT を算出することにより，平均吸収時間 MAT や平均溶出時間 MDT が上のような差分計算により求められる．

図3·99　生体内薬物存在時間の確率分布

$$MAT_{\text{po}} = MRT_{\text{po}} - MRT_{\text{iv}} \tag{3·162}$$

　また経口剤についても，溶液として投与した場合の $MRT_{\text{po,solution}}$ と MRT_{iv} の比較から溶解後の平均吸収時間 $MAT_{\text{po,solution}}$，さらには顆粒剤，錠剤等，崩壊・溶出過程を伴う剤形で投与した場合の MRT_{po}, と $MRT_{\text{po,solution}}$ の比較から，平均溶出時間（mean dissolution time：MDT）を求めることができる．

$$MAT_{\text{po,solution}} = MRT_{\text{po,solution}} - MRT_{\text{iv}} \tag{3·163}$$

$$MDT = MRT_{\text{po}} - MRT_{\text{po,solution}} \tag{3·164}$$

　また非モデル解析からは逸脱するが，コンパートメントモデルにおけるパラメータとの対応も追記する．まず，式3·149，式3·158，式3·159で表される AUC, MRT, VRT はそれぞれ前述の Laplace 変換を行うと以下のようになる．

$$AUC = \lim_{s \to 0} \tilde{C} \tag{3・165}$$

$$MRT = \lim_{s \to 0} \left\{ -\frac{\mathrm{d}}{\mathrm{d}s} \left(\ln \tilde{C} \right) \right\} \tag{3・166}$$

$$VRT = \lim_{s \to 0} \frac{\mathrm{d}^2}{\mathrm{d}s^2} \left(\ln \tilde{C} \right) \tag{3・167}$$

1-コンパートメントモデルにおける急速静注時を考えると Laplace 変換後の血中濃度推移は

$$\tilde{C} = \frac{C_0}{s + k_{\mathrm{el}}} \tag{3・168}$$

となる．これを上記式に代入すると，

$$AUC = \lim_{s \to 0} \frac{C_0}{s + k_{\mathrm{el}}} = \frac{C_0}{k_{\mathrm{el}}} \tag{3・169}$$

$$MRT = \lim_{s \to 0} \left[-\frac{\mathrm{d}}{\mathrm{d}s} \left(\ln \frac{C_0}{s + k_{\mathrm{el}}} \right) \right] = \lim_{s \to 0} \left[-\frac{\mathrm{d}}{\mathrm{d}s} \left\{ \ln C_0 - \ln \left(s + k_{\mathrm{el}} \right) \right\} \right] = \frac{1}{k_{\mathrm{el}}} \tag{3・170}$$

$$VRT = \lim_{s \to 0} \frac{\mathrm{d}^2}{\mathrm{d}s^2} \left(\ln \frac{C_0}{s + k_{\mathrm{el}}} \right) = \lim_{s \to 0} \frac{\mathrm{d}^2}{\mathrm{d}s^2} \left\{ \ln C_0 - \ln \left(s + k_{\mathrm{el}} \right) \right\} = \frac{1}{k_{\mathrm{el}}^2} \tag{3・171}$$

という形でモーメントパラメータは各種コンパートメントモデルを用いたパラメータからも計算できる．

3・7・5　バイオアベイラビリティ

　薬物が吸収過程を含む部位から投与された場合，最終的に循環血中へ移行するまでにはいくつかの過程を経る．この過程において薬物はその特性，もしくは生体側の因子に依存して除去される．バイオアベイラビリティ（生物学的利用能）とは，この過程における効率のことを示す．バイオアベイラビリティは通常2つに大別でき，量的な効率に関するもの（質的バイオアベイラビリティ：extent of bioavailability）と速度的な効率に関するもの（動的バイオアベイラビリティ：rate of bioavailability）がある．前者では投与された薬物のうち，循環血中へ移行した薬物量を指し，後者では投与後循環血中に現れる速さを指しているが，一般的には質的バイオアベイラビリティを称してバイオアベイラビリティと断りなく用いられることが多い．具体的に経口投与時を例にとって考えてみると，図3・100で示されるように経口投与された薬剤はまず消化管管腔から消化管上皮細胞へ取り込まれる．ここで上皮細胞に取り込まれる割合は F_{a} と表される．さらに細胞内では存在する CYP や各種抱合酵素等により一部代謝を受ける．この代謝を免れ，門脈血に達する割合を F_{g} とする．最後に門脈血から肝動脈に移行した薬剤は肝実質細胞に取り込まれ，代謝，もしくは胆汁中へ排泄される．ここで肝細胞に取り込まれず，肝静脈から循環血中に移行する割合を F_{h} とする．すると，経口投与された薬物のうち，循環血中に現れる薬物の割合，すなわち経口バイオアベイラビリティ F_{oral} は式3・172で表せる．

$$F_{\text{oral}} = F_{\text{a}} \cdot F_{\text{g}} \cdot F_{\text{h}} \tag{3・172}$$

　実際の F_{oral} は，式 3・173 に示すように AUC_{oral}（もしくは式 3・174 の様な尿中排泄量）と静脈内投与（$F = 1$）での $AUC_{\text{i.v.}}$（もしくは尿中排泄量）をそれぞれの投与量で割った値の比から算出される．

$$F_{\text{oral}} = \frac{\dfrac{AUC_{\text{oral}}}{D_{\text{oral}}}}{\dfrac{AUC_{\text{i.v.}}}{D_{\text{i.v.}}}} \tag{3・173}$$

$$F_{\text{oral}} = \frac{\dfrac{X_{\text{u. oral}}^{\infty}}{D_{\text{oral}}}}{\dfrac{X_{\text{u. i.v.}}^{\infty}}{D_{\text{i.v.}}}} \tag{3・174}$$

　この算出方法はその他の吸収過程を含む投与においても同様に用いることができる．F_{a}, F_{g}, F_{h} を分離して評価するにあたって，肝クリアランスが算出可能であれば，式 3・121 から $f_{\text{B}} \cdot CL_{\text{int}}$ を求めることができる（Q は種によっておよその値はわかっているため）．これと式 3・122 から，肝における抽出率 E_{h} を算出でき，$1 - E_{\text{h}}$ により F_{h} を求めることができる．また経口投与，静脈内投与後の血中濃度推移から F_{oral} が求まっていれば，$F_{\text{a}} \cdot F_{\text{g}}$ を算出できる．しかしながら通常では F_{a} と F_{g} を分離して評価することは困難であり，細胞実験等の *in vitro* データからの推測にとどまる．質的バイオアベイラビリティの評価は以上のようなパラメータ F が用いられることが多く，動的バイオアベイラビリティの評価は C_{max}, T_{max}, MAT, k_{a} など吸収速度を評価できるパラメータの比較によって行われる．

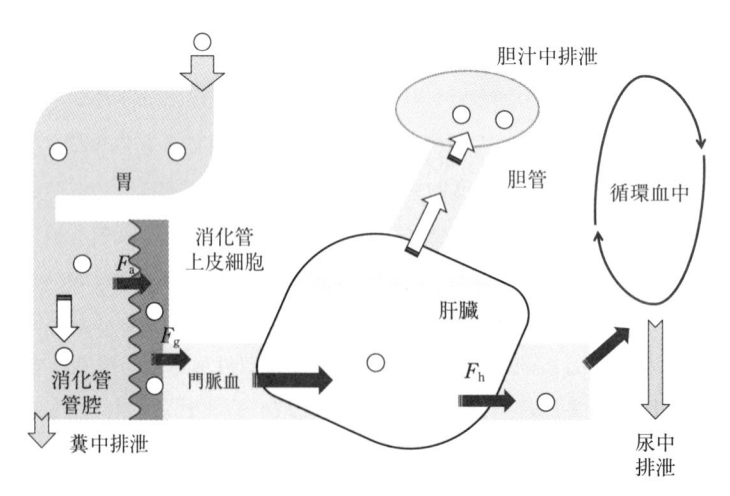

経口投与後，消化管管腔から F_{a} の割合で上皮細胞に取り込まれ，そこから細胞内での代謝を免れた割合 F_{g} が門脈血に達する．門脈血に移行した薬物は肝臓に移行し，代謝，胆汁中排泄を受けるが，これを回避した割合 F_{h} が循環血中に到達する．

図 3・100　経口投与された薬物が循環血中に移行するまでの経路

これらバイオアベイラビリティの比較は製剤間での同等性（生物学的同等性）の検証に用いられる．例えば錠剤やカプセル剤等の経口固形製剤は，同一の薬物で等量の同じ剤形に調製されていても，薬物自体や製剤学的因子の違いで異なった臨床効果を示す可能性があり，この点を評価することは医薬品の有効性・安全性の点で重要である．異なる製剤間において量的，質的なバイオアベイラビリティが等しい場合，両製剤は生物学的に同等，あるいは生物学的同等性を有するとみなされる．剤形変更時や後発医薬品において，この生物学的同等性の評価は非常に重要視される．

3・8 臨床薬物動態

有効な薬物療法を実施するためには，疾病や病態に適した治療薬を選択することに加えて，最適な投与設計が必要である．これにより治療効果を最大限に引き出し，かつ有害作用を最小限に抑制する．特に有効治療域が狭い薬物では個体間・個体内変動の影響が大きいために，患者ごとに最適な投与方法を設計することが難しい．そこで速度論を応用して薬物の体内動態を理論的に解釈し，この薬物動態理論を臨床における投与設計に活用している．例えば，血液中の薬物濃度を測定し，その結果に基づいて処方内容を構築するのが薬物治療モニタリング（therapeutic drug monitoring）である．

薬物動態は患者ごと，また患者の状態で異なるが，対象患者の病態や合併症はこの個体間・個体内変動を生む要因の1つである．臨床で薬物動態理論を活用するためには，薬物の"吸収・分布・代謝・排泄"および"薬物速度論"に及ぼす患者の疾患背景の影響を理解しておく必要がある．

3・8・1 薬物治療モニタリング（TDM）

（1）TDM の歴史

わが国における TDM の歴史は 1970 年代に始まり，最初の課題はリチウム濃度を測定する実験系の確立であった．現在では，測定された薬物濃度に基づいて患者個々の体内動態を理解し，適切な投与方法を設計することが目的である．わが国で TDM に診療報酬が初めて適応されたのは 1980 年である．後述の表にあるように，TDM の対象薬は慎重な投与設計が必要であるものが多い．効果的に TDM を実践するためには薬物動態の基礎知識が不可欠であり，薬剤師が積極的に投与設計に参画できる医療行為の1つである．

（2）試料の種類

保険料で認められている TDM は，血液試料を用いて薬物濃度を測定し，その結果に基づいて処方内容を考慮した場合である．他の臨床検査と同様，TDM においても血液が検査試料として

有用である理由は，1) 血液はすべての臓器・組織と直結していること，および2) 比較的小さい侵襲性で試料の採取が可能であることである．新生児や乳幼児など採血が難しい患者に対しても TDM が必要になることは多く，代替試料（例：唾液）の検討も行われている．

　一般的に TDM では，血漿（plasma）あるいは血清（serum）中の薬物濃度を測定する．いずれの試料を用いても測定値に大きな差はないが，フェニトインは線維組織と強く結合するために両者の測定値に違いが生じることが報告されている．シクロスポリンやタクロリムスは赤血球に多く（90%以上）結合するために，全血中の薬物濃度を測定する．タクロリムスの濃度測定には複数の方法が確立されているが，それぞれの操作手順が異なるためか測定法によって値が異なることが指摘されている．

3·8·2　TDM の対象薬物（表 3·28）

　TDM による血中薬物濃度の測定は，下記の条件に該当する薬物に適応される．

① 血中薬物濃度と効果・有害作用の出現に明確な関連性がある

　TDM を実施するすべての薬物に必要な条件である．薬物濃度が有効血中濃度域にある場合，多くの患者で有害作用が少なく良好な薬物療法が実施できる．しかしながら，有効血中濃度域にあっても治療効果が乏しい患者や，反対に有害作用が出現する患者も存在する．したがって，薬物濃度を有効血中濃度域に調整することを TDM の主目的とするのではなく，治療効果や有害作用の指標となる身体所見や検査所見も把握して，患者ごとに適切な投与設計を行うことが重要である．

　なお，濃度依存性（中毒性）有害作用の出現の回避に TDM は有用であるが，薬物濃度との関連性を認めないアレルギー性有害作用の出現は予測が難しい．

② 安全治療域が狭い

　薬理効果が出現する薬物濃度よりも有害作用が出現する薬物濃度が著しく高い場合，有効血中濃度域（安全治療域）が広いために血中薬物濃度の変化が薬物療法の効果に与える影響は小さい．しかし，この有効血中濃度域（安全治療域）が狭い薬物の場合，対象患者の病態変化やわずかな投与量の変更で血中薬物濃度が有効域（安全域）から逸脱してしまうことがある．治療期間中の血中薬物濃度の推移に加えて，薬物による中毒症状の出現にも注意を払う．

③ 体内動態に大きな個人差を認める

　薬物の体内動態は，大きく分類して吸収・分布・代謝・排泄の過程から規定されている．これらの過程には多くの薬物輸送体（トランスポーター）や代謝酵素が関与しており，その活性に個人差を認めるものがある（詳細は 3.10「薬理遺伝学」参照）．同じような体格で異なる患者に同量の薬物を投与しても，血中濃度が数倍異なることがある．このような薬物については，血中濃度を注意深く測定しながら対象患者の薬物動態パラメータを推測し，投与設計する必要がある．あらかじめ代謝酵素や薬物輸送体の遺伝子多型を解析し，初回投与時の過量投与や過少投与を回避するアルゴリズムの構築が望まれる．

④ 体内動態が非線形性を示す

薬物動態解析の1つの方法であるコンパートメントモデル解析では，薬物の体内動態が線形性を示すことが仮定されている．しかし，フェニトインなどの薬物は非線形性（Michaelis-Menten 型挙動）の薬物動態を示す．つまり，ある投与量までは投与量‐血中薬物濃度の関係は線形性であるが，投与量がある閾値を超えると急激に血中濃度が上昇する（図3・101）．これは，薬物の代謝や排泄に飽和が生じてしまうためであり，投与量の増量分以上の比率で血中濃度が上昇する．また，この投与量の閾値は患者ごとに大きく異なる．このような非線形型薬物の代表例はフェニトインであるが，その他にもジソピラミド，サリチル酸，アセトアミノフェンやテオフィリンも非線形性の薬物動態を示す．

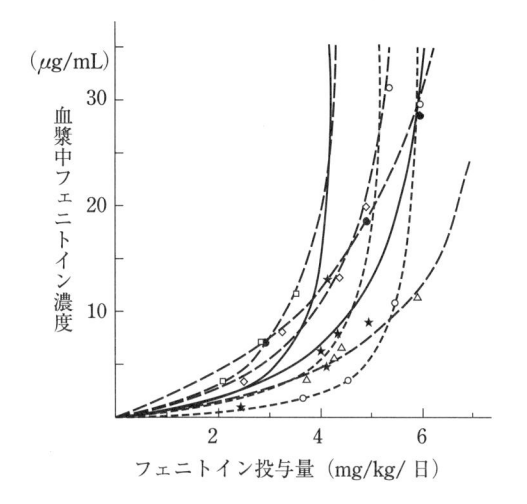

図3・101 フェニトイン服用患者における投与量と血中フェニトイン濃度との関係

（大久保昭行，斉藤侑也編（1992）TDM 実地テキスト，文光堂）

⑤ 病態や生理機能の変化が体内動態に影響する

小児（新生児や乳幼児）や高齢者は，成人と異なる薬物動態を示すことが多い．また，対象患者が肝障害や腎障害を合併している場合，薬物の代謝や排泄が遅延する．したがって，薬物動態に及ぼす年齢や病態・生理機能の影響を考慮して投与設計を行う必要がある．詳細は3・8・6に後述する．

表3・28 TDM の対象薬

分類	薬物名	治療域	薬物動態	特徴・留意点
アミノ配糖体系抗菌薬	ゲンタマイシン	ピーク値：8〜15 μg/mL トラフ値：＜1 or ＜2（重症）μg/mL	消失半減期：2〜3時間	・治療の評価にはピーク値を，腎毒性出現予防にはトラフ値を測定する．
	トブラマイシン			
	アルベカシン	ピーク値：15〜20 μg/mL トラフ値：＜2 μg/mL		
	アミカシン	ピーク値：40〜50 μg/mL トラフ値：＜4 μg/mL		
	カナマイシン	ピーク値：20〜30 μg/mL トラフ値：＜10 μg/mL		
	ストレプトマイシン	ピーク値：20〜30 μg/mL トラフ値：3〜5（重症）μg/mL		

表3・28　（つづき）

分類	薬物名	治療域	薬物動態	特徴・留意点
	イセパマイシン	ピーク値：20〜30 μg/mL トラフ値：< 10 μg/mL		
	ジベカシン	ピーク値：6〜10 μg/mL トラフ値：< 2 μg/mL		
グリコペプチド系抗菌薬	バンコマイシン	10〜15 μg/mL	80%が腎から排泄 消失半減期：4〜6時間	・菌血症，心内膜炎，髄膜炎，肺炎，重症皮膚軟部組織感染では，15〜20 μg/mL が推奨される（1日投与量の上限は4 g）．
	テイコプラニン	15〜20 μg/mL	未変化体で腎排泄される． 終末相での消失半減期は約50〜100時間と長い．	・早期に定常状態へ到達させるために，負荷投与（ローディングドーズ）を行う． 重症例や心内膜炎・骨関節感染症などでは20〜30 μg/mL に設定する．
抗真菌薬	ボリコナゾール	1〜2 μg/mL （5 μg/mL を超えない）	消失半減期：3〜6時間	・CYP2C19 で代謝されるため，遺伝子多型は毒性出現決定因子の1つである．
免疫抑制薬	タクロリムス （臓器移植）	（手術後導入期）：10〜20 ng/mL （維持期）：5〜10 ng/mL	消失半減期：10〜20時間	・全血中濃度を測定する．移植臓器や施設によって目標濃度は異なる．
	シクロスポリン （臓器移植）	（手術後導入期）：150〜300 ng/mL （維持期）：100〜150 ng/mL	消失半減期：約7時間	・タクロリムスは CYP3A5 の遺伝子多型の影響を受ける． ・併用療法（ミコフェノール酸やエベロリムスを含む）全体の免疫抑制力を考慮し，過剰な免疫抑制とならないように注意する．
	ミコフェノール酸	・トラフ値：1〜3 μg/mL ・AUC_{0-12}：30〜60 μg・h/mL を目標とする．	消失半減期：17時間	・腸肝循環による第2の吸収ピークが観察されることがある．
	エベロリムス	3〜8 ng/mL（シクロスポリン併用時）	消失半減期：25〜43時間	・CYP3A4 および P-糖タンパク質の基質である． ・全血中濃度を測定する．
抗てんかん薬	フェニトイン	10〜20 μg/mL（成人） 5〜15 μg/mL（小児）	消失半減期： 6〜36時間（成人） 5〜14時間（小児） 10〜80時間（新生児）	・非線形性の薬物動態を示す． ・消失半減期は濃度依存的である．
	フェノバルビタール	10〜40 μg/mL	消失半減期： 75〜126時間（成人） 37〜198時間（小児） 43〜217時間（新生児）	・投与間隔間での血中濃度変動が小さい．

表 3・28　（つづき）

分類	薬物名	治療域	薬物動態	特徴・留意点
抗てんかん薬	プリミドン	5〜12 μg/mL	消失半減期：3〜23時間	・代謝されてフェノバルビタールおよび 2-フェニル-2-エチルマロンアミド（活性代謝物）を生成する．
	カルバマゼピン	5〜12 μg/mL	消失半減期：10〜36時間	・代謝物（エポキシド体）も活性を有するため，血中モニタリング濃度と効果・毒性の関係が複雑．
	バルプロ酸	50〜100 μg/mL	消失半減期：6〜20 時間（成人）6〜15 時間（小児）	・併用薬物によってクリアランスが変動する．また，併用薬物のクリアランスを変動させる．
	ゾニサミド	10〜30 μg/mL	消失半減期：50〜70時間	・フェニトインとの併用により消失半減期が短縮する．
	エトスクシミド	40〜100 μg/mL	消失半減期：40〜60時間	・治療初期に有害作用が出現しやすいため，少量から開始して徐々に増量する．
	ガバペンチン	2〜20 μg/mL（推奨）	消失半減期：5〜9時間	・腎臓からほぼ 100 ％排泄される．
	ラモトリギン	3〜15 μg/mL	消失半減期：15〜30時間	・バルプロ酸との併用時は消失半減期が延長する（約 60 時間）．
	トピラマート	5〜20 μg/mL	消失半減期：5〜20時間	・モニタリングの有用性は確立されていないが，コンプライアンス確認を行う．
	レベチラセタム	12〜46 μg/mL	消失半減期：6〜8時間	・CYP によって代謝されない（約 65 ％が未変化体で腎から排泄）． ・現時点で定期的にモニタリングする必要性は低い．
	ジアゼパム	0.6〜1.0 μg/mL	消失半減期：20〜70時間	
	ニトラゼパム	0.03〜0.18 μg/mL	消失半減期：24〜40時間	
	クロバザム	0.1〜0.4 μg/mL	消失半減期：25〜30時間	・親薬物は CYP3A4 により，活性代謝物の N-デスメチルクロバザムは CYP2C19 により代謝される．
	クロナゼパム	20〜70 ng/mL	消失半減期：19〜60時間	

表 3・28 （つづき）

分類	薬物名	治療域	薬物動態	特徴・留意点
抗精神病薬	ハロペリドール	5～15 ng/mL（成人） 3～10 ng/mL（小児）	消失半減期：約20時間	・第2級アルコール代謝体（還元体）は，CYP2D6によってハロペリドールに逆変換（酸化）される. ・還元型代謝物は親薬物の20%相当の活性を有する.
	ブロムペリドール	4～15 ng/mL	消失半減期：36時間	・ハロペリドールと異なり，活性代謝物は生成されない.
	炭酸リチウム	躁病治療：0.8～1.2 mEq/L 躁うつ病予防：0.4～0.8 mEq/L	消失半減期：10～35時間	・最終投与後12時間目に採血する.
気管支拡張薬	テオフィリン	喘息発作：10～20 μg/mL 無呼吸発作：6～11 μg/mL	消失半減期：3～9時間	・主にCYP1A2で代謝される. ・治療域であっても軽度/中程度の有害作用がみられる.
抗リウマチ薬	サリチル酸	100～300 μg/mL	消失半減期：2～30時間	・非線形の薬物動態挙動を示す. ・アルカリ尿では尿中排泄が増加する.
強心配糖体	ジゴキシン	0.8～2.0 ng/mL （心不全患者：0.5～1.0 ng/mL）	消失半減期：36時間	・投与直前あるいは最終投与6時間目以降に採血する.
抗不整脈薬	アミオダロン	1～2.5 μg/mL	消失半減期：～50日 （長期投与）	・代謝物が親物質の代謝を阻害するために，長期投与で消失半減期が長くなる. ・脂肪組織への分布が顕著であり，分布容積が100 L/kgと大きい.
	プロカインアミド	4～10 μg/mL	消失半減期：2.5～5時間	・約25%が活性代謝物の N-アセチルプロカインアミドになる.
	N-アセチルプロカインアミド	6～20 μg/mL	消失半減期：6～10時間	・薬理活性はプロカインアミドと同程度である.
	フレカイニド	0.2～1.0 μg/mL	消失半減期：8～14時間	・腎機能に応じた用量調節が必要である.
	ジソピラミド	2～5 μg/mL	消失半減期：4.5～9時間	・代謝物モノ-N-デアルキルジソピラミドも抗不整脈作用があり，強い抗コリン作用をもつ.

表 3・28 （つづき）

分類	薬物名	治療域	薬物動態	特徴・留意点
抗不整脈薬	リドカイン	1.5～5 μg/mL	消失半減期：1～2 時間	・肝初回通過が大きいため，抗不整脈薬としては注射薬のみである．
	メキシレチン	0.5～2.0 μg/mL	消失半減期：12 時間	・リドカインの類似物質であるが，肝初回通過効果が小さいために経口投与が可能である．
	キニジン	2～5 μg/mL	消失半減期：5～12 時間	・＞8 μg/mL で中毒症状が出現しやすい．
	ベプリジル	0.25～0.8 μg/mL	消失半減期：24～48 時間	・非線形の薬物動態挙動を示す．
	ピルジカイニド	0.2～0.9 μg/mL	消失半減期：4～5 時間	・腎機能に応じた用量調節が必要である．
	シンベンゾリン	75～250 ng/mL	消失半減期：5.5 時間	・＞800 ng/mL で意識障害を伴う低血糖が出現しやすい． ・腎機能に応じた用量調節が必要である．
	プロパフェノン	50～1,000 ng/mL	消失半減期：2～10 時間	・非線形の薬物動態挙動を示す．
	ピルメノール	＞400 ng/mL	消失半減期：7～9 時間	
	ソタロール	＞2.25 μg/mL	消失半減期：9 時間	・腎機能に応じた用量調節が必要である．
	アプリンジン	0.25～1.25 μg/mL	消失半減期：30～50 時間	・非線形の薬物動態挙動を示す．
抗悪性腫瘍薬	メトトレキサート	24 時間目：＜10 μM 48 時間目：＜1 μM 72 時間目：＜0.1 μM	消失半減期：5～9 時間	・投与後 72 時間目で 0.1 μM 以上であった場合，0.1 μM 以下になるまで 24 時間間隔でモニターする．またロイコボリンの増量や救援投与を考慮する．
	イマチニブ	1,000 ng/mL 以上	消失半減期：12～20 時間	・治療域の上限値は現在のところ明らかにされていない． ・CYP3A4 および P-糖タンパク質の基質薬であるため，相互作用による血中濃度の変動に注意する．

3·8·3　TDM を実施するために必要となる情報

(1) 投薬（服薬）時刻と採血時刻

　持続点滴静脈内投与している場合，投与開始から薬物の半減期の約 5 倍時間経過した後に血中濃度は定常状態に到達する（図3・102）．血中薬物濃度が定常状態に到達する前（非定常状態）に得られた場合，定常状態における血中濃度を推定する．一方，間歇静脈内投与や経口投与の場合，血中濃度が定常状態であっても投与後の時間依存的に血中薬物濃度は変化する．したがって，TDM を適切に実施するためには「いつ薬を投薬（服薬）したのか」，そして「いつ採血したか」の時間情報が極めて重要である．

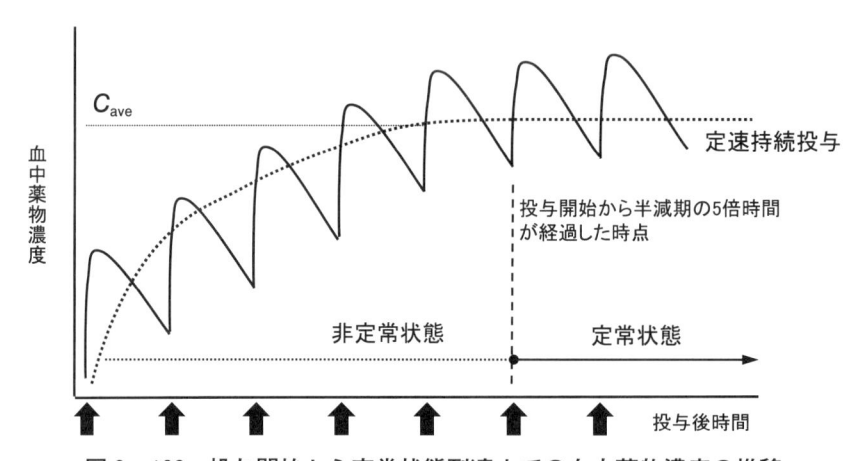

図3・102　投与開始から定常状態到達までの血中薬物濃度の推移
↑は各投与タイミングを示し，投与間隔は薬物の半減期としている．

　一般的に TDM では，次回服薬直前の最低濃度（トラフ濃度）を用いて実施し，投与設計を行う（図3・103）．特に，ジゴキシンやリチウムのように血中濃度推移が 2 相性を示す薬物では，血中と組織間の薬物移行が平衡に到達するまでに時間を要する．そのため，投与後早いタイミングで測定された血中濃度は組織内濃度を反映していないばかりか，中毒域と誤判定してしまうおそれがある．一方，フェノバルビタールは消失半減期が長く定常状態における日内濃度差が小さいために，投与間隔内のどの時点の測定値も評価に及ぼす影響は小さい．アミノ配糖体系の抗菌薬では，ピーク値およびトラフ値がそれぞれ治療効果および有害作用の指標となる．そのため，間歇点滴投与する場合は測定するタイミングによって評価の目的が異なる．ピーク値の測定は薬物ごとの分布終了時を目安として，投与後 60 分もしくは 90 分に行う．グリコペプチド系抗菌薬のバンコマイシンは，投与開始後定常状態に到達する前に血中薬物濃度を 2 点（投与終了 2 時間目以降と次回投与直前）測定して対象患者における動態パラメータの概算値を算出すると，投与設計に有用である．

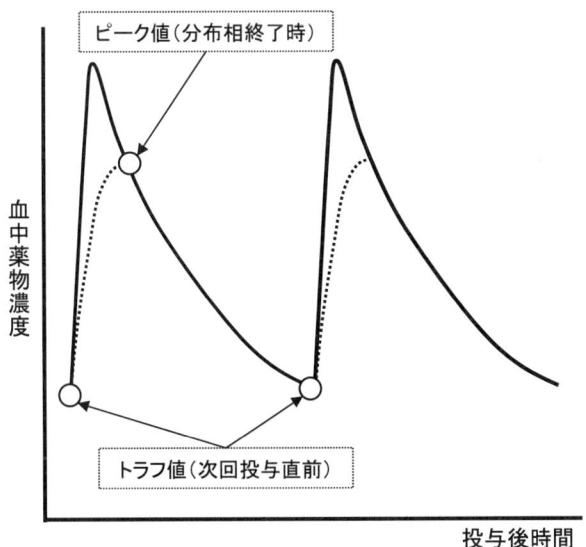

図 3・103 TDM における血中薬物濃度測定点

静脈内点滴投与において，点滴時間＜分布時間（実線）の場合は投与終了時≠分布終了時である．点滴時間≧分布時間（破線）の場合は投与終了時＝分布終了時となる．

(2) 臨床検査値

どのような治療薬でも，薬物療法の期間中は治療効果や有害作用を評価するために様々な臨床検査値や身体所見の変化に注意を払う．TDM 対象薬も同様であり，血中薬物濃度の推移だけでなく各種臨床検査値や患者の身体所見の情報収集も重要である．その意義としては次のことが挙げられる．

(i) 患者の病態（肝機能や腎機能など）の変化が薬物の体内動態に影響を及ぼし，治療効果の変動をきたす可能性がある．

(ii) 薬物による有害作用の出現を早期に検出し，重篤化するのを回避する．

(iii) 薬物の治療効果を判断するためには，血中濃度情報と臨床検査情報から総合的に判断する必要がある．

表 3・29 および表 3・30 に，TDM をはじめ薬物療法を実施する際に留意すべき臨床検査，身体所見の情報をまとめた．特に，対象薬物の測定を外部に委託する場合などで結果が直ちに得られない場合，臨床検査値や身体所見から有害作用の出現を推測する必要がある．

表 3・29　薬物療法を実施する際に注意する検査所見

(A) 血球検査値

顆粒球	プロカインアミド	好中球減少が出現することがある.
白血球・血小板	カルバマゼピン, バルプロ酸などの抗てんかん薬	血球減少をきたすことがある.
	メトトレキサート	中毒時に有害作用の指標としてモニターする.

(B) 電解質

ナトリウム (Na)	リチウム	低 Na 血症時は, 尿細管からの再吸収が促進し, 血中濃度が上昇する.
カリウム (K)マグネシウム (Mg)	ジギタリス製剤	低 K 血症・低 Mg 血症時は中毒を起こしやすい.
	腎障害をきたす薬物	腎機能障害の指標としてモニターする.
カルシウム (Ca)	フェニトイン	ビタミン D 欠乏症による骨軟化症を起こすことがあるため, 低 Ca 血症の出現に注意する.

(C) 腎機能検査

尿量・尿 pH	メトトレキサート	尿量を確保しつつ尿をアルカリ化して排泄を促す (結晶化防止).
尿素窒素 (BUN)血清クレアチニン (sCr)クレアチニン・クリアランス (CrCL)N-アセチルグルコサミニダーゼ (NAG)	1) 腎排泄型薬物　アミノ配糖体系抗菌薬, バンコマイシン, ジギタリス製剤, メトトレキサート, リチウムなど2) 腎障害をきたす薬物　アミノ配糖体系抗菌薬, メトトレキサート, タクロリムス, シクロスポリンなど	1) 腎排泄は腎機能と相関がある.2) 腎機能障害の指標としてモニターは必須である.

(D) 肝機能検査値

アンモニア	バルプロ酸	上昇することがあるので注意する (アンモニア脳症).
アルブミン	フェニトインバルプロ酸	アルブミンの低下により薬効や体内動態が変化する可能性がある.
AST/ALTγ-GTP	肝代謝薬物	代謝能に影響し, 体内動態の変化を来たす.

(E) その他

甲状腺ホルモン (T3, T4)	ジギタリス製剤	甲状腺機能低下症で血中濃度が上昇する.甲状腺機能亢進症で血中濃度が低下する.
発熱, C-反応性タンパク (CRP)	アミノ配糖体抗菌薬グリコペプチド抗菌薬など	発熱・全身性炎症反応で半減期が短くなることがある.

表 3・30　中毒症状を疑う身体所見の例

薬物	身体所見
ジゴキシン	色覚異常 嘔吐，不整脈
フェニトイン	興奮症状 運動失調
カルバマゼピン	頭痛，嘔吐 眼振，傾眠
リチウム	食欲不振 手指の振戦
タクロリムス	頭痛 眼振，手指や四肢の振戦

(3) 処方内容

対象患者の処方内容および血中濃度情報は経時的に記録し，後方視的に考察する。十分量を投与しているにもかかわらず目標の血中濃度が得られない場合や，反対に低用量にもかかわらず過度の血中濃度上昇を認める場合は，考えられる要因（相互作用や遺伝子変異など）について検証する必要がある。さらに，処方内容や臨床検査値の推移に変化がないにもかかわらず測定値にばらつきが認められる場合は，服薬アドヒアランスを考える判断材料となる。

3・8・4　TDM を実践するタイミング

(1) 治療内容の確認

適切な薬物療法が実施できているか確認するために，定期的に血中薬物濃度を測定することが重要である。設計・提案した処方内容からして期待される血中濃度が得られていなければ，処方の再設計が必要になる。このとき，測定結果が期待値から外れている要因についての仮説を立て，その仮説に沿って再設計する。また，治療内容（用量や併用薬）が変更されたときには，その影響の程度を評価する。代謝酵素の競合阻害を介した相互作用が予想される場合，その影響は早期に出現する。一方，代謝酵素の発現誘導を介した相互作用の場合はその出現までに数日を要することがある。適切なタイミングで治療内容変更の影響を評価し，必要に応じて処方内容を再考する。

抗不整脈薬は，治療効果不足と有害作用（催不整脈作用）の鑑別が困難であるため，主治医や専門医を中心としたチーム内で十分に協議する。処方を再設計する。また，感染症や手術後等で病態や生理機能の変動が激しい場合（下痢，腹水，心機能，肝機能，腎機能など），薬物動態は容易に変化するので頻回の測定が必要である。

(2) 有害作用

TDM の対象薬は有効治療域が狭い薬物であり，患者の病態変化時に血中濃度が上昇ある

るいは低下することがある．薬物による中毒や有害作用が疑われた場合には直ちに血中薬物濃度を測定して薬物との因果関係を明らかにするとともに，処方内容の調整を提案する．前述したとおり，血中薬物濃度の推移に加えて臨床検査値や身体所見の異常にも注意を払う．

(3) ノンアドヒアランス

　外来治療中の服薬管理は患者本人やその同居家族に委ねられる．薬物療法への反応が乏しい場合や患者の治療理解度が乏しい場合，測定値が通院ごとにばらついており処方どおりに服薬されていない可能性がある場合には，血中薬物濃度の測定が大変有用である．

3·8·5　投与設計の実践

(1) 薬物動態パラメータの活用投与設計

　TDM を活用した投与設計には，測定値を用いる経験的手法や薬物動態学的手法，測定値を使用しない手法などの解析方法が用いられる．いずれの解析方法においても薬物動態学が基礎となっており，臨床における投与設計の際には薬物速度論の概念が必要である．以下の薬物動態パラメータはベッドサイドにおける投与設計の際にも活用できるものである．

$$Dose = C_0 \times Vd \tag{3 · 175}$$

$$C = Co \times e^{-kt} \tag{3 · 176}$$

$$CL = k \times V_d = \frac{Dose}{AUC} \tag{3 · 177}$$

$$-k = \frac{\ln C_1 - \ln C_2}{t_1 - t_2} \tag{3 · 178}$$

$$t_{1/2} = \frac{0.693}{k} \tag{3 · 179}$$

　　C：血中薬物濃度，k：消失速度定数，V_d：分布容積，AUC：血中濃度-時間曲線下面積
　　Cn：投与 n 時間目血中濃度，$t_{1/2}$：消失半減期

　薬物を静脈内投与する際に，目標血中濃度（C_{target}）が設定されている場合，式 3·175 から負荷量（loading dose：LD）を算出できる．

$$LD = C_{target} \times Vd \tag{3 · 180}$$

　また，定常状態に到達する前であっても，消失相において血中薬物濃度を 2 点以上測定すれば対象患者における動態パラメータの概算値を算出することが可能である（式 3·178 に（t_1, C_1）および（t_2, C_2）を代入して消失速度定数を推定する（Sawchuk-Zaske 法の応用））．

　薬物を持続点滴静脈内投与する場合，定速投与中の 2 時点の測定値から対象患者のクリアランスを求め，定常状態における維持投与量を算出する方法もある（Chiou 法）．定速静脈内投与中における血中濃度は式 3・181 で表される（R_0 は点滴速度 mg/hr）．

$$\frac{dC}{dt} = \frac{R_0}{V_d} - k \times C \tag{3・181}$$

この式 3・181 について $k \times V_d$ について展開すると以下のようになる．

$$k \times V_d = \frac{R_0 \times (t_2 - t_1)}{AUC_{t_1 \sim t_2}} + \frac{(C_1 - C_2) \times V_d}{AUC_{t_1 \sim t_2}} \tag{3・182}$$

また，$t_1 \sim t_2$ 間の AUC は以下の台形法からも求められる（図 3・104）．

$$AUC_{t_1 \sim t_2} = \frac{(t_2 - t_1) \times (C_1 + C_2)}{2} \tag{3・183}$$

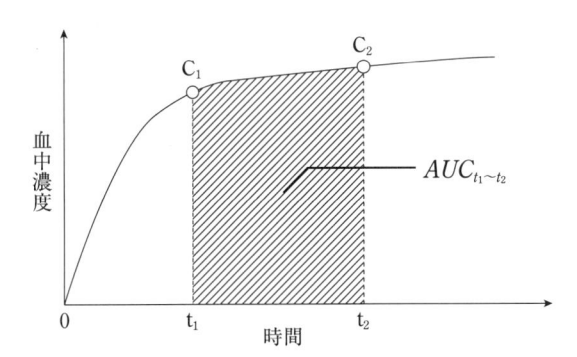

図 3・104　持続点滴静注時の血中濃度時間推移

したがって，クリアランスは式 3・177，式 3・182，式 3・183 から算出できる．

$$CL = k \times V_d = \frac{2 \times R_0}{(C_1 + C_2)} + \frac{2 \times V_d \times (C_1 - C_2)}{(C_1 + C_2) \times (t_2 - t_1)} \tag{3・184}$$

　持続点滴静脈内投与時の定常状態における血中濃度 C_{ss} は

$$C_{ss} = \frac{R_0}{CL} \tag{3・185}$$

であるため，目標血中濃度を得るための維持投与速度が求まる．

(2) 投与量と投与間隔の関係

① 反復投与時の薬物動態パラメータ

　投与間隔を τ で反復投与した場合，最終投与から t 時間後の血中濃度は式 3・186 で表される（参照：3・7・1(4) 反復投与時の血中濃度推移）．

$$C_{ss \cdot t} = \frac{Dose}{V_d} \times \frac{e^{-kt}}{1 - e^{-k\tau}} \tag{3・186}$$

最大血中濃度（$C_{ss,max}$）は $t = 0$，最低血中濃度（$C_{ss,min}$）は $t = \tau$ のときであるので，それぞれ

$$C_{ss,max} = \frac{Dose}{V_d} \times \frac{1}{1 - e^{-k\tau}} \tag{3・187}$$

$$C_{ss,min} = \frac{Dose}{V_d} \times \frac{e^{-k\tau}}{1 - e^{-k\tau}} = C_{ss,max} \times e^{-k\tau} \tag{3・188}$$

となる．一般的に，TDM において得られる血中薬物濃度は最低血中濃度である．消失速度定数の母集団平均値あるいは対象患者の消失速度定数が得られれば，最低血中濃度の情報から最大血中濃度を推算することが可能である．

　ここで，式 3・188 を変形して，

$$\frac{C_{ss,max}}{C_{ss,min}} = \frac{1}{e^{-k\tau}} \tag{3・189}$$

とする．後述する処方設計の再構築の際には，投与量や投与間隔の変更が血中濃度プロファイルにどのように影響するか留意しておく必要がある．式 3・189 に表されるように，投与量の変更は最大血中濃度／最低血中濃度比には影響しない．つまり，増量により最低血中濃度が上昇しても最大血中濃度／最低血中濃度比は一定であるため，最大血中濃度と最低血中濃度の差（$\varDelta$）は大きくなる．一方，投与間隔を短くすると式 3・189 の右辺が小さくなる．これは最大血中濃度／最低血中濃度比が 1 に近づくことであり，最大血中濃度と最低血中濃度の差（$\varDelta$）は小さくなる．

② 投与設計の再構築

　TDM による薬物治療の過程で，測定値が目標濃度から逸脱する場合や目標濃度が再設定される場合がある．最低血中濃度を指標として投与スケジュールを再設計する場合，目標濃度 $C_{min}{}^{*}$ を得るための新規投与量 D^{*} は

$$D^{*} = \frac{C_{ss,max}{}^{*}}{C_{ss,min}} \times D \tag{3・190}$$

となる．したがって，投与間隔を変更しない場合，再設計後の投与量は比例計算で算出される．

　最大血中濃度 $C_{max}{}^{*}$ および最低血中濃度 $C_{min}{}^{*}$ を指標として再設計する場合は，それぞれ式 3・188 に代入して変形して，新規投与間隔 τ^{*} を計算する．

$$\tau^{*} = \frac{1}{k} ln\left(\frac{C_{ss,max}{}^{*}}{C_{ss,min}{}^{*}}\right) \tag{3・191}$$

(3) 抗菌薬の投与設計における PK/PD

　近年の抗菌薬の薬物療法では，薬物動態パラメータの C_{max} および AUC，PD パラメータとして MIC（minimum inhibitory concentration：最小発育阻止濃度）を用いた PK/PD に基づいて処方

設計が行われている．濃度依存性の殺菌作用を示すアミノ配糖体系薬，キノロン系薬，バンコマイシンなどがあり，AUC/MIC が効果と相関する．また，アミノ配糖体系薬では C_{max}/MIC も治療効果に相関する．時間依存性の殺菌作用を示す β ラクタム系抗菌薬では，time above MIC（TAM）が効果と相関する．これら AUC/MIC，C_{max}/MIC，TAM は PK/PD ターゲットと呼ばれる．

　各種抗菌薬および菌種に応じた PK/PD ターゲット値が設定されており，これを指標に投与量および投与間隔を調整している．具体的には，キノロン系薬やアミノ配糖体系薬では 1 日 1 回投与が，β ラクタム系抗菌薬では 1 日 3〜4 回の分割投与が行われている．

(4) 測定値を利用した薬物投与設計

① 経験的手法

　経験的手法の例として one-point method がある．リチウムは血中濃度と組織内濃度が平衡に達するまでに時間を要するが，リチウムの投与後 24 時間の測定値と定常状態における測定値の間に強い相関があり，その相関性が患者間ではほぼ一定であることが報告されている．

② 解析学的手法

　対象患者の血中濃度から薬物動態パラメータ（CL や AUC など）を推測し，投与設計を行う方法である．臨床では対象患者の負担や費用の問題から少数の採血点での測定値しか得ることができないため，少数測定値を用いた投与設計法が報告されている（表3・31）．

表3・31　臨床で使用される投与設計法

薬物	投与設計法
ジゴキシン	血清クレアチニン値に基づく方法
	最低血中濃度に基づく方法
テオフィリン	Chiou の方法（採血点：2）
	ベイジアン法（採血点：> 1）
フェニトイン	ノモグラム法：Ludden 法・Rambeck 法（採血点：1〜2）
	ベイジアン法（採血点：> 1）
リチウム	血清クレアチニン値に基づく方法
	repeated one-point method（採血点：2）
アミノ配糖体系抗菌薬	Sawchuk Zaske 法（採血点：> 2）
	ベイジアン法（採血点：> 1）

③ ベイジアン法

　薬物動態パラメータを正確に算出するためには，投与後少なくとも 4〜5 点の血中濃度測定が必要である．しかし，これは患者への負担および侵襲が人であり，採血および測定の手間もかかるために日常診療における実施は困難である．一方，臨床現場において対象患者の薬物動態パラメータを推定するための採血は 1 点か 2 点であり，この血中濃度から経験的な関係式を用いて動

態パラメータを推定することも可能であるが，不規則な投与スケジュールでは推定が難しく，推定精度に問題がある場合も多い．このような欠点を補う推定法としてベイズ理論に基づくベイジアン法が普及している．ベイジアン法では，母集団における平均的パラメータと分散，測定誤差などを事前情報として，対象患者の血中濃度（事後情報）を加えて最尤法により患者のパラメータを推定する方法である．この方法では 1 点の測定値のみでも推定が可能である．

ベイジアン法は推定精度が高く投与設計に有効な方法であるが，使用する際には適切な母集団パラメータの選択および測定点の設定が必要である．

（5）測定値が利用できない場合の薬物投与設計

薬物の初回投与設計を行う場合は，患者集団から得られている母集団薬物動態パラメータ（文献等で報告されている）の利用が有効である．母集団パラメータはその平均値が数値で得られている場合と，生理的因子（年齢，体重，クレアチニン・クリアランスなど）との回帰式で得られている場合がある．わが国では，テオフィリン，ジゴキシンの他にもフェニトイン，バルプロ酸，バンコマイシンなどの母集団薬物動態パラメータが報告されている．

対象患者が母集団に属する場合には，回帰式によってパラメータを推定して初回投与設計を行い，その後は継続した臨床評価と血中薬物濃度測定によって最適な投与量に調節していく．

ここで利用する母集団パラメータを得るための解析手法が，母集団薬物動態解析（population pharmacokinetics：PPK）である．多数の患者集団から血中薬物濃度-時間データ，臨床検査データ，効果判定マーカー等を同時に解析し，薬物動態パラメータの集団平均値，薬物動態パラメータの平均値の分散（個体間変動），個体内変動，モデルの不完全さに起因する残差変動の情報が得られる．さらに，各パラメータは固定効果（体重，年齢，併用薬，合併症など）と，変動効果（未知の要因からの影響）で表すことができ，対象患者の情報も組み込むことが可能である．

3・8・6　病態時における臨床薬物動態

① 肝障害時

急性肝炎や慢性肝炎（代償期の肝硬変に至る前）では，特に治療域が狭い薬物でない限り臨床的に意義のある薬物動態の変動は少ないと考えられている．一方，肝硬変時では機能肝細胞の脱落による薬物代謝酵素活性の低下，肝外の側副血行路（シャント）の発達による肝血流量の低下などに伴い肝代謝型薬物の肝クリアランスが大きく低下する．

薬物の体内動態に及ぼす肝障害の影響を定量化して投与補正することは難しいが，肝クリアランスが肝血流に依存するか，または代謝酵素活性やタンパク結合率に依存するのかを考慮する必要がある．肝障害の程度を表す指標として，Child-Pugh 分類や MELD（model for end-stage liver disease）スコアが使用されている．

② 腎障害時

腎障害時ではアミノ配糖体系抗菌薬，リチウム，ジゴキシンなどの腎排泄型薬物の尿中排泄が減少し，体内に蓄積する．腎障害の程度は糸球体ろ過速度（GFR）で評価される．GFR の測定はイヌリン・クリアランスが最も正確であるが，測定が煩雑であるため各種の推定式が考案されている．血清クレアチニン値を用いた日本人 GFR 推算式（eGFR，mL/min/1.73 m^2）が報告されている．長期臥床患者や筋肉疾患患者では，この推算式と真の GFR の相関が少なくなることから，シスタチン C を用いた推算 GFR（eGFR$_{cys}$，mL/min/1.73 m^2）式も開発されている．これらの単位は体表面積 1.73 m^2 で補正された値であるため，標準体格から逸脱する患者において投与設計する場合は体表面積補正しない eGFR（mL/min）を算出する．また，内因性クレアチニン・クリアランス（CL$_{cr}$，mL/min）を推算する Cockcroft-Gault 式も汎用される．しかし，急性腎障害時など腎機能の変化が著しい場合には，これらの推算式の感度は高くない．その際は蓄尿による尿中クレアチニン排泄量を測定し，これを用いた内因性クレアチニン・クリアランス法による GFR の評価が必要である．

腎障害時における腎排泄型薬物の投与設計法として，Giusti-Hayton の式がある．腎機能低下患者の GFR を評価し，以下のように投与補正係数 G を算出して投与量や投与間隔を決定する．

・腎機能低下患者投与量＝通常用量× G
・腎機能低下患者投与間隔＝通常投与間隔× 1/G

$$G = 1 - f_u \times \left(1 - \frac{\text{腎機能低下患者の}CL_{cr}}{100} \right)$$

f$_u$：尿中未変化体排泄率，正常時の CL$_{cr}$ を 100 mL/min としている

末期腎不全時では透析による血液浄化療法が行われる．タンパク結合率が高い薬物，分子量が大きい薬物，分布容積が大きく組織移行性の高い薬物は透析による除去を受けにくい．一部の薬物は透析により除去されるが，透析膜の性質（孔径や荷電）および透析方法（流量や透析時間）で薬物除去能は変化する．透析により薬物が除去されると，透析後に薬物補充のための投与が必要になる場合がある．

③ 心不全時

心不全に伴う組織血流の変化が薬物の体内動態を変化させることがある．心拍出量の低下や末梢血管抵抗の上昇に伴い，循環血流は脳や心臓，骨格筋に優先的に配分されるため，肝血流や腎血流が低下する．したがって，肝初回通過効果の大きい薬物（プロプラノロール，亜硝酸薬，リドカインなど）では肝除去率が低下し血中薬物濃度が上昇する可能性がある．また，腎血流低下に伴い糸球体ろ過も低下するために，アミノ配糖体系抗菌薬，ジゴキシン，プロカインアミドなどの腎排泄型薬物の消失半減期が延長する．

④ 新生児・乳幼児

小児における薬物の体内動態は，発育・成長のために新生児期から乳幼児期，小児期にかけて変化する．新生児期では体脂肪率や筋肉量が少なく，体重あたりの水分率が約 75％と高い（成

人では 50〜60％）．そのため，水溶性薬物では分布容積が成人よりも大きくなる．ゲンタマイシンでは，体重あたりの 1 回投与量は成人よりも新生児や乳児の方が高く設定されている．薬物代謝酵素活性も成熟に伴い変化することが知られている．特に，CYP1A2 の活性は出生後すぐには上昇せずに，生後 1〜3 か月後に上昇し始める．CYP1A2 基質薬物であるテオフィリンの肝クリアランスは，新生児では成人の 1/5 であるが生後 6 か月の乳児では成人と同レベルまで到達する．1 歳児では成人の約 2 倍まで上昇し，その後成長とともに低下する．このように，小児は"小さな成人"と考えるのは誤りであり，小児患者に対する適切な投与量を設定する必要がある．

⑤ 高齢者

高齢者では筋肉量や体水分量が減少しており，除脂肪体重（lean body mass）の低下により親水性薬物の分布容積が減少する．また，加齢による体脂肪率の増加（lean body mass の低下による相対的な体脂肪率の増加も含む）のために，脂溶性薬物の分布容積は大きくなる．さらに高齢者では，肝重量の減少と肝血流量の減少によって，薬物の代謝が遅延することがある．加齢とともに腎血流量が減少し，糸球体ろ過量および尿細管分泌の減少も相まって薬物の消失半減期が延長することがある．高齢者では多数の薬物を併用していることが多く，成人患者とは異なる薬物動態を示すために，薬物有害反応や薬物相互作用の出現には注意を払う．

血清クレアチニンやクレアチニン・クリアランスの予測値が腎機能の指標として用いられるが，高齢者では筋肉量とともにクレアチニン生成量が減少している．そのため，やせ形の高齢者では Cockcroft-Gault の予測式によるクレアチニン・クリアランスは過大評価する可能性がある．

⑥ 妊娠時

妊娠期間中は胎児の成長に伴って循環血漿量が増加し，心拍出量や腎血流量も約 1.5〜2.0 倍増加する．体内水分量が増加するために，血中ヘモグロビン値やアルブミン濃度は希釈されて低下する．このような生理機能の変化のために妊娠中は薬物の代謝や排泄が変化することが指摘されているが，これらの変化が治療成績にどのように影響するかはまだ知見が乏しい．また，妊娠中の薬物療法では胎児への影響と母体の健康管理の両方に注意して行う必要がある．

Column　腎障害時に非腎排泄型薬物の代謝が遅延

腎機能低下患者や腎不全患者における薬物療法では，非腎排泄型薬物の体内動態は変化しないので安全に実施できると考えられてきた．しかし近年，インドキシル硫酸などの尿毒症物質が薬物代謝酵素や薬物輸送体の発現および活性を阻害することが多数報告されている．腎機能低下による影響の定量的評価が必要であり，また腎障害患者において特定の代謝酵素の基質薬で一律に影響を受けるものではないことから，この機序の複雑さが伺える．

3・9 薬物相互作用

　臨床現場では，治療効果の向上を目的として多剤併用療法が行われることが多い．複数の薬を併用するときには何らかの薬物相互作用が生じていると思われるが，その多くは有害反応として現れることはない．しかし，ソリブジン薬害事件のように，まれではあるが重篤な有害反応が出現してしまうことがある（図3・105）．ソリブジンと抗がん薬の相互作用による死亡例が発生したことを教訓として，相互作用に関する情報が整備され，今日の臨床現場ではその理解の重要性が浸透している．

　薬物相互作用は，その出現機序の違いから薬物動態学的相互作用と薬力学的相互作用に分類される（図3・106）．前者は，薬物動態を規定する吸収・分布・代謝・排泄の各過程において併用薬が相互に影響する．具体的には，薬物の吸収率や吸収速度，血液中の非結合型薬物の割合，代謝速度，排泄速度が変化することにより，血中薬物濃度の上昇や低下をきたす．これらのうち，代謝過程における薬物相互作用の報告数が多く，臨床的に注意を必要とするものが多い．薬力学的相互作用は併用薬の薬理作用に基づいた機序で出現する．この場合は作用部位や血液中の薬物濃度の変化は伴わず，治療効果や有害作用の増強や減弱を引き起こす．

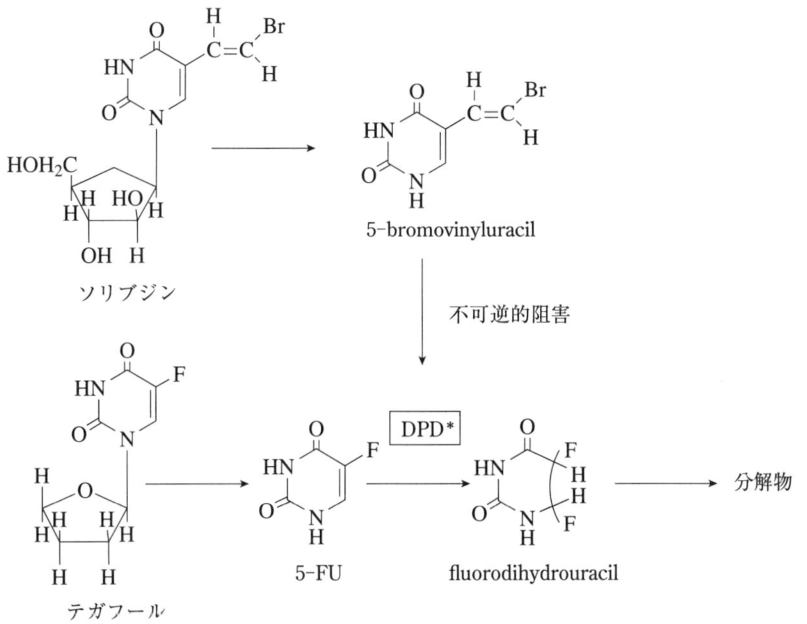

5-bromovinyluracil

不可逆的阻害

DPD*

ソリブジン

5-FU

fluorodihydrouracil

テガフール

分解物

＊ DPD : dihydropyrimidine dehydrogenase

図3・105　ソリブジンによる 5-FU の代謝阻害

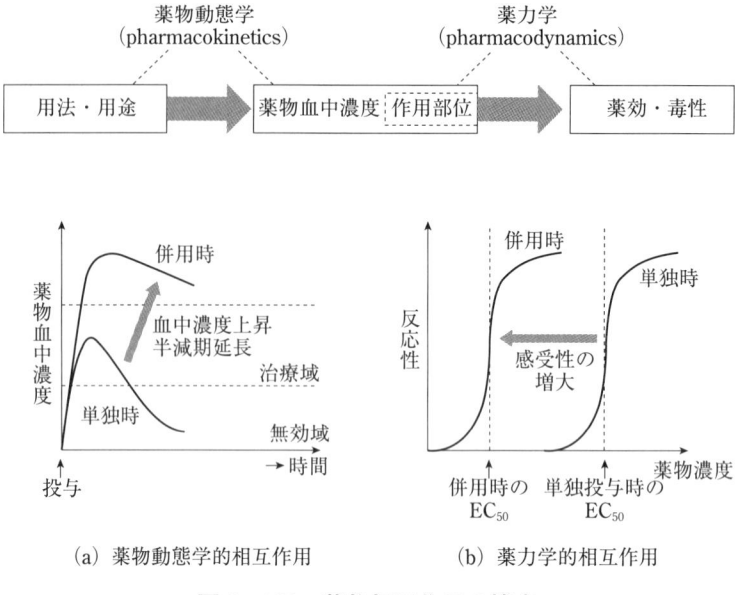

(a) 薬物動態学的相互作用　　　　(b) 薬力学的相互作用

図3・106　薬物相互作用の機序

3・9・1　薬物動態学的相互作用

(1) 消化管における相互作用

① 複合体形成

　複数の薬を同時に経口投与した際に，薬物間で物理化学的な相互作用を示すことがある．その主な機序は吸着や結合，キレート形成や難溶性の複合体形成であり，これらのために消化管からの吸収が低下することが多数報告されている．例えば，イオン交換樹脂であるコレスチラミンは多くの薬と吸着し，併用薬の吸収を低下させる．テトラサイクリンやキノロン系抗菌薬は，2価や3価の陽イオンとキレートを形成するために吸収が低下する（表3・32，図3・107）．

表3・32　消化管での薬物相互作用を起こす主な薬物 (1)

薬物	機序	薬物動態への影響	被相互作用薬物
水酸化アルミニウ水酸化マグネシウムスクラルファート	消化管内でのキレート形成	吸収率の低下	シプロフロキサシンドキシサイクリンセフジニル
クエン酸ナトリウムメタリン酸ナトリウム	溶解されやすい複合体の形成	吸収率の上昇	テトラサイクリン
コレスチラミン	消化管内で陰イオン性物質，酸性物質等と吸着する．	吸収率の低下	ワルファリンフルバスタチンテトラサイクリンフェノバルビタールジゴキシンメトトレキサートなど

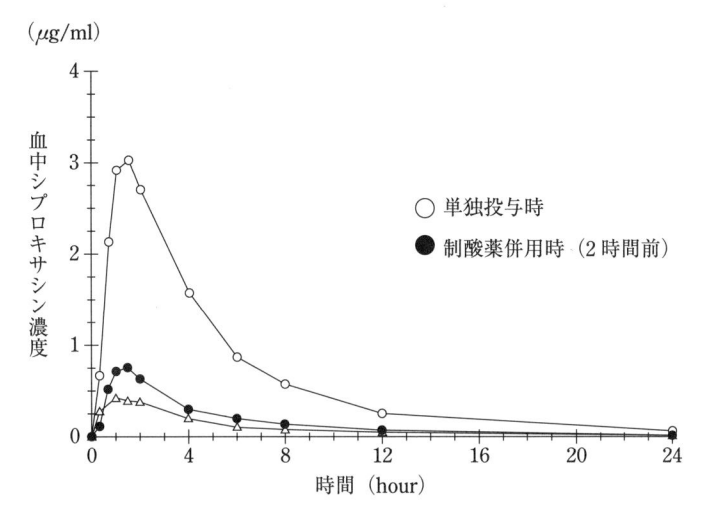

図3・107　シプロキサシンと制酸薬併用の相互作用［キレート形成］
（Nix DE., *et al.* (1989) *Clin Pharmacol Ther*, p.700-705）

② 薬の放出速度および溶解性の変化

　経口投与された薬剤は消化管内で崩壊し，体内へ吸収されるために薬物成分が溶解する必要がある．通常胃内の pH は 1〜3 の酸性状態であり，pH の変化は薬のイオン化率に大きく影響する．弱電解性薬物の場合，一般に非イオン形（分子形）の方がイオン形よりも吸収されやすい．Henderson-Hasselbalch の式に従い，酸性薬物は pH が低いほど非イオン化率は大きくなり，反対に塩基性薬物は pH が高いほど非イオン化率が大きくなる．例えば，炭酸水素ナトリウムや，水酸化マグネシウムおよび水酸化アルミニウムなどの制酸薬は胃内 pH を上昇させるため，酸性薬物の吸収を低下させ，塩基性薬物の吸収を亢進させることがある（図3・108）．

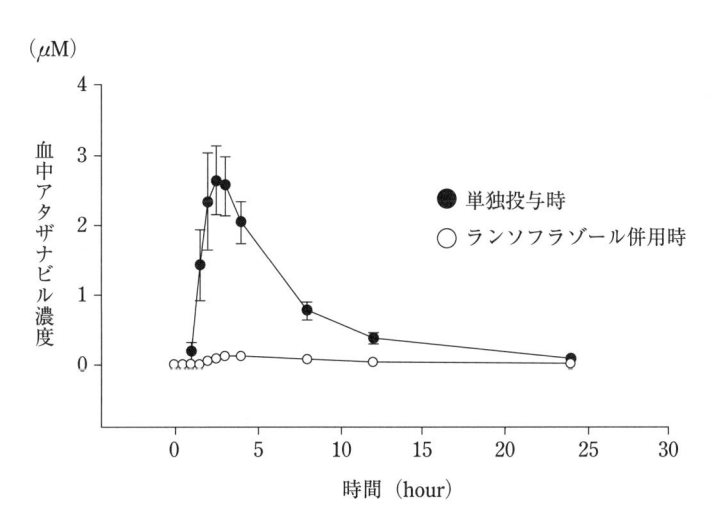

図3・108　ランソプラゾールとアタザナビル併用の相互作用［胃内 pH 変化による吸収減少］
（Tomilo DL., *et al.* (2006) *Pharmacotherapy*, p.341-346）

　溶液の pH 変動によるイオン化率の変化の他に，胃内容排泄速度（GER）が薬物の吸収に影響する．GER が大きくなると，薬は速やかに消化管の吸収部位に到達するために血中薬物濃度が高くなることがある（吸収速度定数 k_a が大きくなり，最大濃度到達時間 t_{max} が小さくなる）．反対に GER が小さくなると薬の吸収が緩やかになるだけでなく，胃内で薬が代謝・分解されやすくなる．しかし，ジゴキシンなど吸収部位での飽和が生じる薬の場合，GER が大きくなると吸収率が低下することが知られている（表 3・33）．

表 3・33　消化管での薬物相互作用を起こす主な薬物 (2)

薬物	機序	薬物動態への影響	被相互作用薬物
プロトンポンプ阻害薬 H₂受容体遮断薬 制酸薬	胃内 pH 上昇による溶解度の低下	吸収率の低下	アタザナビル サキナビル イトラコナゾール
メトクロプラミド	消化管運動の促進による吸収変化	吸収率の上昇／低下	上昇：アセトアミノフェン 低下：ジゴキシン，リボフラビン （吸収部位での飽和のため）
プロパンテリン	消化管運動の抑制による吸収変化	吸収率の上昇／低下	上昇：ジゴキシン，リボフラビン （吸収部位での飽和が起こりにくいため） 低下：アセトアミノフェン
リトナビル ネルフィナビル イトラコナゾール エリスロマイシン シクロスポリン	P-糖タンパク質による排出を阻害	吸収率の上昇	サキナビル インジナビル ジゴキシン アリスキレン ロペラミド
リファンピシン セント・ジョーンズ・ワート	P-糖タンパク質の誘導により排出を促進	吸収率の低下	
グレープフルーツジュース オレンジジュース アップルジュース	OATPs による取込みを阻害	吸収率の低下	セリプロロール， フェキソフェナジン

　また，消化管管腔側には P-糖タンパク質などの薬物を排泄する輸送タンパクが発現している（図 3・109）．これらの輸送タンパクを阻害する薬物を併用すると，その基質薬物の吸収が増大し血中濃度が上昇する（表 3・33）．

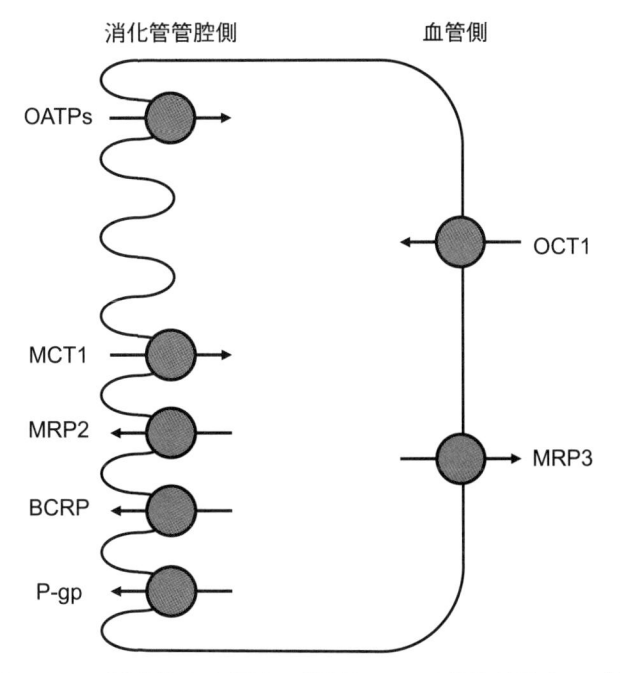

図3・109　消化管上皮細胞に発現している薬物輸送タンパク

(2) 血漿中タンパク質を介した相互作用

　多くの薬は，血液中でアルブミンや α_1-酸性糖タンパクと結合している．この結合は平衡反応であるため，血液中の薬物の一部はタンパク質と結合していない非結合型として存在している．細胞膜間を移動して生体内で薬理作用を発揮するのはこの非結合型の薬物であるため，血中の非結合型薬物濃度の変化は薬理効果の変動に寄与する．同一のタンパク質に結合する薬物どうしを併用すると結合部位における競合が生じ，一方の薬の非結合型濃度が上昇することがある．特に，タンパク結合率が高い薬（ワルファリンやグリベンクラミドのタンパク結合率は約99％）では注意が必要である（表3・34）．

表3・34　薬物の体内分布に関する相互作用

タンパク結合力の大きい薬物	機序	非結合形濃度が上昇する薬物
フェニルブタゾン アスピリン インドメタシン クロフィブラート サルファ剤	タンパク置換 （アルブミン）	ワルファリン スルホニル尿素系経口血糖降下薬
サルファ剤 サリチル酸塩		メトトレキサート
シメチジン	タンパク置換 （α_1-酸性糖タンパク）	リドカイン
アミオダロン		キニジン

(3) 肝臓における相互作用

薬物相互作用において，この代謝過程における相互作用の出現が最も高頻度であり，臨床的に重要であるものが多い．代謝過程における相互作用の代表例が前述したソリブジンと5-フルオロウラシル（5-FU）である．ソリブジンが体内で代謝されて生成する5-bromovinyluracil が，5-FU を代謝（還元）する酵素 dihydropyrimidine dehydrogenase（DPD）の活性を阻害するため，ソリブジンを併用すると5-FU の血中濃度が上昇する．5-FU のほとんどが DPD により代謝されるため，DPD 活性が阻害されると5-FU による重篤な有害作用を引き起こす．

肝ミクロソームに存在する代謝酵素チトクロム P450（CYP）を介する相互作用は，代謝過程における大部分をしめる．薬物による CYP 活性の阻害様式には，競合的阻害，不可逆的阻害，非特異的阻害などがある（表3・35）．表3・36 には代謝酵素を介する薬物相互作用例，表3・37 には薬物輸送タンパクを介する薬物相互作用例を示す．

表3・35 薬物代謝の阻害様式

① 同一分子種による競合阻害

一般的にみられる阻害形式であり，特に CYP による代謝でしばしば起こる．

競合阻害による相互作用例（両薬物とも血中濃度が上昇する）			
CYP2D6	メトプロロール	⇔	プロパフェノン
	ペルフェナジン	⇔	デシプラミン
CYP2C19	オメプラゾール	⇔	ジアゼパム
CYP3A4	ジルチアゼム	⇔	シクロスポリン
		⇔	カルバマゼピン

② 不可逆的な阻害

クロラムフェニコール，メチレンジオキシフェニル化合物，トリアセチルオレアンドマイシン，アリルヒドラジン化合物，オレフィン類，アセチレン類は代謝的に活性化されて CYP と不可逆的に結合し，その代謝活性を阻害する．

③ 非特異的阻害

シメチジン，イソニアジド，ヒドララジン，アゾール系抗真菌薬などは CYP のヘムの第6配位子に結合し，非特異的に CYP の活性を阻害する．

④ コファクターの供給阻害

CYP による代謝においては，電子伝達系の供給が併用薬により阻害されるケースはまれである．一方，硫酸抱合に関しては活性硫酸の供給につき併用薬間での奪い合いが起こることがある．

① 競合的阻害

CYP を介する相互作用で，最も多くにみられる様式である．同じ CYP 分子種で代謝される薬物を併用した場合，代謝酵素の結合部位を薬物どうしが奪い合うことになる．主に，結合部位に対して親和性の低い薬物の代謝が阻害され，その血中濃度が上昇する．しかし，阻害した薬物が

代謝されるとその影響は消失するため，この阻害作用は可逆的である．

CYP3A は量的に最も多い分子種であり，肝では CYP の約 30％ を占める．CYP3A の基質特異性は低く，臨床で使用される約半数の薬物の代謝に関わる．一方，CYP2D6，2C9 や 2C19 などの分子種は CYP3A と比較して量的に少ないため，競合的阻害を生じやすい．

② 不可逆的阻害

薬物あるいは代謝過程で生じた反応性の高い中間体が，CYP の活性中心であるヘム鉄に結合（共有結合または配位結合）し，CYP を不活化する様式である．解離しにくい複合体を形成するために，その作用様式は概して不可逆的である．一部のマクロライド系抗菌薬は CYP3A で代謝された後にヘム鉄と結合し，その代謝活性を阻害する．つまり CYP の代謝活性が結果的に自らの不活化を引き起こすことから，この形式の阻害様式をもつ薬物を自殺基質あるいは酵素反応に基づいた阻害剤 mechanism-based inhibitor と呼ぶ．

前述の競合的阻害と大きく異なる点は，阻害薬物の投与を中止しても CYP の代謝活性が回復するためには新しい CYP が産生される必要があることである（図 3・110）．そのため，この阻害様式による影響は長時間持続するために，臨床的に問題になることが多い．

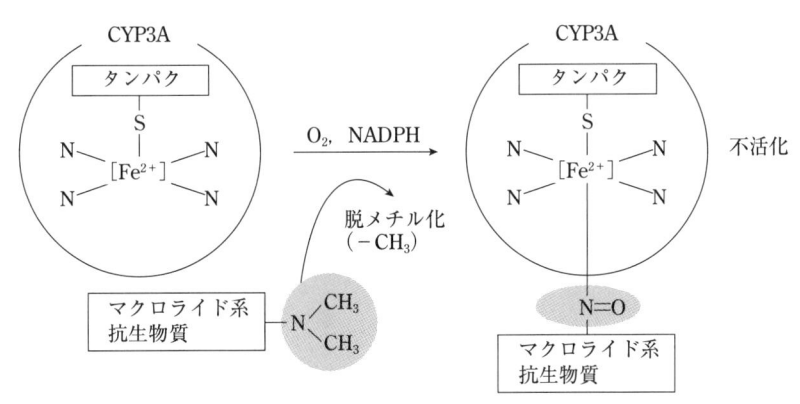

図 3・110 複合体形成による P450 阻害機構

③ 非特異的阻害

すべての CYP 分子はその活性中心にヘム鉄を有する．このヘム鉄部分に薬物が配位すると，CYP の代謝活性が阻害される（図 3・111，図 3・112）．具体的には，化学構造にイミダゾール環，トリアゾール環，ヒドラジノ基などをもつ薬物がこの阻害様式を示す．このヘム鉄における薬物の配位による非特異的阻害は可逆的であり，阻害薬物の投与を中止して休内から除去されれば阻害作用も速やかに消失する．

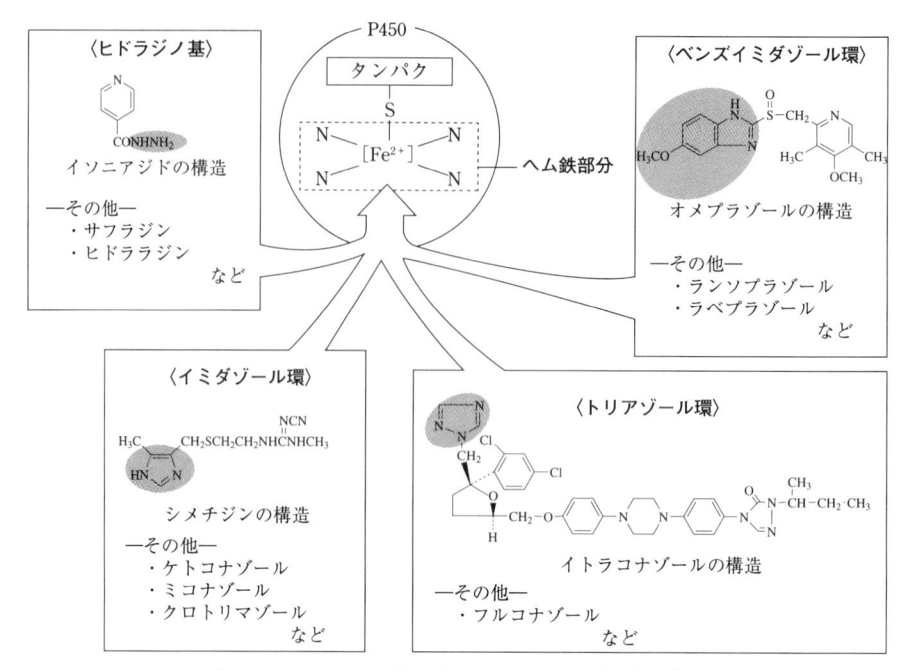

図3・111　ヘム鉄結合によるP450阻害機構

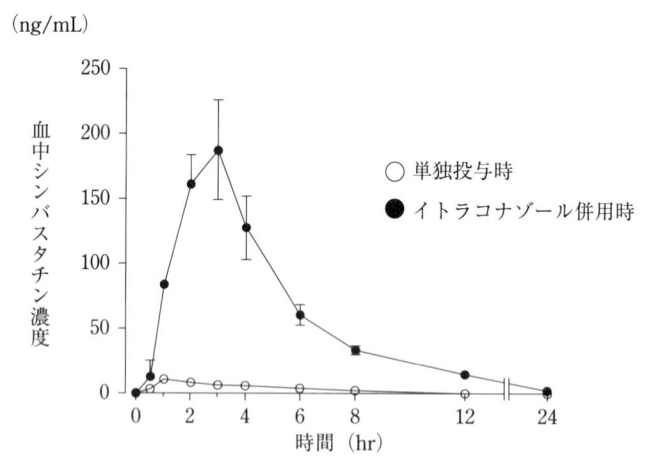

図3・112　シンバスタチンとイトラコナゾール併用の相互作用〔CYP3Aの阻害〕
(Neuvonen PJ., *et al.*（1998）*Clin Pharmacol Ther*, p.332-341)

④ 第2相代謝反応における相互作用

　第2相代謝反応では酵素−基質特異性が低く，複数の分子種が薬物代謝に関与するため薬物相互作用はきたしにくいと考えられていた．近年，オランザピンやジドブジンのグルクロン酸抱合をプロベネシドが阻害し，これらの排泄低下をきたすことが報告されている．

⑤ 肝取り込み・胆汁排泄過程における相互作用

血管側から肝実質細胞への取り込みを促進する OATP（organic anion transporter polypeptide）1B1 や 1B3，肝実質細胞から細胆管側への排泄を促進する P-糖タンパク質や BCRP（breast cancer resistance protein）などが同定されている（図3・113）．これらの輸送体を阻害する薬を併用すると，基質薬物の肝取込みや胆汁排泄が阻害されるために血中濃度上昇して有害反応が出現する危険性がある．シクロスポリンは臨床用量で OATPs を阻害し，HMG-CoA 還元酵素阻害薬

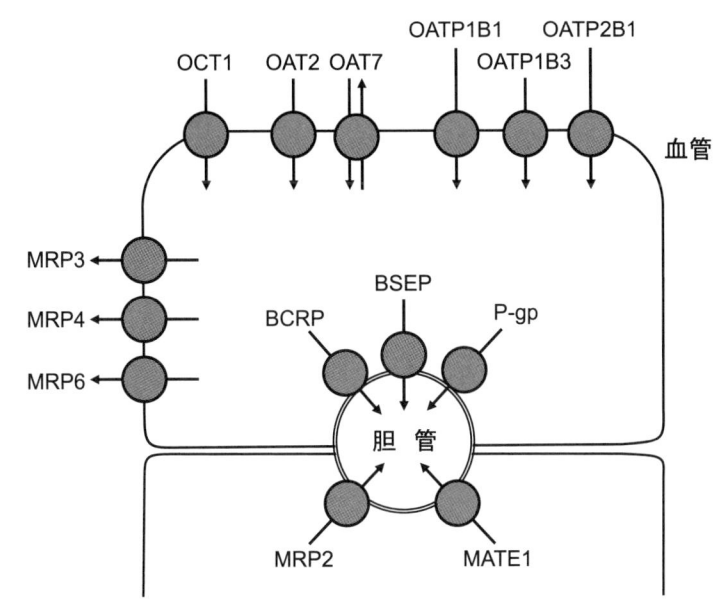

図3・113　肝実質細胞に発現している薬物輸送タンパク

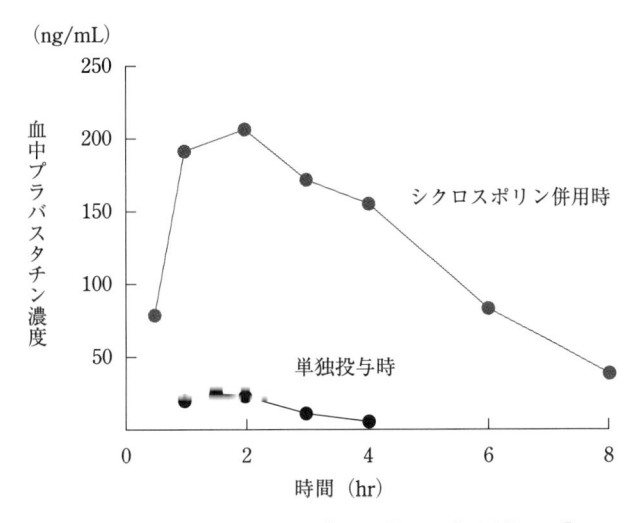

図3・114　プラバスタチンとシクロスポリン併用の相互作用［OATPs の阻害］
（Regazzi MB., *et al.*（1993）*Transplant Proc*, p.2732-2734）

（スタチン）の肝取込みを阻害して血中濃度を上昇させることが知られている（図3・114）.

⑥ 代謝酵素・輸送タンパクの誘導

リファンピシンやフェノバルビタールをはじめ，多くの薬物によりCYPや輸送タンパクの発現が誘導される（表3・36，表3・37）. これらの基質薬物をタンパク誘導薬と併用すると，血中濃度が顕著に低下する（図3・115）. 薬物による活性阻害の相互作用と異なり，リファンピシン誘導による相互作用の出現には数日を要する. また，輸送タンパクの発現も同様に薬物による誘導を受けるが，薬物動態への影響はCYPの誘導に比べると弱い.

リファンピシンによる代謝酵素の誘導は臨床における影響力が大きいために，併用薬の体内動態の変化には特に注意を要する. 一方で，リファンピシンは単回投与時ではOATP1B1やMDR1などの輸送活性を阻害する. このため，リファンピシンは併用薬の血中濃度に対して複雑な影響を及ぼす.

カルバペネム系抗菌薬がグルクロン酸抱合酵素を誘導し，バルプロ酸の血中濃度を低下させることが報告されている. このカルバペネム系抗菌薬との相互作用は，これまでのところバルプロ酸以外の基質薬では知られていない.

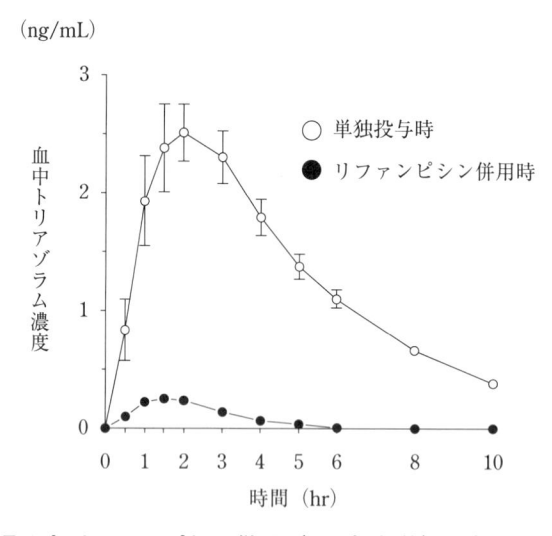

図3・115 トリアゾラムとリファンピシン併用（5日投与後）の相互作用 [CYP3Aの誘導]
(Villikka K *et al.* (1997) *Clin Pharmacol Ther*, p.8-14)

表 3・36　薬物代謝酵素を介する相互作用

分子種	阻害薬	誘導薬	代表的な基質薬物
CYP1A2	フルボキサミン シプロフロキサシン	フェニトイン	・キサンチン誘導体：テオフィリン ・SNRI：デュロキセチン ・メラトニン受容体アゴニスト：ラメルテオン
CYP2B6		エファビレンツ	・抗 HIV 薬：エファビレンツ
CYP2C8	ゲムフィブロジル	リファンピシン	・ロイコトリエン受容体拮抗薬：モンテルカスト ・糖尿病用薬：レパグリニド
CYP2C9	フルオロウラシル系薬 カペシタビン ミコナゾール アミオダロン	リファンピシン アプレピタント カルバマゼピン フェノバルビタール	・抗凝固薬：ワルファリン ・糖尿病用薬：グリメピリド ・NSAIDs：ジクロフェナク，セレコキシブ
CYP2C19	フルボキサミン チクロピジン ボリコナゾール フルコナゾール	リファンピシン リトナビル	・PPI：オメプラゾール，ランソプラゾール ・アゾール系抗真菌薬：ボリコナゾール ・抗てんかん薬：クロザパム
CYP2D6	パロキセチン テルフェナビン キニジン シナカルセト	（まだ知られていない）	・鎮咳去痰薬：デキストロメトルファン ・がん性疼痛治療薬：トラマドール ・過活動膀胱治療薬：トルテロジン ・抗不整脈薬：プロパフェノン ・抗悪性腫瘍薬：タモキシフェン ・抗うつ薬：デシプラミン，ノルトリプチリン，マプロチリン ・β-遮断薬：メトプロロール ・精神安定薬：ペルフェナジン ・制吐薬：トロピセトロン ・AD/HD 治療薬：アトモキセチン
CYP3A	イトラコナゾール ボリコナゾール ケトコナゾール リトナビル インジナビル コビシスタット テラプレビル クラリスロマイシン コニバプタン	リファンピシン フェノバルビタール フェニトイン カルバマゼピン セントジョーンズワート	・ベンゾジアゼピン系薬：トリアゾラム，ミダゾラム，アルプラゾラム ・免疫抑制薬：エベロリムス，シロリムス ・脂質異常症用薬：シンバスタチン ・カルシウム拮抗薬：ニソルジビン，フェロジピン，アゼルニジピン ・抗精神病薬：ブロナンセリン，クエチアピン ・PDE5 阻害薬：バルデナフィル，シルデナフィル，タダラフィル

表 3・36 （つづき）

分子種	阻害薬	誘導薬	代表的な基質薬物
			・抗悪性腫瘍薬：ダサチニブ ・抗 HIV 薬：マラビロク，ダルナビル，インジナビル，ロピナビル，サキナビル ・バソプレシン V2 受容体拮抗薬：コニバプタン，トルバプタン ・アルドステロン拮抗薬：エプレレノン ・トリプタン系片頭痛治療薬：エレトリプタン ・制吐薬：アプレピタント ・痛風治療薬：コルヒチン ・過活動膀胱治療薬：ダリフェナシン
グルクロン酸抱合酵素	（プロベネシド，バルプロ酸，フルコナゾールによる阻害が示唆されている）	メロペネム，パニペネム	抗てんかん薬：バルプロ酸

SNRI：セトロニンノルアドレナリン再取り込み阻害薬，PPI：プロトンポンプ阻害薬
AD/HD：注意欠陥/多動性障害，PDE5：ホスホジエステラーゼ 5

表 3・37　薬物輸送タンパクを介する相互作用

輸送タンパク	阻害薬	誘導薬	代表的な基質薬物
P-糖タンパク質*	リトナビル ネルフィナビル イトラコナゾール ケトコナゾール エリスロマイシン シクロスポリン	リファンピシン カルバマゼピン セント・ジョーンズ・ワート	・抗 HIV 薬：サキナビル，インジナビル ・強心配糖体：ジゴキシン ・抗凝固薬：ダビガトラン，エドキサバン，リバーロキサバン ・レニン阻害薬：アリスキレン ・抗アレルギー薬：フェキソフェナジン
OATP1B1 OATP1B3	シクロスポリン リファンピシン （単回投与時） テラプレビル アタザナビル	リファンピシン（反復投与時） エファビレンツ	・脂質異常症用薬：ピタバスタチン，プラバスタチン，ロスバスタチン，シンバスタチン，ピタバスタチン，フルバスタチン，エゼチミブ ・抗 HCV 薬：アスナプレビル，バニプレビル

*P-糖タンパク質を介した相互作用は，消化管排出過程における相互作用の影響が大きい．

(4) 排泄過程における相互作用

腎臓における薬物輸送は糸球体ろ過，尿細管分泌および尿細管再吸収からなる．糸球体のろ過は加圧によるろ過であるので，薬物のタンパク結合分率や腎血流速度，腎輸入・輸出細動脈圧の変動の影響を受ける．物質の尿細管分泌には，腎臓の血管側および尿細管腔側に発現している様々な輸送体（トランスポーター）が機能している．また，肝臓で代謝されて抱合体となった代謝物は胆汁中に排泄される．この血液から肝実質細胞への薬物の取り込み，肝実質細胞から細胆管への薬物輸送にも同様に様々な輸送体が関与する．

① 尿細管分泌

極性の高い薬物では，尿細管に発現する輸送タンパクを介して分泌や再吸収を受けるものが多い．尿細管での薬物輸送を担う代表的な輸送タンパクとして有機アニオントランスポーター（OAT）や有機カチオントランスポーター（OCT）がある（図3・116）．これらの輸送体を競合的に阻害する薬を併用すると，基質薬物の尿細管分泌が阻害されるために血中濃度が上昇する（表3・38，図3・117）．

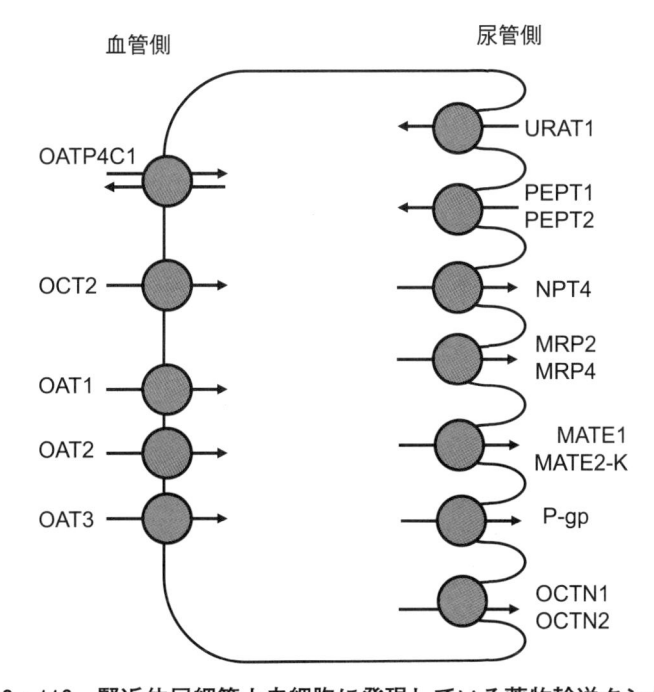

図3・116 腎近位尿細管上皮細胞に発現している薬物輸送タンパク

表3・38 尿細管分泌における薬物相互作用

競合的阻害薬	機序	薬物動態への影響	阻害を受ける薬
プロベネシド インドメタシン サリチル酸	OAT1, OAT3 による分泌を阻害	*AUC* の上昇	メトトレキサート ジドブジン, アデホビル ペニシリン系抗菌薬 セファロスポリン系抗菌薬 レボフロキサシン フロセミド
シメチジン ドルテグラビル	MATEs による分泌を阻害	*AUC* の上昇	シメチジン, メトホルミン
キニジン ベラパミル	P–糖タンパク質による分泌を阻害	*AUC* の上昇	ジゴキシン

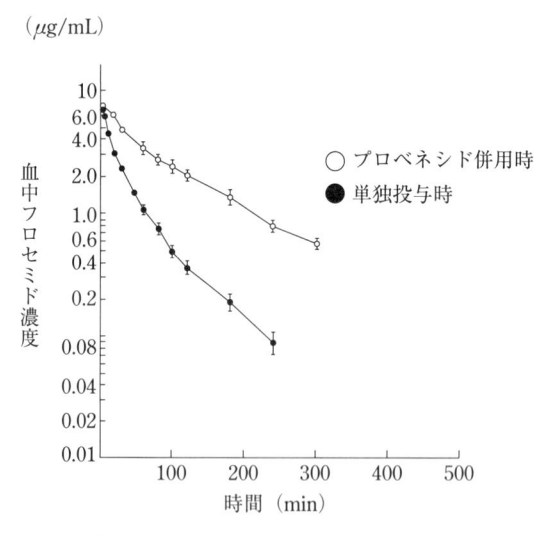

(μg/mL)

○ プロベネシド併用時
● 単独投与時

血中フロセミド濃度

時間 (min)

図3・117 フロセミドとプロベネシド併用の相互作用 [OATs の阻害]
(Smith DE., *et al.* (1980) *J Pharm Sci*, p.571-575)

② 尿細管再吸収

糸球体ろ過された水の 99% は尿細管で再吸収される. そのために, 糸球体ろ過や尿細管分泌を受けた薬物の尿管内濃度は高くなり, 受動拡散輸送により薬物が再吸収される. 受動拡散により再吸収される薬物は, 比較的脂溶性の高い薬物で, かつ非イオン形に限られる. したがって, 尿細管再吸収における薬物相互作用は尿細管内の pH 変化により引き起こされる. 具体的には, 塩基性薬物はアルカリ性 pH 条件 ($pK_a \ll pH$) では非イオン形の割合が大きくなるため再吸収量が増加し, 体内からの薬物消失が遅延してしまう可能性がある (表3・39).

表3・39 尿 pH を変化させる薬物と併用薬への影響

尿 pH を変化させる薬物	併用薬物	再吸収への影響
A) 尿をアルカリ性にする薬物 　炭酸水素ナトリウム 　アセタゾラミド 　酢酸ナトリウム 　クエン酸ナトリウム	酸性薬物:非解離形が減少 (サリチル酸, バルビツール酸系薬など)	↓
	塩基性薬物:非解離形が増加 (アンフェタミン, コカイン, キニジン, アミトリプチリン等)	↑
B) 尿を酸性にする薬物 　塩化アンモニウム 　塩化カルシウム 　アスコルビン酸	酸性薬物:非解離形が増加	↑
	塩基薬物:非解離形が減少	↓

(5) 食品と薬物の相互作用

① グレープフルーツジュース (GFJ)

GFJ 中には, P-糖タンパク質や CYP3A4 を不可逆的に阻害する物質が含まれている. P-糖タンパク質や CYP3A4 の基質薬物を GFJ と経口投与した場合, 消化管上皮細胞における排泄輸送および代謝が阻害されてしまい, その結果血中の薬物濃度が上昇する. フラノクマリン誘導体である 6',7'-ジヒドロベルガモチンや GF-I-1 および GF-I-4 が強力な阻害成分であるといわれている. これらによる CYP3A4 の阻害は不可逆的であるため, GFJ 飲用 96 時間後においても CYP3A4 の代謝活性は完全には回復しない.

GFJ との相互作用は経口投与時において顕著であるが, 薬物を静脈内投与したときではほとんど影響を認めない. 一方, 頻回の GFJ 摂取が肝臓の CYP3A4 活性も阻害することを示唆する報告もある.

② セント・ジョーンズ・ワート (SJW)

欧州で薬草として伝統的に用いられてきた SJW は, CYP3A4 の基質となる薬物の血中濃度を低下させる. SJW は肝や消化管における CYP3A4 および P-糖タンパク質の発現を誘導する. SJW のタンパク質誘導作用は, 主成分の 1 つである hyperforin によることが明らかになっている. hyperforin は細胞核内に存在する pregnane 受容体 (PXR) に結合し, さらにレチノイン酸受容体 (RXR) と二量体を形成する. この二量体が DNA の転写調節領域に結合する結果, CYP3A4 や P-糖タンパク質の合成が促進する. PXR によって転写調節されるものには, CYP3A ファミリー以外の CYP や抱合反応に関与する酵素群および OATP2 や MRP2 などの薬物排泄トランスポーターも含まれている.

| **Column** | グレープフルーツジュース併用で予想に反して血中濃度が低下 |

フェキソフェナジンは P-糖タンパク質の基質である。そのためフェキソフェナジンと GFJ を併用すると，フェキソフェナジンの血中濃度が上昇すると考えられた。しかし予想に反し，フェキソフェナジンの血中濃度は大きく低下した。小腸上皮細胞には P-糖タンパク質の他に OATPs が発現しており，基礎研究の結果から GFJ は P-糖タンパク質を阻害する濃度よりも低濃度で OATPs を阻害することが明らかになった。つまり，GFJ が OATPs を阻害したためにフェキソフェナジンの体内への取り込みが低下したものと考えられる。

3·9·2　薬力学的相互作用

薬力学的相互作用は，作用部位や血中の薬物濃度の変化に起因しない相互作用である（表3·40）。同一の受容体に対する刺激薬と遮断薬を併用すると相互作用が起こり，これらの作用が拮抗する。また，作用機序は異なるが得られる効果が共通である薬を併用すると，治療効果が増強あるいは減弱することがある。薬力学的相互作用の予測は薬物動態学的相互作用よりも困難であり，さらに相互作用の出現機序が不明であるものも多い。併用が禁忌となっている組み合わせがある一方で，治療効果を増強させるために薬力学的相互作用を利用している組み合わせもある。例えば，糖尿病治療におけるスルホニル尿素薬とチアゾリジン薬の併用，脂質異常症に対する HMG-CoA 還元酵素阻害薬とエゼチミブの併用などがある。

表 3 · 40　薬力学的相互作用の例

併用薬の組み合わせ		有害反応	相互作用の機序
ベンゾジアゼピン系薬	アルコール	中枢神経の過剰抑制 短期記憶障害	GABA 受容体への結合促進
モノアミンオキシダーゼ阻害薬	三環系抗うつ薬 SSRI，SNRI	セロトニン症候群 （発汗，痙攣，昏睡など）	脳内モノアミン濃度の上昇
ワルファリン	アスピリン	出血	血液凝固の過剰抑制 （臨床で併用される頻度は高い）

(1) フルオロキノロン系抗菌薬と NSAIDs

フルオロキノロン系抗菌薬は γ-アミノ酪酸（GABA）とその受容体の結合を阻害する。シナプス前ニューロンから放出された GABA はシナプス後ニューロンの $GABA_A$ 受容体に結合し，そ

の結果 Cl⁻ チャネルが開口し Cl⁻ 流入が増大する．それによって抑制性シナプス後電位が発生し，シナプス後膜に過分極が起こり，中枢神経系は抑制される．このように GABA$_A$ 受容体を介する刺激は中枢神経系を抑制するが，フルオロキノロン系抗菌薬が GABA と GABA$_A$ 受容体の結合を阻害する．

　非ステロイド抗炎症薬（NSAIDs）自身は GABA$_A$ 受容体に影響を及ぼさないが，GABA$_A$ 受容体に対するフルオロキノロン系抗菌薬の阻害作用を増強するとされている（表3・41）．したがって，この両薬を併用すると GABA による中枢神経抑制作用が減弱し，その結果，中枢神経系の興奮を招き痙攣を誘発しやすくなると考えられている．しかし，NSAIDs が GABA$_A$ 受容体に対するフルオロキノロン系抗菌薬の阻害作用を増強する機序は明らかではない．フェニル酢酸系あるいはプロピオン酸系の NSAIDs とすべてのフルオロキノロン系抗菌薬の併用は添付文書上「併用注意」とされている．

表3・41　フルオロキノロン系抗菌薬と NSAIDs の併用による痙攣誘発作用（ED$_{50}$, nmol）

		ノルフロキサシン	シプロフロキサシン	ロメフロキサシン	エノキサシン	レボフロキサシン
単独時		12.9	17.0	30.8	36.1	75.2
サリチル酸系	アスピリン	9.8	29.0	22.9	24.7	83.1
インドール酢酸系	インドメタシン	4.2 (moderate)	18.2	19 (weak)	8.6 (strong)	79.4
フェニル酢酸系	ジクロフェナク	12.9	25.2	43.8	27.6	74.3
ピラノ酢酸系	エトドラク	11.8	18.9	30.8	37	60
プロピオン酸系	フルルビプロフェン	0.19 (very strong)	6.9 (moderate)	11.3 (moderate)	1.2 (very strong)	74.9
	ケトプロフェン	3.2 (moderate)	6.7 (moderate)	8.3 (moderate)	4.7 (strong)	75
	イブプロフェン	18.4	24.2	43.8	24.7	81.4
	ロキソプロフェン	6.2 (weak)	23.3	25.2	32.4	97.3

(2) フルオロキノロン系抗菌薬とスルホニル尿素系薬

　フルオロキノロン系抗菌薬の有害作用として QT 間隔の延長や痙攣の誘発が知られているが，他にも低血糖リスクが指摘されている（ガチフロキサシンは 2003 年に糖尿病患者への投与が禁忌となり，2008 年に販売中止となった）．レボフロキサシンやガチフロキサシンが膵 β 細胞の ATP 感受性 K⁺ チャネルの Kir6.2 サブユニットに直接作用し，K⁺ チャネルの開口を阻害するこ

とが明らかになっている．スルホニル尿素系薬は，膵 β 細胞の ATP 感受性 K^+ チャネルの SUR サブユニットに作用して K^+ チャネルを閉鎖し，インスリン分泌を促進することによって血糖低下作用を示す．レボフロキサシンとスルホニル尿素系薬の併用により，膵 β 細胞からインスリンが過剰に分泌されるために低血糖のリスクが高まると考えられる．

(3) ワルファリン

抗凝固薬のワルファリンは S 体と R 体の光学異性体を有し S-ワルファリンは CYP2C9 で代謝され，R-ワルファリンは CYP1A2 や 3A4 で代謝される．また，タンパク結合率が 97.4〜99.9 ％と高い特徴がある．そのため，CYP 活性の阻害やタンパク結合の置換による薬物動態学的相互作用を示しやすい．

ワルファリンの薬理作用は，肝臓におけるビタミン K 依存性抗凝固因子（第 II，VII，IX および X 因子）の産生阻害である．ビタミン K 依存性凝固因子は，合成の最終段階で還元型ビタミン K およびビタミン K 依存性カルボキシラーゼを必要とし，その凝固因子前駆体分子のアミノ末端側のグルタミン酸残基が，γ-カルボキシグルタミン酸残基に変換され，正常な機能をもった糖タンパクとなる．ビタミン K 依存性凝固因子は，この γ-カルボキシグルタミン酸残基と Ca^{2+} が結合して凝固作用を示す．ワルファリンはこのビタミン K 代謝サイクルの中のビタミン K 依存性エポキシドレダクターゼとビタミン K キノンレダクターゼの活性を非可逆的に強く阻害し，その結果，凝固活性を有しない（グルタミン酸残基のまま）凝固因子を増加させることにより，その作用を示す．

したがって，ワルファリン治療中にビタミン K が欠乏するとワルファリンの効果が増強する．抗菌薬を経口投与すると腸内細菌によるビタミン K 産生が抑制され，体内へのビタミン K 吸収が低下するために，経口抗菌薬とワルファリンを併用するとワルファリンの効果が増強される．反対に，納豆およびクロレラ中に含有されているビタミン K および納豆菌（細菌の中でもビタミン K を合成する能力が高い *Bacillus subtilis* に属している）により腸内で産生されたビタミン K が吸収されることによって，ワルファリンの作用を減弱させる．そのため，ワルファリン服用中は納豆，クロレラを摂取しないよう指導する必要がある．ワルファリンによる抗凝固療法を行っていた患者が納豆やクロレラを摂取したところ，トロンボテスト値が上昇した症例が報告されている．

3・9・3　薬物相互作用の症例

(1) ニフェジピンとイトラコナゾールの併用例

患者：68 歳，女性，高血圧

経過：高血圧の治療のために，3 年間にわたりニフェジピンとアテノロールが投与されており，血圧は良好にコントロールされていた．足爪真菌症に対してイトラコナゾール 200 mg が 1 日 2 回，月に 7 日間を 1 コースとして 3 コース経口投与された．イトラコナゾール投与開始後 2〜3

日後目に下肢の浮腫が出現し，イトラコナゾール投与を中止すると2〜3日後に消失した．

解説（症例1）：

　下肢浮腫はジヒドロピリジン系Ca拮抗薬のみでも起こる有害反応である．本症例ではイトラコナゾールと併用したためにこの有害反応が強く現れたものである．イトラコナゾールによるCYPの阻害作用は，投与後少なくとも24時間持続するために，時間をあけて服用しても相互作用を回避することはできない．また，過度の降圧をきたす可能性もあるために，これらの薬物の併用は避けるべきである．併用する場合にはCa拮抗薬の投与量を減らし，有害反応の出現に十分注意する．さらに，高年齢では生理的に代謝酵素活性が低下していることがあり，降圧作用が強く現れることがあるので特に注意が必要である．

(2) ニフェジピンとリファンピシンの併用例

患者70歳，男性，高血圧

経過：ニフェジピン（40 mg/日）およびデラプリル（30 mg/日）を併用し血圧は140〜150/65〜80 mmHgでコントロールされていた．肺結核の診断にてリファンピシン300 mg/日の投与が開始され，投与後9日目より収縮期血圧が180〜190 mmHgまで上昇した．ニフェジピンの投与量を段階的に120 mg/日まで増量したが，収縮期血圧がしばしば200 mmHgを超えることがあり，血圧コントロールは不良であった．リファンピシンの投与中止後4日目より収縮期血圧は140〜150 mmHgまで低下し，ニフェジピンを60 mg/日まで減量できた．

解説：（症例2）：

　リファンピシンはCYPのDNA転写を亢進し，メッセンジャーRNA量を増加させる．その結果，CYPのリボソームでの合成が促進する．長期にわたって生体が誘導物質に曝露されるとCYP誘導が起こりやすく，体内からの消失速度が遅い酵素ほど誘導の影響を受けやすい．ジヒドロピリジン系Ca拮抗薬は高血圧治療で幅広く用いられているが，リファンピシンと併用した場合には代謝が促進してしまい，その結果十分な降圧効果が得られないことがあるので注意を要する．リファンピシンによる酵素誘導の発現には数日から数週間を要するが，リファンピシンの投与を中止しても誘導された状態は持続することも考慮する必要がある．

(3) グリベンクラミドとベザフィブラートの併用例

患者：75歳，女性，2型糖尿病，高血圧

経過：66歳時に2型糖尿病と診断され，68歳時よりグリベンクラミド2.5 mg/日が開始された．血糖コントロールが不良であったために，73歳時よりグリベンクラミドは5 mg/日，さらに6.25 mg/日へ増量された．グリベンクラミド増量後は空腹時血糖150〜200 mg/dl，Hb$_{A1C}$ 6.8〜7.9%であったが，腎硬化症によると考えられる腎機能低下（血清クレアチニン1.9 mg/dl）が認められた．

Ⅱb型高脂血症の治療のためプラバスタチン 10 mg/ 日が投与されたが，効果が不十分なため，プラバスタンチンからベザフィブラート 400 mg/ 日に変更された．ベザフィブラート投与開始約1週間後より，早朝空腹時や夕食前に強い空腹感と冷汗を認めたために，グリベンクラミドは6.25 mg/ 日から 2.5 mg/ 日に減量された．その後低血糖症状は消失し，血糖コントロールは空腹時血糖 100〜150 mg/dL，Hb_{A1C} 5.4〜6.0％と良好な推移を示した．

解説（症例3）：

グリベンクラミドとベザフィラートの併用によって両薬物の間でタンパク結合置換反応が起こり，その結果，非結合型グリベンクラミドの血中濃度が増加したためにグリベンクラミドの血糖降下作用が増強した可能性がある．さらに，ベザフィラート自体が有する血糖降下作用が相加的に加わった可能性もあるが，詳細については不明である．

2型糖尿病患者にスルホニル尿素系の経口血糖降下薬を投与することは多い．さらに，このような患者が高トリグリセリド血症を合併した場合には，ベザフィブラートを併用する機会が多い．グリベンクラミドとベザフィブラートを併用するときには，糖尿病のコントロールが不良の患者では低血糖になる危険性は少ないが，既にグリベンクラミドで血糖が良好にコントロールされている患者にベザフィブラートを併用する場合には，低血糖をきたす可能性があることを常に考慮に入れて少量から開始し，慎重に経過を観察していくことが重要である．さらに，高齢の糖尿病患者では低血糖症状の自覚に乏しく，また，自律神経障害を併発している場合には低血糖からの回復が遅れるために，重篤な有害反応を生じることがある．

（4） テオフィリンとエノキサシンの併用例

患者：10 名の患者

経過：テオフィリン投与中の患者10人に対して，エノキサシン 600 mg/ 日を併用したところ，3，4日後に8人に嘔吐・悪心，2人に頻脈，頭痛が出現した．血中テオフィリン濃度は 17〜41 μg/mL と高値であり，テオフィリンの投与を中止したところ，2日間で症状は消失した．

（5） テオフィリンとフルボキサミンの併用例

患者：78 歳，女性，慢性気管支炎

経過：患者は発作性心房細動および慢性心不全の既往があり，徐放性テオフィリン 400 mg 1日2回，サルブタモール，イプラトロピウムの他に，Ca拮抗薬，ジゴキシン，利尿薬を数年間併用していた．テオフィリンの血中濃度は 55〜110 mmol/L（10〜20 μg/mL）でコントロールされていた．慢性気管支炎悪化のために入院となり，入院4日目の血中テオフィリン濃度は74 mmol/L（13.3 μg/mL）であった．入院中に抑うつ，不眠，食欲低下が認められたため，入院5日目よりフルボキサミン 50 mg/ 日の投与を開始した．入院7日目より強い吐き気が出現したため，入院9日目にフルボキサミンの投与を中止した．テオフィリンのトラフ濃度は 197 mmol/L（35.5 μg/mL）まで上昇していた．その後，患者は痙攣に見舞われ昏睡状態（Glasgow Coma

Scale スコアで 8）となり，上室性不整脈（200 拍 / 分）を呈した．

解説（症例 4・5）：

テオフィリンの血中濃度が 20 μg/mL 以上になると中毒症状が出現しやすくなり，消化器症状（悪心，嘔吐），頭痛，動悸をはじめ，不整脈，痙攣の出現，さらには心呼吸停止にまで至る場合がある．一方，血中テオフィリン濃度が 5 μg/mL でも有効な場合や，あるいは，治療域に入っていても中毒症状が現れる場合もあり，患者個々の状態に応じた投与法が必要となる薬物である．

大部分のテオフィリン（90％）は，肝臓内の CYP によって代謝され，1-メチル尿酸，3-メチルキサンチン，および 1,3-ジメチル尿酸となって尿中に排泄される．キノロン系抗菌薬は CYP1A2 を特異的に，フルボキサミンは CYP1A2 や CYP3A4 などを阻害する．したがって，テオフィリンとキノロン系抗菌薬やフルボキサミンを併用すると，テオフィリンの代謝が阻害され，血中テオフィリン濃度が上昇する．その結果，有害反応（消化器症状，不整脈，痙攣等）が起こりやすくなる．

フルボキサミンの CYP 活性阻害は CYP1A2 に対する作用が最も強く，CYP2C19 への作用が次に強い．CYP2C9，2D6 および 3A に対するフルボキサミンの阻害用は比較的弱いとされているが，これらの基質薬の血中濃度がフルボキサミンの併用によって上昇し，有害作用が出現した症例の報告がある．フルボキサミンを内服している患者では，CYP で代謝を受けかつ治療域の狭い薬を併用する場合には相互作用の出現に注意する必要がある．

（6）バルプロ酸とメロペネムの併用例

患者：77 歳，男性，髄膜腫摘出後

経過：患者は髄膜腫を摘出後，脳室-腹腔シャント術を受けた．また，高血圧および末期腎障害を合併しており，透析療法を受けていた．術後の発作のコントロールを目的として，バルプロ酸 2,400 mg/ 日およびトピラマート 100 mg/ 日の投与を開始した．投与開始から 61 日目におけるバルプロ酸の血中濃度は 66.51 μg/mL であった．その後，意識障害を伴う発熱を認めたため，経験的にメロペネムによる治療（初回に 1 g を投与し，その後 12 時間おきに 500 mg）を行った．メロペネムの投与開始 24 時間後におけるバルプロ酸の血中濃度は 18.96 μg/mL であった．発作のコントロールが不良となったため，バルプロ酸の投与を経口から静脈内投与へ切り替え，トピラマートを 225 mg/ 日に増量した．メロペネム開始から 6 日目におけるバルプロ酸の血中濃度は 6.26 μg/mL まで低下したため，バルプロ酸の投与を中止した．

解説（症例 6）：

この薬物相互作用の機序として，肝臓におけるグルクロン酸抱合酵素がカルバペネム系抗菌薬によって誘導され，そのためにバルプロ酸のグルクロン酸抱合が亢進した結果，血中バルプロ酸濃度が低下したと考えられている．また，カルバペネム系抗菌薬が逆反応である脱抱合を阻害するとの報告もある．一般に，バルプロ酸の治療域は 50〜100 μg/mL とされており，100 μg/mL

を超えると中毒症状が出現し，一方，50 μg/mL 以下ではてんかん発作が生じやすくなる．カルバペネム系抗菌薬とバルプロ酸の併用は避けたほうがよい．

(7) ワルファリンとクラリスロマイシンの併用例

患者：72 歳，女性，心房細動，狭心症，高血圧，うっ血性心不全，喘息

経過：患者はワルファリン 22.5 mg/ 週を服用しており，PT-INR は 2.6～3.1 の範囲でコントロールされていた．ワルファリンの他にジゴキシン，フロセミド，エナラプリル，ニトログリセリン，ベクロメタゾンを併用していた．出血性十二指腸潰瘍を認めたため，クラリスロマイシン500 mg 1 日 3 回，ラニチジン，クエン酸ビスマスによるヘリコバクター・ピロリの除菌療法が開始となった．除菌療法開始から 12 日目における血液検査にて，PT-INR は 7.3 まで延長していたため，ワルファリンの投与を中止した．

解説（症例 7）：

本症例では複数の機序が関与していると考えられる．

① 抗菌薬によるワルファリンの代謝阻害

ワルファリンは S 体と R 体の光学異性体を有し，S-ワルファリンは R-ワルファリンより 5 倍の抗凝固活性を有する．S-ワルファリンは CYP2C9 で，R-ワルファリンは CYP1A2 や 3A で代謝される．マクロライド系抗菌薬（エリスロマイシンやクラリスロマイシン）やフルオロキノロン系抗菌薬（エノキサシン，シプロフロキサシンなど）はこれら薬物代謝酵素を阻害する．したがって，クラリスロマイシンの併用によって CYP3A による R-ワルファリンの代謝が阻害され，その結果ワルファリンの効果が増強された可能性がある．

② 抗菌薬による低プロトロンビン血症の誘発

抗菌薬を投与中にビタミン K 欠乏，およびそれに伴う低プロトロンビン血症を認めることがある．その機序として，i) 腸内細菌のビタミン K 産生抑制，ii) 腸管からのビタミン K の吸収抑制，iii) 肝臓におけるビタミン K 依存性抗凝固因子産生の抑制がある．ワルファリンは，肝臓におけるビタミン K 依存性抗凝固因子の産生を阻害することによって抗凝固作用を示す．したがって，経口抗菌薬の併用により体内のビタミン K が減少し，ワルファリンの効果が増強される．アジスロマイシンはマクロライド系抗菌薬のなかで代謝酵素の阻害作用がほとんどないといわれているが，ワルファリンとの併用により PT-INR が 7.7 まで延長した症例が報告されている．

ワルファリンは抗菌薬以外に多くの薬と相互作用を起こす薬である．ワルファリンとの相互作用を起こしうる薬をやむを得ず併用する場合には，頻回に凝固能を測定し，異常を認めた場合にはワルファリンの減量やビタミン K の投与など適切な処置を行う．

(8) オフロキサシンとピロキシカムの併用例

患者：32 歳，女性，扁桃腺炎

経過：扁桃腺炎に対してオフロキサシン 200 mg とピロキシカム 20 mg を服用した．その 30 分後，

全身の熱感と四肢のしびれ感が出現し，さらにその 30 分後には全身性強直性間代性痙攣発作を起こした．持続時間は約 5 分，発作間隔は約 10 分であり，繰り返し出現するため近医を受診した．しかし，発作が消失しなかったために，救急車により病院に搬送された．入院時，全身痙攣を認めたが，意識は保たれており，呼びかけに対して適切な応答が可能であった．ジアゼパム 10 mg を静注したところ，痙攣は消失した．

解説（症例 8）：

　前述の 3・9・2（1）で紹介したフルオロキノロン系抗菌薬と NSAIDs による相互作用である．シナプス前ニューロンから放出された GABA はシナプス後ニューロンの $GABA_A$ 受容体に結合し，その結果 Cl^- チャネルが開口し Cl^- 流入が増大する．それによって抑制性シナプス後電位が発生し，シナプス後膜に過分極が起こり，中枢神経系は抑制される．フルオロキノロン系抗菌薬は GABA と $GABA_A$ 受容体の結合を阻害し，そして NSAIDs は $GABA_A$ 受容体に対するフルオロキノロン系抗菌薬の阻害作用を増強する．

(9)　グリベンクラミドとレボフロキサシンの併用例

患者：61 歳，男性，2 型糖尿病

経過：メトホルミン 400 mg およびグリベンクラミド 2.5 mg をそれぞれ 1 日 2 回服用し，さらに重度の嚥下障害のために栄養支援を受けていた．尿路感染あるいは気道感染による発熱のため，レボフロキサシン 500 mg/ 日の経口投与を開始した．レボフロキサシンの投与開始から 48 時間後には解熱し，このときの血糖値は 70〜100 mg/dL の範囲内であった．しかし，レボフロキサシンを開始して 72 時間後に血糖値が 38 mg/dL まで低下したため救急搬送となった．

解説（症例 9）：

　レボフロキサシンが膵 β 細胞の K チャネルの開口を阻害し，スルホニル尿素系薬のインスリン分泌促進作用を増強したために，過度の血糖低下作用が出現した．本症例以外にも，スルホニル尿素系薬とレボフロキサシンの併用により低血糖を示した症例が報告されている．

　スルホニル尿素系薬（グリピジドまたはグリブリド）を服用している 66 歳以上を対象とした後向き研究により，レボフロキサシンおよびシプロフロキサシンは低血糖リスクを有意に増加させることが報告されている．さらに，フルオロキノロン系抗菌薬以外にもクラリスロマイシン，スルファメトキサゾール・トリメトプリム，メトロニダゾールも，スルホニル尿素系薬との併用で低血糖イベントのリスクを有意に高める．スルホニル尿素系薬を服用中の糖尿病患者（特に高齢者）に抗菌薬を投与する場合は，スルホニル尿素系薬と相互作用しない抗菌薬（アモキシシリン，アジスロマイシン，セフジニル，セフロキシム，セファレキシン，クリンダマイシン，ドキシサイクリンなど）を選択する．

（10） ニフェジピンとグレープフルーツジュースの併用例

患者：63歳，男性，高血圧症

経過：患者はニフェジピン徐放薬90 mgとテラゾシン20 mgを服用していたが，血圧は200/100 mmHgとコントロール不良であった．毎朝170 mLのグレープフルーツジュースを飲用しはじめたところ，血圧は141/74 mmHgまで低下した．主治医がグレープフルーツジュースの飲用中止を指示すると，血圧は174/97 mmHgまで上昇した．グレープフルーツジュースを再度飲用したところ顔面蒼白および全身倦怠感が出現し，血圧は90/54 mmHgまで低下した．

解説（症例10）：

　グレープフルーツジュースに含まれる成分がP-糖タンパク質やCYP3Aの機能を阻害するために，これらの基質薬物をグレープフルーツジュースと併用して経口投与すると吸収率が上昇する結果，血中の薬物濃度が上昇する．グレープフルーツジュースによるCYP3A基質薬の代謝阻害は，摂取してから4時間後まで継続することが明らかにされており，また，グレープフルーツジュースをコップ1杯200 mL飲用しただけでもCYP3A基質薬物の生体内利用率は増加する．

（11） タクロリムスとセント・ジョーンズ・ワートの併用例

患者：65歳，男性，腎移植後

経過：患者はタクロリムスとミコフェノール酸モフェチルを用いた免疫抑制療法を受けていた．移植から2年目において，タクロリムスの投与量は2.0 mg/日を継続しており，血中のタクロリムス濃度は6～10 ng/mLの範囲で安定していた．抑うつ感が出現したため，患者の自己判断でセント・ジョーンズ・ワート抽出物600 mg/日の服用を開始したところ，1か月後における血中のタクロリムス濃度が1.6 ng/mLまで低下した．

解説（症例11）：

　セント・ジョーンズ・ワートは抗うつ作用や抗不安作用を期待して用いられるサプリメントである．セント・ジョーンズ・ワートには薬物代謝酵素やP-糖タンパク質を誘導する作用があるために，これらの基質である薬の初回通過効果を増強させるとともに肝での代謝や胆汁排泄を亢進させて薬物の血中濃度を低下させる．これまでに，セント・ジョーンズ・ワートはワルファリン，ジゴキシンや抗うつ薬などの血中濃度を低下させることが報告されている．

（12） タクロリムスとボリコナゾールの併用例

患者：44歳，女性，腎移植後

経過：末期腎不全に伴う腎石灰化症のため，腎移植を受けた．拒絶反応を予防するために，タクロリムス，メチルプレドニゾロン，バシリキシマブ（20 mg，移植日および移植後4日目に投与），ミコフェノール酸モフェチル（移植後4日目より開始）による免疫抑制療法を行った．タクロリムスの投与量は，トラフ濃度が5～15 ng/mLになるように調節した．術後1か月目に *Candida glabrata* による尿路感染を認めたため，ボリコナゾール 400 mg/ 日が投与された．このときのタクロリムス投与量は 6 mg/ 日，トラフ濃度は 12.4 ng/mL であった．ボリコナゾール投与開始翌日におけるタクロリムスのトラフ濃度が 26.5 ng/mL まで上昇したため，タクロリムス投与量を 3 mg/ 日に減じた．しかし，その翌日のタクロリムスのトラフ濃度は 44.0 ng/mL まで上昇したため，タクロリムスの投与を中止した．ボリコナゾールの投与は 4 日間で終了し，翌日よりタクロリムスの投与を 4 mg/ 日より再開し，ボリコナゾールの投与終了後 9 日目にはタクロリムスの投与量が 6 mg/ 日まで増加した．腎機能および肝機能の検査値に異常は認められなかった．

解説（症例 12）:

　タクロリムスは CYP3A によって代謝される．ボリコナゾールおよびその代謝物（*N*-オキシド体）は，強力な CYP3A 阻害薬として知られているイトラコナゾールやケトコナゾールと同等の CYP3A 阻害活性を有する．したがって，ボリコナゾールによりタクロリムスの代謝が阻害され，その結果血中濃度が上昇したと考えられる．また，ボリコナゾールは他の免疫抑制薬であるシクロスポリンおよびシロリムス（CYP3A で代謝される）の *AUC* をそれぞれ 1.8 倍および 10 倍上昇させることが報告されている．

Column　内因性物質を用いて相互作用リスク評価

　薬物相互作用のために，優れた治療効果をもつにもかかわらず市場から撤退した薬物もある．新薬の薬物相互作用リスクを予測するために，代謝酵素や輸送タンパクに対するプローブ薬物を用いる方法がとられてきた．しかしこれは，被験者への侵襲性が問題となる．

　そこで，内因性化合物に着目して代謝酵素や輸送タンパクに及ぼす新薬の影響を検出する方法が検討されている．例えば，CYP3A4 であれば尿中 6β-hydroxycortisol/cortisol 比は酵素阻害を定量的に捉える指標として利用できることが報告されている．輸送タンパクについては OATP，有機カチオントランスポーター（OCT，MATE1，MATE-K2），有機アニオントランスポーター（OATs）のバイオマーカーが提唱されている．これらにより，被験者を対象とした臨床試験を改めて実施することなく，第 1 相試験で得られた血液試料を用いた解析を行うことで薬物相互作用リスクを定量的に評価することが可能になると期待される．

3·10　薬理遺伝学

　薬理遺伝学（pharmacogenomics）は，一塩基多型など遺伝子情報を活用して薬物応答性や有害作用出現の個人差を投与前に予測することで，個々の患者に対して安全な薬物療法を行うことを目的としている．

　薬理遺伝学の歴史は，スキサメトニウムやイソニアジドに認められる薬物応答性の個人差の解明を発端として発展してきた．その後は代謝酵素や薬物トランスポーター，さらに薬物作用分子の遺伝子変異情報に基づいた薬物動態および薬理作用の個人差の解明が主流となっている．

3·10·1　遺伝子発現の個人差

（1）塩基配列の変化

　DNA に含まれている遺伝子情報は，4種類の塩基（シトシン，グアニン，アデニンおよびチミン）の組み合わせで構成されている．1つの塩基に個人差が認められるものを SNP（single nucleotide polymorphism）と呼び，ヒトゲノム中に300万〜1,000万個ほど存在すると推定されている．染色体上で SNP が認められる場所は様々であり，転写調節領域に存在する regulatory SNP，翻訳領域に存在する SNP でアミノ酸置換を伴う coding SNP やアミノ酸置換を伴わない si-lent SNP などがある．

　その他に，1〜数千塩基の挿入・欠失を認める遺伝子多型，繰り返し配列個数が異なる遺伝子多型（variable number of tandem repeats：VNTR 型）は繰り返し配列が数塩基から数十塩基でヒトゲノム中に数千個存在し，マイクロサテライト型は繰り返し配列が2〜4塩基でヒトゲノム中に数万個存在する．

（2）DNA の化学修飾

　DNA のメチル化とはシトシンのピリジン環5位にメチル基が付加された5-メチルシトシンとなる化学修飾であり，組織特異的な遺伝子発現や細胞のがん化など様々な生命現象に必要である．

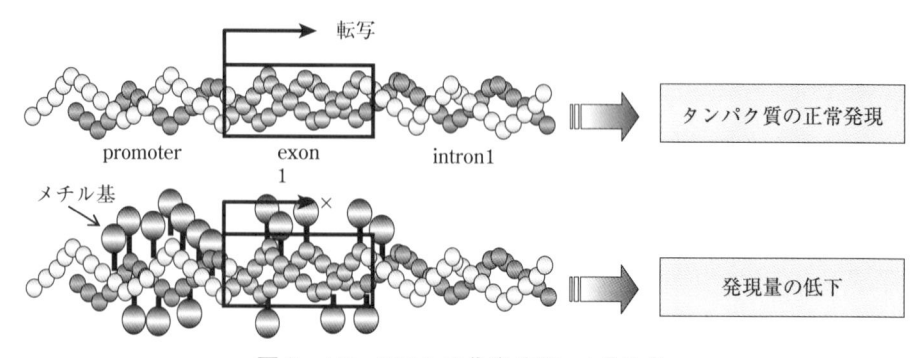

図3·118　DNA の化学修飾-メチル化

遺伝子の5'-上流域にはCpGアイランド（シトシンとグアニンの2塩基が連続しているゲノム領域）があり，この領域のシトシンは通常はメチル化されていない．しかし，この領域でDNAがメチル化されるとその下流遺伝子の発現は強く抑制される．これは，DNAのメチル化により染色体の立体構造が変化し，mRNAへの転写が抑制されるためと考えられる（図3・118）．この機序による遺伝子発現抑制は，塩基配列に規定されない機構（エピジェネティクス）である．

O^6-methyl-guanine-DNA methyltransferase（MGMT）はアルキル化されたDNAからアルキル基を除去する修復酵素である．MGMTが高発現するがん細胞では，アルキル化剤に耐性を示すことが予想される．MGMT遺伝子の5'-上流域にあるCpGアイランドのメチル化の程度と，カルムスチンの抗腫瘍効果の関連を見ると，メチル化が高いタイプの腫瘍では生存率が高い．これは，DNAのメチル化によりMGMTの発現量が低下し，カルムスチンのアルキル化作用とそれに伴う殺細胞作用が持続したためと考えられる．

3・10・2　薬物代謝酵素

薬物代謝は酸化反応を中心とする第1相反応と，抱合反応による第2相反応に大別される．第1相反応ではチトクロムP450（CYP）が中心的な役割を果たしており，薬物動態の明らかな変化をもたらす遺伝子変異が報告されている．第2相反応ではグルクロン酸転移酵素やチオプリン S-メチルトランスフェラーゼなどにおいて，用量規制因子となる遺伝子変異が認められている．

(1) CYP2C9

主な基質薬物としてフェニトイン，ワルファリン，スルホニル尿素薬（例：グリメピリド，グリベンクラミド），NSAIDsなどがある．代謝活性の低下を伴う遺伝子変異が複数報告されており，CYP2C9*3（1075A > C，Ile359Leu）変異が臨床的に重要である．この変異保有者では基質薬物の代謝が遅延するため，フェニトインでは少ない投与量で高い血中濃度が得られ，ワルファリンでは導入時における出血性有害反応の出現頻度が高いことが指摘されている．日本人におけるこの変異の頻度は2～3%である．

(2) CYP2C19

主な基質薬物としてオメプラゾールやジアゼパムがある．代謝活性が低下する遺伝子変異として CYP2C19*2（681G > A，splicing defect）および CYP2C19*3（636G > A，premature stop codon）が重要であり，これらをホモ型で有する場合は poor metabolizer（PM）となる．日本人を含む東洋人でのPMの頻度は約20%であるが，白人では5%であり人種差がみられる．また，代謝活性が亢進する変異（ultra-rapid metabolizer）として CYP2C19*17（-806C > T）があるが，その頻度は1%程度である．

チエノピリジン系抗血小板薬であるクロピドグレルは，CYP2C19により代謝され，その代謝物が不可逆的な抗血小板作用を示す．アスピリン併用時において，クロピドグレルによる血小板

凝集能は，extensive metabolizer（EM，*1/*1）＜ intermediate metabolizer（IM，*1/*2 or *1/*3）＜ PM の順に高値であり，遺伝子変異数に依存した効果の減弱が認められた（図3・119）．

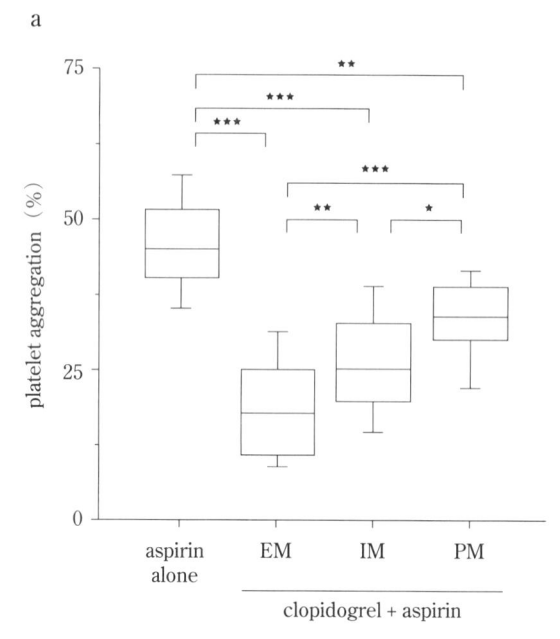

図3・119　クロピドグレルの血小板凝集抑制作用に及ぼす CYP2C19 遺伝子型の影響
（Maeda *A.*, *et al.*（2011）*Clin Pharmacol Ther*, p.229-233）

（3）CYP2D6

　主な基質薬物は抗不整脈薬（プロパフェノン，メキシレチン），β 遮断薬（メトプロロール），統合失調症治療薬（リスペリドン，ハロペリドール），抗うつ薬（ノルトリプチリン，クロミプラミン）など多岐にわたる．130種類以上の遺伝子変異が報告されているため，遺伝子型と表現型の関連を厳密に定義することは難しい．CYP2D6*1 および *2 は通常の代謝活性を示し，CYP2D6*10 は低い代謝活性を示し，CYP2D6*3，*4，*5 は代謝活性を示さない．これら遺伝子型の組み合わせにより遺伝子型により

1）poor metabolizer（PM，*3，*4，*5 の組み合わせ）

2）intermediate metabolizer（IM，*10 と *3，*4，*5 の組み合わせ）

3）extensive metabolizer（EM，通常の代謝能を有する群，*1 や *2 の組み合わせ）

4）ultra-rapid metabolizer（UM）

の4群に大別される．遺伝子型に基づく PM の頻度は白人で7〜10％であるが，アジア人では1％以下である．

　タモキシフェンは主に CYP2D6 で代謝され，100倍の活性をもつエンドキシフェンを産生する．そのため，CYP2D6 遺伝子多型がタモキシフェンの治療予測マーカーになると期待される．そこで，CYP2D6 遺伝子多型と患者予後の関連について大規模臨床研究の後方視的解析が行われたが，いまだ一定の見解は得られていない．

(4) CYP3A4/5

臨床で使用される薬物の約50%がCYP3A4/5の基質である．近年ではCYP3A4に加え，CYP3A5も薬物代謝に大きく寄与することが明らかとなっている．両代謝酵素は，肝臓の他に消化管上皮細胞における発現量も多く，薬物の初回通過効果における重要な酵素である．CYP3A4と3A5は共通の薬物を基質とすること，両酵素の機能を分離して評価できていないことから，両者の酵素活性を合わせてCYP3A活性と考える．

詳細な遺伝子解析により多くの変異が確認されているが，約20倍あるCYP3A4活性の個人差を説明できる遺伝子情報の整理には至っていない．一方，CYP3A5活性の個人差についてはCYP3A5*3が重要である．この変異では未成熟なタンパク質が生成されるために，代謝活性が消失する．日本人の*3アレル頻度は70%を超えており，約50%の日本人においてCYP3A5の欠損がみられる．臓器移植後の免疫抑制薬として使用されるタクロリムスでは，グラフト肝およびレシピエントがともにCYP3A5*1アレルを有する場合，タクロリムスの血中濃度／投与量比が小さくなる．そのため，目標の血中濃度を維持するために高用量を必要とする場合がある．

(5) UGT1A1 (UDP-glucronosyltransferase 1A1)

主な基質薬物はSN-38（イリノテカンの活性代謝物）やバゼドキシフェンなどである．重要な遺伝子変異としてUGT1A1*6と*28が知られており，いずれの変異も活性低下を伴い，これらの変異をホモ接合で有する場合はSN-38による有害作用（重篤な下痢や血球減少）が重篤となる．そのために，イリノテカンの用量調節を目的としたUGT1A1の遺伝子診断が保険適用となっている．

(6) NAT2 (*N*-acetyltransferase 2)

主な基質薬物はイソニアジド，プロカインアミド，サラゾスルファピリジンなどである．NAT2*4が野生型であり，NAT2*5（341T > C, 114I > T），*6（590G > A, 197R > Q）および*7（857G > A, 286G > E）では著しく活性が低下する．遺伝子型によりslow acetylators, intermediate acetylators, rapid acetylatorsに分類される．slow acetylatorsでは，イソニアジドの血中濃度が上昇するために治療効果の向上が期待されるが，肝障害などの有害作用が出現しやすくなる．

(7) DPD (*DPYD*, dihydropyrimidine dehydrogenase)

5-FUの大部分がこのDPDで代謝されるため，活性低下や機能欠損をきたす遺伝子変異を有する場合は重篤な薬物有害反応が出現するおそれがある．特に，DPYD*2A（1905 + 1G > A）ではエクソン14が欠損し，成熟した代謝酵素が生成されない．また，DYPD*5（1627A > G）やDPYD*9（85T > C）と5-FUによる消化器障害や血液障害の重症度の関連も指摘されている．

(8) TPMT (thiopurine *S*-methyltransferase)

主な基質薬物はアザチオプリンや6-メルカプトプリンである．TPMTの遺伝子変異として，

TPMT*2 （238G ＞ C），*3B（460G ＞ A）や *3C（719A ＞ G）が知られており，いずれもアミノ酸置換を伴うために著明な活性低下を認める．日本人における変異の頻度は小さいが，欧米人の約 10% が TPMT 低活性型の遺伝子型を有する．そのため，欧米では 6-メルカプトプリン投与前における TPMT の遺伝子診断が有用であり，遺伝子型に応じた投与量調節が提唱されている．

(9) GST（glutathione *S*-transferase）

　肝細胞をはじめ，多くの臓器に発現する抱合酵素である．これまでに 8 種類の分子種が報告されており，白金製剤は特に GSTA1，GSTM1/3，GSTP1，GSTT1 により解毒される．これらの分子種のうち，GSTP1 遺伝子における変異（105Ile ＞ Val）は酵素活性の低下を伴うため，オキサリプラチンによる末梢神経障害の出現との関連が注目されている．

3·10·3　薬物トランスポーター

　薬物動態の吸収・分布・代謝・排泄の各過程において，細胞間で薬物輸送が行われている．この生体膜間の物質輸送を担う薬物トランスポーターは，小腸上皮細胞，肝細胞，腎尿細管上皮細胞だけでなく，脳や肺など様々な臓器に発現している．薬物トランスポーターは溶質トランスポーター（solute carrier superfamily：SLC）と ABC トランスポーター（ATP-binding cassette）に大別される．薬物トランスポーターの遺伝子変異と機能評価は，遺伝性疾患との関連に着目して研究が行われてきたが，近年では薬物の体内動態への影響も明らかにされている．

(1) OATP1B1（organic anion transporting peptide1B1, 遺伝子名 *SLCO1B1*）

　肝細胞の基底膜側（類洞側）に特異的に発現し，薬物の肝細胞内取り込みを担う輸送体である（図 3・120）．多くのスタチン（HMG-CoA 還元酵素阻害薬）が基質薬物である．*SLCO1B1* には輸送機能が著しく変化する遺伝子変異が知られており，特に重要であるのが 388A ＞ G（130Asn ＞ Asp）および 521T ＞ C（174Val ＞ Ala）である．前者では輸送機能が亢進し，後者では反対に輸送機能が著しく低下する．興味深いことに，これらの変異は同時に生じていることが多い．

　近年の薬理遺伝学では，これらの変異を SNPs として捉えるのではなく，どのような変異が 1 本の染色体上に位置しているのかという SNPs の組み合わせを重要視している（ハプロタイプ：詳細は後述）．388A ＞ G のみが存在するハプロタイプは *SLCO1B1*1b*，521T ＞ C のみが存在するハプロタイプは *SLCO1B1*5*（or **5B*），両者が同時に存在するハプロタイプは *SLCO1B1*15*〜**17* と国際命名されている．*SLCO1B1*15* や **17* では，相反する機能の SNPs が同時に存在するが，臨床研究の結果によると *SLCO1B1*5* と同様に輸送機能が著明に低下する．*SLCO1B1*15* のホモ型保有者では，プラバスタチンやピタバスタチンの血中濃度が著明に上昇する（図 3・121）．

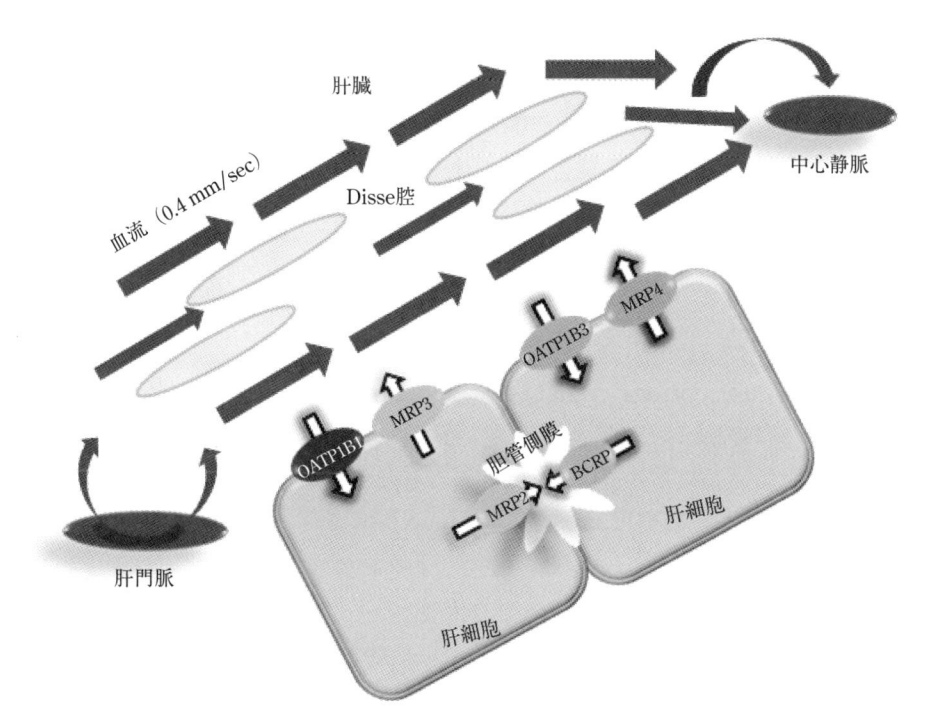

図 3・120 スタチンの肝取り込み機構

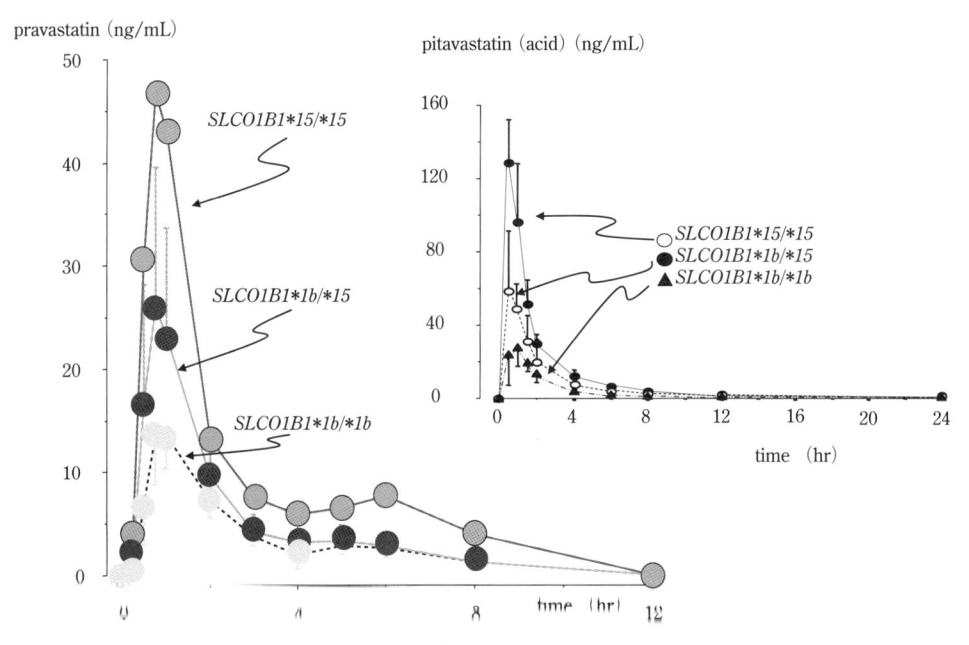

図 3・121 **SLCO1B1*15** 変異とプラバスタチン，ピタバスタチンの血中濃度

（2）　OATP2B1（organic anion transporting peptide2B1，遺伝子名 *SLCO2B1*）

　小腸上皮細胞の管腔側に発現し，薬物の吸収に寄与している．いくつかの遺伝子変異が報告されており，*SLCO2B1*3*（1457C ＞ T，486 Ser ＞ Phe）が臨床的に重要である．*in vitro* の検討において，*SLCO2B1*3* 変異は輸送機能の低下を伴うことが明らかとなっている．OATP2B1 は小腸上皮細胞以外に肝細胞の基底膜側（類洞側）にも発現しているが，*SLCO2B1*3/*3* 型では β 遮断薬のセリプロロールの血中濃度は著明に低下する．すなわち，*SLCO2B1*3* 保有者では小腸からの薬物の吸収が低下し，生体内利用率の低下をきたすと考えられる．

（3）　BCRP（breast cancer resistance protein，遺伝子名 *ABCG2*）

　小腸上皮細胞の管腔側をはじめ多くの臓器に発現し，異物を細胞外へ汲み出す ABC トランスポーターである．40 種類以上の遺伝子変異が報告されており，その中でも 421C ＞ A（141Gln ＞ Lys）が注目される．A 変異によりタンパク質の発現量が低下し，輸送機能が低下する．BCRP の基質薬物であるスルファラジン（SASP）の体内動態を遺伝子型別で比較すると，A/A 群（A 変異のホモ型）の血中濃度は C/C 群（野生型のホモ型）よりも有意に高くなる．SASP は胆汁排泄されないことから，A/A 群では消化管への SASP の排出が低下し，吸収率が増加したものと考えられる．（図 3・122）

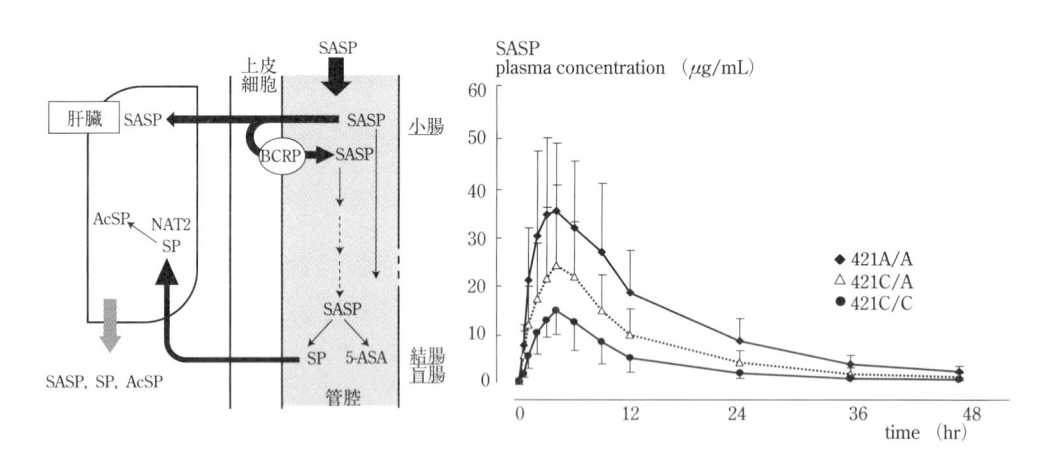

左図　経口投与された SASP は小腸上皮細胞を介して肝臓に到達する．しかし，その一部は，上皮細胞管腔側に発現する BCRP により捕捉され，再度，管腔中に排出される．したがって，BCRP の輸送機能が低下すると，排出される SASP が減少し，吸収率は増加する．

右図　ABCG2 421C>A 変異で層別し，SASP を投与した場合の血中濃度推移．C/C 群に比べ A/A 群で有意な血中濃度の上昇が観察される．

図 3・122　スルファサラジン（SASP）の消化管内挙動（左）と 421C>A 変異による SASP の体内動態変化（右）

（4）　P-糖タンパク質（p-glycoprotein，multidrug resistance1：MDR1，遺伝子名 *ABCB1*）

　小腸上皮細胞，血液脳関門，近位尿細管など多くの臓器に発現する排出型 ABC トランスポー

ターである．*ABCB1* 遺伝子の変異は多数報告されており，体内動態に及ぼす遺伝子変異の影響
も検討されているが，一定の見解が得られていない．遺伝子情報，基質特異性，発現量，他の輸
送体の関与など解決すべき課題が残っている．

3・10・4　作用部位に関連した薬理遺伝学（受容体・イオンチャネルなど）

（1）セロトニントランスポーター（5-HT transporter）

　抗うつ薬，特にセロトニン選択的再取り込み阻害薬（SSRIs）の標的タンパク質である．プロ
モーター領域における VNTR 型遺伝子多型の 5-HTT-linked polymorphic region（5-HTTLPR）に
は，20〜23 bp の配列繰り返し数が短い S 型（14 回）と長い L 型（16 回）がある．L 型の方が S
型よりも抗うつ薬治療に対する反応性が高いとする報告が多い．S 型の頻度は白人で約 40％で
あるが，アジア人で約 80％といわれている．

（2）アレルギー性有害反応

　重篤な薬物有害反応である Stevens-Johnson 症候群（SJS）や薬物過敏症候群は，様々な薬物
が原因となる．その中で，アロプリノール，カルバマゼピン，NSAIDs が原因薬物になることが
多い．ヒト白血球抗原（HLA）の遺伝子である HLA-B の遺伝子多型と，カルバマゼピンやアロ
プリノールによる SJS 発症リスクを検討した報告がなされている．遺伝子多型と発症頻度の関連
性が人種間で大きな差を認めており，この人種間の違いの解明が今後の課題である．

（3）注意すべき事項

　薬物受容体や標的イオンチャネルの遺伝子に存在する多型の薬物応答性への影響を検討する際
は，レスポンダー群とノンレスポンダー群，有害作用出現群と非出現群のように名義変数として
取り扱い，遺伝子変異の出現率を比較するケースコントロールスタディーが中心となっている．
現在までに β_2-アドレナリン受容体，ドパミン受容体，セロトニン受容体，電位依存性 K^+ チャ
ネル，セロトニントランスポーターなどの遺伝子変異と薬物応答性について検討されているが，
これらの中には報告間で異なる知見が得られているケースもある．これは，前述の薬物動態の変
化のように遺伝子変異の影響を定量的に評価することが難しいことが挙げられるが，臨床研究の
成果を評価する際には以下の点に留意する必要がある．

　① 解析デザインの妥当性

　レスポンダー群とノンレスポンダー群はどのように定義されているか，臨床評価のエンドポイ
ントの設定が適切か否かは重要な点である．ケースコントロールスタディーにおいて，レスポン
ダー群や有害作用出現群は，正確でエビデンスのある臨床所見や検査値に基づいて定義されるべ
きである．

　② 解析する遺伝子変異の数

　前述の OATP1B1 でも述べたが，単一の遺伝子変異の情報ではなく，どのような変異が 1 本の

染色体上に位置しているのかという組み合わせ（ハプロタイプ）を用いて，薬物動態や薬物応答性への影響を評価することで合理的な解釈が得られることがある．β_2-アドレナリン受容体には，少なくとも 13 箇所の遺伝子変異が同定されている．各々の遺伝子変異の有無について，アロブテロールへの応答性を評価しても有意な関連は認めなかった．しかし，変異の組み合わせ（ハプロタイプ）で薬物応答性を評価すると，呼吸器機能を著明に改善するハプロタイプの存在が明らかとなった（図3・123）．これは，遺伝子上に点在する複数の変異を複合的に評価することの必要性を提唱するものである．これ以降，遺伝子変異の機能評価においてハプロタイプを考慮することの重要性が認識された．

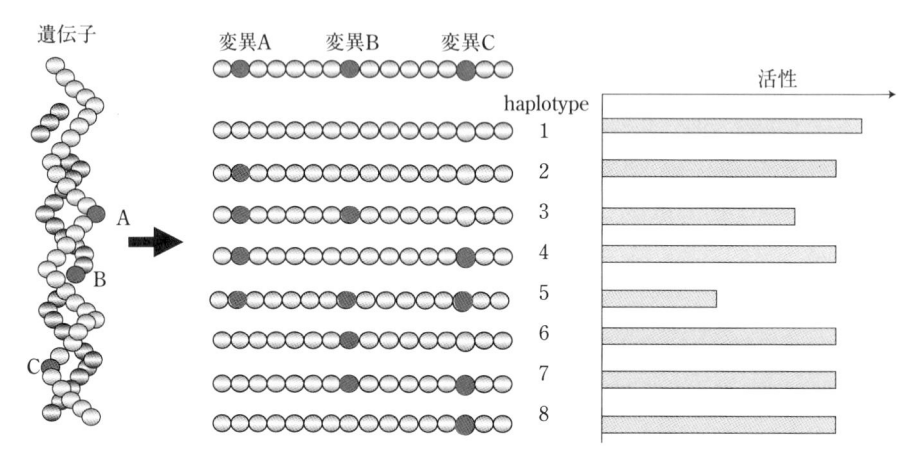

　ある遺伝子に3種類の変異が存在する場合，変異が1つの対立遺伝子上に存在するパターンは2^3通りで，8通りのハプロタイプが存在する計算となる．例では1種類の変異が存在するだけでは，活性にあまり影響しないが，2種類，3種類になるにしたがい，活性が低下している．ヒトには2本の染色体が存在するので，実際にはハプロタイプのペアとして評価する．ある患者に変異AとBがみられる場合，ハプロタイプ1と3，3と3，2と6のペアが考えられる．3と3のペアの場合，最も活性が低下することが推定される．変異の有無のみを考えるのではなく，そのパターンが重要になるケースがある．本文中のβ_2アドレナリン受容体では，13か所の変異があることから，ハプロタイプは2^{13}通り存在する計算となるが，実際にヒトでみられるハプロタイプは12種類であった．

図3・123　遺伝子変異の組み合わせ（ハプロタイプ）の概念図

③ 薬物応答性を評価する遺伝子の数

　薬物が薬理作用を発揮するためには，複数のタンパク質が関与する．抗うつ薬や統合失調症治療薬には，複数の受容体やトランスポーターに作用するものが少なくない．クロザピンの薬物応答性を評価した薬理遺伝学研究では，9種類の受容体と神経伝達物質輸送体の遺伝子上にある 19か所の変異について検討が行われた．その結果，4種類の遺伝子上にある6か所の変異の有無を考慮することで，薬物応答性を95%以上の精度で予測することが可能であると報告している．

表 3・42　薬物代謝酵素の遺伝子多型と薬効・体内動態への影響 ①

代謝酵素	基質薬物	変位の種類・部位	変位の頻度	薬効・体内動態への影響	補足説明
CYP1A1	多環芳香族炭化水素 芳香族アミン	CYP1A1*1		詳細は不明	(頻度は白人での結果)
		CYP1A1*2	CYP1A1*2A（7〜18%）CYP1A1*2C（<10%）		
		CYP1A1*3	<1%		
		CYP1A1*4	2〜6%		
CYP1A2	フェナセチン テオフィリン カフェイン	CYP1A2*1A		クロルプロマジンによる遅発性ジスキネジアが *1F 型で軽度となることを指摘する報告がある. エノキサシン, メキシレチン, フルボキサミンとテオフィリンとの相互作用は CYP1A2 を介した作用である.	(頻度は日本人での結果) カフェインにより個々の代謝能の評価が可能. 代謝能が著しく低下する個体（5〜15%の頻度）が存在するが, 原因遺伝子多型の特定には至っていない. また, 喫煙により強く誘導されるが, 誘導の程度と遺伝子多型との関与を指摘する報告もある.
		CYP1A2*1B			
		CYP1A2*1C	21%		
		CYP1A2*1D	42%		
		CYP1A2*1E	8%		
		CYP1A2*1F	39%		
		CYP1A2*2			
CYP2A6	ロシグモン テガフール ニコチン	CYP2A6*1		CYP2A6 で選択的に代謝される薬剤は今のところ, 明らかにされていないが, 変異を有することで, テガフールの血中濃度の上昇が報告されている.	(頻度は日本人での結果) *4, *7, *10 が酵素欠損者の原因遺伝子型. CYP2A6 欠損者は日本人で3〜5%程度. ニコチンにより個々の代謝能の評価が可能.
		CYP2A6*4	CYP2A6*4C（20%）		
		CYP2A6*7	6.5%		
		CYP2A6*10	1%		
CYP2C9	ワルファリン（WF） トルブタミド（TB） フェニトイン（PHT） 非ステロイド系抗炎症薬 グリニシド（GPD）	CYP2C9*1		遺伝子変異を有することで, 基質薬物の血中濃度は上昇する. 抗凝固能（WA）の増強, 中枢毒性（PHT）の発現, 低血糖症状の増強（TB&GPD）が報告されている. 遺伝子型に応じた投与設計法が報告されている（PHT）.	(頻度は日本人での結果) 日本人では, *3 変異が特に重要であるが, その多くは, ヘテロ型（*1/*3）で存在しており, *3/*3 のホモ型は国内では極めてまれである.
		CYP2C9*2	0%		
		CYP2C9*3	2〜3%		
		CYP2C9*4	<1%		
CYP2C19	プロトンポンプ阻害剤（PPI） ジアゼパム カリソプロドール モクロベミド	CYP2C19*1		遺伝子変異を有することで, 基質薬物の血中濃度は上昇する. 酵素欠損者では, PPIs による胃十二指腸潰瘍改善率, H.Pylori 除菌率の著明改善がみられることから, 遺伝子型に応じた投与設計法が提唱されている. オメプラゾールとモクロベミドとの相互作用は CYP2C19 を介した相互作用であるが, 本相互作用によるモクロベミドの血中濃度の上昇は酵素欠損者ではみられない. 酵素が正常に機能する非欠損者のみでみられる相互作用である.	(頻度は日本人での結果) CYP2C19 欠損者は日本人で約20%程度. 変異の数が増加するに従い, 代謝能が低下する gene-doseeffect が認められる. PPIs の testdose により個々の代謝能の評価が可能.
		CYP2C19*2	30%		
		CYP2C19*3	11%		

表 3・42 薬物代謝酵素の遺伝子多型と薬効・体内動態への影響 ②

代謝酵素	基質薬物	変位の種類・部位	変位の頻度	薬効・体内動態への影響	補足説明
CYP2D6	・β-ブロッカー 　・メトプロロールなど 抗うつ薬 　・イミプラミン 　・デシプラミン 　・ノルトリプチリン 抗不整脈薬 　・プロパフェノン 抗ヒスタミン薬 　・メキシレチン 麻薬・手術鎮痛薬 　・コデイン 　・トラマドール 抗精神病薬 　・ハロペリドール 　・フェノチアジン類	CYP2D6*1 CYP2D6*2 CYP2D6*3 CYP2D6*4 CYP2D6*5 CYP2D6*8 CYP2D6*10 CYP2D6*14 CYP2D6*18 CYP2D6*21	40% 10% <1% <1% 4% <1% 37% <1% <1% 1%	遺伝子変異を有することで、基質薬物の血中濃度は上昇する。遺伝子型に応じた投与量設計が必要。薬効についての報告を以下に抜粋する。PMsは酵素欠損で、副作用が生じやすい場合。 ・β-ブロッカーの作用、副作用（徐脈、低血圧）増強（PMs）。 ・抗うつ薬の副作用（抗コリン作用）増強。 ・フェノチアジンによる尿路性アシドーシス（PMs）。 ・コデイン（モルヒネ）による副作用の増強、依存性の低下（代謝活性が高い場合）。 ・抗精神病薬の錐体外路症状（遅発性ジスキネジア）の増強。 ・トラマドールの鎮痛効果減弱。 ・プロパフェノン副作用の増強。	（頻度は日本人での結果） デキストロメトルファンのtestdoseにより、個々の代謝能の評価が可能。*5変異はCYP2D6遺伝子の全欠損であり、酵素欠損の原因遺伝子。日本人でのPMsの頻度は1%以下である。*10変異が日本人に多く、原因遺伝子型が*5/*10、*10/*10がIMsに分類される。者とPMsの中間型の代謝能を示す。IMs（intermediate metabolizers）の頻度は高い、これは、非欠損遺伝子型である。
CYP2E1	・クロルゾキサゾン ・アセトアミノフェン ・エタノール	CYP2E1*1 CYP2E1*2~*4 CYP2E1*5 CYP2E1*6~*7	 20%	エタノールによる肝障害性や依存能との関連が指摘される。	
CYP3A4/5	カルシウム拮抗薬 　・ニフェジピン 　・ジルチアゼム ベンゾジアゼピン類 　・ミダゾラム 免疫抑制剤 　・シクロスポリン 　・タクロリムス マクロライド系抗生物質 　・エリスロマイシン アゾール系抗真菌薬 HIVプロテアーゼ阻害薬 　・リトナビル その他 　・キニジン 　・エトポシド 　・アルフェンタニール	CYP3A4*1 CYP3A4*2 CYP3A4*16 CYP3A5*1 CYP3A5*3 CYP3A5*6	 <1% 2% 74% 1%	基質薬物の体内動態、効果には大きな個人差がみられ、これらの変異では個人差の説明には至っていない。 ミダゾラムとエリスロマイシンの相互作用が強い、小腸のCYP3A4の関与も経口投与時で顕著であり、小腸のCYP3A4の関与も著である。ケトコナゾール、イトラコナゾールもCYP3A4を阻害する。これに対し、リファンピシンは強力な誘導作用をもつ。グレープフルーツジュースによるCYP3A4阻害が原因とされる相互作用：フェロジピン、ニフェジピン、シクロスポリン、ミダゾラム、トリアゾラム、サキナビル。	（頻度は日本人での結果） 小腸に高発現するCYP3A4の原因の一つであり、薬剤のバイオアベイラビリティーを左右する。CYP3A4と3A5は共通した基質薬物の代謝に関与する。ニフェジピンとミダゾラムが例として挙げられるが、それぞれの寄与の程度は不明である。

表 3·42　薬物代謝酵素の遺伝子多型と薬効・体内動態への影響 ③

代謝酵素	基質薬物	変位の種類・部位	変位の頻度	薬効・体内動態への影響	補足説明
ジヒドロピリミジンデヒドロゲナーゼ（DPYD）	フルオロウラシル	DPYD*1		DPD は，5-FU 代謝の律速酵素であることから，代謝能の低い患者では 5-FU の致死的副作用（骨髄抑制，消化器症状）が増強する．	（頻度は日本人での結果）*4，*5，*6 変異と酵素活性との関連は明確ではなく，*2，*3 変異が重要となる．G1156T や G1003T など重要と思われる新規変異が報告されつつある．DPD 活性は末梢血単核球で強いことから，血球中 DPD 活性と 5-FU 尿中濃度モニターが有用な場合がある．
		DPYD*2	<1%		
		DPYD*3			
		DPYD*4	1%		
		DPYD*5	35%		
		DPYD*6	4%		
		DPYD*7~*10			
チオプリン S-メチルトランスフェラーゼ（TPMT）	アザチオプリン（AZP）6-メルカプトプリン（6MP）	TPMT*1		日本人での検討では，*3C や *6 の変異を有することで，リウマチ，白血病治療時，白血球減少などの副作用により，投与を中止したとの報告がある．その他，造血障害などの副作用発現症例がある．遺伝子変異による投与量の調節については，欠損者に対する投与量は通常の 1/10~1/15 を指摘する報告がある．	（頻度は中国系アジア人での結果）AZP は体内で非酵素的に変換され，6MP となる．6MP の薬効の本体はチオグアニンヌクレオチドであるが，不活性化を担うのが TPMP である．アジア人種での酵素低下または欠損者の頻度は 2~4%．日本人の場合，*3，*6 の存在が報告されており，いずれも代謝能低下が示唆される．
		TPMT*2			
		TPMT*3	*3C (<1%)		
		TPMT*4			
		TPMT*5			
		TPMT*6	<1%		
		TPMT*7			
UDP-グルコシルトランスフェラーゼ（UGT1A1）	イリノテカン ビリルビン	UGT1A1*1		イリノテカンによる白血球減少症や下痢の重篤化が報告されている（*6，*28 変異）．	イリノテカンは，カルボキシエステラーゼにより加水分解され，SN-38（強力な活性代謝物）に代謝される．SN-38 はさらに，UGT1A1 によりグルクロン酸抱合を受け，胆汁中に排泄される．変異はいずれも活性の低下を招き，頻度は日本人（がん患者）での結果．UGT1A1 はビリルビン抱合も担っているので，機能低下患者では，体質性黄疸を呈する．
		UGT1A1*6	12.20%		
		UGT1A1*7	0%		
		UGT1A1*27	1.3%		
		UGT1A1*28	13.6%〔(TA)nTA〕		
		UGT1A1*29	0%		
N-アセチル化酵素（NAT2）	イソニアジド（INH）プロカインアミド（PA）サラゾスルファピリジン（SASP）スルファメタジン トジララジン カフェイン	NAT2*4	40%	変異を有することで，基質薬物の血中濃度は上昇する．そのため，遺伝子型に応じた投与量調整の必要性がある．報告例：・SA は血中 INH 濃度が高く，有効性が維持される一方，肝障害や神経症状の副作用発現が増大する（例：*6A/*7B）・SA で，PA，SASP の副作用（抗核抗体上昇，全身性エリテマトーデス）に留意する．・スルファピリジンによる副作用（悪心，嘔吐，頭痛，溶血性貧血，肝障害）発現頻度の増加．	（頻度は日本人での結果）リファンピシンで誘導される．代謝能から大きく 3 群に分類される：rapid acetylator（RA,40%），intermediate acetylator（IA,40%），slow acetylator（SA,10%）．INH は加水分解により肝毒性の高いヒドララジンとなる．SA では，ヒドララジンの生成能が高い傾向にあり，本現象も，肝障害の高発現率に関与する．
		NAT2*5	NAT2*5B (3%)		
		NAT2*6	NAT2*6A (20-30%)		
		NAT2*7	NAT2*7B (10-20%)		

表 3・43 薬物輸送タンパクの遺伝子多型と薬効・体内動態への影響

輸送タンパク	基質薬物	変異の種類・部位	変位の頻度	薬効・体内動態への影響	補足説明
MDR1（P-糖タンパク質）	抗がん剤 ・ビンカアルカロイド ・アントラサイクリン ・エトポシドなど、HIVプロテアーゼ阻害薬免疫抑制薬 ・タクロリムス 消化器用薬 ・ロペラミド その他 ・オンダンセトロン ・フェキソフェナジン ・ベラパミル ・エリスロマイシン ・イトラコナゾール ・モルヒネ ・キニジン	T-129C	6%	報告されている変異の有無による影響：ジゴキシンの吸収率の変化、ジゴキシンとクラリスロマイシンとの相互作用の程度、HIV治療薬の効果の差、タクロリムスによる中枢毒性の増強、フェニトインの体内動態の変化など、各種移植時の拒絶反応などの予後（タクロリムス）など。P-糖タンパク質を介した薬物相互作用：ジゴキシンとベラパミル、クラリスロマイシン（機能1と2）、キニジンとロペラミド（機能3）、ジゴキシンはP-糖タンパク質の強力な誘導剤でもあり、ビジンはP-糖タンパク質が経口投与された場合で顕著となる。本相互作用はジゴキシンとグレープフルーツジュース（機能1）、エトポシドとキニジン、タニドロールとベラパミル（機能1）。	（頻度は日本人での結果）MDR1遺伝子はヒトにおいてP-糖タンパク質をコードする遺伝子である。ヒトでの主発現部位：消化管・腎尿細管・腎尿細管上皮細胞、肝細胞胆管側膜、脳毛細血管内皮細胞、胎盤など。各発現部位での機能は次のとおり。消化管（機能1）：上皮細胞内に移行した薬物を消化管内腔へ排出することにより、吸収率を妨げている。P-糖タンパク質の阻害剤は、薬物を尿へ排出する作用をする。腎臓（機能1と2）：消化管と同様、薬物の血液側への作用をする。P-糖タンパク質の阻害剤は、血中濃度の上昇につながる。血液脳関門（機能3）：脳毛細血管内皮細胞の血液側に低下や副作用。P-糖タンパク質の増大とともに中枢性副作用の増加につながる。
		G2677T (Ala → Ser)	39%		
		G2677A (Ala → Thr)	18%		
		A2956G (Met → Val)	<1%		
		C3435T	42%		
MRP2/cMOAT	CPT-11,SN38 プラバスタチン アンピシリン セフトリジン	G1249A (Val → Ile)	12%	MRP2遺伝子変異は直接（抱合型）高ビリルビン血症を示すDubin-Johnson症候群の原因となる。直接ビリルビンは胆管への排泄や胆汁に障害をきたすので、血中ビリルビン値は遺伝的に上昇するのである。薬効や体内動態への多型の関与は不明であるが、基質薬物で胆汁排泄型排泄型の薬物への影響が予想される。	（頻度は日本人での結果）肝細胞胆管側膜に発現しており、グルタチオン抱合体、グルクロン酸抱合体、脂肪酸抱合体の胆汁中への排泄に関与する。近位尿細管の刷子縁膜にも発現しており、種々物質や代謝物の尿細管再吸収を防止または分泌される。その他、A4145Gなどの変異も予想される。
		C2302T (Arg → Trp)	<1%		
		C2366T (Ser → Phe)	<1%		
		G4348A (Ala → Thr)	<1%		
OATP1B1	プラバスタチン プロスタグランジン E$_2$ トロンボキサン B$_2$ ロイコトリエン C$_4$ 塩酸イリノテカン	A388G (Asn → Asp)	60%	多くのスタチンを基質とする。521T>Cを中心とする*15で輸送能の著明な低下が生じる。その結果、生体内においては、基質薬物の血中濃度が著明に上昇する。	（頻度は日本人での結果）MRP2が肝細胞胆管側膜で、肝臓からの出口とすると、OATP1B1は肝細胞血管側膜に発現し、いわば肝への入り口といえる。機能の低下は、肝での薬物代謝の遅延、さらに、排泄に影響することが予想される。
		A452G (Asn → Ser)	4%		
		T521C (Val → Ala)	16%		
		C1007G (Pro → Arg)	1%		
		G1454T (Cys → Phe)	1%		
OATP2B1	フルバスタチン アトルバスタチン プラバスタチン グリベンクラミド リナチビル 塩酸セリバスロール フェキソフェナジン アリスキレン	9-basedeletion (Glu26Asn27Thr28del)	7%	生体中では多くの組織、臓器に発現している。SLCO2B1*3は輸送機能の低下を伴う、小腸からの薬物吸収を考える場合に取り込み低下はバイオアベイラビリティの低下の原因となる。	（頻度は日本人での結果）SLCO2B1の輸送機能はグレープフルーツジュースなどの柑橘系のジュースで阻害される。
		C109T (Pro → Thr)	1%		
		G601A (Val → Met)	4%		
		G935A (312Arg → Gln)	33%		
		C1457T (486Ser → Phe) (SLCO2B1*3)	31%		
BCRP	エピルビシン 4-メチルウンベリフェロン（主に硫酸抱合体） トポテカン ダウノルビシン	G34A (Val → Met)	18%	生体中では多くの組織、臓器に発現している。421C>Aは輸送機能の低下を伴う、小腸からの薬物吸収を考える場合に排出の低下はバイオアベイラビリティの上昇の原因となる。	（頻度は日本人での結果）421C>Aは東洋人で頻度が高いが、白人では低い。そのため、A変異のホモ型は極めて少ない。
		C376T (Gln → stopcd.)	1%		
		C421A (Gln → Lys)	35.50%		
		C1515del (Met → stopcd.)	0.50%		

表 3·44　薬物受容体の遺伝子多型と薬効・体内動態への影響

受容体	治療薬	変位の種類・部位	変位の頻度	薬効・体内動態への影響	補足説明
β_2-アドレナリン受容体	**β_2 作動薬** フォルモテロール アルブテロール テルブタリン	C-47T	90%	変異の存在によるアルブテロール，フォルモテロールの呼吸機能改善効果の減弱（G46変異，ダウンレギュレーションの亢進，）や β_2 作動薬の呼吸機能改善効果に特に影響なし（C79G）との報告がある．また，気管支拡張作用，心筋に対する作用（心拍数の増加）などとの関連が指摘される．	（頻度は日本人での結果） A26G と C79G は受容体の脱感作を亢進させると考えられているが，成人の喘息には関連しないと考えられている．近年，ハプロタイプと喘息治療効果についての関連が報告されている（本文参照）．
		A46G（Arg → Gly）	50%		
		C79G（Gln → Glu）	10%		
		G100A（Val → Met）	?		
		C491T（The164Ile）	?		
アンジオテンシン-Ⅱ T₂ 受容体 （AT1R）	**AT1R 拮抗薬** カンデサルタン **ACE 阻害剤** ペリンドプリル	A1166C	9%	ペリンドプリルの血圧低下作用，動脈硬化改善効果増強（C変異保有患者）やカンデサルタンによる腎血液循環改善効果増強が報告されている．	（頻度は日本人での結果） アンジオテンシン-Ⅱ T₂ 受容体にも多型が知られている．
ブラジキニン B₂ 受容体	ACE 阻害剤	T-58C	40%	ACE 阻害剤による空咳増加（受容体発現量増加）．	（頻度は日本人での結果）
スルホニルウレア受容体（SUR1）	**スルホニル尿素系糖尿病薬** トルブタミド	The759The （exon 18）	4%	トルブタミドのインスリン分泌促進作用の減弱と C-ペプチド反応性低下（変異保有患者）．	（頻度はドイツ人での結果）変異は NIDDM 発症の危険因子の 1 つとの報告がある（ドイツ人では3%程度の変異保有率）．
		-3T/-3T （intron 5）	?		
セロトニン（5-HT）受容体 5-HT₂A 5-HT₂C	クロザピン（日本では未使用）	T102C	50%	クロザピンの精神病症状改善効果減弱（変異による mRNA の安定性の低下が原因とされる）．	（頻度はドイツ人での結果） 他変異とのリンク指摘がある．
		Cys23Ser	13%	クロザピンの精神病症状改善効果増強（変異による結合能の増強が原因とされる）．	（頻度はドイツ人での結果）
ドパミン（D）受容体 D₂ D₃	**抗精神病薬** ブロムペリドール ネモナプリド	Ser311Cys Taq1AA1 Taq1AA2	2% 50% 50%	抗精神病薬の錐体外路症状（遅発性ジスキネジア）の増強（変異による密度，結合能増加が原因とされる）．	（変異はいずれも日本人での結果） 変異と薬剤反応性については，必ずしも一致した知見が得られているわけではなく，報告間で異なる．
	抗精神病薬	Ser9Gly	27%	抗精神病薬の錐体外路症状（遅発性ジスキネジア）の増強（変異による結合能増加が原因とされる）．	
ビタミン D 受容体	**活性型ビタミン D₃ 製剤**	His305Gln	–	活性体ビタミン D₃ 製剤のくる病改善効果の減弱（変異による結合能の低下が原因とされる）．	

表 3・45 薬物標的タンパク，神経伝達物質輸送タンパク，イオンチャネルの遺伝子多型と薬効，体内動態への影響

薬物標的タンパク：薬物標的酵素・神経伝達物質輸送タンパク・チャネル	治療薬	変位の種類・部位	変位の頻度	薬効・体内動態への影響	補足説明
アンジオテンシン変換酵素 (ACE)	ACE 阻害剤 エナラプリル リシノプリル カプトプリル	Alu 様配列 挿入 (I type) / 欠損 (D type)	35% (D type)	ACE 阻害剤の腎血流循環・左心室肥大改善効果の増強 (D type)．冠動脈末梢における反応性の増大 (D type)．	（日本人での頻度）血中および腎臓中の ACE 活性上昇 (D type)．その他，AT₁受容体発現量などとの関連が報告されているが，報告間で異なる知見が得られている．その詳高血圧が多因子（遺伝）疾患であることから，その評価は難しくなるものといえる．
カリウムチャネル KvLGT1 (KCNQ1) (LQT1 の原因遺伝子)	β遮断薬 Na チャネル遮断薬 メキシレチン カリウムチャネル開口薬 ニコランジル	C435T	6%	先天的 QT 延長症候群については，非常に多くの研究報告がある．抜粋すると： ・β遮断薬の効果は，LQT1 で高く，LQT2,3 では低くなる．	日本人での頻度であるが，他の部位での変異も報告されている．また，ここに記載したすべての変異と遺伝子変異ではない．薬剤誘発性の QT 延長症候群と深く関与する報告も散見される．遺伝子の詳細は記載していないが，hKCNE 遺伝子変異とクラリスロマイシン，KCNE2 とスルファメトキサゾールなどがある．
		G1110A	4%		
		G1638A	28%		
HERG (KCNH2) (LQT2 の原因遺伝子)		T1467C	30%	・LQT3 に対しては，ペーシング様法が最も効果的である． ・Na チャネル遮断薬であるメキシレチンは，LQT1,2 でも効果が期待できるが，LQT3 が最も反応性が良好．・ニコランジルは，LQT1,2 に効果が期待される．・LQT3 には，フレカイニドが効果的である．	
		T1539C	30%		
		A1692G	6%		
		T1956C	12%		
		A2690C	2%		
ナトリウムチャネル SCN5A (LQT3 の原因遺伝子)		A1673G	8%		
		C3269T	4%		
		C5457T	46%		
		G5851T	<1%		
		欠損 (Lys1505-Pro1506-Gln1507)	?		
セロトニントランスポーター (5-HTT)	選択的セロトニン再取り込み阻害剤 フルボキサミン	プロモーター領域 44 塩基挿入 (L type) / 欠損 (S type)	?	フルボキサミンのうつ症状改善効果の減弱 (S type)	

3・10・5 ゲノム創薬と臨床応用

薬理遺伝学では，薬物動態制御遺伝子を中心として薬物応答性の個人差を解明する研究が現在も展開されており，これらにより得られる知見は，テーラーメイド医療を実現するための重要な情報源である．ヒト遺伝子の全塩基配列が解読され，同時に膨大な遺伝子情報を解析する技術も急速に確立されたことにより，ゲノム情報の活用は疾患メカニズムの解明や創薬，そして臨床応用まで幅広く展開している．さらに，近年ではDNAのメチル化やmicroRNAなど，いわゆるエピゲノムによる遺伝子発現調節が解明され，これらは新規のバイオマーカーとして位置づけられている．薬理遺伝学で取り扱う範疇は膨大なものになっているが，テーラーメイド医療に重要な知見が少しずつ整理されてきている．

(1) ゲノム創薬

薬理遺伝学に基づくゲノム創薬は，悪性腫瘍領域で積極的に応用されている．ヒト上皮細胞増殖因子受容体2型（human epidermal growth factor receptor type2：HER2）は，レセプタータイプのチロシンキナーゼであるHER2をコードするがん原遺伝子である．HER2の過剰発現は乳がんの悪性度や予後の悪さに関連することが明らかとなり，HER2に対するモノクローナル抗体トラスツズマブが開発された．その適応はHER2過剰発現が確認されたがんであるため，使用する際はがん組織中のHER2過剰発現の検査が必須となっている．その他に，上皮細胞増殖因子受容体（epidermal growth factor receptor：EGFR）の遺伝子変異陽性は，チロシンキナーゼ阻害薬であるゲフィチニブやエルロチニブの臨床効果を予測するバイオマーカーであること，抗EGFR抗体であるセツキシマブやパニツムマブの有効性が期待できる症例は，*K-RAS*遺伝子が野生型であることが明らかになっている．

分子標的薬は従来の化学療法薬と異なり，がん細胞の増殖に必要な特有の分子を対象としていることから，がん薬物療法に画期的な転換を与えたとともに，バイオマーカーによる個別化医療の実施を促進するものと期待される．しかし，前述のEGFRを標的とする分子標的薬どうしで有効性バイオマーカーが異なるように，真のバイオマーカー探索が一筋縄で解決しないなどの複雑さを呈している．

(2) 添付文書への記載と保険適用

前述のとおり，イリノテカンの用量調節を目的としたUGT1A1の遺伝子診断が保険適用となっている．投与前に遺伝子診断を行うことで重篤な下痢や血液毒性などの有害反応を未然に防ぐことが可能になる．薬物の体内動態やその効果に及ぼす遺伝子多型の影響が添付文書中に記載された医薬品は近年増えてきている（表3・46）．その対象はCYPに代表される薬物代謝酵素がほとんどであるが，今後は薬物トランスポーターについても記載例が増えていくと見込まれる．

表3・46 添付文書に遺伝子多型の記載がある医薬品

一般名	注意点
アトモキセチン塩酸塩 (注意欠陥／多動性障害治療薬)	CYP2D6 により代謝されるので，酵素欠損者では血中濃度が上昇し，有害反応が出現しやすくなる．
イリノテカン塩酸塩 (抗悪性腫瘍薬)	活性代謝物 SN-38 が UGT1A1 により代謝されるため，代謝機能低下者では，SN-38 の血中濃度が上昇し，毒性が強く発現するので，遺伝子診断による投与量調節が推奨される．
セレコキシブ (選択的 COX-2 阻害薬)	CYP2C9 により代謝されるので，*CYP2C9*3* 変異を有する患者では，血中濃度の上昇（*AUC* 比：*1/*1 = 1，*1/*3 = 1.6，*3/*3 = 3.0）が報告されている．
酒石酸トルテロジン (過活動膀胱治療薬)	CYP2D6 により代謝されるので，酵素欠損者ではトルテロジンの血中濃度が上昇し，QT 間隔の増加が観察されている．代謝物にも親薬物と同程度の活性がある．
フルオロウラシル (抗悪性腫瘍薬)	主代謝酵素である DPD 欠損者がまれに存在し，このような患者では，投与初期に重篤な有害反応が発現するとの報告がある（血中濃度の上昇を伴う）．
ボリコナゾール (抗真菌薬)	主代謝酵素である CYP2C19 には遺伝的代謝多型があるが，EM：HEM：PM の *AUC* 比は 12：20：65 であった．
ペルフェナジン (精神神経安定薬)	主代謝酵素である CYP2D6 の欠損者における血中濃度は正常者の約 2 倍高いという報告がある．
モダフィニル (精神神経用薬)	クロミプラミンとの相互作用が，CYP2D6 欠損者で特有な挙動を示すとの報告がある．
レトロゾール (アロマターゼ阻害薬)	CYP2A6 欠損者と非欠損者の比較で，定常状態における血中濃度には 2 倍の差があり，欠損者で高い．
ロルノキシカム (消炎鎮痛薬)	主代謝酵素である CYP2C9 の欠損者における血中濃度は高くなる可能性がある．
エリグルスタット酒石酸塩 (ゴーシェ病治療薬)	投与に先立って CYP2D6 の遺伝子型を確認し，遺伝子型および併用薬の種類に応じて投与量を調整する必要がある．

Column 遺伝子情報は個人情報

　従来は非個人情報として取り扱ってきたゲノムデータであるが，昨今の個人情報の保護に関する法律の改訂に伴い，互いに独立な 40 か所以上の SNP や 9 座位以上の STR（short tandem repeat：4 塩基単位の繰り返し配列）を含むものであれば，個人情報として取り扱う必要がある．これに該当しないゲノム情報であっても "要配慮個人情報" に該当するため，診療録やレセプトと同じ種類に含まれる．

3・11　時間薬理学

　社会の少子化および高齢化が進む中で，集団の医療から個の医療へとその重点が移りつつある．現在，**個体間変動要因**の代表例である遺伝子多型に関する研究およびその治療への応用は確立されつつあるが，遺伝子診断のみでは説明できない現象もある．したがって，**医薬品適正使用**のさらなる充実を図るには，個体間変動のみならず**個体内変動**に着目した研究の充実は必至である．こうした状況の中で，投薬時刻や投薬タイミングにより薬の効き方が大きく異なることがわかってきた（**時間薬理学：chronopharmacology**）[1,2]．また薬の効き方を決定する薬の体内での動き方や薬に対する生体の感じ方も生体リズムの影響を受ける．したがって投薬タイミングを考慮することにより医薬品の有効性や安全性を高めることも可能となる（**時間治療学：chronothera-py**）．最近では，医薬品の添付文書などに服薬時刻が明示されるようになってきた．生体リズム調整薬のみならず生体リズムを考慮した時間制御型 DDS（**chrono-drug delivery system**）や服薬時刻により処方内容を変更した製剤が開発されている（**時間薬剤学：chronopharmaceutics**）．その背景には時計遺伝子に関する研究の発展があげられる[1,2]．すなわち，時計遺伝子が，睡眠障害，循環器疾患，メタボリックシンドローム，がんなどの疾患発症リスクおよび薬物輸送・代謝リズムに深く関わっていることがわかってきた[1,2]．

3・11・1　医薬品適正使用と時間薬理学

（1）疾患と生体リズム

　起床時に副腎皮質ホルモンの急激な上昇により，我々は眠りから醒めて行動できるように身体の体勢が準備される．引き続き交感神経の活動が活発になり，眠りにつく頃には副交感神経の活動が活発になる．またホルモン分泌や神経活動の日周リズムと関連して様々な疾患に日周リズムが認められる（図3・124，図3・125）[1,2,3]．例えば，高血圧症患者では，1日の中で血圧が最高に達する午後に高血圧症状を示す．血圧の日周リズムとも関連して，クモ膜下出血や脳梗塞の発症頻度は，時間により大きく変化する．コレステロールの合成は夕方に高まる．喘息発作による呼吸困難の増加および最大気流量の低下は深夜に起こる．消化性潰瘍時の胃酸分泌増加は夜間に起こる．歯などの痛みは夜間から早朝に発現する．以上のように喘息，高血圧，高脂血症，内分泌疾患などでは，症状が悪化する時間帯が決まっており，投薬タイミングを比較的容易に設定できる．また，睡眠障害などのいわゆる生体リズム障害は，生体リズムが変容していることが問題となる

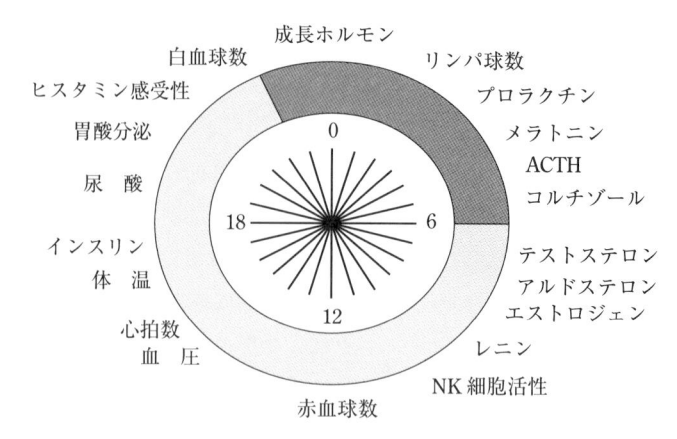

図 3・124　生体機能の日周リズム（ピーク時刻を示す）[1, 2, 3]

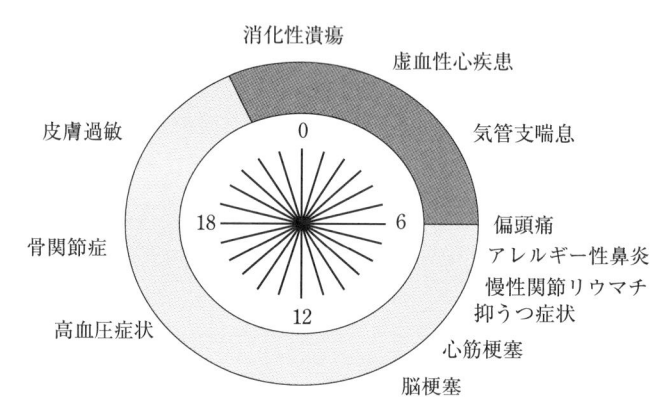

図 3・125　疾患の日周リズム（ピーク時刻を示す）[1, 2, 3]

(2) 薬効と生体リズム

　疾患症状の日周リズムの存在の有無にかかわらず多くの薬物の効果，副作用および薬物動態が，投薬時刻により異なることが知られている．その機序としてレセプター機能，神経伝達物質などの生体の感受性や吸収，分布，代謝，排泄などの薬物動態の日周リズムが関与している（図 3・126）．

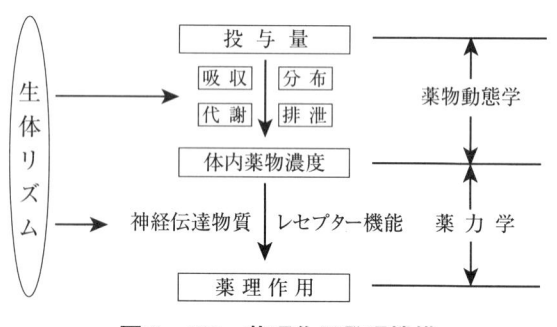

図 3・126　薬理作用発現機構

　プロプラノロールの心拍数減少作用および薬物濃度ともに投薬時刻による有意な差異が認められる（図 3・127）[4]．プロプラノロールの血中濃度は，8:00 投与時に最高値を示し，薬効の時間的変化と対応している．高脂血症治療薬の HMG-CoA 還元酵素阻害剤は，コレステロール生合成の律速段階をつかさどる酵素を阻害して，血清総コレステロール濃度を低下させる．コレステロールの合成は夜に高まるため，夕方投与した場合，コレステロール低下作用が強い[5, 6]．

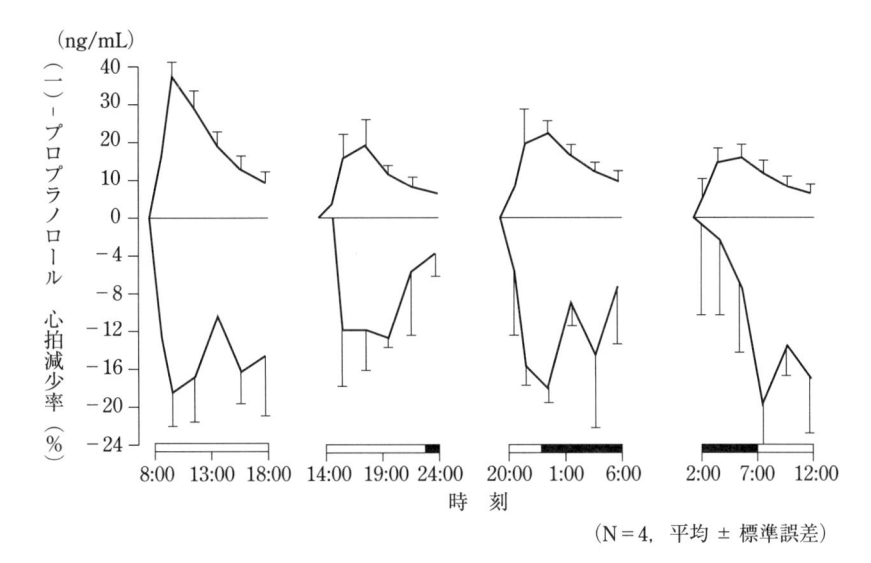

(N＝4, 平均 ± 標準誤差)

図3・127 プロプラノロールの薬物濃度および心拍数減少作用に及ぼす投薬時刻の影響[4]

　図3・128は, 喘息患者を対象にテオフィリンの最大気流量上昇作用および薬物動態に及ぼす投薬時刻の影響を示す[7]. 8:00投与では夜間に血中濃度が下降し, 夜間における気流量の低下に対し効果が認められない. 一方, 20:00投与では夜間の血中濃度を高く維持することができ, 夜間における気流量の上昇が可能となる. 夜間に気流量の低下や喘息発作による呼吸困難の頻度が高まる機序として, 夜間の交感神経機能の低下, コルチゾール濃度の低下, ヒスタミン濃度の上昇などがあげられる.

　大腸がん患者を対象としたフルオロウラシル, オキサリプラチン, ロイコボリンの併用療法に関する臨床試験成績について紹介する[8]. 投与方法は, 点滴速度を一定にした場合と不定にした場合（フルオロウラシル, ロイコボリンを4:00に最大量, オキサリプラチンを16:00に最大量とした時間薬物治療）で比較検討している（図3・129）. 50%以上の腫瘍の縮小を示す奏効率は, 時間治療で有意に高い（表3・47）. また重篤な消化器障

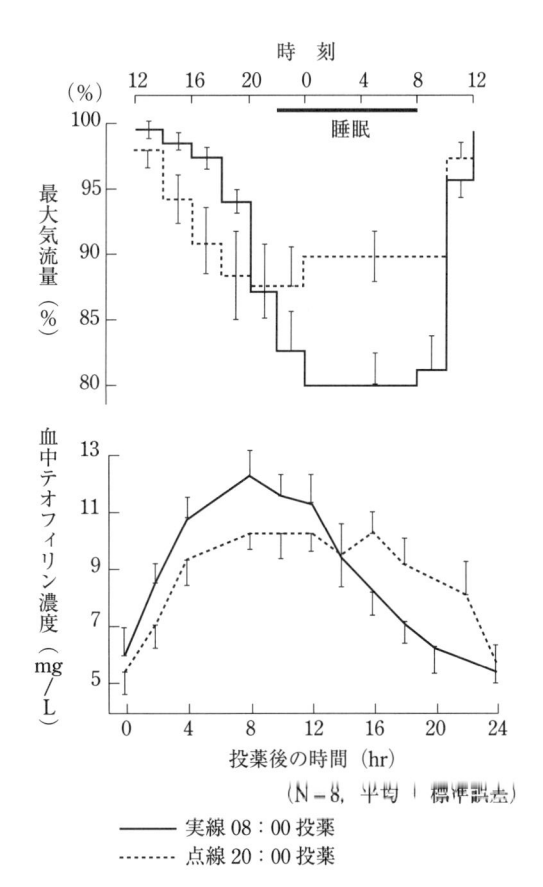

(N＝8, 平均 ± 標準誤差)

　　―――― 実線 08：00 投薬
　　‥‥‥‥ 点線 20：00 投薬

図3・128 テオフィリンの最大気流量上昇作用および薬物濃度に及ぼす投薬時刻の影響[7]

害や神経障害のため治療を中断あるいは中止した症例は，時間治療で有意に軽減される．毒性の標的臓器である骨髄および消化管粘膜のDNA合成能には，活動期に最高値を示す有意な日周リズムが認められる[9]．DNA合成リズムと関連して合成能が低下する時間帯にはS期特異性薬剤であるフルオロウラシルの毒性が軽減できるため増量が可能である．またシスプラチンによる吐き気や腎毒性は夕投与時と比較して朝投与時に高く，シスプラチンの腎からの排泄量の投薬時刻による差異が関与している[10]．

以上の薬物の他に副腎皮質ホルモン，向精神薬，解熱鎮痛薬，免疫抑制薬，局所麻酔薬，抗潰瘍薬など多くの薬物で時間薬理学的所見が報告されている．

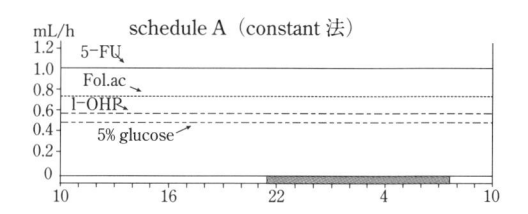

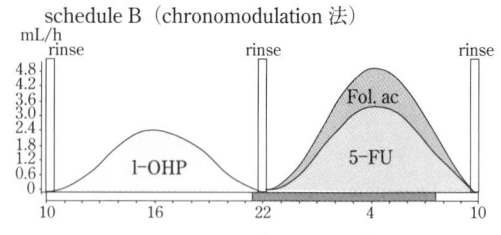

5-FU：フルオロウラシル （600 mg/m²）
Fol. ac.：ロイコボリン （300 mg/m²）
l-OHP：オキサリプラチン （20 mg/m²）
5日投与＋16日休薬

**図3・129　大腸がん患者を対象としたクロノ
ポンプによる時間薬物投与計画[8]**

表3・47　大腸がん患者を対象とした投与方法による効果および副作用の比較[8]

指標	投与方法		
	一定速度	不定速度（時間治療）	統計解析
患者数（効果）	93	93	
50%以上の腫瘍縮小（副作用）	27 （29%） <	47 （51%）	P < 0.05
中止，中断した症例	47 （51%） >	26 （28%）	P < 0.01
粘膜炎	70 （76%） >	13 （14%）	P < 0.01
末梢神経障害	29 （31%） >	14 （16%）	P < 0.01

(3) 薬物動態と生体リズム

薬の効果や毒性の発現には，作用部位の薬物に対する感受性のみならず作用部位の薬物動態が関与している．薬物動態の日周リズムは，吸収，分布，代謝，排泄の時間的変化により生じる．各過程は，図3・130に示すように生理機能の日周リズムにより制御されている[11,12,13]．

経口投与時の薬物吸収過程は，薬の物理化学的性質，生体膜の面積と構造，胃内通過時間および消化管のpH，運動および血流量などの要因により支配されている．これらの要因には，日周リズムが認められ，薬物吸収の日周リズムの機序として考えられている．多くの脂溶性薬物は，

夜投与と比較して朝投与により吸収が促進されることが知られている．また朝食と夕食といった摂食条件の差異が薬物の吸収の時間的変化に関与している．バルプロ酸は，朝投与時に夜投与時と比較して吸収が有意に促進しているが，朝食と夕食の食事内容を均一にするとその差異は消失する．徐放性製剤や腸溶錠などの剤形により薬物吸収の日周リズムが変化する点にも配慮すべきである．経口投与以外の投与経路に関して，局所麻酔薬やニコチンの皮膚の透過性やカルシトニンの鼻腔粘膜からの吸収の時間的変化が知られている．動物実験において点眼剤（チモロール）の眼組織への移行に日周リズムが認められる．

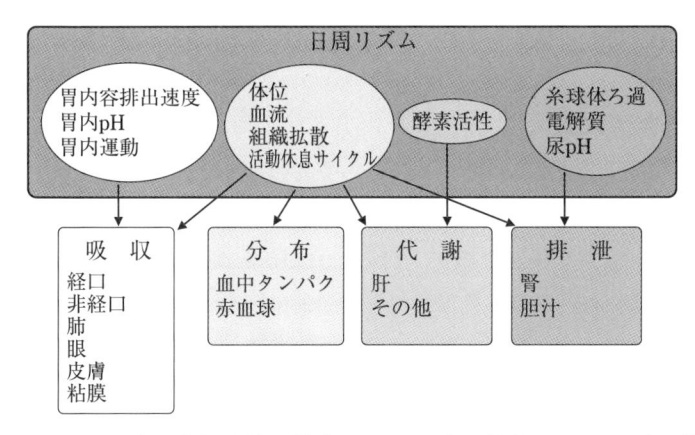

図 3・130　時間薬物動態の機序としての生理機能の日周リズム[11]

　薬物は血中タンパク（アルブミンやグロブリン）と結合するため，血中タンパク濃度や薬物タンパク結合率に影響を及ぼす血中遊離脂肪酸などの生体内物質の日内変動により遊離型の薬物濃度が変動し，その結果薬物の組織への移行性が変化することが考えられる．カルバマゼピン，フェニトイン，バルプロ酸，ジアゼパムなどの抗てんかん薬やシスプラチンなどの抗腫瘍薬に関して，遊離型の血中濃度が変化することが知られている．このような変化は，タンパク結合率が高く，みかけの分布容積の小さい薬物で認められる．また生体膜を介した薬物の移行性に日周リズムが認められる．1つのモデルとして，赤血球への薬物の移行性の日周リズムが，局所麻酔薬，インドメタシン，テオフィリンなどの薬物で報告されている．

　薬物の肝代謝は，一般に肝酵素活性および肝血流量により制御されている．両者ともに日周リズムを示し，薬物代謝の日周リズムの機序として考えられる．酵素活性の日周リズムに関して，肝臓，腎臓，脳などで報告されているが，すべて動物を対象とした研究である．肝代謝は，高い抽出率を有する薬物では，肝血流量に支配される．健常人を対象とした研究で肝血流量は，朝，最高値を示すことが知られている．間接的ではあるが，親化合物とその代謝物を評価することにより，いくつかの薬物で酸化，還元，抱合などの過程に日周リズムの所見がヒトでも報告されている．アミノピリン，カフェイン，カルバマゼピン，メトトレキサート，フェニトインなどの代謝で報告されている．最近，遺伝子型と薬物代謝の表現型との関連が活発に研究されている．薬物代謝の表現型から評価して，代謝が亢進している群と低下している群の 2 群間で，デブリソキ

ンの代謝能が昼間低下することが明らかにされている[14]. このように, 遺伝子型ごとに薬物代謝能の日周リズムを比較検討することにより, 個体間変動を減少させ, 個体内変動をより正確に評価できるものと考える.

大部分の薬物が腎臓を介して排泄される. 糸球体ろ過, 腎血流量, 尿の pH および尿細管の再吸収は, 活動期に高まる有意な日周リズムを示す. これが主として腎から未変化体として排泄される親水性薬物の排泄の日周リズムの機序と考えられる. 例えば, 薬物の腎排泄は, イオン化率と関連があり, 尿の pH の日周リズムにより支配されている. サリチル酸ナトリウムやスルファシマジンのような酸性薬物は, 朝投与と比較して夜投与により急速に排泄される. その他, 薬物の排泄経路として胆汁中の排泄があるが, これに関して時間薬理学的所見は報告されていない.

(4) TDM と生体リズム

薬物治療の有効性と安全性を高めるためには, 薬物の効果を最大限に高め, その有害反応を最小限に抑える工夫が望まれる. とりわけ薬物療法の個別化は, 治療医学の重要な課題の1つである. この1つの回答として登場したのが, **TDM (therapeutic drug monitoring)** であり, 臨床薬物動態学の理論に基づき投与量・投与間隔を科学的に調節することが可能になってきた. しかしながら, 現行行われている薬物投与計画法は, その基礎となる個々の患者の薬物動態値ならびに薬物に対する反応性が, 日中, 夜間など時間帯によって変動しないという前提の上に成り立っている. したがって, 最適な投与時刻については何も解答を与えてくれない. しかしながら, 生体リズムや時間薬理学に関する研究の発展により, 至適な投与時刻設定の必要性, そして投薬時刻についての科学的根拠が解明されつつある. これらの薬物投与計画においては, 投与量・投与間隔のみならず, 投与時刻も正確に調節することが望まれる.

TDM においては, ベイズ推定法による患者の薬物動態パラメータ推定, 血中濃度予測などが頻繁に行われている. これに用いられる薬物動態値は, 一般に, 朝ないし昼間に行われた試験から得られたものである. しかし, TDM 対象薬物のテオフィリン, バルプロ酸, アミノグリコシド系抗生剤などの薬物動態値は有意な日周リズムを示すことが報告されている. このように薬物動態値に日周リズムの認められる薬物に関して, 日中と夜間それぞれの母集団薬物動態値を考慮したベイズ推定法による投与設計の試みがある.

8名の健常男子大学生を対象に, バルプロ酸 (VPA) 400 mg を1日2回朝 8:30 と夜 20:30 に9日間経口投与した (図3・131, 図3・132, 図3・133, 表3・48, 表3・49)[15]. 8日目の朝と夜の内服直前と内服後 0.5, 1, 2, 3, 4, 6, 8, 12 時間目に採血を行った. また翌日9日目の朝および夜内服後 1, 2 時間目 (最高血中濃度付近), 12 時間目 (最低血中濃度付近) に採血を行った. 8日目のデータを用い 1-コンパートメントモデルに従い求めた朝および夜服薬後の投薬時刻別薬物動態値を使用して9日目の朝および夜服薬後の血中 VPA 濃度を予測した. その際予測の正確度に及ぼす予測に使用した投薬時刻別薬物動態値の影響を検討した. その結果, 朝服薬後の 1, 2 時間目の濃度の予測は, 前日の朝服薬後の薬物動態値を使用した際良好であったが, 夜服薬後の薬物動態値を使用した際正確度は低下し underestimation を示した. 一方, 夜服薬後の 1, 2 時

間目の濃度の予測は，前日の夜服薬後の薬物動態値を使用した際良好であったが，朝服薬後の薬物動態値を使用した際正確度は低下し overestimation を示した．服薬後 12 時間目の血中濃度の予測は両者で差異は，認められなかった．以上の結果から連投時の血中 VPA 濃度の予測に際し，薬物動態の個体内変動としての投薬時刻の影響を情報として取り入れることによりその正確度が高められることが判明した．同様の所見は，少数の測定値からでも種々のパラメータを算出可能なベイズ理論に基づく**母集団薬物動態解析**での検討においても認められた．

テオフィリンの場合，朝 8:00 時投与と夜 20:00 時投与で著明な薬物動態の差を示し，夜 20:00 時投与で気流量の低下が軽減される．これは，夜間における血中濃度の維持と密接に関連する．このことが，1 日 1 回夜投与のテオフィリン徐放錠誕生の背景となっている．Chrystyn らは，外来患者を対象に，テオフィリン持続製剤内服時，ベイズ法による血中濃度予測性への採血時間の影響を検討し，サーカディアンリズム（特に吸収相）が血中濃度予測性に影響を及ぼすことを認め，朝の時間帯の採血を勧めている [16]．

以上，血中薬物動態に日周リズムの認められる TDM 対象薬物では，ルーチンの血中濃度を"読む"作業や，薬物動態パラメータ推定や血中濃度予測などの予測作業において注意が必要となろう．今後これまでの用量–濃度–反応関係の理論式にコサイナー法などのリズム解析法を適用していくことが望まれる．理論式の誘導に関して検討が進められているが，実用化には解析に多数のサンプル数を必要とするなどの問題点も存在する．TDM の領域の用量–濃度–反応関係の解析では少数の測定値からでも種々のパラメータを算出可能なベイズ理論に基づく母集団薬物動態解析が使用されており，リズム解析法に基づく時間投薬設計でも検討されていくことが望まれる．

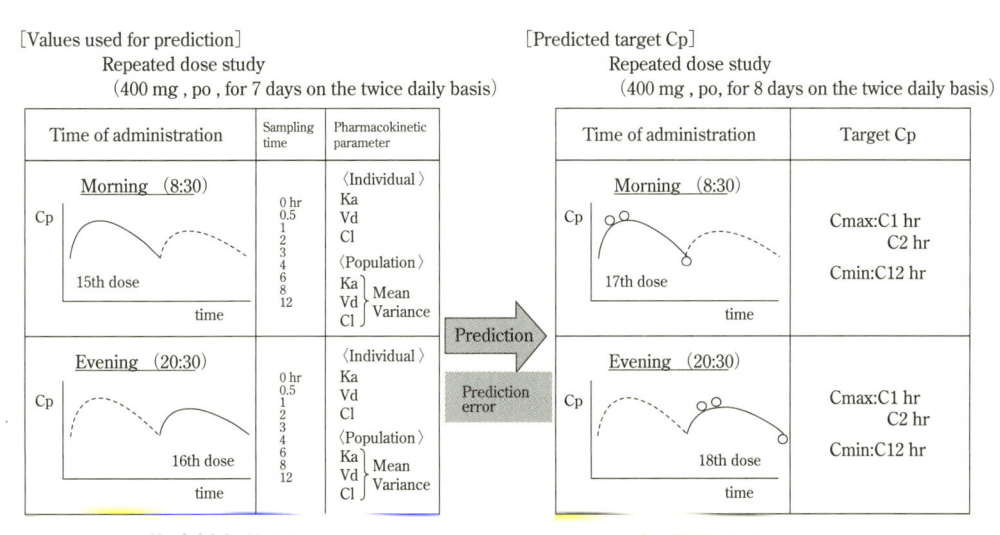

図 3・131　投薬時刻を考慮した薬物動態値による血中バルプロ酸濃度の予測精度に関する実験計画 [15]

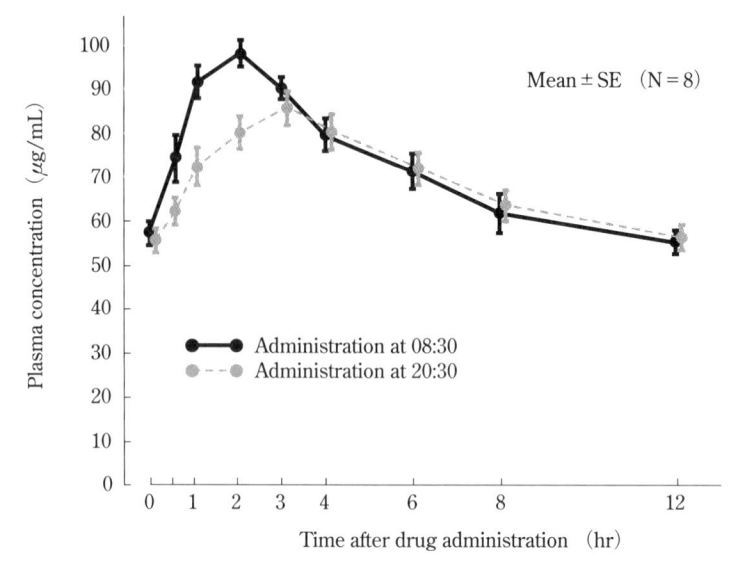

図3・132 バルプロ酸（400 mg）投薬後の血中濃度に及ぼす投薬時刻の影響 [15]

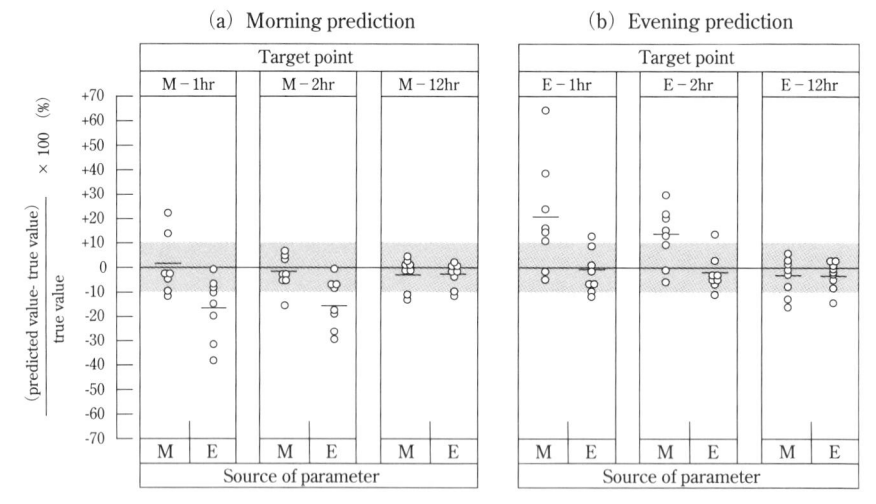

左は朝投薬後，右は夜投薬後のバルプロ酸濃度の予測を示す．M は朝投薬後，E は夜投薬後の薬物動態値を使用した予測を示す．

図3・133　投薬時刻を考慮した薬物動態値による血中バルプロ酸濃度の予測精度 [15]

表 3・48　被験者の特性 [15]

Items		Mean ± SD
Age	（years）	24.0 ± 2.3
Weight	（kg）	62.5 ± 6.9
Albumin	（g/dl）	5.4 ± 0.2
Creatinine	（mg/dl）	1.1 ± 0.1
BUN	（mg/dl）	13.7 ± 2.5
GOT	（KU）	14.5 ± 7.5
GPT	（KU）	12.4 ± 10.7
ALP	（KAU）	5.1 ± 1.0
A/G		1.9 ± 0.2

Number of subjects （$N = 8$）

表 3・49　バルプロ酸の薬物動態に及ぼす投薬時刻の影響 [15]

Time of administration		k_a (1/hr)	C_{max} (μg/mL)	t_{max} (hr)	AUC (μg·hr/mL)	V_d (l/kg)	CL (mL/kg/hr)	k_e (1/hr)	$t_{1/2}$ (hr)
Morning	Mean	1.57	99.7	1.5	882	0.117	6.4	0.057	12.6
（8：30A.M.）	(SD)	(0.42)	(8.8)	(0.53)	(92)	(0.025)	(0.80)	(0.011)	(2.7)
Evening	Mean	0.74	88.8	2.88	841	0.112	6.74	0.064	11.6
（8：30P.M.）	(SD)	(0.49)	(7.9)	(0.64)	(103)	(0.033)	(0.96)	(0.020)	(3.0)
Statistical Significance		$p < 0.05$	$p < 0.01$	$p < 0.05$	NS	NS	NS	NS	NS

$p < 0.01$, $p < 0.05$：When compared between morning and evening by paired t-test or wilcoxon matched pairs signed-ranks test （two-tailed）.

3·11·2　創薬と時間薬理学

（1）生体リズム調整薬

　生体リズムは，生活パターン，治療状況，疾患の症状など様々な要因により影響される[17]．すなわち，生体リズムは種々の要因により位相（ピークを示す時間）が前進したり後退する．また振幅が小さくなり消失することもある．例えば，栄養液の投与方法によりコルチゾールの日周リズムは大きく異なる（図 3・134）[18, 19]．通常の食事リズムにあわせて栄養液を昼間投与した場合，コルチゾールは朝最高値，夜最低値を示す．一方，栄養液を夜間投与あるいは 1 日中連続投与した場合には，コルチゾールの日周リズムは変容する．またインターフェロンの副作用として，うつ状態，不眠などが報告されているが，その機序としてコルチゾールおよびリンパ球数などの生体リズムが変容することが一部関与しているものと思われる（図 3・135）[20, 21, 22]．

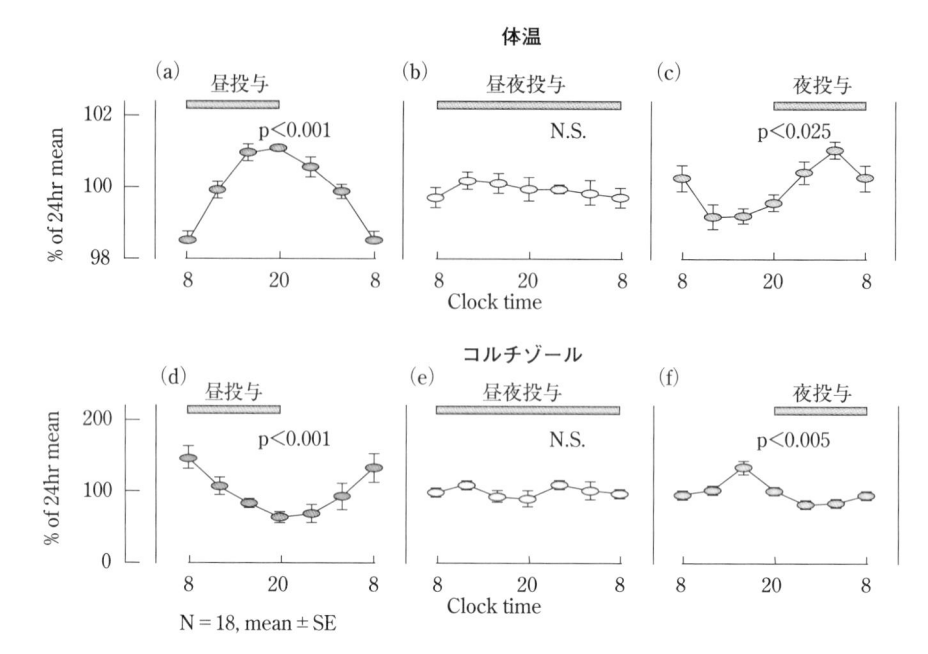

図3・134 体温およびコルチゾールの日周リズムに及ぼす経腸栄養液の投与タイミングの影響 [18, 19]

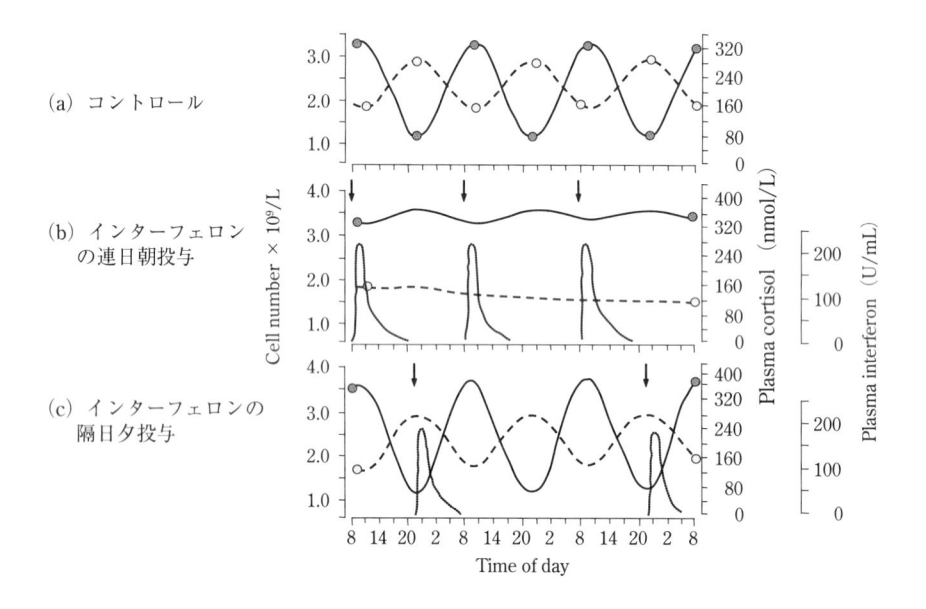

矢印は IFN の投薬時刻を示す．a：薬物治療を行っていない場合，b：IFN を1日1回朝投与した場合，c：IFN を2日に1回夜投与した場合．

図3・135 リンパ球と血漿コルチゾール濃度の日周リズムに及ぼすインターフェロン投薬タイミングの影響 [21]

　メラトニンは松果体から分泌されるホルモンであり，その分泌は日周リズムを示し，臨床的に睡眠を誘発するため，時差ぼけ治療薬として用いられている [23,24]．例えば，日本から米国西海岸に移動しメラトニンを現地時間の夜の始まり（日本時間ではまだ昼間）に服用すると，睡眠誘発と位相前進作用が起こることが確認されている．また睡眠障害などの生体リズム障害に対し有効性が確認されている [25,26,27]．さらにメラトニンの受容体を標的とした医薬品も開発されている．その他，種々の薬物が体内時計機構に作用し，生体リズムの位相をシフトさせることが明らかとされている [28,29,30]．以上のように薬物や摂食条件により生体内環境，すなわち生体リズムを操作することにより積極的な時間治療を展開できる．

(2)　生体リズムと DDS

　これまでの放出制御型 DDS 開発の目的は，体液中薬物濃度を一定に維持するための 0 次の放出パターンをもつ放出制御の工夫であった．しかしながら，多くの薬物の薬物動態に日周リズムが存在し，一定の血中濃度は期待できない．また一定の薬物濃度の維持がレセプターなどのダウンレギュレーションを誘発し，必ずしも最適の薬物治療となりえない．このような背景から時間薬理学的所見に基づいた DDS の開発が望まれる [31-39]．現在，時間により注入速度を変えることが可能なクロノポンプが抗がん剤の時間治療に使用されている（図 3・129 参照）．経口剤としてはテオフィリン徐放錠ユニフィルが喘息治療に使用されている（図 3・136，図 3・137）[32,33,36]．この製剤は，親水性セルロースおよび疎水性高級脂肪アルコールからなる均質なマトリックス構造の錠剤である．1 日 1 回夕食後投与により，喘息発作が好発する夜中に高い血中テオフィリン濃度を維持して，気管支喘息などの予防効果を期待する．また狭心症・早朝血圧上昇予防には，就寝前に投与して早朝の効果を期待する投与設計が合理的と考えられる．ベラパミルを含む遅延・持続放出錠 Covera-HS は半透性膜の内側に遅延用被いを加えて，通常の浸透ポンプに放出遅延機構を付与している（図 3・138，図 3・139）[34,35,36]．1 日 1 回就寝前投与により約 10 時間後にピーク濃度を示す．親水性高分子としてヒドロキシエチルセルロースを用いて，カルシウム拮抗剤ジルチアゼムの遅延放出錠が開発されている [37]．その他，硝酸イソソルビドを薬物保存層に分散させ，透過促進剤ミリスチン酸イソプロピルを粘着層に含む経皮治療システムおよび薬

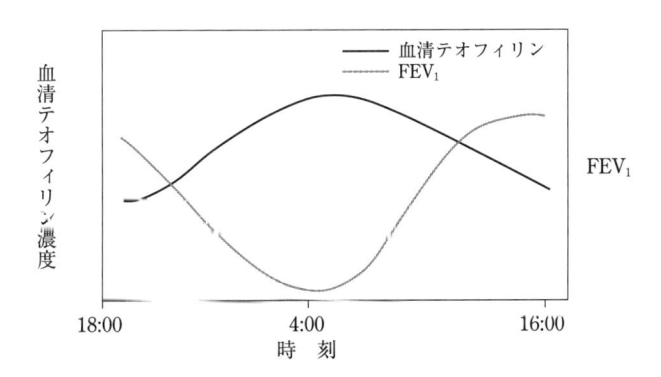

図 3・136　呼吸機能の日周リズムとテオフィリン含有遅延放出・制御放出錠の血中濃度推移 [32,33,36]

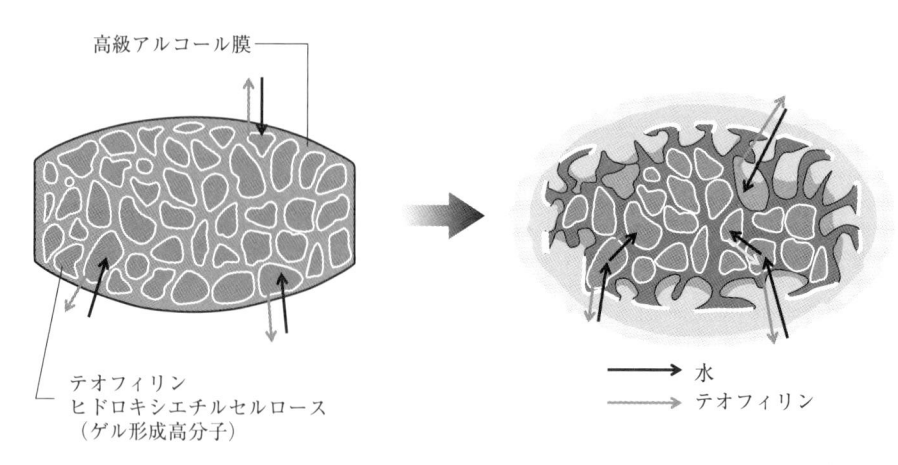

図3・137 テオフィリン含有遅延放出・制御放出錠の模式図[32, 33, 36]

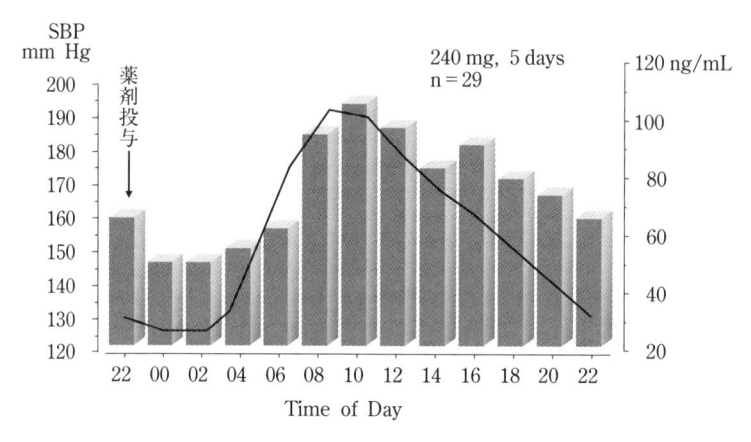

図3・138 血圧の日周リズムとベラパミル含有遅延放出・制御放出錠の血中濃度推移[34, 35, 36]

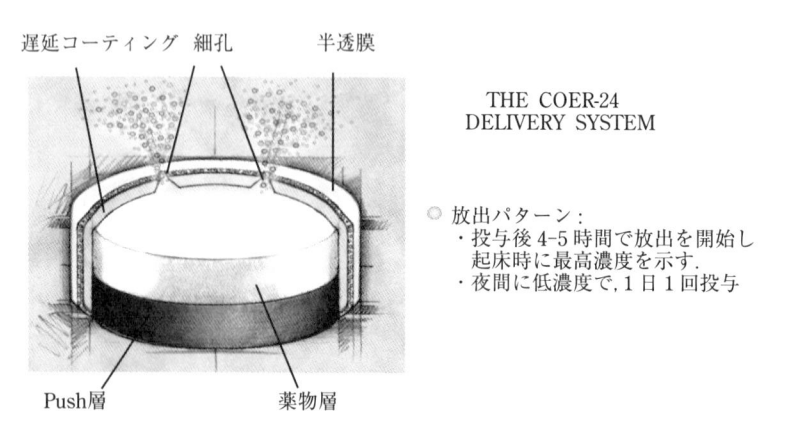

図3・139 ベラパミル含有遅延放出・制御放出錠の模式図[34, 35, 36]

効成分の血中移行量を電場の on-off で時間制御できるイオントフォレシスなどの開発が進められている [36-39].

3・11・3　生体リズムの制御機構

　生体には，体内時計が存在し，種々の生体リズムを制御している [40-47]. その本体は，視神経が交差する SCN（suprachiasmatic nucleus）に位置し，時計遺伝子により制御されている（図3・140, 図3・141, 図3・142). この遺伝子は中枢のみならず末梢組織でも発現しておりローカル時計として機能している. このことは SCN が中心時計としてはたらき，他の部位に発現している時計遺伝子はローカル時計としてはたらき，SCN から何らかの情報（ホルモン，神経機能）が他の臓器の機能をコントロールしている. すなわち，生体は体内時計の階層構造をうまく利用し，生体のホメオスタシス機構を維持している. 体内時計の発振周期は，24 時間ではなく，ヒトの場合約 24.2〜25.1 時間である. つまり体内時計は正確に 24 時間周期で変動するのではなく，短い場合や長い場合が存在する. 環境サイクルのない，いわゆる恒常環境下での約 1 日の変動リズムを「概日リズム」という. このような変動を 24 時間のサイクルに合わせることを「同調」といい，光が最も強力な作用を示す. また，体内時計が発する概日リズム振動のことを「発振」という. その信号が例えば松果体のメラトニン分泌を調節するような機構を「出力」という. つまり，生体リズム機構は同調，発振，出力から成り立っているといえる.

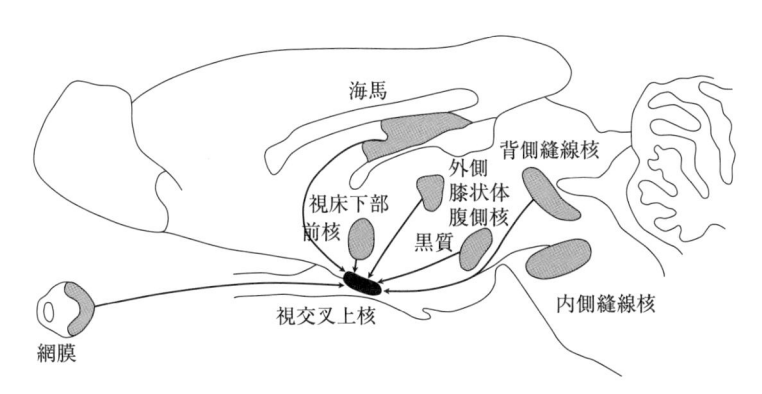

ラットでは視床下部の視交叉上核が「生物時計」の座と考えられている.

図 3・140　体内時計 [1,2]

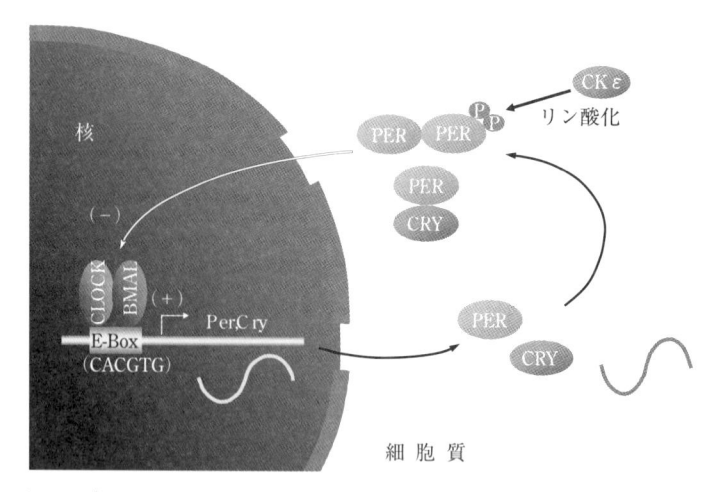

時計振動遺伝子の転写は負のフィードバック機構で制御されている．例えば，*Per* 遺伝子の転写はポジティブ因子である CLOCK と BMAL1 のヘテロ二量体が *Per* 遺伝子上流に存在する E-box 配列（CACGTG）に結合することによって活性化される．また *Per* 遺伝子産物がネガティブ因子となり，自らの転写を抑制する．

図 3・141　哺乳類における体内時計の分子機構 [1, 2]

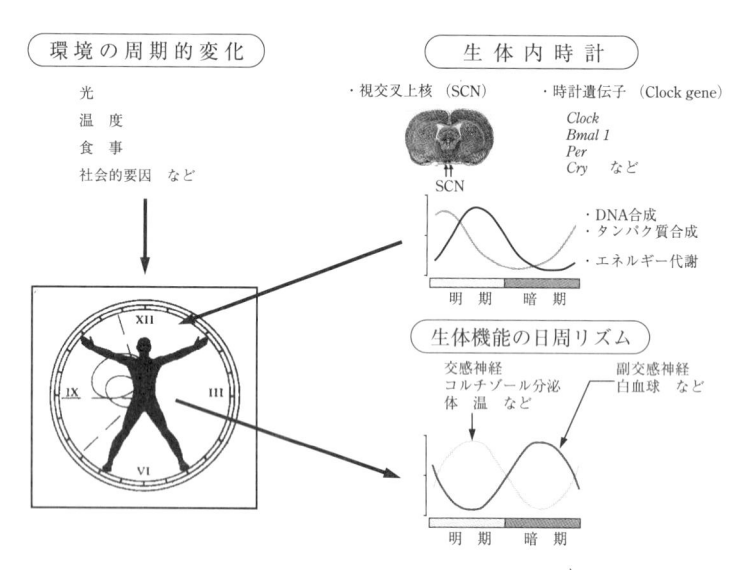

図 3・142　生体リズムの制御機構 [1, 2]

3・11・4　時間治療の今後の展開

(1) 疾患と体内時計

　血圧および心拍数は昼間に高値を示し，夜間に低値を示す[48, 49]．心筋梗塞，不安定狭心症，心臓突然死などの急性冠症候群，脳梗塞あるいは冠動脈スパスムは，早朝に多発する．この機序の一端として，早朝に血液凝固能が亢進することも関与している．これは血小板凝集能の亢進と線溶系の活性低下に起因する．血液凝固因子および線溶系因子の中で，プラスミノーゲンアクチベータ（tPA）とプラスミノーゲンアクチベータインヒビターI（PAI-1）の活性は，明瞭な日周リズムを示す．*Pai-1* 遺伝子発現の日周リズムは，E-box を介して CLOCK と CLIF（BMAL2）のヘテロダイマーにより転写活性化され，PER2 および CRY1 により抑制される．

　遊離脂肪酸の血中濃度に日周リズムが存在することから脂肪細胞における時計遺伝子の存在が示唆されてきた．実際に脂肪細胞で時計遺伝子が発現していること，時計遺伝子の1つである BMAL1 が脂肪細胞の分化に必須である[50, 51]．BMAL1 は脂肪細胞における脂肪酸およびコレステロール合成を活性化し，その一方で脂肪酸分解を抑制して細胞内における脂質の蓄積を増大させる．また他の時計遺伝子変異マウスにおいてメタボリックシンドロームの発症が認められる．

　睡眠相前進症候群（advanced sleep phase syndrome：ASPS）は，朝の早すぎる時刻に覚醒し，夕方や夜の早すぎる時刻に眠くなる疾患である．睡眠，体温，メラトニンの各周期が正常より4時間進んでいる「早起き」型を示す．患者は夜の早すぎる時刻での強い眠気や朝の不眠を訴える．米国で，ASPS が常染色体性優性形式で家族内に多発する家系が複数発見された[52, 53]．この家族性睡眠相前進症候群（familial advanced sleep phase syndrome：FASPS）は，*Per2* 遺伝子の 662 番目のセリンがグリシンに置換した突然変異（S662G）と関係している．

　その他の時計遺伝子の変異により生体リズムが障害されることも明らかにされている．

(2) 薬物活性と体内時計

　疾患症状や生体機能に日周リズムが存在するため添付文書などに至適投薬時刻が記載されている．一方で，疾患症状の日周リズムの存在の有無にかかわらず多くの薬物の効果，副作用および薬物動態が，投薬時刻により異なる．その機序としてレセプター機能，神経伝達物質などの生体の感受性や吸収，分布，代謝，排泄などの薬物動態の日周リズムが関与している．すなわち，薬物の効果や副作用の時間的変動を考慮して，投薬時刻により投与量を調節することが望まれる．

　がん細胞の増殖および血管新生に関わる血管内皮細胞増殖因子（VEGF）に日周リズムが存在し，時計遺伝子により制御されている（図3・143）[54]．種々のがん細胞を移植したマウスを対象に，血管新生阻害薬は，明期（休息期）開始時刻である 7:00 投薬において，暗期（活動期）開始時刻である 19:00 投薬と比較してより高い血管新生阻害効果および抗腫瘍効果を示す．その機序として，血管新生阻害薬の標的分子の1つである VEGF の発現量は，時計遺伝子により制御され，VEGF の発現量が上昇する明期前半に投薬することで，血管新生阻害薬が効果的に作用し，より高い抗腫瘍効果が得られると考えられる．

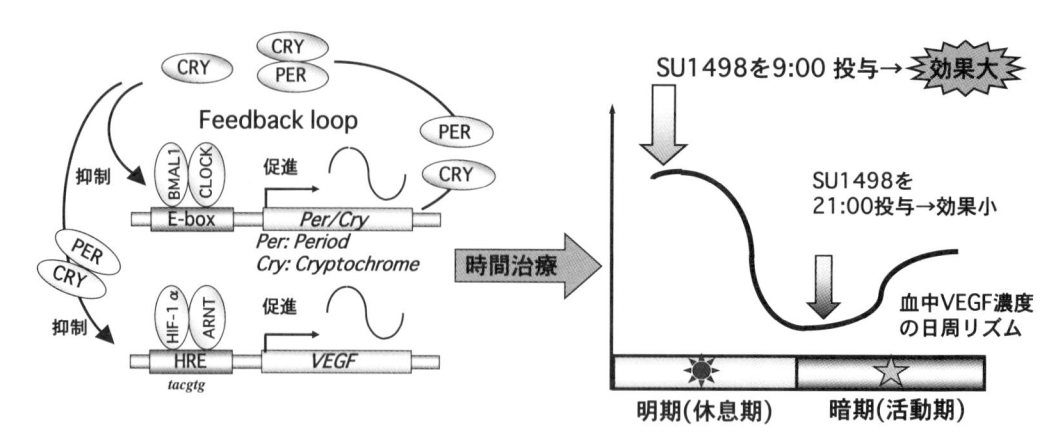

図3・143 腫瘍細胞内における *VEGF* 遺伝子発現リズムの制御機構と投薬タイミングに関する
模式図 [54]

　神経障害性疼痛は，神経のダメージで発症する慢性的な痛みで，軽い触刺激でも激痛を引き起
こす「痛覚過敏」を特徴とする．神経障害性疼痛の発症には，脊髄のミクログリアという細胞で
増えるプリン受容体が重要な役割を担っており，この受容体はアデノシン三リン酸（ATP）で刺
激されて強い痛みを引き起こす．一方で，神経障害性疼痛における痛覚過敏の程度は，時刻によ
り変動することが知られていたが，その仕組みは不明だった．マウスを用いた実験により，副腎
皮質からのホルモンの分泌が上昇する時間帯に，脊髄のアストロサイトから ATP の放出が増え
ることを見出した [55]．放出された ATP はミクログリアのプリン受容体を刺激して痛みを悪化さ
せていた．すなわち，副腎皮質ホルモンにより生じる ATP 放出の概日リズムが，神経障害性疼
痛の時刻の違いを引き起こしていることを突き止めた．これらの知見から，痛みを特定の時間帯
に悪化させる分子を標的とした治療薬の開発や神経障害性疼痛の新しい治療法の構築に繋がるこ
とが期待される．

　近年，腫瘍の組織学的な解析が進み，腫瘍組織が遺伝的な不均一性を示す細胞群で構成され，
浸潤・転移・抗がん剤感受性・再発などに関与していることが明らかになってきた．時計遺伝子
は，がんにおいても細胞増殖因子や細胞周期制御因子の発現にリズムを生じさせ，発症，病態お
よび化学療法剤に対する感受性などに影響を及ぼしている．がんの増殖に関わる血管新生因子で
ある VEGF のリズムが転写レベルで，アポトーシスに関わる p53 およびオートファジーに関わ
る mTOR がタンパク分解過程でリズムを刻んでいる．腫瘍組織中には aldehyde dehydrogenase
（ALDH）の活性が高値を示す「がん幹細胞様細胞（cancer stem-like cell：CSC）」の存在が認め
られる．CSC はこれらの組織中に数％程度しか存在しない．しかし，多分化能を有し，体性幹
細胞と同様な性質を備えており，腫瘍形成能，転移性能のみならず，薬剤抵抗性や放射線耐性と
も深く関係している．そのため，CSC はがん化学療法の治療標的の 1 つとして注目されている．
悪性度の高い乳がんモデルとしてマウス乳がん細胞 4T1 を対象に，概日時計機構と腫瘍組織中
の CSC の動態変化との関係について検討した結果，マウスに移植した 4T1 腫瘍中で高い ALDH
活性を示す細胞数に概日リズムが認められた [56]．このリズムは低い ALDH 活性を示す細胞によ

り制御されていた．すなわち低い ALDH 活性を示す細胞からの Wnt10A による周期的な刺激により腫瘍中での高い ALDH 活性を示す細胞数の概日リズムが引き起こされていた．腫瘍組織中の高い ALDH 活性を示す細胞数の概日リズムを指標にした ALDH 活性阻害剤の投薬時刻により腫瘍増殖が有意に抑制された．本研究で得られた知見は，ALDH 活性の概日リズムを指標とするがん幹細胞様細胞を標的にした難治性乳がんの新規治療法開発に繋がる可能性がある．

(3) 薬物動態と体内時計

　肝臓は薬物代謝や解毒を行う重要な臓器である．肝臓では多くの遺伝子が日周リズムを示す．ラットの肝臓を対象としたマイクロアレー解析の結果，3,906 の対象遺伝子の中で約 30% の遺伝子が明瞭な日周リズムを示す[57]．その中で約 90% の遺伝子の振幅強度は 1.5 倍以下であり，67 の遺伝子が明瞭な日周リズムを示す．これらは，遺伝子の転写，薬物代謝酵素，トランスポーター，シグナル伝達および免疫関連の遺伝子である．

　生体膜上に存在するトランスポーターは，薬物の消化管からの吸収や，肝臓内への取り込み，胆汁中への排泄，脳への移行，腎臓からの排泄などに関与している．*Abcb1* 遺伝子によってコードされる P-糖タンパク質 multidrug resistance protein 1（MDR1）は，消化管において，小腸上皮細胞内に取り込まれた化合物を消化管の管腔側へ汲み出す排泄型トランスポーターとして機能している．マウス小腸からのジゴキシンの吸収は日周リズムを示し，その成因として *Abcb1a* 遺伝子の発現リズムが関与している[58]．また，ルシフェラーゼアッセイおよびクロマチン免疫沈降法により，*Abcb1a* 遺伝子の発現リズムは，PAR bZip 転写因子（DBP，HLF，TEF）を介した体内時計の分子機構によって制御されている．一方，MDR1 の基質となるタクロリムスやジゴキシンのヒトでの体内動態には服用時刻の違いよる有意な差異が認められる．

　皮膚の水分量に関与している *AQP3* 遺伝子に着目して *AQP3* 遺伝子発現の日周リズム制御機構について解析した．マウス背部皮膚の *Aqp3*（*mAqp3*）遺伝子およびタンパク質には，Wild-type マウスでは暗期前半をピークとする発現リズムが存在したが，*Clock/Clock* mutant マウスでは，*mAqp3* 遺伝子の発現リズムが認められない[59]．また，マウスの背部皮膚の水分含量の日周リズムは，Aqp3 発現リズムと対応していた．*mAqp3* 遺伝子の発現リズムが分子時計により制御されている．次にヒトにおける *hAQP3* 遺伝子の発現に日周リズムが存在するか否か HaCaT 細胞に高濃度血清処置を施し同調させた結果，*BMAL1*，*PER1* などの時計遺伝子の発現量は約 24 時間周期のリズミカルな変動を示した．*hAQP3* 遺伝子の mRNA およびタンパク質の発現量は約 24 時間周期の変動が認められ，AQP3 の基質であるグリセロールの取り込み量にも同様の変動が認められた．グリセロールは自然保湿因子と呼ばれ，表皮の水分を保持するはたらきを担っているが，グリセロールの取り込みのリズムが表皮水分含量のリズムを形成していることが示唆された．*hAQP3* 遺伝子の転写活性は CLOCK/BMAL1 により制御されている．本研究の結果より，*AQP3* 遺伝子をターゲットとした医薬品・化粧品のより効果的な使用時刻の確立に役立つと考えられる．また生体のトランスポーターリズムの種差の影響はシスプラチン（CDDP）でも検討されている[60]．

　ヒトチトクロム P450 の分子種の 1 つである CYP3A4 は，医薬品の約半数の代謝に関与し，その薬物代謝能には大きな個体差が存在する．一方，CYP3A4 の基質となる薬物の体内動態やステロイドの尿中代謝物量には日周リズムが認められる．血清で処理した培養ヒト肝細胞で，*Cyp3a4* 遺伝子の発現は日周リズムを示す．*Cyp3a4* 遺伝子の転写活性調節領域には PAR bZip 転写因子の結合配列が存在し，その転写活性は DBP によって促進される．また，本配列への DBP の結合は，*Cyp3a4* の mRNA 量の日周リズムと関連しており，*Cyp3a4* 遺伝子の発現リズムも分子時計によるコアループによって制御されている．同様の所見は，他の CYP 分子種でも認められる[61]．

　現在，世界的に問題視されている慢性腎臓病（CKD）の治療は，根本的治療法はなく対症療法がメインである．CKD は二次的疾患を併発することが多く，肝臓の薬物代謝能（CYPs 発現）が変容することが注目されている．特に CKD 患者は多種の薬物を服用しているため，薬物による有害事象が起こりやすい状況にある．また，肝臓の CYPs は多くの生理活性分子の合成，代謝に関わり生体の恒常性維持に重要である．よって CKD 時の CYPs 発現変容機構の解明は重要であり，新規の CKD 病態機構解明の糸口になる可能性がある．そこで CKD モデルマウスを対象に，分子時計機構を基盤として肝 CYPs 発現変容機構の解明と，CKD 病態に及ぼす CYPs 変容の影響を検証した（図 3・144）[62,63]．

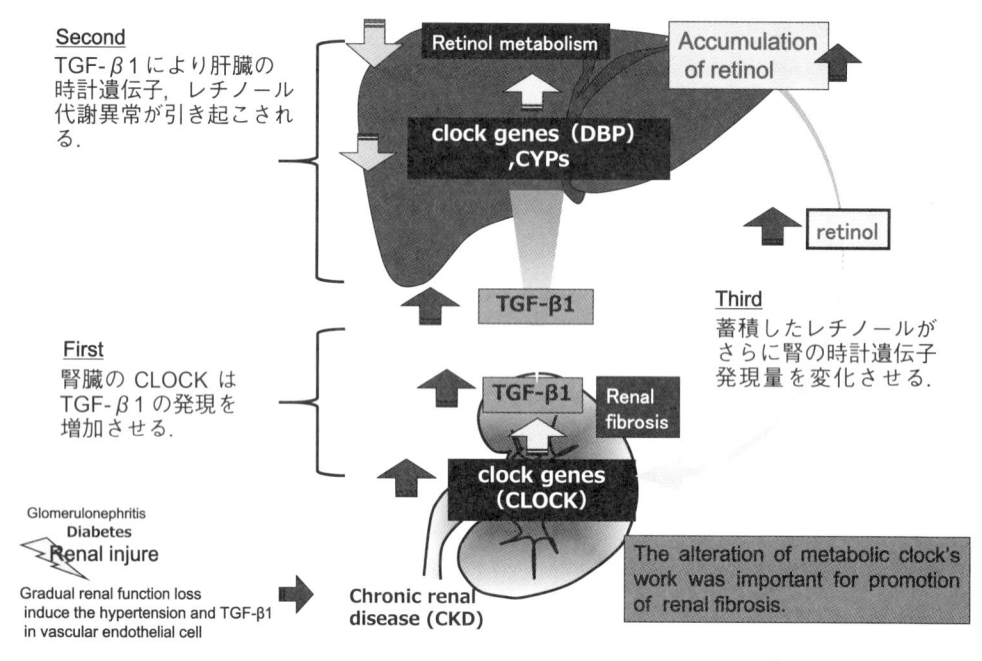

図 3・144　分子時計による臓器連関と腎不全機構 [62,63]

　その結果，TGF-β1 による腎-肝連関，レチノールによる肝-腎連関を組み合わせて，腎-肝-腎連関が CKD 時には生じており，その過程で時計遺伝子が関与していることを明らかにした．具体的には，5/6 腎摘出により作成した慢性腎不全モデルマウスの肝臓において，転写因子 DBP

および CYP3A11 発現量の低下および TGF-β1 シグナル活性の亢進を明らかにした．これらの機序および生理学的意義を詳細に検討する目的で，慢性腎不全モデルマウスの肝臓で，遺伝子発現変化の網羅的解析をマイクロアレイ法で行った．その結果，慢性腎不全モデルマウスの肝臓で，薬物代謝に関わる多くの遺伝子の発現量が低下することを明らかにした．その中でも，分化誘導に関わるレチノール代謝の変容に着目し，発現が低下したレチノール代謝関連遺伝子の詳細を調べると，すべて CYPs であることが明らかとなった．それらの中で，CYP3A11 はヒトでは CYP3A4 に相当する分子種の１つであり，CYP26A1 はレチノール代謝の律速酵素の１つであることから，この２つに着目して検討を行った．慢性腎不全モデルマウスの CYP3A11 および CYP26A1 の発現低下は，angiotensin II 受容体阻害剤の投与で抑えられ，原因因子の１つとして TGF-β_1 の関与が示唆された．損傷部位である腎臓や血圧上昇による血管内皮ストレスからの TGF-β_1 発現亢進が血液循環を介し肝臓に移行し，DBP の発現量が減少し，CYP3A11，および CYP26A1 が減少することで，レチノールが代謝不全により過剰に蓄積することを明らかにした．肝臓の代謝機能の低下により上昇したレチノールが腎臓において，線維化および炎症に関与することを明らかにした．

（4）分子時計を基盤にした創薬

肝臓がんは未だアンメットメディカルニーズの高い疾患である．肝臓がんは，慢性肝炎そして肝硬変を経て発症するが，その機構は未だ明らかにされていない．本研究では，分子時計を基盤にした新規の肝がん発症機構を解明し，新しい慢性炎症，肝がんの治療薬の開発を目指した．ジエチルニトロソアミン（DEN）の飲水投与による慢性炎症-肝がんモデルマウスを作製し，肝がん発症機構を分子時計機能の側面より解析した．その結果，肝臓における分子時計により制御される細胞周期調節因子（Ccrf）発現リズムが変容し，DEN による炎症に関与していることを明らかにした．そこで Ccrf を標的とする新規炎症発がん治療薬を探索するために，東京大学 創薬オープンイノベーションセンター所有のコアライブラリー9600 を対象に化合物スクリーニングした．その結果，新規の Ccrf 発現抑制作用を示す化合物を同定し，また化合物の最適化を試みている．

（5）DDS と体内時計

薬を薬理作用発現部位に選択的に送達させることを標的指向化という．受容体や酵素などが標的分子となるが，がん細胞では，種々の受容体が過剰発現しており，がん細胞への選択的な薬物送達における分子として注目されている．結腸がん細胞を移植したマウスを対象に TfR1 発現にはマウス活動期に高値を示す有意な日周リズムが存在する[6]．また，TfR1 発現リズムはがん遺伝子である c-Myc により制御されている．次に，がん細胞の TfR1 発現リズムを指標に，TfR1 のリガンドであるトランスフェリンを結合したリポソームにオキサリプラチンを封入したリポソーム製剤の抗腫瘍効果に及ぼす投与時刻の影響について検討した結果，活動期投与群において抗腫瘍効果が増強し，また腫瘍内 L-OHP の取り込み量も上昇した．これらの結果より，がん細

胞の分子リズムを標的とした創薬・育薬は，より有用性の高いがん化学療法の構築につながるものと思われる．

（6）生体リズム障害と体内時計

リズムの障害の健康への影響としては，ヒトにおける疫学調査において，夜間のシフトワーカーは生活リズムが変容するため乳がんの発がんリスクが高まる[65]．そのリスクは，夜に勤務する年間あたりの回数および週間あたりの時間数と関係して増加する．さらに，乳がんの発がんリスク要因として，日周リズムが家族歴以上に重要な要因である．

男性労働者を対象として，生存分析を用い，勤務時間帯と前立腺がんにかかるリスクの関連が検討された[66]．その結果，はたらく時間が昼夜決まっていない交替制勤務者では，仕事の時間が昼間に限られる日勤者にくらべて前立腺がんに3.0倍かかりやすい．仕事の時間が夜間のみの夜勤者については日勤者にくらべ2.3倍のリスクが上昇する．

ヒトの時計遺伝子を診断する方法として，口腔粘膜や血液による測定などが主流で，煩雑で精度が低かったが，頭髪やひげなどの根元に付いている細胞を採取し，時計遺伝子の活動を計測する手法が生み出された[67,68]．比較的簡単に計測でき，精度も高い．ヒトの生体内物質を診断する方法として，血中のメラトニンやコルチゾールの濃度に基づいて体内時刻を判定することが行われていた．ヒトの血液中に含まれる代謝物質をLC-MS法で網羅的に測定することで，体内時刻を簡便に判定する方法が開発された．

リズム障害とその回避方法に関して，インターフェロン（IFN）はがんや肝炎の治療に幅広く使用されているが，中枢性の副作用，うつ病や自殺を引き起こすことから厚生省より警告がなされていた．その機序としてコルチゾールおよびリンパ球数などの生体リズムが変容することが一部関与しているものと思われる[20,21,22]．また休息期にIFNを投与することで，コルチゾールや白血球のリズム障害を回避できることも知られていた．マウスを対象とした実験で，時計遺伝子の日周リズムが末梢のみならずSCNでもIFNにより障害されることが明らかとなった．一方，IFNにより誘導される時計機能障害は投薬時刻を考慮することで回避できる．

生体リズムは，生活パターン，治療状況，疾患の症状など様々な要因により影響される[17]．例えば，栄養液の投与方法によりコルチゾールの日周リズムのパターンは変化する．通常の食事リズムにあわせて栄養液を昼間投与した場合，コルチゾールは早朝に最高値を示し，夜に最低値を示す有意な日周リズムを示す[18,19]．一方，栄養液を夜間投与した場合，コルチゾールは夕に最高値を示し，深夜に最低値を示す有意な日周リズムを示す．1日中連続投与した場合には，コルチゾールの日周リズムは変容する．また高齢者の不眠対策としては，生活習慣を見直し，光を浴びることが望ましい．

種々の薬物が，体内時計に作用し，生体リズムの位相を変化させる．メラトニンは松果体から分泌されるホルモンで，その分泌は夜に高まる日周リズムを示す[69,70]．メラトニンはトリプトファンからセロトニンを経て，松果体で合成される．合成酵素の1つ N-アセチル転移酵素の活性は，視交叉上核により制御され，夜間に高く，昼間に低い日周リズムを示す．アメリカでは，メ

ラトニンはサプリメントとして，時差ぼけ対策に飲まれている．ラメルテオンは，脳の松果体のホルモンであるメラトニン受容体アゴニストで，メラトニンの2つの受容体（MT1/MT2 受容体）の両方にメラトニンよりも高い親和性を示す．睡眠覚醒サイクルを正常に調節する働きがあり，睡眠パターンは自然睡眠に近いといわれている．その他，動物を対象に種々の薬物が体内時計機構に作用し，生体リズムの位相をシフトさせることが明かとなっている．

さらに大腸がん患者を対象とした治療で，生体リズムを調整することで，生存率や QOL を向上できることもわかってきた（図3・145，図3・146）[71, 72]．治療において，単に投薬タイミング

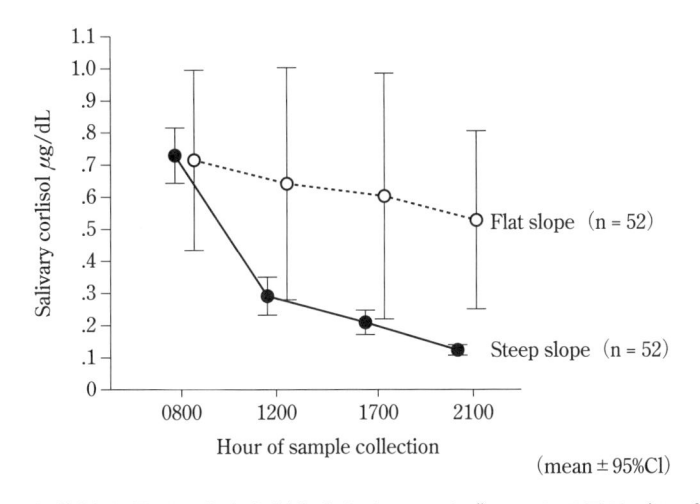

図3・145 転移性大腸がん患者を対象としたコルチゾールの日周リズムパターン [71]

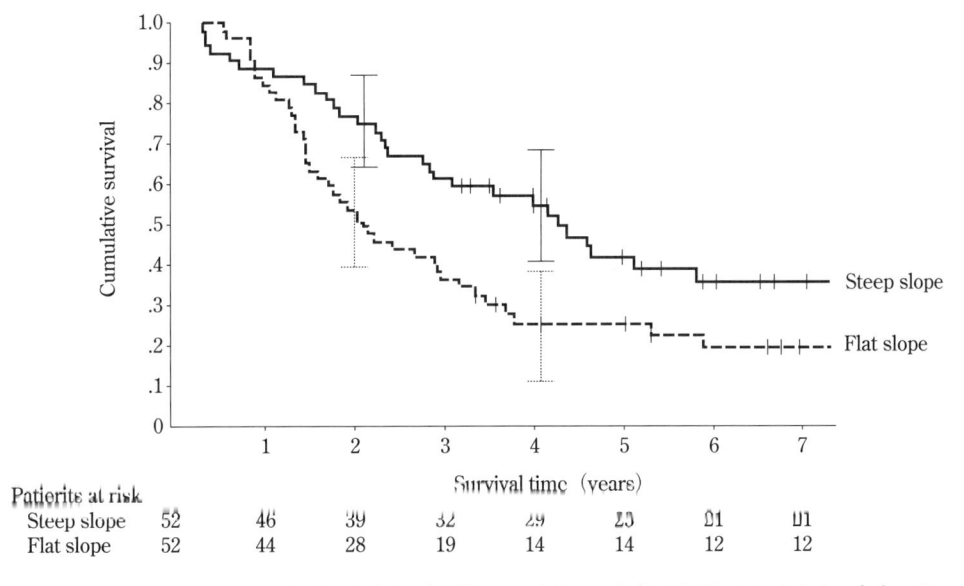

コルチゾールの日周リズムを維持した患者（実線）は，破綻した患者（破線）より生存率が有意に高い．

図3・146 転移性大腸がん患者を対象とした Kaplan-Meier 生存曲線 [72]
コルチゾールの日周リズムを保持した群で，延命効果が期待できる．

のみが重要というわけではなく，生体リズムの乱れが疾患リスクを高め，それを調整することにより治療効果を向上できる点が新たな治療戦略となる．

3·11·5 まとめ

　生体は体内時計の階層構造をうまく利用し，生体のホメオスタシス機構を維持している．生理的ホメオスタシスや薬効に日周リズムが存在することが，時間薬理学の基盤になっている．薬物活性リズムの成因を少なくとも薬物動態と生体の感受性の両側面から検討し，投薬設計に応用していくことが重要である．一方，生体で認められる様々な日周リズムは時計遺伝子により制御され，，体内時計の発振，同調，出力に時計遺伝子が重要な役割を担っており，睡眠障害，循環器疾患，メタボリックシンドロームなどの疾患発症リスクにも時計遺伝子が深く関わっている．薬の効果を規定する薬力学的側面や薬物動態学的側面で認められる標的分子，トランスポーターおよび薬物代謝酵素の日周リズムも時計遺伝子により制御されている．また薬物による生体リズム障害の機序として時計遺伝子の変容が関わっている．今後，個体内変動の個体差に着目して，種々の時計遺伝子の遺伝的多型解析を実施することにより，日周リズムの変容の有無を遺伝子診断から推定することや時計遺伝子と疾病の関係も明らかになるであろう．さらに生体リズムを操作する際にも時計遺伝子が重要な役割を担っている．睡眠障害やうつ病などで種々の薬物や光療法の有効性が示されてきた．また光刺激のみならず種々の薬物が，体内時計の時計遺伝子に作用し，生体リズムの位相を変化させる[1,2]．薬物や摂食条件により生体内環境，すなわち生体リズムを操作することにより積極的な時間治療を展開できる．リズムの障害が発がんリスクを高めることやリズムの調整ががん患者の延命効果を向上できることもわかってきた．治療において，単に投薬タイミングのみが重要というわけではなく，生体リズムの乱れが疾患リスクを高め，それを調整することにより治療効果を向上できる点が新たな治療戦略となりうる．したがって，治療において，これまで蓄積された時間薬理学的所見を体内時計の分子機構の側面より整理・体系化していくことが必要となる．

＜参考文献＞

1) Ohdo S（2010）*Advanced Drug Delivery Reviews,* 62, p.859-875
2) Ohdo S, Koyanagi S, Matsunaga N（2010）*Advanced Drug Delivery Reviews,* 62, p.885-897
3) Smolensky MH, Labrecque G（1997）*Pharmaceutical News,* 4, p.10-16
4) Langner B, Lemmer B（1998）*Eur J Clin Pharmacol,* 33, p.619-624
5) 中谷矩章，北徹，松沢佑次，斎藤康，中井継彦，山本章，五島雄一郎（1990）臨床医薬, 6, p.1803-1828
6) 斎藤康，吉田尚，中谷矩章，秦よし哉，五島雄一郎（1989）臨床医薬, 5, p.2041-2074
7) Reinberg A, Pauchett F, Ruff F, Gervais A, Smolensky MH, Levi F, Gervais P, Chaouat D, Abella ML, Zidani R（1987）*Chronobiol Int,* 4, p.409-419
8) Levi F, Zidani R, Misset JL（1997）*Lancet,* 350, p.681-686
9) Bjarnason GA, Hrushesky WJM（1994）*Circadian Cancer Therapy,* p.241-263
10) Hrushesky WJM, von Roemeling R, Sothern RB（1989）*Cellular and Biochemical Interactions,* p.439-473
11) Bruguerolle B（1998）*Clin Pharmacokinet,* 35：p.83-94

12) Ohdo S, Nakano S, Ogawa N（1992）*J Clin Pharmacol*, 32, p.822-826

13) Ohdo S, Grass GM, Lee VHL（1991）*Invest Ophthalmol Vis Sci*, 32, p.2790-2798

14) Shaw GL, Falk RT, Caporaso NE, Issaq HJ, Kase RG, Fox SD, Tucker MA（1990）*J Nat Cancer Inst*, 82, p.1573-1575

15) Ohdo S, Nakano S, Ogawa N（1990）*Jpn J Clin Pharmacol Ther*, 21, p.747-754

16) Chrystyn H, Ellis JW, Mulley BA, Peake MD（1989）*Br J Clin Pharmacol*, 27, p.215-221

17) Duncan WC（1996）*Pharmacol Ther*, 71, p.253-312

18) Nishimura K, Kato H, Saito M（1992）*J Nutr Sci Vitaminol*, 38, p.117-125

19) Saito M, Nishimura K, Kato H（1989）*J Nutr Sci Vitaminol*, 35, p.639-647

20) Abrams PG, McClamrock E, Foon KA（1985）*New Engl J Med*, 312, p.443-444

21) Bocci V（1985）*Cancer Drug Deliv*, 2, p.313-316

22) Ohdo S, Koyanagi S, Suyama H, Higuchi S, Aramaki H（2001）*Nature Med*, 7, p.356-360

23) Arendt J, Aldhous M, Marks V（1986）*Br Med J*, 292, p.1170

24) Lewy AJ, Ahmed S, Latham Jackson JM, Sack RL（1992）*Chronobiol Int*, 9, p.380-392

25) Siebler M, Steinmetz H, Freund HJ（1998）*J Neurol*, 245, p.327-328

26) Zaidan R, Geoffriau M, Brun J, Taillard J, Bureau C, Chazot G, Claustrat B（1994）*Neuroendocrinol*, 60, p.105-112

27) Reppert SM, Weaver DR, Rivkees SA, Stopa EG（1988）*Science*, 242, p.78-81

28) 柴田重信（1999）月刊薬事, 41, p.1109-1113

29) Akiyama M, Kirihara T, Takahashi S, Minami Y, Yoshinobu Y, Moriya T, Shibata S（1999）*Brit J Pharmacol*, 128, p.1616-1622

30) Horikawa K, Yokota S, Fuji K, Akiyama M, Moriya T, Okamura H, Shibata S（2000）*J Neurosci*, 20, p.5867-5873

31) Bratusch-Marrain PR, Komjati M, Waldhausl WK（1986）*Diabetes*, 35, p.922-926

32) Arkinstall WW, Atkins ME, Harrison D, Stewart JH（1987）*Am Rev Respir Dis*, 135（2）, p.316-321

33) Barnes PJ（1987）*Practitioner*, 231（1427）, p.479-481

34) Millar-Craig MW, Bishop CN, Raftery EB（1978）*Lancet*, 1（8068）, p.795-797

35) Gupta SK, Yih BM, Atkinson L, Longstreth J（1995）*J Clin Pharmacol*, 35（11）, p.1083-1093

36) 中野眞汎（1999）月刊薬事, 41, p.1103-1106

37) Matsuo M, Arimori K, Nakamura C, Nakano M（1996）*Int J Pharmaceut*, 138, p.225-235

38) 東條角治（1999）医薬ジャーナル, 35, p.106-111

39) Yamashita A, Tanaka K, Tojo K（1996）*J Chem Eng Japan*, 29, p.825-829

40) Moore RY, Eichler VB（1972）*Brain Res*, 42, p.201-206

41) 柴田重信（1995）蛋白質 核酸 酵素, 40, p.2408-2417

42) Jin X, Shearman LP, Weaver DR, Zylka MJ, De Vries GJ, Reppert SM（1999）*Cell*, 96, p.57-68

43) Chang DC, Reppert SM（2001）*Neuron*, 29, p.555-558

44) Shigeyoshi Y, Taguchi K, Yamamoto S, Takekida S, Yan L, Tei H, Moriya T, Shibata S, Loros JJ, Dunlap JC, Okamura H（1997）*Cell*, 91, p.1043-1053

45) Sakamoto K, Nagase T, Fukui H, Horikawa K, Okada T, Tanaka H, Sato K, Miyake Y, Ohara O, Kako K, Ishida N（1998）*J Biol Chem*, 273, p.27039-27042

46) Silver R, LeSauter J, Tresco PA, Lehman MN（1996）*Nature*, 382, p.810-813

47) Ueyama T, Krout KE, Nguyen XV, Karpitskiy V, Kollert A, Mettenleiter TC, Loewy AD（1999）*Nature Neurosci*, 2, p.1051-1053

48) Maemura K, de la Monte SM, Chin MT, Layne MD, Hsieh CM, Yet SF, Perrella MA, Lee ME（2000）*J Biol Chem*, 275, p.36847-36851

49) Doi M, Takahashi Y, Komatsu R, Yamazaki F, Yamada H, Haraguchi S, Emoto N, Okuno Y, Tsujimoto G, Kanematsu A, Ogawa O, Todo T, Tsutsui K, van der Horst GT, Okamura H（2009）*Nature Med*, 16（1）, p.67-74

50) Shimba S, Ishii N, Ohta Y, Ohno T, Watabe Y, Hayashi M, Wada T, Aoyagi T, Tezuka M（2005）*Proc Natl Acad Sci*, 102, p.12071-12076

51) Shibata S, Tahara Y, Hirao A（2010）*Adv Drug Deliv Rev*, 62（9-10）, p.918-927

52) Jones CR, Campbell SS, Zone SE, Cooper F, DeSano A, Murphy PJ, Jones B, Czajkowski L, Ptacek LJ（1999）*Nature Med*, 5, p.1062-1065

53）Toh KL, Jones CR, He Y, Eide EJ, Hinz WA, Virshup DM, Ptacek LJ, Fu YH（2001）*Science*, 291, p.1040-1043

54）Koyanagi S, Kuramoto Y, Nakagawa H, Aramaki H, Ohdo S, Soeda S, Shimeno H（2003）*Cancer Res*, 63, p.7277-7283

55）Koyanagi S, Kusunose N, Taniguchi M, Akamine T, Kanado Y, Ozono Y, Masuda T, Kohro Y, Matsunaga N, Tsuda M, Salter MW, Inoue K, Ohdo S（2016）*Nature Commun*, 7, p.13102

56）Matsunaga N, Ogino T, Hara Y, Tanaka T, Koyanagi S, Ohdo S（2018）*Cancer Res*, 78（13）, p.3698-3708

57）Desai VG, Moland CL, Branham WS, Delongchamp RR, Fang H, Duffy PH, Peterson CA, Beggs ML, Fuscoe JC（2004）*Mutation Res*, 549, p.115-129

58）Murakami Y, Higashi Y, Matsunaga N, Koyanagi S, Ohdo S（2008）*Gastroenterology*, 135, p.1636-1644

59）Matsunaga N, Itcho K, Hamamura K, Ikeda E, Ikeyama H, Furuichi Y, Watanabe M, Koyanagi S, Ohdo S（2014）*J Invest Dermatol*, 134（6）, p.1636-1644

60）Oda M, Koyanagi S, Tsurudome Y, Kanemitsu T, Matsunaga N, Ohdo S（2014）*Mol Pharmacol*, 85（5）, p.715-722

61）Takiguchi T, Tomita M, Matsunaga N, Koyanagi S, Ohdo S（2007）*Pharmacogenet Genomics*, 17, p.1047-1056

62）Matsunaga N, Ikeda E, Kakimoto K, Watanabe M, Shindo N, Tsuruta A, Ikeyama H, Hamamura K, Higashi K, Yamashita T, Kondo H, Yoshida Y, Matsuda M, Ogino T, Tokushige K, Itcho K, Furuichi Y, Nakao T, Yasuda K, Doi A, Amamoto T, Aramaki H, Tsuda M, Inoue K, Ojida A, Koyanagi S, Ohdo S（2016）*EBioMedicine*, 13, p.262-273

63）Hamamura K, Matsunaga N, Ikeda E, Kondo H, Ikeyama H, Tokushige K, Itcho K, Furuichi Y, Yoshida Y, Matsuda M, Yasuda K, Doi A, Yokota Y, Amamoto T, Aramaki H, Irino Y, Koyanagi S, Ohdo S（2016）*J Biol Chem*, 291（10）, p.4913-4927

64）Okazaki F, Matsunaga N, Okazaki H, Utoguchi N, Suzuki R, Maruyama K, Koyanagi S, Ohdo S（2010）*Cancer Res*, 70（15）, p.6238-6246

65）Schernhammer ES, Laden F, Speizer FE, Willett WC, Hunter DJ, Kawachi I, Colditz GA（2001）*J Natl Cancer Inst*, 93, p.1563-1568

66）Kubo T, Ozasa K, Mikami K, Wakai K, Fujino Y, Watanabe Y, Miki T, Nakao M, Hayashi K, Suzuki K, Mori M, Washio M, Sakauchi F, Ito Y, Yoshimura T, Tamakoshi A（2006）*Am J Epidemiol*, 164, p.549-555

67）Akashi M, Soma H, Yamamoto T, Tsugitomi A, Yamashita S, Yamamoto T, Nishida E, Yasuda A, Liao JK, Node K（2010）*Proc Natl Acad Sci U S A.*, 107（35）, p.15643-15648

68）Kasukawa T, Sugimoto M, Hida A, Minami Y, Mori M, Honma S, Honma K, Mishima K, Soga T, Ueda HR（2012）*Proc Natl Acad Sci U S A.*, 109（37）, p.15036-15041

69）平井圭介，加藤浩紀，西川久夫，行弘信仁，西山啓次，宮本政臣（2010）日本薬理学雑誌，136（1）, p.51-60

70）Mishima K, Okawa M, Shimizu T, Hishikawa Y（2001）*J Clin Endocrinol Metab*, 86（1）, p.129-134

71）Sephton SE, Sapolsky RM, Kraemer HC, Spiegel D（2000）*J Natl Cancer Inst*, 92（12）, p.994-1000

72）Innominato PF, Focan C, Gorlia T, Moreau T, Garufi C, Waterhouse J, Giacchetti S, Coudert B, Iacobelli S, Genet D, Tampellini M, Chollet P, Lentz MA, Mormont MC, Lévi F, Bjarnason GA（2009）*Cancer Res*, 69（11）, p.4700-4707

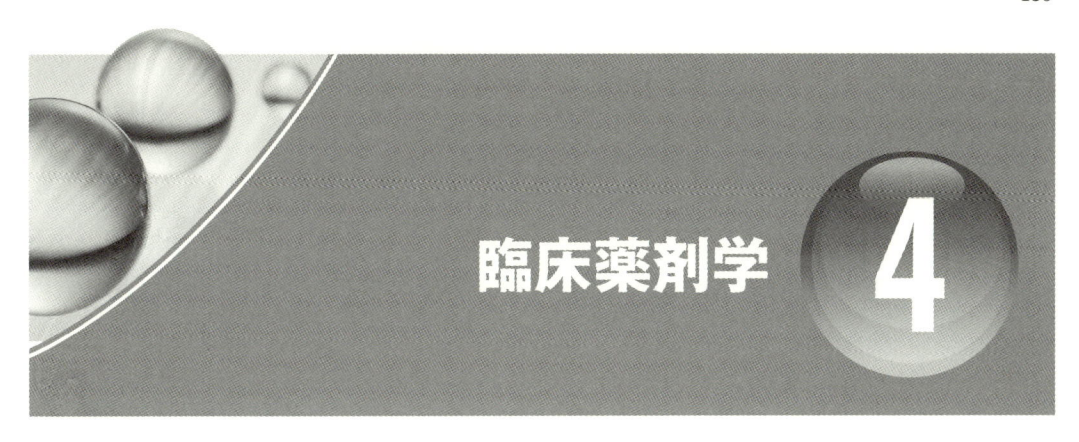

臨床薬剤学 4

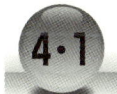 **4·1　医療と薬剤師**

4·1·1　基本的人権の尊重

　「**薬剤師倫理規定**」の前文に示されているように，薬剤師はその責務として「人権の中で最も基本的な生命・健康の保持増進に寄与する」ことが示されている．つまり，薬剤師は医療人なので，医療人としての倫理を守らなければならない．

　医療現場において薬剤師を含む医療従事者の倫理とは，「**患者の利益を守る**」と言い換えることができる．つまり，「患者の利益を守る」とは，① 医薬品の副作用から守る，② 患者への十分な服薬の指導を行う，③ 医薬品の適正使用を守る，④ 職務で知り得た患者情報を漏らさない，⑤ 生涯にわたって高い医療技術と知識を維持する，などが考えられる．

　薬剤師は人間にとって大切な健康を支える医薬品の専門家である．生命に関わる医療の世界では，必ず患者と医療従事者間に厚い信頼関係の確立が必要とされる．薬剤師には今後，幅広い医療チームへの参画，在宅医療の推進，臨床試験への参画，ゲノム創薬に関連した遺伝情報の取り扱いなどに，倫理的観点からの行動が要求される．

4·1·2　薬剤師の役割と義務

　薬剤師法には，第1章　総則（第1条）に薬剤師の任務が記載されている．第1条は次のとおりである．「薬剤師は，調剤，医薬品の供給その他薬事衛生をつかさどることによって，公衆衛生の向上及び増進に寄与し，もって国民の健康な生活を確保するものとする．」この法律により薬剤師の任務ならびに社会的役割が示されている．つまり，医療の場にあって，薬の科学を修得した専門家としての責任を担う者が薬剤師である．

　薬剤師法第4章　業務（第19～28条）には調剤について記されている．第25条の2に薬剤師が調剤した薬剤の適正使用に必要な情報提供を義務化し，薬機法第9条の3に薬局開設者がその薬局に勤務する薬剤師として，調剤した薬剤に厚生労働省令で定める事項を記録した書面を用

いて適正使用に必要な情報を提供し，患者から相談があった場合はそれに答えることを義務化する規定を設けたことは，服薬説明などの患者指導に対する法的裏づけとして，その意義は大きい.

　平成4年（1992年）医療法が改定され，その冒頭に「医師，歯科医師，薬剤師，看護師等の医療の担い手は，生命の尊重と個人の尊厳の保持を旨とし，医療を受ける者に対し，良質かつ適切な医療を行うように努めなければならない…」というように，医師とともに，従来記載のなかった**医療の担い手**としての薬剤師の重要な立場，役割が明確に規定された. 薬剤師は医療を受けるものに対して適切かつ良好な医療を提供する義務がある.

4·1·3　医薬品の適正使用

　医薬品の適正使用とは，的確な診断に基づき患者の症候にかなった最適の薬剤・剤形，適切な用法・用量が決定され，これに基づいて調剤されること. 次いで，患者に薬剤についての説明が十分理解され，正確に使用された後，その効果や副作用が評価され処方にフィードバックされるという一連のサイクルである（図4·1）.

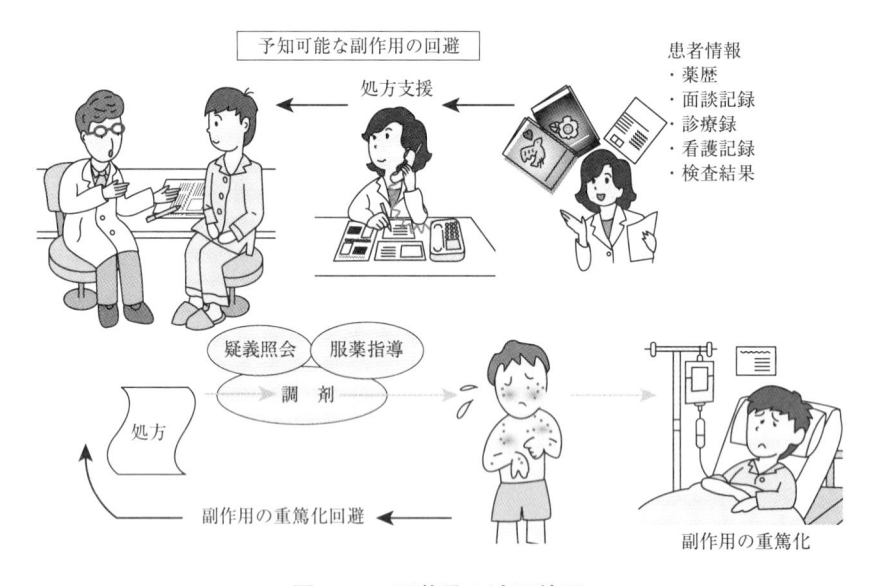

図4·1　医薬品の適正使用

4·1·4　チーム医療における薬剤師の役割

　チーム医療とは各職種の医療従事者が，それぞれの専門知識を生かし，患者情報の共有を図り，協力して患者の治療にあたることである（図4·2）. 薬剤師は薬物治療が患者の不利益にならないように監視し，最適な治療効果が得られるように，その専門知識と技術をもって最善の努力を尽くさなければならない. 適切な服薬指導には診療録，医師や看護師からの患者情報の収集は必

須であり，あわせて高度な薬学的専門知識と患者との充分な対話で成り立つ（図4・3）．病院では種々の医療チームが組まれており（表4・1），薬剤師は他職種とよりよいコミュニケーションをとりながら，患者中心の医療に取り組んでいる．一例として，がん化学療法チームにおいて薬剤師が担う役割はますます重要になりつつある．抗がん薬は通常の投与量でも重篤な副作用が高頻度に発現することが知られており，致死的副作用のケースもある（図4・4）．そのために，副作用の早期発見，早期対応が必要な薬剤である．また，過量投与では重大な医療事故を招くことがあるので，適正使用に必要な的確な情報の医師，看護師への提供，医師に対する処方内容への疑義照会が行われなければならない．このようにして各分野の専門家によるチーム医療によって，多くの重篤な副作用を軽減しつつ，最大の抗腫瘍効果が期待できる化学療法が達成できる．

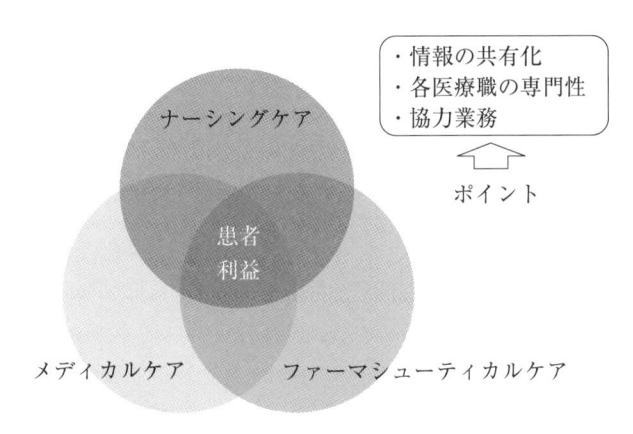

図4・2　チーム医療の実現に向けて

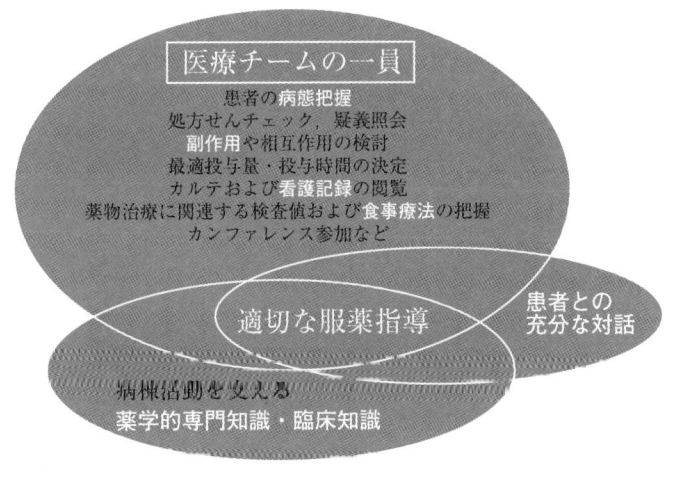

図4・3　薬剤師の役割

表 4・1 医療チームの例

- ・院内感染制御チーム（ICT）
- ・栄養サポートチーム（NST）
- ・褥瘡対策チーム
- ・摂食嚥下チーム
- ・PEG チーム
- ・緩和ケアチーム
- ・糖尿病療養チーム
- ・周術期管理チーム
- ・がん化学療法チーム

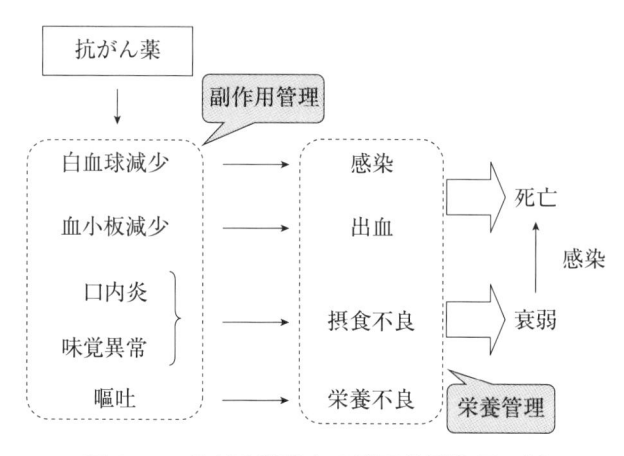

図 4・4 抗がん薬特有の致死的副作用の例

4・2 医薬品の安全性と有効性

4・2・1 医薬品とは

　医薬品は，有効性・安全性が強く求められており，それに品質が加わり，さらに適正な使用により，はじめて治療効果が得られるものである（図 4・5）．そのために，医薬品の製造においては，医薬品の製造管理及び品質管理規則（GMP），医薬品の安全性試験の実施に関する基準（GLP），医薬品の臨床試験実施に関する基準（GCP），医薬品の製造販売後の調査及び試験の実施の基準（GPSP），医薬品，医薬部外品，化粧品及び医療機器の製造販売後安全管理基準（GVP），医薬品，医療機器等の品質，有効性及び安全性の確保等に関する法律（薬機法），日本薬局方，生物学的製剤基準などの法的規制を受けている．例えば，薬機法，日本薬局方などの基準による

医薬品の有効期間は，最終包装の形態で，通常の流通下の定められた保存条件下で保存された場合に，その性状および品質を保証できる期間である．さらに，新医薬品は有効性・安全性確保のため，発売後原則6年以内に再審査が義務づけられている．近年では，医療従事者ならびに患者の医薬品に対する新たなニーズに沿った使いやすさも重要視されている．最終的には，これらの要件をみたした医薬品を適正に使用するのが医療従事者の責務となる．

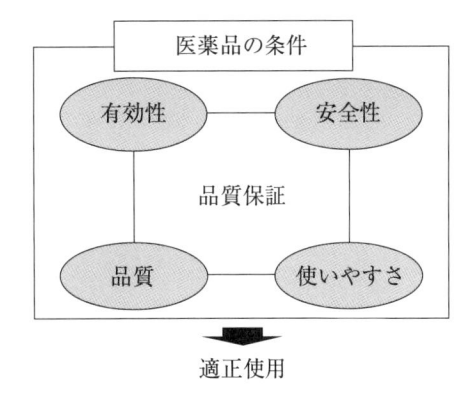

図4・5　医薬品の治療効果

4・2・2　医薬品開発

　医薬品開発は基礎研究において，多くの化合物に対しスクリーニングテストを行い，候補物質について，動物による薬効薬理，薬物動態，安全性薬理，一般毒性，特殊毒性および製剤化の研究を行う（非臨床試験）．これらの非臨床試験の結果を総合的に検討し，臨床試験移行の是非を判断する．臨床試験（治験）は，通常第1相（臨床薬理試験），第2相（探索的試験），第3相（検証的試験）と段階的に進める．有効性と安全性が確認された新薬について，製薬企業は厚生労働省に製造販売承認の申請を行う．審査をパスしたものには，厚生労働大臣から製造販売承認が与えられる（図4・6）．治験とは，製薬企業が行う医薬品の製造（輸入）承認申請のためのデータ収集を目的とした臨床試験である（図4・7）．治療は，個々の患者に応じて行うもので多様化しているのに対し，治験はプロトコール（治験実施計画書）に基づいて行うため，規則なども縛りがついてまわり，研究的な側面がある．また，そのメリットが誰にあるかというと，治療はその患者であるのに対し，治験は社会にあるという違いがある（表4・2，図4・8）．

　治験実施においては**薬機法，医薬品の臨床試験の実施の基準に関する省令（GCP省令）**に準拠して行われる（図4・9）．GCPとは臨床試験（治験）の計画，実施，モニタリング，監査，記録，解析および報告等に関する遵守事項を定め，被験者の人権，安全および福祉の保護のもとに，治験の科学的な質と成績の信頼性を確保するための基準である．GCPに準拠した治験審査委員会（IRB）において，治験の倫理的および科学的妥当性，当該治験を当該実施医療機関で行うのが適当であるかどうかを審査する（図4・10）．また，GCP省令の改正により，医師主導で実施した臨床研究データが医薬品承認申請データとして活用できるようになり，製薬企業から医療機関等への未承認薬の提供が可能となり，医師主導の治験ができるようになった．

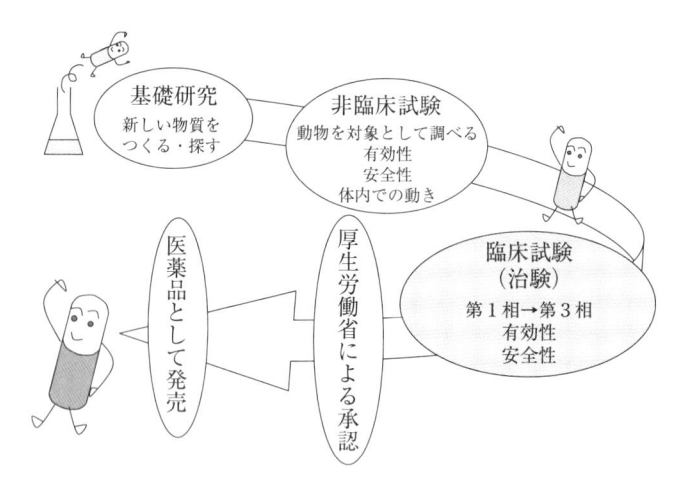

図4・6 新薬の開発プロセス

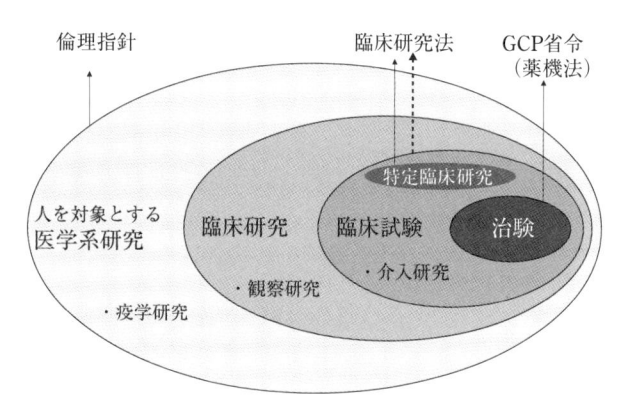

図4・7 治験と臨床試験と臨床研究
（破線は努力義務）

表4・2 治験の必要性

・新しい薬の開発は，未だに治せない病気を克服するため，
またもっとよく効き副作用の出にくい薬を見つけるために
今後も必要である．

・新しい薬を世の中に出すためには，治験を行って有効性や
安全性を評価する必要がある．

・治験にご協力していただくことは，同じ病気で苦しまれて
いる多くの患者さまの治療に役立つことになる．

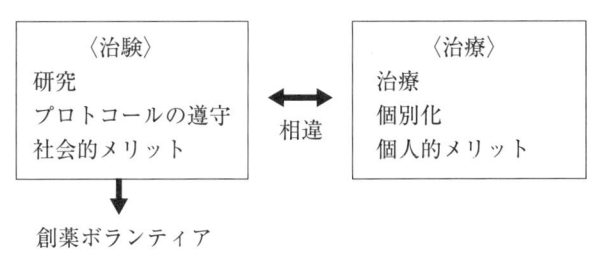

図4・8　治験と治療の相違

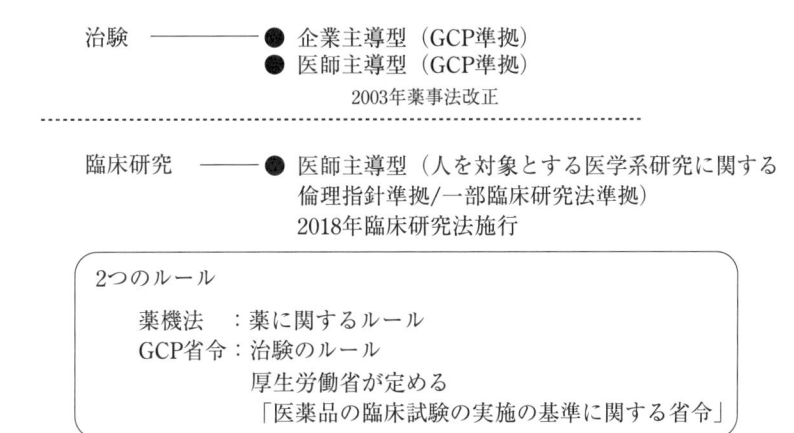

図4・9　治験実施の基準

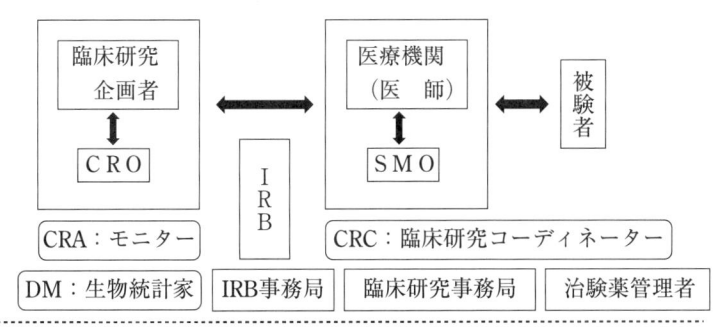

IRB（Institutional Review Board）（治験審査委員会）
CRO（Contract Research Organization）（開発業務受託機関）
　製薬会社の代わりに，薬の開発申請手続きまでの業務を行う組織（会社）
SMO（Site Management Organization）（治験施設支援機関）
　医療機関の治験実施体制を支援する組織（会社）
CRA（Clinical Research Associate）
　治験依頼者が医療機関の治験実施状況全般をモニターするために訪問させる担当者

図4・10　臨床試験（治験）に関わるスタッフ

4·2·3　医薬品の製造販売後調査

　医薬品は製造販売後の調査が極めて大切である．新医薬品の承認時までの臨床試験症例数は限られている．すなわち，第3相試験までは被験薬の評価が目的であるため，同効薬や薬物相互作用が想定される薬物は併用されない状態で検討されることが多い．したがって，第4相試験（製造販売後臨床試験）では第3相までの臨床試験とは異なった結果が出ることも想定される．そのため，製造販売後も安全性や有効性を含めた検討が必要となる．第4相試験にも再審査・再評価のため GCP および GPSP の規定の下で行われる製造販売後臨床試験と任意の臨床試験が含まれる．薬機法第14条に規定されている再審査や再評価のための調査は GPSP 省令に従い行う必要があり，製造販売後臨床試験や様々な形態の使用成績調査が含まれる．また，これとは別に GVP 省令に従い行われる市販直後調査や副作用・感染症報告制度などがあり，わが国における製造販売後の PMS（市販後調査）制度は主に GPSP と GVP に規定されている（図4・11）．

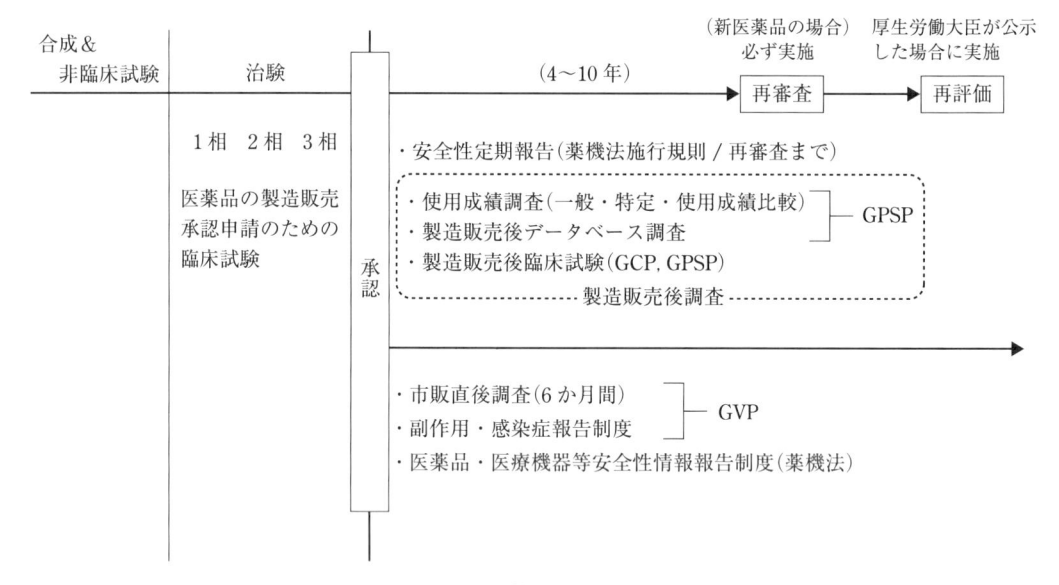

図4・11　医薬品の PMS 制度

4·2·4　医薬品リスク管理計画

　市販後安全対策の手段として様々な制度が導入されているが，副作用被害の防止のためにはこれらの手段を効果的に組み合わせて行うことが必要となる．承認前の治験等による安全性の確認には限界があることは確かではあるが，市販後に生じる副作用を完全に予測することは困難としても，その手がかりとなる情報は承認時点で得られていることが少なくない．しかし，日本では，そのような危険性の手がかりとなる情報を市販後安全対策に十分生かすことができていなかった．例えば，ソリブジン薬害事件における FU 系抗がん剤との相互作用は承認時点で判明していたし，

薬害イレッサ事件における間質性肺炎の副作用についても，承認前の時点で相当数の症例が発生していた．これらは，市販前に得られていた危険性情報が市販後安全対策に十分生かされなかった事例といえる．

　上記を踏まえ，「開発段階から，市販後に想定されるリスクを特定し，特別な懸念があれば市販後においてどのような安全性確保の措置や計画が必要かを検討する仕組みが必要」とされ，欧米の制度を参考に日本においても 2013 年に「医薬品リスク管理計画」（RMP：risk management plan）の制度が導入された（図 4・12）．

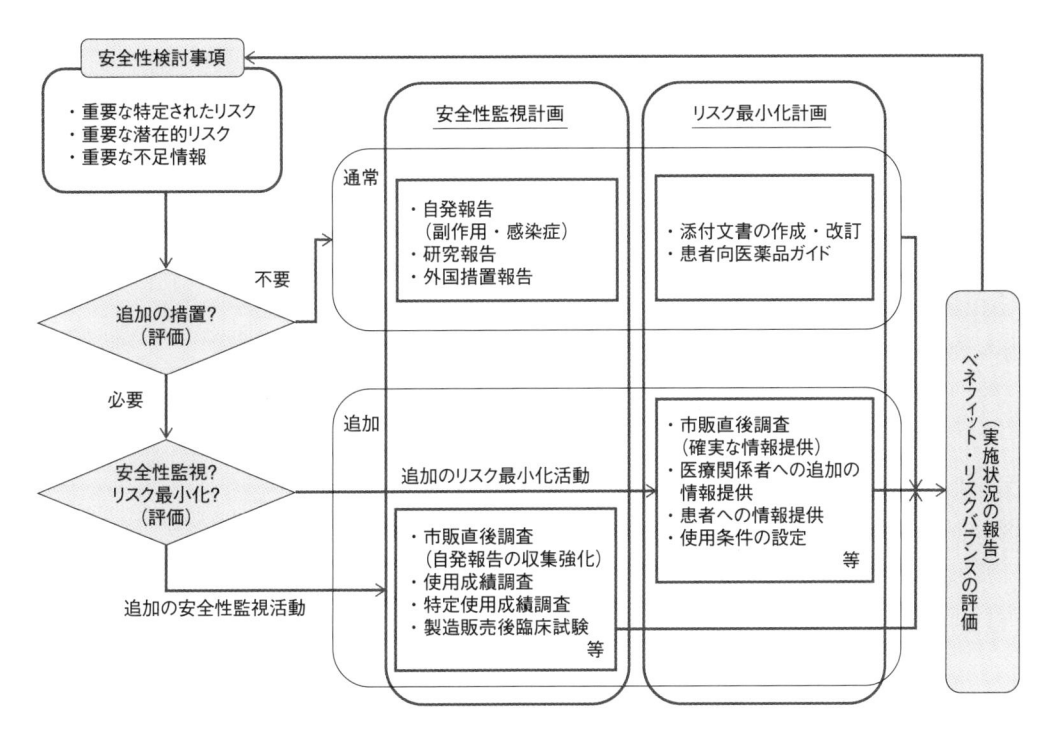

図 4・12　医薬品リスク管理計画の概要

　医薬品リスク管理計画は，従来から行われてきた ICH-E2E（ICH：日米 EU 医薬品規制調和国際会議）に基づく安全性監視計画にリスク最小化計画を追加したもので，承認申請の時点で医薬品ごとの安全性検討事項を特定し，これを踏まえた「安全性監視計画」と「リスク最小化策」を策定し，市販後はこれらを適用しつつリスク・ベネフィットの評価を行いながら，これに応じて随時計画を見直していくものである．制度の実施にあたり，厚労省より「医薬品リスク管理計画指針」が示され，2013 年 4 月 1 日以降製造販売承認申請をする新医薬品およびバイオ後続品から適用が開始されている．

4·2·5 医薬品の品質管理と品質確保

品質のよい医薬品を使用することは，薬物療法における有効性・安全性の確保に欠かせないことである．投与する医薬品が分解・失活していれば十分な薬効を発揮することができない．異物等の不純物が混入していれば有害作用を惹起する可能性がある．日本薬局方は医薬品の性状および品質についての規格書である．

医薬品の品質確保は，製薬会社，医薬品卸，病院薬局，保険薬局など医薬品を供給する側の責任である．医薬品の品質管理に関する基準，規則には次のものがある．

・医薬品の製造管理及び品質管理の基準（GMP）

・薬局等構造設備規則

・医薬品，医薬部外品，化粧品及び再生医療等製品の品質管理の基準（GQP）

GMP の原則は，① 人為的な誤りを最小限にする，② 医薬品に対する汚染および品質変化を防止する，③ 高い品質を保証するシステムを設計する，ことである．

GMP 工場で品質の保証された医薬品でも臨床現場での予想もしない使用法により品質に問題が生じることがある．そのために，使用段階における医薬品の品質確保は重要である．特に，注射剤の場合，運搬・保管時あるいは与薬操作時に予期せぬ品質低下を招くことがあるので注意が必要である（図 4・13）．

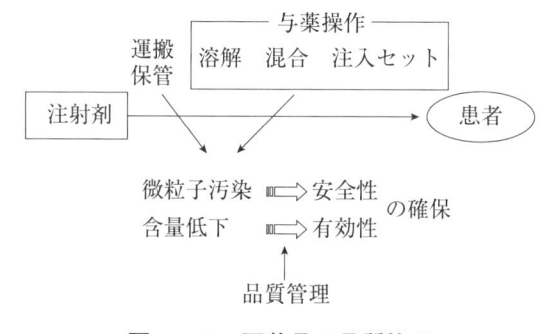

図 4・13 医薬品の品質管理

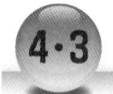 **4·3 処方せんに基づく調剤を行ううえで重要となる薬学的知見**
~できる薬剤師になるために~

4·3·1 処方せんと知っておくべき薬事法

処方とは，医師が特定の人の特定の疾患に対して投薬の必要性を判断し，必要な医薬品を選定し，その分量および用法用量ならびに使用期間を定める一連の行為を指す．また，その選択された薬剤の組み合わせ，分量などの内容そのものを指していう場合もある．

処方せんは，その処方を文書としたもので，薬剤師に対しその処方に従って医薬品を整えることを求めるために，患者もしくは現に患者の看護にあたっている者に交付されるものである．

この場合，同一患者の同一疾病を引き続いて繰り返し診療する場合にあっても，医師は処方の度に患者を診察し，薬剤の交付が必要であるかを判断しなければならないこととされている．

処方せんは，医師から薬剤師に対する「処方せんによる調剤指示書」と解釈されているが，薬

剤師は，法的にその処方医の指揮監督下にあるものではない．処方せんとは，「一定の資格，免許を有する者（薬剤師）に，医師が仕様書どおりの医薬品を整えることを要求する」ものである．一方，薬剤師側には，「処方せんに疑義があるときは，それを確認した後でなければ調剤してはならない」と薬剤師法第 24 条に定められており，正当な理由があれば調剤を拒否することが認められている（薬剤師法第 21 条）．すなわち，薬学的知見に基づく調剤・鑑査を実施するためには，製剤学，物理薬剤学，生物薬剤学および調剤学の基礎的知識が特に不可欠である．

（1）処方せんの様式と調剤前に確認すべきこと

処方せんは，一般に医療保険を使用する「保険処方せん」と，医療保険を使用しない「自費」によって診療を受けた場合の処方せんに区別される．

「保険処方せん」は，健康保険法（健保法）に基づく保健医療機関及び保険医療養担当規則（療担法）第 23 条によってその様式が定められている．そして，国民健康保険法をはじめ他の医療保険もこの健保法に基づく様式に準拠している．また，感染症予防法や生活保護法などの公費負担医療についてもこの様式に準拠している．

高齢者の医療の確保に関する法律の対象患者については，「療養の給付等の取扱い及び担当に関する基準」の第 23 条第 1 項において健保法の例により，処方せんに必要な記載事項を記載しなければならないと定められている．

平成 20 年 4 月から実施された診療報酬等の改正で，後発医薬品の使用促進のための方策として，処方せんの様式が変更された．後発医薬品への変更がすべて不可の場合，「後発医薬品（ジェネリック医薬品）への変更不可」という欄に署名または記名・押印することで，その意思表示をすることが可能となった（図 4・14）．

なお，署名がない処方せんの場合は，患者の選択に基づき，記載された先発医薬品に代えて後発医薬品の調剤が可能となった．

後発医薬品を調剤し，調剤報酬上の後発医薬品調剤加算の算定をする場合は，調剤した医薬品の銘柄等について，処方せんを発行した保険医療機関へ情報提供を行う必要がある．

一方，薬剤師は，「薬剤師法」により，医師，歯科医師または獣医師の処方せんによらなければ，販売または授与の目的で調剤してはならないことになっている．なお，医師または歯科医師が，業務を行っている病院または診療所以外の薬局から調剤を受けさせるために患者に処方せんを交付した場合，それが保険診療であれば処方せん料が算定できる．

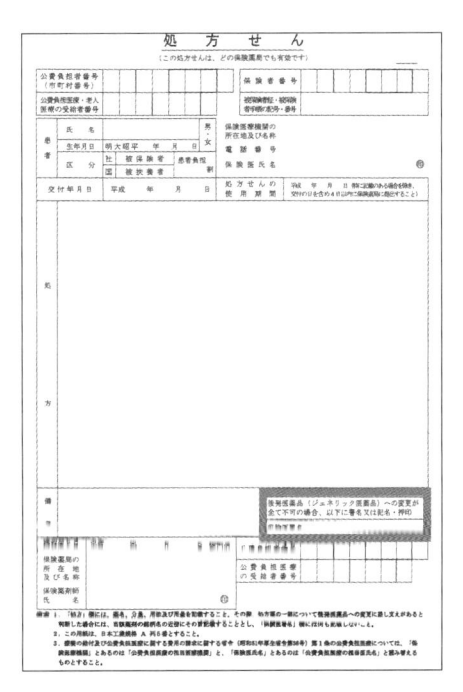

図 4・14　様式第二号の処方せん

薬剤師法等では，調剤を行った場合，表4・3の記載を残す必要がある．

表4・3　記載事項

① 調剤済みの処方せんには調剤済みの旨または調剤量
② 調剤年月日
③ 調剤した薬局等の名称および所在地
④ 疑義照会した場合は，変更内容や回答

（2）処方せんへの記載事項を見落とすな！

　処方せんに記載すべき事項については，医師法施行規則（医施則）第21条および歯科医師法施行規則（歯施則）第20条において規定されている．麻薬を処方する場合の処方せんに記載すべき事項は，さらに麻薬施用者の免許番号，患者の住所が必要である（図4・15）．

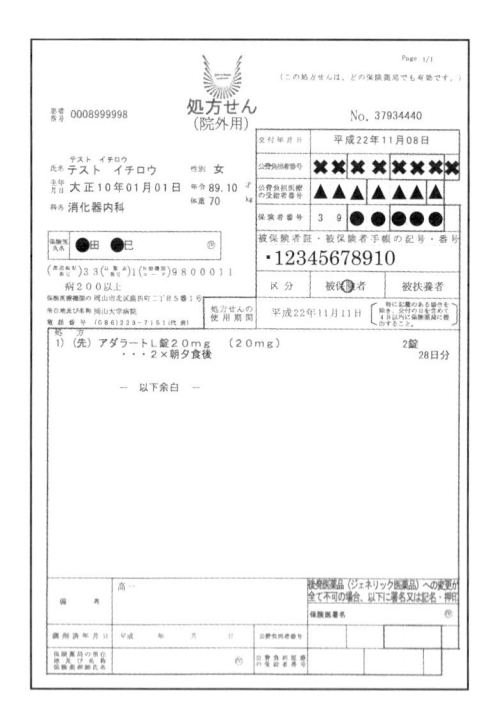

① 患者の氏名
② 年齢
③ 薬名
④ 分量
⑤ 用法
⑥ 用量
⑦ 発行年月日
⑧ 使用期間
⑨ 病院もしくは診療所の名称および所在地または医師の住所
⑩ 処方医の記名押印または署名
⑪ 保険者番号
⑫ 被保険者証・被保険者手帳の記号・番号

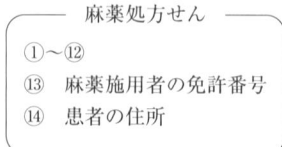

　　　　　麻薬処方せん
①〜⑫
⑬ 麻薬施用者の免許番号
⑭ 患者の住所

図4・15　処方せんへの記載事項

　調剤した処方せんは，薬剤師法第28条により，調剤を完了してから3年間の保存義務がある．麻薬処方せんは，院外処方せんの場合は3年間，院内処方せんの場合は2年間の保存義務がある．

内服薬処方せん記載方法の標準化に向けて

　処方せんに記載すべき事項は関係法令において一定程度示されている．しかし，医師，医療機関の間で統一された記載がなされておらず，多様な記載がなされているのが現状である．平成

17 年 6 月に医療安全対策検討会議が開かれ，記載方法，記載項目の標準化を含めた処方せんの記載等に関する検討を早急に行うべきとの指摘がなされた．以下に，第 5 回内服薬処方せんの記載方法の在り方に関する検討会（2009.11.30）までの内服薬処方せん記載方法の標準化に至る短期的方策を 10 項目示し，要点を表 4・4 に記す．

① 処方オーダリングシステム，電子カルテシステム等（以下「処方オーダリングシステム等」という．）の処方入力画面については，1 回量または 1 日量のいずれを基本とした入力方法であっても，同一画面上において，1 回量と 1 日量とを同時に確認できることとする．

② 処方オーダリングシステム等により出力された処方せんには，1 回量および 1 日量の両者が併記されることとする．

③ 散剤，液剤の「分量」については，従来「g（mL）記載は製剤量，mg 記載は有効成分量」といった重量（容量）単位により判別・記載してきたが，薬名を<u>製剤名</u>で記載し，分量は<u>製剤量</u>を記載することを標準にする．例外的に薬名を<u>一般名（原薬名）</u>で記載した場合には，分量は原薬量を記載し，必ず【原薬量】と明示する．

④ 「用法」については，従来「× 3」，「3 ×」等の情報伝達エラーを惹起する可能性のある表現方法で記載してきたものを，「分 3」，「1 日 3 回朝昼夕食後」のように日本語で明確に記載すること等により，紛らわしい記載を速やかに是正する．

⑤ 「用法」については，医療情報システムにおいて用いられる標準用法マスタを作成し公表を行う．標準用法マスタの公表後は，処方オーダリングシステム等には，原則として標準用法マスタを使用することとする．

⑥ 入院患者用の薬剤を調剤する際に，賦形*を行った場合には，薬剤師が，与薬する看護師等に対し，賦形後の調剤量および 1 回量を明確に伝達する必要がある．
*医薬品の取扱いや服用を容易にするために添加剤を加えること．乳糖やデンプンがよく用いられる．

⑦ 医師，歯科医師，薬剤師および看護師の養成機関においては，内服薬処方せんの標準的な記載方法に関する教育を実施し，内服薬処方せんの標準的な記載方法をもとに国家試験等へ積極的に出題する．

⑧ 医師，歯科医師，薬剤師および看護師の臨床研修等の卒後の教育においても，上記養成機関における対応等を踏まえ，医師卒後臨床研修ガイドライン等に内服薬処方せんの標準的な記載方法を明記し，内服薬処方せんの標準的な記載方法に関する教育を実施する．

⑨ 薬剤に関する書籍や医薬品の添付文書の記載については，本検討会の議論を踏まえ，分量，用法・用量等の記載方法について，関係団体等と協力のもと改訂を進める．

⑩ 手書きで処方せんを記載する場合には，現行の法令等の規定において，1 日量および 1 回量の両方を記載することとされていることに留意し，上記 ③ の散剤・液剤における「分量」の記載および ④ の「用法」を日本語で明確に記載する対応を関係者に依頼し，調剤に際しては，薬剤師は疑義照会を徹底する．

表4・4 内服薬処方せん記載方法の標準化の要点

・製剤名（分量は製剤量）
　＊例外的に原薬量で記載した場合，【原薬量】と明示
・1回量
・散，液は製剤量（製剤としての重量）
・用法，用量は日本語で明記
・オーダリングシステムからの処方せん発行
　　1回量，1日量の両方を併記
・手書き処方せん
　　薬剤師は疑義照会を徹底

(3) 「調剤」と侮るなかれ！調剤は薬学的知識をフル活用しなければできない業務

　調剤は，薬剤師の任務および業務の1つであり，薬学・医学に基づいた知識と遂行できる技能が必須である．対象が常に「患者」であることを念頭におき，以下の点に注意する必要がある（表4・5）．

表4・5 調剤の注意点

1）処方という情報を，「薬の専門家」として薬学的な観点および最新の医薬品情報などから，その患者にとって適正であるかを評価する．
2）処方情報に基づき薬剤を調製する．
3）患者が相互作用あるいは副作用などを回避し，適正に使用するための服薬指導を行う．

1）処方という情報を，「薬の専門家」として薬学的な観点および最新の医薬品情報などから，その患者にとって適正であるかを評価する．

　患者個々に**生理機能**が異なるため，調剤・鑑査の際には特に年齢，体重，肝機能ならびに腎機能の値に注意する必要がある（表4・6）．また，最近では院外処方せんに血液検査値が表記されている場合が増え，保険薬局においてもコンプライアンスの確認や副作用発現の確認が容易となった．

　処方鑑査のときには，常に**相互作用**に関する認識をもち，最新の**情報の収集**に努め，それらの情報をもとに患者にとって適切な処方かどうかを評価することは，薬物療法の**安全性確保**の観点から極めて重要な要件である．以下に，特に注意が必要な薬剤について例を示す．

　① 抗生物質（ニューキノロン系抗菌薬，マクロライド系抗生物質）

　A．ニューキノロン系抗菌薬と痙攣

　ニューキノロン系抗菌薬自体による痙攣誘発は，その血中濃度異常上昇による**急性中毒症状**と

表4・6 年齢, 体重, 肝機能ならびに腎機能により用量調節が必要な医薬品の一例

薬効分類	商品名（一般名）	用 法
抗てんかん薬	イーケプラ®錠, ドライシロップ（レベチラセタム）	通常1回1,000 mg（ドライシロップとして2 g）を1日2回経口投与. ただし, CCr50～79 mL/min では1回500 mg を1日2回（最大1回1,500 mg を1日2回）. CCr30～49 mL/min では1回250 mg を1日2回（最大1回750 mg を1日2回）.
ビグアナイド系	メトグルコ®錠（メトホルミン）	通常1回500 mg を1日2～3回経口投与. ただし, 中等度以上の腎機能障害（一般的に CCr < 60 mL/min）では腎臓における本剤の排泄が減少するため禁忌.
経口 FXa 阻害剤	エリキュース®錠（アピキサバン）	通常1回5 mg を1日2回経口投与. ただし（1）80歳以上,（2）60 kg 以下,（3）血清クレアチニン 1.5 mg/dL 以上のうち2つ以上が該当する患者では投与量を 2.5 mg × 2回 / 日に減量する.
クロライドチャネルアクチベーター	アミティーザ®カプセル（ルビプロストン）	通常1回24 μg を1日2回, 朝夕食後に経口投与. ただし, 中等度または重度の肝機能障害（Child-Pugh 分類 B または C）のある患者では, 1回24 μg を1日1回から開始する. また, 重度の腎機能障害のある患者では, 患者の状態や症状により1回24 μg を1日1回から開始する.
ミオクローヌス治療薬	ミオカーム®内服液（ビラセタム）	通常1回12 mL（ビラセタムとして4 g）を1日3回, 3～4日間経口投与. その後症状に合わせて至適用量を決定. 40 < CCr < 60 mL/min は通常量の1/2. 20 < CCr < 40 mL/min は通常量の1/4. CCr ≤ 20 mL/min は禁忌.

考えられる症例が主である. 患者背景としては, 腎機能低下, 大量与薬あるいは痙攣素因などが挙げられるが, 基本的にはニューキノロン系抗菌薬自体が中枢興奮作用を有することを認識する必要がある.

痙攣誘発のメカニズムは, γ-アミノ酪酸 GABA レセプターで, **GABA と特異的に結合を阻害**することによると考えられている（図4・16）.

GABA は, 大部分が脳髄液中に存在する生体物質で, 脳内のブドウ糖の分解を促進し, 脳の機能を活発にする. その他に GABA は, アセチルコリンの生成を増加させて脳機能の促進に関与し, 延髄の血圧中枢に作用して血圧降下作用にも関与している.

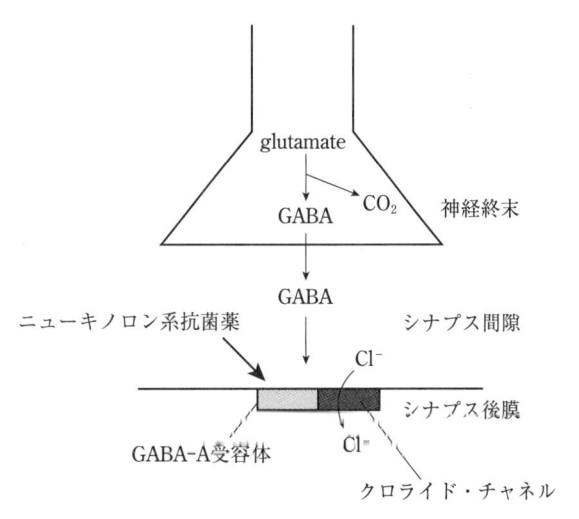

図4・16 痙攣誘発メカニズム（シナプスにおけるニューキノロン系抗菌薬と GABA-A の作用）

B.　ニューキノロン系抗菌薬と低血糖（図4・17）

　低血糖の発現は極めてまれであると考えられるが，これらの使用にあたっては，患者の**腎機能**に注意し，与薬量を減らしたり，または与薬間隔をあけるなどの対応が必要である．

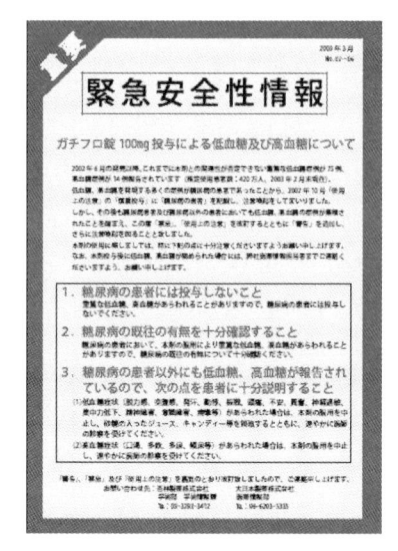

図4・17　緊急安全性情報

C.　ニューキノロン系抗菌薬と制酸剤との相互作用（表4・7）

　金属カチオン含有の制酸剤・消化性潰瘍用剤との併用により，ニューキノロン系抗菌薬の吸収・排泄に影響を与え生体内利用率 bioavailability が著明に低下し，十分な治療効果が得られないことが報告されている．その影響度は $Al^{3+}>Fe^{2+}≧Mg^{2+}>Ca^{2+}$ の順であり，薬剤との**錯体（キレート）形成能**（図4・18）とよく一致する．

表4・7　アルミニウム／マグネシウムを含有する主な医薬品

商品名	一般名
制酸剤	
重カマ「ヨシダ」顆粒	酸化マグネシウム
アドソルビン®末	天然ケイ酸アルミニウム
マーロックス®液	水酸化アルミニウムゲル＋水酸化マグネシウム
消化性潰瘍用剤	
イサロン®顆粒	アレジオキサ
アルサルミン®顆粒	スクラルファート
コランチル®顆粒	水酸化アルミニウムゲル＋酸化マグネシウム
健胃消化剤	
S・M散	沈降炭酸カルシウム＋メタケイ酸アルミン酸マグネシウム

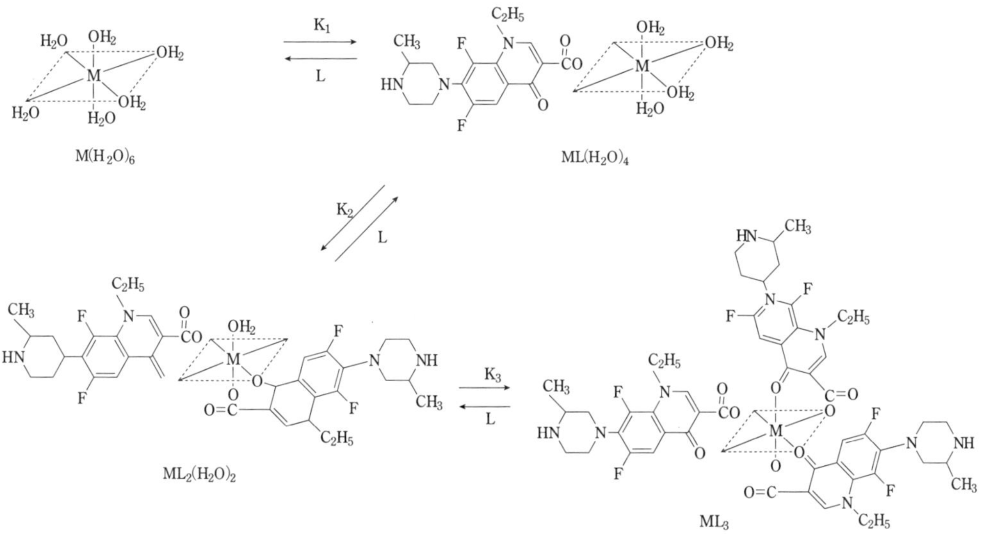

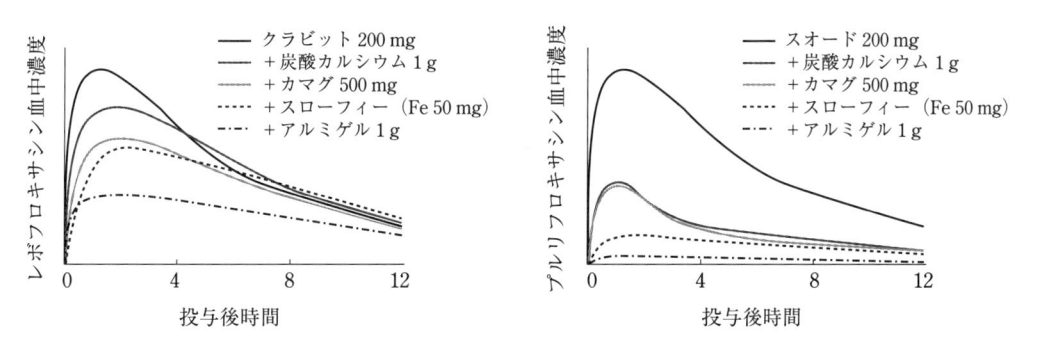

図4・18 ニューキノロン系抗菌薬と制酸剤の錯体形成

図4・19 金属カチオン含有の制酸剤併用によるニューキノロン系抗菌薬の血中濃度の変化

その他，乳酸カルシウム，フェロミア等の金属カチオン含有製剤も同様にニューキノロン系抗菌薬の吸収を阻害する．相互作用を回避する方法は，表4・8のとおりである．

表4・8 相互作用の回避方法

① 金属カチオンを含まない消化性潰瘍剤に切り替える
　　併用可能な消化性潰瘍剤 ： マーズレン®S，セルベックス®，H_2遮断薬など

② ニューキノロン系抗菌薬と制酸剤を併用する場合は，服用時間を調節する
　　ニューキノロン系抗菌薬を食後すぐ，制酸剤を食後2時間とする

D. マクロライド系抗生物質の cytochrome P450（CYP）3A4 による薬物相互作用

偏頭痛治療薬である酒石酸エルゴタミン，メシル酸ジヒドロエルゴタミンなどのエルゴタミン含有製剤，抗精神病薬のピモジドは，エリスロマイシンあるいはクラリスロマイシンとの併用が禁忌である．エルゴタミン製剤との併用では，血中濃度の上昇から四肢の虚血，血管痙攣などが起こる．ピモジドとの併用では，血中濃度の上昇から QT 間隔の延長，心室性不整脈，Torsades de pointes などの惹起が報告されている．

エリスロマイシンやクラリスロマイシンは，それ自身も主に CYP3A4 によって酸化代謝されることから，CYP3A4 を介した薬物代謝を**競合的に阻害**するメカニズムである．もう1つは，マクロライド系抗生物質自身の N-ジメチル基が代謝され，その代謝物が CYP3A4 のヘム鉄の第6配位子と安定なマクロライド・ニトロソアルカン**複合体を形成**するメカニズムである（図4・20）．

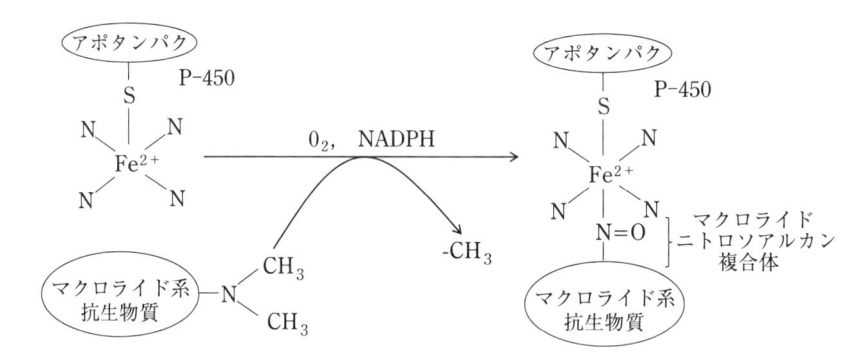

図4・20 マクロライド系抗生物質による P450 薬物代謝酵素活性阻害の機序

比較的相互作用の弱いマクロライド系抗生物質としては，他の構造を有するアジスロマイシン，ジョサマイシン，ロキシスロマイシンなどがあり，相互作用回避のための代替薬の候補となる．

E. マクロライド系抗生物質の P-糖タンパク質 P-glycoprotein；P-gp 阻害による影響

エリスロマイシン，クラリスロマイシンなどの種々マクロライド系抗生物質とジゴキシンとの併用によってジゴキシンの**血中濃度上昇**が起こり，ジゴキシンの副作用が惹起したとの臨床報告がなされており，併用には注意する必要がある．相互作用メカニズムは，消化管に発現する分泌タンパク質である P-gp の阻害が知られている（図4・21）．

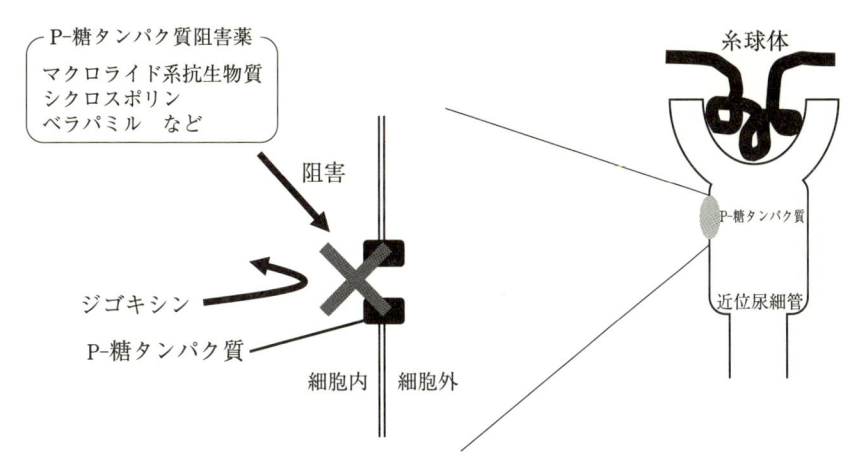

図4・21　P-糖タンパク質阻害によるジゴキシン血中濃度上昇の機序

　すなわち，その基質であるジゴキシンの尿細管での分泌が阻害され，血中濃度を上昇させると考えられている．本相互作用の回避方法としては，マクロライド系抗生物質併用時には，ジゴキシンの投与量を減量するとともに，ジゴキシンの血中濃度をきめ細かくモニターしながら，中毒症状に注意しつつ投与するべきと考えられる．

② 治療域が狭く，薬物血中濃度モニタリングが必要な薬剤（フェニトイン，カルバマゼピンなどの抗てんかん薬，ジゴキシン，ジギトキシンなどの強心配糖体）

　図4・22 は，治療効果・副作用のどちらも血中濃度に相関し，有効域が 10〜14 mg/L の薬を示す．12 mg/L の濃度のところをみると，主作用の効果が高く現れ，副作用の発現する可能性が少ないことがわかる．しかし，14 mg/L を超えると，期待する効果はそれほど変わっていないが，副作用が強く現れることが示されている．また，反応曲線にはエラーバーがついているが，主作用・副作用とも個人差による幅があり，同じ血中濃度であっても，人によっては効果が強く現れる場合もあれば効果のあまり出ない人もおり，一般的な治療域の中に入っていても副作用が現れる場合もある．

　フェニトインの定常状態の血中濃度と投与量の関係は，CYP2C9 での代謝過程に飽和現象を示すため，投与量と血中濃度が比例せず，非線形の Michaelis-Menten 式を用いた曲線で近似される．このため，特に有効血中濃度付近ではわずかな投与量の変化で急激に血中濃度が変動することが知られている．1 日に代謝しうる最大投与量 D_{max}，$1/2D_{max}$ に対応する血中濃度 C

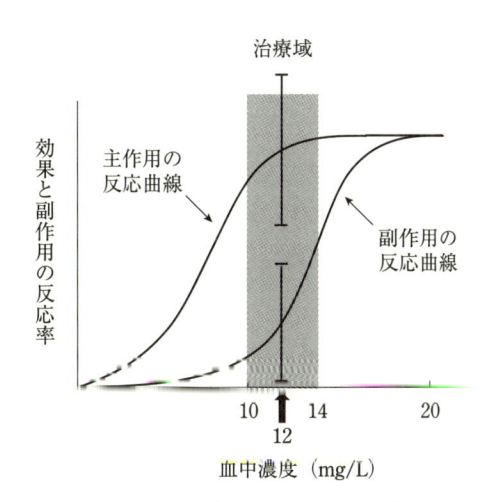

図4・22　血中濃度と効果および副作用発現の関係

は個人の代謝能によって異なるため，フェニトイン血中濃度の個人差の要因となっている（図4・23）.

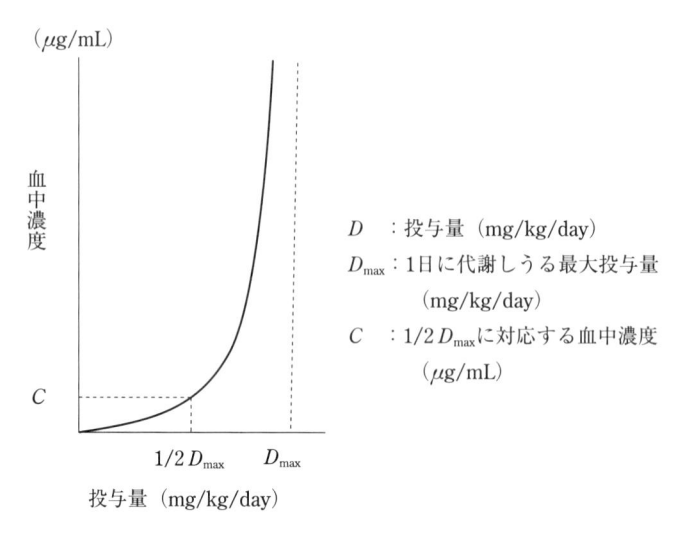

D　：投与量（mg/kg/day）
D_{max}：1日に代謝しうる最大投与量（mg/kg/day）
C　：$1/2\,D_{max}$に対応する血中濃度（μg/mL）

図4・23　フェニトインの定常状態の血中濃度と投与量の関係

　このように，フェニトイン（商品名：アレビアチン®散）が処方されている場合に限らず，散剤が処方されている場合は，成分量に十分注意して正しい用量がどうかを判断する必要がある.

　その他に，多規格・他剤形のある医薬品にも注意が必要である.ここでは，バルプロ酸製剤を例に示す（図4・24〜26,表4・9）.

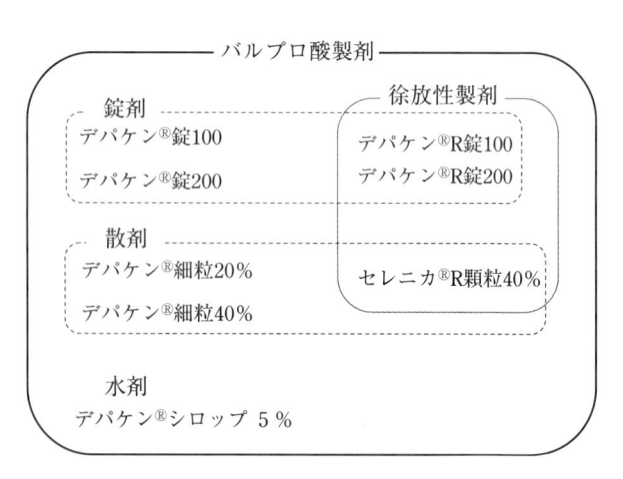

図4・24　バルプロ酸製剤の剤形と種類

表4・9　剤形の違いにおける体内動態の差異

	最高血中濃度到達時間（T_{max}：hr）	
	食後投与	空腹時投与
デパケン®錠	3.46 ± 0.66	0.92 ± 0.57
デパケン®R 錠	8.95 ± 1.08	10.26 ± 1.51
デパケン®シロップ	3	0.5〜2

デパケン®の生体内利用率 bioavailability：90〜100％（剤形によらない）

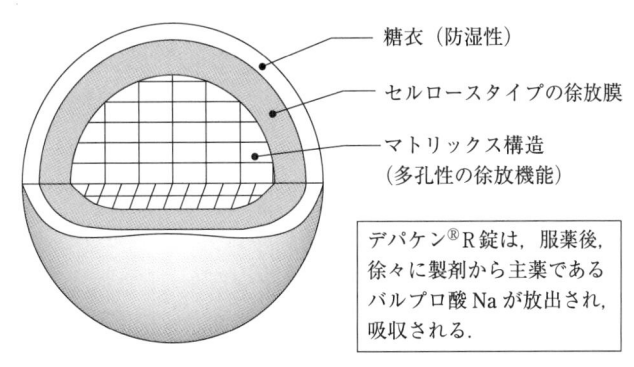

糖衣（防湿性）
セルロースタイプの徐放膜
マトリックス構造
（多孔性の徐放機能）

デパケン®R錠は，服薬後，徐々に製剤から主薬であるバルプロ酸 Na が放出され，吸収される．

デパケン®R錠は主薬の放出を制御した徐放化製剤です．

図4・25　デパケン®R 錠の徐放構造

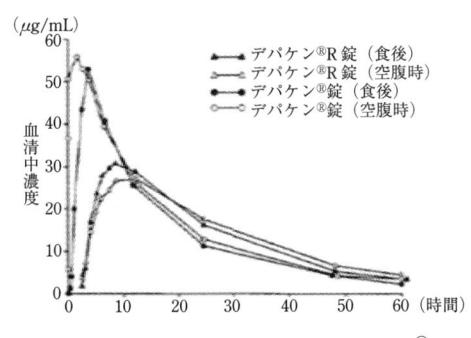

① 健常成人 8 名にデパケン®R 錠 200（徐放錠：200 mg 錠），およびデパケン®錠 200（普通錠：200 mg 錠）をそれぞれ 1 回 3 錠（600 mg）経口投与した場合の血清中バルプロ酸濃度の推移は図のとおりである（測定法：ガスクロマトグラフィー）．
② デパケン®R 錠は，血液中にバルプロ酸が現れるまでに約 2 時間のタイムラグが生じている．

デパケン®R錠添付文書

図4・26　デパケン®錠とデパケン®R 錠の血中濃度の推移

錠剤の徐放錠にはいくつかに分類できる．分類とその特徴について表4・10に示す．

表4・10 徐放性製剤の種類

ユニット別分類	型分類	模式図	医療用医薬品の例	特 徴
マルチプルユニットタイプ	拡散徐放型		テオロング®錠	徐放性皮膜によりコーティングされた顆粒と賦形剤からなる顆粒とを打錠した錠剤
	スパスタブ型		テオドール®錠	徐放性皮膜によりコーティングされた顆粒と速放性部分からなる錠剤
シングルユニットタイプ	レペタブ型		ネオマレルミン TR 錠	腸溶性コーティング錠の外側を胃内で溶ける胃溶層で覆った複層錠
	ロンタブ型		アダラート®CR錠	速溶性の外郭層と徐放性の内殻層を二重または三重にもつ錠剤
	グラデュメット型		フェロ・グラデュメット®錠	多孔性の不溶性プラスチック格子間隙に含まれた主薬が，消化管内で物理的拡散により放出する錠剤
	ワックスマトリックス型		スローケー®錠 リスモダン®R錠 MS コンチン®錠	疎水性・親水性の放出制御物質の基剤のマトリックス中に主薬を分散させた製剤で，マトリックスから，またはその崩壊により徐々に薬物が放出されるように調節した錠剤

徐放性製剤は，通常の製剤と比較して薬物の1錠中の含有成分量が多く，長時間にわたって吸収されるため，過剰投与の場合や患者が製剤をかみ砕いて服用してしまったときなどの薬物の急激な放出による血中濃度上昇による重篤な副作用発現の危険性がある．また，糞便中に薬物の放出を制御していた格子が白い残渣として確認できることがあるので，徐放性製剤を服用している患者に対して，糞便の変化についての情報提供を行うことも重要である．

③ 投与量を誤った場合に重篤な有害作用を及ぼす薬剤（経口糖尿病用薬，抗悪性腫瘍薬など）

経口糖尿病用薬やインスリンの過剰投与により血糖が下がりすぎることがある．血糖値が**70 mg/dL 以下**になると異常な空腹感が現れ，動悸・震えなどの症状が出てくる．糖尿病で普段高血糖状態にあると，これらの症状は 70 mg/dL より高い血糖値でも現れる．また血糖値の下がるスピードが速いときも，比較的高い血糖値で症状が現れ始めることがある．そして，低血糖を放

置し血糖値が 50 mg/dL 以下になると中枢神経のはたらきが低下し，血糖値が 30 mg/dL 以下になると意識レベルが低下，昏睡状態から死に至ることもあり，その結果重大な事故につながることもある．

　ビグアナイド系薬剤は，主に肝臓において乳糖からの糖新生を抑制することにより血糖を下げるため，ビグアナイド系薬剤の投与によって乳酸が増加する．通常は，それに応じて乳糖の代謝が増加し，乳酸値のバランスは保たれるが，肝臓での代謝能以上に乳酸が増加した場合や，肝臓での乳酸の代謝能が低下している場合にはこのバランスが崩れ，**乳酸アシドーシス**が発現するおそれがある（表 4・11）．

表 4・11　添付文書に制限的な記載がある経口糖尿病用薬の例

一般名	商品名	制限量
スルフォニル尿素剤		
グリクラジド	グリミクロン®錠 40 mg	1 日 160 mg を超えない
グリベンクラミド	オイグルコン®錠 1.25 mg, 2.5 mg	1 日最高投与量は 10 mg
グリメピリド	アマリール®錠, OD 錠 1 mg, 3 mg	1 日最高投与量は 6 mg
ビグアナイド剤		
メトホルミン塩酸塩	メトグルコ®錠 250 mg	1 日最高投与量は 2,250 mg
ブホルミン塩酸塩	ジベトス錠 50 mg	1 日最高投与量は 150 mg
α-グルコシダーゼ阻害薬		
ボグリボース	ベイスン®錠, OD 錠 0.2 mg, 0.3 mg	1 回 0.3 mg, 1 日 3 回まで
ミグリトース	セイブル®錠, OD 錠 25 mg, 50 mg, 75 mg	1 回 75 mg まで
その他		
ピオグリタゾン塩酸塩	アクトス®錠, OD 錠 15 mg, 30 mg	1 日 45 mg を上限とする
ナテグリニド	スターシス®錠 30 mg, 90 mg	1 回 120 mg, 1 日 3 回まで

　メトトレキサート（リウマトレックス®カプセル）は，他の抗リウマチ薬より効果発現が比較的早く，より有効性が高く骨破壊を抑制する薬である．しかし，服用を誤ると骨髄抑制（主に白血球減少，血小板減少，貧血などの造血機能障害）などの重い副作用をきたすため，服用方法に十分注意する必要がある．また，メトトレキサートはビタミンの一種である**葉酸の作用を抑える**作用があるため，葉酸を併用すると副作用を減らすことができる（図 4・27）．

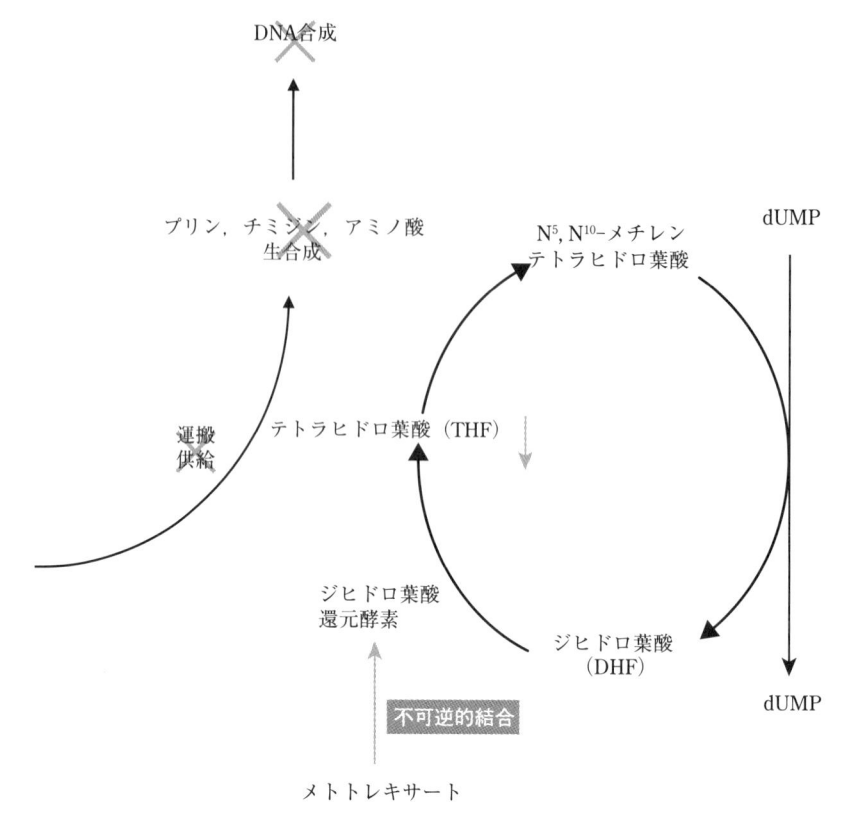

図4・27　メトトレキサートの作用機序

④ β 遮断点眼剤

　β 遮断点眼剤は, 「重要な基本的性質」の欄に, 「全身的に吸収される可能性があり, β 遮断剤 **全身投与時と同様の副作用が現れる**ことがあるので, 留意すること」と記載されている (表4・12).

表4・12　β 遮断点眼剤の添付文書の「禁忌」などの記載事項

添付文書の記載事項	カルテオロール塩酸塩	チモロールマレイン酸塩	ベタキソロール塩酸塩	ニプラジロール
コントロール不十分な心不全のある患者	禁忌	禁忌	禁忌	禁忌
洞性徐脈のある患者	禁忌	禁忌	慎重投与	禁忌
房室ブロック（Ⅱ・Ⅲ度）のある患者	禁忌	禁忌	慎重投与	禁忌
心原性ショックのある患者	禁忌	禁忌	慎重投与	禁忌
気管支喘息の患者	禁忌	禁忌	慎重投与	禁忌
気管支喘息の既往歴のある患者	禁忌	禁忌	－	禁忌
気管支痙攣のある患者	禁忌	禁忌	慎重投与	禁忌
気管支痙攣の既往歴のある患者	禁忌	－	－	禁忌
重篤な慢性閉塞性肺疾患のある患者	禁忌	禁忌	慎重投与	禁忌

⑤ 混合調製時の注意点

　散剤・顆粒剤の混和調剤および軟膏剤の混合調製時には物理的要因に対する注意が必要である.

　散剤・顆粒剤が同処方内で混合する指示があった場合, お互いの粒子径が異なるため, 乳鉢・乳棒を用いて混和しても均一には混ざり合わない. このような場合は, 一方の散剤・顆粒剤を分割した後に, もう一方の散剤・顆粒剤を分割して1包に

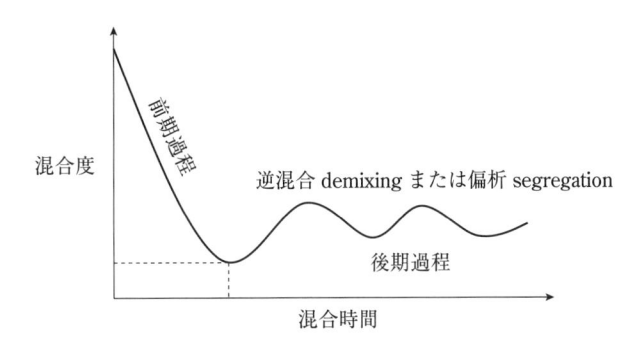

図4・28　混合過程の典型的なパターン

まとめる方法で行う. 散剤どうしを混和する場合, 一般に混和の過程は, 初期では主に対流混合が支配的であり, 中間においては対流とせん断により定常的に混合が進行する. 最終段階では拡散混合の効果が現れ, 混合と分離の両作用が動的平衡状態に達する. このときの混合度を最終混合度という. 最もよい混合状態になった後は, 混合と偏析を繰り返し, それ以上よい混合状態は得られない（図4・28）. 良好な混和状態を満たすためには, 調剤指針に掲載されている方法で混和する必要がある.

　日局ではクリーム剤も軟膏剤に含まれるため, 商品名から基剤を判断することは困難である. その結果, 軟膏剤とクリーム剤や油脂性と水溶性基剤を混合するような処方が認められている.

そのため，処方せんに混合の指示が出た場合，まず混合の可否について調査する必要がある．混合の可否については，表4・13にまとめた．

表4・13 軟膏，乳剤性基剤およびゲルの混合可否

	油脂性	水溶性	o/w性	w/o性	ゲル
油脂性	○	×	×	△	×
水溶性	×	○	△	×	×
o/w性	×	△	△	×	×
w/o性	△	×	×	△	×
ゲル	×	×	×	×	×

○：可能，△：組み合わせによっては可能，×：不可

　外用薬の混合は，主にステロイド外用薬と他剤の組み合わせが多い．ステロイドは混合時の刺激および基剤のpH変化による**エステル転移**が起こり含量が低下する．ステロイドは，エステル基により表4・14に示すように大きく3つに分類される．混合調剤においてステロイドの安定性が問題となるのは，モノエステルタイプのうち，17位にエステル基をもち，21位にOH基をもつものである．

表4・14 ステロイド外用薬のエステル基による分類

ステロイドの種類		主な製剤名（商品名）
ノンエステル		テラ・コートリル®，フルコート®，フルメタ®，プレドニゾロン
モノエステル	17位	ベトネベート®，ボアラ®，リンデロン®V，ロコイド®，キンダベート®，デルモベート®
	21位	シマロン®，トプシム®，ネリゾナ®，ビスダーム®
ジエステル		アルメタ®，アンテベート®，ジフラール®，マイザー®，ダイアコート®，リンデロン®DP，パンデル®，メサデルム®，リドメックス

　乳剤性基剤は，混合により乳化が破壊されると薬物の**皮膚透過性**に影響を与えることが予想される．ステロイドの軟膏剤と尿素軟膏の混合は，乳化を破壊し破壊前後のステロイドの皮膚透過量を比較すると約60％も低下したことが報告されている．このことから，乳剤性基剤の外用薬の混合は，原則として行うべきでないが，必要な場合にはゆっくり混合するなどの注意が必要である．

2）処方情報に基づき薬剤を調製する．

　処方せんに記載されている医薬品を特定するために表4・15の3要素に注意して調剤を行う．
　近年，コンピュータを利用して処方せんを作成，発行する**処方オーダリングシステム**が普及し

てきている．このオーダリングシステムでの
処方作成時における問題点として，誤入力が
挙げられる．選択を誤った場合，医師の意図
とは全く異なる薬剤が処方されるおそれがあ
る．特に経口糖尿病用薬や抗悪性腫瘍薬など

表 4・15　調剤時の注意点（1）

① 薬品名の確認

② 剤形の確認

③ 規格の確認

誤って患者に投与された場合に，重篤な副作用を及ぼす危険性が高いため注意が必要である（表
4・16）．また，同一ブランド名で**複数の剤形，規格（含量）単位**をもつ医薬品が処方されている
場合，これらの医薬品の剤形，規格（含量）単位の記載漏れにより調剤薬が特定できないため処
方鑑査では十分に注意する必要がある（表 4・17）．

表 4・16　医師の入力ミスが多い医薬品の例

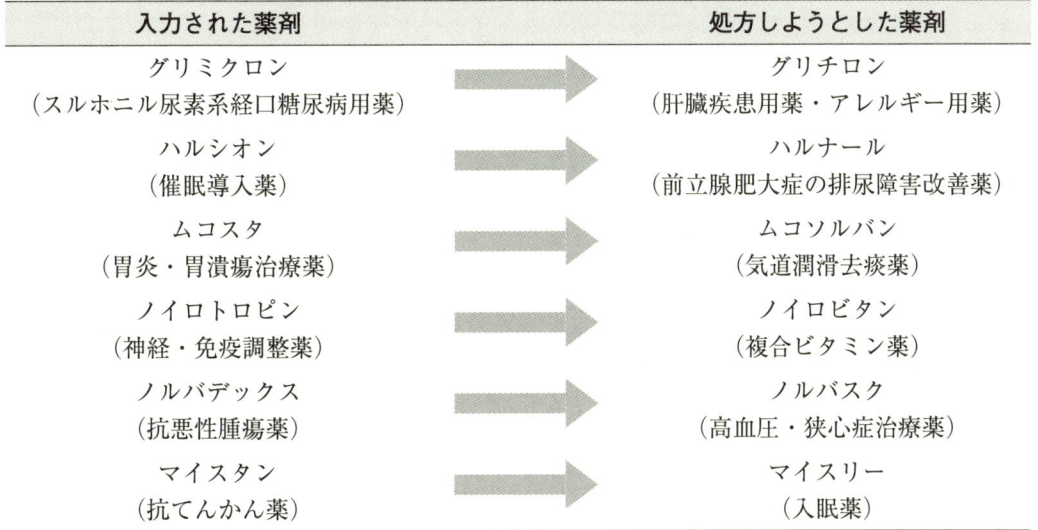

入力された薬剤	処方しようとした薬剤
グリミクロン （スルホニル尿素系経口糖尿病用薬）	グリチロン （肝臓疾患用薬・アレルギー用薬）
ハルシオン （催眠導入薬）	ハルナール （前立腺肥大症の排尿障害改善薬）
ムコスタ （胃炎・胃潰瘍治療薬）	ムコソルバン （気道潤滑去痰薬）
ノイロトロピン （神経・免疫調整薬）	ノイロビタン （複合ビタミン薬）
ノルバデックス （抗悪性腫瘍薬）	ノルバスク （高血圧・狭心症治療薬）
マイスタン （抗てんかん薬）	マイスリー （入眠薬）

表 4・17　ドグマチール®のブランド名をもつ製剤の種類

	1 日の分量
ドグマチール®カプセル 50 mg	6 カプセル
ドグマチール®錠 50 mg	6 錠
ドグマチール®錠 100 mg	3 錠
ドグマチール®錠 200 mg	1.5 錠
ドグマチール®細粒 100 mg/g	3 g あるいは 0.3 g
ドグマチール®細粒 500 mg/g	0.6 g あるいは 0.3 g

　薬品棚から医薬品を取り出すときは，表 4・18 の 3 要素に注意して調剤を行う．

　調剤時に処方せんに記載されている医薬品の名称を確認することは，医薬品を取り揃えるため
に必要な作業である．その他にも，医薬品により，1 シートの錠数が 2 錠，5 錠，6 錠，10 錠，
12 錠，14 錠，15 錠，21 錠，28 錠など様々であり，取り揃える度に 1 シート中の錠剤の数を確

認し必要数の錠剤を用意することが重要である（図4·29）．また，薬品棚にある医薬品のシートに**破損**が認められる場合があるので，シートを取ったときにアルミ箔の面の異常にも注意する必要がある（図4·30）．特に吸湿性のある医薬品のヒートに破損があった場合，**主薬の安定性**に問題が生じることがあるので十分確認する（表4·19）．

表 4·18　調剤時の注意点 （2）

① 調剤薬の確認

② 数量の確認

③ 破損，汚れの確認

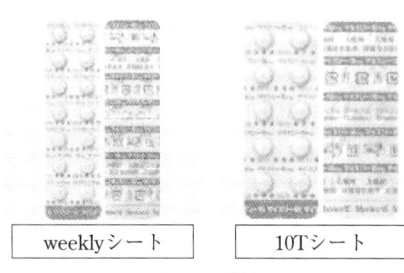

| weeklyシート | 10Tシート |

マイスリー®錠10 mg

図 4·29　PTP 包装の違い

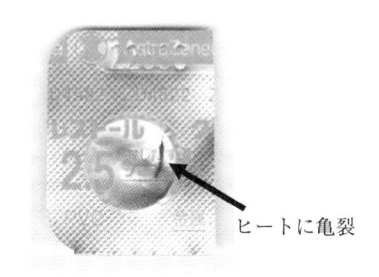

ヒートに亀裂

図 4·30　ヒートが破損した医薬品の一例

表 4·19　セレニカ®R の吸湿による影響

保存条件	保存形態	保存期間	結　果
長期保存試験　25℃，60% RH	PTP 包装 ＋アルミ包装	3 年	すべての測定項目において変化は認められなかった．
	PTP 包装	2 年	経時的な溶出率の増加が認められ，溶出率の規格に対し，18 か月保存品は適合，24 か月保存品は不適合であった．それ以外の測定項目は，変化が認められなかった．
加速試験　40℃，75% RH	PTP 包装 ＋アルミ包装	6 か月	規格値内での溶出率の低下傾向以外，変化は認められなかった．

セレニカ®R 錠 200 mg

PTP 包装 ＋アルミ包装は長期保存試験，加速試験ではすべての測定項目において変化は認められなかった（規格値内変動）．苛酷試験では 60℃ において，溶出率の低下が観察され，また湿度に対しては，乾燥減量の増加が認められた．

セレニカ®R　医薬品インタビューフォーム
2014 年 10 月改訂（第 23 版）

取り揃えた医薬品を薬袋に入れるときは，表 4・20 の 3 要素に注意して調剤を行う．

表 4・20 調剤時の注意点 (3)

① 調剤薬の確認

② 患者氏名の確認

③ 薬袋に印字されている医薬品名の確認

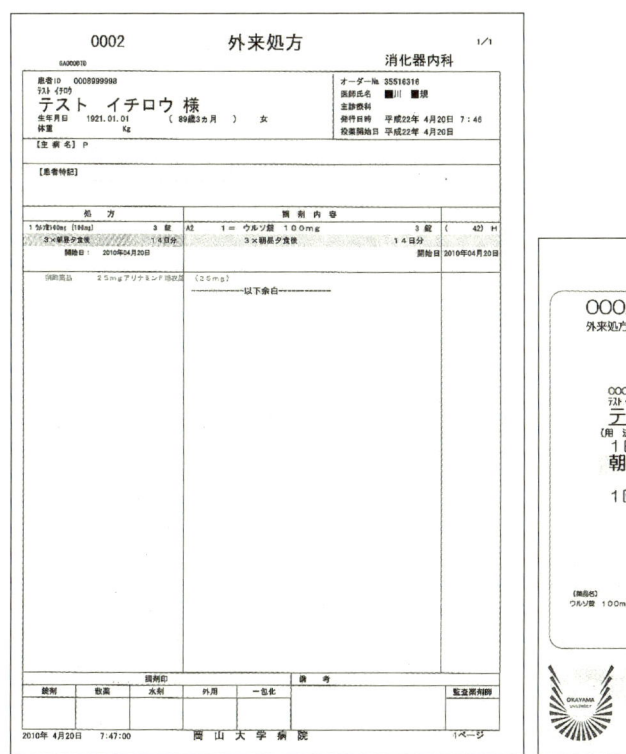
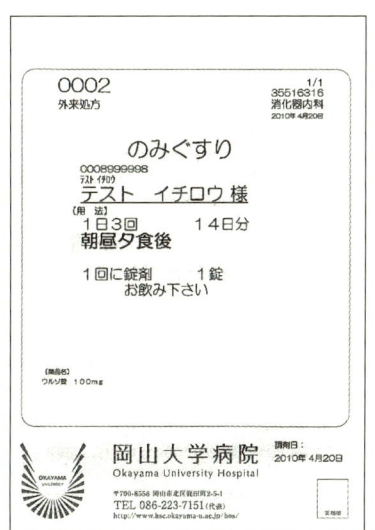

図 4・31 実際の処方せんと薬袋

取り揃えた医薬品を薬袋に入れるときには，薬袋に印字されている患者氏名，処方された医薬品，用法・用量，投与日数など再度確認することが重要である（図 4・31）．

3) 患者が相互作用あるいは副作用などを回避し，適正に使用するための服薬指導を行う．

① 服用時間が薬効に影響する医薬品

多くの内服薬の服用時間は，飲み忘れ防止や胃腸障害などの副作用防止の観点から食後であるが，食事の影響や薬理作用の観点から決められた時間に服用しなければならない薬もある．すなわち，患者に服用時間を守る意義について適正に服薬指導する必要がある．表 4・21 には，代表的な薬の服用時間とその根拠についてまとめた．

表4・21　薬の服用時間とその根拠

	商品名（一般名）	服用時間とその根拠
起床時	ボナロン®（アレンドロン酸ナトリウム水和物）	2価の陽イオン（Ca, Mg等）とキレートを形成し吸収が低下するため、食物との影響を全く受けさせない目的で、起床時に必ず水で服用する。服用後30分以上は飲食（水以外）を避ける。
食前	ガナトン®（イトプリド）ナウゼリン®（ドンペリドン）プリンペラン®（メトクロプラミド）	制吐剤であり、また、消化管の蠕動運動を亢進させて食後胃内の食物が長く滞留しないようにして腹部の不快感を改善するため、食前（食事の30分前）投与がより効果的である。
	コレバイン®（コレスチミド）	食前と食後投与の薬効の差はほとんどない。ただし併用薬がある場合、酸性薬剤等は作用が減弱させる可能性もあるため、原則として食前投与としている。
	リファジン®（リファンピシン）	食前投与の方が食後投与と比較して血中濃度が高いという報告に基づき、1日1回朝食前投与としている。胃腸障害がある場合は食後投与を推奨する。
	リルテック®（リルゾール）	高脂肪食摂取後投与は空腹時投与より血中濃度が低下するという報告に基づき、食前投与としている。
	ベイスン®（ボグリボース）グルコバイ®（アカルボース）	食物中の二糖類の消化吸収を遅らせるため、食直前（一口目の食事と同時）に服用する。食後60分までの血糖上昇を、食直前投与では約70%抑制するが、食事10分前投与では吸収約30%しか抑制せず、食事30分前投与では効果はほとんど得られないという報告がある。
食直前	グルファスト®（ミチグリニドカルシウム水和物）ファスティック®（ナテグリニド）	速やかなインスリン分泌作用により食後の過血糖を改善するため、食直前（グルファスト®：食前5分以内、ファスティック®：食前10分以内）に服用する。食後投与では十分な効果が得られず、また、食事30分前投与では低血糖を起こす危険がある。
	クレメジン®（炭素）	食事の影響を受けないので、食前、食後、食間のいずれに服用してもかまわない。ただし併用薬がある場合、炭素の吸着効果により併用薬の薬効を減弱させる可能性があるため、30分以上の間隔をあけて服用する（この理由により、食間服用とされる場合が多い）。
食間	ブイフェンド®（ボリコナゾール）	高脂肪食摂取後投与のC_{max}とAUCは、空腹時投与と比較してそれぞれ34%、24%減少したとの外国人データに基づき食間投与としている。
	メタルカプターゼ®（ペニシラミン）	2価の金属イオンと結合しやすいため、食事の影響を受けないよう食前または食間に服用する。

② 点眼剤の特徴と使用上の注意

日局 17 製剤総則の点眼剤の項には,「点眼剤は, 結膜嚢などの眼組織に適用する, 液状, 又は用時溶解若しくは用時懸濁して用いる固形の無菌製剤である」と規定されている. 点眼剤は少量 (5〜10 mL) の点眼容器に入れて眼中に滴下する. 洗眼剤は本質的に点眼剤と共通する部分が多いことから点眼剤の規定に準ずる.

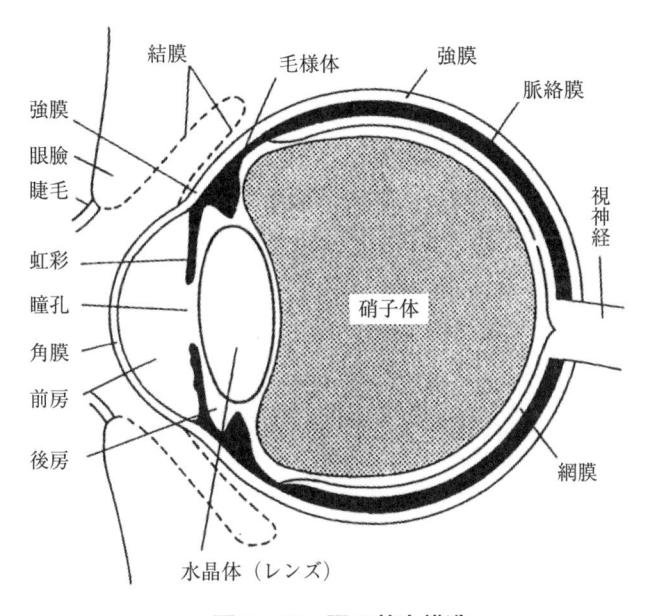

図 4・32　眼の基本構造

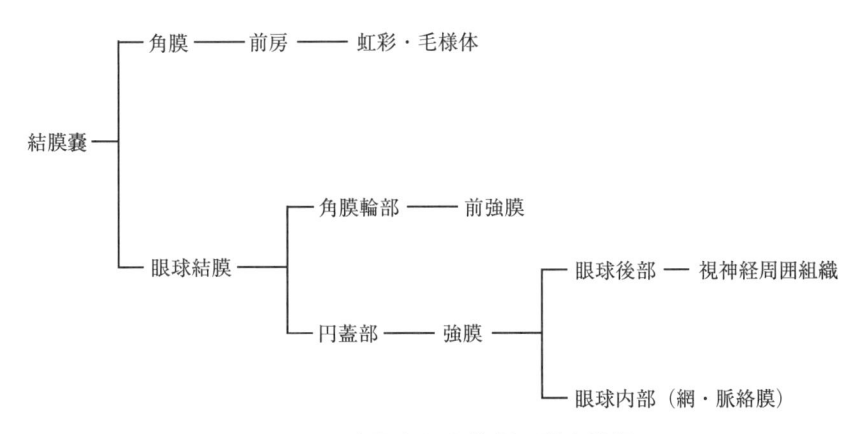

図 4・33　点眼された薬剤の眼内移行

A. 点眼剤の分類 (表 4・21)

【水性点眼剤】

医薬品を精製水に溶解した水性点眼液, 稠度の高い粘性点眼液, 医薬品を精製水に懸濁した水

性懸濁点眼液，精製水に難溶性医薬品を可溶化した可溶化点眼液などがある．懸濁性点眼液の医薬品の粒子は，通例，75 μm 以下とする．また，水性点眼液にはその性質により主剤が粉末状で用時溶解して使用するものも含まれる．

【非水性点眼剤】

溶剤は注射用非水性溶剤（植物油）を用い，非水性点眼剤と非水性懸濁点眼剤に分けられる．

【洗眼剤】

精製水に医薬品を溶解し，炎症眼の結膜嚢の洗浄，あるいは眼手術時の眼内灌流および洗浄に用い，原則として保存剤を加えない．ホウ酸液 20 mg/mL や生理食塩液が相当し，300〜500 mL の滅菌びんなどに入れた後に滅菌して製する．

【特殊眼科用剤】

眼科領域の手術時に，眼組織保護の目的で用いられる．粘性高分子医薬品を含有する水性で稠度の高い手術補助剤である．

表 4・22　点眼剤の分類

分　類		代表的な点眼剤
水性点眼剤		マイティア®点眼液（人工涙液） ヒアレイン®点眼液（ヒアルロン酸ナトリウム） コンドロイチン®点眼液（コンドロイチン硫酸エステルナトリウム）
	水性懸濁点眼液	フルメトロン®点眼液（フルオロメトロン） カリーユニ®点眼液（ピレノキシン）
	用時溶解点眼液	エコリシン®点眼液 （コリスチンメタンスルホン酸ナトリウム／ エリスロマイシンラクトビオン酸塩） タチオン®点眼液（グルタチオン）
非水性点眼剤		インドメロール®点眼液（インドメタシン）
洗眼剤		ビーエスエスプラス®（オキシグルタチオン液）
特殊眼科用剤		オペガン®液（ヒアルロン酸ナトリウム）

B.　使用上の注意

【点眼方法】

a.　点眼前には石けんなどで十分に手洗いをする．

b.　点眼液の容器の先端が眼瞼，睫毛に触れないように点眼する．

　　容器の先端が眼に触れると涙液が逆流して点眼容器内が汚染される可能性がある．

c.　点眼後，閉眼し，涙嚢部を圧迫する．これにより点眼薬の鼻粘膜からの吸収による全身移行が抑えられ，全身性の副作用の発現を減少できる．特に全身性の副作用が報告されている β 遮断剤においては厳守させる必要がある．あふれ出た点眼液はきれいなガーゼやティッシュで拭き取る．涙嚢部を圧迫しないときと，したときの β 遮断剤の血中濃度と，その濃度から

予測される心拍数減少率と最大努力性呼気 1 秒量 forced expiratory volume in one second；
FEV$_1$ 減少率には明らかな違いのあることが報告されている（図 4・34）．

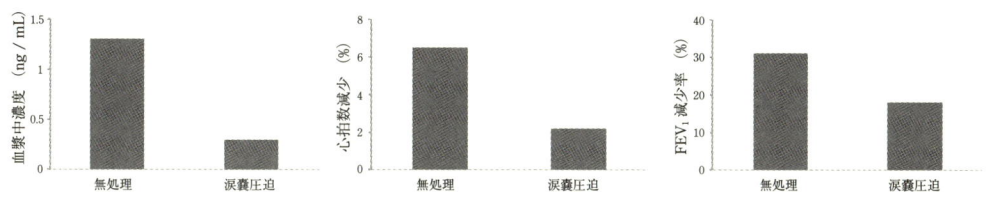

Y. Yamada *et al.*: Assessment of Systemic adverse reactions induced by ophthalmic
β-adrenergic receptor antagonists, *J. Ocul. Pharmacol. Therapeut.*, 12, 235-248 （2001）.

図 4・34　チモプトール®点眼剤を点眼後に涙嚢部を圧迫したときと，しないときの全身性副作用の予測値

d. 懸濁型の点眼剤は，使用前によく振って液を均一にする必要がある．
　　例）エイゾプト®懸濁点眼液 1%

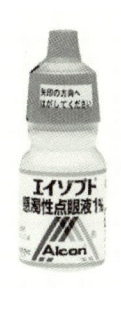

製剤に関する項目	
2.　製剤の組成	
（1）有効成分（活性成分）の含有	1 mL 中にブリンゾラミド 10 mg を含有する．
（2）添加物	カルボキシビニルポリマー，チロキサポール，D-マンニトール，エデト酸ナトリウム水和物，ベンザルコニウム塩化物，pH 調節剤 2 成分，等張化剤
3.　懸濁剤・乳剤の分散性に対する注意	振り混ぜるとき，15 秒以内に再懸濁する．

エイゾプト®懸濁点眼液 1%　医薬品インタビューフォームより抜粋

図 4・35　エイゾプト®懸濁点眼液

e. 用時溶解型の点眼剤は，点眼時に溶解して使用する．
　　例）エコリシン®点眼液

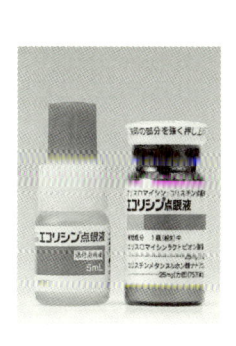

製剤に関する項目	
2.　製剤の組成	
（1）有効成分（活性成分）の含有	溶解液 1 mL 中ラクトビオン酸エリスロマイシン 5 mg（力価），コリスチンメタンスルホン酸ナトリウム 5 mg（力価）（4 万単位）を含有する．
（2）添加物	塩化ナトリウム（等張化剤），パラオキシ安息香酸エチル（防腐剤），パラオキシ安息香酸ブチル（防腐剤）

3. 用時溶解して使用する製剤の調製法

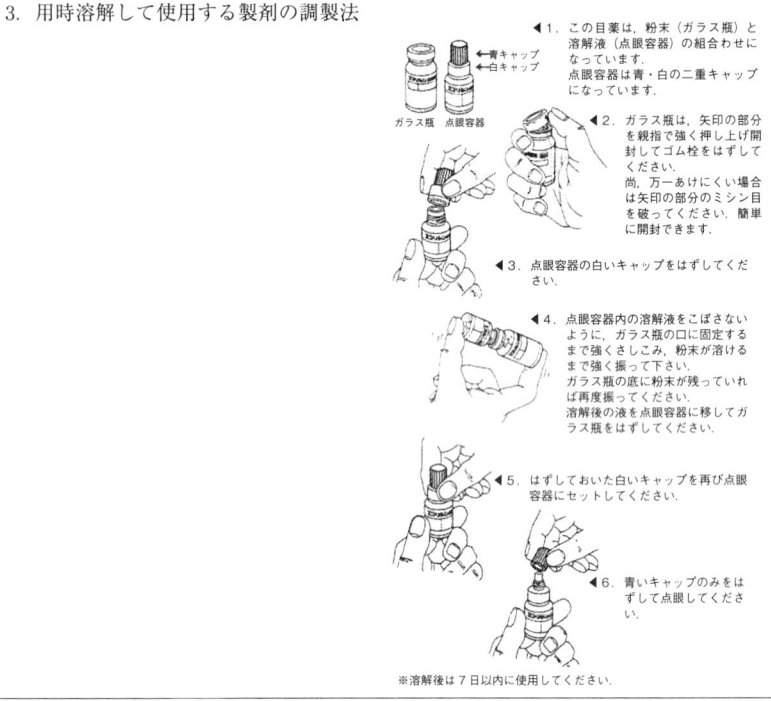

1. この目薬は，粉末（ガラス瓶）と溶解液（点眼容器）の組合わせになっています。
点眼容器は青・白の二重キャップになっています。

2. ガラス瓶は，矢印の部分を親指で強く押し上げ開封してゴム栓をはずしてください。
尚，万一あけにくい場合は矢印の部分のミシン目を破ってください．簡単に開封できます．

3. 点眼容器の白いキャップをはずしてください．

4. 点眼容器内の溶解液をこぼさないように，ガラス瓶の口に固定するまで強くさしこみ，粉末が溶けるまで強く振って下さい．
ガラス瓶の底に粉末が残っていれば再度振ってください．
溶解後の液を点眼容器に移してガラス瓶をはずしてください．

5. はずしておいた白いキャップを再び点眼容器にセットしてください．

6. 青いキャップのみをはずして点眼してください．

※溶解後は7日以内に使用してください．

エコリシン®点眼液　医薬品インタビューフォームより抜粋

図4・36　エコリシン®点眼液

【1回の点眼量】

　点眼剤1滴は20〜50 μL であるのに対し，**結膜嚢の最大保持容量は20〜30 μL** である．複数滴を点眼しても，液は眼球外に流出してしまう．また，効果の増大も認められないことから，患者に1回1滴の使用で十分効果があることを理解させる．

【点眼間隔】

　2種類以上の点眼剤を用いる場合には，涙液のターンオーバーを考慮すると**5分以上**の間隔をおいて点眼することが望ましい．

【点眼順序】

　複数の点眼剤を点眼する場合の点眼順序は，多くの場合5分以上の間隔をあければ問題ないが，**懸濁剤やゲル化製剤**および**角膜保護剤**は角膜上の**滞留時間が長く**なると考えられるので，その後に点眼すると結膜上の薬物を洗い流すことになる．油性点眼剤と眼軟膏は，水性点眼液をはじいてしまうことになるので，これらの点眼剤は最後に点眼する．以上のことから，眼科医師から点眼順序の指示がある場合にはそれに従い，特に指示がない場合は水溶性製剤，懸濁製剤，ゲル化製剤，角膜保護剤，眼軟膏の順が推奨される．

【保存方法】

　冷暗所保存の指示がある場合には冷蔵庫で保存するようにする．保存について指示がないもの

でも，直射日光を避け，なるべく涼しいところで，しっかりふたをして保存し，持ち歩くときにも保存状態に注意する．

　用時溶解する点眼剤で使用期限が限定されている薬剤は，溶解した日を書き込み，期限までに使用するように指導する．

③ 経皮吸収型製剤の特徴と使用上の注意

　経皮吸収とは，皮膚に貼付された有効成分が皮膚に浸潤・拡散していく現象で，皮膚が有効成分を吸収するのではなく，製剤の粘着面と皮膚面の濃度差によって有効成分が皮膚に浸み込まれる**受動拡散**によるとされる．つまり，経皮吸収剤は薬を口から飲んだり注射したりせず，貼って（塗って）いるだけで経口剤や注射剤と同じような効果が期待できる薬である．貼付剤には**局所作用**と**全身作用**を目的としたものがあるが，一般的な貼付剤の利点としては，経口剤と違い，表4・23が挙げられる．

表4・23　貼付剤の特徴（1）

1）標的部位に対して直接効果が期待できる
2）初回通過効果を受けない
3）消化管への負担が少なく胃腸障害が回避できる

さらに，経口剤および注射剤との違いを表4・24に挙げる．

表4・24　貼付剤の特徴（2）

1）薬効の持続性がある
2）全身性の副作用が軽減できる
3）副作用発現時には剥離することにより簡単に投与中止できる

　一般的な経皮吸収型製剤の構造は，支持体と有効成分を含有した粘着剤から構成されるが粘着剤における添加剤，充填剤の配合性により有効成分の放出コントロールや浸潤の促進が適当になるように調製されている（表4・25）．

表4・25　主な経皮吸収型製剤の分類

薬効分類	禁煙補助薬	経皮吸収型ニトログリセリン製剤	経皮吸収型エストラジオール製剤	経皮吸収型持続性がん疼痛治療薬
一般名	ニコチン	ニトログリセリン	エストラジオール	フェンタニル
主な商品名	ニコチネル®TTS®	ニトロダーム®TTS®	エストラーナ®テープ0.72 mg	デュロテップ®MTパッチ
構造				

　薬剤が皮膚に浸潤する経路には，(1) 毛嚢，皮脂腺，汗腺などの付属器官，(2) 角質層の細胞間脂質，(3) 角質層の角質細胞の実質を通るルートが提唱されている．そのうち，効果の持続に最も関連するのは**角質細胞実質**から行われる浸潤によると考えられる（図4・37，図4・38）．

　薬剤の皮膚への浸潤は，有効成分，基剤の性質，皮膚組織の状態によって影響される．製剤の**有効成分含有濃度**や**貼付面積**は浸潤量の**決定因子**となる．また，皮膚組織の状態は年齢，損傷の有無などによって異なるが，一般的に老人より成人，成人より小児で浸潤性がよいといわれている．さらに，外傷や皮膚炎などの皮膚病変によっても皮膚浸潤性は大きく変化する．

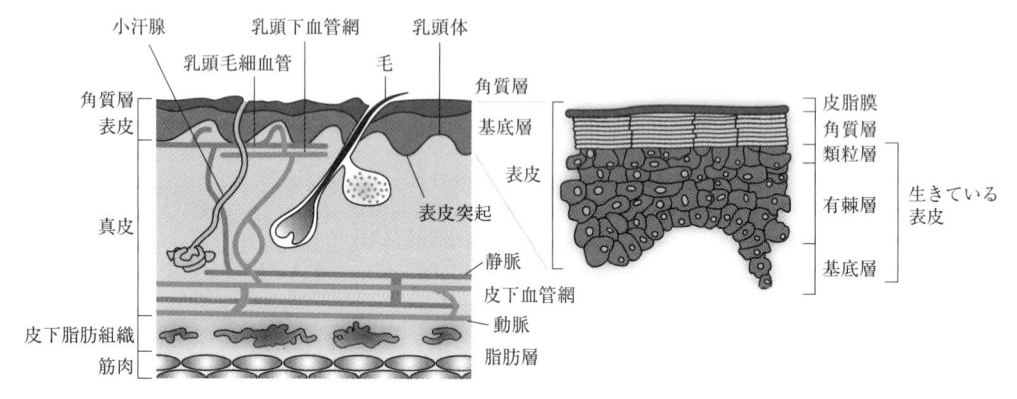

図4・37　皮膚の基本構造

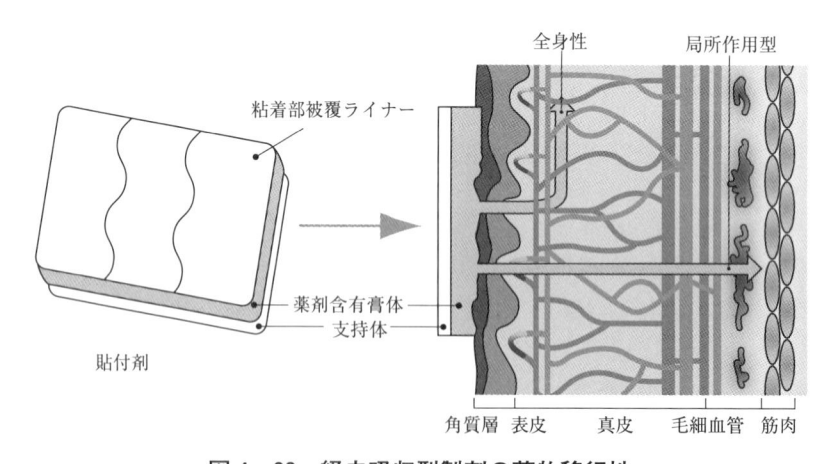

図4・38　経皮吸収型製剤の薬物移行性

【使用上の注意】

　経皮吸収型製剤は，皮膚を通して全身あるいは局所に薬剤を到達させることから，肌にピッタリと貼らないと十分な効果が期待できない．また，貼付剤を剥離するときに皮膚の表層部まで一

緒に剥がれてしまう場合があるので，前もって患者に説明する必要がある．さらに，我々の皮膚は，**部位によって厚さが異なる**．手のひらや足の裏の角質層が約 0.4〜0.6 mm あるのに対して，顔は 0.1 mm 程度の厚みである．また，口腔や肛門などの粘膜部分は，角質層がないためバリアー機能がはたらかず，吸収率は非常に高い．つまり，薬剤によって貼付場所，貼付回数および注意事項が異なる（図 4・39）．

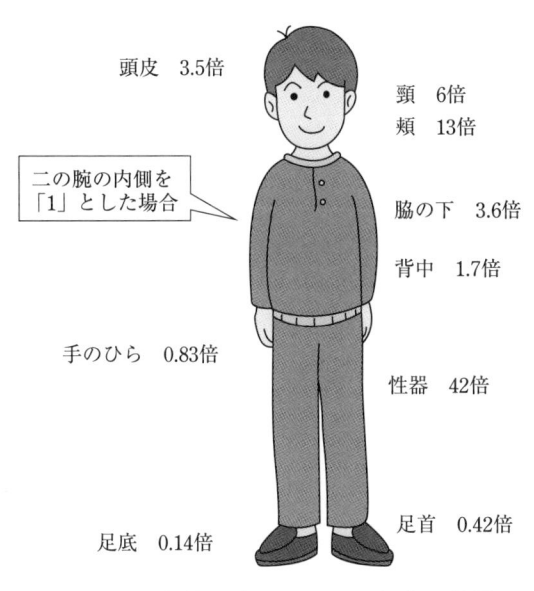

頭皮　3.5倍

頸　6倍
頰　13倍

二の腕の内側を「1」とした場合

脇の下　3.6倍

背中　1.7倍

手のひら　0.83倍

性器　42倍

足首　0.42倍

足底　0.14倍

図 4・39　部位の違いによる吸収率の差異

支持体にアルミニウムを含有している貼付剤は，核磁気共鳴画像法 MRI 療法を行うとき，貼付部位に火傷を引き起こす可能性があるため，前もって除去する必要がある．また，経皮吸収型製剤のなかには，有効成分の血中濃度が適切でなくなる理由から，使用時に半分に切って使用してはいけないものがある．

4・3・2　注射薬調剤 〜ちょっとした間違いが命を奪う〜

（1）注射薬調剤に必要な基本事項

注射薬は，速やかで確実な薬効が期待される剤形で，特に入院患者においては最も使用されている薬剤の 1 つである．

これら注射薬は，通常，注射針を皮膚あるいは粘膜に穿刺し，薬液を体内に注入することにより使用される．そのため，以下のような利点と欠点が挙げられる（表 4・26，表 4・27）．

表 4・26　注射薬の利点

1) 血中濃度の上昇が速やかで，効果発現が速い
2) 消化液の作用を受けず，肝での初回通過効果の影響もなく，吸収過程にバラツキが少ない
3) 必要量の確実な投与が可能
4) 強力かつ確実な作用が期待できる
5) 経口投与のできない意識障害のある患者，術前・術後の患者，消化管通過障害のある患者などへの投与が可能

表 4・27　注射薬の欠点

1) 疼痛を伴い，小児などに対して必要以上の不安を与える
2) 投与のための準備（投与器材の無菌性の保持，無菌的な調製など），投与のための手技（様々な投与方法，適正な投与速度，無菌的な操作，投与部位・投与ルートの無菌性の確保など）が必要
3) 重篤な副作用が発現する可能性が高い
4) 血中濃度の上昇が速やかで作用発現が速いが，作用持続時間が短い
5) 配合変化を生じやすい

1)　注射薬の条件を知る

注射薬の条件を表 4・28 に挙げる．

表 4・28　注射薬の条件

1) 無菌であること
2) 不溶性異物が混入していないこと
3) 発熱性物質が存在しないこと
4) 浸透圧はなるべく血清と等張であること
5) 水素イオン濃度はなるべく血清 pH に近いこと
6) 組織障害性が認められないこと

1)～3) の条件は必須であり，日局一般試験法および製剤総則の無菌試験法，不溶性異物検査法，不溶性微粒子試験法，発熱性物質試験法などに適合しなければならない．4)，5) は必須条件ではないが，可能な限り生体の条件に近づけることが望まれる．また，6) の組織障害性に関しては，特に筋肉内注射用について留意が必要である．当然のことながら，医療機関における注射薬の調剤（注射薬の溶解・混合を含む），注射薬の投与過程においても，これらの条件が確保されるように十分留意する必要がある．

2）注射薬に使われる溶剤と添加剤

注射薬の溶剤は，水性溶剤と非水性溶剤に分類される．さらに非水性溶剤は，水溶性溶剤と油性溶剤に分けられる（表4・29）.

表4・29　注射薬の溶剤の分類

水性溶剤		注射用水 生理食塩液 リンゲル液
非水性溶剤	水溶性溶剤	プロピレングリコール エタノール ベンジルアルコール
	油性溶剤	オリーブ油 ゴマ油

注射薬が適用されるために，以下に示す補助剤ならびに添加剤を加えることで注射溶液が調製されている（表4・30）.

表4・30　注射薬の添加剤の種類

		目　的	代表例
補助剤	溶解補助剤	難溶性主薬の溶解	ポリエチレン グリコール D-マンニトール
	懸濁化剤 乳化剤		精製レシチン 高分子化合物 界面活性剤
	等張化剤	注射時の疼痛を抑える	ブドウ糖 塩化ナトリウム
	緩衝化剤		リン酸塩 酢酸塩
添加剤	安定化剤	主薬の安定化を図り，微生物汚染の危険性を抑える	亜硫酸ナトリウム 亜硫酸水素ナトリウム
	保存剤		パラオキシ安息香酸エステル類 クロロブタノール
	無痛化剤	注射時の疼痛を抑える	ベンジルアルコール クロロブタノール 塩酸リドカイン

これらの注射薬の添加剤が，注射薬混合調製時の配合変化を生じさせる要因となることもあるので留意が必要である.

3）注射薬処方せんと知っておくべき薬事法

　処方せんの記載事項については，医施則第21条に「医師は，患者に交付する処方せんに，患者の氏名，年齢，薬名，分量，用法，用量，発行の年月日，使用期間及び病院若しくは診療所の名称及び所在地又は医師の住所を記載し，記名押印又は署名しなければならない」と記載されている．ただし，院内で使用する処方せんの記載事項については上記記載事項の一部を省略することが認められている．なお，薬剤師は，薬剤師法第26条により，調剤済の印，調剤年月日，薬剤師の記名押印又は署名，記載事項の変更内容および疑義照会の内容などの記載が必要である．

　注射薬処方せんは，法的に規定がなく，形式および記載事項についても同様に明確な規定がない．しかし，「原則として注射剤についても，その都度処方せんにより投薬すること」（平成12年3月17日保険発第30号）と明記されていることから，処方せんの形式および記載事項は，療担則第23条，医施則第21条および歯施則第20条により規定される処方せんの形式および記載事項に準拠する必要がある（表4・31）．

表4・31　注射薬処方せんの記載事項

1）患者氏名
2）年齢（生年月日）
3）性別
4）診療科名（病棟名）
5）処方医師氏名
6）処方せん発行科名
7）処方せん発行年月日
8）医薬品名（ブランド名，剤形，規格（含量）単位）
9）分量（1回投与量）
10）用法（投与方法，投与経路，投与回数，投与日時，投与速度など）
11）用量（投与総量）
12）投与開始年月日

（2）注射薬調剤の注意点を見落とすな！

　注射薬を調剤するにあたり，注射薬処方せんに記載されている記載事項を確認し，以下の点に注意して調剤を行う．

1）薬品名

　各施設からのインシデントレポートを分析した結果，インシデントの要因は，薬の名称関連によるものが最も多い．薬品名が類似している薬で間違えやすい薬の代表を表4・32に示す．

表4・32 医師の入力ミスが多い注射薬の例

メイロン （アルカリ化剤）	メチロン （解熱薬）
セファメジンα （セフェム系第1世代抗菌薬）	セフメタゾン （セフェム系第2世代抗菌薬）
アネキセート （ベンゾジアゼピン受容体拮抗薬）	アキネトン （抗パーキンソン病薬）
タキソール （タキサン系抗悪性腫瘍薬）	タキソテール （タキサン系抗悪性腫瘍薬）
アミパレン （アミノ酸製剤）	アミノレバン （肝不全用アミノ製剤）

2）用法

注射薬は，静脈内，筋肉内，皮下，皮内，局所，動脈内，硬膜外，関節腔内，膀胱内など，様々な投与経路がある．各注射薬により適応用法が多岐にわたり，薬剤師はこれらを把握する必要がある．また，注射薬には投与速度という概念があり，1分間や1時間といった単位時間内に投与される薬剤の総量を表す．適切な速度で投与が行われないと副作用の発現が高まる薬剤もある．特に，長時間の持続投与や患者の病態に応じて投与速度が変更される場合は十分な注意が必要となる．ここでは，特に注意が必要な薬剤について例を示す．

注射薬に関する医療事故で死亡に至ったケースのうち，頻繁に報告されている医薬品が**カリウム製剤のワンショット投与**と**塩酸リドカイン製剤の取り違えによる大量・急速投与**である．これらの薬剤を急速に投与すると，心停止を起こして死に至る．

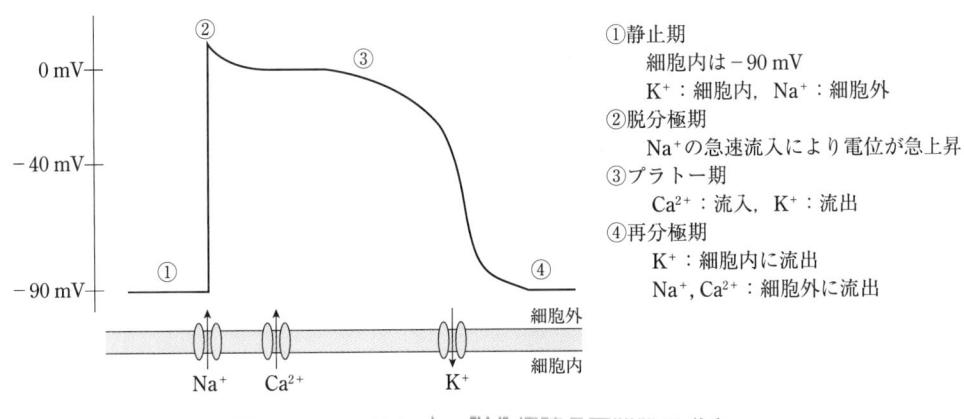

①静止期
　　細胞内は−90 mV
　　K^+：細胞内，Na^+：細胞外
②脱分極期
　　Na^+の急速流入により電位が急上昇
③プラトー期
　　Ca^{2+}：流入，K^+：流出
④再分極期
　　K^+：細胞内に流出
　　Na^+, Ca^{2+}：細胞外に流出

図4・40　心筋細胞の脱分極時の電解質の動き

心臓が収縮するためには**脱分極**が正常に起こることが必要で，そのためには2つの条件がある．1つは静止状態の電位（静止膜電位）が正常（−90 mV）であること，もう1つはNa, Ca, Kの3つの電解質が正常に動くことである（図4・40）.

① カリウム製剤

　正常では，細胞内の K 濃度は 140 mEq/L，細胞外の K 濃度は 4 mEq/L と大きな格差があり，この格差により − 90 mV という正常な静止膜電位が生まれる．格差がこれより小さいと膜電位がもっと浅く（0 に近づく）なり，格差が大きいと膜電位は深くなる．「血中カリウム濃度」は，「細胞外」濃度を示す．これが正常より高い（高カリウム血症）と，濃度格差は小さくなり，静止膜電位は浅くなってくる．さらに血中 K 濃度が上昇し静止膜電位が − 60 mV よりも浅くなると，ナトリウムチャネルが開きにくくなり，脱分極が起こりにくくなって，電気刺激が伝わるスピードが落ちる． − 50 mV より浅くなると，ナトリウムチャネルは完全に閉鎖され，脱分極が起こらなくなって心臓が止まる．カリウム製剤をワンショットすると一気に血中 K 濃度が上昇し，ナトリウムチャネルが開かなくなるようなレベルまで膜電位が浅くなって心停止に至る．

② 塩酸リドカイン製剤

　痛みが伝わるしくみと心臓を電気刺激（電流）が伝わるしくみ，さらに脳や神経に情報が伝わるしくみの原理はすべて同様で，細胞が「脱分極」して興奮し，それが隣接する細胞に伝わることによる．塩酸リドカイン製剤は，最初に Na が流入する段階をブロックし，脱分極の立ち上がりを鈍くすることで，興奮の伝わりを遅くする，あるいは遮断する．その結果，痛みの伝わりをブロックするはたらきがある一方で，不整脈の原因となる心筋の異常電流を止め，心室性不整脈の発生を抑制する．塩酸リドカイン製剤を正しい量や速度で投与すると，刺激伝導系を流れるメイン電流はそのままで，心筋などに発生している小さな異常電流だけを止めて不整脈を抑制する．しかし一度に大量に投与すると，本来の刺激伝導系を流れる電流まで止めてしまい心停止に至る．

3）用量

　分量に 1 回投与量が記載されるため，投与回数および投与日数を組み合わせることによって用量（総投与量）が換算される．投与日数については，注射薬が患者の病態変化に応じて頻繁に変更されることを考慮すると，1 日分ごとに記載されることが望ましい．特に注意を要する点は，1 回の投与量と 1 日の総量との両方を考慮し処方鑑査しなければならないことである．

　以下に抗菌薬を例に挙げる．

抗菌効果	パラメータ	理想的な投与法	抗菌薬
濃度依存性殺菌作用と長い持続効果	C_{max}/MIC AUC/MIC	1回の投与量を増やす	キノロン系 アミノ配糖体系
時間依存性殺菌作用と短い持続効果	time above MIC (T $>$ MIC)	投与回数を増やす ゆっくりと点滴する	ペニシリン系 セフェム系 モノバクタム系 カルバペネム系
時間依存性殺菌作用と長い持続効果	24hourAUC/MIC	1回の投与量を増やす	マクロライド系 テトラサイクリン系 バンコマイシン

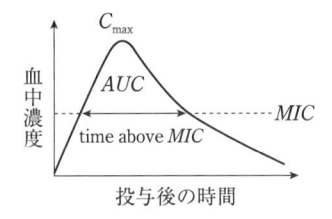

図 4・41 抗生物質の特徴と理想的な投与方法

実際には，抗菌薬の効果は，**C_{max}/MIC，AUC/MIC，time above MIC** で決定するので，各抗生物質の添付文書に記載されているパラメーターを用いて計算するとよい（図 4・41）．一般に，ペニシリン系とセフェム系抗菌薬は，菌と接触時間の長さ（**最小阻止濃度** minimum inhibitory concentration；MIC 以上の濃度に保たれる時間の長さ）が臨床効果と相関（時間依存性）するため，1 回使用量を増加するよりも使用回数を増やす方がよい（1 日 3～4 回使用）とされている．しかし，アミノ配糖体系抗生物質やニューキノロン系抗菌薬では，接触する濃度が高いほど殺菌効果を増す（濃度依存性）ため，1 回使用量を増やす方がよいとされている．これらは，**抗生物質有効濃度後効果** post-antibiotic effect；**PAE** をもつため，トラフ血中濃度が MIC を下回った後も抗菌作用が数時間程度持続するため比較的長く薬効が保持される．しかし，アミノ配糖体系抗生物質の有効血中濃度域は狭く，容易に毒性領域に達することもある．

耐性菌の出現した背景の 1 つとして，このような概念を臨床現場で投薬時に考慮していなかったことも一因と考えられる．耐性菌の出現防止のためにも，それぞれの抗菌薬の特徴を理解したうえで適正使用を心がける必要がある．

1) 配合変化

注射薬は，できるだけ血液と等張で pH が等しく，組織障害性がないといった条件を満たすように工夫されているが，水性溶剤ばかりでなく，非水性溶剤などに溶解された製剤も多い．また，一般に注射薬は単独で使用されるように製剤化されているが，医療現場ではそれらを混合している．特に多剤を輸液に混合し，投与する場合が極めて多い．そこで，**主薬どうし**，**主薬と添加剤**，

添加剤どうしとの間で物理・化学的配合変化が生じ，着色，沈殿，効果の減弱などを呈していることがある．薬剤師は，注射薬の混合による物理・化学的配合変化に注意するとともに，薬物動態学的相互作用にも十分注意しなければならない．そのため，注射薬混合の可否，混合順序，混合後の安定性，配合変化の防止，輸液バッグ，輸液セット，フィルターなどへの吸着防止，適切な投与方法などの情報収集・整理し，注射薬が適正に使用されるための態勢を整えることが必要である．

物理・化学的配合変化

注射薬の配合変化には主薬どうしのみでなく，主薬と併用薬中の補助剤・添加剤との反応も考慮する必要がある．また，**pH**，**温度**，**光**，**時間**などにも影響される．**酸やアルカリ**を添加してpH を調整し，主薬の安定性や溶解性を高める場合も多い．したがって，酸性注射薬は，アルカリ性注射薬と配合変化を生じやすい．一方，多くの希釈溶解液は弱酸性であることから，アルカリ性注射薬を調製する場合にも十分な注意が必要である．表 4・33 に配合変化の物理・化学的要因について示す．

表 4・33　配合変化の分類

化学反応による配合変化	物理的要因による配合変化
1）濃度 　　濃度が濃い方が分解能が速い 2）酸–塩基反応 　　溶解度・解離定数が問題 　　反応は同時進行 3）酸化–還元反応 　　フェノール，カテコール骨格の酸化 　　亜硫酸塩，アスコルビン酸の還元 　　反応は同時進行 4）加水分解 　　pH，温度による影響，光による反応促進 5）光分解 　　すべての化学反応を促進 6）凝析，塩析 　　疎水コロイドは電解質の添加で凝析 　　親水コロイドは電解質の添加で塩析	1）溶解性 　　絶対的溶媒量の少ない場合 　　非水性溶媒が使用されている注射薬の希釈 2）素材による吸着 　　ポリ塩化ビニル（可塑性 DEHP の溶出） 　　エチレン酢酸ビニル共重合体 　　ポリプロピレン，ポリエチレン 3）フィルターへの吸着

化学反応が分子やイオンの衝突によるものと考えれば，高濃度になるほど衝突の機会が増し，反応が速く進行する．ダブルバッグ製剤が折れ曲がった状態で注射液を配合すると，配合した注

射液がすぐに輸液全量で希釈されないことにより**沈殿・懸濁**につながる場合がある．一度析出したものは再溶解しにくい．

　注射薬に添加されている補助剤・添加剤のうち，酸化防止目的で添加されている**亜硫酸塩類**は，濃度依存的に塩酸チアミン（ビタミン B_1）を分解することが知られている．高カロリー輸液を投与しているときに，塩酸チアミンが不足すると，ミトコンドリア内でのピルビン酸はアセチル CoA に変換できず，オキサロ酢酸を経由して糖新生経路に入る．しかし，蓄えられるグリコーゲンには許容限度があるため，高濃度のグルコースが負荷される状態が続くと，ますますピルビン酸が過剰になり，乳酸への代謝割合が多くなる．その結果，乳酸が体内に蓄積して**代謝性アシドーシス**を引き起こす（図 4・42）．

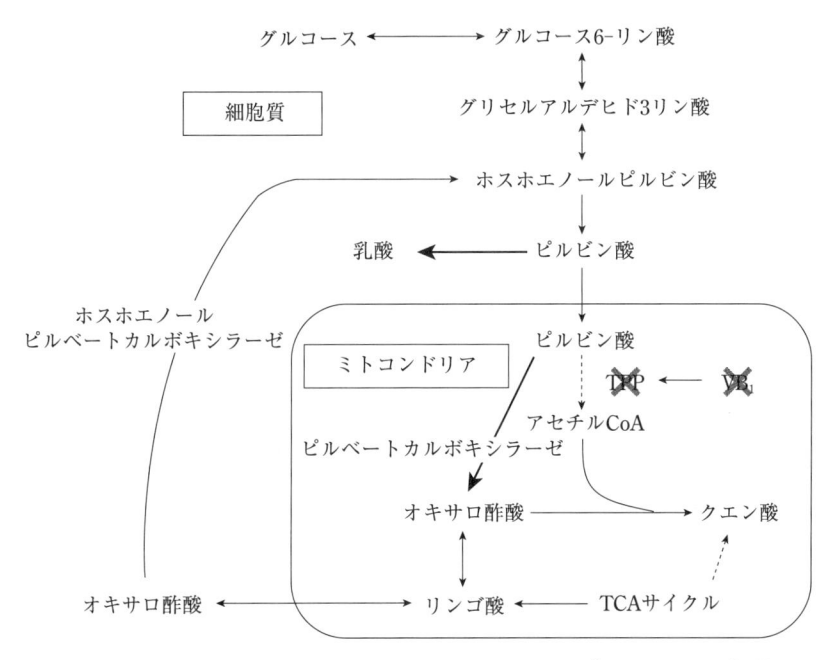

図 4・42　VB_1 不足時に TPN を投与したときのグルコースの代謝

　注射薬は，主薬が水などの溶媒中に分散している**コロイド溶液**といえる．コロイド粒子は，ブラウン運動などによって衝突を繰り返しているが，コロイド粒子が帯電していたり，水和していればお互いぶつかることなく安定に存在している．疎水コロイド溶液に，コロイド粒子の帯電を中和するような電解質を加えれば，コロイド粒子がいくつか集まり大きな粒子となって沈殿する．この現象を**凝析**という．ファンギゾン®の添付文書の適用上の注意に「溶解剤として生理食塩液等の電解質溶液を使用しないこと」と記載されている．一方，親水コロイド溶液の場合は，コロイド粒子そのものが親水基（-OH や -NH₂ など）を有しており，その上に水分子を強く引き付けている（水和）ので，電荷を中和するだけでは凝析は起こらない．しかし，多量の電解質を加えると電荷の中和と水和層の除去が起こり，凝析が始まる．このような脱水を伴うような凝析を**塩析**という．ハンプ®注射用，注射用エリスロシン®などでは添付文書に塩析があることが記載さ

れている．疎水コロイドは，少量の電解質を加えることによっても沈殿するが，親水コロイドを加えると，疎水コロイド粒子の周りを親水コロイド粒子が包み，新たなコロイド溶液となり安定する．不安定なコロイド溶液を安定化させるために加えるコロイドを**保護コロイド**という．エレメンミック®注の鉄コロイドは，保護コロイドによって安定化されたコロイド溶液となっている．

　水溶性の有機溶剤（エタノール，グリセリン，プロピレングリコールなど）で有効成分を溶液化している注射液は，水性の注射薬と配合すると有機溶剤の溶解力が低下し，主成分が**析出**してくることがある．ジアゼパム（セルシン®注射液，ホリゾン®注射液），フェニトイン（アレビアチン®注），フェノバルビタール（フェノバール®注射液）などでよく経験する．

　有効成分が容器表面や点滴ラインの表面に付着することを**吸着**といい，これらの素材の中にまで浸透していくことを**収着**という．したがって，吸着現象は，表面の吸着点が飽和すれば止まるが，収着現象は材質の中が飽和するまで続くことになる．いずれにしても，期待された有効成分量を投与できないことになるのであらかじめの情報の入手が必要である．インスリンは吸着，ニトログリセリンは収着，ジアゼパムは pH 依存性の収着といわれている．

　一部の注射薬で輸液**フィルター**に**目詰まり**を生じることが確認されている．この結果，含有低下による薬効低下，投与ルートの閉塞を生じる可能性がある．その原因は，①分子量が大きいため，②粘度が高いため，③乳化や懸濁しているため，④油性製剤であるため，⑤配合変化で沈殿が生じたためなどが挙げられる．①〜④に該当する注射薬を投与する場合には，輸液フィルターの下部からの投与や専用輸液フィルターを使用することが必要である．⑤については配合変化の有無を確認し，配合変化を生じない適切な輸液療法を施行する必要がある．

　輸液フィルターに注射薬が**吸着**することにより，医薬品の含量低下が認められ，期待した薬効が得られない場合がある（表4・34）．このような吸着性を有する注射薬を投与する場合は，輸液フィルターの下部から投与することや，注射薬によっては静電気吸着を起こさない輸液フィルターを使用することが必要である．

　エトポシド製剤（ラステット®注，ベプシド®注）の添付文書には，「適用上の注意」の項に「本剤を希釈せずに用いると，セルロース系のフィルターを溶解するとの報告があるので，1.0 mg/mL 以上の高濃度でのセルロース系のフィルターの使用は避けること」と記載されている．

表4・34　フィルター吸着の原因分類

現象	原因	代表的な医薬品
目詰まり	分子量が大きい	アルブミン製剤，グロブリン製剤，ファンギゾン®注
	粘度が高い	グリセオール®注，低分子デキストラン®注
	乳化剤・懸濁剤	リプル®注，パルクス®注，ロピオン®注
	油性製剤	ビタミンA製剤，ビタミンD製剤，サンディミュン®注
吸着	分子間結合など	インスリン製剤，セルシン®注，コスメゲン®注，オンコビン®注，ミリスロール®注，ボスミン®注
溶解	変性	ラステット®注，ベプシド®注

したがって，これらの注射薬を投与する場合には，適切な希釈濃度または適切な輸液フィルターの選択が必要である．

　メイラード反応は，ブドウ糖とアミノ酸（特にトリプトファン）の反応で知られているが，カルボニル化合物とアミノ化合物による着色反応で，温度，酵素，pH，共存する電解質および紫外線によって反応が促進される．特に高カロリー輸液療法時には，**着色，変質**を抑制するために遮光する必要がある（図4・43）．

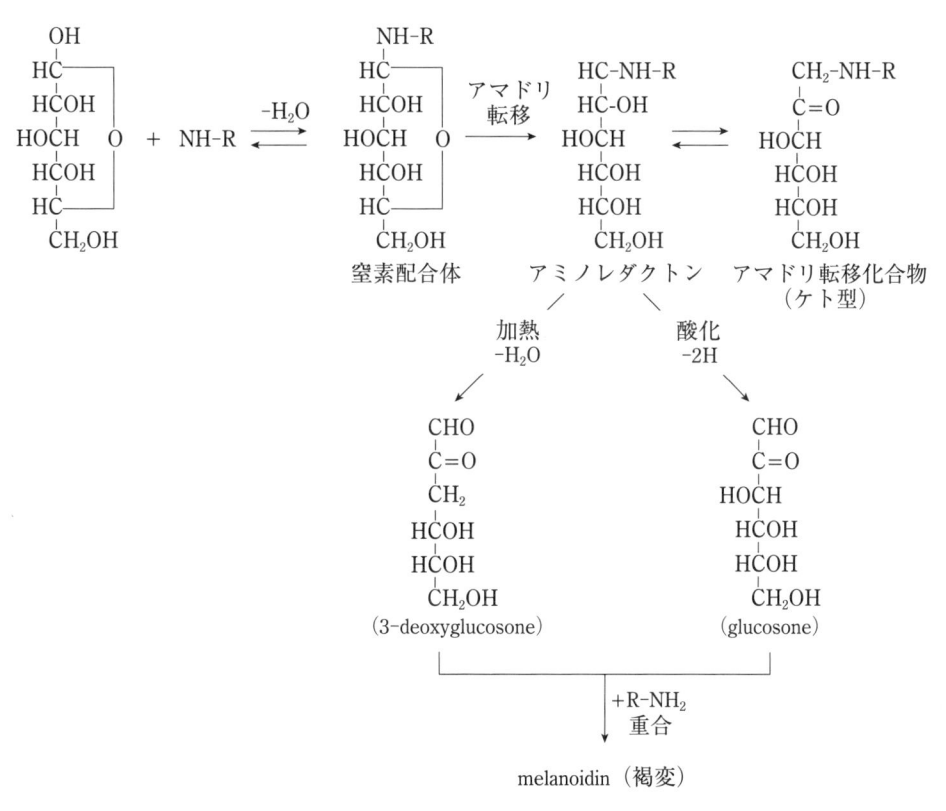

図4・43　カルボニル化合物とアミノ化合物によるメイラード反応

5）温度管理

　注射薬は，内服薬と比較して温度管理に注意が必要となる品目が多い．添付文書に表記されている温度で管理しなければ，品質や安全性が保証されない．保管温度は，「室温保存，1〜30℃」「常温保存，15〜25℃」「冷所保存，別に規定するもの以外は 1℃以下で保存」に分けられており，特に冷所保存においては，製薬会社によって表現方法が異なるので注意が必要である（図4・44）．

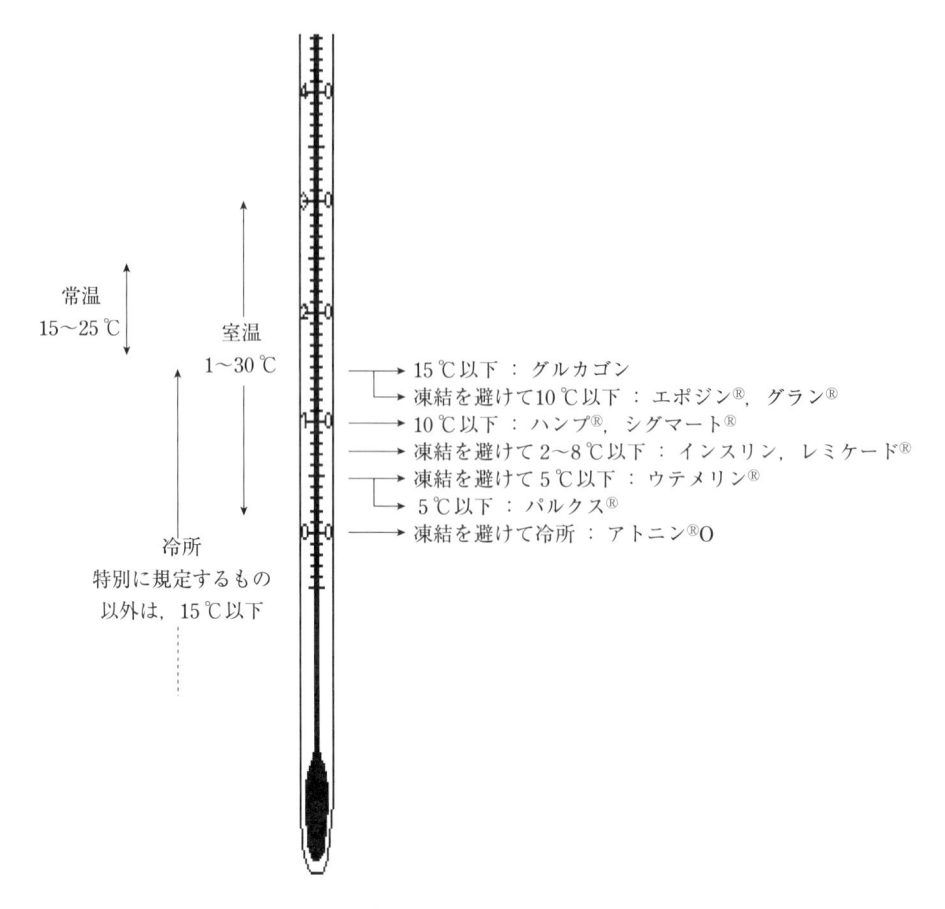

グルカゴン，インスリン，エポジン®，グラン®，ハンプ®，レミケード®，アトニン®O は，タンパク質製剤であり，高温になると**熱変性**を生じる．また，低温でも変性が起こるが，通常のタンパクが低温変性を起こす温度は0℃以下である．シグマート®は，インタビューフォームに「60℃で13日間保存したところ，約47%が分解された．」とあり熱に弱い注射薬である．ウテメリン®は，抗酸化剤との反応生成物が生じるため，凍結を避け，5℃以下で保存する必要がある．パルクス®は，高温により約1か月で主薬の含量が規格外となる．

4・3・3　処方鑑査と疑義照会は調剤前の重要な確認作業

処方鑑査については，調剤を行う時に4・3・1および4・3・2の項に示した例を参考に処方内容に問題がないかを確認する．もし，処方内容に関して少しでも疑義が生じたら，処方医に確認することが重要である．すなわち，調剤を行ううえで最も重要な点は，**薬学的見地**から疑義が解消されなければ調剤を行ってはならないことである．

疑義照会とは

　疑義照会とは，問題がある（確認が必要）と思われる処方について処方せん発行元の医療機関に確認を行う業務である．薬剤師法第24条により，処方せん中に疑わしい点がある場合は照会できるまで調剤してはならないと規定されている．また，保険診療における処方せんの場合は，処方した保険医はこの疑義照会には適切に対応しなければならないと定められている．処方医に疑義照会した際には，その内容等について必ず記録に残さなければならない．疑義照会の記録する項目を表4・35に示す．

表4・35　疑義照会時の記録事項

① 照会の日時

② 照会した薬剤師の氏名，印

③ 回答した医師氏名

④ 照会の方法（電話，文書，面談など）

⑤ 照会内容

⑥ 回答内容

　以下に，実際の疑義照会で内容が変更になった例を示す．

（1）分量の記載ミスの例（図4・45）

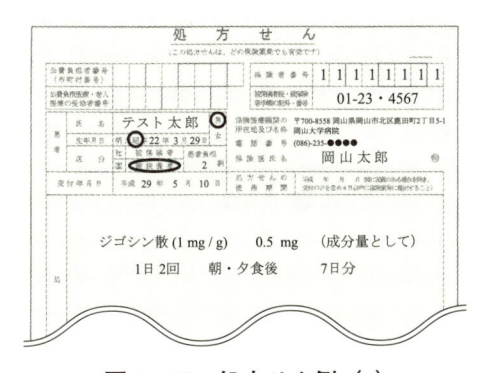

図4・45　処方せん例（1）

　心疾患で入院中の乳児にジゴシン®を1日0.05 mg処方するところを0.5 mgと**誤入力**した例である．ジゴキシン等の治療域が狭く，血中薬物濃度をモニターしながら投与量を設定する薬剤は，処方内容を必ず再点検する．これは，実際に医療現場で起こった事例である．服用した患児は一時心肺停止に陥ったが，蘇生措置などで一命をとりとめた．

(2) 用法が限定されている例（図4・46）

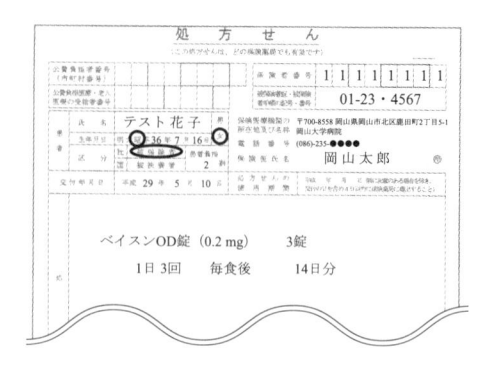

図4・46 処方せん例（2）

ボグリボース（ベイスン®錠）は，消化管での糖質の急速な吸収を防ぐ食後過血糖改善薬で，食後の急速な血糖上昇を抑制する（図4・47）. このため，食後に服用した場合には十分な効果が得られない. また，食事をとらないで服薬した場合には効果がない. 食後過血糖改善薬の服用時点は必ず**食直前**であることを確認する.

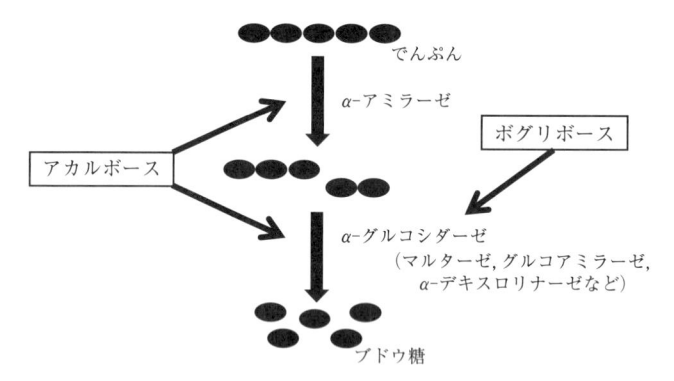

図4・47 α-グルコシダーゼ阻害薬の作用機序

(3) 相互作用に注意する例（併用禁忌）（図4・48）

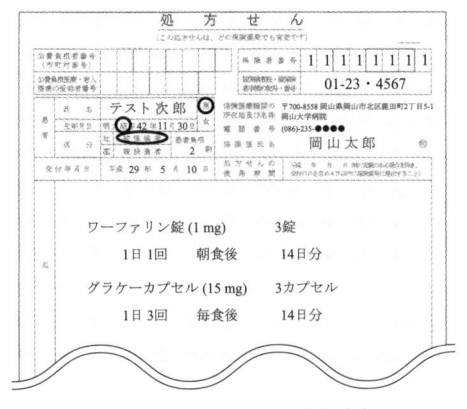

図4・48 処方せん例（3）

　ワルファリンカリウム（ワーファリン錠）は，肝細胞内のビタミンK代謝サイクルを阻害し，凝固能のない血液凝固因子を産生することにより抗凝固作用，血栓形成の予防作用を示す製剤である．ビタミンK_2製剤であるメナテトレノン（グラケー®カプセル）はワーファリン錠と併用するとワーファリン錠の作用を減弱させるため**併用禁忌**である（図4・49）.

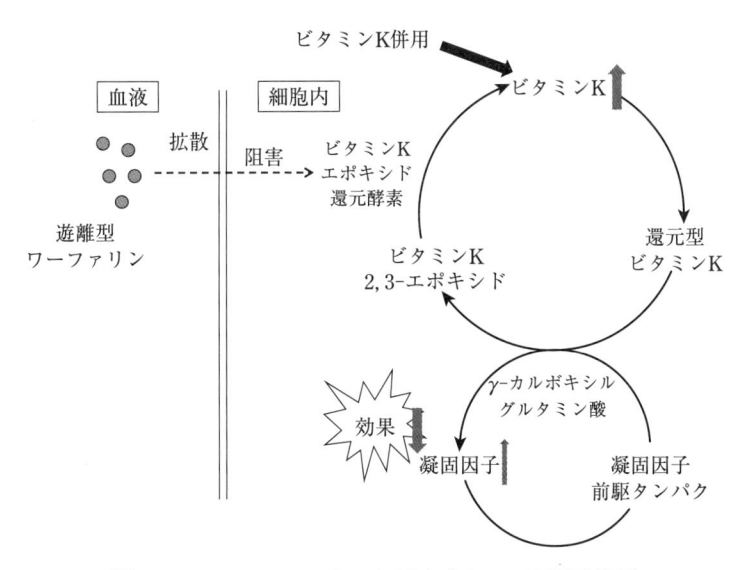

図4・49 ワーファリンとビタミンKの相互作用

(4) 相互作用に注意する例（併用注意）（図4・50）

　ニューキノロン系抗菌薬は，金属カチオン含有製剤と空腹時同時服用でニューキノロン系抗菌薬の吸収が低下することが知られているが，吸収低下の程度は薬剤ごとに大きく異なる．特にノフロキサシン（バクシダール®錠）は，スクラルファート（アルサルミン®）と同時服用により

顕著な**吸収低下**が起こり，期待した血中濃度が得られない（表4・36）.

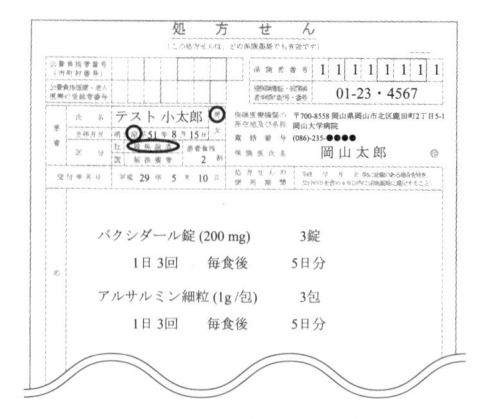

図4・50 処方せん例（4）

表4・36 ニューキノロン系抗菌薬の空腹時吸収に及ぼす水酸化アルミニウムの影響

薬物		添付文書記載内容	制酸剤併用時の AUC の割合（%）
主な医薬品	一般名		
クラビット®	レボフロキサシン	効果が減弱されるおそれがある	64
タリビット®	オフロキサシン		52
オゼックス®	トシル酸トスフロキサシン	効果が減弱されるおそれがあるので，併用は避けることが望ましい	27
シプロキサン®	シプロフロキサシン		12
バクシダール®	ノルフロキサシン		3

（5）投与速度に注意する例（表4・37）

塩酸リドカイン（キシロカイン®点滴用注）は，通常塩酸リドカインとして1分間に1～2 mg の速度で静脈内注射する．1分間に4 mg 以上の速度では重篤な副作用が現れるので，4 mg までにとどめることとなっている．したがって，処方時には投与速度に注意する．

表4・37 処方例（1）

	手技／薬品名		処方量	実施時間・速度
Rp 1	DIV	キシロカイン®点滴用注 1,000 mg/10 mL/A	1 A	10：00～11：00
		5% ブドウ糖注 500 mL/B	1本	

(6) 希釈液に注意する例（表4・38）

　フェニトイン（アレビアチン®注）は，強アルカリ性下でナトリウム塩として溶解性を維持した製剤である．このため，希釈時においてもアルカリ性を保つ必要があり，希釈液の選択には注意が必要である．ブドウ糖注は弱酸性のため，アレビアチン®注と混合した直後に溶解性が低下し，フェニトインが**析出**するため希釈液として使用できない．

表4・38　処方例（2）

	手技／薬品名		処方量	実施時間・速度
Rp 1	DIV	アレビアチン®注 250 mg/5 mL/A	1 A	10：00〜11：00
		5%　ブドウ糖注 100 mL/B	1本	

4・4　薬学的介入と薬剤学

　臨床現場で応用されている薬剤学の知識について以下の4症例を通じて紹介する．

4・4・1　病院における薬学的管理

症例1

　A さん　70代　女性

　診断名：拡張型心筋症

　既往歴：脂質異常症

　副作用歴・アレルギー歴：なし

　持参薬：

　　クレストール®錠 2.5 mg　1回1錠　1日1回　朝食後（一般名：ロスバスタチン）

　市販薬：整腸剤

　追加処方：

　　レニベース®錠 5 mg　　　　　1回1錠　1日1回　朝食後（一般名：エナラプリル）

　　メインテート®錠 2.5 mg　　　1回1錠　1日1回　朝食後（一般名：ビソプロロール）

　　ダイアート®錠 30 mg　　　　 1回1錠　1日1回　朝食後（一般名：アゾセミド）

　　ワーファリン錠 1 mg　　　　 1回2錠　1日1回　夕食後（一般名：ワルファリン）

---

(1) 経過−1

　A さんは，脂質異常症の治療は継続していたが，生来健康で元気に過ごしていた．ところが，この数か月で息切れとむくみが顕著になり，総合病院の循環器内科へ入院になった．検査後に拡張型心筋症と診断された．心不全の症状緩和と血栓予防のため，レニベース®，メインテート®，

ダイアート®，ワーファリンが開始された.

表4・39 病室での薬剤師と患者の会話

薬剤師	患者A
ワーファリンというお薬を飲むうえでいくつか注意点がありますので，説明にうかがいました.	
	主治医から納豆は食べないように聞いています. 他にもあるんですか？
納豆以外にも，青汁やクロレラを摂取しないように注意が必要です.	
	青汁は，おいしくないからいいんですけど，クロレラってなんですか？
藻の一種でビタミンKが多く含まれていて，健康食品やサプリメントに入っていることもあります.	
	サプリメントは使ってないけど，ときどき便秘のときに家では自分で買っている整腸剤を飲むことがあります.
念のため整腸剤の成分を確かめたいので病院へもってきていただけますか？	
	わかりました. でも，納豆は身体によさそうなのに，食べたらだめなんですね.
納豆が悪いわけではないのですが，納豆や青汁，クロレラに含まれるビタミンKとワーファリンの飲み合わせが問題になります.	
	そうなんですか，薬も飲み合わせがあっていろいろ難しいですね.
他にもいくつか注意点がありますので，パンフレットでご説明しますね.	

　その後，薬剤師は"ワーファリンを服用される方へ"のパンフレット（図4・51）を用いて患者へワーファリン内服時の注意点の説明を行った.

　後日，自宅で使用している整腸剤を病院へ持参してもらったところ，納豆菌が含まれていることが判明した. ワーファリンの効果が減弱するおそれがあるため，持参した整腸剤は使用せず，便秘時に必要であれば病院からビオフェルミン®が処方されることとなった.

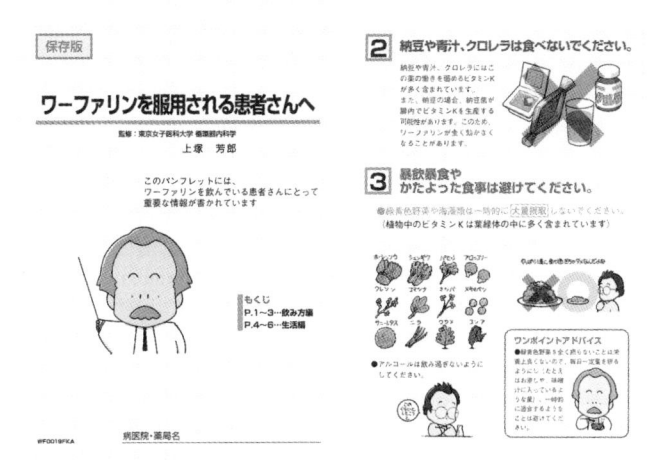

図 4・51　パンフレット（例）
（エーザイより）

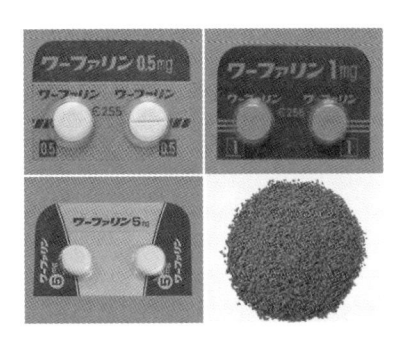

図 4・52　ワーファリン0.5 mg,
1 mg, 5 mg, 顆粒
（エーザイより

【解説】

1）ワーファリン（一般名：ワルファリン）の薬効と適応疾患

ワルファリンは，クマリン系抗凝固薬であり，循環血液中の血液凝固因子を直接抑制して効果を示す薬剤ではなく，肝臓でビタミン K 依存性凝固因子の第 II（プロトロンビン），VII，IX，X 因子の生合成を抑制することにより抗凝固作用，血栓形成の予防作用を示す．臨床では，深部静脈血栓症，肺塞栓症，心房細動の二次予防（再梗塞，脳塞栓症等）の予防，人工弁置換術後の血栓塞栓症（脳塞栓症等）の予防で用いられる．

2）ワルファリンと薬物間相互作用

ワルファリンは，主としてチトクロム P450 酵素（CYP）系による代謝を受け不活性化される（図 4・53）．市販されているワルファリン製剤は 1 対の光学異性体（S-ワルファリン，R-ワルファリン）のラセミ体（1：1 の混合物）である．S-ワルファリンはほぼ CYP2C9 のみで代謝されるが，R-ワルファリンは CYP3A4，CYP1A2 など複数の酵素で代謝されることが報告されている．

代謝による相互作用が懸念されても併用を回避できない場合もあり，その際は，PT-INR（(2)経過-2，【解説】参照）のモニタリングを通常よりも頻回に行い，ワルファリンの投与量を調節することで内服を継続する．

本症例では，入院前から内服しているクレストール®は，添付文書では，禁忌ではないが，「本剤の作用を増強することがあるので，併用する場合には血液凝固能の変動に十分注意しながら投与すること」と記載があり，投与開始時には，適切なモニタリングが求められる．

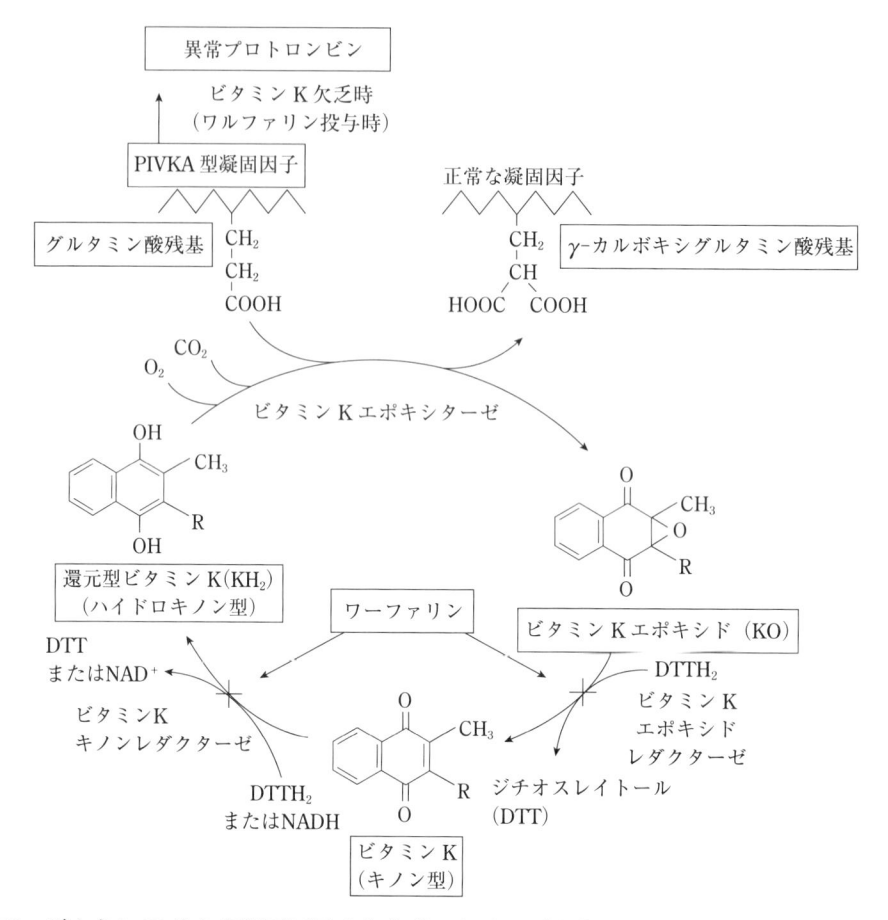

図4・53 ビタミンK依存症凝固因子の生合成におけるビタミンKサイクルに対するワルファリンの作用部位
（Warfarin 適正使用情報第3版，エーザイより）

3）ワルファリンとビタミンK

ワルファリンは，ビタミンKと拮抗して抗凝固作用を発揮するため，大量のビタミンK摂取が，ワルファリンの効果を減弱させるおそれがある．したがって，ビタミンKを多く含有する納豆や青汁，クロレラは，摂取しないように患者へ指導する必要がある．特に納豆は，摂取後に腸内でビタミンKの合成が起こり，ワルファリンの作用が減弱する．

本症例では，市販の整腸剤に納豆菌が含まれていたため，使用しないように指導した．サプリメントや健康食品には，クロレラやビタミンKが含まれていることがあり，注意が必要である．日常生活の中で自己管理できるように，食品へ含まれるビタミンKについて，ワーファリン手帳（図4・54）へ記載されている．

(2) 経過-2

ワーファリン開始後のPT-INRの推移は，手帳へ記載されているとおりである（図4・54）．薬剤師は再度，病室を訪問して患者と面談を行った．

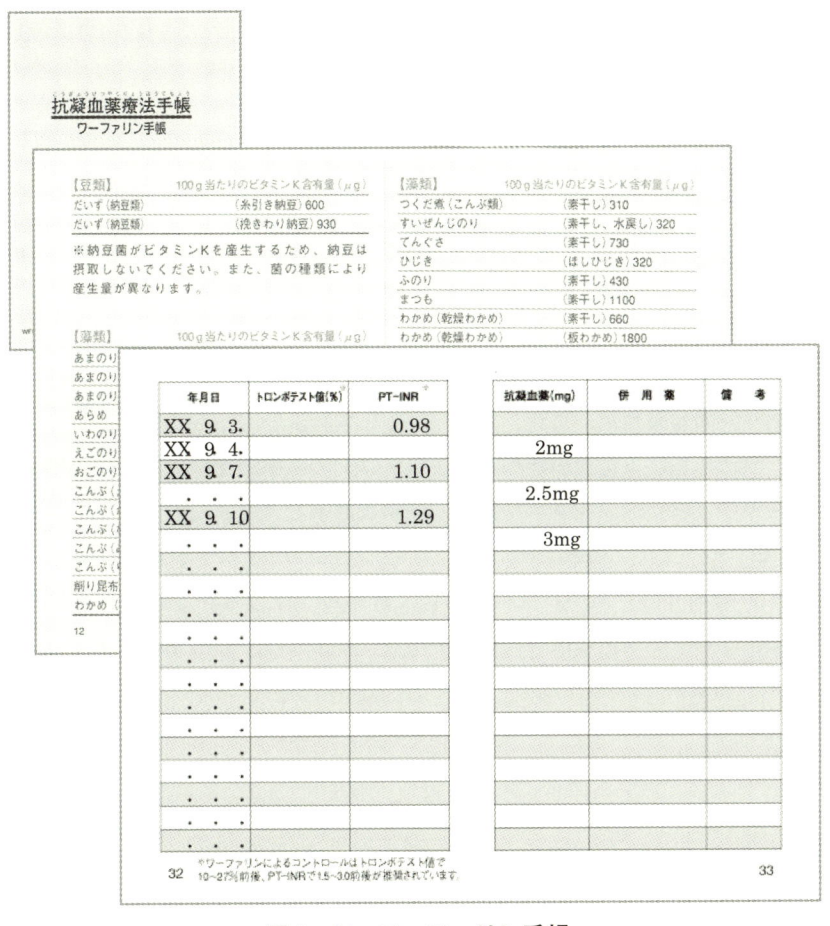

図4・54 ワーファリン手帳
（エーザイより）

表4・40 病室での薬剤師と患者の会話

薬剤師	患者A
ワーファリンは，昨日から3錠に増えましたね．目標の数値までもうすぐです．	
	薬が増えているので不安ですが，きちんとチェックしてくれているのですね．
ワーファリンは，個人差があるお薬なので，安全な量からはじめています．薬の量が増えていても病気が悪化しているわけではないです♪．	
	そうですか！よかった．明日にでもすぐ血液の検査をして結果を知りたいです．
それが，ワーファリンの場合，薬の量を変更してから効果が出てくるまでに最低でも3，4日はかかります．	

	ところで，食事に出てくる緑の野菜は，食べないほうがいいのでしょうか？
病院の食事に含まれる緑黄色野菜は，極端な量ではありませんので，すべて食べてかまいません．食事は普通どおりにしておいてください．	
	そうですか，わかりました．待つしかないですね．
4 日後に血液検査の結果が出る予定になっていますので，手帳に記録するようにしますね．	

【解説】

1) ワルファリンの効果判定

ワルファリン療法における抗凝固作用とワルファリンの血中濃度には，相関関係が得られない．その理由は，前述のとおり，ワルファリンは，循環血液中で作用するのではなく，肝臓でビタミン K 依存性凝固因子の生成を阻害することにより抗凝固作用を示すからである．ワルファリンの T_{max} は 0.5〜1.0 時間であり血中濃度はすぐに上昇すると考えられるが，抗凝固因子の半減期に依存するため，ワルファリンの抗凝固作用が出現するまでに，3，4 日が必要となる．

ワルファリンの効果判定には，トロンボテストやプロトロンビン時間（PT）などの血液凝固能検査が用いられる．プロトロンビン時間では，投与前値または正常値（12 秒前後）の 1.5〜2.5 倍，概ね 2 倍前後，活性値で 15〜30％とされている．しかし，プロトロンビン時間はその測定時に使用するトロンボプラスチン試薬の種類により力価が異なる．そのため，施設によりプロトロンビン時間の表示方法が秒，比，活性など，異なることが問題となる．よって，どのような試薬，測定機器を用いてもプロトロンビン時間（PT）を比較できるように標準化する目的でINR という標記法が汎用されている．

INR とは，international normalized ratio の略で，以下の式で求められる

$$INR = \left[\frac{\text{患者の血漿 PT（秒）}}{\text{正常対照血漿の PT（秒）}} \right]^{ISI}$$

PT-INR の目標値は，疾患により異なっているが，一般的に，PT-INR 値が 2.0〜3.0 になるように調節する．しかし，日本人，特に高齢者では，脳出血などの危険性が高いため 1.6〜2.0 前後を目標にする場合が多い．

2) CYP2C9 の遺伝子多型

日本人では，欧米人に比べ，CYP2C9 の変異型をもつ人が多いことが知られている．変異型をもつ人では，クリアランスが約 50％になるという報告がある．つまり，CYP2C9 の遺伝子多型を有することは，臨床的に至適な抗凝固効果を得るために必要となるワルファリンの投与量が低用量となること，導入期に過剰な抗凝固反応が出現するリスクが高いこと，さらに維持期において出血の副作用のリスクが高いことと関係していることを示唆している．これより，日本では，ワルファリン投与開始時に負荷投与を行わず，少量から投与を開始することが多い．また，PT-

INR の目標値も前述のとおり欧米に比較して低めに設定されている場合が多い.

Column　直接作用型経口抗凝固薬

直接作用型経口抗凝固薬（DOAC：direct oral anticoagulant）が，ワルファリンの代替となる薬として開発され処方頻度が増加している．ワルファリンがすべて DOAC におきかわる訳ではなく，適応疾患や DOAC の利点・欠点に応じて，処方が検討されている.

DOAC は，ワルファリンと比較して，短時間で効果を発揮し，効果の消失も速いため，休薬が必要な周術期においては扱いやすい薬剤といえる．また，効果発現の個人差が少なく細かな投与量調整が不要である．ただし，腎機能に応じて減量する必要があり，腎機能が低下している可能性が高い高齢者の場合，投与量に注意が必要となる．ワルファリンと比べて，他の薬剤との相互作用が少なく，何よりも，食事の制限が不要な点は，患者にとって重要である.

一方で，DOAC の欠点として，ワルファリンは効果の指標（プロトロンビン時間）があるのに対して，効果の指標がなく，どの程度，効果があるのか患者個々で不明な点である．比較的新しい薬剤であることから，薬の値段が高いことも患者にとって不利益となる．効果が過剰に出現した際に，ワルファリンには，拮抗薬としてビタミン K 製剤があるが，DOAC の場合，中和剤があるのはダビガトランのみで，他の DOAC の場合，対処方法は血小板輸血のみとなる.

4・4・2　薬局における薬学的管理（その 1）

症例 2

B さん　70 代　男性
処方内容：内科医院より処方

クラビット®錠 250 mg　1 回 1 錠　1 日 1 回　昼食後　7 日分（一般名：レボフロキサシン）

薬歴：

以下，総合病院の腎臓内科より処方

ニューロタン®錠 25 mg	1 回 1 錠　1 日 1 回	朝食後	（一般名：ロサルタン）
カルブロック®錠 8 mg	1 回 1 錠　1 日 1 回	朝食後	（一般名：アゼルニジピン）
フェブリク®錠 20 mg	1 回 1 錠　1 日 1 回	朝食後	（一般名：フェブキソスタット）
トラゼンタ®錠 5 mg	1 回 1 錠　1 日 1 回	朝食後	（一般名：リナグリプチン）
メバロチン®錠 5 mg	1 回 1 錠　1 日 1 回	朝食後	（一般名：プラバスタチン）
クレメジン®細粒分包 2 g	1 回 1 包　1 日 3 回	毎食間	（一般名：球形吸着炭）

> アーガメイト®20％ゼリー25g　1回1個　1日3回　毎食後（一般名：ポリスチレンスルホン酸カルシウム）
>
> 副作用歴・アレルギー歴：なし
> 薬歴より予想される病名：
> 　慢性腎臓病，2型糖尿病，脂質異常症，高尿酸血症，高カリウム血症

(1) 経過-1

　Bさんは，普段は，総合病院で慢性腎臓病，2型糖尿病，脂質異常症，高尿酸血症，高カリウム血症に対して薬が処方されている患者である．今日は，近くの内科医院を受診され，処方せんをもって薬局へやってきた．咳をしており，ずいぶん体調が悪いようだ．クラビット®錠が処方されているが，腎機能にあわせて投与量の調節が必要である．今回の処方では，通常投与量よりは，減量されているようだが，Bさんの場合，腎機能は高度に低下しており，医師へ投与量の確認が必要である．

表4・41　薬局薬剤師と患者Bの会話

薬剤師	患者B
抗菌剤が処方されていますが，今日は，どうされましたか？	
	熱と咳が出て，調子が悪いのでみてもらったら，肺炎になっているといわれました．
内科の先生には，腎臓の病気のことはおっしゃいましたか？	
	問診票には書いたけどね．直接は話はしてないね．3年ぶりくらいに先生にお会いしたよ．
今回処方されているお薬は腎臓の機能にあわせて，調節が必要なお薬です．先生に念のため，確認いたしますね．	
	そうですか．お願いします．

【解説】

1) コンプライアンスを上げるための工夫

　多くの薬剤を服用されており，決められた用法用量をきちんと服用するためには，患者の用法用量と服用意義の理解が必要不可欠である．しかし，慢性腎臓病の患者の場合，多剤併用となることが多く，さらに，糖尿病を合併している場合には，インスリン治療を平行して行っている場合もある．少しでも，患者の負担を減らし，正しく薬を服用してもらうために，薬剤師ができる工夫の1つとして，一包化がある．

　今回の患者の場合，ニューロタン®，カルブロック®，フェブリク®，トラゼンタ®，メバロチ

ン®を一包化している．一包化する際の注意点の 1 つとして，錠剤の吸湿性に注意する必要がある．例えば，アスパラ®カリウム錠やデパケン®錠の場合，PTP 包装から取り出すと吸湿してしまうことがある．薬剤の物理化学的性質も，薬剤師として常に考慮する必要がある．

2) 薬物間相互作用

慢性腎臓病で処方される薬剤の中で，特徴的な薬剤として，クレメジン®（細粒，カプセル，速崩錠）が挙げられる．クレメジン®は，吸着炭で尿毒素物質を吸着して排出する薬剤であり，腎機能の悪化を緩やかにし，透析導入を遅らせるはたらきがある．一方で，尿毒素だけでなく，薬剤や栄養成分を吸着して吸収を阻害するといわれている．そのため，食間（食後 2～3 時間）あるいは最低でも他の薬を内服後 1 時間あけてクレメジン®を内服する必要がある[2]．

服用している薬剤の種類が多くなればなるほど，薬物間相互作用が起こる可能性も高まる．近年では，高齢化に伴い複数科を受診する患者も少なくない．薬剤師は，薬力学および薬物動態の面から，相互作用をチェックする必要がある．

3) 製剤学的な工夫によるコンプライアンス向上

クレメジン®細粒は，内服するタイミングが難しいだけではなく，口腔内でジャリジャリとした独特の触感があり，歯に挟まり口腔内へ長時間残存するため，非常に服用しづらい．そのため，服薬コンプライアンスを保つのが難しい薬剤である．内服しづらさを解決するために，カプセルへの変更も考えられるが，カプセルへ剤形変更した場合，一度に 10 カプセル内服することになり，服用時の負担は大きい．2017 年に発売されたクレメジン®速崩錠 500 mg は，内服するボリュームを大きくすることなく，また，少量の水で速やかに崩壊しながらも口腔内での拡散を抑えることで，患者の服用感が改善し，服薬コンプライアンスの向上につながることが期待される[3]．

4) 腎機能低下時の投与量減量

クラビット®錠（一般名：レボフロキサシン）は，腎排泄型の薬剤であり，腎機能にあわせて投与量の調節が必要な薬剤である．添付文書には，以下の記載があった．

～以下，クラビット®錠添付文書より抜粋～

腎機能低下患者では高い血中濃度が持続するので，下記の用法及び用量を目安として，必要に応じて投与量を減じ，投与間隔をあけて投与することが望ましい．

腎機能 Ccr(mL/min)　$20 \leqq Ccr < 50$

用法及び用量　初日 500 mg を 1 回，2 日目以降 250 mg を 1 日に 1 回投与する．

腎機能 Ccr(mL/min)　$Ccr < 20$

用法及び用量　初日 500 mg を 1 回，3 日目以降 250 mg を 2 日に 1 回投与する．

---

(2) 経過-2

今回，クラビット®錠は，通常用量，500 mg 分 1 だが，250 mg 分 1 に減量して処方されていた．ところが，患者の Ccr を計算したところ，Ccr が 20 未満であることがわかった．添付文書の情報では，Ccr 20 未満では，減量して初日 500 mg を 1 回，3 日目以降 250 mg を 2 日に 1 回投与するということがわかる．初日に，500 mg を投与するのは負荷投与のためである．

表 4・42　薬局薬剤師と内科医院医師との会話

薬剤師	医師
B さんのクラビット®の投与量についてなんですが・・・	
	腎臓悪いよね．だからクラビット®減らしといたよ．問題あった？
B さんの腎機能を計算してみたんですが，Ccr で 17.3 mL/min でした．	
	そんなに悪くなってたのか．久しぶりに来院されたからなあ．
添付文書をみますと，B さんの現在の腎機能でしたら，250 mg を隔日投与が適当かと思われますが，いかがでしょうか？	
	じゃあ，処方内容をそう修正します．
それから，初日には，負荷投与として 500 mg を投与する必要があります．ですから，初日 500 mg を 1 回，3 日目以降 250 mg を 2 日に 1 回投与するということでよろしいでしょうか？	
	ややこしいね．B さん，ちゃんと飲めるかな．わかりやすく説明しといてね．
わかりました．きちんと服用できるように説明しておきます．	

処方変更後：

クラビット®500 mg　1 錠　1 日 1 回　昼食後　1 日分　1 日目

クラビット®250 mg　1 錠　1 日 1 回　昼食後　3 日分　3 日目以降 1 日おき

1) 腎機能の評価

腎機能は，一定時間あたりのろ過される液体の量（*GFR*：糸球体ろ過量）として評価される．一般的に糸球体ろ過量は，クレアチニンの 1 日の尿中排泄量から推定される（*CL*cr：クレアチニンクリアランス）．しかし，この方法では，1 日の尿量を正確に採取する必要がある．そのため，血清中のクレアチニン値から，Cockcroft & Gault の式を用いて腎機能を推測している．Cockcroft

& Gault の式以外にも，日本人母集団から得られたパラメータを用いて，血清クレアチニンに基づく推定式である eGFR 式が算出され，慢性腎臓病の早期診断を目的に臨床現場で汎用されている[4].

Cockcroft & Gault の式

$$\text{推定男性の } CL_{cr} = \frac{(140 - 年齢) \times 体重（kg）}{72 \times 血清 Cr（mg/dL）}$$

ただし，女性の場合は筋肉量が少なくクレアチニンの産生量が少ないため，男性の $CL_{cr} \times 0.85$ とする.

eGFR の式

$$GFR\,(\text{mL/min/1.73 m}^2) = 194 \times SCr^{-1.094} \times \text{age}^{-0.287}$$

女性は $\times 0.739$

mL/min/1.73 m^2 で推定された値は，標準的な体格でない場合，薬物投与設計には使用できない. 以下の Du Bois 式を用いて体表面積補正する.

Du Bois の式

$$BSA\,(\text{m}^2) = 0.007184 \times \text{height}\,(\text{cm})^{0.725} \times \text{B.W}\,(\text{kg})^{0.425}$$

SCr：血清クレアチニン，Alb：血清アルブミン

4・4・3　薬局における薬学的管理（その2）

症例3

Cさん　20代　女性

処方内容：内科クリニックより処方

レルベア®200 エリプタ®	1回1吸入　1日1回（一般名：ビランテロールとして25 μg, フルチカゾンフランカルボン酸エステルとして200 μg）

薬歴：

キプレス®錠10 mg	1回1錠　1日1回　寝る前（一般名：モンテルカスト）
フルタイド®200 ディスカス®	1回1吸入　1日2回（一般名：フルチカゾンプロピオン酸エステル）
メプチンエアー®10 μg 吸入	1回1吸入　発作時（一般名：プロカテロール塩酸塩水和物）

副作用歴・アレルギー歴：なし

薬歴より予想される病名：気管支喘息

---

(1) 経過

　最近，仕事の関係で引っ越してきたCさん．以前から，気管支喘息のため，フルタイド®，キプレス®を継続して使用していた．発作時には，手もちのメプチンエアー®を使用していたが，1年に数回使用する程度であった．引越し後に，気管支喘息の症状が強くなり，頻繁に発作を起こし，メプチンエアー®の使用頻度が増加していた．本日，フルタイド®に変わって，レルベア®が処方された．

表4・43　薬局薬剤師と患者の会話

薬剤師	Cさん
今日は，新しい吸入薬が追加で出ていますね．以前，使用されたことがありますか？	
	吸入は子供の頃から使ってますが，この形は，はじめてです．
以前よりも吸入の方法がさらに簡単になっています．写真付きの説明書で説明しますね（図4・55）．本日の1回分を吸ってみましょうか．今まで，1日2回吸入が必要でしたが，今回の吸入は，1日1回でよいです．	
	（実際に説明書を見ながら吸入を実施）これは簡単ですね．朝は忘れることが多かったので，1日1回なのも助かります．メプチンと比べて吸った感じがしないのですが大丈夫ですか？
薬がとても細かい微粒子になるように工夫されていますので，気管支の中には十分届いています．吸った感じはしなくても，吸入後のうがいは忘れないでくださいね．	
	わかりました．今さらですけど，喘息の吸入ってステロイドなんですよね．ステロイドって怖いイメージありますが使い続けて大丈夫ですか？仕事もあるからしょっちゅう発作が出て休むわけにいかなくて・・・
ステロイドは，怖いイメージがあるかもしれませんが，吸入のステロイドの場合，気管支に直接届くので，飲み薬に比べてほとんど副作用が問題になることはないです．喘息治療として気管支の炎症を抑えるために，やはりステロイドが効果が高いです．今回の吸入薬は，ステロイドだけでなく，気管支を拡張させる作用のある成分も含まれているので，きちんと継続すれば発作を抑えることができると思います．	
	そうですか，安心しました．先生にいわれたように，使ってみます．

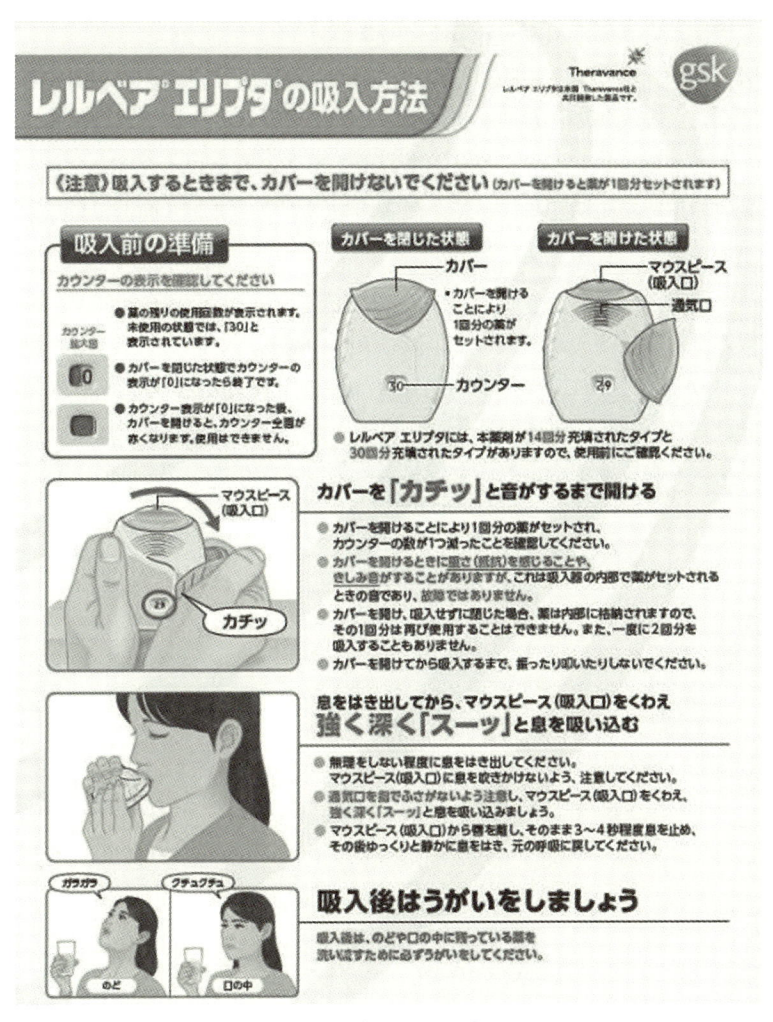

図4・55 レルベア®エリプタ®の患者指導せん
（グラクソ・スミスクラインより）

【解説】

1）ステロイド吸入薬の副作用

ステロイドの副作用には，易感染性，副腎機能の抑制，骨粗鬆症，耐糖能異常，低身長，高脂血症，皮膚脆弱化，易出血性，白内障，緑内障，消化性潰瘍，精神障害，高血圧などが知られている．しかし，吸入ステロイド薬は1回使用量が極めて少ないために，全身的副作用がほとんどないといわれている．ガイドラインで推奨されている投与量でこれらの副作用が問題になることはまれである．

一方，吸入された10〜40％が肺に到達し，本来の効果を示し血中を経て肝臓で分解されることになる．しかし，残量の60〜88％は器具や口腔内に付着する．口腔内に付着したステロイドにより，口腔カンジダ症を発症することがある．また咽頭部分に付着したステロイドにより，声

がかすれる（嗄声）という副作用が起こることもある.

　ステロイド吸入薬の登場により，喘息治療は飛躍的に進歩し喘息の急性増悪に苦しむ患者や喘息死は減少している．吸入後のうがいを指導することで，局所投与による副作用は，ほとんどの場合で防ぐことができる．また，ステロイドを嫌がる患者にステロイド薬の全身投与と局所投与による副作用発現の違いを説明することで，患者のコンプライアンス向上につながる.

2) 吸入デバイスの例

　吸入薬は，製剤学的な技術の進歩により，気管支への到達度が向上した．また，同時により簡便な吸入デバイスが開発されている（図4・56）．吸入デバイスは，エアゾール製剤とドライパウダー製剤に分けられるが，吸入デバイスの扱いやすさも治療効果に影響する．薬効に加えて，吸入デバイスの選択も吸入薬治療において重要なポイントとなる.

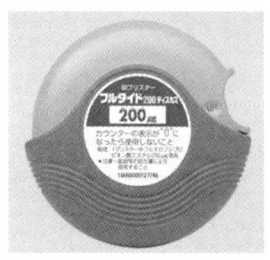
フルタイド®200 ディスカス®
（グラクソ・スミスクライン）

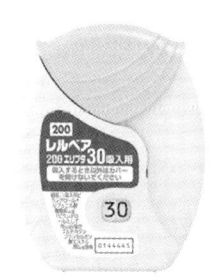
レルベア®200 エリプタ®
（グラクソ・スミスクライン）

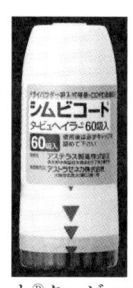
シムビコート®タービュヘイラー®
（アストラゼネカ）

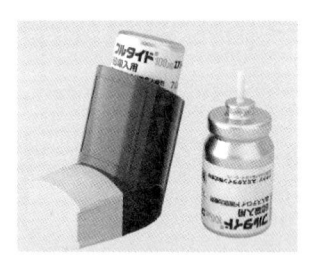
フルタイド®100 μg エアゾール
（グラクソ・スミスクライン）

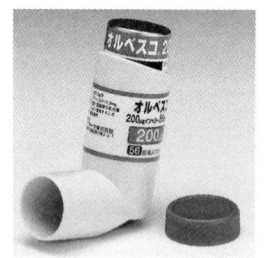
オルベスコ®200 μg インヘラー
（帝人ファーマ）

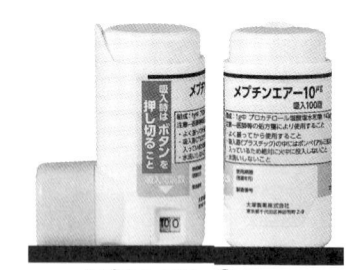
メプチンエアー®10 μg
（大塚製薬）

図4・56　吸入デバイス（例）

4・4・4　薬薬連携と在宅医療

症例 4

Ｄさん　50代　男性

病名：直腸がん

既往歴：なし

副作用歴・アレルギー歴：なし

治療歴：Bev + mFOLFOX6*注釈

持参薬：

　ロキソニン®錠60 mg　　1回1錠　1日3回　毎食後（一般名：ロキソプロフェン）

　オキシコンチン®TR錠5 mg　1回1錠　1日2回　12時間毎（一般名：オキシコドン）

　オキノーム®散2.5 mg　　1回1包　疼痛時（一般名：オキシコドン）

　マグミット®錠330 mg　　1回1錠　1日3回　毎食後（一般名：酸化マグネシウム）

　ノバミン®錠5 mg　　　　1回1錠　1日3回　毎食後（一般名：プロクロルペラジン）

　3日前に外来で1週間分処方あり

＊ Bev + mFOLFOX6は，ベバシズマブ，オキサリプラチン，5-FU，レボホリナートの4
　剤を併用する直腸がんに適応のある，がん化学療法である．

（1）経過-1

　直腸がんと診断されて手術（ストーマ造設）を行った．数年後，再発して化学療法（Bev +
mFOLFOX6）が開始された．その後，外来通院にて化学療法継続していたが，腰痛を訴え，オ
ピオイド（オキシコンチン®，オキノーム®）が追加された．化学療法は，半年継続されたが，
PD（progressive disease，進行増悪）となりレジメン変更する目的で入院となった．

　入院時に持参薬を確認したところ，オキシコンチン®の残数が多く，オキノーム®の残りがな
かったため，服用状況の確認を行った．

表 4・44　病室での薬剤師と患者の会話

薬剤師	患者 D
前回，外来で痛み止めが処方されていますが，効果はどうでしたか？	
	よく効いたよ！腰が痛かったけどだいぶよくなった．ときどき忘れた頃に痛くなるけど，痛みがあるときは激しいね．
錠剤（オキシコンチン®）と粉薬（オキノーム®）が処方されていると思いますが，どのように服用されていましたか？	

	オキノーム®がよく効いたからオキノーム®を飲んでいました. オキシコンチン®は, 1回か2回しか飲んでないよ.
そうでしたか. オキシコンチン®は継続して服用することで効果が出るお薬です. オキシコンチン®を継続して服用していても, 痛みがある場合にオキノームを追加で飲むようになっています.	
	飲んでも錠剤は効果がないような気がして, 粉薬ばかり飲んでたよ.
錠剤は毎日同じ時間を決めて12時間ごとに飲むのがよいです. 何時だったらできそうですか?	
	朝ごはんの時間はいつも8時前後だから, 朝も夜も8時なら忘れずに飲めると思う. それでやってみるよ.

1) オピオイドの徐放性製剤と速効性製剤を使用する際のポイント

がん疼痛治療において, オピオイドは, 通常, 時間を決めて定期的に内服する徐放化製剤 (ベースオピオイド) と速効性製剤 (レスキュー) を組み合わせて使用する (図4・57, 図4・58). 今回の場合, オキシコンチン®TR錠は持続する痛みに対して, それでも起こる突発的な痛み (突出痛) に対してオキノーム®散が処方されていた. しかし, 本人の判断で服用するとすぐ効果があると感じたオキノーム®散のみを服用していた. そのため, 疼痛コントロールが不十分な可能性がある.

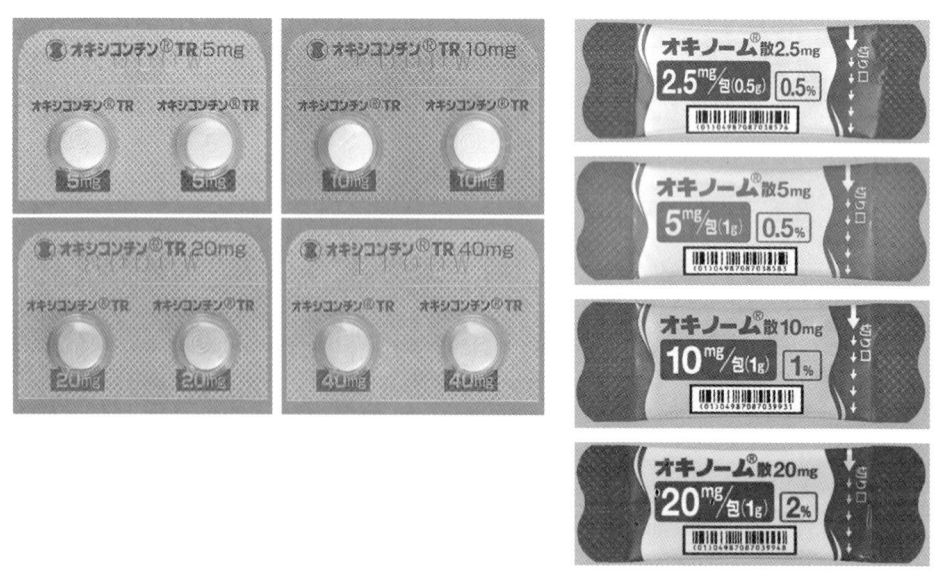

図4・57 オキシコンチン®TR錠とオキノーム®散の製剤写真

(塩野義製薬より)

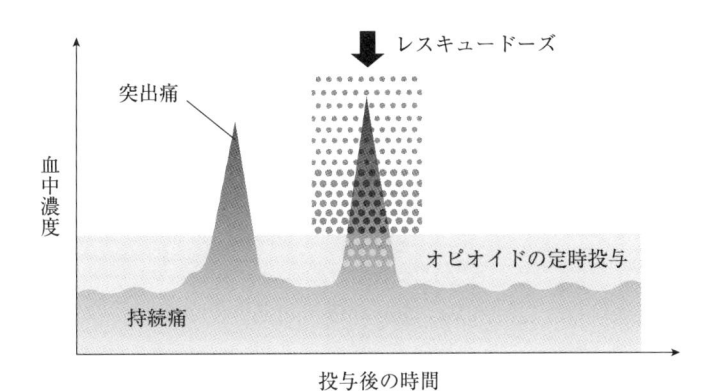

図4・58 がん疼痛治療におけるオピオイド使用の基本

(塩野義製薬より)

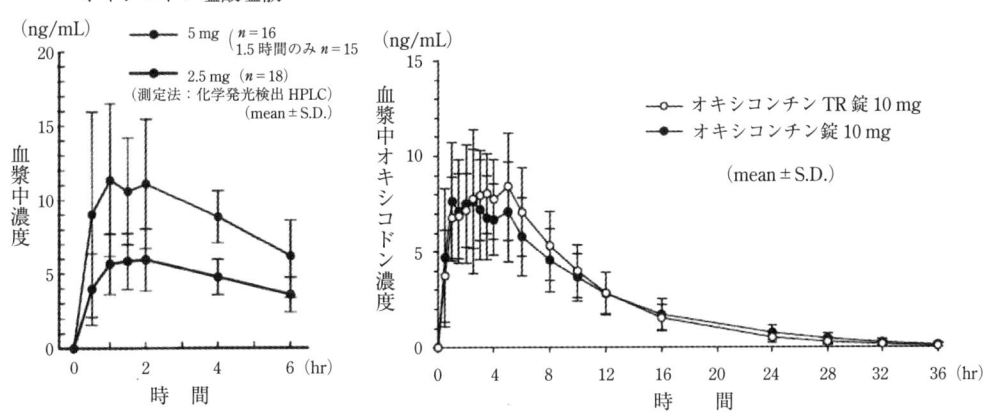

図4・59 オキノーム®散，オキシコンチン®TR錠単回投与時の血中オキシコドン濃度推移

(塩野義製薬より)

表4・45 オキノーム®散，オキシコンチン®TR錠の薬物動態パラメータ

	投与量	C_{max} (ng/mL)	T_{max} (hr)	$T_{1/2}$ (hr)
オキノーム®散	2.5 mg	6.80 ± 1.89	1.9 ± 1.4	6.0 ± 3.9
	5 mg	13.7 ± 4.8	1.7 ± 1.3	4.5 ± 2.3
オキシコンチン®TR錠	10 mg	9.81 ± 2.74	3.43 ± 1.43	4.87 ± 0.75

(オキノーム®散，オキシコンチン®TR錠インタビューフォームより一部改変)

2）オキシコンチン®TR錠の製剤学的特徴

オキシコドンは，がん性疼痛において汎用されるオピオイドの1つである．オキシコンチン®TR錠は，消化管内で水分を吸収して錠剤が膨潤しゲル化し，徐々に有効成分であるオキシコドンが溶出する徐放システムを備えている（図4・60）．乱用防止を目的として開発された経緯があり，簡単に破壊できない構造に加え，水分を含むとゲル化することで，粉末で取り出すことが難しい製剤学的な特徴がある．そのため，口腔内に入れて舐めたり，濡らしたりすると飲み込みにくくなる可能性があるため，口に入れた後は，速やかに十分な水でそのまま飲み込むように患者への指導が必要である（図4・61）．

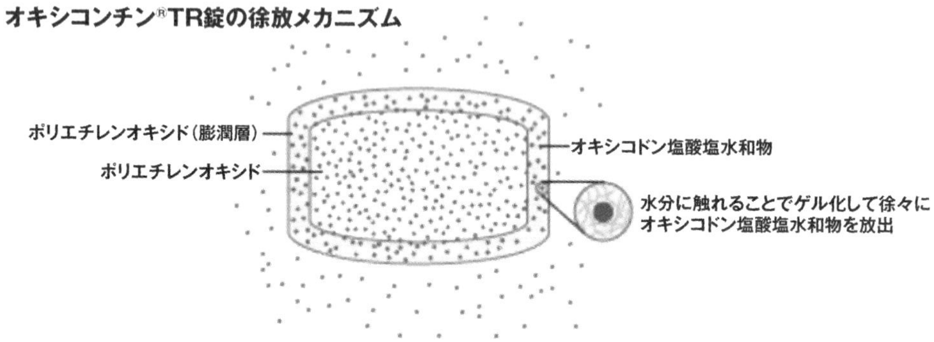

オキシコンチン®TR錠の徐放メカニズム

ポリエチレンオキシド（膨潤層）
ポリエチレンオキシド
オキシコドン塩酸塩水和物
水分に触れることでゲル化して徐々にオキシコドン塩酸塩水和物を放出

図4・60　オキシコンチン®TR錠の徐放メカニズム（塩野義製薬より）

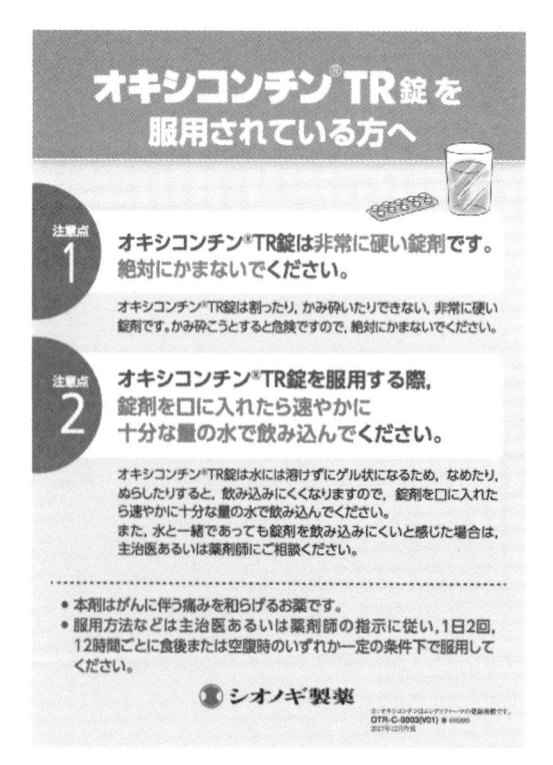

図4・61　オキシコンチン®TR錠患者指導せん（塩野義製薬より）

(2) 経過-2

　その後, 疼痛コントロールは良好となり化学療法を継続していたが, 下肢のしびれにより歩行困難になり入院. 緩和的に放射線治療を行ったが, 自宅で過ごすことを希望し退院となる. 訪問診療と訪問看護による在宅支援が行われ, 薬局薬剤師も訪問薬剤管理指導を行うこととなった. 退院後, 2日後に薬局薬剤師が自宅へ伺った.

現在の処方薬:

ロキソニン®錠 60 mg	1回1錠　1日3回　毎食後	（一般名：ロキソプロフェン）
オキシコンチン®TR錠 20 mg	1回1錠　1日2回　12時間毎	（一般名：オキシコドン）
オキノーム®散 10 mg	1回1包疼痛時	（一般名：オキシコドン）
マグミット®錠 500 mg	1回1錠　1日3回　毎食後	（一般名：酸化マグネシウム）
ラキソベロン®液	1回 10-15 滴　便秘時	（一般名：ピコスルファート）

表4・46　自宅での薬剤師と患者・家族の会話

薬剤師	患者 D	家族
お薬手帳を拝見しました. 病院でオキシコンチン®がはじまったんですね.		
	そうですね. いろいろ調節してもらいました.	
オキシコンチン®を飲み始めてから, 便秘がひどいようですね.		
	ストーマつけてるから, 固くなると大変なんだよね.	
		ラキソベロン®を合わせて使ってなんとか出ています.
そうですか. それで, 肝心の痛みの具合はいかがですか？		
	病院にいるときはよかったんだけどね. 帰ってから少し痛いことが増えたかなあ.	
		先生は, 放射線治療の効果がそのうち出てくるといわれるんだけど.
どんなときに痛いですか？		
	うーん, 朝, 目が覚めたときと, 夕食食べてからかなあ. 昼間は平気かな.	
痛いときに飲むオキノーム®は使用されていますか？		

すぐにオキシコンチン®を飲む時間帯なので，我慢しています．飲んだら1時間あけないといけないから．

遠慮せずに飲んでいただいていいですよ．お薬の量を調節する必要があるかもしれませんね．医師に相談してみます．

そうですか．また，増えるんですか？

そうですね．一時的にオキシコンチン®の量を増やす必要があるかもしれません．薬が増えると，便秘が悪化する可能性があるので難しいところですが・・・
別の種類の下剤を増やすこともできますので．

便秘も困るけど，痛くない方がいいでしょう？

まあ，そうだね．増やしてもらおうかな〜．

わかりました．医師に報告しておきます．排便の状況はいつもチェックしておいてください．

【解説】

1) オピオイドの投与量調節と血中濃度

　ベースオピオイドを至適投与量に調節することをタイトレーションという．特に，オピオイド開始直後は，適切なタイトレーションが必要である．具体的には，レスキュー使用量を翌日からベースオピオイドに追加する．増量を検討する条件として，以下のような3つの条件が考えられる．

　① レスキューの使用回数（通常，2〜3回以上／日であれば適応）

　② 突出痛の出現タイミング（毎日定刻に，例えば定期服用時間の1〜2時間）

　③ 患者・家族の希望（突出痛を経験するのが苦痛であるから・・など）

　徐放化製剤の血中濃度推移と突出痛が出現するタイミングと血中濃度の関係は，明らかである．ベースオピオイドとレスキューについて理解するためには，薬物動態のプロファイルを把握しておく必要がある（図4・62）．

　今回の場合，既にオピオイドの内服は開始されているが，疼痛の状態が変化し，増量が必要ではないかと考えられる．ベースオピオイドであるオキシコンチン®TRを内服する前に，疼痛が増強するためベースオピオイドの増量が望ましい．

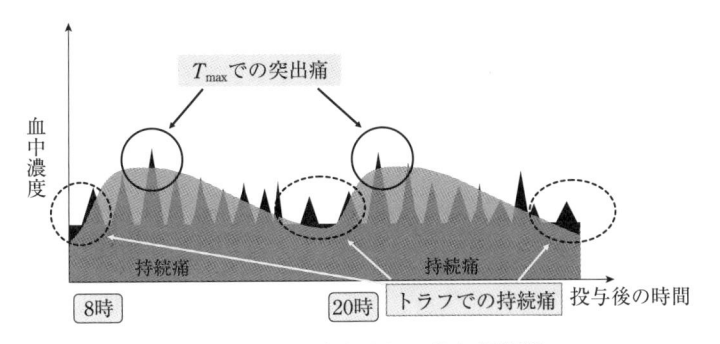

図4・62　オピオイドの投与量調節

2）薬薬連携に向けて

　Dさんの場合，病院入院中および通院中は病院薬剤師が，退院してからは薬局薬剤師が，対応している．病院での処方状況は，お薬手帳（図4・63）を通じて知ることができる．入院中から在宅での治療において，患者が切れ目のない医療を受けるためには，情報提供が欠かせない．薬歴に限らず，診断名，検査値，副作用発現状況，告知の有無など，様々な情報が求められている．薬局薬剤師と病院薬

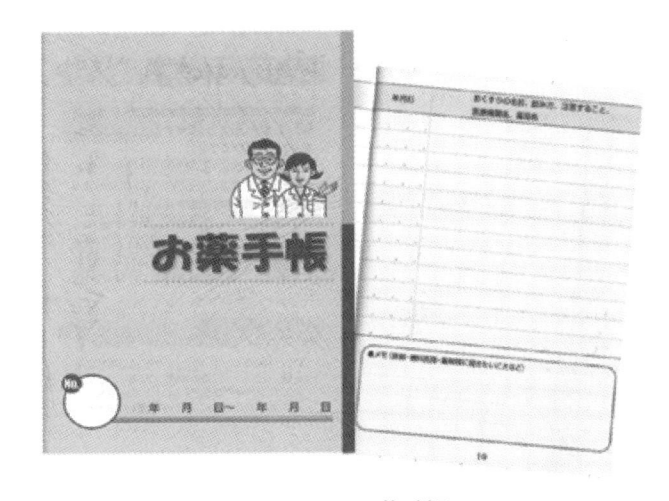

図4・63　お薬手帳

剤師の連携は，様々な方法が検討されているが，現段階では課題も多い．薬薬連携が進むことにより，患者へ提供する薬剤師による薬学的管理の質向上が期待できる．

　現在，在宅医療においては，多職種連携が求められている．本事例の場合，本人の理解もよく，家族のサポートもあるため，薬の使用方法や使用上の注意について，本人および家族へ説明で十分である．しかし，1人暮らしで，認知機能が低下しているような高齢患者の場合，訪問看護師，ヘルパー，ケアマネジャーといった在宅に関わる多職種へ情報提供が必要なケースが，今後ますます増加するものと予想される．多職種連携は必須となり，多職種チームの中で，薬剤師としての職能を発揮することが求められる．

　薬の使用目的だけでなく，製剤学的な特性を薬の管理や与薬に直接関わる関係職種へ適切に情報提供することで，質の高い薬物治療につながる．薬剤学の知識を活かして，例えば，腎機能が低下している場合には，腎機能に応じた用法用量の提案が必要になる．嚥下機能が低下に伴い薬剤の飲み込みにくさが問題になっている場合，剤型変更を処方医に提案することもできる．また，薬物間相互作用につながる多剤併用を減らすための取り組みも薬剤師に求められている．このよ

うに，薬物動態，製剤学的特性についての薬剤師の知識を活かすことができる．

(3) 経過-3

その後，薬剤師の提案によりオキシコンチン®は，1日60mgに増量され，痛みは改善した．しかし，オピオイドの増量に加えて，経口摂取量の低下などが重なり，便秘が悪化しストーマ管理が困難になった．オピオイド誘発性便秘症に効果のあるスインプロイク®（一般名：ナルデメジン）が追加されたが，効果不十分のためオピオイドの変更が検討され，フェントス®テープへ変更となった．

処方変更：

フェントス®テープ2mg　1日1枚（一般名：フェンタニル）

表4・47　自宅での薬剤師と患者・家族の会話

薬剤師	患者D	家族
今回，飲み薬から貼り薬へ変更になりました．1日1回貼り替えます．		
	1日1回で24時間，効果が続くんですね．	
具体的な貼り方は，説明書でご説明しますね（図4・64）．		
		それほど難しいことはないですね．痛いところの近くに貼ったほうがいいのかしら？
薬が吸収されて全身に回ってから効果が出るお薬ですので，貼る場所は注意書きに書かれているように，胸，腹，上腕またはふとももに貼ってください．		
	注意書きにお風呂のことがありますが・・・	
お薬を貼っている部分が，直接温まるとパッチの中のお薬が必要以上に吸収されて薬の効果が過剰に出ることがあります．		
		じゃあ，お風呂は入らない方がいいでしょうか？お風呂は楽しみにしてるんですよ．さっぱりして気分も変わるみたいで．
40度以下のゆるま湯であれば気にしなくても大丈夫ですよ．		

よかった. お風呂がないと楽しみ
が減るよ.

それでは, オキシコンチン®を夕方
内服するのと同時にフェントス®テ
ープを貼ってください. 痛みが出
るようであれば, 手もちのオキノ
ーム®散を遠慮せず使用してくださ
いね.

フェントス®テープの使い方　※「フェントス®テープ」は本文中では「テープ」と表記しています。

注　意

●このくすりは「医療用麻薬」です。必ず担当の医師または薬剤師の指示に従ってご使用ください。
●患者さん本人以外は絶対に使用しないでください。また、他の人に渡さないでください。
●入浴時間を考慮し1日1回時刻を決めて貼り替えてください。
●担当の医師の指示なしに使用量（貼る枚数）を変更することは絶対にしてはいけません。
●このテープをハサミなどで切って使用しないでください。
●傷口あるいは皮膚に異常があるところなどには貼らないでください。
●何か異常が認められた場合には、担当の医師または薬剤師に相談してください。

はじめに

●テープを貼る場所を決めます。胸部、腹部、上腕部、大腿部などに貼ってください。貼る部位は毎回かえてください。
●あらかじめ貼る部位を乾いたタオルなどで拭いて、水分や汗をよく取り除いてください。このとき石けん、アルコール、ローションなどは使用しないでください。（くすりの有効成分の皮膚からの吸収に影響することがあります。）
●なるべく体毛のないところに貼ってください。体毛が濃い場合は、カミソリを使わずハサミで短くカットしてください。

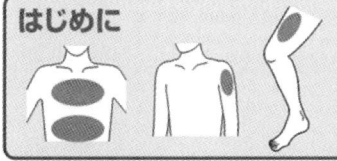
1 "①ここから開封してください"と書いてあるところから手で破ってください。

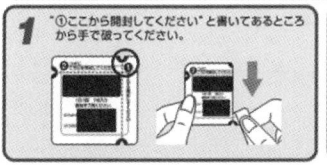
2 "②つぎにこちらを開封してください"と書いてあるところを破ってテープを取り出してください。

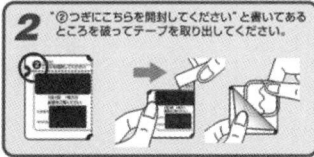
3 テープを貼る日にちと時間を記入してください。（テープ表面の○月○日○時と書いてあるところに直接記入できます。）
ペン・ボールペン・鉛筆等で直接記入することができます。水性ペンの場合は速乾性に劣るのでご注意ください。

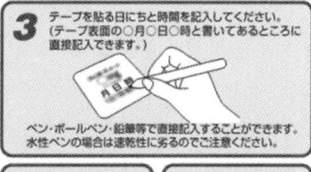
4 テープには透明なフィルムがついていますので、「ここからはがす」と表示されたフィルム面を上にしてかるく半分に曲げ、片方のフィルムをはがしてください。
粘着面にふれないでください。

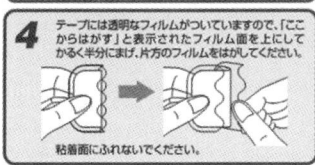
5 透明なフィルムを取り除いたテープの半分を貼ってください。次に、残りの半分を貼ってください。

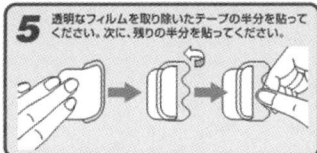
6 テープを貼った後は、手のひらでしっかり押さえてください。

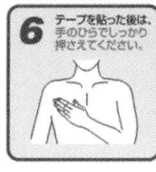
7 テープを貼った後は水道水で手をよく洗ってください。

2014年5月改訂

図 4・64　フェントス®テープ 患者指導せん

（久光製薬より）

【解説】

1）フェントス®テープの製剤学的特徴 [6]

フェンタニルは, 分子量が小さく脂溶性が高いことから, 皮膚からの吸収に優れている. この特性を活かして, フェンタニル経皮吸収型製剤が開発されてきた. フェントス®テープは, 強オピオイドであるフェンタニルを含有させたマトリックス構造からなる経皮吸収型製剤（transdermal drug delivery system：TDDS）である（図 4・65）. 基剤に採用されている, スチレン・イソプレン・スチレンブロック共重合体およびポリイソブチレンにより, 高い薬物吸収が可能となり, 1日1回の用法に適した薬物吸収速度に調節されており安定した血中濃度を保つことができる（図4・66）.

　本症例の場合，オキシコドンの副作用である便秘を改善する目的で，オピオイドの変更が検討され，フェントス®テープへ変更された．経口投与が困難となった患者へ注射以外でのオピオイド投与経路としても貼付剤は活用されている．

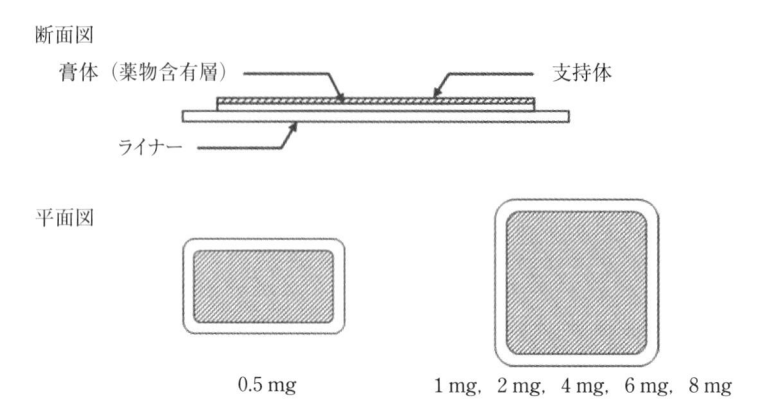

図4・65　フェントス®テープの構造（添付文書より）

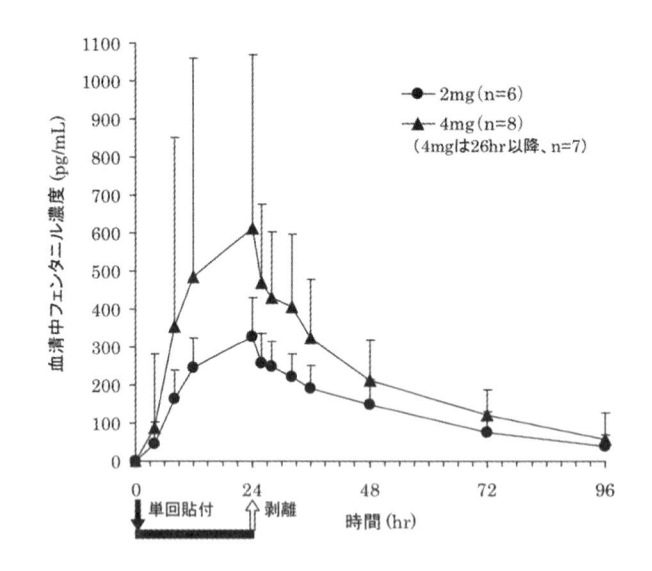

血清中フェンタニル濃度（平均値＋標準偏差）推移

貼付用量	t_{max} (hr)	C_{max} (pg/mL)	$AUC_{0-\infty}$ (pg·hr/mL)	AUC_{0-24} (pg·hr/mL)	本剤剥離後の $t_{1/2}$ (hr)
2 mg (n = 6)	20.1 ± 6.1	349 ± 96	15614 ± 5959	4763 ± 1100	27.09 ± 14.14
4 mg (n = 7)	20.6 ± 5.9	724 ± 553	31126 ± 15917	9316 ± 9856[*]	37.76 ± 46.60

[*]：n = 8　　　　　　　　　　　　　　　　　　　　　　　平均値±標準偏差

図4・66　フェントス®テープ単回貼付時の血清中フェンタニル濃度推移と薬物動態パラメータ
（インタビューフォームより）

2） フェントス®テープの皮膚吸収に影響を与える要因

フェントス®テープ貼付部位の温度が上昇するとフェンタニルの吸収量が増加し，過量投与が起こる可能性がある．そのため，熱いお湯に長時間つかることを避け，こたつなどの暖房器具が貼付部位に接しないように注意する必要がある．また，貼付する患者自身の体温変化（40 度を超える発熱）がある場合には医師あるいは薬剤師に相談することとされている（図 4・64）．

3） フェンタニルの口腔粘膜吸収剤

突出痛に対して使用する速放製剤として口腔粘膜吸収剤として，イーフェン®バッカル錠，アブストラル®舌下錠が発売されている（2018 年 8 月時点）．モルヒネやオキシコドンのレスキュー薬（short-acting opioid：SAO）よりも効果発現が早いことから，ROO（rapid-onset opioid）製剤と呼ばれている．

フェンタニル製剤は，内服してしまうと効果発現が遅延し，肝初回通過効果を受け効果が減弱する可能性がある．そこで，イーフェン®バッカル錠では，溶解過程の pH を調整することで細胞膜の透過性を向上させている．アブストラル®舌下錠は，舌下で速やかに崩壊し，口腔粘膜で吸収されるために，崩壊剤，粘膜付着剤を添加している．

本症例では，徐放性製剤が，オキシコドンからフェンタニルへ変更されたが，レスキューとしては，オキノーム®散が継続されている．オキシコドンによる便秘の副作用をさらに改善したい場合には，フェンタニルの口腔粘膜吸収剤への変更が可能である．また，10 分以内にピークに達し 60 分以内には消失する突出痛が目立つ場合にも，フェンタニルの口腔粘膜吸収剤の使用が適切と思われる．

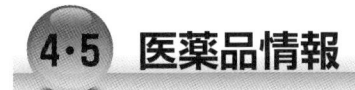

4・5 医薬品情報

4・5・1 医薬品情報の収集

（1） 医薬品情報の流れと収集

現在，ほとんどの病院薬局および保険調剤薬局において医薬品の情報活動は，重要な業務の 1 つとなっている．医薬品を適正に評価するためには，正確な情報が必要であり，しかも最新の情報収集が不可欠である．また，それらの医薬品情報をより的確に提供するためには，情報の整理・保管・データベース（DB）化，加工が必要である．さらに，提供した情報を回収し，その効果，有用度を常に評価し吟味することも大切である（図 4・67）．

医薬品情報の収集には，一次資料から三次資料があり，オリジナリティのある学会誌や学会報告・研究報告などが一次資料である．二次資料としては，一次資料の分野ごとに分類し，一次資料の検索を容易にしたものである．また，三次資料は最も加工度の高い資料で，整理・集大成した教科書や専門書がこれに当たる（表 4・48）．

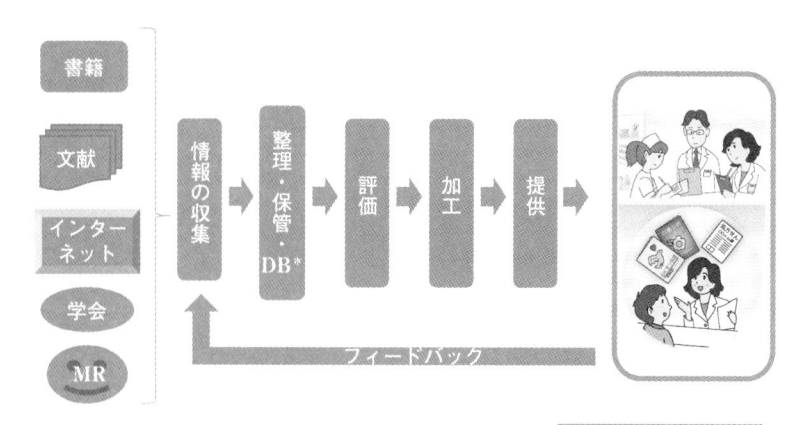

DB*:データベース化

どこが欠けても円滑で的確な情報提供は行えない

図 4・67　医薬品情報の流れ

表 4・48　医薬品情報の収集

分　類	内　容	例
一次資料	新しい知見の報告を主体とし原著記事を収載した資料	学会誌，学会報告，研究報告，論文集
二次資料	一次資料を特定分野ごとに分類し，内容を再編集して一次資料の検索を容易にする資料	索引誌，速報誌（抄録），図書目録，文献データベース
三次資料	一次資料の内容を特定の観点から整理・集大成した資料	教科書，専門書，公定書，添付文書，インタビューフォーム，医薬品集

(2)　医薬品情報の情報源

　医薬品情報の情報源として公的機関，製薬企業，医学・薬学関連の書籍や雑誌，そしてインターネットを利用した情報などがある（表 4・49，図 4・68）．その中でも最も利用されるのが，製薬企業から発行されている医薬品添付文書や医薬品インタビューフォームである（表 4・50）．特に医薬品添付文書は医薬品医療機器等法第 52 条によりその記載内容が規定された公的文書であり，法的根拠となる情報源である．またインタビューフォームは添付文書の限られた情報を補うもので，薬剤の適正使用や評価を行うために必要な情報が集約されたものである．新医薬品が販売された時点で各製薬企業が日本病院薬剤師会が策定した「医薬品インタビューフォーム記載要領」に基づいて作成されたものである．

　さらに，緊急安全性情報は通称イエローレターと呼ばれ，緊急に安全対策上の処置をとる必要が生じた場合に，厚生労働省の指示に基づき製薬企業が作成し，迅速・的確に医療関係者に提供される情報である（図 4・69）．

インターネットを利用した情報収集も非常に有用な手段である（表4・51）．インターネットを利用することで必要な情報が直ちに入手でき，保健衛生上の危害発生の予防や防止にも役立つと期待されている．また，PMDAメディナビに登録することにより，最新の情報を随時入手することも可能である．

表4・49　医薬品情報の情報源

発行元	資　　料	
公的機関	・厚生労働省医薬品・医療機器等安全情報	
	・日本薬局方	・USP（米国薬局方）　など
製薬企業	・医薬品添付文書	・緊急安全性情報
	・医薬品インタビューフォーム	・医薬品安全対策情報（DSU）
	・医薬品製品情報概要	・文献集　など
医学・薬学関連の書籍や雑誌	・日本医薬品集	・今日の治療指針
	・月刊薬事	・医学のあゆみ
	・薬局	・疾患と今日の処方
	・医薬ジャーナル	・各種ハンドブック　など
その他（オンラインデータベース）	・医薬品医療機器情報提供ホームページ	・PubMed
		・Medline
	・日本医療情報センター	・各企業のホームページ　など
	・Minds ガイドラインライブラリ	

名　　称	内　　容
日本薬局方	汎用される原薬たる医薬品，また混合製剤およびその原薬たる医薬品を収載したもので，通則，生薬総則，製剤総則，一般試験法および医薬品各条からなる．
医薬品・医療機器等安全性情報（毎月発行）	医薬品等安全性情報報告制度により，医療関係者から報告された医療現場で医薬品等の使用により発生した有害事象等の情報について，その内容および使用上の注意の改定について記載されたものである．

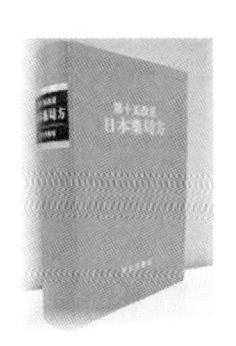 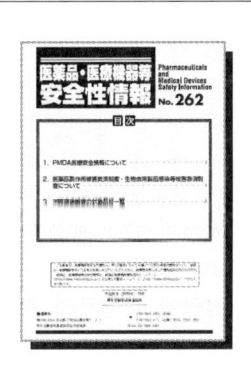

図4・68　厚生労働省等の公的機関発行資料

表4・50　製薬企業が発行している資料

名称	内容
医薬品添付文書	医薬品の適正使用に必要な基本情報を集約した文書であり，医薬品医療機器等法第52・53・54条によりその記載内容について規定された公的文書である．
医薬品インタビューフォーム	添付文書の限られた情報を補い，薬剤の適正使用や評価を行うために必要な情報が集約された総合的な医薬品解説書．日本病院薬剤師会が記載要領を策定したものである．
緊急安全性情報（イエローレター）	重篤な副作用の発現により，緊急な連絡を要する場合，厚生労働省の指示により，製薬会社は「緊急安全性情報」を作成し，指示を受けた日から4週間以内に医療関係者に直接配布し，情報伝達することが義務づけられている．添付文書に「警告」として記載される場合が多い．
医薬品安全性対策情報（DSU：Drug Safety Update）	医薬品の効果・効能，用法用量，使用上の注意等の変更を医療関係者に伝えるために，日本製薬団体連合会が発行している．
医薬品製品情報概要	各製薬会社が独自に作成しており，特に形式は決められていない．医薬品の普及と適正使用の推進を目的として作成する個々の医薬品の概要書．日本製薬協は製品情報概要審査委員会を設置し，記載内容が薬事法等の規制に沿ったものであるか，有効性，安全性について記載が適切であるか等を審査している．

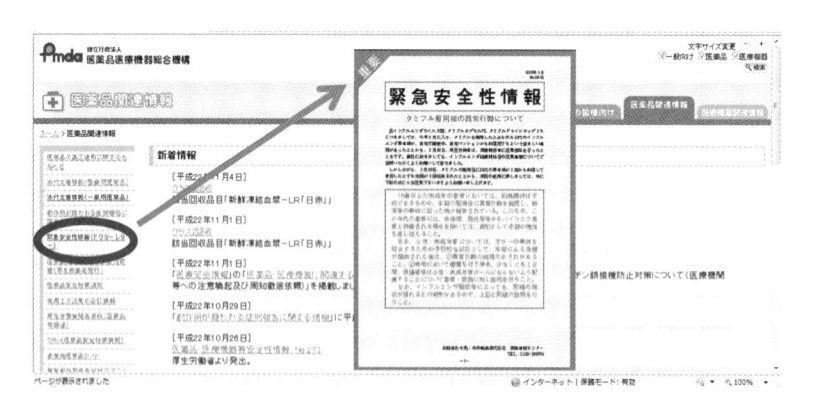

図4・69　医薬品情報提供webサイト

（医薬品医療機器総合機構webサイトより）

表 4・51 インターネットを利用した検索情報

サイト名	URL
厚生労働省	www.mhlw.go.jp
国立医薬品食品衛生研究所	www.nihs.go.jp
医薬品医療機器総合機構	www.pmda.go.jp
日本薬学会	www.pharm.or.jp
日本病院薬剤師会	www.jshp.or.jp
日本薬剤師会	www.nichiyaku.or.jp
日本医薬情報センター	www.japic.or.jp
日本中毒情報センター	www.j-poison-ic.or.jp
大学病院医療情報ネットワーク研究センター	www.umin.ac.jp
FDA	www.fda.gov
PubMed	www.ncbi.nlm.nih.gov

(3) 医薬品添付文書

　医療用医薬品の添付文書（表 4・52）は，医薬品医療機器等法第 52 条の規定に基づき医薬品に添付されている．記載内容および記載順序は医薬品の適正使用を図るため原則統一され，A4版の大きさで複数頁にまとめられている（表 4・53）．例えば，警告は致死的または極めて重篤かつ非可逆的な副作用が発現する場合，副作用が発現する場合極めて重篤かつ重大な事故につながる可能性があって特に注意を喚起する必要がある場合，赤枠内に赤字で記載されている．最も重要な情報で必ず守らなければならず，添付文書の右上端が赤く塗られている．その他，禁忌，効能・効果，副作用，相互作用などが順次記載されている．平成 29 年 6 月に添付文書の記載要領が改訂され，平成 31 年 4 月から施行される（図 4・70，図 4・71）．

　添付文書の用語は適宜増減などあいまいな表現となっているが，図表に示す数値などを参考にしてもらいたい．特に，医薬品の使用方法や副作用の頻度，患者の年齢および保存条件などに注意が必要である（表 4・54）．また，血中半減期や薬物相互作用の考え方，腎排泄型薬物や肝代謝型薬物に対する注意事項なども参考にしてもらいたい（表 4・55）．血中半減期は薬が定常状態に達するまでの時間や，薬の効果が消失するまでの時間を求めるためにも有用な時間である（図 4・72）．また，腎排泄型薬物か肝代謝型薬物かを知ることは，理論的な薬効を得るため，さらに副作用を予防するための重要な指標である（図 4・73）．薬物相互作用についても代謝酵素，薬物動態，薬力学などの考え方がある（図 4・74）．

　添付文書は調剤業務においても有用な文書であり，医師の処方時，薬剤師の処方監査，調剤鑑査時にも活用することで，適切な薬物療法の支援が可能となる（図 4・75）．

　さらに，添付文書は唯一の法的根拠のある情報源であり，平成 8 年に出された最高裁の判例によると，「医薬品の添付文書の記載事項は，当該医薬品の危険性につき最も高度な情報を有している製造業者又は輸入販売業者が，投与を受ける患者の安全を確保するために，これを使用する医師等に対して必要な情報を提供する目的で記載するものであるから，医師が医薬品を使用する

に当たって右文書に記載された使用上の注意事項に従わず，それによって医療事故が発生した場合には，これに従わなかったことにつき特段の合理的理由がない限り，当該医師の過失が推定されるものというべきである.」とされている.

表 4・52　添付文書とは

医薬品医療機器等法により作成が義務づけられている文書，情報
・医療用医薬品の添付文書は，医薬品の適用を受ける患者の安全を確保し，適正使用を図るために必要な情報を医師，歯科医師及び薬剤師等に提供する目的で，医薬品の製造販売業者が薬事法に基づき作成し，医薬品に添付される文書. ・添付文書には承認された効能・効果，用法・用量の範囲内で医薬品を用いる場合に必要とされる，十分評価された情報を記載. 　　ただし，例えば「使用上の注意」のように特に必要な場合には，承認の範囲を逸脱した使用における注意事項又は発現した重大な副作用について記載することがある.　また，評価の確立していない副作用であっても重大なものは記載.

医療用医薬品　添付文書の用語と解説　日本製薬工業協会医薬品評価委員会
PMS 部会　第二分科会（1999）薬業時報社，を基に筆者改変

表 4・53　医療用医薬品添付文書の記載要領について

「添付文書記載」の原則
1.　医療用医薬品の添付文書は，医薬品医療機器等法第 52 条の規定に基づき医薬品の適用を受ける**患者の安全を確保**し適正使用を図るために，**医師，歯科医師及び薬剤師に対して必要な情報を提供**する目的で当該医薬品の**製造業者又は輸入販売業者が作成**するものであること. 2.　添付文書に記載すべき内容は，原則として**当該医薬品が承認された範囲で用いられる場合**に必要とされる事項とすること.　ただし，その場合以外であっても重要で特に必要と認められる情報については評価して記載すること. 3.　記載順序は，原則として「記載項目及び記載順序」に掲げるものに従うこと. 4.　既に記載している事項の削除又は変更は，十分な根拠に基づいて行うこと.

医療用医薬品　添付文書の用語と解説　日本製薬工業協会医薬品評価委員会
PMS 部会　第二分科会（1999）薬業時報社，を基に筆者改変

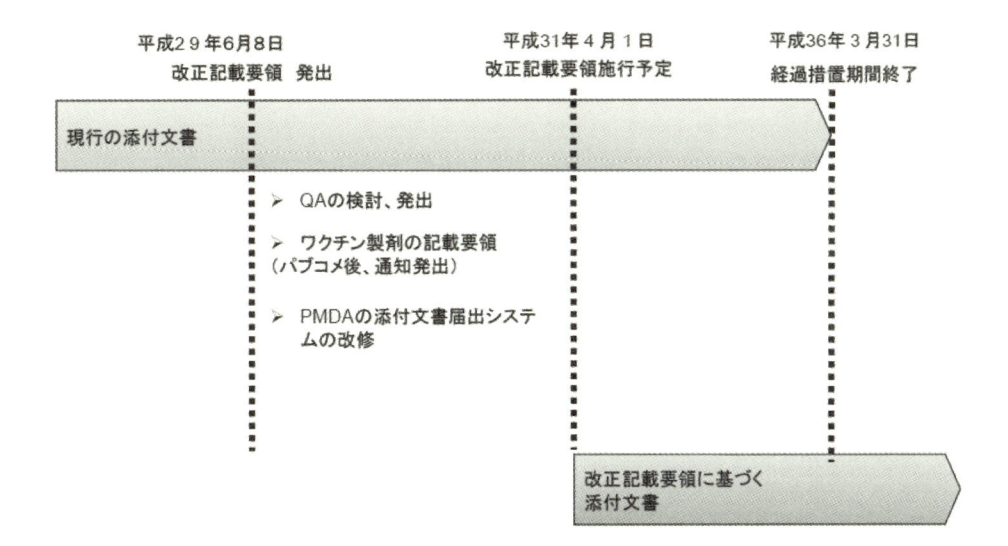

図4・70　添付文書記載要領の施行スケジュール
（医薬品・医療機器等安全性情報　No.344 から引用）

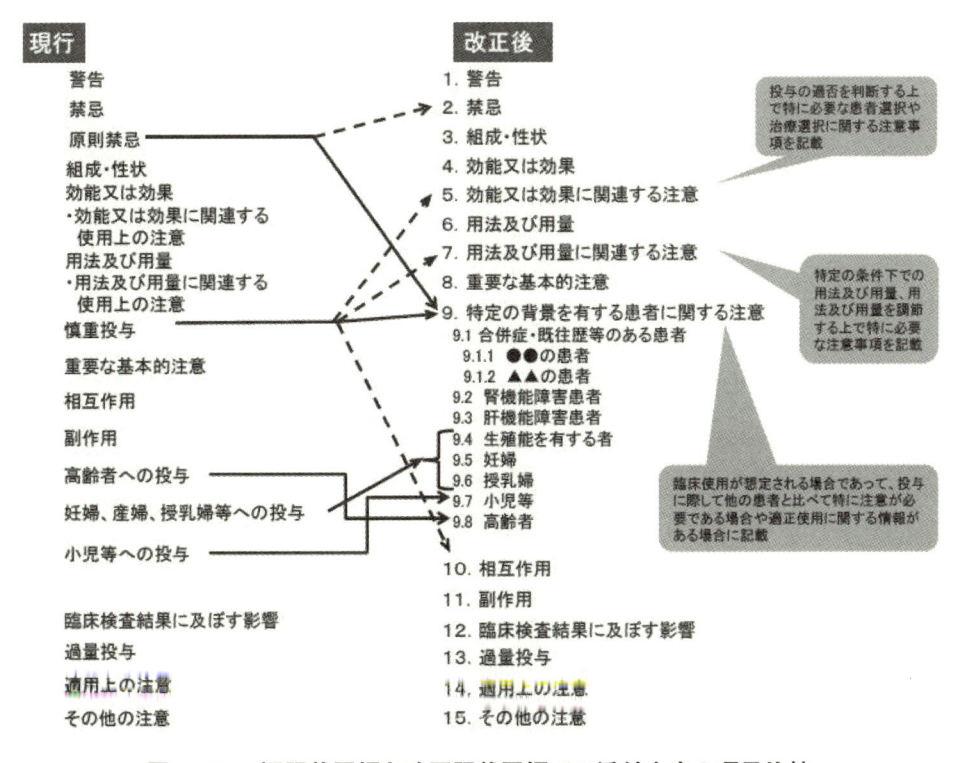

図4・71　旧記載要領と改正記載要領での添付文書の項目比較
（医薬品・医療機器等安全性情報　No.344 から引用）

表 4・54 添付文書用語

- **適宜増減**：一般的には常用量の 1/2〜2 倍（ただし，用量設定試験を参照）
- **外用剤**：1 日数回は 5〜6 回
- **注射剤の投与速度**：緩徐には，ワンショットで 10 mL を 3〜5 分で注射，点滴 1 mL/min で注入
- **まれに**：0.1% 未満
- **ときに**：0.1〜5% 未満
- **副詞なし**：5% 以上または頻度不明
- **高齢者**：65 歳以上を 1 つの目安
- **小児**：未熟児：WHO で定められている低体重出生児（2,500 g 未満）
  新生児：出生後 4 週未満
  乳児：1 歳未満
  幼児：7 歳未満
  小児：15 歳未満
- **標準温度**　20℃
- **常　温**　15〜25℃
- **室　温**　1〜30℃
- **微　温**　30〜40℃
- **冷　所**　別に規定するもののほか，15℃ 以下
- **使用期限**：3 年を超えて安定性が保証された医薬品は，使用期限の法的義務はなくなる
- **有効期限**：医薬品が製造されて，消費されるまでの期間は，通常 3 年以内とされている
- **長期投与**　内服剤（基準は 14 日）30 日，90 日
  外用剤（基準は 7 日）14 日，30 日
  注射薬　14 日分，30 日，90 日

医療用医薬品　添付文書の用語と解説　日本製薬工業協会医薬品評価委員会　PMS 部会　第二分科会
（1999）　薬業時報社

表 4・55　腎排泄型薬物と肝代謝型薬物の違い

項　目	腎排泄型薬物	肝代謝型薬物
体外への消失	腎臓から排泄	肝臓で代謝
肝疾患時血中濃度	変化なし	上昇*
肝疾患時投与量	不変	減量
腎疾患時血中濃度	上昇	変化なし
腎疾患時投与量	減量	不変
酵素誘導・阻害	影響が少ない	影響が多い

＊理論的には上昇すると思われるが，実際には上がらない場合も多い．

（薬剤師のための「添付文書の読み方 10 の鉄則」管野　彊）

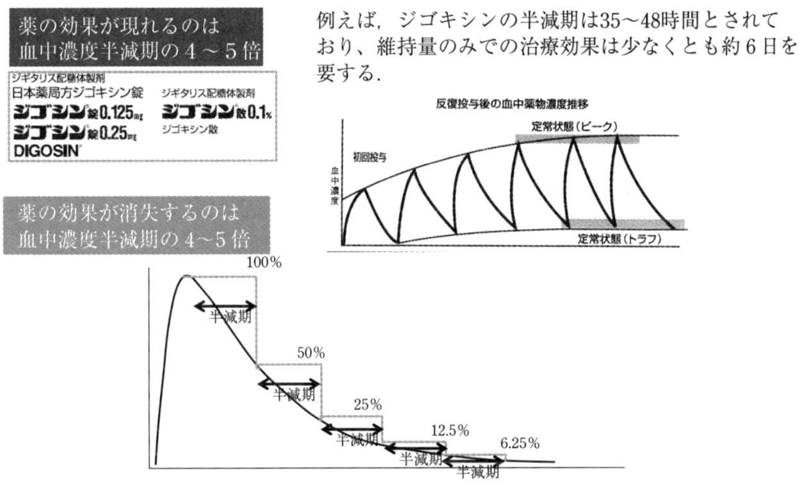

薬の効果が現れるのは
血中濃度半減期の４～５倍
ジギタリス配糖体製剤
日本薬局方ジゴキシン錠
ジゴシン錠0.125mg
ジゴシン錠0.25mg
DIGOSIN
ジギタリス配糖体製剤
ジゴシン散0.1%
ジゴキシン散
例えば，ジゴキシンの半減期は35～48時間とされており、維持量のみでの治療効果は少なくとも約６日を要する．
反復投与後の血中薬物濃度推移
定常状態（ピーク）
初回投与
血中濃度
定常状態（トラフ）
薬の効果が消失するのは
血中濃度半減期の4～5倍
100%
半減期
50%
半減期
25%
半減期
12.5%
半減期
6.25%
半減期

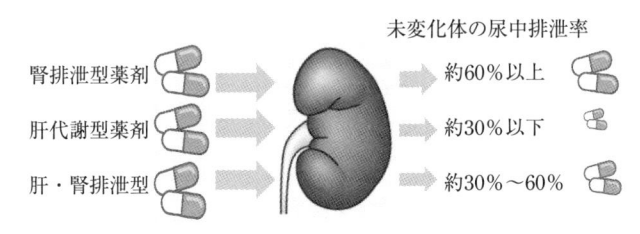

図 4・72　添付文書の読み方—血中濃度半減期—

腎排泄型薬剤：主として未変化体で尿中に排泄される薬剤
肝代謝型薬剤：主として肝で代謝されて失活する薬剤

肝代謝型か腎排泄型かの目安は？
未変化体の尿中排泄率
腎排泄型薬剤
約60%以上
肝代謝型薬剤
約30%以下
肝・腎排泄型
約30%～60%

図 4・73　添付文書の読み方—腎排泄型薬物と肝排泄型薬物—

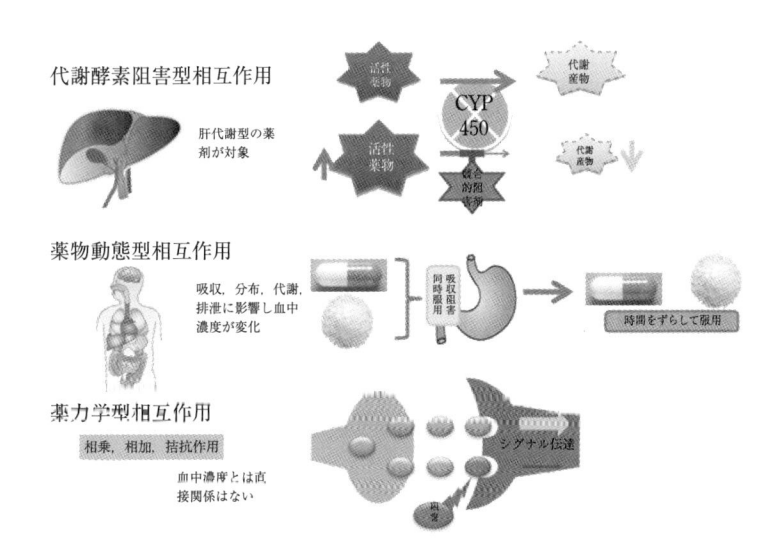

代謝酵素阻害型相互作用
活性薬物
代謝産物
CYP 450
肝代謝型の薬剤が対象
活性薬物
代謝産物
薬物動態型相互作用
吸収，分布，代謝，排泄に影響し血中濃度が変化
同時服用
吸収阻害
時間をずらして服用
薬力学型相互作用
相乗，相加，拮抗作用
血中濃度とは直接関係はない
シグナル伝達

図 4・74　添付文書の読み方—薬物相互作用—

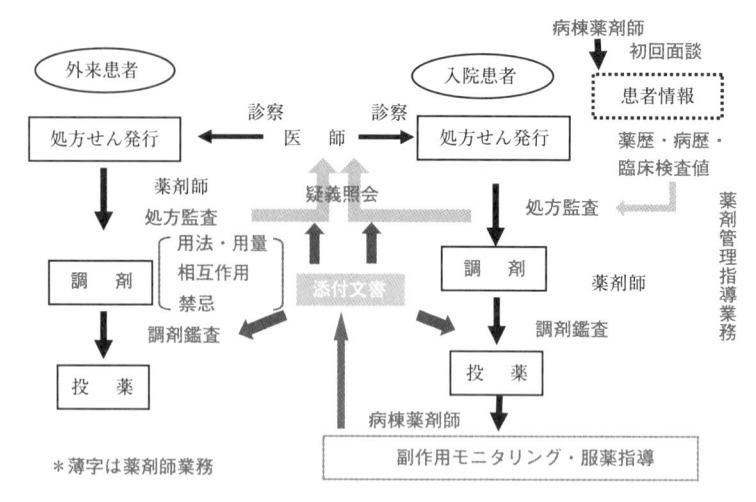

図4・75　調剤・薬剤管理指導における添付文書の必要性

(4) 診療ガイドラインによる情報収集

　診療ガイドラインは，特定の臨床状況のもとで適切な判断を下せるよう支援する目的で体系的に作成された文書と定義されており，適切な診断と治療を補助し病気の予防・診断・治療・予後予測など診療の根拠や手順についての最新の情報を専門家の手でわかりやすくまとめた指針である．参考までに日本医療機能評価機構が作成したガイドラインの定義とその基本構造を示す（表4・56）．一例として，日本胃癌学会では胃がん治療のガイドライン（表4・57）を作成している．多くの臨床医はこのようなガイドラインを参考に診療している．

表4・56　ガイドラインの定義と基本構造

定義：診療上の重要度の高い医療行為について，エビデンスのシステマティックレビューとその総体評価，益と害のバランスなどを考量して，患者と医療者の意思決定を支援するために最適と考えられる推奨を提示する文書．
基本構造：診療ガイドラインは，臨床上の重要な課題（重要臨床課題）について疑問形で提示した「クリニカルクエスチョン」と，これに対する回答として提示された「推奨」を基本の構造としています． 　例えば，「ステージ2の子宮がん患者に対し，手術単独療法と，手術＋放射線療法のどちらが最適な治療法か？」というクリニカルクエスチョンに対し，「手術＋放射線療法を行うこと／行わないことを，強く／弱く推奨する」，というような推奨が提示されます．ひとつの診療ガイドラインには，この基本の構造が複数集められ，対象とする疾患の現状などとともに編集されています．

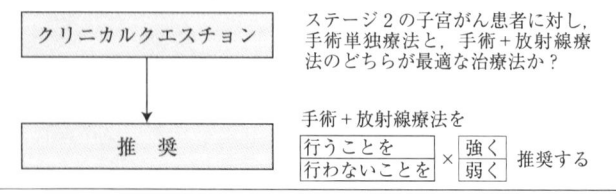

（日本医療機能評価機構 web サイトより引用）

表 4・57　胃癌治療ガイドラインについて

【ガイドラインの目的】

　本ガイドラインは，胃癌診療に携わる医師を対象とし，1）胃癌の治療法についての適正な適応を示すこと，2）胃癌治療における施設間差を少なくすること，3）治療の安全性と治療成績の向上を図ること，4）無駄な治療を廃して，人的・経済的負担を軽減すること，5）医療者と患者の相互理解に役立てること，を目的とする．

【ガイドラインの利用の仕方】

　胃癌治療法の説明と同意に当たり，医師は患者とともに本ガイドラインを参照し，各治療法の位置づけと内容を平明に説明して患者の理解を得るよう努めることが望ましい．ガイドラインで推奨する治療法と異なる治療を行おうとする場合は，なぜその治療法を選択するのかを患者に説明し，十分な理解を確認する必要がある．

（日本胃癌学会 web サイトより引用）

4・5・2　医薬品情報の評価

　医薬品情報は様々な情報源から得ることができるが，収集された情報を評価する必要がある．例えば，インターネットからは膨大な情報が得られるが出典のわからない情報などを鵜呑みにしないよう注意しなければならない．同様に，製薬企業の情報提供担当者から口頭で得た情報についてはその根拠となっている文献を入手し評価する必要がある．薬剤師は，常に信憑性の高い情報は何かということを念頭に置き，その時点における最新の情報を入手し評価する姿勢をもち続けることが大切である．

(1)　医学論文の信憑性

　一般的にいわれている医学論文の信憑性のレベルは，メタアナリシスが最も高く，次いで二重盲検比較試験，分析疫学的研究などがあり，症例報告は低いとされている．臨床試験の段階で行われた同効薬との比較試験からは，市販の医薬品と比較した安全性や有効性の評価が可能である．これは病院に新薬を採用する場合の重要な情報となる．

　添付文書においても臨床比較試験のデータが記載されており，重要な評価の1つである（図4・76）．例えば，胃がん術後補助化学療法の臨床試験では，S-1単独投与群と手術単独投与群を比較した試験結果が記載されている．また，添付文書には記載されていないが，抗がん剤併用による第3相試験などの新規の報告が行われ，常に最新の情報に注意を払うように努める必要がある（図4・77，図4・78）．

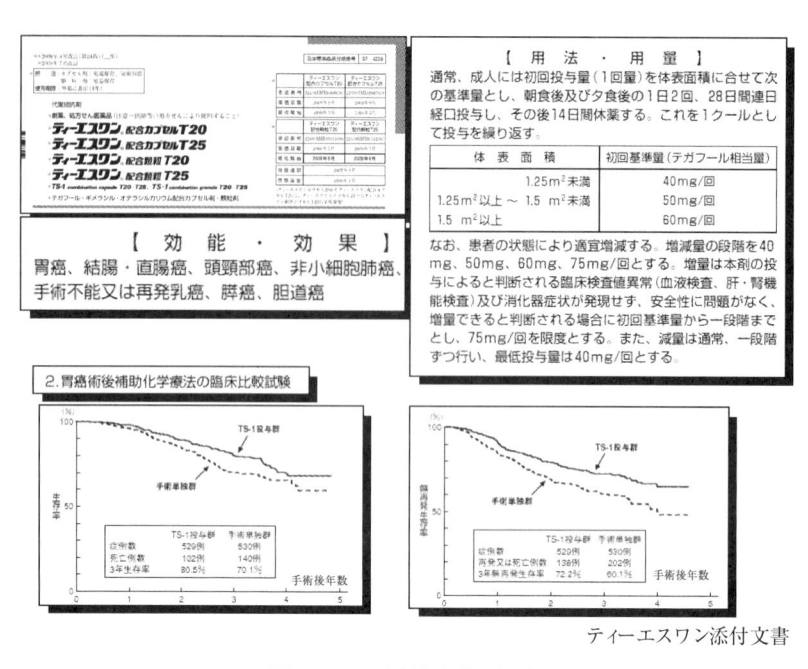

図4・76　添付文書（例）

切除不能または再発胃癌に対する TS-1 単独療法および
TS-1＋CDDP 併用療法の無作為化第 3 相試験　　　【SPIRITS trial】

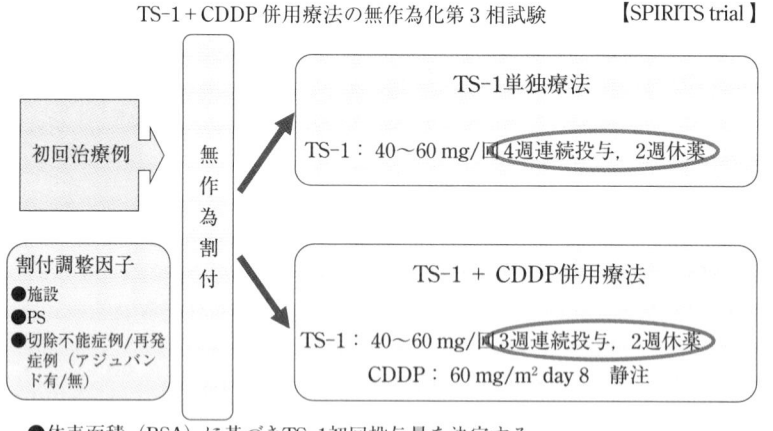

●体表面積（BSA）に基づき TS-1 初回投与量を決定する

BSA　＜　1.25m²: 40 mg/回

1.25m² - < 1.50m² : 50 mg /回

1.50m² - < BSA : 60 mg /回　　　Narahara H *et al.*, *Proc Am Soc Clin Oncol* #4514, 2007

図4・77　論文報告（例1）

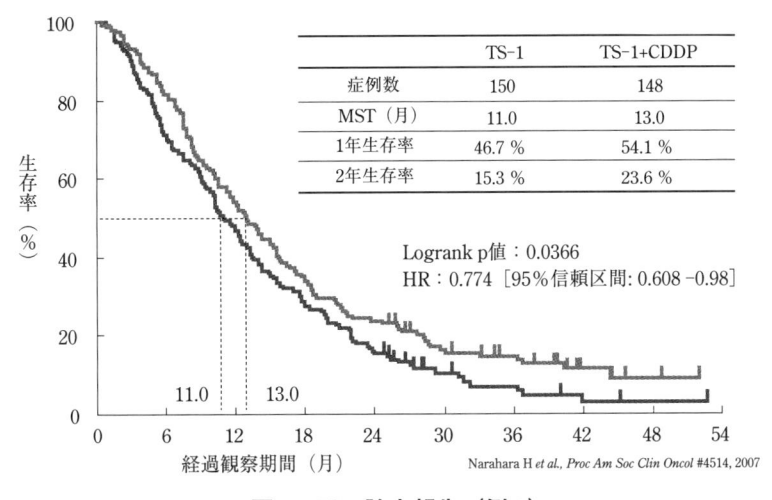

図 4・78　論文報告（例 2）

4・5・3　医薬品情報の加工

　収集された情報を伝達するためには，情報の加工が必要となる．情報を伝達する対象が，医師，薬剤師，看護師などの医療従事者に伝える場合と，患者に伝える場合は伝える相手によって情報を加工する必要がある．相手が欲する情報を正確に素早く提供することは，医療の現場においては重要であり，特に副作用に関する情報などは迅速な対応が要求される．また，患者を対象とした服薬指導を行うために，患者向けのお薬説明書や，スケジュール表などが利用されている（図 4・79，図 4・80）.

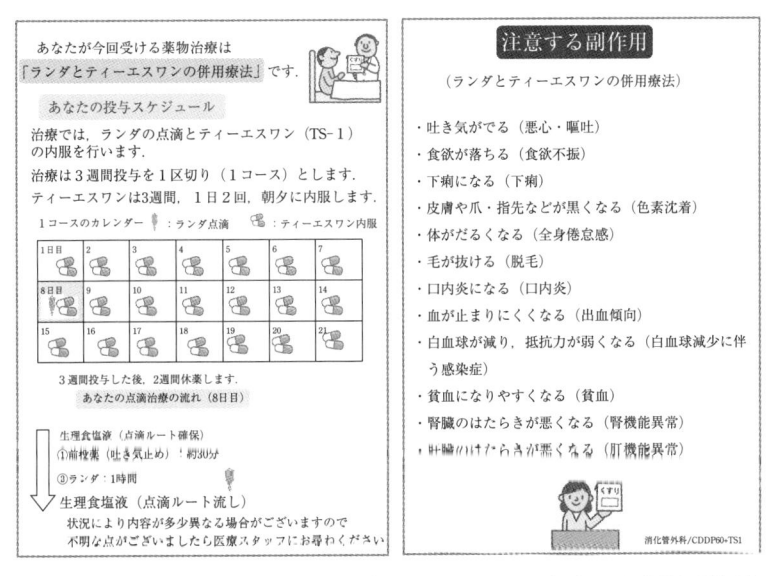

図 4・79　胃がんにおけるランダと TS-1 の併用療法の患者説明資料
（岡山大学病院で使用の日記帳）

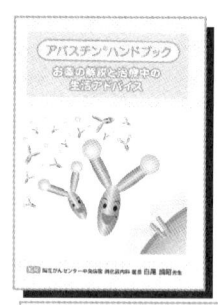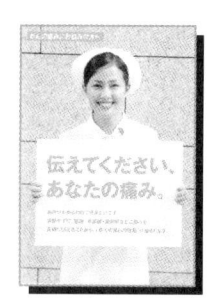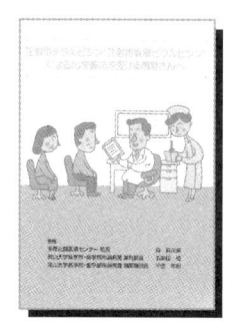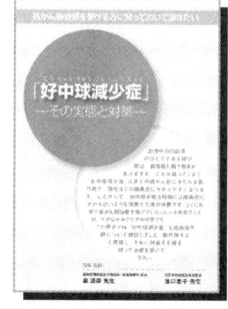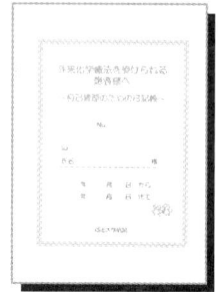

図4・80 患者向けお薬説明文書

4·5·4 医薬品情報の提供

収集，整理・保管，評価，加工された情報は，利用者の必要性に合わせて提供する．情報の提供には，能動的情報提供と受動的情報提供とがある．能動的情報提供は，複数の職種または患者などの不特定多数に対して，情報提供を行うものである．それに対して受動的情報提供は，医療従事者や患者などからの質問に対して情報提供を行うものである．

能動的な情報としては，院内採用医薬品集，DI ニュース，緊急安全性情報，患者向け小冊子などがある．

受動的な情報としては，質問してくる対象者（医師，看護師，薬剤師，また他の職種）に合わせて回答が必要となる．質問してきた相手の目的を明確に把握し適切な対応が必要である．

4·5·5 情報提供内容のデータベース化とフィードバック

提供した情報を蓄積しデータベース化を行うことは重要である．蓄積したデータを評価・解析することで，医療現場での問題点などを把握することが可能となり，医薬品の適正使用につながる．

また，医療スタッフへの情報提供が有用であったかどうか，またその情報が十分に利用されたかどうかを吟味することは，今後情報を提供するうえで必要となる．

検索機能およびQ&A表示画面（未検索の状態では時系列でQ&Aが表示される）

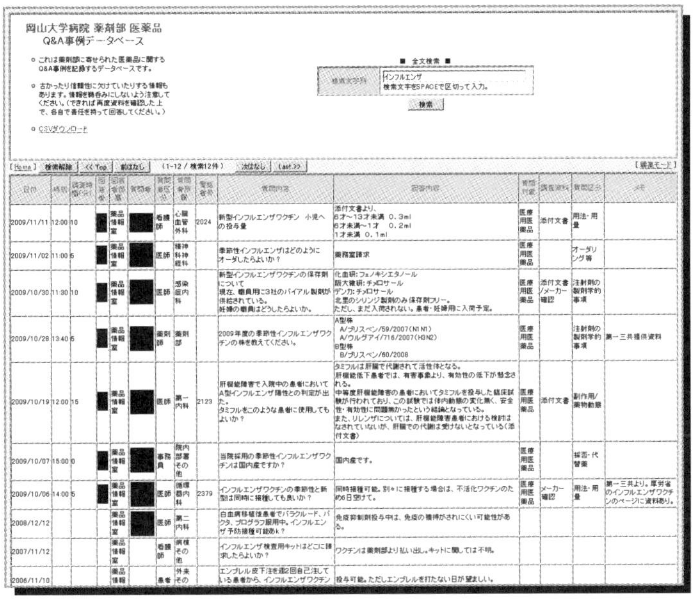

図4・81 医薬品情報の利用-1

新規情報登録画面

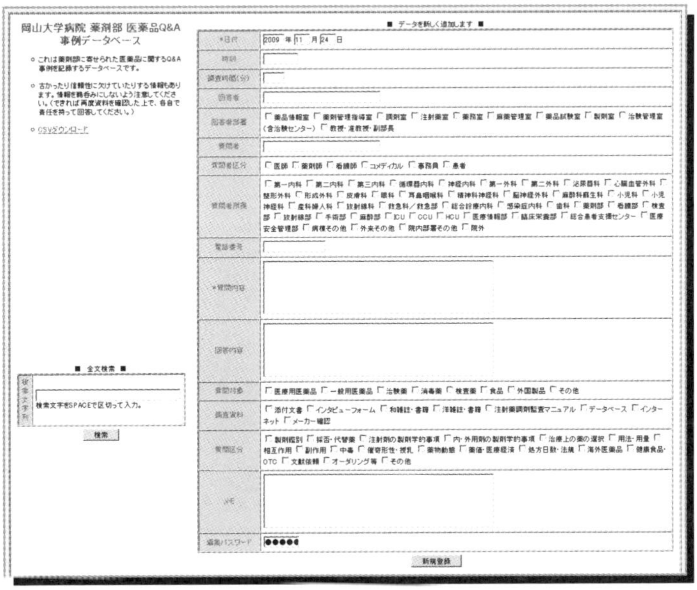

図4・82 医薬品情報の利用-2

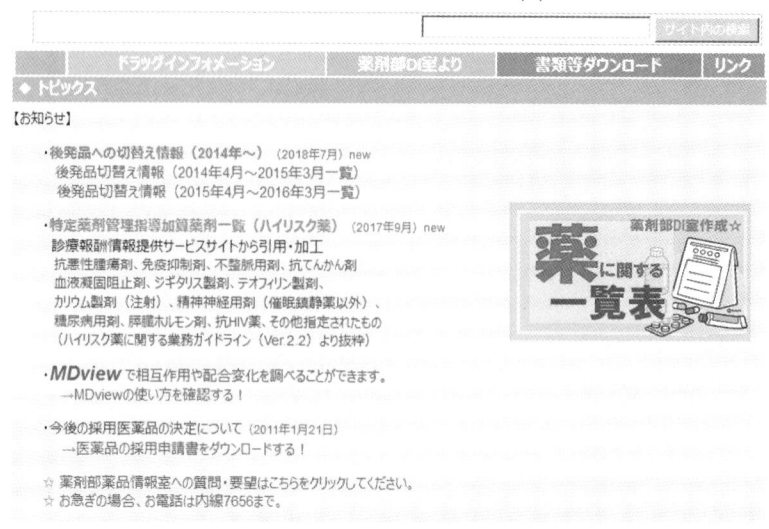

図 4・83　医薬品情報の利用-3（院内専用ホームページ）

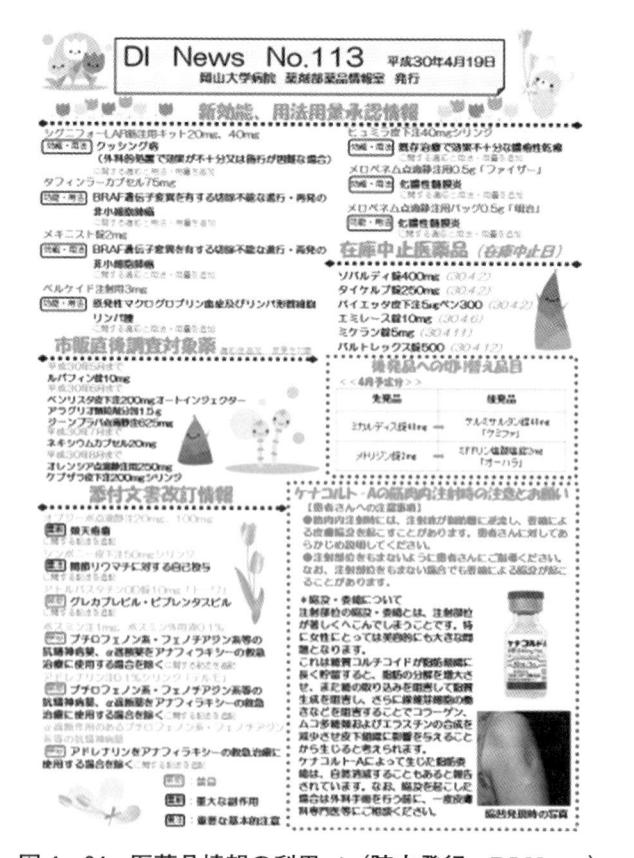

図 4・84　医薬品情報の利用-4（院内発行　DI News）

岡山大学病院採用薬一覧表(更新:2018.4.24)

薬効	[illegible]	特記	剤形	項目名称	一般名
1119		静脈麻酔	【注】	ラボナール注射用0.5g	チオペンタールナトリウム
1119		吸入麻酔	《外》	スープレン吸入麻酔液	デスフルラン
1119		吸入麻酔	《外》	セボフルラン吸入麻酔液「マイラン」(250mL)	セボフルラン
1119		吸入麻酔	《外》	フォーレン吸入麻酔液(250mL)	イソフルラン
1119		静脈麻酔	【注】	1%ディプリバン注-キット	プロポフォール
1119		静脈麻酔	【注】	1%プロポフォール注「マルイシ」(100mL)	プロポフォール
1119		静脈麻酔	【注】	1%プロポフォール注「マルイシ」(20mL)	プロポフォール
1119		静脈麻酔	【注】	1%プロポフォール注「マルイシ」(50mL)	プロポフォール
1119		静脈麻酔	【注】	ドロレプタン注射液25mg	ドロペリドール
1119		麻薬	【注】	ケタラール筋注用500mg	ケタミン塩酸塩
1119		麻薬	【注】	ケタラール静注用50mg	ケタミン塩酸塩
1123		その他の睡眠薬	《外》	エスクレ坐剤「250mg」	抱水クロラール
1123		その他の睡眠薬	《外》	エスクレ坐剤「500mg」	抱水クロラール
1124	院外	抗不安(中間型BZ)高力価	(内)	コンスタン0.8mg錠	アルプラゾラム
1124		抗不安(中間型BZ)高力価	(内)	ソラナックス0.4mg錠	アルプラゾラム
1124		抗不安(中間型BZ)高力価	(内)	ロラゼパム錠0.5mg「サワイ」	ロラゼパム
1124	院外	抗不安(中間型BZ)高力価	(内)	ワイパックス錠0.5	ロラゼパム
1124	院外	抗不安(中間型BZ)高力価	(内)	ワイパックス錠1.0	ロラゼパム
1124		抗不安(中間型BZ)高力価	(内)	ロラゼパム錠1.0mg「サワイ」	ロラゼパム
1124	院外	抗不安(中間型BZ)中力価	(内)	レキソタン細粒1%	ブロマゼパム
1124		抗不安(中間型BZ)中力価	《外》	セニラン坐剤3mg	ブロマゼパム
1124		抗不安(中間型BZ)中力価	(内)	レキソタン錠2	ブロマゼパム
1124		抗不安(中間型BZ)中力価	(内)	レキソタン錠5	ブロマゼパム
1124	院外	抗不安(長時間BZ)	(内)	メンドンカプセル7.5mg	クロラゼプ酸
1124	院外	抗不安(長時間BZ)高力価	(内)	エリスパン錠0.25mg	フルジアゼパム
1124	院外	抗不安(長時間BZ)高力価	(内)	メレックス錠1mg	メキサゾラム
1124	院外	抗不安(長時間BZ)高力価	(内)	レスタス錠2mg	フルトプラゼパム
1124		抗不安(長時間BZ)中力価	(内)	2mgセルシン錠	ジアゼパム
1124		抗不安(長時間BZ)中力価	(内)	5mgセルシン錠	ジアゼパム
1124		抗不安(長時間BZ)中力価	(内)	セパゾン錠1	クロキサゾラム
1124		抗不安(長時間BZ)中力価	(内)	セパゾン錠2	クロキサゾラム
1124		抗不安(長時間BZ)中力価	(内)	セルシンシロップ0.1%	ジアゼパム
1124		抗不安(長時間BZ)中力価	(内)	セルシン散1%	ジアゼパム
1124		抗不安(長時間BZ)中力価	【注】	セルシン注射液10mg	ジアゼパム
1124	院外	抗不安(長時間BZ)中力価	(内)	セパゾン散1%	クロキサゾラム
1124	院外	抗不安(長時間BZ)低力価	(内)	セレナール散10%	オキサゾラム
1124	院外	抗不安(長時間BZ)低力価	(内)	セレナール錠10	オキサゾラム
1124		抗不安(超長時間BZ)高力価	(内)	メイラックス細粒1%	ロフラゼプ酸エチル
1124		抗不安(超長時間BZ)高力価	(内)	メイラックス錠1mg	ロフラゼプ酸エチル
1124		自律神経調整薬	(内)	グランダキシン錠50	トフィソパム
1124		睡眠薬(短時間BZ)	(内)	エバミール錠1.0	ロルメタゼパム
1124		睡眠薬(短時間BZ)	(内)	ブロチゾラムOD錠0.25mg「サワイ」	ブロチゾラム
1124	院外	睡眠薬(短時間BZ)	(内)	レンドルミンD錠0.25mg	ブロチゾラム
1124	院外	睡眠薬(短時間BZ)	(内)	レンドルミン錠0.25mg	ブロチゾラム
1124		睡眠薬(中間型BZ)	(内)	サイレース錠1mg	フルニトラゼパム
1124		睡眠薬(中間型BZ)	(内)	サイレース錠2mg	フルニトラゼパム
1124		睡眠薬(中間型BZ)	(内)	ベンザリン細粒1%	ニトラゼパム
1124		睡眠薬(中間型BZ)	(内)	ベンザリン錠10	ニトラゼパム
1124		睡眠薬(中間型BZ)	(内)	ベンザリン錠5	ニトラゼパム
1124		睡眠薬(中間型BZ)	(内)	ユーロジン2mg錠	エスタゾラム
1124	院外	睡眠薬(中間型BZ)	(内)	ユーロジン1mg錠	エスタゾラム
1124	院外	睡眠薬(中間型BZ)	(内)	ユーロジン散1%	エスタゾラム
1124		睡眠薬(長時間BZ)	(内)	ドラール錠15	クアゼパム
1124	院外	睡眠薬(長時間BZ)	(内)	ソメリン錠10mg	ハロキサゾラム
1124	院外	睡眠薬(長時間BZ)	(内)	ダルメートカプセル15	フルラゼパム

図4・85　医薬品情報の利用-5（採用医薬品一覧）

4・6 院内製剤

4・6・1　病院薬局における院内製剤

通常の場合，病院薬局では市販の医薬品を用いるが，例えば内服薬しか上市されていない医薬品を内服不能の患者に投与する場合など，市販の医薬品では十分な治療が行えない場合がある．このような場合，患者の状態に応じて医師の要望により医薬品の剤形変更（注射薬→点眼薬など），日本薬局方品あるいは試薬を用いて院内製剤を調製することがある．また調剤業務の効率化のため，薬局内の要望により院内製剤を用いることもある（表4・58）．この院内製剤は，未承認新規医薬品等評価委員会や薬事委員会などの院内の適切な組織の審議を経たうえで調製を行う必要がある（図4・86，表4・59）．調剤薬局においても，一定の処方や成分に基づいて薬局製剤を製造することが認められている．薬局製剤の製造については，薬局ごとに製造販売業および製造業の許可と，品目ごとの承認または届出を行う必要がある．さらに薬局製剤は「製造物」に該当することから製造物責任法（PL法）を遵守する必要がある．

これらの製剤の調製にあたっては，前もって作業全体の内容をよく把握しておく必要があり，調製する製剤にふさわしい環境を準備しなければならない（表4・60）．調製された製剤は薬局

で作成した「製品」であり，必要に応じて品質試験を行うなどの注意が必要である．

表 4・58　院内製剤の種類

一般院内製剤

　繁用処方を院内製剤としたもので，日常的**調剤業務の効率化**のための予製剤調製．

特殊製剤

　特定の患者に使用することを目的とし，医師から依頼を受けて調製する．

　依頼時には文献等の提出，および薬理学的または薬剤学的に適正であるか調査する．

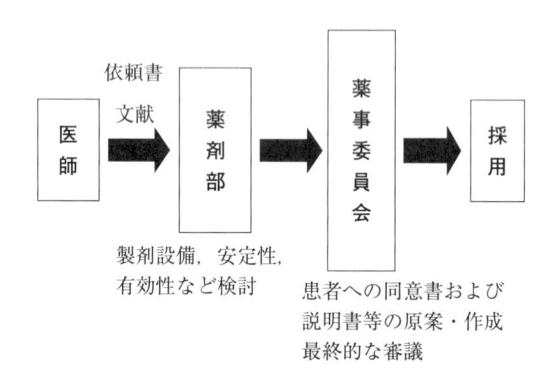

図 4・86　製剤調製依頼の流れ

表 4・59　院内製剤

「院内」の**責任体制**を明確にすることが重要

　① 製剤の必要性，有効性，安全性を示す**薬品情報や文献の収集**

　② 製剤の妥当性を**審査する機関**の設置

　③ 医師，薬剤師による患者への**説明と同意**

　④ 製剤工程の**標準化や記録**

表 4・60　院内製剤調製時の注意事項

　・使用する薬品の物理化学的性質や薬理作用の把握

　・使用する薬品の会社名，**ロットの管理**

　・作業室内は**清潔を維持**する

　・**確認，計量は複数人**で行う

　・「製品名」「製造年月日」の記載

調製作業の流れ（図4・87参照）

① 作業表記入と工程の確認

② 器具・材料・原料の準備

③ 原料ロット確認と記入

④ 調製

⑤ 保存・表示

⑥ 保管

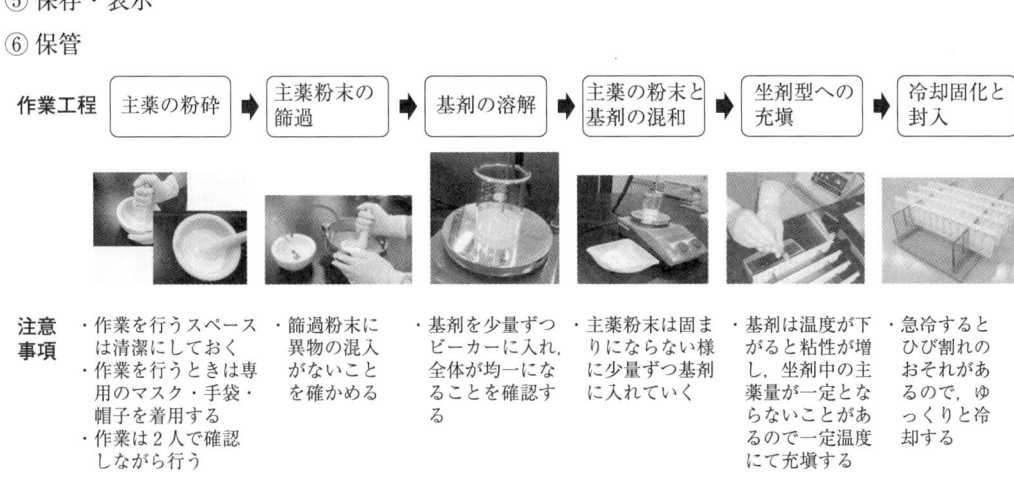

作業工程	主薬の粉砕	主薬粉末の篩過	基剤の溶解	主薬の粉末と基剤の混和	坐剤型への充填	冷却固化と封入

| 注意事項 | ・作業を行うスペースは清潔にしておく
・作業を行うときは専用のマスク・手袋・帽子を着用する
・作業は2人で確認しながら行う | ・篩過粉末に異物の混入がないことを確かめる | ・基剤を少量ずつビーカーに入れ，全体が均一になることを確認する | ・主薬粉末は固まりにならない様に少量ずつ基剤に入れていく | ・基剤は温度が下がると粘性が増し，坐剤中の主薬量が一定とならないことがあるので一定温度にて充填する | ・急冷するとひび割れのおそれがあるので，ゆっくりと冷却する |

図4・87　坐剤調製の基本的な流れ

4·6·2　院内製剤と医療法

　平成29年4月の医療法の改正に伴い，特定機能病院の承認要件として院内製剤含む未承認新規医薬品等の使用の適否を決定する部門（未承認新規医薬品等評価委員会）の設置事項が追加された．ここでいう未承認新規医薬品とは，国内未承認医薬品および既承認薬の適応外使用を指し，院内製剤はその性質上，未承認新規医薬品に該当することが多い．本改正により未承認薬新規医薬品の使用における有害事象等の報告が厳格化されるとともに，院内製剤の調製についても医療安全や有害事象回避の観点から適切な判断のもとで調製される必要がある．現在のところ，医療法における未承認新規医薬品等評価委員会の設置は特定機能病院を対象としているが，院内製剤を取り扱うすべての医療機関が院内製剤を安全に使用するための十分な管理体制を構築すべきであることはいうまでもない．

4·6·3　特殊製剤調製の実例

(1)　ゾニサミド坐剤（200 mg）の調製

　① 作業表記入と工程の確認（製剤調製表に必要事項を書き込む．）

　　・エクセグラン錠の錠数

　　・ホスコ　H-15，S-55の重さ

- ・全量
- ・原料ロット確認と記入

製 剤 調 製 表

製剤名	ゾニサミド坐剤 (200 mg)		調 製	印	監 査		印
請求科名	調剤室 (B・S・Z・C)		調製日	平 成　　　年　　　月　　　日			

	薬 品 名	秤 量	確 認	メーカー名	ロット番号	補充
1	エクセグラン錠 (100 mg)	20 錠		大日本製薬		☐
2	ホスコ H－15	12.9 g		丸石		☐
3	ホスコ S－55	4.3 g		丸石		☐

全 量	10 個	集計入力	☐	
目的量	個	実収量	個	

器具	東商錠剤粉砕器、薬匙、マグネットクリップ（坐薬ケース支持用）、温度計、ビーカー（大・小）加温式スターラー、スターラーバー、スポイド（試験室 5cc 用ピペットチップ）と吸上ゴム、木製の台（アルコールの受台）、ライト（作業台の下…裸電球 100W）、100 号篩、ブラシ

調製法：①加温式スターラーに温度コントローラーを接続する。ビカーにスターラーバーと
ホスコH－15とS－55を量り入れ、約40℃で撹拌しながら加温溶解する。
②錠剤粉砕器でエクセグラン錠を微粉末化し、100 号（No6）篩を通しておく。
③粉末化したエクセグランを徐々に加え、懸濁させる。
温度が38℃前後に下がったら、プラスチック製坐剤型に注入し、放冷固化させる。
（型のラインよりも少し多めになる）
④冷蔵庫内で保管する。紙テープ（白色）で注入口を封印する。

適応：術前、術後の内服不可能時の痙攣予防

貯法：冷所保存
エクセグランは調剤室より供給を受ける

図 4・88　製剤調製表

② 器具・材料・原料の準備
③ 調製

- ・エクセグラン錠の粉砕・篩過
- ・ホスコ H-15, S-55 の秤量と溶解
- ・粉砕したエクセグラン錠を溶解した基剤中に懸濁する
- ・坐剤用コンテナに薬液を分注
- ・冷却

④ ラベリング等

- ・医療事故防止のため, 他剤と見分けがつきやすく工夫する.

⑤ 保管

(2) Mohs 軟膏（Mohs ペースト）の調製

　皮膚がんや乳がんなどの皮膚表面への浸潤は, しばしば浸出液や組織の自壊によって悪臭や出血などを引き起こす. そこで組織固定作用を有する Mohs 軟膏が使用される. Mohs 軟膏は, 塩化亜鉛の作用により, タンパク質の変性を引き起こし, 細菌に対する殺菌作用とがん組織の変性・固定作用を示す. また, Mohs 軟膏の基剤として含有される亜鉛華デンプンは浸出液などの水分を吸収するはたらきをもち, 浸出液による汚染等を防止する. Mohs 軟膏を用いて固定され

たがん組織の切除を繰り返すことにより，がん組織の縮小，悪臭および出血の改善が期待できる．

　しかしながら，Mohs 軟膏は正常組織に対してもタンパク質変性作用を示すことから，正常組織を事前にフィルムドレッシング材やマニュキュアを使って保護しておく必要がある．また調製環境の温度や調製後の時間経過によって製剤の粘度に違いがみられるため，製剤学的な改良が期待される．

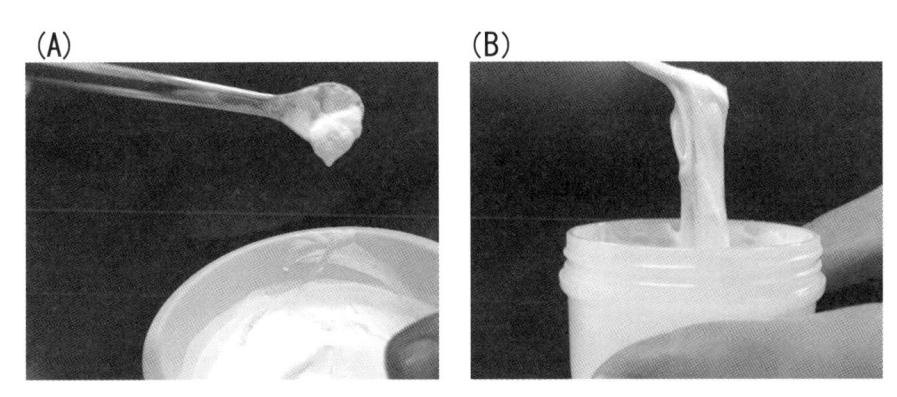

図4・89　モーズ軟膏の経時的な粘度変化
（A）調製直後，（B）調製 24 時間後

(3) ジプロピオン酸ベクロメタゾン腸溶性カプセル剤の調製

　同種造血幹細胞移植後の移植片対宿主病は移植の成否を左右する合併症であり，その治療法として副腎皮質ホルモン剤の投与が挙げられる．副腎皮質ホルモン剤であるジプロピオン酸ベクロメタゾンは血中で速やかに代謝されるため全身性の副作用が少ない．腸管 GVHD に対する抗炎症作用を目的とした治療法としてジプロピオン酸ベクロメタゾンの腸溶性カプセル剤を調製した．

　日本薬局方ゼラチン 2 号硬カプセルにジプロピオン酸ベクロメタゾンを充填後，腸溶性コーティング液としてカルボキシメチルエチルセルロースを用い，エアブラシにてカプセル Cap 部，Body 部に分けて各々20 回ずつ腸溶性コーティング液を噴霧して調製した（図4・90）．

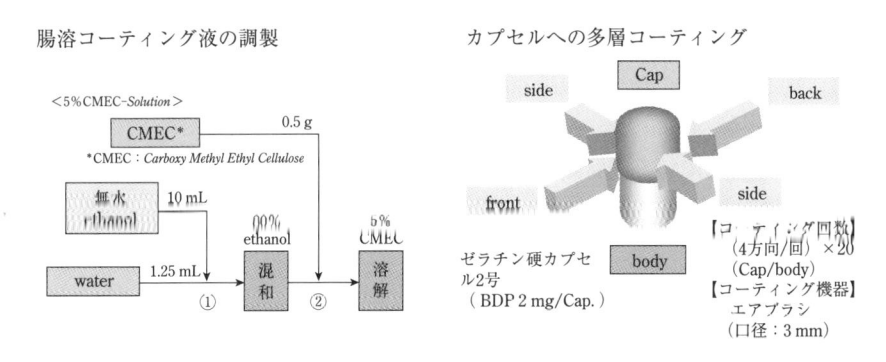

図4・90　ベクロメタゾン腸溶性カプセル剤の調製

腸管 GVHD 患者に対する臨床評価を行った. ジプロピオン酸ベクロメタゾンの腸溶性カプセル剤投与後は下痢, 腹痛および下血症状の増悪や再燃は認められなかった. さらに副腎皮質ホルモン剤による重篤な副作用症状も認められず, 患者の QOL の向上につながった (図 4・91).

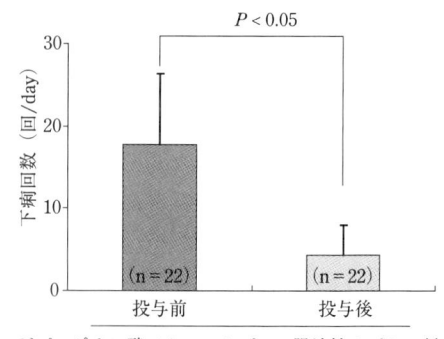

ジプロピオン酸ベクロメタゾンの腸溶性カプセル剤

図 4・91　臨床評価

(4) ヒスチジン銅注射液の調製

銅は, 生体にとって必須の物質である. メンケス病は, セルロプラスミン (Cp) の先天的な産生不良が原因で血清 Cp が低値を示すことにより, 小腸粘膜での銅の移送障害を発症する病態といわれている. 最近では, 遺伝性の Cp 欠損症が報告され, 本症は Cp 合成遺伝子の突然変異によるものと考えられている. 銅はそれ自身では吸収が悪く, ヒスチジン, 酢酸あるいは EDTA と錯体をつくることで吸収が促進される. L-ヒスチジンを用いてヒスチジン銅注射液を無菌調製の実例を示す (表 4・61).

表 4・61　ヒスチジン銅注射液・5 mL/V (Cu として 1 mg/mL) の処方内容

塩化銅 (II)・二水和物	268.8 mg
L-ヒスチジン	488.8 mg
大塚　注射用生理食塩液	適　量
0.4 M 水酸化ナトリウム溶液	適　量
全　量	100 mL (pH 7.4)

4・6・4　保険薬局における薬局製剤

(1) 薬局製剤 (薬局製造販売医薬品)

薬局製剤は, 軽度な身体の不調やちょっとした病気に対処するために選ばれた医薬品で, 処方せんがなくても薬局開設者が当該薬局における設備および器具をもって製造し, 直接消費者に販売等する医薬品である (図 4・92). 薬局製剤は厚生労働省「薬局製剤指針」で定められおり, 効きめがよく長く定着している優良処方で, 薬剤師による薬局オリジナルの手づくりの医薬品であり, 製薬会社が製造するメーカー品とはひと味ちがう (図 4・93).

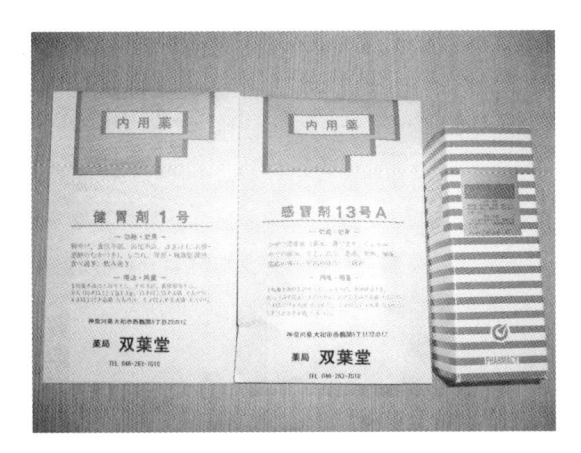

図 4・92　薬局製剤

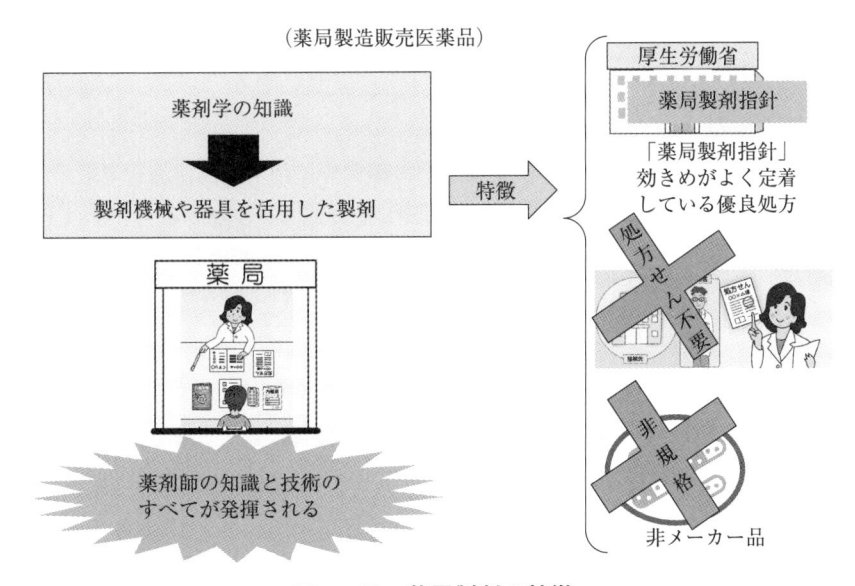

図 4・93　薬局製剤の特徴

(2) 薬局製剤の意義

　薬局製剤は，薬局の製剤機械や器具などの構造設備を活かした薬局薬剤師の機能と業務を拡張するチャンスである．原料医薬品の取り揃え・製造・販売・販売後の使用状況まで薬剤師がすべてに関与でき，薬剤師の知識と技術のすべてが発揮されるツールである．特に，製剤機械や器具を活用した製剤については，薬剤学の知識と技術が大いに役立つ．

(3) 薬局製剤の承認と許可

　薬局製剤を製造および販売するためには，薬局ごとに薬局製剤の製造販売承認，製造販売業許可および製造業許可が必要である．また，日本薬局方 親水クリームなど承認不要の9品目については，製造販売の届出が必要である．

　なお，薬局製剤については，他の医薬品に比べて保健衛生上の危害発生のおそれが低いこと，かつ，当該薬局において製造から販売に至るまでの一連の行為が完結することから，製造販売業許可において，GQP 省令及び QVP 省令は適用除外になっている．

　薬局製造販売医薬品については，「薬局製剤指針」に適合した医薬品のみが，製造販売および販売することが可能である．「薬局製剤指針」に適合した医薬品とは，単に「薬局製剤指針」に掲載されている「成分及び分量又は本質」，「製造方法」どおりに製造された医薬品を指すのではなく，「薬局製剤指針」に掲載されている各品目ごとの「用法及び用量」，「効能又は効果」，「貯蔵方法及び有効期間」および「規格及び試験方法」のすべてに適合した医薬品をいう．

1）試験・検査

　特に，「規格及び試験方法」に記載されている確認試験，定量法については，製造した薬局製剤が「規格」どおり製造されていることを確認する．これは当該薬局製剤を適切に製造販売および販売するうえで非常に重要になる．

2）製造記録の作成

　医薬品，医療機器等の品質，有効性及び安全性の確保等に関する法律施行規則第 90 条の規定に基づき，前述に係る製造および試験等に関する記録を作成し，少なくとも 3 年以上保管する必要がある．製造記録は，適正に製造管理，および品質管理がなされている客観的証拠でもある．

3）封について

　医薬品の「封」は，製造した医薬品の ① 責任の所在を明らかにする，② 品質の確保を図る，③ 記載事項と同一性を保つために行う．「封」は PL 法の観点からも重要である．

　「封」は，開封しなければ医薬品を取り出すことができず，開封後は容易に現状に戻せないようにしなければならない．

（4）薬局製剤品目

　薬局製剤は，平成 28 年 3 月 31 日現在，承認を要する 420 品目および承認不要の 9 品目の併せて 429 品目が指定されており，承認内容どおりに製造を行う必要がある（表 4・62）．

（5）薬局製剤と添付文書

　薬局製剤も医薬品なので，添付文書を付ける必要がある．

（6）薬局製剤と薬剤学

　一般に，薬局製剤では原料医薬品の乾燥・粉砕・篩過したものを入手する．薬局での製剤は，病院内製剤と同様に秤量・混和・分割・分包となる．

表4・62 薬局製剤 薬効群別品目数

薬効群	局方品	局方外	計
催眠鎮静薬	1	2	3
鎮暈薬		2	2
解熱鎮痛薬		10	10
かぜ薬		10	10
眼科用薬	1		1
耳鼻科用薬		1	1
アレルギー用薬	1	5	6
鎮咳・去痰薬	1	13	14
吸入薬		2	2
歯科口腔用薬	3	4	7
胃腸薬	10	28	38
外科痔疾用薬		3	3
外皮用薬	26	52	78
駆虫薬	1	1	2
ビタミン主薬製剤		6	6
その他		1	1
小計	44	140	184
漢方薬		236	236
合計	44	376	420

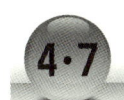

4・7 一般用医薬品

4・7・1 一般用医薬品

　一般用医薬品とは,「医薬品のうち,その効能及び効果において**人体に対する作用が著しくな**いものであって,薬剤師その他の医薬関係者から提供された情報に基づく需要者の選択により使用されることが目的とされているもの」と定義されている. また,2009年より第1類から第3類までのリスク分類もなされ,適切な使用が求められている(表4・63)

　なお,2014年からは適切なルールの下,すべての一般用医薬品はインターネット等での販売が可能となった. ただし,第1類医薬品として販売されていた医薬品のうち,スイッチ直後品目や劇薬指定の品目については,他の一般用医薬品とは性質が異なるため,要指導医薬品に指定し,薬剤師が対面で情報提供および指導することとなっている.

表 4・63　一般用医薬品の分類（リスク分類）

区分	医薬品のリスク分類	対応者 （専門家）	文書を用いた 積極的情報提供
第 1 類	特にリスクの高い 医薬品 （H_2ブロッカーなど）	薬剤師	義務
第 2 類	リスクが**比較的高い**医薬品 （総合感冒薬など）	薬剤師または**登録販売者**	努力義務
第 3 類	リスクが**比較的低い**医薬品 （胃腸薬など）	薬剤師または登録販売者	不要

4·7·2　セルフメディケーションに果たす一般用医薬品の役割

　近年，高齢化社会の到来ともあいまって，健康に強い関心と不安をもつ国民が増加している．また，医療保険財政面からも，軽度の身体の不調は医療機関に至る前に自分で手当てすることが重要視されている．とりわけ，一般用医薬品によるセルフメディケーションが中心的かつ重要な役割を果たす．

4·7·3　セルフメディケーションにおける薬剤師と薬局の役割

　薬剤師は，薬の専門家として地域の中で住民の薬に関する相談などに応じることにより，セルフメディケーションにおける一般用医薬品の適正使用に際して，その信頼性を高めることが求められている．薬剤師は一般用医薬品の専門的トレーニングを受けた唯一の医療関係者である．

　一般用医薬品の販売手順を示す（表 4・64）．

　使用者の意図や情報を十分に確認した後に，一般用医薬品を使用することが妥当であると判断したら適切な製剤を選択する必要がある．適切な製剤の選択に際しては，製剤の知識を活用することになる．

　例えばガスター10®には様々な工夫された製剤が準備されているので，使用者の状況に応じ上手に選択することが求められる（図 4・94）．

　また，コーラックⅡは有効成分が胃で溶けずに腸でしっかり効くよう，5 層コートを施した便秘薬である．このため制酸薬のセンロックを一緒に飲んでしまうと，せっかくの製剤的工夫が台無しになる（図 4・95）．このように製剤学の知識を適正に使用・活用することが望まれる．

表 4・64 一般用医薬品の販売手順

消費者の来局

↓

相談者が本人かどうかの確認

↓

使用者の意図の確認

↓

使用者の基本情報の収集とチェック
　来局理由
　使用者の症状，希望
　既往歴・現病歴
　他科受診
　併用薬，健康食品等の有無
　副作用歴，アレルギー歴

↓

得られた情報から，消費者の状況を評価
緊急性，重篤性を考慮しつつ消費者への提案

> 購入者の状況
> ① 商品名を指定した場合
> ② 製品名を指定せず，症状を告げて薬の選定を
> 　依頼された場合
> ③ 体調や症状などの相談を受けた場合

① 一般用医薬品の使用
　・適切な製品の選択
　　　患者から得られた患者情報を十分考慮する
　・あるいは同じ製品の継続使用の可否を判断

② 受診勧奨
or
③ サプリメント等の使用も含む生活指導

↓適合性の再確認

一般用医薬品の販売決定

↓

リスクの程度に応じた情報提供
　医薬品の適正使用に必要な指導・助言
　服薬指導，情報提供
　日常生活に関する助言アドバイス

↓

販売後モニタリングと事後対応
　相談があった場合の情報提供

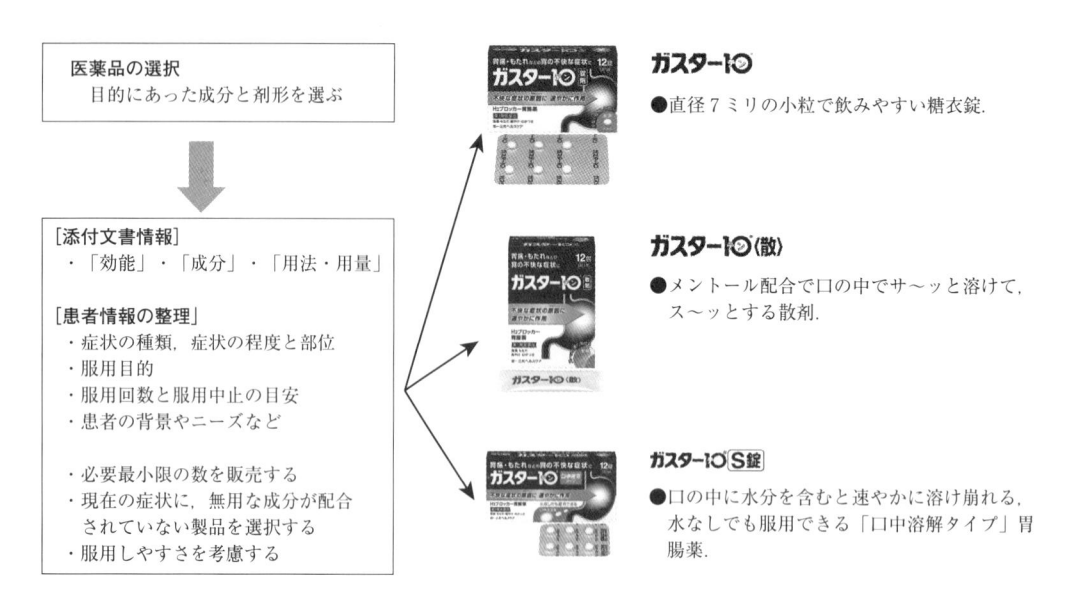

医薬品の選択 　目的にあった成分と剤形を選ぶ	**ガスター10** ●直径7ミリの小粒で飲みやすい糖衣錠.
↓	**ガスター10(散)** ●メントール配合で口の中でサ～ッと溶けて, 　ス～ッとする散剤.
[添付文書情報] ・「効能」・「成分」・「用法・用量」 [患者情報の整理] ・症状の種類, 症状の程度と部位 ・服用目的 ・服用回数と服用中止の目安 ・患者の背景やニーズなど ・必要最小限の数を販売する ・現在の症状に, 無用な成分が配合 　されていない製品を選択する ・服用しやすさを考慮する	**ガスター10 S錠** ●口の中に水分を含むと速やかに溶け崩れる, 　水なしでも服用できる「口中溶解タイプ」胃 　腸薬.

図4・94　一般用医薬品の選択

コーラックⅡは, 有効成分が**胃**で**溶けずに腸でしっかり効く**
よう, 5層コートをほどこした便秘薬.

【服薬指導】
　コーラックⅡとセンロック*を同時に服用してはいけない.
　　→腸溶を台無しにする.
　　　＜理由＞
　　　*制酸剤や牛乳を飲んでから1時間以内の服用は避ける.
　　　（本剤は**制酸剤**や牛乳によって**胃内で溶解**し, 期待された効果を発揮で
　　　きないことがある）

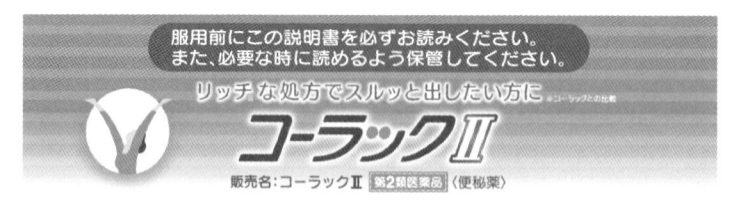

図4・95　一般用医薬品の適正使用

＜参考文献＞
1）鈴木利廣，水口真寿美，関口正人編著（2015）医薬品の安全性と法 薬事法学のすすめ，エイデル研究所
2）社団法人日本薬剤師会編，第十二改訂 調剤指針 増補版，平成 21 年（2009），薬事日報社
3）矢後和夫監修，黒山政一編，注射薬調剤，平成 14 年（2002），じほう
4）桐野高明，加藤進昌，伊賀立二監修，東京大学医学部附属病院薬剤部編，臨床医のための処方せんの書きかた，平成 14 年（2002），文光堂
5）伊賀立二監修，鈴木洋史，中村均，内野克喜編，病院・薬局実務シリーズⅠ内服薬調剤 基本と実践，平成 17 年（2005），じほう
6）赤瀬朋秀，中村均編，根拠からよくわかる注射薬・輸液の配合変化基礎から学べる，配合変化を起こさないてためのコツとポイント，平成 21 年（2009），羊土社
7）堀美智子監修，改訂 2 版 医薬品相互作用ハンドブック，平成 14 年（2002），じほう
8）越前宏俊，治療，76（9），27-32，平成 6 年（1994），南山堂
9）柴孝也，治療，76（9），73-79，平成 6 年（1994），南山堂
10）守安洋子編，Hon de ナースビーンズ・シリーズ ヒヤリ・ハットにさようなら！早わかり薬の知識 事例で学べる薬剤・輸液・注射薬，平成 18 年（2006），メディカ出版
11）青﨑正彦 他 編，Warfarin 適正使用情報 第 3 版，2009，エーザイ
12）インタビューフォーム「ワーファリン®錠 1 mg」
13）PharmaTribune，vol.1 No.6 June，2009，メディカルトリビューン
14）平田純生編，腎疾患の服薬指導 Q&A〜CKD から透析患者まで〜，2007 医薬ジャーナル社
15）国立がんセンター中央病院薬剤部　編著，オピオイドによるがん疼痛緩和，2006 エルゼピア・ジャパン
16）ファルマシア，vol.45　No.4　2009，THPA　vol.57　No.3　2008，日本薬学会
17）月刊薬事，2009August　Vol.51　No.8，じほう
18）薬局，2007　Vol.58　No.11，南山堂
19）薬局，2009　Vol.60　No.1，南山堂
20）薬局，2010　Vol.61　No.5，南山堂
21）Warfarin 適正使用情報第 3 版，エーザイ
22）腎疾患の服薬指導 Q&A〜CKD から透析患者まで〜，医薬ジャーナル社
23）インタービューフォーム「クレメジン®速崩錠」
24）エビデンスに基づく CKD ガイドライン 2018，p.2
25）インタービューフォーム「オキシコンチン®TR 錠」
26）インタービューフォーム「フェントス®テープ」
27）薬事 2016.11, Vol58, No5, p.65-68
28）Murakawa K, Sato T, Maeda., *et al*,（2013）*Acta Med Okayama*（6715），p.319-324
29）河崎陽一，德永紳，松香直行等（2006）医療薬学，32（11），p.1133-1137

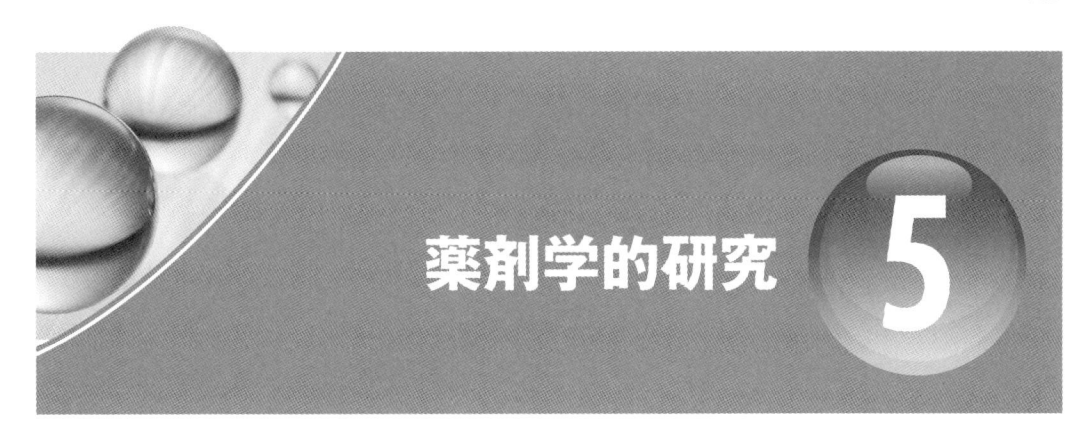

薬剤学的研究 5

本章では第1章から第4章までで紹介した物理薬剤学，生物薬剤学および臨床薬剤学の内容を総合的にとらえ，薬剤学的研究をいかに展開すべきかについて紹介する．すなわち，研究の目的，計画，方法，結果および考察の側面からアプローチの仕方や具体例について紹介する．特に，医薬品開発過程における創薬や医療現場における育薬・適正使用の側面から基礎研究および臨床研究について以下の研究内容を示す．

5·1 製剤試験および生物学的同等性試験

糖尿病治療薬であるグリクラジド錠を対象に先発医薬品と後発医薬品の製剤学的同等性に関する研究結果について紹介する．溶出試験に関する *in vitro* での基礎実験データを基に，健常人を対象とした生物学的同等性試験結果を対比して考察する．

5·2 臨床薬効評価学的研究

糖尿病治療薬であるグリクラジド錠を対象に先発医薬品と後発医薬品の治療学的同等性に関する研究結果について紹介する．糖尿病患者を対象に，グリクラジド錠の有効性および安全性について，先発医薬品と後発医薬品の比較試験を実施した結果を考察する．

5·3 新規製剤および DDS に関する研究

降圧薬であるアムロジピン口腔内崩壊錠の服用性の改善を目的とした苦味の定量的評価について紹介する．苦味センサーを用い，アムロジピン口腔内崩壊錠の服用性の改善を指向した製剤設計を実施した結果について考察する．

5·4 医療現場での母集団薬物動態学的研究

母集団薬物動態解析法の理論とアプローチの仕方について解説する．またてんかん患者を対象に，抗てんかん薬であるフェノバルビタールの薬物動態に及ぼす影響因子について検討し，その解析結果の具体例を示し考察する．

5·5 薬理遺伝学的研究

薬物トランスポーターの遺伝子多型の機能評価について解説する. すなわち健常人を対象に, *SLCO1B1* 遺伝子多型と HMG-CoA 還元酵素阻害剤（スタチン）の体内動態について具体例を示し考察する.

5·6 時間薬理学的研究

薬物トランスポーターの日周リズムの成因と機能評価について紹介する. すなわちマウスを対象に, マウス小腸におけるトランスポーター（mdr1a/abcb1a）の発現リズム制御機構を体内時計の分子機構から解析した結果を考察する.

これらの中で, 5·1 節, 5·2 節, 5·3 節および 5·6 節は, オリジナルな研究成果を雑誌に公表する際の原著論文の形式で紹介する. なお 5·4 節および 5·5 節については, 研究の進め方に焦点を当て総論の形式で紹介する.

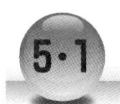

製剤試験および生物学的同等性試験
5·1　論文名：後発医薬品（グリクラジド錠）の製剤学的同等性に関する検討

5·1·1　要旨

本研究では, 先発品と後発品の**製剤学的同等性**および**治療学的同等性**を評価することを目的として, スルフォニル尿素系血糖降下剤として汎用されているグリクラジド製剤を対象に, 先発品と後発品との溶出性および溶出挙動について検討した[1]. 日本薬局方外医薬品規格第三部（製剤の溶出性）「グリクラジド錠の溶出試験」に準じて, グリクラジド錠の先発品グリミクロン®錠と後発品 A（Lot No. T7BS02 および Lot No. T8BS02）の溶出性について検討した. グリミクロン®錠および後発品 A（Lot No. T8BS02）は調査したすべての製剤において溶出規格を満たしていたが, 後発品 A（Lot No. T7BS02）には溶出規格を満たさない製剤が含まれていた. また, 「後発医薬品の生物学的同等性試験ガイドライン」に従い, pH 1.2, 6.0, 6.8 の試験液および水を用いて, 先発品と後発品 A との溶出挙動について検討した. pH 6.8 の試験液を用いた場合, 溶出挙動は類似であったが, pH 1.2, 6.0 の試験液および水を用いた際の溶出挙動は類似でないと判定された. 本検討では, f2 関数による判定は行っていないが, グリクラジド製剤の先発品と後発品 A とは製剤学的には同等ではない可能性が示唆された. 以上の結果から, グリクラジド錠後発品 A は一部に溶出規格を満たさない製剤が含まれていた.

5·1·2　序論

後発医薬品とは, 新薬（先発品）の独占販売期間（有効性・安全性を検証する再審査期間およ

び特許期間）が終了後に発売される新薬と同じ有効成分で効能・効果，用法・用量が同一である医薬品である．先発品と比較すると実施する試験項目が少ないため，開発費が抑えられ，薬価は低い[2]．近年，高齢化とともに国民医療費が高騰する中で，医療費抑制，患者負担の軽減のため，低価格である後発品への代替に対する要望が高まっている．しかしながら，欧米諸国における後発品の市場シェアが数量ベースで約50%に対し，日本では数量ベースで約17%，金額ベースで約5%と低い[3]．その理由として，代替調剤，一般名処方，参照価格制といった制度の違い，後発品に対する信頼性の問題，薬剤に対する情報が不足していることなどが挙げられる[3~6]．

平成9（1997）年「後発医薬品の生物学的同等性試験ガイドライン」が示され，ヒト試験が厳格化され，**生物学的同等性**の証明が承認申請の際，必要となった[7]．また，ガイドラインが改正される以前に承認申請された医薬品に対しては，ヒトを対象にした試験に代わる簡易的な方法として溶出試験を用いた品質再評価を開始した[8,9]．ヒトを対象にした試験と比較すると溶出試験は製剤間の差異に鋭敏で，溶出試験で差異がみられてもバイオアベイラビリティに差異は認められにくい[8]．製剤の溶出挙動は「医療用医薬品品質情報集」（日本版オレンジブック）にも記載されているが，その溶出曲線測定例は標準製剤としての先発品についてのみであり，後発品の溶出挙動については記載されていない．また，米国版オレンジブックでは先発品と後発品の治療学的同等性の評価についての記載があり，さらに治療学的同等性の程度によりランク分けもされている[8,10]．そのため，処方医，薬剤師に客観的な情報が提供され，代替調剤時における薬剤選択の合理化が図られている[8]．一方，日本版オレンジブックは品質再評価の結果を掲載し，先発品との溶出性の同等性のみを示している．これは製剤の溶出が同等であればバイオアベイラビリティおよび治療効果に著しい差異が生じる可能性は少ないという考えに基づいている[8,10]．しかしながら，一部の後発品については，市販後の調査で溶出性が規定に満たない製剤が含まれていたことなどが報告されており[5]，先発品と後発品の溶出挙動を公的な第3者機関により，客観的および科学的に評価する必要がある．

グリクラジド（グリミクロン®錠，大日本住友製薬）は糖尿病治療に用いるスルフォニル尿素系血糖降下剤である．本剤は血糖降下作用の他に，血小板機能抑制作用，線溶能亢進作用，血管壁プロスタサイクリン（PGI_2）産生促進作用等，血液・血管系に対する作用も認められており，糖尿病の種々の合併症にも効果がある[11]．また，副作用としては脱力感，高度の空腹感，発汗等を伴う低血糖，無顆粒球症，肝機能障害などがある．2008年9月1日現在，グリミクロン®錠の後発品は7品目が薬価収載されている[12]．そこで本研究では，まず先発品と後発品の製剤学的同等性を評価することを目的として，スルフォニル尿素系血糖降下剤として汎用されているグリクラジド製剤を対象に先発品と後発品との溶出性および溶出挙動について検討した．

5・1・3　方法

(1) 製剤の溶出性

製剤の溶出性の検討は，グリクラジド標準品（和光純薬工業）を用い，グリミクロン®錠（先

発品）および2種類のロットのグリクラジド錠後発品 A（Lot No. T7BS02 および Lot No. T8BS02）を対象に各製剤の溶出性を日本薬局方外医薬品規格第三部（製剤の溶出性）「グリクラジド錠の溶出試験」に準じた．第15改正日本薬局方溶出試験第2法（パドル法）により行った．試験液量は 900 mL とし，回転数は 50 rpm とした．試験液は 37.0 ± 0.5 ℃で pH 6.0（薄めた McIlvaine の緩衝液（0.05 mol/L リン酸一水素ナトリウムと 0.025 mol/L クエン酸を用いて調製））を使用した．サンプリング時間は試験開始から5分および45分の2時点とし，サンプリング後は同量の試験液を補充した．測定法は紫外可視吸光度測定法（波長 227 nm および 300 nm）により行い，規定の溶出規格を満たすとき適合とした．すなわち，表示量は 40 mg で，5分の規定時間で溶出率が 55% 以下および 45分の規定時間で溶出率が 75% 以上を適合とした．

(2) 製剤の溶出挙動

　製剤の溶出挙動の検討は，標準製剤としてグリミクロン®錠を，試験製剤としてグリクラジド錠後発品 A（Lot No. T7BS02）を用いて，「後発医薬品の生物学的同等性試験ガイドライン」に準じた．第15改正日本薬局方溶出試験第2法により行った．試験液量は 900 mL とし，回転数は 50 rpm とした．試験液として，37 ± 0.5 ℃で pH 1.2（日本薬局方試験液第1液），pH 6.0（薄めた McIlvaine の緩衝液（0.05 mol/L リン酸一水素ナトリウムと 0.025 mol/L クエン酸を用いて調製）），pH 6.8（日本薬局方溶出試験液第2液）および水の各液を使用した．サンプリング時間は pH 1.2 においては，試験開始から5，10，15，30，45，60，90分の7時点，pH 6.0 においては，試験開始から5，10，15，30，45，60，90，120分の8時点，pH 6.8 においては，試験開始から5，10，15，30，45，60分の6時点，水においては5，10，15，30，45，60，90，120，240，360

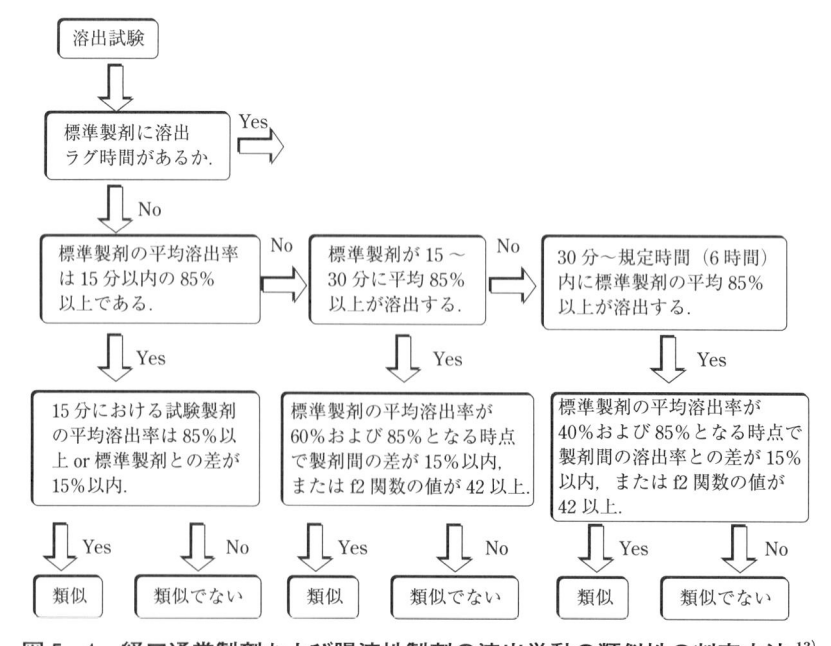

図5・1　経口通常製剤および腸溶性製剤の溶出挙動の類似性の判定方法 [13]

分の10時点とした．また，サンプリング後は同量の試験液を補充した．紫外可視吸光度測定法（波長 227 nm および 300 nm）で測定した．なお，溶出挙動の類似性の判定基準はガイドラインに規定されている「経口通常製剤および腸溶の溶出挙動の類似性の判定」に従った（図5・1）[13]．また，ガイドラインにおいて，平均溶出率の差による類似性判定と f2 関数値による判定があるが，本検討では判定基準を統一し平均溶出率の差により判定した．

(3) 統計解析

各製剤間の溶出挙動の比較は repeated measure ANOVA で行い，有意水準は5%とした．

5・1・4 結果

(1) 製剤の溶出性

日本薬局方外医薬品第三部（製剤の溶出性）「グリクラジド錠の溶出試験」に従い，溶媒に pH 6.0 の試験液を用いた際のグリミクロン®錠の平均溶出率は試験開始から5分目で 43.8%，45分目で 90.1% であった（図5・2）．また，グリクラジド錠後発品 A は2種類のロット（Lot No. T7BS02 および Lot No. T8BS02）を用いて検討した．試験開始から5分目の平均溶出率はそれぞれ 16.6%（Lot No. T7BS02），21.6%（Lot No. T8BS02），また，試験開始から45分目の平均溶出率はそれぞれ 70.3%（Lot No. T7BS02），77.6%（Lot No. T8BS02）であった（図5・2）．このことから，先発品グリミクロン®錠およびグリクラジド錠後発品 A（Lot No. T8BS02）は公的溶出試験に適合したが，グリクラジド錠後発品 A（Lot No. T7BS02）は試験開始から45分目の平均溶出率が基準の 75% 以下であり，適合でないと判定された．また，グリミクロン®錠およびグリクラジド錠後発品 A（Lot No. T8BS02）は溶出試験を実施した9錠すべてが5分目の溶出率が 55% 以下および45分目の溶出率が 75% 以上であり公的溶出試験の判定基準を満たしていた（図5・3）．一方，グリクラジド錠後発品 A（Lot No. T7BS02）は45分目に9錠中7錠の溶出率が基準の 75% を下回っていた．

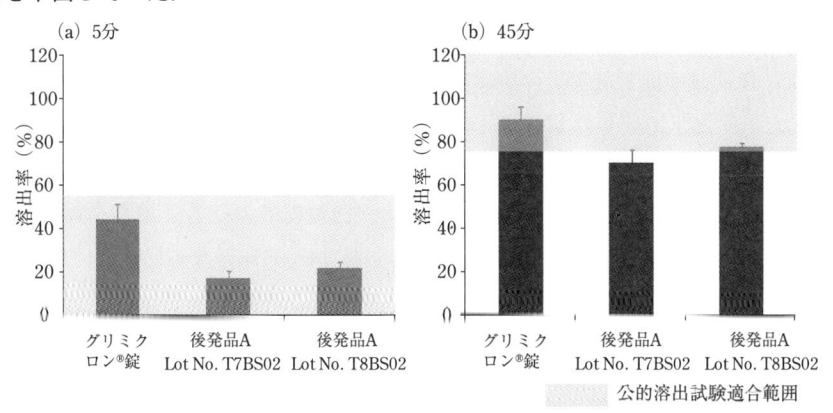

図5・2　**pH 6.0 におけるグリミクロン®錠，グリクラジド錠後発品 A の (a) 5分目および (b) 45分目の平均溶出率の比較　mean ± SD（*n* = 9）**

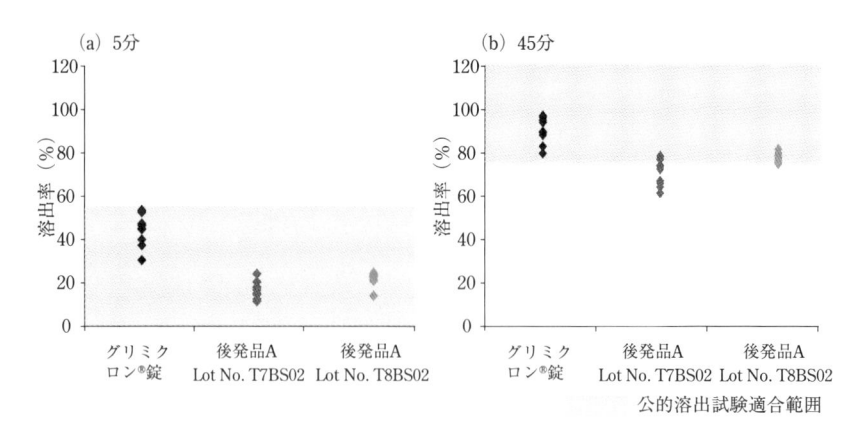

図5・3　pH 6.0におけるグリミクロン®錠，グリクラジド錠後発品 A の（a）5 分目および（b）45 分目の各錠剤ごとの溶出率の比較（*n* = 9）

（2）製剤の溶出挙動

「後発医薬品の生物学的同等性試験ガイドライン」に従い，pH 6.8，6.0，1.2 および水の各試験液を用いて，先発品と後発品 A（Lot No. T7BS02）の溶出挙動を比較した.

1）pH 6.8 での溶出挙動の比較

先発品および後発品の両製剤間での溶出挙動に統計学的に有意な差異が認められた（p < 0.05, ANOVA）. しかしながら，生物学的同等性試験ガイドラインに準じ，15 分目の標準製剤（先発品：グリミクロン®錠）の平均溶出率（95.1％）が 85％以上であったため，「15 分目の試験製剤（グリクラジド錠後発品 A：Lot No. T7BS02）の平均溶出率が 85％以上であるか，標準製剤との平均溶出率の差が 15％以内のとき，溶出挙動は類似である」という基準を用いた. 後発品 A（LotNo. T7BS02）の平均溶出率は 85.9％であったため，溶出挙動は類似であると判定された（図 5・4（a））.

2）pH 6.0 での溶出挙動の比較

先発品および後発品の両製剤間での溶出挙動に統計学的に有意な差異が認められた（p < 0.05, ANOVA）. また，生物学的同等性試験ガイドラインに準じ，標準製剤（先発品：グリミクロン®錠）が 30 分から規定時間内に 85％以上溶出したため，「標準製剤の平均溶出率が 40％および 85％となる適当な 2 時点の製剤間の平均溶出率の差が 15％以内のとき，溶出挙動は類似である」という基準を用いた. 標準製剤の平均溶出率が 40％および 85％となる時点は，5 分目（40.6％）および 30 分目（83.3％）であったため，これらの各時点での溶出率を比較した. 5 分目の製剤間の溶出率の差は 24.6％，30 分目の製剤間の溶出率の差は 21.4％であり，2 製剤の溶出挙動は非類似と判定された（図 5・4（b））.

3) pH 1.2 での溶出挙動の比較

先発品および後発品の両製剤間での溶出挙動に統計学的に有意な差異が認められた（p < 0.05，ANOVA）．生物学的同等性試験ガイドラインに準じ，標準製剤（先発品：グリミクロン®錠）が15分から30分に85%以上溶出したため，「標準製剤の平均溶出率が60%および85%となる適当な2時点の製剤間の平均溶出率の差が15%以内のとき，溶出挙動は類似である」という基準を用いた．標準製剤の平均溶出率が60%および85%となる時点は，5分目（55.8%）および15分目（82.6%）であったため，これらの各時点での溶出率を比較した．5分目の製剤間の溶出率の差は38.7%，15分目の製剤間の溶出率の差は31.9%であり，2製剤の溶出挙動は非類似と判定された（図5・4（c））．

4) 水での溶出挙動の比較

先発品および後発品の両製剤間での溶出挙動に統計学的に有意な差異が認められた（p < 0.05，ANOVA）．生物学的同等性試験ガイドラインに準じ，標準製剤（先発品グリミクロン®錠）の溶

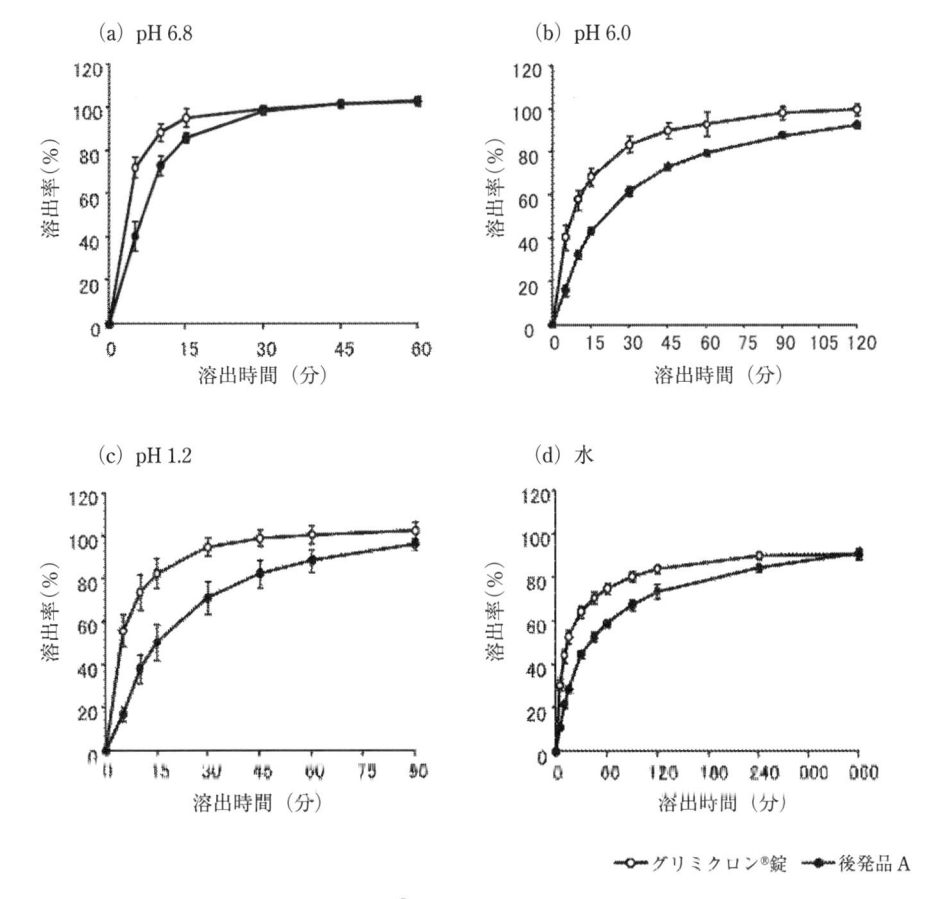

図5・4 　各試験液におけるグリミクロン®錠とグリクラジド錠後発品 A（Lot No. T7BS02）との溶出挙動の比較　mean ± SD（*n* = 6）

出率が試験開始30分目から規定時間（6時間）内に85％以上に達したため，「標準製剤の平均溶出率が40％および85％となる適当な2時点の製剤間の平均溶出率の差が15％以内のとき，溶出挙動は類似である」という基準を用いた．標準製剤の平均溶出率が40％および85％となる時点は，10分（44.1％）および120分（83.8％）であったため，これらの各時点での溶出率を比較した．10分目の製剤間の溶出率の差が22.5％，120分目の製剤間の溶出率の差が10.2％であり，2製剤の溶出挙動は非類似と判定された（図5・4（d））．

5・1・5 考察

本研究では，グリクラジド錠の先発品と後発品との製剤学的同等性を評価するために，両製剤の溶出性および溶出挙動を比較した．

製剤の溶出性について公的溶出試験の方法に準じて検討した結果，先発品であるグリミクロン®錠およびグリクラジド錠後発品A（Lot No. T8BS02）は適合，一方，グリクラジド錠後発品A（Lot No. T7BS02）は適合ではないと判定された．グリクラジド錠後発品A（Lot No. T7BS02）およびグリクラジド錠後発品A（Lot No. T8BS02）は先発品のグリミクロン®錠と比較して，5分および45分の両時点において溶出率が低い傾向にあった．グリクラジド錠後発品A（Lot No. T7BS02）は調査した9錠の平均溶出率は公的溶出試験の判定基準を満たしていなかったが，溶出試験を実施した9錠中2錠は判定基準を満たしていた．このことより後発品Aはロット間で各錠剤の溶出性に差異があり，その品質にばらつきがあることが示唆された．また，錠剤が崩壊するまでの時間（崩壊時間）はグリミクロン®錠は1～2分程度であったが，グリクラジド錠後発品Aは5分以上を要した．そのため，錠剤の崩壊時間が早いグリミクロン®錠がグリクラジド錠後発品Aより高い溶出率を示したと考えられた．

グリミクロン®錠とグリクラジド錠後発品Aの溶出挙動を比較するため，生物学的同等性試験ガイドラインに従い溶出試験を行った結果，グリミクロン®錠とグリクラジド後発品A（Lot No. T7BS02）の溶出挙動はpH 6.8においては類似，pH 6.0，pH 1.2および水では類似ではないと判定された．また，両製剤ともいずれの試験液においても溶出中に不溶性の粒子が確認された．しかし，それぞれの溶液中の粒子の大きさには差異がみられ，グリミクロン®錠よりグリクラジド錠後発品A（Lot No. T7BS02）の方がより大きな粒子を形成していた．また，いずれの試験液においても，グリクラジド錠後発品A（Lot No. T7BS02）の溶出率はグリミクロン®錠に比べ低値を示し，両製剤間において溶出速度に差異があることが確認された．また，グリクラジド錠後発品A（Lot No. T7BS02）の崩壊時間はいずれの試験液においてもグリミクロン®錠よりも遅延していたことから，両製剤での崩壊時間の差異が溶出時間にも影響していると考えられた．

グリミクロン®錠とグリクラジド錠後発品A（Lot No. T7BS02）の溶出挙動に差異が観察された原因として添加剤の組成が異なることが挙げられる（表5・1）．崩壊時間に差異がみられたことを考慮すると，添加剤の中でも特に崩壊剤が異なる点が考えられる．添加剤のうち，崩壊作用をもつ添加剤は先発品においてはトウモロコシデンプン・結晶セルロースであり，後発品におい

てはトウモロコシデンプン・低置換度ヒドロキシプロピルセルロース（L–HPC®）である．グリミクロン®錠にのみ使用されていた結晶セルロースは結合剤，崩壊剤，滑沢剤の各機能を有する賦形剤として繁用され水への分散・安定性にも優れている [14]．グリクラジド錠後発品 A にのみ使用されていた L–HPC®は炭酸ナトリウム試液または 2 mol/L 塩酸試液を加えた場合，膨潤して崩壊作用を示す [15]．これらの添加剤が両製剤間で異なることがそれぞれの試験液での溶出挙動の違いの原因として考えられるが，各添加剤の含量も異なることから，各成分の組成および含量の違いが溶出性に影響を及ぼしていると思われた．

　グリミクロン®錠およびグリクラジド錠後発品 A をクロス・オーバー法により健康成人男子 14 名に経口投与したときのグリクラジドの血中濃度を比較した結果，生物学的に同等であることが確認されている（図5・5，表5・2）[16]．このことを考慮するとグリクラジド製剤は生物学的同等性試験ガイドラインによる溶出挙動比較試験において差異がみられても，そのバイオアベイラビリティに及ぼす影響は小さいと考えられる．

〈付録〉

表5・1　グリミクロン®錠およびグリクラジド錠後発品 A に含まれている添加剤の比較 [16]

グリミクロン®錠	グリクラジド錠後発品 A
トウモロコシデンプン	乳糖
ヒドロキシプロピルセルロース（HPC）	トウモロコシデンプン
結晶セルロース	低置換度ヒドロキシプロピルセルロース（L–HPC®）
軽質無水ケイ酸	ステアリン酸マグネシウム
ステアリン酸マグネシウム	

　　　　　は両製剤において異なる添加剤を示している．

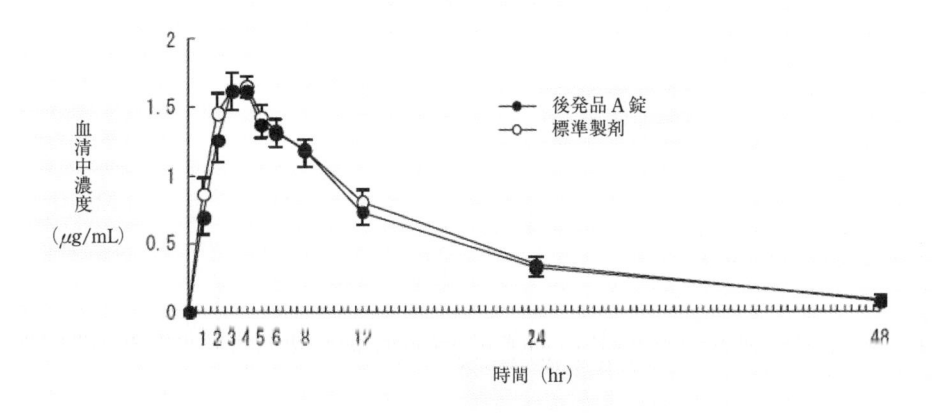

図5・5　グリミクロン®錠およびグリクラジド錠後発品 A をヒトに単回経口投与したときの血清中グリクラジド濃度推移 [16]　mean ± SE（$n = 14$）

表 5・2　グリクラジド後発品 A の生物学的同等性試験における薬物動態値 [16]

	$AUC_{0 \to 48hr}$ ($\mu g \cdot hr/mL$)	C_{max} ($\mu g/mL$)	T_{max} (hr)	$T_{1/2}$ (hr)
後発品 A（1 錠）	24.712 ± 3.089	1.754 ± 0.132	3.3 ± 0.2	9.8 ± 1.1
グリミクロン®錠（1 錠）	25.998 ± 2.763	1.801 ± 0.100	3.3 ± 0.2	9.8 ± 1.1

mean ± SE（$n = 14$）

＜参考文献＞
1) 兼重晋ほか（2010）薬理と治療., 38 巻, 12 月号, p.1133-1141
2) 厚生労働省医薬食品局長通知, 薬食発第 0331015 号, 平成 17 年 3 月 31 日
3) 陸寿一（2006）調剤と情報., 12（10）（9 月増刊号）
4) 磯辺総一郎（2007）薬理と治療., 35（10）, p.1023-1028
5) 宮本悦子ほか（2007）医療薬学., 33（11）, p.942-947
6) 金本賢枝ほか（2001）日病薬誌., 37（10）, p.1333-1335
7) 厚生省医薬安全局審査管理課長通知, 医薬審第 487 号, 平成 9 年 12 月 22 日
8) 青柳伸男（2002）医療., 56（8）, p.457-460
9) 厚生省医薬安全局長通知, 医薬発第 634 号, 平成 10 年 7 月 15 日
10)〈最新ガイドライン改正をふまえた〉生物学的同等性試験.
11) グリミクロン®錠 40 mg インタビューフォーム, 大日本住友製薬
12) 日本公定書協会監修（2008）医療用医薬品品質情報集（オレンジブック総合版'08）, 薬事日報社
13) 厚生労働省医薬食品局長審査管理課長通知, 薬食発第 1124004 号, 平成 18 年 11 月 24 日
14) 寺田勝英, 高山幸三編（2009）製剤化のサイエンス（改訂 3 版）, ネオメディカル
15) 第 15 改正　日本薬局方
16) グリクラジド錠後発品 A, インタビューフォーム.

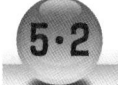 5・2　臨床薬効評価学的研究
論文名：後発医薬品（グリクラジド錠）の治療学的同等性に関する検討

5・2・1　要旨

　本研究では，先発品と後発品の**治療学的同等性**を評価することを目的として，スルフォニル尿素系血糖降下剤として汎用されているグリクラジド製剤を対象に，本製剤の先発品と後発品との臨床薬効評価を行い，その治療学的同等性について検討した[1]．臨床薬効評価は，福岡大学筑紫病院でグリクラジド製剤の先発品を，福岡記念病院で後発品 A 錠を処方された 2 型糖尿病患者を対象に，患者背景（性別，年齢，合併症，併用薬剤など），有効性評価項目（血糖値，HbA1c 値）および安全性評価項目（ALT，AST，γ-GTP，ALP，BUN，SCr，WBC，RBC，PLT，Hb，Ht）について，カルテ記載記録を基にレトロスペクティブに調査した．その結果，有効性の指標となる血糖値および HbA1c 値については治療開始から 8〜12 週目において先発品および後発品ともに有意に低下していたが，両製剤間に有意な差異は認められなかった．一方，グリクラジド製剤の安全性については，本製剤が原因で各臨床検査項目に異常値を示した症例は，先発品服用群および後発品服用群ともに認められなかった．これらの結果から，グリクラジド製剤の先発

品と後発品 A は，その有効性および安全性について製剤間における差異はないと考えられた．したがって，本剤の使用において，観察が必要とされる症状や臨床検査値を注意深く観察し，臨床対応が的確に行われるのであれば，後発品 A 錠は先発品グリミクロン®錠と同様に安全に使用できる製剤であると考えられた．

5・2・2　序論

　後発医薬品は健康成人を対象とした**生物学的同等性試験**において有効成分の AUC, C_{max} が，先発品と差異がないことが実証された後に承認される[2]．しかし，実際に後発品の服用患者を対象とした臨床試験は実施されないため，その治療学的同等性に関する情報が欠落している．そのため，後発品の臨床導入に際して医師や薬剤師の不安は払拭されにくい状況であることが指摘されている[3]．また，後発品への処方変更によって病態が悪化した症例や新たな副作用が発現した症例も報告されている[4,5]．米国版オレンジブックでは先発品と後発品の治療学的同等性についての記載があり，さらに治療学的同等性の程度によりランク分けもされている[6,7]．一方，日本版オレンジブックは製剤の溶出性について品質再評価の結果が示されているに過ぎず，治療学的同等性までは示されていない．

　グリクラジド（グリミクロン®錠，大日本住友製薬）は糖尿病治療に用いられるスルフォニル尿素系血糖降下剤である．本剤は血糖降下作用の他に，血小板機能抑制作用，線溶能亢進作用，血管壁プロスタサイクリン（PGI_2）産生促進作用等，血液・血管系に対する作用も認められており，糖尿病の種々の合併症にも効果がある[8]．また，副作用としては脱力感，高度の空腹感，発汗等を伴う低血糖，無顆粒球症，肝機能障害などがある[8]．2008 年 9 月 1 日現在，グリミクロン®錠の後発品は 7 品目が薬価収載されている[9]．

　そこで本研究では，先発医薬品と後発医薬品との治療学的同等性を評価することを目的として，グリクラジド製剤を対象に，先発品と後発品との臨床薬効評価を行った．

5・2・3　方法

（1）調査方法

　本研究は福岡大学筑紫病院および福岡記念病院における倫理委員会の承認を受け実施した．福岡大学筑紫病院で 2005 年 1 月から 2008 年 7 月までの 43 か月間にグリミクロン®錠を処方されている症例を，福岡記念病院で 2005 年 11 月から 2008 年 5 月までの 31 か月間にグリクラジド錠後発品 A を処方されている症例を各施設の電子カルテシステムの処方歴から抽出した．次に，これらの患者情報から以下の選択基準を満たし，除外基準に抵触しない症例を絞り込み，対象症例とした．

選択基準

1. 各グリクラジド製剤の処方歴が処方開始より 8 週間以上ある症例
2. 処方開始前に 1 回，処方開始後 8〜12 週の期間に少なくとも 1 回臨床検査を実施している症例
3. 20 歳以上 85 歳以下の症例

除外基準

1. 調査期間中に他のスルフォニル尿素薬の併用があった症例
2. 各施設におけるグリクラジド製剤の処方開始前にグリクラジド製剤による治療が行われた症例

(2) 調査項目

患者背景として，性別，年齢，合併症の有無，併用薬剤の有無を調査した．また，併用薬剤についてはその処方期間および用法・用量を記録した．

(3) 臨床薬効評価

1) 有効性の評価

処方開始前と処方開始から 8〜12 週の期間の 2 時点における血糖値，HbA1c 値を比較した．HbA1c 値を基準にした血糖コントロール状態の分類は『カルテの読み方と基礎知識　第 4 版（じほう）』に示されている『科学的根拠に基づく糖尿病診療ガイドライン』に準じた（表 5・3）．また，調査期間中における投与量の変更および糖尿病治療薬の追加処方の有無についても記録した．

表 5・3　血糖コントロールの指標と評価

指標	優	良	不十分	不良	不可
HbA1c 値	5.8 未満	5.8〜6.5 未満	6.5〜7.0 未満	7.0〜8.0 未満	8.0 以上

2) 安全性の評価

処方開始前と処方開始から 8〜12 週の期間において，白血球数（WBC），赤血球数（RBC），血小板数（PLT），ヘモグロビン（Hb），ヘマトクリット（Ht）を無顆粒球症の指標として，ALT，AST，γ-GTP，ALP を肝障害の指標として，尿素窒素（BUN），SCr を腎機能の指標として評価した．各臨床検査値の正常範囲は『カルテの読み方と基礎知識　第 4 版（じほう）』に準じた．

(4) 統計解析

患者背景については，χ^2 検定，Fisher's exact probability test，Mann-Whitney's U-test および Welch's t-test を，有効性および安全性の評価においては，群内比較は Paired t-test および Wil-

coxon の符号付順位和検定を，群間比較は Welch's t-test および Mann-Whitney U 検定を用いた．
いずれも有意水準を 5% とした．

5・2・4 結果

(1) 有効性の評価

電子カルテ上で調査可能であった症例数はグリミクロン®錠服用群で 230 症例，後発品 A 服用
群で 108 症例であった．しかし，調査期間が 8 週間に満たない症例，有効性評価対象時期に検査
値の記録がない症例，20〜85 歳に該当しない症例などを除外すると血糖値および HbA1c 値の評
価が可能であった症例は，グリミクロン®錠服用群で 56 例，後発品 A 服用群で 28 例であった
（図 5・6）．このうち，調査期間中，グリミクロン®錠および後発品 A のみ服用し，他の糖尿病治
療薬を併用していない症例は先発品服用群で 22 例，後発品服用群で 7 例であった．

患者背景については，グリミクロン®錠およびグリクラジド錠後発品 A の比較において有意な
差異はみられなかった（表 5・4）．

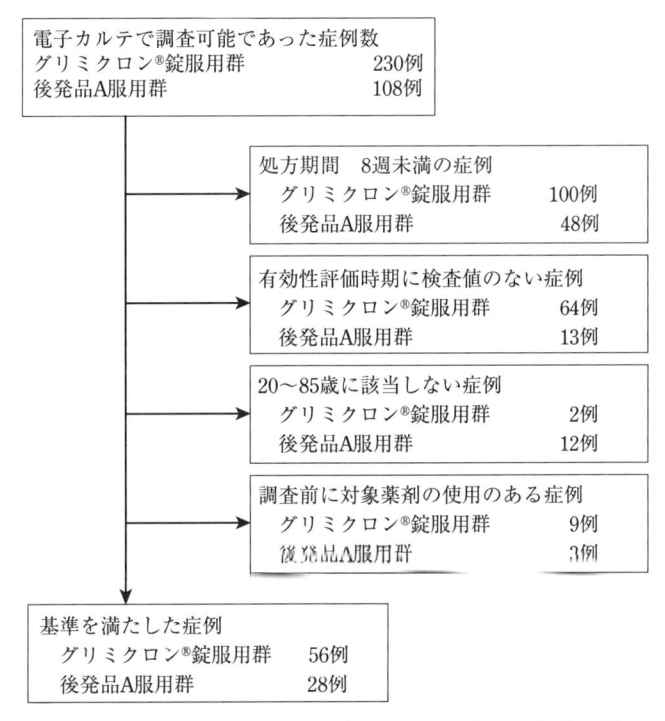

図 5・6　治療学的同等性の評価のためのデータ収集の流れ

表5・4 血糖値および HbA1c 値の評価対象症例の患者背景

		グリミクロン®錠 服用群 56 症例	グリクラジド錠 後発品 A 服用群 28 症例	統計
性別	男	37 例	17 例	N.S.[*1]
	女	19 例	11 例	
年齢	20～39 歳	1 例	0 例	N.S.[*2]
	40～49 歳	7 例	1 例	
	50～59 歳	21 例	9 例	
	60～69 歳	16 例	11 例	
	70～85 歳	11 例	7 例	
	平均値	60.3 ± 11.8 歳	63.9 ± 8.4 歳	N.S.[*3]
合併症	なし	3 例	1 例	N.S.[*4]
	あり	53 例	27 例	
	網膜症	20 例	5 例	
	腎症	12 例	2 例	
	神経障害	8 例	6 例	
	高血圧	31 例	14 例	
	脂質代謝異常	19 例	13 例	
	肝機能障害	8 例	6 例	
	消化器障害	3 例	6 例	
	がん	3 例	0 例	
	心臓疾患	3 例	5 例	
	脳血管障害	1 例	1 例	
	高尿酸血症	1 例	1 例	
	肥満症	1 例	2 例	
併用薬	なし	5 例	0 例	N.S.[*4]
	あり	51 例	28 例	

[*1]：χ^2 検定，[*2]：Mann-Whitney's U-test，[*3]：Welch's t-test，[*4]：Fisher's exact probability test

1）血糖値の検討

　治療開始から 8～12 週目において，グリミクロン®錠服用群および後発品 A 服用群のいずれにおいても，有意な血糖値の低下が認められた（図5・7）．しかしながら，両製剤間の血糖低下作用に有意な差異は認められなかった．

2）HbA1c 値

治療開始から 8〜12 週目において，グリミク
ロン®錠服用群および後発品 A 服用群のいずれ
においても，有意な HbA1c 値の低下作用が認
められた（図5・8）．しかしながら，両製剤間
の低下作用に有意な差異は認められなかった．
また，『科学的根拠に基づく糖尿病診療ガイド
ライン』によって，血糖値のコントロール状況
を 5 段階に分類して評価したところ，グリミク
ロン®錠服用群および後発品 A 服用群のいずれ
においても有意な HbA1c 値の改善効果が認め
られたが，両製剤間に有意な差異は認められな
かった．

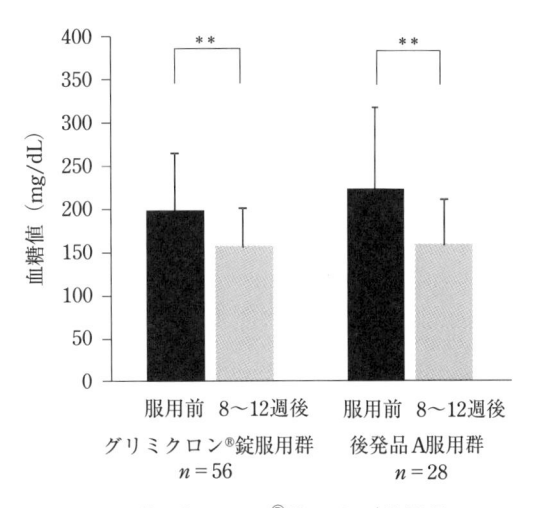

図5・7　グリミクロン®錠および後発品 A の服用症例における血糖値低下作用の比較　mean ± SD　**：p ＜ 0.01, Paired t 検定

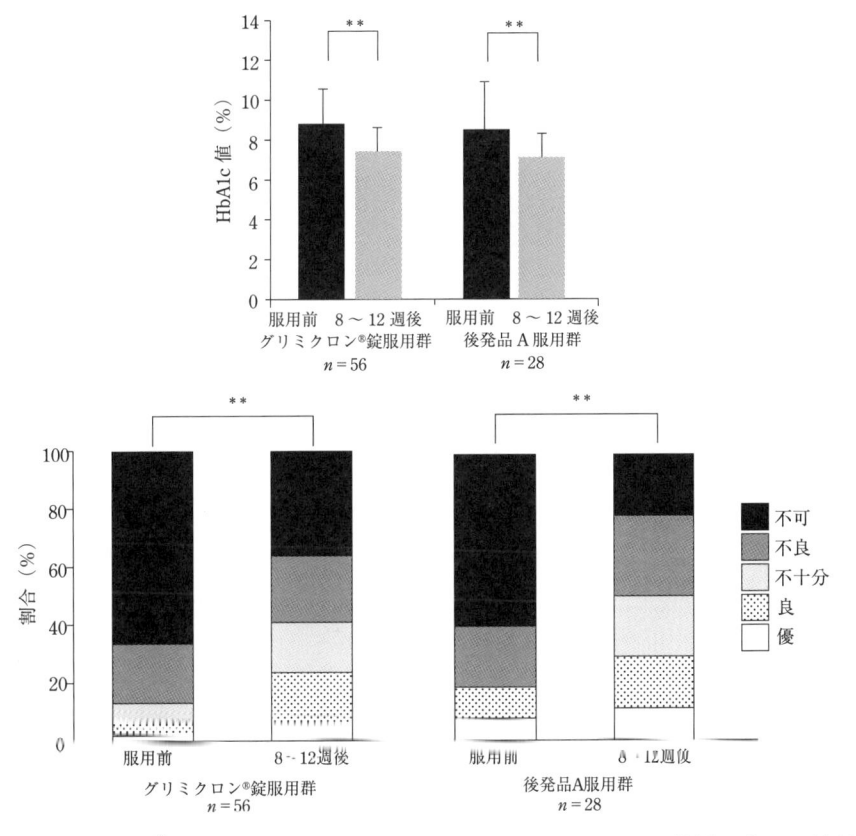

図5・8　グリミクロン®錠および後発品 A の服用症例における HbA1c 値低下作用の比較　mean ± SD　**：p ＜ 0.01，Paired t 検定

(2) 安全性の評価

1) 血液障害についての評価

治療開始前および治療開始 8～12 週目の 2 時点において，WBC，RBC，PLT，Hb，Ht の各項目の検査値が記録されていた症例のうち，治療開始前に正常値を示した症例を対象にした（表 5・5）．

表 5・5　血球成分を指標にした安全性評価の対象症例

		グリミクロン®錠服用群	後発品 A 服用群
WBC	評価対象	45 例	20 例
	治療開始後に異常値を示した症例	2 例（2 例）	1 例（1 例）
RBC	評価対象	40 例	13 例
	治療開始後に異常値を示した症例	0 例	0 例
PLT	評価対象	43 例	18 例
	治療開始後に異常値を示した症例	1 例	0 例
Hb	評価対象	44 例	16 例
	治療開始後に異常値を示した症例	1 例	1 例
Ht	評価対象	43 例	18 例
	治療開始後に異常値を示した症例	2 例	3 例（2 例）

（　）内は異常高値を示した症例数．

① WBC

対象症例はグリミクロ®錠服用群で 45 症例，後発品 A 服用群で 20 症例であった．両群とも服用前と比較し，8～12 週目では WBC に有意な変化は認められず，両製剤間での差異も確認されなかった（図 5・9）．また，治療開始から 8～12 週目にグリミクロン®錠服用群で 2 例，後発品 A 服用群で 1 例が正常域の上限を上回る異常値を示した．

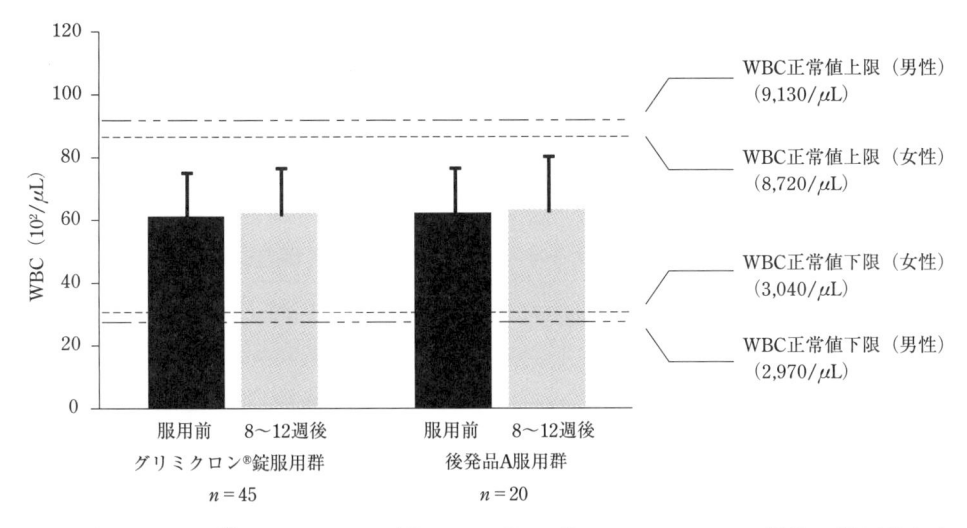

図5・9　グリミクロン®錠服用群および後発品 A 服用群における WBC の推移. 服用前および服用開始から 8〜12 週目の平均 WBC 値の比較　mean ± SD

② RBC

　対象症例はグリミクロン®錠服用群で 40 症例，後発品 A 服用群で 13 症例であった．両群とも服用前と比較し，8〜12 週目では RBC の有意な変化はみられず，両製剤間での差異も認められなかった．また，各患者ごとにみても，調査期間中に異常値を示した症例は認められなかった．

③ PLT

　対象症例はグリミクロン®錠服用群で 43 症例，後発品 A 服用群で 18 症例であった．両群とも服用前と比較し，8〜12 週目に有意な変化は認められず，両製剤間での差異もみられなかった．各患者ごとにみた場合，グリミクロン®錠服用群で 1 症例のみ 8〜12 週目に異常低値を示した．

④ Hb

　対象症例はグリミクロン®錠服用群で 44 症例，後発品 A 服用群で 16 症例であった．グリミクロン®錠服用群で Hb 値は服用前と比較し，8〜12 週目に有意に減少していたが，正常範囲内であった．一方，後発品 A 服用群で服用前と比較し，8〜12 週目に有意な変化は認められなかった．また，両製剤間に差異は認められなかった．各患者ごとにみた場合，グリミクロン®錠服用群で 1 症例，後発品 A 服用群で 1 例が 8〜12 週目に異常低値を示した．

⑤ HI

　対象症例はグリミクロン®錠服用群で 43 症例，後発品 A 服用群で 18 症例であった．両群とも服用前と比較し，8〜12 週目では有意な変化は認められず，両製剤間での差異もみられなかった．また，各患者ごとにみた場合，グリミクロン®錠服用群で 2 症例，後発品 A 服用群で 3 症例が治療開始から 8〜12 週目で異常値を示した．

2）肝機能についての評価

　治療開始前および治療開始8〜12週目の2時点において，ALT，AST，γ-GTP，ALP の各項目の検査値が記録されていた症例のうち，治療開始前に正常値を示した症例を評価対象にした（表5・6）.

表5・6　肝機能マーカーを指標にした安全性評価の対象症例

		グリミクロン®錠 服用群	後発品 A 服用群
ALT	評価対象	38 例	18 例
	治療開始後に異常値を示した症例	1 例	1 例
AST	評価対象	40 例	21 例
	治療開始後に異常値を示した症例	0 例	2 例
γ-GTP	評価対象	24 例	10 例
	治療開始後に異常値を示した症例	4 例	0 例
ALP	評価対象	32 例	14 例
	治療開始後に異常値を示した症例	0 例	0 例

① ALT

対象症例はグリミクロン®錠服用群で38症例，後発品 A 服用群で18症例であった．両群とも

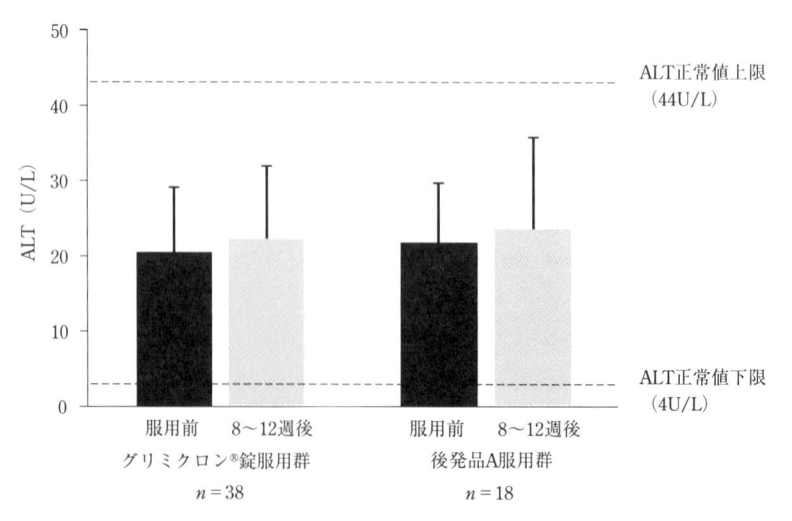

図5・10　グリミクロン®錠服用群および後発品 A 服用群における ALT の推移．服用前および服用開始から 8〜12 週目の平均 ALT 値の比較　mean ± SD

治療開始前と比較し，8〜12 週目では ALT の有意な変化は認められず，両製剤間での差異もみられなかった（図5・10）．また，各患者ごとにみた場合，グリミクロン®錠服用群で1症例，後発品 A 服用群で1症例が治療開始から8〜12週目に異常高値を示した．

② AST

対象症例はグリミクロン®錠服用群で 40 症例，後発品 A 服用群で 21 例であった．両群とも治療開始前と比較し，8〜12週目では AST の有意な変化はみられなかった．また，治療開始前においてグリミクロン®錠服用群と比べ後発品 A 服用群で AST 値は有意に高値を示したが，いずれの値も正常範囲内であった．各患者ごとにみた場合，後発品 A 服用群で2症例が治療開始から8〜12週目に異常高値を示した．

③ γ-GTP

対象症例はグリミクロン®錠服用群で 24 症例，後発品 A 服用群で 10 症例であった．両群とも治療開始前と比較し，8〜12週目では ALT の有意な変化は認められず，両製剤間での差異もみられなかった．また，各患者ごとにみた場合，グリミクロン®錠服用群で4症例が治療開始から8〜12週目に異常高値を示した．

④ ALP

対象症例はグリミクロン®錠服用群で 32 症例，後発品 A 服用群で 14 症例であった．両群とも治療開始前と比較し，治療開始から8〜12週目で ALT の有意な変化は認められず，両製剤間での差異もみられなかった．

3) 腎機能についての評価

治療開始前および治療開始8〜12週目の2時点において，BUN，SCr の各項目の検査値が記録されていた症例のうち，治療開始前に正常値を示した症例を評価対象にした（表5・7）．

表5・7 腎機能マーカーを指標にした安全性評価の対象症例

		グリミクロン®錠 服用群	後発品 A 服用群
BUN	評価対象	38 例	18 例
	治療開始後に異常値を示した症例	2 例	1 例
SCr	評価対象	39 例	10 例
	治療開始後に異常値を示した症例	2 例	1 例

① BUN

対象症例はグリミクロン®錠服用群で 38 症例，後発品 A 服用群で 18 症例であった．グリミク

ロン®錠服用群では治療開始
前と比較し，8〜12 週目では
BUN 値が有意に高値を示し
たが，その値は正常範囲内で
あった．一方，後発品服用群
では治療開始前と 8〜12 週
目に有意な変化は認められな
かった．また，両製剤間で差
異は認められなかった（図
5・11）．さらに，各患者ごと
にみた場合，グリミクロン®
錠服用群で 2 症例，後発品 A
服用群で 1 症例が治療開始か
ら 8〜12 週目に異常高値を
示した．

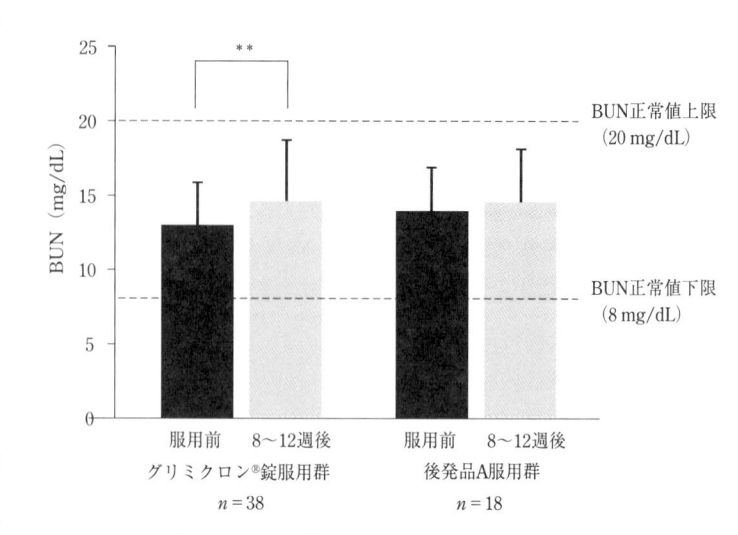

図 5・11 グリミクロン®錠服用群および後発品 A 服用群にお
ける BUN の推移．服用前および服用開始から 8〜
12 週目の平均 BUN 値の比較　mean ± SD．**p
＜ 0.01，Paired t 検定

② SCr

対象症例はグリミクロン®錠服用群で 39 症例，後発品 A 服用群で 18 症例であった．両群とも
に治療開始前と比較し，8〜12 週目で有意な変化は認められず，両製剤間で差異は認められなか
った．また，各患者ごとにみた場合，グリミクロン®錠服用群で 2 症例，後発品 A 服用群で 1 症
例が治療開始から 8〜12 週目に異常高値を示した．

5·2·5　考察

本研究では，グリクラジド製剤の先発医薬品であるグリミクロン®錠と後発品 A 錠との治療学
的同等性を評価するために糖尿病患者を対象に臨床薬効評価を行った．グリクラジド製剤の有効
性について，グリミクロン®錠服用群および後発品 A 服用群とも治療開始前と比較すると 8〜12
週目で血糖値は有意に低下していたが，両製剤間で有意な差異は認められなかった．また，他の
糖尿病治療薬の併用の有無で各患者群を層別し，治療開始前と 8〜12 週目に血糖値の変動を検討
した．その結果，グリクラジド製剤以外に他の糖尿病治療薬の併用のない症例群および他の糖尿
病治療薬の併用ある症例群のいずれにおいても，治療開始前と比較し，8〜12 週目に血糖値は有
意に低下していたが，両製剤間で有意な差異は認められなかった．一方，グリミクロン®錠服用
群および後発品 A 服用群のいずれにおいてもグリクラジド製剤による治療開始前と比較して血
糖値が上昇した症例が認められたが，血糖値は食事の影響を受けやすいため，採血する時間によ

り大きく変動することも考えられる．そこで食事の影響を受けにくく過去 1～2 か月間の血糖コントロールの状態を示す HbA1c 値を指標に検討した．グリミクロン®錠服用群および後発品 A 服用群とも治療開始前と比較すると 8～12 週目に HbA1c 値は有意に低下していたが，両製剤間で有意な差異は認められなかった．また，血糖値の場合と同様にグリクラジド製剤以外の他の糖尿病治療薬の併用の有無により層別し，HbA1c 値の変動について検討した結果，他の糖尿病治療薬の併用のない症例群および併用のある症例群のいずれにおいても，治療開始前と比較し，8～12 週目に HbA1c 値は有意に低下していたが，両製剤間で有意な差異は認められなかった．

　グリクラジド製剤の安全性について血液障害，肝機能障害，腎機能障害の指標である臨床検査値について検討した．WBC については治療開始から 8～12 週目に異常値を示した症例はグリミクロン®錠服用群で 2 症例，後発品 A 服用群で 1 症例であった．グリミクロン®錠服用群の 2 症例は異常高値を示した後もグリクラジド製剤を服用し，正常範囲内に低下していたため異常高値の原因がグリクラジド製剤である可能性は低いと考えられた．一方，後発品 A 服用群 1 症例については軽度の上昇であったが，この症例は腰痛を合併していた．そのため，腰痛による炎症などにより上昇したことも考えられ，グリクラジド製剤が原因となった可能性は低いと思われた．

　PLT については治療開始から 8～12 週目の時点で異常値を示した症例はグリミクロン®錠服用群の 1 症例のみであった．この症例は高尿酸血症を合併しており，グリクラジド製剤と同時にアロプリノールが処方されていた．アロプリノールにより PLT が減少するが[10]，異常低値を示した後もグリクラジド製剤およびアロプリノールを服用し，正常範囲内に回復していたことから，異常低値の原因がグリクラジド製剤である可能性は低いと考えられた．

　Hb については異常値を示した症例はグリミクロン®錠服用群で 1 症例，後発品 A 服用群で 1 症例であった．グリミクロン®錠服用群の症例は膵頭部がんを併発して化学療法を実施している症例であり，塩酸ゲムシタビン，コハク酸ヒドロコルチゾンナトリウムおよびテガフール・ギメラシル・オテラシルカリウム配合などを併用していた．特に塩酸ゲムシタビンを投薬されている患者の約 3 分の 2，テガフール・ギメラシル・オテラシルカリウム配合を投薬されている患者の約半数はヘモグロビン値が減少するとの報告があり[11,12]，この症例はこれらの薬剤の併用により異常低値を示した可能性が考えられた．また，後発品 A 服用群の症例は後発品 A により治療開始後 20 日目からカルバマゼピン 100 mg 錠の 1 日用量が 2 錠から 3 錠に増加し，33 日目からロキソプロフェンナトリウム 60 mg 錠が追加されていた．カルバマゼピンおよびロキソプロフェンナトリウムは溶血性貧血などの血液障害を引き起こすことのある薬剤であり[13,14]，カルバマゼピン 100 mg 錠の増量およびロキソプロフェンナトリウム 60 mg 錠の追加による影響でヘモグロビン値が異常低値を示した可能性も考えられた．

　Ht について治療開始から 8～12 週目に異常値を示した症例はグリミクロン®錠服用群で 2 症例，後発品 A 服用群で 3 症例であった．グリミクロン®錠服用群の 2 症例は異常低値を示した後もグリクラジド製剤を服用し，正常範囲内に回復したことから，異常低値の原因がグリクラジド製剤である可能性は低いと考えられた．また，後発品 A 服用群の 3 症例のうち 1 症例は Hb の検査値でも異常低値を示していた．この症例は調査期間中に数種類の薬剤が追加されており，その影響

により異常低値を示した可能性が考えられた．後発品 A 服用群の 1 症例については異常高値を示した後もグリクラジド製剤を服用し，正常範囲内に回復したことから異常高値の原因がグリクラジド製剤である可能性は低いと考えられた．さらに，異常高値を示した症例が 1 症例あったが，これは軽度な上昇（基準値より 0.1 % 上昇）であり，体内での一時的な上昇である可能性が考えられた．

ALT について治療開始から 8〜12 週目に異常値を示した症例はグリミクロン®錠服用群で 1 症例，後発品 A 服用群で 1 症例であった．グリミクロン®錠服用群の 1 症例は異常高値を示した後もグリクラジド製剤を服用し，正常範囲内に回復したことから，異常高値の原因がグリクラジド製剤である可能性は低いと考えられた．後発品 A 服用群の 1 症例は肝障害を合併していたため ALT 値は異常高値を示したと考えられ，異常高値の原因がグリクラジド製剤である可能性は低いと思われた．

AST について治療開始から 8〜12 週目に異常値を示した症例は後発品 A 服用群で 2 症例認められた．この症例のうち 1 症例は ALT で肝障害を合併していた症例と同一であり，もう 1 症例はアルコール依存症を合併していた．アルコール依存症では肝障害などのため AST が上昇することがある [15]．そのため，異常高値の原因がグリクラジド製剤である可能性は低いと考えられた．

γ-GTP について異常値を示した症例はグリミクロン®錠服用群で 4 症例であった．この症例のうち 3 症例は異常高値を示した後もグリクラジド製剤を服用し，正常範囲内に回復していたため異常高値の原因がグリクラジド製剤である可能性は低いと考えられた．もう 1 症例は異常高値を示していたが，これは軽度な上昇であり，また，グリミクロン®錠による治療開始後 28 日目からアスピリン 100 mg 錠が追加されていた．アスピリンは γ-GTP を上昇させることがあり [16]，グリクラジド以外の製剤により異常値を示した可能性が考えられた．

BUN については治療開始から 8〜12 週目に異常値を示した症例はグリミクロン®錠服用群で 2 症例，後発品 A 服用群で 1 症例であった．いずれの症例も異常高値を示した後もグリクラジド製剤を服用し，正常範囲内に BUN は回復していたため異常高値の原因がグリクラジド製剤である可能性は低いと考えられた．

SCr については異常値を示した症例はグリミクロン®錠服用群で 2 症例，後発品 A 服用群で 1 症例であった．グリミクロン®錠服用群の 1 症例および後発品 A 服用群の 1 症例は異常高値を示した後もグリクラジド製剤を服用し，正常範囲内に SCr は低下していたので異常高値の原因がグリクラジド製剤である可能性は低いと考えられた．また，もう 1 症例のグリミクロン®錠服用群は腎障害を合併していたために SCr が高値を示したと考えられ，グリクラジド製剤が原因である可能性は低いと思われた．

グリクラジド製剤の安全性の指標として WBC，RBC，PL，Tb，Ht，ALT，AST，γ-GTP，ALP，BUN，SCr の各項目について，治療開始後に検査値が異常値を示した症例がグリミクロン®錠服用群および後発品 A 服用群ともに数例ずつ認められたが，いずれの症例においてもグリクラジド製剤以外の要因による可能性が考えられた．本研究より，2 型糖尿病患者を対象とした先発品グリミクロン®錠とグリクラジド錠後発品 A は，その有効性および安全性に大きな差異はな

いと考えられた.

<参考文献>

1) 兼重晋ほか（2010）薬理と治療., 38 巻, 12 月号, p.1133-1141
2) 厚生労働省医薬食品局長通知, 薬食発第 0331015 号, 平成 17 年 3 月 31 日
3) 磯辺総一郎（2007）薬理と治療., 35（10）, p.1023-1028
4) 大前芳男ほか（2007）新薬と臨牀 *J. New Rem. & Clin.*, 56（4）, p.516-517
5) 竹内大輔ほか（2008）新薬と臨牀 *J.New Rem. & Clin.*, 57（3）, p.358-363
6) 〈最新ガイドライン改正をふまえた〉生物学的同等性試験.
7) 青柳伸男（2002）医療., 56（8）, p.457-460
8) グリミクロン®錠 40 mg インタビューフォーム, 大日本住友製薬
9) 日本公定書協会監修（2008）医療用医薬品品質情報集
   （オレンジブック総合版'08）, 薬事日報社
10) ザイロリック®錠 50, ザイロリック®錠 100 添付文書, グラクソ・スミスクライン
11) ジェムザール®注射用 200 mg, ジェムザール®注射用 1 g 添付文書, 日本イーライリリー
12) ティーエスワン®カプセル 20, ティーエスワン®カプセル 25 添付文書, 大鵬薬品工業
13) テグレトール®錠 100 mg, テグレトール®錠 200 mg, テグレトール®細粒 50％添付文書, ノバルティス　ファーマ
14) ロキソニン®錠, ロキソニン®細粒添付文書, 第一三共
15) 後藤順一, 片山善章編集（2005）薬学生のための臨床化学（改訂第 2 版）, 南江堂
16) バイアスピリン®錠 100 mg 添付文書, バイエル薬品

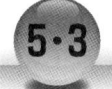

新規製剤および DDS に関する研究
論文名：アムロジピン OD 錠の服用性の定量的評価

5・3・1　はじめに

　アムロジピンは心拍数変動が少なく高血圧症のみならず狭心症の適用をもっており, 臨床上極めて有用な医薬品である[1]. アムロジピンの経口製剤については, 錠剤の発売に続き, 患者の利便性を考慮した口腔内崩壊錠のアムロジピン OD 錠（商品名：アムロジン®OD 錠 / 大日本住友製薬）が 2006 年に開発上市されている. 本剤はその製剤の有用性を認められ, 多くの高血圧患者に用いられているが, その一方で, 約 10％の医師がアムロジピンの苦味に対する改善要望をもっているという調査結果が得られている[2]. これを受け, アムロジン®OD 錠には新たな剤形改良が加えられ, いわゆる次世代型口腔内崩壊錠として生まれ変わることとなった.

　図 5・12 に改良製剤の概念図を示した. まず, 新規開発した微粒子コーティング技術を駆使して, 口腔内で苦味およびざらつきを感じない 100 μm 以下のアムロジピン被覆微粒子が調製された. さらにそれを内包して, なお口腔内崩壊錠としての硬度 / 崩壊のバランスを高次元で実現できる新規 OD 錠基本処方（SUITAB-NEX®）を開発し, 両技術の融合により OD 錠化するという極めてユニークな製剤技術コンセプトにより創製された製剤となった. この結果, 改良製剤は速やかな崩壊性をもちながら（図 5・13）, 服用性改善や製剤の安定性・強度の点でも現行製剤よ

り格段に優れた製剤となっている．本検討ではアムロジン®OD 錠の改良前後の 2 製剤について苦味を中心とした服用性について定量的に評価を行うことを目的とした．改良前後の製剤はともに「商品名：アムロジン®OD 錠」であり，本章では以下，改良前の製剤を「旧アムロジピン OD 錠」，改良製剤を「新アムロジピン OD 錠（SUITAB-NEX）」と呼称することとする．

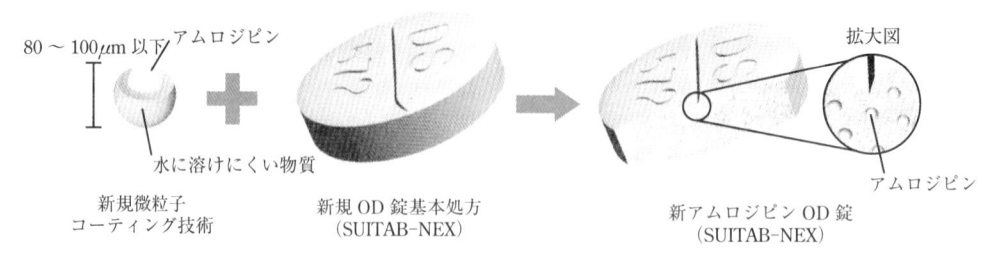

80 〜 100μm 以下　アムロジピン

水に溶けにくい物質

新規微粒子
コーティング技術

新規 OD 錠基本処方
（SUITAB-NEX）

拡大図

アムロジピン

新アムロジピン OD 錠
（SUITAB-NEX）

図 5・12　新アムロジピン OD 錠（SUITAB-NEX）の概念図

　口腔内崩壊を想定した短時間（1 分以内）の溶出試験を行い，試験液についてインセント社の味覚センサと Alpha M. O. S 社の味覚センサを用いて測定を行い，センサの出力を用いて苦味を中心とした服用性の観点からデータ解析を行った．

　さらに両製剤からの溶出液について，HPLC 法を利用してアムロジピン濃度および甘味料であるアスパルテーム濃度を定量し，それぞれの溶解速度を評価して苦味抑制効果を確認した．

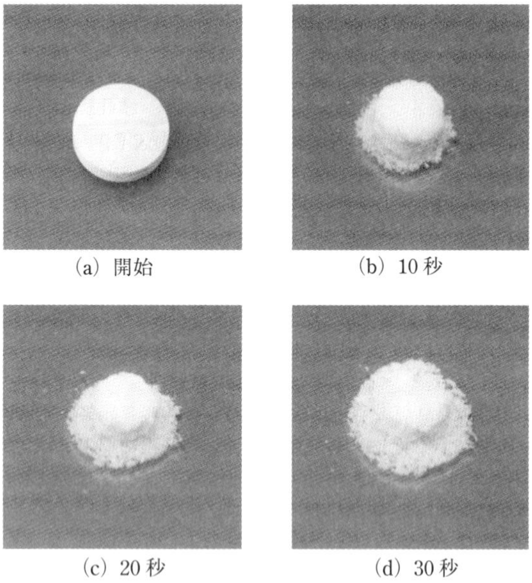

（a）開始　　　　　　（b）10 秒

（c）20 秒　　　　　　（d）30 秒

図 5・13　新アムロジピン OD 錠（SUITAB-NEX）に温湯を加え観察した崩壊の過程

5・3・2　実験方法

（1）味覚センサを用いた検討

　味覚センサ測定には，インセント社のセンサと Alpha M. O. S 社のセンサを使用した．はじめに両センサの概要を説明する．

　1）インセント社の味覚センサ装置

　インセント社の味覚センサ装置[3]は，味覚細胞に相当する脂質膜センサの電極部分，神経に相当するロボットアーム，ヒト大脳に相当する情報解析のためのコンピュータ部分からなる．特に重要な電極部分は，脂質膜を有する作業電極と参照電極からなっており，脂質膜センサは測定薬物の種類に合わせて選択する[4]．今回使用した膜組成を表 5・8 に示した．苦味を測定したいサ

ンプル溶液中に種々の膜組成のセンサを浸すと，各センサと参照電極間の電位差が出力となり，信号がコンピュータへと送られる．このデジタル情報を出力として解析に利用される．我々は，これまでこのデジタル情報を解析して医薬品の苦味や後味としての苦味強度を定量的に評価した実績をもっている．特に苦味物質のセンサ出力値が強いセンサに着目して回帰分析を実施することで各種医薬品の苦味を定量的に評価できる事実を報告している[5, 6]．

表5・8　インセント社の味覚センサ膜の組成

	チャネル	膜組成
マイナス膜	1	Phosphoric acid di-n-decyl ester, Dioctyl phenyl-phosphonate
	2	Phosphoric acid di-n-decyl ester, 2-Nitrophenyl octyl ether
	3	Hexadecanoic acid, Dioctyl phenyl-phoshonate
	12	Potassium tetrakis（4-chlorophenyl）borate, 2-Nitrophenyl octyl ether
プラス膜	5	Tetradodecyl ammonium bromide, Dioctyl phenyl-phoshonate
	7	Tetradodecyl ammonium bromide, 2-Nitrophenyl octyl ether

2）Alpha M. O. S 社の αASTREE 味覚センサ装置

Alpha M. O. S 社の αASTREE 味覚センサ装置は，オートサンプラー，センサアレイとセンサデータ取得用の電子ユニット，データ解析を行うコンピュータから構成される．センサアレイはシリコントランジスタでできた7種類のセンサから構成されており，個々のセンサには感度と選択性を司る有機コーティングが施されている．検出は，センサと参照電極間の電位差の測定によって行われる．本センサでは苦味特異的センサを探索するのではなく，7種類のセンサすべての出力を用いて主成分分析を行い，薬物や製剤の特性を総合的に評価する手法が一般的である[7, 8]．

（2）溶出試験および溶出液中のアムロジピンおよびアスパルテーム濃度の定量による溶解速度と味の検討

精製水100 mLの入ったビーカーを恒温振とう槽に入れ，温度を37℃に保持した．次にステンレス製のバスケットに旧アムロジピンOD錠10錠，または新アムロジピンOD錠（SUITAB-NEX）10錠を入れた．錠剤の入ったバスケットをビーカーに浸漬後，直ちに25 rpmで振とうを開始した．振とう開始10，20，30，60秒後のビーカー中の溶出液を吸引ろ過し，そのろ液について2種類の味覚センサを用いて測定を行った．さらに，ろ液を0.45 μmメンブランフィルターでろ過を行った溶液試料について以下の条件でHPLC法による分析を実施した．

カラムはCAPCELL PAK C18 UGI20 S-5（4.6 mm × 150 mL）（資生堂）を使用し，カラム温度は30℃に設定した．移動相はメタノール/pH 6.0のOD3 mol/Lリン酸緩衝液混液（13：7）で流速は0.5 mL/minに設定し，237 nmでの吸光度を測定した．

5·3·3 結果と考察

(1) 味覚センサを用いたアムロジピン OD 錠の味の評価

1) インセント社の味覚センサによる結果と考察

まず，インセント社の味覚センサにより濃度の異なるアムロジピン原末溶液と各種添加剤濃度溶液について測定した結果を図 5・14 および図 5・15 に示した．図 5・14 には相対値の結果を，図 5・15 には CPA 値の結果を示した．相対値は薬剤服用直後の苦味に相当する出力である [3]．CPA 値はサンプルを測定した前後での基準液の測定値の変化であり，服用後，口の中に苦味が残った結果生じる味に相当する出力である [4]．なお，アムロジピン原末と添加剤溶液の濃度は 10 錠が水 100 mL に完全に溶解したと仮定して算出した理論濃度に調整した．7'ch のセンサは相対値，CPA 値ともに，アムロジピン以外の添加剤 H に強い応答がみられるため，アムロジピンの評価には適さない．また，2'ch および 5'ch の CPA 値は出力値が小さいため，適していないと判断した．他の膜では添加剤への応答がほとんど認められないためアムロジピンの測定に影響はないと考えられたが，その中でも特にアムロジピンへの選択性が高く，出力値も大きい 3'ch および 12'ch の相対値を用いて評価を行うこととした．

次にアムロジピン OD 錠溶出試験後の溶液を味覚センサで測定した結果を図 5・16 に示す．このグラフから，旧アムロジピン OD 錠，新アムロジピン OD 錠（SUITAB-NEX）ともに，振とう時間に比例して出力値が大きくなっているが，旧アムロジピン OD 錠は時間とともに急激に出力が大きくなるのに対し，新アムロジピン OD 錠（SUITAB-NEX）は 60 秒振とう後も出力値はそれほど大きくなっていない．この結果より，新アムロジピン OD 錠（SUITAB-NEX）は旧アムロジピン OD 錠に比べ，苦味が大きく抑制されていることが示唆された．

2) Alpha M. O. S 社の味覚センサによる結果と考察

次に図 5・17 に，Alpha M. O. S 社の味覚センサによる測定値をもとにアムロジピンの味に影響を与える主成分分析を行った結果を示した．第 1 主成分（PC1）77.9％と第 2 主成分（PC2）19.2％の寄与率は，合計で 97％を超えており，センサ測定情報のほとんどすべてが味の主成分分析図上に表現できていることを示している．甘味の指標であるアスパルテーム，タウマチン溶液のデータも併せて図中に示した．この結果より主成分分析図上では，アムロジピン溶液の濃度が濃くなるにつれて，プロットが右側へ移動することがわかる．つまり，横軸は苦味をあらわしており，苦味が強い製剤ほど右側にプロットされると考えられる．新アムロジピン OD 錠（SUIT-AB-NEX）の苦味は，グラフの左側にプロットされており，旧アムロジピン OD 錠に比べて苦味が弱いことが示唆される．しかも旧アムロジピン OD 錠は時間経過とともに主成分分析図の中のプロットの位置が変動して苦味が変化することを意味しているが，新アムロジピン OD 錠（SUIT-AB-NEX）では時間が経過してもプロットの位置は大きく変動しないことから苦味も経時的に変化しないことが予測できた．一方，甘味料であるアスパルテーム，タウマチン濃度が濃くなるに従い，グラフの上側へ移動する傾向がある．縦軸が甘味の強さを示していると考えると，旧アム

ロジピン OD 錠と新アムロジピン OD 錠（SUITAB-NEX）の甘味は大きな違いはないと推察される.

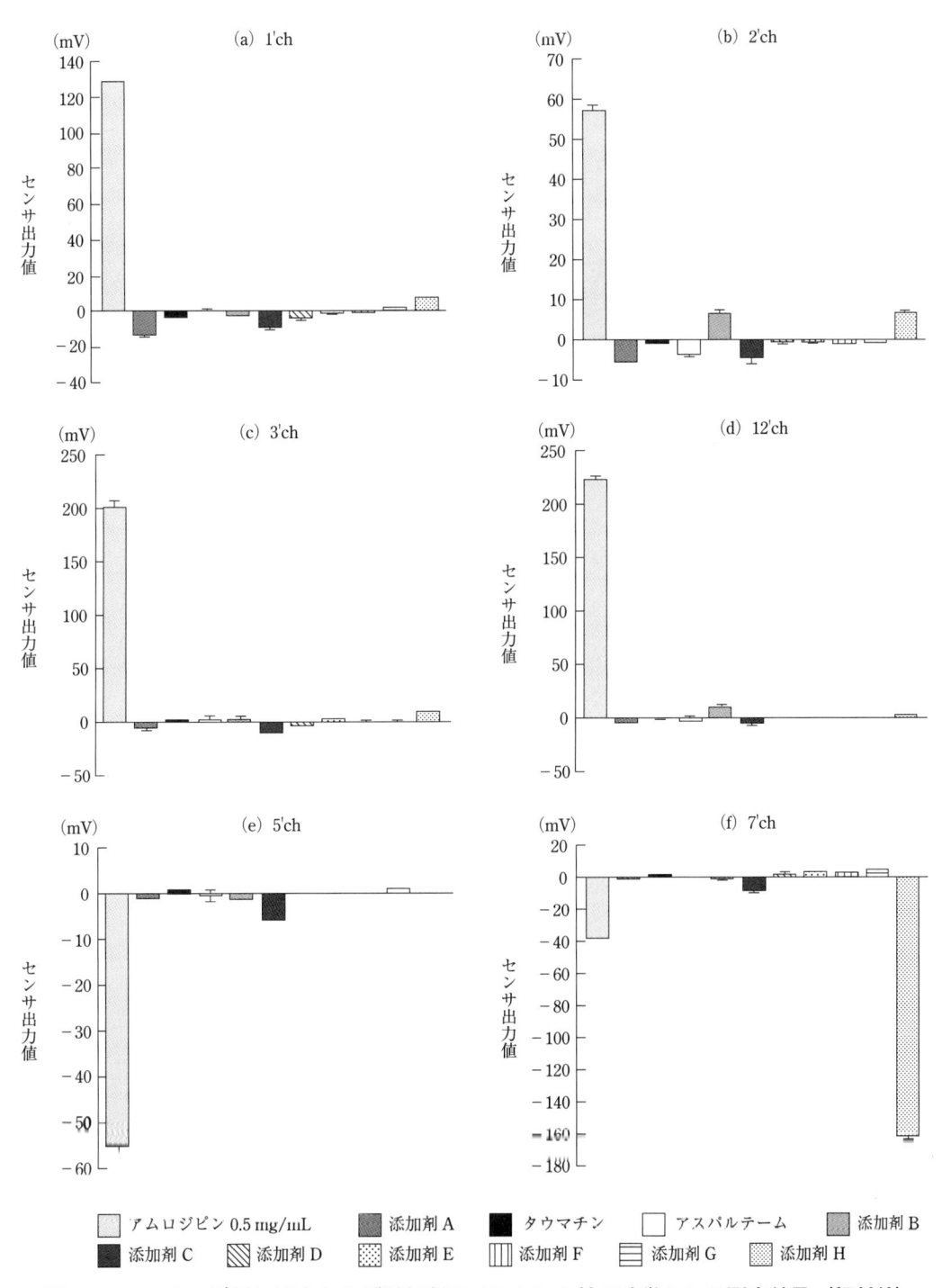

図5・14 アムロジピン原末および添加剤のインセント社の味覚センサ測定結果（相対値）

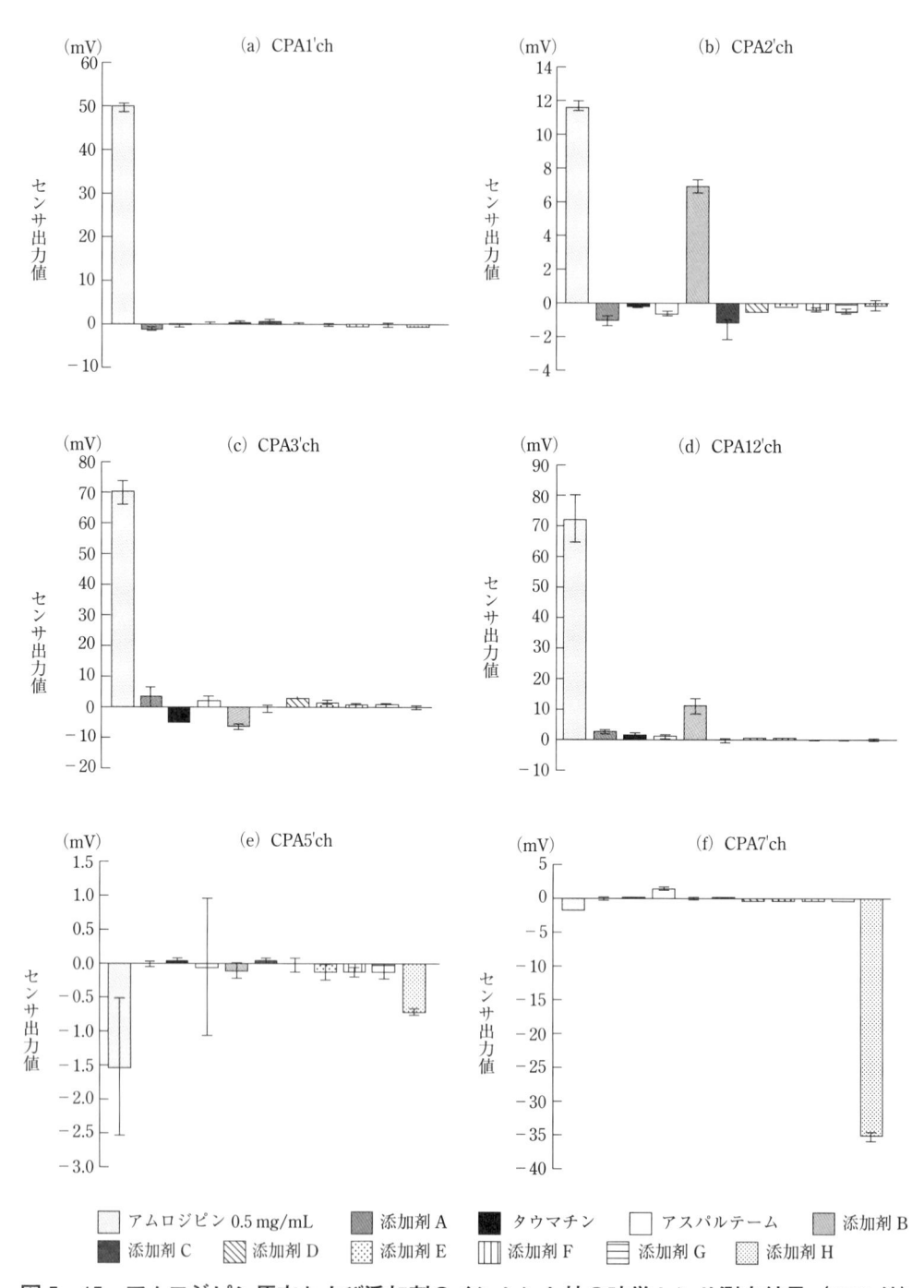

図5・15 アムロジピン原末および添加剤のインセント社の味覚センサ測定結果 (CPA 値)

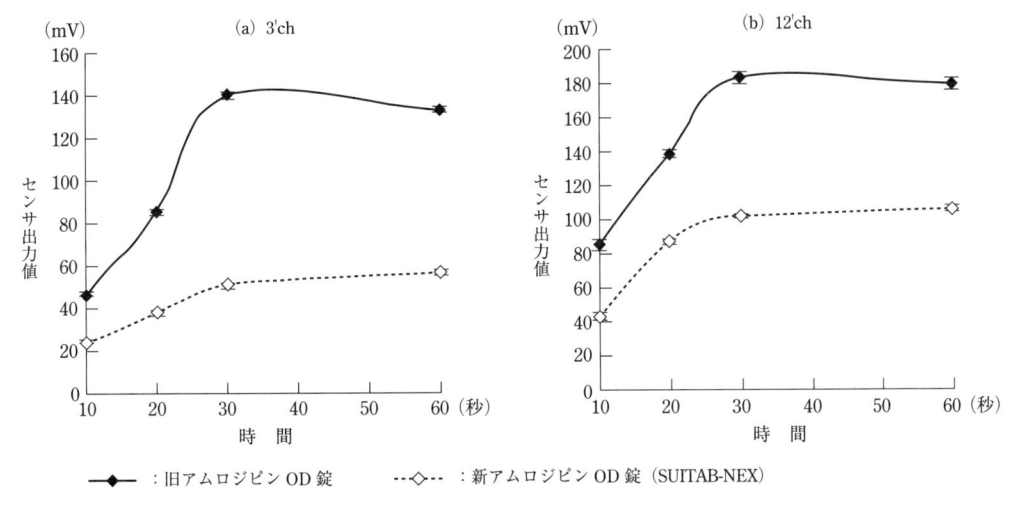

図5・16 アムロジピン OD 錠溶出液のインセント社の味覚センサ測定結果

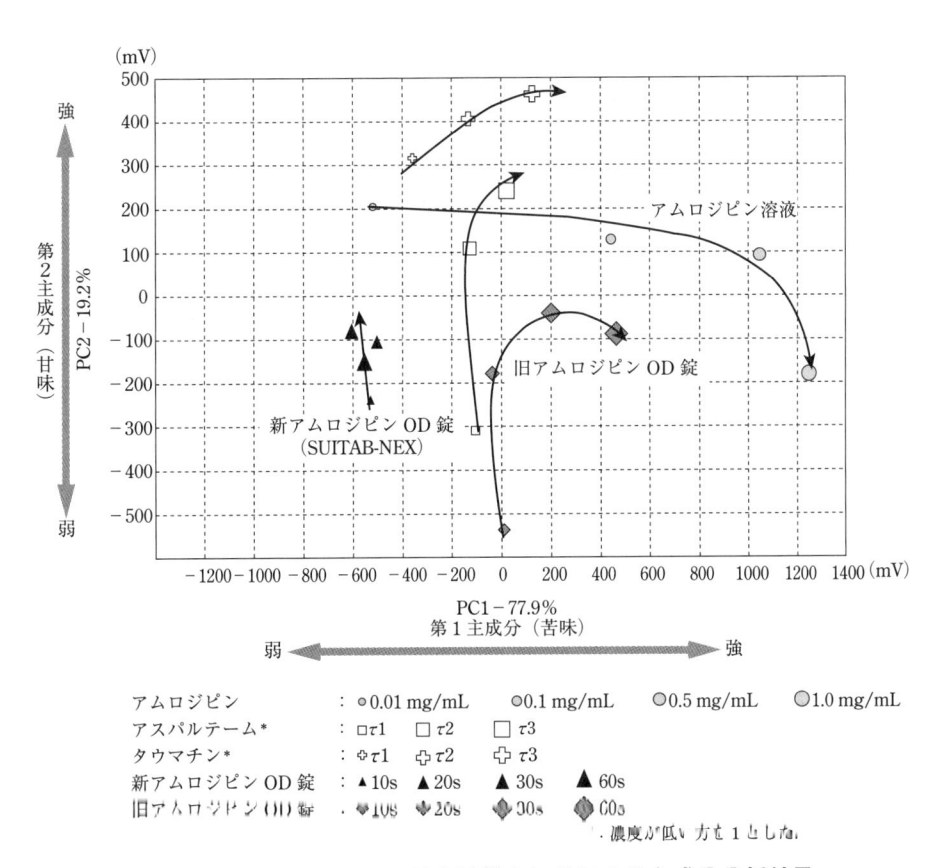

図5・17 Alpha M. O. S 社の味覚センサによる主成分分析結果

(2) HPLC 法を用いたアムロジピンおよびアスパルテーム溶出速度評価によるアムロジピン OD 錠の味の評価

溶出試験後のアムロジピン溶出を HPLC 法にて評価した結果を図 5・18（a）に示した．旧アムロジピン OD 錠は振とう時間に比例して溶出率が高くなっているが，新アムロジピン OD 錠（SUITAB-NEX）ではほとんど変わらず，想定される口腔内条件下ではアムロジピンがほとんど溶出しない．図では 1 錠に含まれるアムロジピンがすべて溶出した時の濃度を 100％と仮定して溶出率を算出した数字を記載しているが，旧アムロジピン OD 錠では時間比例的に溶出率が高くなり，振とう 60 秒後では約 20％溶出しているが，新アムロジピン OD 錠（SUITAB-NEX）では 2.6％程度に抑えられていることがわかった．

同時に甘味料として添加されているアスパルテームの定量を行った（図 5・18（b））．旧アムロジピン OD 錠は振とう時間に比例して溶出量が徐々に大きくなっているが，新アムロジピン OD 錠（SUITAB-NEX）では 60 秒間振とうを行っても溶出量に変化はなかった．アスパルテームの溶出量のみで比較を行うと旧アムロジピン OD 錠の甘味が強いようにみえるが，新アムロジピン OD 錠（SUITAB-NEX）では苦味が十分抑制されていることに加え，アスパルテーム以外に甘味度が 850〜3000 のタウマチンも新たに添加されており，服用性に優れていると考えられる．

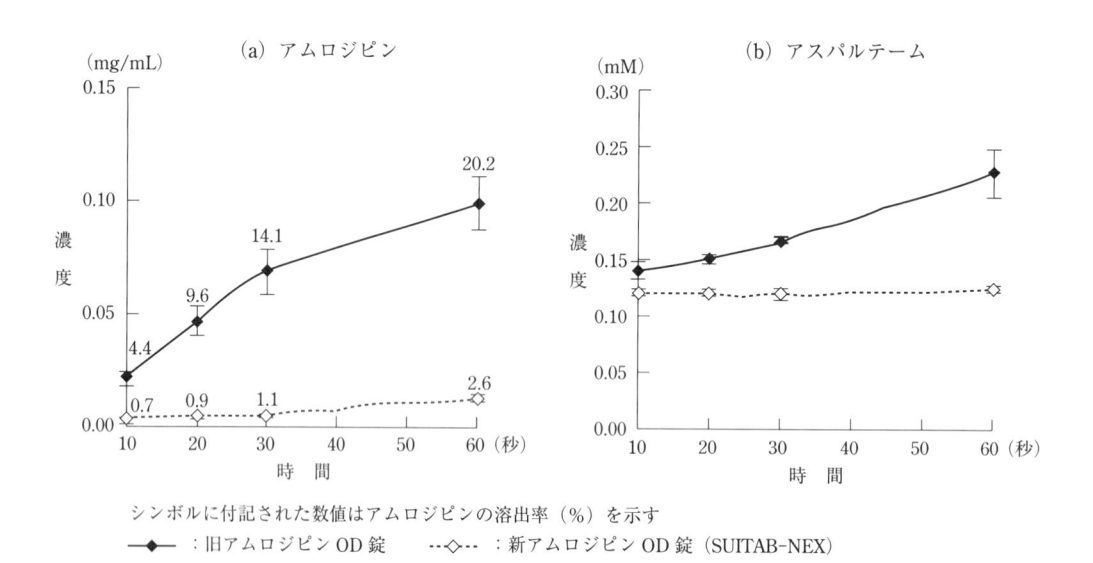

シンボルに付記された数値はアムロジピンの溶出率（％）を示す
◆：旧アムロジピン OD 錠　◇：新アムロジピン OD 錠（SUITAB-NEX）

図 5・18　HPLC 法による測定結果　アムロジピン OD 錠からのアムロジピンおよびアスパルテームの溶出量

5・3・4　おわりに

今回の検討から以下の結論が得られた．

1．口腔内条件を想定した溶出試験：液をインセント社の苦味センサで評価したところ，新アムロジピン OD 錠（SUITAB-NEX）の出力値は旧アムロジピン OD 錠の出力より低かった．

2. 口腔内条件を想定した溶出試験液の Alpha M. O. S 社の味センサの主成分分析結果より，新アムロジピン OD 錠（SUITAB-NEX）は旧アムロジピン OD 錠よりも苦味が弱い方向にプロットされていた．

3. 上記溶出液中のアムロジピンおよびアスパルテームを HPLC 法で評価したところ，旧アムロジピン OD 錠は溶出時間に比例してアムロジピンの溶出率が上昇するのに対し，新アムロジピン OD 錠（SUITAB-NEX）はほとんどアムロジピンの濃度が上昇しないことがわかった．

以上の結果より，新アムロジピン OD 錠（SUITAB-NEX）は旧アムロジピン OD 錠より苦味が抑制されていることが明らかとなった．

味覚センサを活用することにより，ヒト官能試験を減らすことができ，医薬品の苦味の定量的評価，あるいは飲み合わせなどによる苦味変化の予測などが可能となれば有益である．今後，味覚センサを用いた検討を継続することで，苦味が問題となる製剤の情報やその回避方法の提示が可能となり，製剤の適正使用の推進や育薬の点でも利点があると考えられる．

＜参考文献＞
1) Kato K., *et al.*（1991）*Clin EvaL.*, 19（3），p.355-378
2) 遠山幸男（2008）新薬と臨牀.，57（10），p.1648-1655
3) Toko K.（1998）*Biosens Bioelectro.*, 13, p.701-709
4) Uchida T., *et al.*（2001）*Chem Pharm Bull.*, 49（10），p.1336-1339
5) Miyanaga Y., *et al.*（2002）*Sensor & Materials.*, 14, p.455-465
6) 内田享弘（2008）薬剤学.，68（4），p.220-229
7) Kataoka M., *et al.*（2005）*Pharm.*, 305., p.13-21
8) Zheng JY, Keeney MP.（2006）*Pharmaceut.*, 310, p.118-124

5・4 医療現場での母集団薬物動態学的研究

論文名：てんかん患者を対象とした抗てんかん薬フェノバルビタールの母集団薬物動態解析

母集団薬物動態学は**患者個別化投与計画**へのアプローチとして注目を集めている．患者に同じ用量を投与しても人によっては効果が異なる個人差の問題は，薬を処方するうえで難しい問題の1つである．この原因として，第一に同じ用量を服用しても血中濃度が同じにならないという薬物動態（ファーマコキネティクス）の個人差と，第二に同じ濃度であっても効果の出方，つまり感受性が異なるという薬力学（ファーマコダイナミクス）の個人差が考えられる．母集団薬物動態学とは，その医薬品が適用となる患者母集団（ポピュレーション）における薬物動態の平均パラメータ値，それに影響を及ぼす病態生理学的・薬剤学的要因，個体間・個体内変動の大きさなどの特性値を知る方法論である．医薬品の臨床薬物動態研究にこの方法論を積極的に取り入れて，個別化投与計画に効率よく有効に活用すべきである．

5・4・1 母集団薬物動態学

薬物動態に基づく個別化投与計画を行うためには，投与量や投与方法と血中濃度との法則性を知り，患者間の個人差を引き起こす病態生理学的・薬剤学的要因の解明が必要である．例えば，同じ用量が投与されたとしても，バイオアベイラビリティ，分布容積，クリアランスなどの薬物動態を規定するパラメータが，患者の年齢，体重，病態，肝臓や腎臓の機能，遺伝的要因，環境的要因など多くの要因によって変動し，結果として血中濃度の患者間の個人差を生み出す．

個別投与計画のために，被験者個人における薬物動態パラメータの推定を行おうとすると少なくとも 6〜10 ポイント近くの経時的な血中濃度測定値を必要とする．しかし，疾病を有する患者，特に小児や高齢者から多数の採血を行うことは医療上および倫理上困難である．この問題点を解決する方法論として母集団薬物動態学がある．母集団薬物動態学の目的は，実際に薬物を投与された患者母集団を対象として各個人からはできるだけ少ない採血点数で，薬物動態の個人差を引き起こす要因をみつけ出すことにあり，得られた情報は**母集団パラメータ**と呼ばれ，医師の処方を支援する科学的根拠として医師・薬剤師に利用されている（図 5・19）．

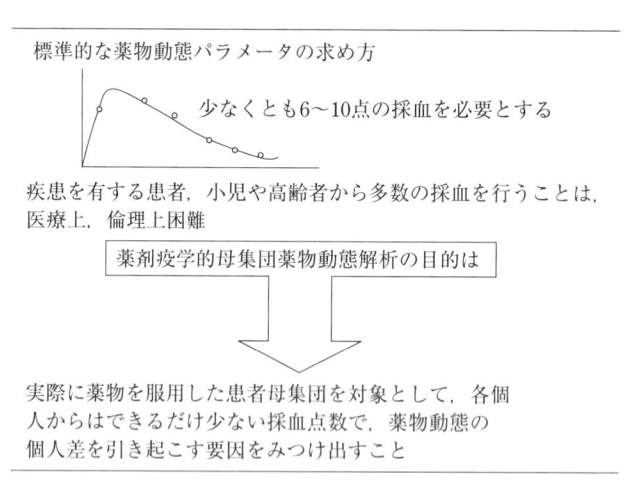

図 5・19 薬物治療適正化のための母集団薬物動態解析

5・4・2 平均的薬物動態パラメータ

平均的な薬物動態パラメータの推定には，次のような方法が使われている（図5・20）．

	方法	問題点	
NPD (naive pooled data)	個人を区別せず，すべてをまとめて解析	個体間変動が得られない	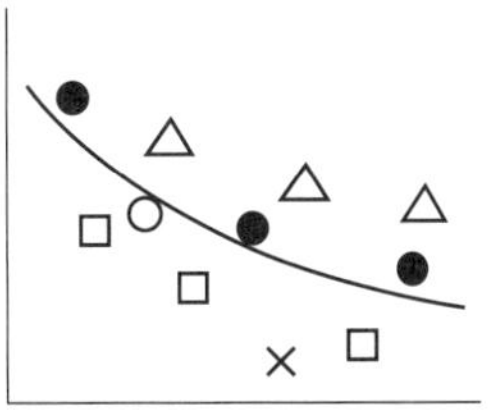
NAD (naive averag-ing-of-data)	時間ごとに算出した平均値に対して解析	測定時点をコントロールするのは，臨床では困難	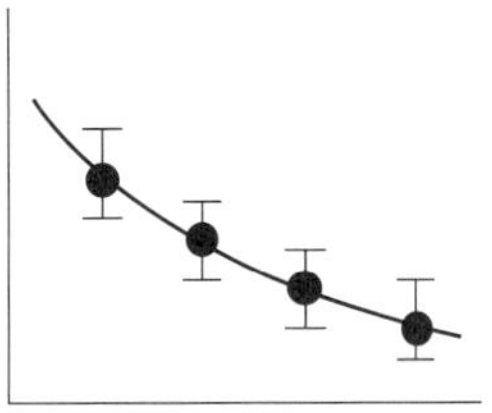
STS (standard two-stage method)	個々の患者について計算を行い，そのパラメータの平均と分散を求める	1人の患者に多数回の採血が必要	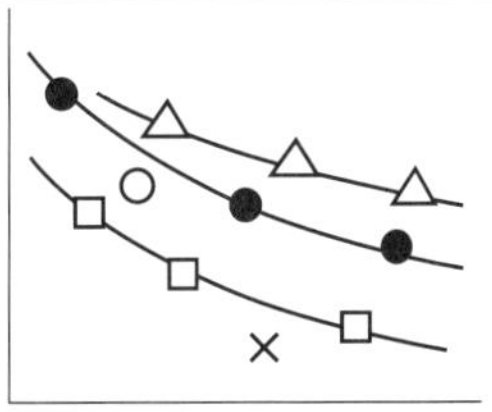
NONMEM (nonlinear mixed effect model)	すべての患者データをまとめて処理し，平均パラメータ，個体間変動，残差変動を同時に計算		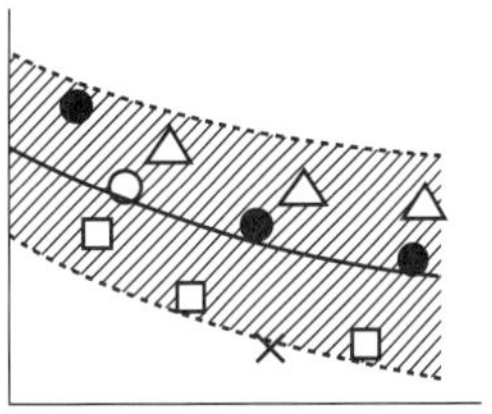

図5・20 平均的薬物動態パラメータを求める方法

(a) NPD（naive pooled data）法

多くの被験者から得られた血中濃度測定値をあたかもある1人の平均的な被験者から得られた測定値としてひとまとめにして解析する方法である．この場合，血中濃度を1点しか測定していない被験者のデータも含めることができるが，個体間変動に関する情報は得られない．

(b) NAD（naive averaging of data）法

すべての被験者について血中濃度の測定時点が揃っているときに，時間ごとに算出した測定値の平均に対して解析する方法である．第1相臨床試験のように測定時点をコントロールした状況

に用いられるが，個体間変動に関する情報は得られない．また，データの平均化は歪められた解析結果を生じる危険性がある．

(c) STS（standard two stage）法

被験者ごとの薬物動態を解析するのに十分な測定値が得られている場合，まず各人の薬物動態パラメータを推定し，次に，それらの値の平均や個体間および個体内変動を算出する方法である．この方法では，個別に各人の薬物動態パラメータを推定しうるだけの採血回数を必要とし，それに満たないデータは利用することができない．

(d) NONMEM（nonlinear mixed effect model）法

この方法は，被験者ごとに薬物動態の解析を行わず，複数以上の被験者を同時に取り扱い，薬物動態パラメータとあわせて個体間変動，個体内変動を一斉に推定することから同時的解析法とも呼ぶことができる．一般に，薬物の血中濃度は，具体的な薬物動態パラメータによって説明される部分（**固定効果**；fixed effect）とその他の未知の部分（**変量効果**；random effect）に分けて考えられるが，この両効果を同時に推定することから**混合効果モデル**（mixed effect model）法と呼ばれる．カリフォルニア大学の Beal と Sheiner は，この同時的解析のために開発したプログラムを **NONMEM** と命名している．一般的に，母集団薬物動態学解析と表現した場合，この混合効果モデルに基づく同時的解析法を意味する．

この方法によれば，各被験者からは全体としてほぼランダムな時点に最低 1 ポイントの測定点が得られれば解析可能であり，薬物動態パラメータと病態生理学的・薬剤学的要因との関係の検討も，STS 法のようにあらかじめ検討目的の要因を有する被験者を層別化しておく必要はなく，ランダムに多くの被験者から測定点を得ておき，解析の過程で有意な関係を検定できる特徴をもっている．したがって，NPD 法と STS 法の長所を合わせもった解析法である（図5・21）．

NONMEM 解析でわかること
・ごく標準的な患者が，その薬物を服用したとき，血中濃度
　推移は，どのようなパラメータ値でもって予測されるのか？
・病態生理学的要因，薬剤学的要因などでそのパラメータは
　変化するのか？　　　　　　　　　　　　集団平均値
・個体差はどれぐらいか？　　　　　　個体差（個人差）
　→個体差が大きい薬物は TDM が必要
・1個人での個体内変動はどれぐらいか？　　残差誤差
　→頻繁に TDM を実施する必要がある
・測定誤差はどれぐらいあるのか？

図 5・21　NONMEM

5・4・3　母集団薬物動態パラメータ推定のための一般的な方法論

母集団薬物動態学によって体内動態の変動性を把握する方法を分類すると次のようになる（図5・22）.

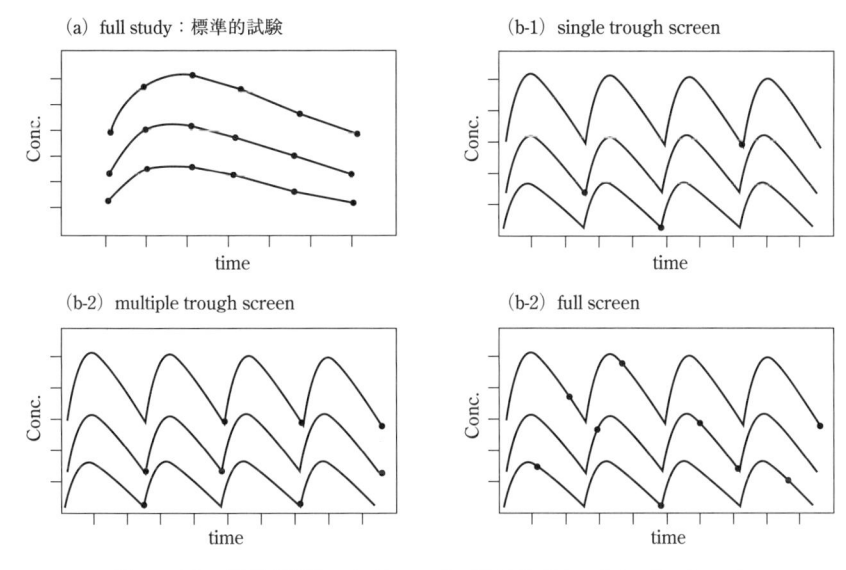

(a) full study：標準的試験　　　　　　　（b-1）single trough screen

（b-2）multiple trough screen　　　　　　（b-2）full screen

図5・22　薬物動態スクリーニングでのサンプルプロトコル

（a）**full study**（標準的な薬物動態試験）

　薬物動態に関する平均的なパラメータ値と分散を得るために，10〜20名の被験者を対象に薬物を投与し，その後の血中濃度を経時的に頻繁に（6〜10点）測定する方法である．一般によく採られる解析方法としてSTS法およびNONMEM法が知られている．医薬品開発における臨床試験としては標準的な方法であり，試験結果に対する精度は高いが，被験者への負担が大きいため実施に制約を伴う方法である．

（b）**pharmacokinetic screen**（薬物動態スクリーニング）

　この方法は原理的に各被験者から1〜2点以上の少ない測定値があれば解析可能であることから，個々の被験者の負担が少なくてすむ長所を有している．そのため，多くの被験者から測定値を収集することが可能となり，変動要因の探索にも有利である．

1）single trough screen

　薬物が繰り返し投与され定常状態にある被験者から薬物投与直前の最低値（またはその付近）の1点の採血を行う．薬物動態パラメータとしてはクリアランスの評価が可能で，分布容積などの他のパラメータについての情報は得られない．変動性については，個体間変動の情報を得られるが，個体内変動に関する情報は得られない．

2）multiple trough screen

　薬物が繰り返し投与され定常状態にある被験者から薬物投与直前の最低値（またはその付近）の時期の異なる2点以上の採血を行う．1点採血の被験者を含めて検討可能である．血中濃度と被験者の背景および同一被験者から時期の異なる2点以上の血中濃度を収集しているので，個体

内変動に関する情報を知ることができる．しかし，single trough screen と同様にクリアランスの評価は可能であるが，分布容積などの他のパラメータについての情報は得られない．この場合，解析には NONMEM 法を用いる．

3）full screen

薬物投与後の種々の時間帯（吸収・分布・排泄）に被験者あたり複数点（3 点程度）の採血を行う．解析には，NONMEM 法を用いクリアランス，分布容積などの薬物動態パラメータの平均値とそれらの変動性（個体間および個体内変動）に関する情報を知ることができる．

5·4·4　医療現場における応用例

フェノバルビタールの投与量と定常状態における血中濃度は比例するが，同じ投与量を与えても得られる血中濃度には大きな幅があり，小児の成長・発育や併用薬の影響を受け，個人差が大きい．

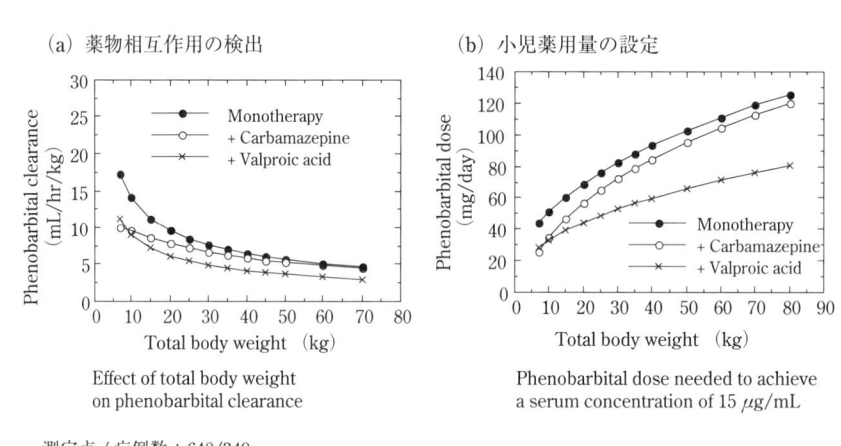

(a) 薬物相互作用の検出　　　(b) 小児薬用量の設定

Effect of total body weight
on phenobarbital clearance

Phenobarbital dose needed to achieve
a serum concentration of 15 μg/mL

測定点 / 症例数：648/349
CL(mL/hr/kg) $= 52.3 \cdot \text{TBW}^{-0.567} \cdot 0.642^{\text{VPA}} \cdot \left[46.4^{(-1/\text{TBW})} \right]^{\text{CBZ}}$
個体間変動：21.2 %；残差変動：19.7 %

図 5・23　小児の成長・発育に伴う薬物動態変化の把握と薬物相互作用の検出に基づく小児薬用量設定へのアプローチ [1]

対象患者 349 名－血中濃度値 648 点の母集団薬物動態解析の結果，小児から成人への成長過程の指標としては，体重が年齢よりもすぐれていることが示唆された．つまり，小児から成人への成長過程におけるフェノバルビタールクリアランスの変化は，CL(mL/kg/hr) $= 52.3 \cdot$ TBW$^{-0.567} \cdot$ CO として表現でき，体重（TBW：kg）5 kg から 30 kg への成長とともに低下し，体重 40 kg を過ぎたあたりからほぼ一定になることが示された．ここで，CO はフェノバルビタール単独投与のときに 1，カルバマゼピンとの併用では 46.4$^{(-1/\text{TBW})}$，バルプロ酸との併用では 0.642 の値をとる．小児と成人のクリアランス（代謝能）の違いについては，小児は成人に比べ

て肝臓重量の体重に対する相対比が大きく，また小児期は肝臓の発育に比べ筋骨組織の発育が著しいために肝臓重量の体重に対する相対比は成長・発育とともに減少し，成人でほぼ一定値となるために体重あたりのクリアランスが小児の成長・発育に伴って低下する傾向を示すと考えられる．

図 5・23（a）にはフェノバルビタールクリアランスと体重の関係を示した．フェノバルビタールクリアランスはバルプロ酸の併用によって 35.8％の減少を示した．カルバマゼピンとの併用では年少児ほどその影響を強く受け（体重 10 kg の小児で 32％，体重 30 kg の小児で 12％），年長児ではそれほど影響を受けないことが明らかになった．

図 5・23（b）には，今回得られたクリアランス変動要因を基に治療域の中間値 15 μg/mL の血中濃度を達成するのに必要な小児薬用量を示した．

その他，NONMEM 解析による日本人の母集団薬物動態パラメータとしては，フェニトイン，カルバマゼピン，バルプロ酸，ゾニサミド，ジゴキシン，メチルジゴキシン，リチウム，テオフィリン，レボフロキサシン，バンコマイシン，タクロリムス，メキシレチン，ピルメノール，アミカシンなどが報告されている．

母集団薬物動態学という新しい方法論が確立されている今，臨床現場で真に必要な薬物動態情報を得るための努力を医薬品開発の段階から始めることが求められている．

<参考文献>
1) Yukawa E., *et al*, (1998) *Eur. J. Clin. Pharmacol.*, 54 (1), p.69-74

5・5 薬理遺伝学的研究
論文名：薬物トランスポーター遺伝子多型の機能評価：健常人を対象とした SLCO1B1 遺伝子多型と HMG-CoA 還元酵素阻害剤（スタチン）の体内動態

5・5・1 研究内容

スタチンの薬効や体内動態には大きな個人差が知られるが，その解明を目的に本研究を実施した．*SLCO1B1*15* 型変異の有無で層別した健常成人にプラバスタチン（10 mg），ピタバスタチン（2 mg）を経口単回投与後，24 時間まで採血を行い，それぞれの血中濃度を測定した．体内動態解析の結果，*SLCO1B1*15* 保有者のスタチン血中濃度 AUC は非保有者の値に比べ，有意に高い値であった（図 5・24）．変異により肝取り込みが減少し，排泄過程を失うことで，血中濃度が上昇したものと考えられる．取り込みトランスポーター遺伝子多型の機能評価を世界で初めて明らかにした研究である．OATP1B1 が生体中で重要な機能を有していることを確認するとともに，スタチンにみる諸個人差解明に繋がる研究といえる．

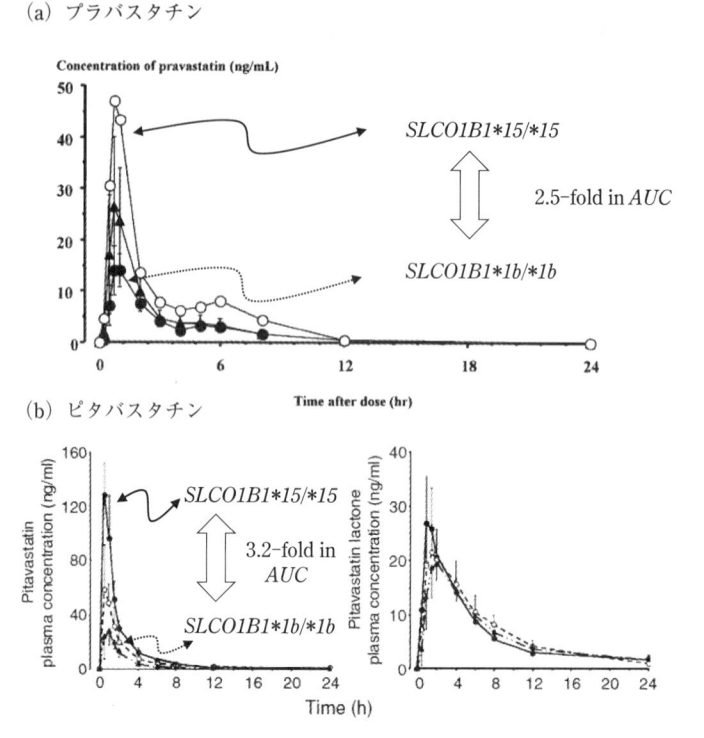

図 5・24 *SLCO1B1* 遺伝子多型とプラバスタチン，ピタバスタチン体内動態

5・5・2 本研究を実施するにあたって重要なポイント

(1) ヒトにおける OATP1B1 の機能評価

遺伝子多型を利用して明らかにする場合，基質薬物として何を用いるかは極めて重要な出発点である．OATP1B1 の発現系を作成し，輸送実験を行うことで特異的な基質薬物を特定することが最良の方法といえる．本研究では，*in vitro* 発現系実験を得意とする基礎研究グループとの共同研究を行うことで，スタチンがターゲットとなった．基礎と臨床（ヒトを対象とする臨床研究グループという意味）の共同研究は精度の高い臨床研究を行ううえで必須といえよう．また，"きっかけ"という意味では，臨床所見などもよい．

(2) *SLCO1B1* の遺伝子解析

SNPs 情報を取り扱うデータベースは多くあるが，報告のない SNPs が多いのも事実である．さらに，人種差のある変異では，時として検出できないこともある．お金と時間に余裕がある場合は，翻訳領域のみでもよいので SNPs 解析が望まれよう．九州大学では，多くの薬物トランスポーターの SNPs 解析を日本人，白人，黒人で行ってきたので，人種差に加え，連鎖不平衡などの遺伝子情報の整備にも貢献することができた（表 5・9）．

(3) 臨床試験の実施

　今回の試験には，健常成人を対象とした臨床試験，すなわち第1相の臨床試験専門施設の全面協力があった．代謝酵素やトランスポーターの機能評価をヒトで行う場合，やはり，健常成人で行い，それから患者などの特殊な集団での実施が望まれる．疾患や併用薬が本来の表現型に影響

表5・9　主な薬物トランスポーター遺伝子の多型と日本人での頻度

gene	mutation	effect	frequecy（%）
MDR1	− 129T>C	−	8.3（C allele）
	1236T>C	−	35.4（C allele）
	2677G>T	893Ala>Ser	41.7（T allele）
	2677G>A	893Aler>Th	21.8（A allele）
	2956A>G	986Met>Val	0.5（G allele）
	3435C>T	−	49.0（T allele）
MRP1	128G>C	43Cys>Ser	1.0（C allele）
	218C>T	73Thr>Ile	1.0（T allele）
	2168G>A	723Arg>Gln	7.3（A allele）
	3173G>A	1058Arg>Gln	1.0（A allele）
MRP2	− 24C>T	−	18.8（T allele）
	1249G>A	417Val>Ile	12.5（A allele）
	2302C>T	768Arg>Trp	1.0（T allele）
	2366C>T	789Ser>Phe	1.0（T allele）
	4348G>A	1450Ala>Thr	1.0（A allele）
BCRP	34G>A	12Val>Met	18.0（A allele）
	376C>T	126Gln>Stop codon	1.0（T allele）
	1515C>delete	509Met>Stop codon	0.5（deletion）
OATP2B1	109C>T	37Pro>Thr	30.9（T allele）
	935G>A	312Arg>Gln	32.8（A allele）
	1457C>T	486Ser>Phe	30.9（T allele）
OATP1B1	388A>G	130Asn>Asp	62.9（G allele）
	521T>C	174Val>Ala	15.8（C allele）
	1454G>T	485Cys>Phe	0.8（T allele）
OAT3	1166C>T	389Ala>Val	0.0（T allele）
OCT1	123625C>T	341Phe>Leu	16.1（T allele）
	126827A>G	408Met>Val	82.8（G allele）

表中の変異は，九州大学の研究室で検討を加えたもので，一部のみを抜粋した．また，健常成人から得たゲノム DNA を試料とした．

することがあるためである．また，一見単純にみえるが，例えば，採血時間をいつ，どこまで行うか，などの実施上の留意点も多い．さらに，薬物の測定方法など…，詰める点も多く，やり直しがきかないので，試験立案は，関連文献をよく精査し，慎重に行う必要がある．

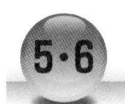

時間薬理学的研究
論文名：薬物トランスポーターの日周リズムの成因と機能評価：マウス小腸におけるトランスポーター（mdr1a/abcb1a）の日周リズムの分子時計機構の解析

5·6·1　目的

　神経活動やホルモン分泌など多くの生体機能には約24時間周期のリズムが認められる．これら生体機能の日周リズムは「時計遺伝子」と呼ばれる一連の遺伝子群が発現の増減を繰り返すことで引き起こされる．哺乳動物における生体リズム中枢は，視床下部の視交叉上核に位置し，神経伝達物質や液性因子などを介して末梢組織における時計遺伝子の発現リズムを制御している．また，それら遺伝子の発現リズムが原因となって，薬物の効果や副作用の程度は投薬する時刻によって変化する．哺乳動物における概日リズム発振の本体は，CLOCK, BMAL1 を初めとする時計遺伝子間で起こる発現の促進，抑制によるフィードバックループ機構であることが明らかとなっている．すなわち，CLOCK/BMAL1 の複合体が Period（PER）および Cryptochrome（CRY）遺伝子の各転写を促進する．産生された PER，CRY の各タンパク質は複合体を形成し，CLOCK/BMAL1 による自らの転写活性を抑制することにより，その遺伝子およびタンパク質の発現に日周リズムが生じる．また，これらの時計遺伝子群は他の遺伝子の転写にも関与しており，その発現をリズミカルに制御している（図5·25）．

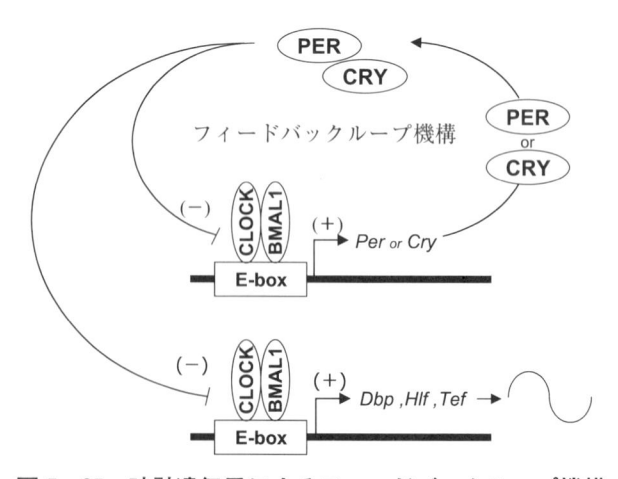

図5·25　時計遺伝子によるフィードバックループ機構

　一方，薬物の体内動態を規定する吸収・分布・代謝・排泄の各過程に関わる生体機能にも日周リズムが認められる．体内動態を規定する因子の1つであるトランスポーターは，生体内におい

て，基質の細胞膜の輸送に関与しており，吸収，分布，排泄の各過程において重要な役割を担っていると考えられている．小腸は経口投与された薬物の主な吸収部位であり，薬物の体内への移行を制限している．薬物の消化管吸収におけるトランスポーターの役割は大きく，消化管腔からの血中への移行や消化管腔への排出など薬物の膜透過に重要な役割を担っている．近年，マウスの小腸でのトランスポーター（*mdr1a/abcb1a*）の発現は日周リズムを示すことが報告され，薬物の吸収にも影響を及ぼすことが指摘されている．しかしながら，これらトランスポーターの発現になぜ日周リズムが生じるのか，その分子機構は解明されていない．

　そこで本研究では，薬物動態の日周リズム形成におけるトランスポーターの機能的役割を解明することを目的として，マウスの小腸における *mdr1a* 遺伝子発現の日周リズム制御機構について解析を行った．

5・6・2　方法

（1）実験動物

　自由摂食・摂水，明暗周期（明期：ZT0-ZT12（ZT：zeitgeber time））条件下で飼育した *Clock* 遺伝子変異型（*Clk/Clk*）マウスおよび野生型（Wild-type）マウスを各実験に用いた．

（2）mRNA の定量

　ZT2，6，10，14，18，22 の各 6 時点において，Wild-type および *Clk/Clk* マウスから小腸を摘出後，DNA を抽出した．GAPDH を内部標準として，Real time 逆転写ポリメラーゼ連鎖反応（RT-PCR）法により *mdr1a* mRNA の相対的な発現量を測定した．

（3）消化管組織への薬物取り込み量の測定

　上記の 6 時点において小腸を摘出し，各時点における小腸への ［^{3}H］-ジゴキシン（*mdr1a* の基質）の取り込み量を測定した．

（4）ルシフェラーゼレポーター解析

　マウス *mdr1a* 遺伝子の 5'上流域を含むルシフェラーゼレポーターベクターを各時計遺伝子（*Clock, Bmal1, Dbp, Hlf, Tef, E4bp4*）の発現ベクターとともに NIH3T3 細胞にトランスフェクトした．トランスフェクトから 24 時間後のルシフェラーゼ活性をルミノメーターで測定した．また，時計遺伝子応答配列を変異させたルシフェラーゼレポーターベクターを作成し，同様の検討を行った．

（5）ゲルシフトアッセイ

　マウス *mdr1a* 遺伝子 5'上流域における時計遺伝子応答配列およびその変異配列を含むビオチンラベル化 DNA プローブを合成し，各プローブと *in vitro* translational system（Promega）を用

いて合成した各転写因子（*Hlf, E4bp4*）を反応させ，ゲルシフトアッセイ法によって各転写因子の時計遺伝子応答配列への結合能を検討した．

（6）small interfering RNA

BLOCK-iTTM RNAi Designer を用いて，*Hlf* および *E4bp4* に対する siRNA を合成し，colon26 細胞にトランスフェクトした．細胞を 50％血清を含む培地に 2 時間曝露後，後に *mdr1a* mRNA 発現量の経時的変化を Real time RT-PCR 法によって測定した．

（7）ウエスタンブロッティング

Wild-type および *Clk/Clk* マウスの小腸または colon26 細胞における，*Hlf* および *E4bp4* のタンパク発現をウエスタンブロッティング法で測定した．

（8）クロマチン免疫沈降

Wild-type および *Clk/Clk* マウスから小腸を摘出し，氷冷した 1％パラホルムアルデヒド溶液に浸すことでタンパク-DNA のクロスリンクを形成させた．クロスリンクを形成させた小腸の組織片から核タンパクを抽出し，抗 *Hlf* 抗体および 抗 *E4bp4* 抗体を用いて，これら各タンパクと結合した DNA 断片を免疫沈降法によって精製した．各転写因子と DNA との結合量は，PCR 法によって定量した．

（9）統計解析

独立多群の比較には一元配置分散分析法（One-way ANOVA）および Tukey multiple comparison test を用いた．また，独立 2 群の比較には Student's t-test を用い，5％以下を有意な差とした．

5·6·3　結果・考察

mdr1a の日周リズム制御機構

Wild-type マウスの小腸における *mdr1a* mRNA の発現量は，明期後半から暗期前半にかけて高値を示す有意な日周リズムが認められた（図 5·26（a））．また，[³H]-ジゴキシンの取り込み量にも暗期後半から明期前半にかけて高値を，明期後半から暗期前半にかけて低値を示す有意な日周リズムが認められ，それらのリズムは互いにほぼ逆位相を示した（図 5·26（b））．一方，*Clk/Clk* マウスの小腸における *mdr1a* mRNA の発現量および [³H]-ジゴキシンの取り込み量には，いずれも有意な日周リズムは認められなかった．これらの結果から，小腸からのジゴキシンの吸収は，時計遺伝子による *mdr1a* 発現の周期的な変動を介して制御されている可能性が示唆された．

転写調節領域に E-box や D-site を有する遺伝子の多くは，時計遺伝子群によって構成されるフィードバックループ機構によって，その遺伝子発現に日周リズムが生じることが知られている．マウス *mdr1a* 遺伝子の 5' 上流域約 1,000 bp 内の塩基配列について解析を行ったところ，E-box

および D-site が数か所存在することが確認された（図5・27（a））．そこで，これら塩基配列を含むルシフェラーゼレポーターベクターを作成し，その転写活性に及ぼす各時計遺伝子の影響について検討した結果，PAR basic leucine zipper（bZIP）転写促進因子によって *mdr1a* の転写活性は上昇し（図5・27（b）），その転写活性は PAR bZIP 転写因子のリプレッサーである E4BP4 によって抑制された（図5・27（c））．また，ゲルシフトアッセイによる解析の結果から，これらタンパクは，*mdr1a* 遺伝子上の D-site 様配列に直接結合することで，その転写活性を制御している可能性が示唆された．

　高濃度血清処理した培養 colon26 細胞においても，*mdr1a* mRNA の発現量には約24時間周期のリズミカルな変動が認められた（図5・28（a））．しかしながら，siRNA 法によって HLF または E4BP4 の各タンパクの発現を抑制した細胞では *mdr1a* mRNA の発現リズムは観察されず（図5・28（b，c）），本遺伝子の発現リズムの形成に HLF と E4BP4 とが関与していることが示唆された．

　また，マウス小腸における HLF，E4BP4 のタンパク発現量の経時的変化をウエスタンブロッティングによって検討した結果，HLF の発現リズムは *mdr1a* mRNA と同位相を，E4BP4 発現リズムは逆位相を示した（図5・29（a））．さらに，クロマチン免疫沈降による解析の結果，*mdr1a* mRNA の発現量が低下する時間帯に *E4bp4* のプロモーター領域への結合量の増加が認められた（図5・29（b））．

　これらの結果から，マウス小腸における *mdr1a* 遺伝子の発現は，HLF と E4BP4 のはたらきによってリズミカルに制御されていることが示唆された．すなわち，CLOCK，BMAL1，PER，CRY によって構成されるフィードバックループ機構によって，HLF および E4BP4 タンパクの発

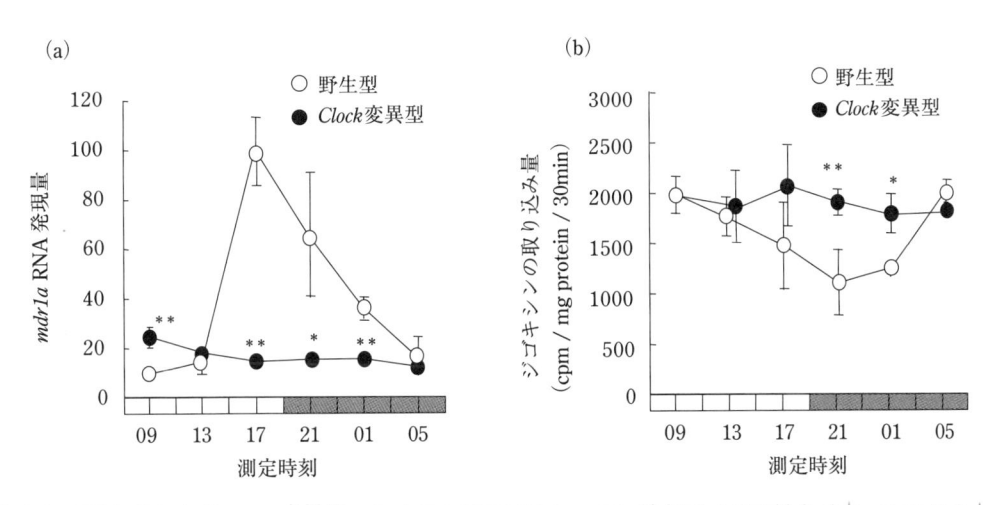

図 (a) は野生型および *Clock* 変異型マウスの小腸における *mdr1a* 遺伝子の発現量を示す．マウスの小腸から Total RNA を抽出，各遺伝子の発現量を RT-PCR 法で測定した．データは平均±標準偏差（N = 3）．**P<0.01，*P<0.05．図 (b) は野生型および Clock 変異型マウスの小腸への［³H］-ジゴキシンの取り込み量を示す．データは平均±標準偏差（N = 3）．**P<0.01，*P<0.05．

図5・26　*Clock* 変異マウスの小腸における *mdr1a* 遺伝子の発現リズムの変容

現にはそれぞれ逆位相の日周リズムが生じる。*mdr1a* 遺伝子は，これら PAR bZIP タンパクの発現リズムによって，転写の「促進」と「抑制」の切り替え調節を交互に受ける結果，その発現に日周リズムが生じると考えられた（図5・30）.

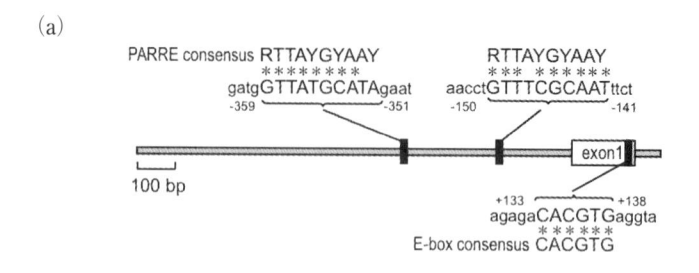

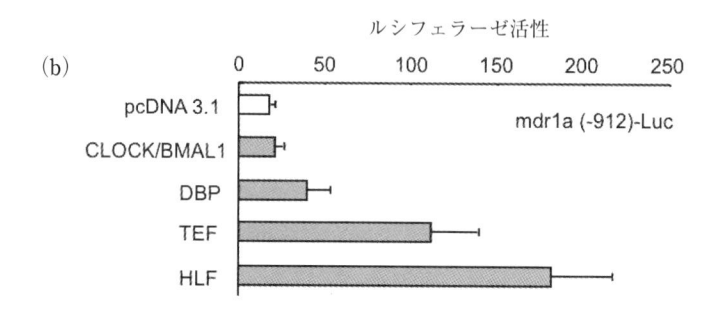

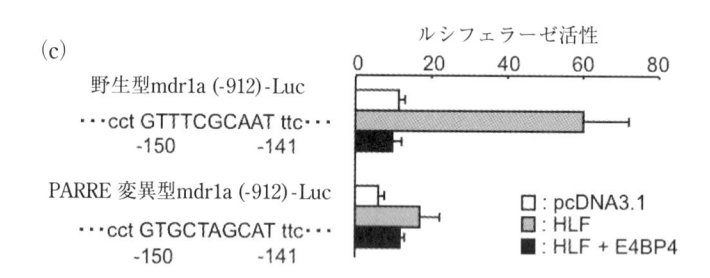

図（a）はマウス*mdr1a* 遺伝子のプロモーター上に存在する時計遺伝子応答配列を示す。PARRE（PAR bZIP response elements）consensus および E-box consensus は各時計遺伝子応答配列の典型配列を示す。

図（b）はマウス*mdr1a* 遺伝子の転写活性に及ぼす時計遺伝子の影響を示す。マウス*mdr1a* 遺伝子のプロモーター配列を挿入したルシフェラーゼレポーターベクター（mdr1a(-912)-Luc）と各時計遺伝子の発現ベクターとを NIH3T3 細胞内に共トランスフェクトし，ルシフェラーゼ活性を比較した。データは平均±標準誤差（N = 3）.

図（c）はマウス*mdr1a* 遺伝子挿入ルシフェラーゼレポーターベクター上の PARRE 配列を変異させた際の HLF および E4BP4 に対する転写応答性の差異を示している。データは平均±標準誤差（N = 3）.

図5・27 マウス*mdr1a* 遺伝子の転写活性に及ぼす時計遺伝子の影響

(a)

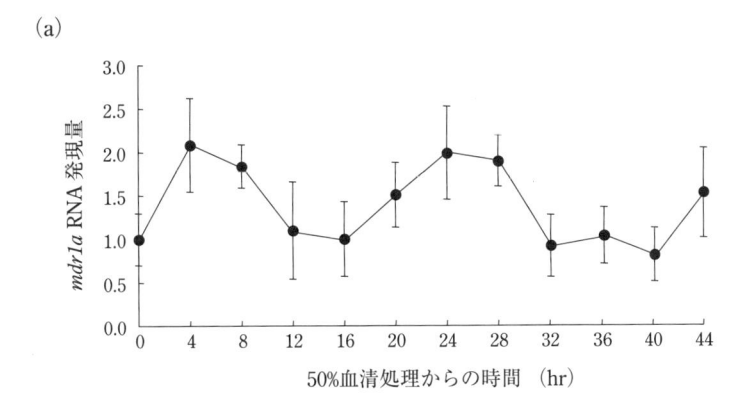

(b)　　　　　　　　　(c)

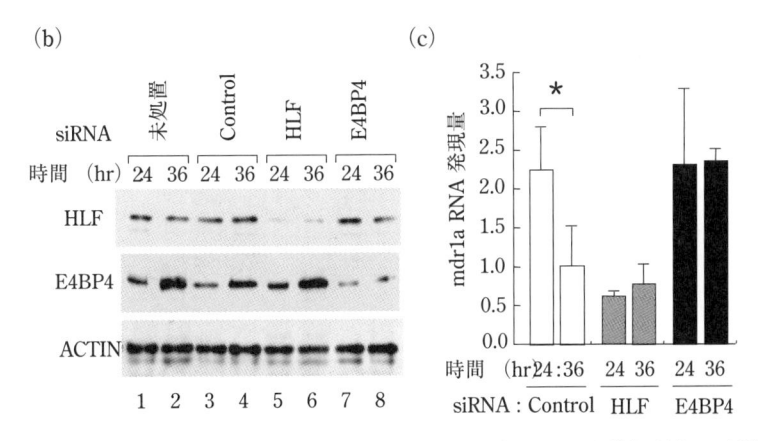

図 (a) は *mdr1a* mRNA 発現量の日周リズムを示す．colon26 細胞に 50％血清処理を 2 時間行い，経時的に *mdr1a* mRNA 発現量を RT-PCR 法で測定した．データは平均±標準誤差（N = 3）．

図 (b) は HLF および E4BP4 に対する siRNA の効果を示す．各転写因子に対する siRNA をトランスフェクトした colon26 細胞に 50％血清処理を 2 時間行い，処置後 24，36 時間目に各転写因子の発現量をウエスタンブロット法で測定した．

図 (c) は *mdr1a* mRNA 発現量の日周リズムに及ぼす HLF および E4BP4 のノックダウンの影響を示す．各転写因子に対する siRNA をトランスフェクトした colon26 細胞に 50％血清処理を 2 時間行い，処置後 24，36 時間目に *mdr1a* mRNA 発現量を RT-PCR 法で測定した．データは平均±標準誤差（N = 3）．

図 5・28　マウス結腸がん細胞における *mdr1a* mRNA の発現リズム

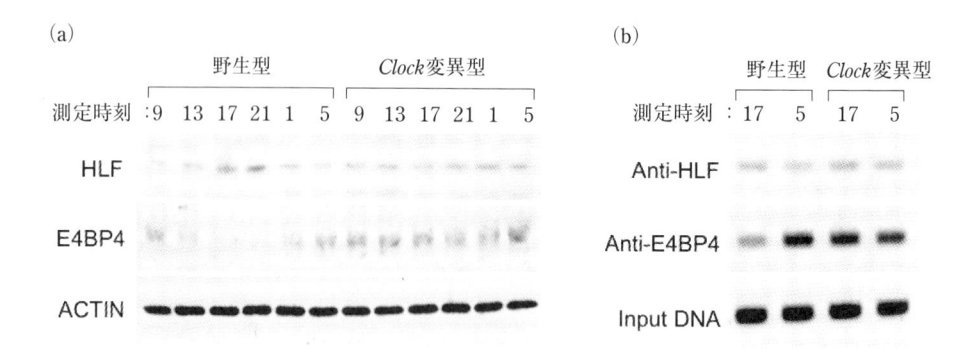

図 (a) はマウス小腸細胞内における HLF および E4BP4 タンパクの発現リズムを示す．ACTIN は発現に日内変動が認められないタンパクのため，コントロールとして測定した．

図 (b) はクロマチン免疫沈降法によってマウス *mdr1a* 遺伝子上の PARRE 配列に対する HLF および E4BP4 の結合量を測定した結果を示す．

図 5・29　マウス *mdr1a* 遺伝子上の PARRE 配列に対する HLF および E4BP4 の結合リズム

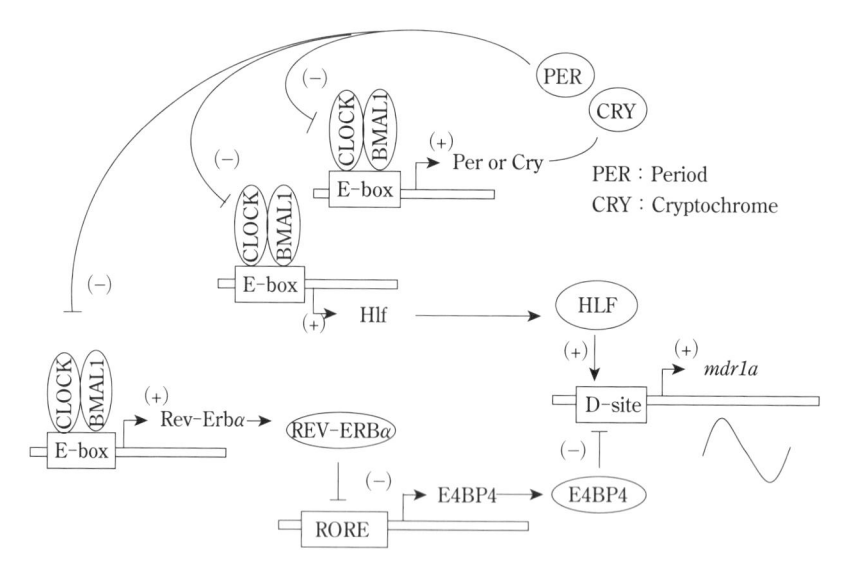

PAR-bZip 転写因子である HLF の発現リズムは CLOCK，BMAL，PER，CRY によって制御され，これら転写因子は *mdr1a* 遺伝子の転写を促進する．一方，E4BP4 の発現リズムも REV-ERBα を介して CLOCK，BMAL，PER，CRY によって制御されるが，E4BP4 は，HLF に対する抑制因子として機能し，*mdr1a* 遺伝子の転写を抑制する．

図 5・30　マウス *mdr1a* 遺伝子の発現リズム制御機構の模式図

5・6・4　まとめ

　本研究ではマウスの消化管における *mdr1a* の遺伝子発現が日周リズムを示すことを明らかにし，*Clock* 遺伝子変異型マウスにおいてはそれら各遺伝子の発現リズムが消失することを見出し

た．マイクロアレイを用いた解析結果などから PAR bZIP 転写因子は，薬物動態に関与する多くの遺伝子の発現制御に関与していることが指摘されていたが，本研究における解析の結果から，それら転写制御因子による *mdr1a* の遺伝子の発現リズム制御メカニズムが明らかになった．

　現在までに，投薬時刻によって体内動態に変化が生じる薬物が複数知られているが，その中にはトランスポーターの基質となるものも含まれている．本研究で明らかになった小腸におけるトランスポーター発現リズムの制御メカニズムは，投薬時刻の違いによる体内動態の変動原因の理解のみならず，それら薬物の至適投薬タイミングを設定する上で重要な知見となりうる．

＜参考文献＞

1）Murakami Y, Higashi Y, Matunaga N, Koyanagi S, Ohdo S（2008）*Gastroenterology*.,135, p.1636-1644

和 文 索 引

欧 文 索 引

編著者紹介

大戸　茂弘 （おおど　しげひろ）

九州大学副理事・大学院薬学研究院薬剤学分野教授

Shigehiro Ohdo, Ph.D.

Vice President, Kyushu University

Professor, Department of Pharmaceutics, Graduate School of Pharmaceutical Sciences, Kyushu University

略歴
- 1959 年 1 月 26 日生
- 1988 年　愛媛大学大学院医学研究科博士課程修了
- 1989 年　米国南カリフォルニア大学薬学部ジョンスタッファー薬剤学研究所研究員（Dr. Vincent H.L.Lee 研究室）
- 1990 年　愛媛大学医学部助手
- 1993 年　九州大学大学院薬学研究科薬物動態学講座助手
- 2001 年　九州大学大学院薬学研究院薬物動態学分野助教授
- 2005 年　九州大学大学院薬学研究院薬剤学分野教授
- 2010 年　九州大学大学院薬学研究院副研究院長
- 2014 年　九州大学大学院薬学研究院長・薬学府長・薬学部長
- 2018 年　九州大学副理事・大学院薬学研究院薬剤学分野教授

受賞
- 1991 年　日本臨床薬理学会賞（臨床薬理研究振興財団賞）
- 2002 年　日本薬学会賞（学術振興賞）

学会活動

日本薬学会理事

学会主催
- 2009 年　第 3 回次世代を担う若手医療薬科学シンポジウム（薬学会医療薬科学部会）
- 2012 年　第 20 回クリニカルファーマシーシンポジウム（医療薬学フォーラム 2012，薬学会医療薬科学部会）
- 2014 年　第 21 回日本時間生物学会
- 2016 年　第 29 回日本動物実験代替法学会
- 2020 年　第 41 回日本臨床薬理学会（予定）

研究領域

医療薬学，薬効評価学，時間薬剤学，時間薬理学，時間治療学，生体リズム，時計遺伝子，クロノドラッグ

　研究を開始したころは臨床研究，その後は基礎研究の重要性を認識し，現在は臨床を志向した創薬研究を行っている．40 年近くの研究生活の中で，最重要課題として取り組んできたことは医療薬学の発展と次世代の人材育成であった．その基盤となったのが，医療薬剤学（薬効評価学，製剤試験，生物学的同等性試験など），時間薬剤学（医薬品適正使用，クロノ DDS，時間創薬など）である．これは，先輩，友人，後輩と連携し，ヒト，モノ，カネを元手に多くの時間を費やした生涯にわたる仕事である．研究を推進するうえでもう 1 つ大切にしてきたことは，専門領域の「時間」を有効活用しながらリフレッシュすることであった．1 週間のストレスはその週末に解消し，新しい 1 週間を迎えることである．40 年近く週末の 1 時間程度の水泳を欠かしたことはなく，新たな気持ちで研究に取り組むことができた．しかしながら，30 年も経過し，50 代後半ともなると，体力，視力，記憶力など身体機能の低下を日ごとに感じるようになった．水泳に加えて，週末 5 km 程度のジョギングを数年前に開始した．教育，研究に必要な「体力」，「気力」，「努力」を支えるのにとても効果的である．これらを長期間持続することにより「多様な学問の連携」を可能にすると考える．そこから新しい学問の構築と医薬品の創出が期待できると考える．薬学も 2 学科制が軌道に乗り，次期段階を迎えている．次世代を担う若手研究者の活躍を大いに期待している．

Perspective 薬剤学〔第3版〕
薬学の次世代教育をめざす

定価（本体 7,800 円＋税）

2011 年 3 月 26 日　初 版 発 行 ©
2014 年 3 月 10 日　第 2 版発行
2019 年 3 月 16 日　第 3 版発行
2022 年 4 月 3 日　3 刷 発行

編　　者　大 戸 茂 弘

発 行 者　廣 川 重 男

印 刷・製 本　日本ハイコム
表紙デザイン　㈲羽鳥事務所

発行所　京 都 廣 川 書 店
東京事務所　東京都千代田区神田小川町 2-6-12 東観小川町ビル
　　　　　　TEL 03-5283-2045　FAX 03-5283-2046
京都事務所　京都市山科区御陵中内町　京都薬科大学内
　　　　　　TEL 075-595-0045　FAX 075-595-0046

URL：https://www.kyoto-hirokawa.co.jp/